实用临床麻醉与疼痛治疗

主编 朱清华 刘 娟 刘 辉 曹起云

侯作家 张秀丽 韩逢吉

黑龙江科学技术出版社

图书在版编目（CIP）数据

实用临床麻醉与疼痛治疗 / 朱清华等主编. -- 哈尔滨：黑龙江科学技术出版社，2022.8

ISBN 978-7-5719-1579-7

Ⅰ．①实… Ⅱ．①朱… Ⅲ．①麻醉学②疼痛－治疗
Ⅳ．①R614②R441.1

中国版本图书馆CIP数据核字（2022）第151989号

实用临床麻醉与疼痛治疗

SHIYONG LINCHUANG MAZUI YU TENGTONG ZHILIAO

主　　编	朱清华　刘　娟　刘　辉　曹起云　侯作家　张秀丽　韩逢吉
责任编辑	包金丹
封面设计	宗　宁
出　　版	黑龙江科学技术出版社
	地址：哈尔滨市南岗区公安街70-2号　邮编：150007
	电话：（0451）53642106　传真：（0451）53642143
	网址：www.lkcbs.cn
发　　行	全国新华书店
印　　刷	哈尔滨双华印刷有限公司
开　　本	787 mm×1092 mm　1/16
印　　张	31.25
字　　数	790千字
版　　次	2022年8月第1版
印　　次	2023年1月第1次印刷
书　　号	ISBN 978-7-5719-1579-7
定　　价	198.00元

编委会
BIANWEIHUI

◎ **主　编**

朱清华　刘　娟　刘　辉　曹起云

侯作家　张秀丽　韩逢吉

◎ **副主编**

王国华　向志雄　刘泽民　孙　睿

贾广知　潘燕萍　李兴维　王　壹

◎ **编　委**（按姓氏笔画排序）

王　壹（绵阳市中心医院）

王国华（菏泽市中医医院）

朱清华（兖矿新里程总医院）

向志雄（湖北省天门市第一人民医院）

刘　娟（邹平市人民医院）

刘　辉（新泰市中医医院）

刘泽民（毕节市第一人民医院）

孙　睿（溧阳市人民医院）

李兴维（枣庄市立医院）

张秀丽（聊城市眼科医院/聊城市第五人民医院）

侯作家（济南市莱芜人民医院）

贾广知（北京华信医院/清华大学第一附属医院）

曹起云（菏泽市第三人民医院）

韩逢吉（济南市莱芜人民医院）

潘燕萍（溧阳市人民医院）

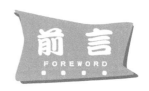

前言
FOREWORD

　　现代麻醉学是医学领域中一个新兴的学科,这门学科是随着医学的发展和临床工作的需要,集中基础医学、临床医学及其他相关学科的有关理论,应用近代科学技术成果于临床而建立起来的,已成为临床医学的重要组成部分。但在麻醉界,乃至整个医学界,普遍认为麻醉工作是最具风险的职业之一。现代麻醉技术和完善的监护系统可以在一定程度上确保患者在手术麻醉期间的安全,但因为患者的特殊病情,以及每个人对麻醉药物的耐受程度和反应不同,所以麻醉师术前做好评估,术中密切关注患者,术后随访就十分重要。也就是说,麻醉师要能将所学知识运用到临床实践中,不断提高对各种麻醉相关问题的综合分析和判断能力,以增加对风险的承受能力,确保麻醉安全。为此,我们特组织编写了本书。

　　本书分为麻醉篇和疼痛篇两部分,麻醉篇首先介绍了麻醉学的发展与现状、麻醉术前评估和相关监测技术,然后以临床常见疾病手术的麻醉为重点进行叙述,并与各疾病的病理、临床表现和治疗相联系;疼痛篇则主要介绍了临床常见疼痛的治疗,以及神经阻滞技术。本书旨在帮助麻醉师适应现代麻醉医学的需要,掌握麻醉基础理论,提高麻醉处理和疼痛治疗水平,做好临床麻醉工作。本书内容贴合临床,集科学性、前瞻性和实用性于一体,适合各级医疗机构的麻醉师参考使用。

　　本书编者大多来自临床一线,具有丰富的工作经验,但限于工作繁忙、编写经验不足,加之时间仓促,若书中存在不足与疏漏之处,敬请广大读者批评指正。

《实用临床麻醉与疼痛治疗》编委会

2022 年 6 月

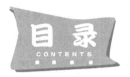

疼 痛 篇

麻醉篇

第一章

麻醉学的发展与现状

第一节 麻醉学的历史

1842 年 3 月 30 日,美国 Crawford Williamson Long 医师成功为一位实施颈部肿块手术的患者实施了世界上第一例乙醚全麻,但遗憾的是,直到 1848 年他才将这些结果公布于众,发表在 *Southern Medical and Surgical*,与"现代医学全麻第一人"的称号失之交臂。1846 年,美国牙科医师 Wilian Thomas Morton 在麻省总医院成功演示了乙醚麻醉。乙醚麻醉的成功被认为是近代麻醉学的开端。近代麻醉学经过170 年多的发展,在基础理论与临床实践、麻醉学科的建设、麻醉学专业的发展,以及麻醉学科队伍的建设等各个方面取得了巨大发展。

回顾麻醉学的历史发展可以大致分为古代麻醉(麻醉的萌芽)、近代麻醉(临床麻醉学的形成)、现代麻醉(麻醉的飞速发展)3 个阶段。

一、古代麻醉学

古代的麻醉仅仅以镇痛为主要目的。古人在日常生活或行医时,发现某种物质或措施具有睡眠或镇痛作用,就移用做麻醉,初始麻醉的萌芽阶段跨越了数千年之久。这些早期的镇痛技术和镇痛性物质尽管非常原始,使用也很盲目,有些甚至是利用某种物质的毒性作用,几乎无安全性可言,不符合如今麻醉的基本含义,却能使患者在昏睡或无痛状态下接受手术,消除患者的病痛,对医学,特别是对开展外科手术起到了重要的作用,也为后人进行有关麻醉药物的科学研究提供了宝贵的经验。

从方法学而言,麻醉学是以使用麻醉相关的药物为基础的应用性技术学科。它的发展有赖于化学和药物工业的发展。18 世纪至 20 世纪初,随着西方化学工业的蓬勃发展,加之医学,特别是外科学迅速发展的迫切需要,先后发现和合成了大量的麻醉药,其中有些沿用至今,仍有其独特的应用价值。麻醉管理也从单纯的镇痛发展到从麻醉前、麻醉期间到麻醉后整个围麻醉期间的全面管理。至 20 世纪30—40 年代积累了大量的临床实践经验,逐步形成了近代麻醉学。

二、近代麻醉学

近代麻醉以吸入全麻药与吸入全麻技术、局部麻醉药及神经阻滞技术、静脉全麻药和其他特殊麻醉技术为主要标志。

(一)吸入全麻药与吸入全麻技术

氧化亚氮、乙醚和氯仿这几种吸入麻醉药的发现和应用是近代麻醉学的开端。随着氟化学技术的发展,使用氟元素替换氯元素后可以提高药物的稳定性,减小器官毒性,同时降低药物的溶解性,起效快且苏醒快,因此相继开发出氟烷、恩氟烷、异氟烷、地氟烷、七氟烷。现在,氟代醚类已经成为主流的吸入麻醉药物。

除了吸入麻醉药物的发现和应用,吸入麻醉的安全性和可控性是伴随吸入全麻技术的应用及改进才得以不断完善的。气管插管及气管内麻醉方法的问世,无疑是全麻发展的一大进步,它不仅扩大了手术范围,为开胸手术在内的多种外科手术创造了控制呼吸的条件,大大提高了安全性,也为救治呼吸循环衰竭提供了保障,同时还带动了吸入麻醉器械和麻醉机的研发。

目前,各种类型精密复杂的麻醉机,配合气管插管、气管内麻醉的各种技术操作方法已广泛应用于各种全麻及实施复苏术的患者,既能有效维护患者的呼吸功能,增强麻醉的安全性,还能对麻醉气体浓度进行监测,提高麻醉的可控性。

(二)局部麻醉药及神经阻滞技术

局部麻醉技术是伴随局部麻醉药物的发现而发展起来的。1884年,在海德堡举行的眼科会议演示了可卡因滴眼后产生局麻效果。20世纪初,人工合成普鲁卡因成功。1928年,人工合成丁卡因成功。以后相继出现的局麻药包括利多卡因(1943年)、甲哌卡因(1956年)、丙胺卡因(1960年)、丁哌卡因(1963年)、罗哌卡因(1996年)等。由于新的局麻药不断涌现,使用方法不断改进,局部和神经阻滞麻醉,包括椎管内阻滞,已成为目前临床上应用较多的一种麻醉方法。

局部麻醉药物的发现和应用改变了全麻一统天下的局面,由此避免了全麻的某些缺点,也简化了麻醉操作和管理,提高了麻醉安全性,促进了许多新型局麻药的合成和应用,也促成了局部浸润、神经阻滞、椎管内麻醉等局部麻醉技术的形成和发展,也为后来利用局麻药施行静脉内麻醉及静脉复合全麻创造了必备的条件。

(三)静脉全麻药和其他特殊麻醉技术

静脉全麻药的发现较早。1872年,发现静脉注射水合氯醛可产生全身麻醉。1903年,人工合成巴比妥成功。1909年,发现静脉注射普鲁卡因可产生镇痛作用。1932年,开始使用环乙巴比妥钠进行静脉麻醉,同年人工合成硫喷妥钠成功。1933年,开始使用硫喷妥钠进行静脉麻醉,自此掀开了静脉全麻的帷幕。随后相继出现的静脉全麻药包括丙泮尼地(1956年)、羟丁酸钠(1962年)、氯胺酮(1965年)、乙醚酯(1972年)、丙泊酚(1977年)等,这些静脉全麻药的发现极大地丰富了全身麻醉的用药选择。静脉全麻的开展,弥补了吸入全麻的某些不足,如静脉内麻醉加速麻醉诱导,可消除患者紧张不适感及操作简便等,因而扩大了全麻的适用范围。

肌松药的发现始于筒箭毒碱,于1942年首次用于临床,是临床应用最早的非去极化型肌松药。1948年,人工合成十烃季铵。1951年,合成短效肌松药琥珀胆碱,同年应用于临床获得良好效果。随后相继出现泮库溴铵、维库溴铵、阿曲库铵等肌松药,对增强全身麻醉期间的肌松作用和呼吸管理发挥了重大作用。肌松药的使用可使全麻药用量显著减少,不仅可避免深全麻的不良影响,更可主动控制肌松程度,给手术提供良好条件。现在,肌松药辅助下的呼吸管理和呼吸治疗已经走出手术室,扩大到危重症治疗的领域。

其他特殊的麻醉技术,包括低温、控制性降压、体外膜肺氧合等。

三、现代麻醉学

随着麻醉药物的开发及辅助用药的配合应用、麻醉机的研发改进及监测技术的进步,麻醉的精确性和安全性不断得以提高,奠定了现代麻醉学的基础。今天的现代麻醉学已涵盖临床麻醉学、复苏、重症监测治疗学、疼痛诊疗学等诸多重要组成部分,成为一门研究麻醉镇痛、急救复苏及重症医学的综合性学科,既要求有基础医学各学科中有关麻醉的基础理论,又需要广泛的临床知识和熟练的技术操作。

(李兴维)

第二节　麻醉学的发展

一、麻醉学科和麻醉专业组织的成立

从 1842 年乙醚麻醉出现到现在,特别是在近半个多世纪,是近代麻醉学飞跃发展的时期,不仅麻醉学技术和理论得到空前进步和日趋完善,而且涌现出大批优秀的麻醉专业人才,集医疗、科研和教学于一身,进行了大量的开拓性工作,麻醉学发展日新月异。麻醉学作为临床医学的一个组成部分,已日益显示出其独特的学科特点和在医疗救治工作中的重要作用,20 世纪中叶麻醉学逐渐从外科学中分化独立出来。随着医学科学的发展,建立起一支专科性更强的麻醉专业化队伍,既是临床医学发展的客观需求,也是临床医学发展的必然趋势。

1848 年,一位 15 岁的女孩死于氯仿麻醉,这是麻醉导致的第一例死亡报道,随后,麻醉药物并发症及麻醉相关病死率逐步得到广泛关注,并推动了由专业人员来实施麻醉管理的共识。1893 年《英国医学杂志》提出,麻醉应该由专业人员来做。1927 年,美国第一个麻醉医师培训基地建立。随后,麻醉医师的需求越来越多。与此同时,麻醉护士还继续为患者提供麻醉服务,但是已经从外科医师指导下转换成在麻醉医师的指导下进行。最终,形成了麻醉护士和麻醉医师组成的麻醉团队。1927 年,Waters 在 Wisconsin 大学建立了美国第一个麻醉住院医师培训基地,开始了麻醉医师的正规培养。世界上第一个麻醉科在纽约大学医学院设立,自此,麻醉学科终于正式从外科学中独立出来。随后世界各国诸多医院,以教学医院为主,也先后设立了麻醉科。

麻醉专业组织最早出现于 19 世纪末和 20 世纪初。1893 年在英国出现了伦敦麻醉医学会。1905 年在美国成立了第一个麻醉医师协会"长岛麻醉医师协会",1911 年更名为纽约州麻醉医师协会,1936 年,再次改名为美国麻醉医师学会,即 ASA 成立。1941 年,美国医学专业委员会正式承认麻醉为一个新的医学专业,自此麻醉学作为一个医学专业被美国医学会认可。之后在世界各国相继成立了麻醉专门学会。1955 年,成立了世界麻醉医师联盟(WFSA),至今已有107 个国家麻醉学分会参与,1956 年开始,每 4 年举办一次世界麻醉学会。1962 年,亚澳麻醉理事会(AARS)成立,并每隔 4 年召开一次亚澳麻醉学会(AACA)。其他麻醉相关的专业组织包括世界疼痛学会联合会(WFPS)、世界危重病医学会联盟(WFSICCM)等也定期召开学术会议。

麻醉专业的系统论著和杂志创立开始于 20 世纪。1941 年,Gwathmey 出版了第一部比较全面介绍麻醉的专著《麻醉》。关于麻醉专业杂志，最早于 1922 年美国麻醉学会主编出版了《麻醉与镇痛杂志》，1923 年出版了《英国麻醉学杂志》，1940 年《麻醉学杂志》出版，以后陆续在世界各国发行了英、德、法、日、中等语种的麻醉、复苏、重症监测治疗等杂志约 50 种。这些麻醉专业组织的成立，以及麻醉专著和杂志的创立对于交流学术、发展麻醉学都起了积极的推动作用。这些发展也标明麻醉学作为一门新学科和医学专业已被普遍承认和接受，麻醉学专业已趋于成熟及处于良性的发展阶段。

二、麻醉理论范畴和工作范围的不断扩大

进入 20 世纪 50 年代，在临床麻醉学发展的基础上，麻醉的工作范围与领域进一步扩展，麻醉操作技术不断改进完善，麻醉学科和专业进一步发展壮大，迈进了现代麻醉学的发展阶段。伴随着麻醉理论和麻醉学科的范畴不断地更新，麻醉学又分支出若干亚学科，伴随新理论、新知识、新技术的运用，进一步丰富了现代麻醉学的内涵。

传统的麻醉工作仅仅局限于简单给予某些麻醉药，现在，麻醉不只是单纯解决手术止痛，工作范围也不单局限在手术室，麻醉临床工作者的足迹已涉及整个医院。1942 年，创建了世界上第一个麻醉后恢复室，这是加强监护病房的早期雏形，也是麻醉专业的最早分化。现今，麻醉学有了进一步的分化和综合，不仅分出了心血管、儿科、妇产科、神经外科等专科麻醉，而且工作范围已经扩大到手术室以外的心肺脑复苏、重症加强监护病房和急救医学。此外，麻醉医师还常规地承担起临床上诊断性和治疗性神经阻滞，以及输液、输血和氧疗等工作。近年来，疼痛门诊和呼吸功能不全的康复治疗门诊也开始在世界各地建立起来。现代麻醉还拥有许多新型的技术手段，例如，低温体外循环技术，多功能多用途麻醉机和呼吸机的应用，电子技术和微电脑监测仪器及质谱仪等先进设备的配置等，使麻醉工作迈入了现代化的发展阶段。

现代麻醉学科的概念不仅包括麻醉镇痛，而且涉及麻醉前、麻醉后整个围术期的准备与治疗，监测手术麻醉时重要生理功能的变化，调控和维持机体内环境的稳态，以维护患者生理功能，为手术提供良好的条件，为患者安全度过手术提供保障，一旦遇有手术麻醉发生意外时，能及时采取有效的紧急措施抢救患者。此外，麻醉科还承担危重患者复苏急救、呼吸疗法、休克救治、疼痛治疗等临床诊疗工作。

三、麻醉学科在临床重要作用的不断延伸和麻醉学科建设的继续发展

麻醉学在临床医学中发挥着重要作用，为外科、妇产科、耳鼻喉科、眼科、口腔科等手术患者提供无痛、安全、肌松、无术中知晓、无不良反应和良好的手术条件以完成手术治疗。同时通过其掌握的复苏急救知识和技术，对各临床科室患者，特别是危重症患者发生的循环、呼吸、肝肾等功能衰竭进行处理，并在加强治疗病房、疼痛诊疗门诊，以及其他有关治疗诊断场合等方面，也都发挥着重要作用。

麻醉学科与其他学科的关系也日益紧密起来。麻醉学是一门基础医学与临床医学密切结合的学科。在基础医学方面以药理、生理、生化、病理生理学为基础。近年来，麻醉学又与生物物理、分子生物、免疫、遗传、生物医学工程学密切联系，进一步探讨和阐明疼痛与麻醉对机体的影响和机制。在复苏和危重症医学方面研究机体死亡与复活的规律。反过来通过临床实践，验证和丰富诸如疼痛学说、麻醉药作用机制、麻醉对遗传的影响等。随着整个医学科学和麻醉学的发展，麻醉学与其他学科的关系将更加密切，相互促进，共同提高。

在科技高速发展、麻醉安全性和可控性不断提高的今天,麻醉医师仅仅关注手术期间麻醉实施的传统工作已经无法适应新时代的需求了。麻醉医师必须思考如何发挥自身优势来改善患者的远期预后,这不仅是社会广大群众对麻醉医师提出的更高要求,也是麻醉学发展的大好契机。如何保障围术期安全、减少麻醉对手术患者造成的长期影响,并积极参与到促进患者术后恢复的临床实践中,将成为麻醉管理质量优劣的新标准。为此,2016 年的中华医学会麻醉学分会在年会中特别设立年会主题"从麻醉学到围术期医学",就是为了引导麻醉学科更好地适应围术期医学发展的要求。因此,以患者为中心,通过实施精准麻醉、加强培训和学习、开展科学研究并在临床推广,使麻醉科成为医院临床安全的关键学科、舒适医疗的主导学科、未来医院的支柱学科、科研创新的重点学科、社会熟知的品牌学科,定然会为患者预后的改善带来最大的益处。

(韩逢吉)

第三节　我国麻醉学的现状

一、我国麻醉学科近百年发展史

(一)中华人民共和国成立前

我国麻醉学起步较晚。19 世纪西方医学开始传入我国。麻醉药物方面的发展包括1847 年,乙醚传入中国,Parker 首次在中国使用乙醚全身麻醉。次年,氯仿传入国内。1931－1945 年的14 年抗战期间,麻醉仍以乙醚、氯仿为主,间或使用氯化乙烷,至抗战末期美国大量援助以硫喷妥钠,静脉全麻得以大量使用。

19 世纪末和 20 世纪初,外国教会在全国各地开办医院,进而招收学徒,创办医学校。最早有上海仁济医院(1844 年)、广州博济医学堂(1866 年)、上海同仁医院(1879 年)、天津医学馆(1881 年)、北京协和医学校(1903 年)、济南齐鲁医学校(1904 年)等。辛亥革命后陆续在北京、浙江、奉天等地建立了公立或私立医学专门学校,大部分均附设有医院,但这些医院创设之初都没有麻醉科,而从事麻醉专业的人员也是凤毛麟角。

中华人民共和国成立之前,国内的外科手术刚刚兴起,也只有少数几个大城市的大医院才能实施较大的手术,如胃大部切除术,胆囊切除术等。尽管大部分手术的麻醉均由麻醉医师或护士负责,但整体方法简单,设备简陋,技术水平不高,更缺乏创造性的成就。当时国内出版社的麻醉专著也非常少,有 1931 年亨利、孟合理摘译的《局部麻醉法入门》,1942 年陶马利著的《全身麻醉》等。我国麻醉学科在中华人民共和国成立之后,才得到迅速发展,出现了根本的变化并取得较大的成就。

(二)中华人民共和国成立初期

尽管我国的麻醉学起步较晚,麻醉科于中华人民共和国成立后才得以设立,但在老一辈麻醉学家辛勤耕耘及引领下,全国麻醉科的建设发展很快,至 20 世纪 60 年代初,临床麻醉已能紧跟世界水平并有自己的创新,如针刺麻醉、中药麻醉,以及从中草药中提制催醒药、肌松药和降压药等,曾引起各国同道们的关注和兴趣。20 世纪 70 年代,麻醉学科建设全面中断。直至 20 世纪80 年代初,我国麻醉科成为外科学的分支学科,是三级学科,归属医技科室。

在此期间，我国麻醉学科发展历程中具有历史性的重要事件和里程碑包括：1964年在南京召开麻醉学术会议（以后定为全国第一次麻醉学术会议）；1979年在哈尔滨召开第二次全国麻醉学术会议，会上成立了中华医学会麻醉学分会；1981年，《中华麻醉学杂志》创刊；1982年，《国外医学·麻醉与复苏分册》创刊；1986年，徐州医学院试办麻醉学专业（本科）；1987年，国家教委将麻醉学列入专业目录；等等。

过去的半个世纪以来，我国麻醉学科的发展是巨大的，凝聚了几代人的艰辛与心血。20世纪40年代末至50年代初，我国现代麻醉学的开拓者吴珏、尚德延、谢荣在美国中西部的几所医科大学学习麻醉的专业知识，前后回国在上海、兰州、北京等地教学医院建立了麻醉科，充实了麻醉设备，培养专业人才，逐步创建麻醉专业，构架起与美国相似的麻醉学临床与教学框架。这一期间还有李杏芳（上海）、谭蕙英（北京）、王源昶（天津）等也在创建麻醉科室、开展临床麻醉的工作中发挥了奠基作用。在这些先辈的努力下，培养了大批麻醉骨干力量，之后这批人员遍及全国各省市，进一步建立麻醉科室。迄今，在我国县级以上医院，大部分建立了科室组织，配备了麻醉学教研室和麻醉研究室。与此同时，还创办了麻醉专业杂志和各级麻醉学会，2006年，被世界麻醉医师联合会（WFSA）接纳为正式成员，使中国麻醉学科得以跻身世界麻醉学科之列。总之，这些麻醉学科先辈们通过麻醉医疗、教学和科研活动，为中国麻醉学科的建设、麻醉专业的创立、人才的培养发挥了重大作用，对中国现代麻醉学的发展作出了不可磨灭的贡献。

在临床麻醉工作发展的同时，从20世纪50年代开始，我国麻醉工作者开始参与手术、急诊室及临床各科室心搏呼吸骤停患者的复苏急救工作，率先实施胸外心脏按压和头部降温等心、肺、脑复苏等措施，积累了丰富的经验，成功地抢救了许多心搏骤停脑缺氧超过临界时限的病例。20世纪50年代末国内有的医院建立麻醉恢复室，20世纪80年代重症监测治疗病室在国内大医院普遍开展，集中训练有素的专业医护人员，采用先进的监测仪器和技术，对重大手术及危重患者的救治充分发挥了作用。20世纪70年代我国疼痛治疗工作有了新进展，在临床以神经阻滞为主，许多医院开设了疼痛诊疗门诊和病室，对某些疼痛的机制开展研究。麻醉科室的创建和健全，不断应用新的麻醉药物和方法，逐步扩大工作范围，使我国麻醉学科得到快速的发展。

（三）确立一级临床科室地位

1989年5月，国家卫健委在通知中明确指出："近年来，我国医院临床麻醉学科有了较大的发展，其工作性质、职责范围已超出了原'麻醉'词义的范畴，为进一步推动麻醉学科的发展并借鉴其国内外发展经验，同意医院麻醉科由原来的医技科室改为一级临床科室。"通知具体指出了我国麻醉学科发展的主要表现有以下三点：①麻醉科工作领域由原来的手术室逐步扩大到门诊与病房。②业务范围由临床麻醉逐步扩大到急救、心肺脑复苏、疼痛的研究与治疗。③临床麻醉的工作重点将逐步转向人体生理功能的监测、调节、控制及麻醉并发症的治疗等。

通知希望"各级卫生主管部门和医疗单位根据本通知精神，结合各地医院具体情况，按二级学科的要求与标准，切实加强麻醉科的科学管理工作，重视人员培训，注重仪器装备，努力提高技术水平，使其不断适应医学发展的需要"。这一文件奠定了现代麻醉学在医院中的地位，麻醉学科因而得到了迅速发展。目前，麻醉学科的三级学科正在建立与发展，包括临床麻醉、危重病监护、疼痛治疗和急救复苏。培养高素质的后备人才，是新世纪麻醉专业的需要，也是医学发展的需要。这就要求麻醉科室从住院医师的培养抓起，规范培训，不断改进方法，为将来进一步培养高层次麻醉人才打下坚实的基础。

在学科建设的对外交流和国际协作方面，中华医学会麻醉学分会加入世界麻醉医师联盟曾是几代麻醉学人的夙愿。创立于1955年的世界麻醉医师联盟是全球公认的国际性学术组织,当时中国的麻醉学会还不是国际麻醉协会、亚太麻醉协会的成员,这在一定程度上影响了我国麻醉学科与国际麻醉学科的交流与协作。1981年,谢荣教授赴德国参加第七届世界麻醉学会议以后,我国麻醉界与世界各国同行的往来逐渐密切,积极开展国际和海外麻醉学协会之间的学术交流,进行多场海外专题报告活动,同时邀请多名海外知名专家来华讲学或举办国际专题会议等。经过几代人多方积极的努力,中华医学会麻醉学分会已于2004年底正式加入了WFSA,迄今已有数千人先后成为美国麻醉协会(ASA)、世界疼痛医师学会中国分会(CCWSPC)、国际麻醉研究协会(IARS)等的会员或负责人,在世界平台上展示中国麻醉事业的蓬勃发展,让世界了解中国,亦为世界麻醉学的发展贡献一份力量。

二、我国麻醉学科的现状与差距

(一)我国麻醉学科的现状

20世纪40年代至50年代初期,我国只能施行简单的乙醚开放滴入法、气管内插管吸入麻醉及单次普鲁卡因蛛网膜下腔阻滞等几种麻醉方法。之后,随着我国医药卫生和工业的发展,麻醉条件逐步有了改善,从国产的吸入麻醉机施行循环密闭式吸入麻醉到轻便空气麻醉机,从单次硬膜外阻滞到应用导管法连续硬膜外阻滞麻醉。20世纪70年代后期,随着改革开放,我国引进了许多国外新的麻醉药物,如恩氟烷、异氟烷、七氟烷、泮库溴铵、阿曲库铵、维库溴铵等麻醉药与辅助药,以及先进的麻醉设备,包括配备精密流量计和挥发器及监测报警装置的现代麻醉机和呼吸机,具有多方面监测功能的呼吸、循环、体温、肌松等生理监测仪等,进一步提高了中国麻醉水平,促进了我国麻醉学科的现代化发展。

经过中国麻醉工作者几代人不懈的努力,麻醉学科有了很大的发展。麻醉学专业在临床麻醉和基础研究方面都取得了巨大的进步,麻醉学科的整体水平得到全面提高,主要表现在下列几个方面。

(1)麻醉学基础研究十分活跃,从细胞水平、基因水平等多层面研究了吸入麻醉药、静脉麻醉药和麻醉性镇痛药及局麻药的作用机制。随着国家对麻醉科研的投入力度越来越大,在国际研究的热门领域,几乎都有中国麻醉学者涉足,麻醉学科已开始迈步走向世界麻醉学领域的研究前沿。另一方面,基础研究带动的新药物、新技术的不断投入和推广使临床麻醉更加方便、快捷、舒适。

(2)建立了现代化麻醉手术系统,麻醉学临床研究也取得了显著进展,包括微创外科的麻醉处理、"快通道"麻醉方案的实施、器官移植等特殊手术的麻醉。特别是进入21世纪以来,随着循证医学的快速发展,临床麻醉取得了长足的进步,麻醉学科的整体水平得到全面提高,与国际上发达国家的麻醉学发展水平之间的差距越来越小。

(3)围术期监测、治疗和重要器官功能保护等在理论研究和临床实施方面开展了大量的工作,如麻醉深度监测、体温监测、血液稀释与血液保护等。监测技术和麻醉设备的更新换代使得中国麻醉学科的装备,尤其是在大城市和沿海地区迅速与国际接轨,增加了临床麻醉的可控性,大大提高了麻醉管理质量和麻醉安全性。

(4)亚专科不断发展,疼痛、重症监测治疗已成为麻醉学科的重要组成部分。疼痛机制得以深入研究,疼痛治疗正在广泛开展,规范化疼痛处理逐步推广应用。我国目前已有80%以上的二级甲等医院麻醉科开展了急慢性疼痛的治疗,较为普遍地建立了疼痛治疗门诊或病房,诊治领域包括术后镇痛、无痛人工流产、有创检查的镇静镇痛、慢性疼痛治疗、癌性疼痛治疗等。规范化疼痛处理是近年倡导的镇痛治疗新观念,已先后制定众多有关临床疼痛的诊疗指南和技术操作规范。

(5)学科人才梯队建设有了长足的发展。大量本科生、研究生进入学科梯队,使麻醉学科的人才结构逐步趋于合理,梯队层次逐年提高。与此同时,原在麻醉队伍中的护士逐步过渡到麻醉的各种辅助工作岗位。伴随着《医师法》的颁布和执业医师制度的执行,麻醉学科已正式进入由医师执业的临床学科行列。近年来,广泛实施的住院医师规范化培训工作,也为今后学科水平的进一步提升打下了基础。

(二)我国麻醉学科的差距

1989 年国家卫健委 12 号文件确定麻醉科为一级临床科室、二级临床学科,但总体而言,我国麻醉学科至今仍是一个发展中的学科,学科发展很不平衡,目前存在的问题包括几方面:组织与管理方面、人力方面、设备方面,以及安全隐患问题。

1.外部环境和组织与管理方面的差距

在新一轮医药卫生体制改革的大背景下,我国医院麻醉学科的内外环境都发生了较大的变化,但目前我国大多数医院对麻醉学科的功能和作用尚缺乏准确的定位。由于种种原因,多数医院尤其是基层医疗机构的麻醉学科尚未受到应有的重视,综合性医院麻醉学科的地位并没有得到相应的提高,医院麻醉科的发展相对滞后,其舒适化医疗、保障医疗安全等作用未能得到充分发挥。

而这种对麻醉学科的轻视首先就体现在麻醉科与手术室的混合建制上。麻醉科是医院重要的临床科室,县级以上综合性医院都应成立麻醉科。所谓的麻醉手术科和手术麻醉科都是不符合麻醉发展要求的,这不仅阻碍了麻醉科的发展,也不利于手术室作为一个科室的建设。同时,麻醉科同样有繁杂、技术要求高的任务,因此配备护士编制以配合麻醉医师的工作非常必要,但很多医院麻醉科没有护士编制,或由护士从事麻醉医师工作,这都很不规范。

2.人力方面存在的差距

主要表现在以下几个方面。

(1)人员数量配备不足。麻醉科人力资源数量不足是目前二三级医院存在的普遍现象,也是麻醉安全的重大隐患。

(2)人员结构差异明显。表现在公私有别,即公立的医疗机构中,不论是医院,还是基层卫生机构,麻醉医师均以中青年人员为主,而民营医院的麻醉医师以 45 岁以上中老年为主,人员老化情况较为严重;城乡有别,即城市三级医院、二级医院和社区卫生服务中心的麻醉医师年龄梯队基本上符合老中青结合的梯形结构,但是农村乡镇卫生院麻醉医师出现断层现象,除了部分即将退休的麻醉医师外,普遍年龄结构偏年轻,35~44 岁人员力量较弱。

(3)人员素质高低不齐。从学历水平来看,麻醉医师学历的构成情况,三级医院较其他级别的医疗机构要好,农村基层医疗机构(乡镇卫生院)较城市基层医疗机构(社区卫生服务中心)麻醉人员的学历构成层次明显偏低。

(4)连续工作时间过长。麻醉医师,尤其是大型综合性医院的麻醉医师,连续工作的时间大大超过了工作极限,处于疲劳麻醉的边缘。

(5)麻醉医师的职业倦怠不容忽视。调查结果显示,麻醉医师整体情绪衰竭和情感疏离情况属于较轻水平或正常,与相关科室医师水平相当;但是在个人成就感方面处于中度水平,明显低于相关科室。其中,三级医院麻醉医师情绪衰竭情况最为严重,处于高度情绪衰竭和高度情感疏离水平的麻醉医师比例最高,三级医院麻醉医师工作量较大,面对的患者病情较其他二级医院和基层医疗机构的患者复杂,相对处于工作压力和竞争力都较大的环境中,容易产生身心疲惫感。

(6)收入情况不够乐观。在三级医院中,麻醉医师的奖金收入水平在院内处于中上等水平,在二级医院和基层医疗机构中,麻醉医师的奖金收入处于中等水平。

(7)基层医疗机构仍存在资质不够的问题。调查显示,部分麻醉医师的最后学历专业并非麻醉专业或外科专业,而是由其他专业转到麻醉专业,经过一定培训转岗从事麻醉工作。《执业医师法》实施时,其中的"护转医"人员有一部分也取得了执业医师资格。随着执业医师的严格准入,这种情况目前已经不多见。

3.设备方面存在的差距

数据显示,90%以上的医疗机构麻醉设备配备数量都达到了国家的要求,无论是公立医疗机构还是民营医疗机构,无论是城市医疗机构还是农村医疗机构,麻醉设备配备的数量已不是麻醉科存在的主要问题。

目前存在的问题主要在于麻醉设备的检修维护、设备使用和设备质量等几方面。资料显示,90%以上三级医院的麻醉科未配备专门的设备维护工程师,所有的麻醉设备都是发生故障后才找厂家来修,而厂家维修的速度有快有慢,在一定程度上影响手术麻醉的正常开展。同时,90%以上的三级医院缺乏规范的设备定期检修制度,所有设备缺乏必要的检修和维护,在未出现故障之前几乎365天不停歇地运转,一旦麻醉机等关键设备在术中麻醉时出现故障,就会导致重大的安全事故,因此,麻醉设备的检修和维护是麻醉安全中的重要隐患。部分医疗机构虽然在麻醉设备的配备数量上达到了要求,但在麻醉设备的配备质量上还存在一定问题,尤其是民营医疗机构和基层医疗机构,问题更为严重。出于成本考虑,民营医疗机构和基层医疗机构购置的多为功能较为单一的麻醉设备,甚至部分医疗机构为了应付上级的检查,购置一些废置或即将淘汰的麻醉设备以充数量,但实际上这些麻醉设备并不能正常运转,有些麻醉机只剩下给氧用途,真正要抢救患者时就会存在问题。

4.麻醉安全有待提高

麻醉安全一直是中外麻醉学关注和讨论的焦点,美国的麻醉病死率为1/50万～1/20万。但我国缺乏麻醉相关病死率的数据。麻醉事故的降低,既反映出麻醉医师的良好素质和训练,也和药物及仪器设备的改进和发展分不开,更是学科建设绕不开的核心问题。在现阶段及现有的医疗环境中,麻醉学科作为高风险临床科室,因为上述组织管理、人力及物力等多方面原因,存在一些重大安全隐患,需要特别关注及亟待相应措施加以防范。要在这一复杂的医疗过程中实现有效的质量控制,需要积极争取和利用各方面支持和资源,增加设备投入并注重人才培养,既要利用现代化的管理理念,又要结合自身特点,从多角度全方位保障麻醉科医疗质量管理,推进麻醉学科的不断发展。

总之,麻醉学科涉及多学科合作与共建,既是推动"舒适化医疗"的主导学科,又是保障医疗安全的关键学科,既是提高医院工作效率的枢纽学科,也是未来医院的支柱学科和科研创新的重点学科。通过不断努力,还要使之成为社会所熟知和认可的重要学科。麻醉学科的发展应顺应和适应医学各学科的需要,健全学科的合理结构,提升医疗技术水平,凝聚和形成优秀人才群体,进而促进医院建设与发展。麻醉学科发展的最核心要素是人才。科研学术水平的提高、技术的创新离不开人才,先进仪器设备的操作和诊治同样离不开人才,合理的人才梯队更是学科持续发展的动力。麻醉学科发展离不开人才培养、财力支持、物资设备,其中人才培养是关键,领军人物对顶层设计和学科管理的把控是重中之重。

（侯作家）

第四节　我国麻醉学的发展

新时代背景下,麻醉学科应抓住机遇,直面挑战,从而促进学科发展。

一、机遇与挑战

(一)社会发展、医学发展及医疗体制改革带来的学科建设的机遇

随着社会的发展、医疗模式的改变,医疗体制改革、竞争机制的引入和卫生改革工作的不断深入,人们对健康的需求不断增长,给围术期手术麻醉安全性、医疗服务效率及社会的经济支付能力带来了巨大挑战。过去的医疗改革,主要是靠"以药养医"的政策来维持,随着社会发展及医疗体制改革,医药的批零差价将逐步取消,今后医院的效益必须来自手术、检查及介入等一系列的医疗活动,从医务人员的劳动价值来体现。而所有这一切,都离不开麻醉学科的工作。麻醉学科会逐步成为提高医院工作效率的枢纽学科。下一轮的医院竞争,前提是效益的竞争。所以,今后医疗的发展趋势必然会推动麻醉学科成为医院提高工作效率的枢纽学科,同时也是为医院赢得社会和经济效益的主要科室,将是医改未来发展的支柱学科。

其次,先进的仪器、设备及许多新药、新技术在围术期的使用,既提高了麻醉安全,又要求麻醉医师必须具备丰富广博的专业知识,且应熟练地掌握现代化仪器的使用。这些都对麻醉安全、服务模式、服务质量提出更高的要求。如何从麻醉学科发展的角度,通过调整专业定位、规范医疗行为、加强患者安全管理建设,来构建起围术期手术麻醉的安全体系,是当下时代背景下的重大课题。

(二)麻醉质量管理与控制带来的学科发展的机遇

随着外科领域的纵深发展,外科专科化趋势明显快于麻醉学科的发展进程,许多外科手术已经打破人体禁区或非生理状况,加上手术数量和复杂程度与日俱增、人口结构愈趋老龄化,必然带来重大手术和危重患者逐渐增多的局面,给麻醉医师带来新的挑战。结合我国目前医疗改革现状,加强医疗质量、促进患者安全变得更为重要和紧迫。近年来,围绕麻醉质量管理与控制做出了一系列举措和革新,包括专注技术革新以解决客观问题、专注管理革新以解决主观问题,以及重视社会、媒体、舆论等外部环境问题。

其中,"建立系统化临床路径,消除个人因素导致的错误"是近几年在管理策略方面的重要更新。临床医疗是临床特色学科的重中之重,是学科存在的前提。特色的麻醉学科来源于特色的临床麻醉病例的有效收集和利用。应改变多年来应付临床任务而缺乏临床病例的有效记录与利用的现状。建立麻醉临床路径,即针对某一疾病建立一套标准化麻醉方案与治疗程序,以循证医学证据和指南为指导来促进麻醉管理的规范化,最终起到规范医疗行为的目的,从而进一步建立信息化麻醉病例数据库。麻醉临床路径应区别于常规的临床路径,在 ICD 码对应的各种疾病或

某种手术名称规范的基础上,强调麻醉前、麻醉中、麻醉后的围术期医学概念,手术、麻醉、护理、检验、心理等学科结合起来,保证治疗项目精细化、标准化、程序化,形成单一病例的标准化与同类病例的规范化。因此,完善临床路径,尽量细化麻醉各项程序,以规范化操作防范麻醉意外是保障临床麻醉安全的重要举措。

(三)快通道麻醉、围术期医学、加速康复医学等带来新的学科发展机遇

加速康复外科最早是 2001 年提出的,其核心思想是指在术前、术中及术后应用各种已证实有效的方法来减少手术应激及并发症,加速患者术后的康复。其运作涉及外科医师、麻醉医师、康复治疗师、护士,也包括患者及家属的积极参与,是一个多学科协作的过程。其中快通道麻醉和充分完善的术后止痛这两个环节是重要的组成部分,以尽量减少围术期的各种应激反应。除此之外,近年来广受青睐的日间手术的麻醉,最早源自欧美发达国家,其实也属于快通道麻醉的工作范围之一。快速康复外科和日间手术都对快通道麻醉技术的实施和推广提出了更高的要求,核心要素在于需要建立一整套科学高效的管理体系和一系列严谨细致的安全保障措施。

进入 21 世纪以来,麻醉医师主导了患者合并疾病的围术期评估与处理工作,对手术患者的围术期安全承担的责任也与日俱增。现在一些欧美国家的麻醉科和我国西京医院等已经更名为"围术期医学科",麻醉学已经进入"围术期医学"时代。

现代外科的理念也进行了更新。1997 年,丹麦哥本哈根大学 Henrik Kelhet 教授提出加速康复外科的概念,其本人被誉为"加速康复外科"之父。ERAS 指采用一系列有循证医学证据的围术期处理措施,以减少手术患者的生理及心理的创伤应激,达到快速康复,其核心理念是减少创伤和应激。促进术后康复的麻醉管理是 ERAS 的重要组成部分。ERAS 要求采用遵循循证医学证据的一系列围术期优化方案,促进患者术后尽快康复。促进术后康复的麻醉管理强调麻醉科医师在围术期所起的作用,使麻醉科医师从提供最佳手术条件、最小化疼痛和保障围麻醉期患者生命安全,到确保患者的合并疾病得到最佳处理,促进术后患者康复转变。麻醉科医师应当在围术期合理调节应激反应(内分泌、代谢和免疫),使用各种已证实有效的方法(优化术前、术中、术后患者管理等)来降低手术伤害性刺激反应,维持重要器官功能,最小化不良反应(如疼痛、恶心和呕吐等),减少并发症,提高康复质量,从而缩短住院时间,减少住院费用,提高患者满意度。

显然,快通道麻醉技术、围术期医学和 ERAS 的迅速发展和应用,将使麻醉学科面临许多新问题的考量。学科必须顺应医学发展趋势,适应临床诊疗的发展需求,对新问题深入思考和研究,探索出行之有效和安全可靠的新技术与服务项目,以期在围术期医学领域及临床医疗实践中发挥自己应有的、独到的作用。

二、应对挑战

当前,麻醉学科正面临跨世纪学科发展的挑战,科技是这场挑战的核心。如何在原有的学科建设的基础上将麻醉学科推向新的台阶?疼痛诊疗和重症医学这些亚学科的独立发展和迅速剥离,麻醉学科如何应对?生命科学的高度繁荣带来的新技术的更新甚至颠覆性的改变,是否会边缘化麻醉学科?随着神经科学的迅猛发展,麻醉学科会不会掉队?摆在面前的是机遇,更是挑战。

(一)麻醉亚学科的独立发展,是否会从麻醉科剥离

麻醉亚学科的兴起和发展丰富了麻醉学内容,将麻醉技术更多地应用于为人类造福,其中疼痛诊疗和重症医学已经成为麻醉学比较成熟的亚学科,而正在兴起的毒瘾医学(主要代表技术为全麻下快速脱毒)也可能成为下一个麻醉学亚学科。然而,近年来疼痛和重症医学已逐渐脱离麻醉学科。

麻醉亚学科的独立发展不应脱离麻醉的整个学科体系。从历史沿袭而言,疼痛诊疗和重症医学都是麻醉科医师首创,都是麻醉学的重要组成部分之一。即使到今天,欧洲国家仍然是麻醉科在管理 ICU。从麻醉前门诊、手术室临床麻醉、手术后恢复室及 ICU,全部由麻醉科管理,这仍是目前整个国际麻醉界最通行的组织模式,因为这一模式符合医疗流程的自然规律,符合患者的最大利益,也为医院带来最大的效益。在心内科、呼吸内科等都有自己专科 ICU 的现实情况下,医院综合 ICU 或外科 ICU 的收治对象,主要是围术期间的危重患者。由麻醉科管理 ICU,就可以将手术前对患者病情和机体生理功能的评估和准备、手术中患者生命体征的综合管理、手术后早期的病情判断和及时处理,以及术后疼痛与术后并发症的处置连为一体,真正做到高效、安全的医疗服务。

其次,从规范化培训和人才培养的角度而言,没有麻醉科的工作基础,缺乏神经阻滞技术、危重患者急救和复苏技术,缺乏麻醉药、肌肉松弛药及麻醉性镇痛药的授权和使用经验,如何能开展亚专科的临床工作? 因此,亚专科医师的麻醉科工作基础是非常必要的。应当是从经过麻醉学科基础训练 1～2 年后的住院医师中选拔,再经相关亚专科的专业培训后,才可以胜任他们的本职工作。

总之,伴随科学技术的高速发展,必然出现学科越来越多,分工越来越细,研究越来越深入的局面,但从更广阔的范围来看,学科间的联系越来越密切,相互渗透的程度越来越深,科学研究朝着综合性方向发展。未来,各个学科之间的交叉碰撞、知识和资源的整合重组将成为学科发展的总的趋势,在这样的时代背景下,结合历史沿袭、组织管理及人才培养几方面的客观现实,这些本来隶属于麻醉学科的亚专科,其未来发展不能脱离麻醉学科建设的这个大体系。

(二)新技术带来的精准医学,是否会使麻醉科边缘化

随着计算机能力和人工智能的迅猛发展,自动化浪潮已经波及医学领域。以 Nacrotrend 为代表的麻醉深度监测,以靶控输注静脉麻醉、闭环反馈吸入麻醉及强生 Sedasys 麻醉机器人等为代表的计算机辅助麻醉,在提高麻醉精准度的同时,也在挑战麻醉学科的未来发展。

建立在电脑分析基础上的麻醉深度监测,具有安全、无痛、数字化麻醉管理的优势,在指导麻醉药物选用、反映意识状态、麻醉镇静深度等方面具有明显的优势,对提高麻醉安全性和促进术后恢复、减少住院费用等方面具有良好的临床价值。近年来,强生公司子公司 Ethicon Endo-Surgery 开发了麻醉机器人 Sedasys,以静脉注射的方式将处方药注入血液,通过检测与镇静相关的体征信号,可以自动调整或停止输液。尽管美国食品和药品监督管理局于 2013 年批准了这一疗法,但目前该技术仅被允许在常规的结肠镜检测手术中使用。

如果麻醉自动化得以推广,将在医学界引发一场自动化改革浪潮。但以目前的技术水平来看,"靶控"并不是"全自动",麻醉机器人也不是"全能",即使使用闭环靶控系统或麻醉机器人,仍需要麻醉医师严密观察患者生命体征和把控系统的运行情况。机器能极大辅助人类医疗行为,但尚未达到完全取代人的程度。麻醉医师仍然承担着患者围术期生命体征监测和管理的全部工作,是手术安全的关键所在。麻醉医师应发挥围术期管理的特长,让机器听命于人而非被其替代。

(三)脑科学的快速发展,是否会让麻醉科掉队

全身麻醉离不开对人脑的研究。随着各种测量大脑活动与行为的新技术新手段的出现,脑科学研究得到了快速发展,脑科学正广泛渗透影响着自然科学各个领域,尤其是极大促进了医学、心理学、思维认知科学的发展。目前看来,神经元标记和大范围神经网络中神经环路示踪和结构功能成像技术,大范围神经网络活动的同步检测、分析和操控技术,具有高时间、空间分辨力的新型成像技术,以及电子探针、纳米技术等,都将令研究者们探索大范围的神经元集群功能状态及动态变化成为可能,由此积累的大量数据或许可以帮助人类在探索大脑的路上跨越沟壑、走得更远。

在脑科学的研究过程中,麻醉学科有着悠久的历史,多年来曾围绕全麻机制、防范术中知晓和术后认知功能障碍等展开过一系列脑功能相关的临床诊疗和研究工作。除了前述的多种监测麻醉深度的新理论和新技术之外,得益于脑科学定量多导脑电图监控脑电活动以防范神经系统的损伤,影像学方法(如功能磁共振成像、经颅多普勒等)测定脑血流灌注,通过测定颈静脉球血氧饱和度间接测定脑血氧或直接脑组织氧测定整体脑氧合状态提供信息等领域,都可能是今后麻醉学科获得突破或得以推广的脑科学相关工作。

伴随着全球脑科学研究的浪潮,麻醉学科必须迎头赶上,不能掉队。今后,围术期脑功能保护意识的提高,围术期脑功能监测进入快速发展阶段,从对麻醉深度的监测发展至直接对脑组织氧供需平衡的监测,从有创监测发展至微创监测甚或无创监测,提供的信息更加细致多样。麻醉学科应自始至终在这一领域扎根,发出自己的声音。

三、促进发展

跨学科时代,麻醉学科如何将围术期管理与国家政策、基础建设、领导方式和医院文化相结合,对接高品质围术期管理学术发展前沿,引领高品质围术期管理跨学科合作的创新发展?

围术期医疗模式的提出,强调以手术患者为中心,以围术期医师和/或麻醉科医师为主导,各专业之间互相合作,通过医患双方的共同决策和无缝连接的医疗服务,来实现改善医疗质量、改进医疗服务和降低医疗费用的目的。在中国倡导、推广围术期医学和 ERAS 的观念需要结合国情来进行必要的本土化,结合我国目前的医疗现状,提高医疗质量、保障患者安全是构建围术期医疗安全体系的根本要务。因此,麻醉医师应该顺应麻醉学科发展的历史使命,重新调整学科的专业定位,加强医学教育和培训,规范麻醉医疗行为和加强系统患者安全管理建设,在围术期构建起手术麻醉的安全体系。

随着医学技术、社会经济的发展和对疾病、疼痛的深入认识和研究,舒适医疗应运而生。舒适医疗的核心是无痛医疗。无痛治疗正是由麻醉学科开创的,是麻醉学的重要组成部分之一,是麻醉医师最擅长的技术。在这种新的医疗服务模式下,麻醉学科表现出无可比拟的学科优势,在保证医疗安全的前提下,已经广泛开展了以围术期镇痛和无痛诊疗为核心的医疗服务,在一定范围内真正实现了舒适医疗。舒适医疗服务既是患者的一种诉求,也是临床医师立足以人为本,实现以患者为中心的诊疗思想的一种具体体现,同时又是促进临床医学多学科协作发展的必要条件。麻醉学科的自身特点决定了其在舒适医疗服务中的核心地位,麻醉学科未来发展方向也必然是由安全、无痛转向舒适医疗。

为此,除继续关注镇静镇痛和快速麻醉技术革新之外,还需开放视野,主动提升理念,主动占据高位,从人员编制、设备配置、医学人文、科室管理、运作流程等全方位、多层次适应临床医学对麻醉学科的发展需求。麻醉学科的主动参与和应对,必将在有利于推动医院相关学科发展的同时,进一步优化与整合自身资源,学科建设将更大更强。

(张秀丽)

第二章

麻醉术前评估

第一节　危险性评估

一、访视与检查

麻醉前要对病历资料进行系统性复习,尽可能做到全面详细的了解。

(一)个人史

个人史包括劳动能力,能否胜任较重的体力劳动和剧烈活动,是否出现心慌气短;有无饮酒、吸烟嗜好,每天量多少,有无长期咳嗽、咳痰、气短史;有无吸毒成瘾史;有无长期服用安眠药等历史;有无怀孕等。

(1)吸烟与嗜酒:必须询问每天的摄取数量和持续时间。吸烟可产生某些不利作用,包括黏膜分泌与清除能力减弱、小气道口径缩小,免疫反应改变等。术前应劝说患者至少停止吸烟 2 个月,即使术前停止吸烟不到 24 小时,对心血管生理也可能有益。

(2)依赖性药物应用史:术前应询问是否应用违禁药品或毒品,是否已形成习惯使用,对这类病例应列入高危病例,因有可能感染人类免疫缺陷病毒,需进行鉴别诊断试验。一旦确定患者已有依赖性药物应用史(无论是规定处方药或违禁药),围术期都应对戒断综合征采取预防或治疗措施。

(3)对已出现戒断综合征的患者,除非急诊,应延期麻醉和手术。对术前因治疗而使用阿片类药,或因滥用阿片类药的患者,术中和术后应用阿片类药时应考虑增加剂量。

(4)对运动员患者应询问是否应用促蛋白合成甾体类药,因这类药物对肝脏可产生显著的不良反应,可出现胆汁性黄疸。

(二)既往史

了解以往疾病史,特别注意与麻醉有关的疾病(如抽搐、癫痫、高血压、脑血管意外、心脏病、冠心病、心肌梗死、肺结核、哮喘、慢性支气管炎、肝炎、肾病、疟疾、脊柱疾病、过敏性疾病或出血性疾病等),同时追询曾否出现过心肺功能不全或休克等症状,近期是否还存在有关征象,特别对心前区疼痛、心悸、头晕、昏厥、活动后呼吸困难、夜间憋醒、长期咳嗽多痰等征象应引起重视,还需判断目前的心肺功能状况。

(三)过敏史

(1)患者的变态反应史具有重要性,但对变态反应与不良反应,应予明确鉴别。对以往任何药物过敏史,都应该有详细的文字记录,应对变态反应的真实性质(系变态反应还是不良反应)有所判定,以利于为以后的处理提供判断参考。例如可待因可引起呕吐(系不良反应)或瘙痒性皮疹(系过敏症状),两者都习惯被称为患者"过敏"。又如牙科应用含肾上腺素的利多卡因施行局麻,患者常出现心动过速的不良反应,而患者常会主诉对局麻药过敏。

(2)真性变态反应是客观存在的,青霉素与头孢菌素之间的交叉变态反应率可达 10%~15%。如果患者曾有注射青霉素出现即刻高敏反应史(表现过敏性休克、血管性水肿和荨麻疹)者,就不能改用头孢菌素作替代。如果患者有青霉素延迟型变态反应史者,则可考虑改用头孢菌素。对碘过敏史的患者,应避用含碘的麻醉药(如碘甲筒箭毒、加拉碘铵);如果在因放射科必须应用含碘对比剂静脉注射,则应预防性使用皮质激素和抗组胺药,一般能减轻或避免变态反应。

(3)患者对麻醉药的真性变态反应极为罕见。酯类局麻药变态反应,可能系其分解代谢产物对氨基苯甲酸所引起。酰胺类局麻药也曾有真性变态反应的报道,但比酯类局麻药者更为罕见。对有麻醉药过敏史的患者,在择期手术或神经阻滞麻醉前,有必要邀请过敏学专家会诊指导,慎重施行皮内过敏试验。

(四)治疗用药史

有些手术患者因治疗需要,常已应用降压药、β-受体阻断药、糖皮质激素、洋地黄、利尿药、抗生素、降糖药、抗癌药、镇静安定药、单胺氧化酶抑制药、三环类抗抑郁药等药,应了解其药名,用药持续时间和用药剂量,有无特殊反应。

(五)外科疾病史

明确患者当前患有哪几种外科疾病。麻醉处理取决于拟施行的手术类型,也取决于术前的治疗和准备程度,同时要指出麻醉处理的危险所在,还需要做哪些补充检查和治疗。例如颅骨骨折施行气脑检查后的患者,禁忌采用氧化亚氮麻醉;拟取坐位姿势施行后颅窝手术的患者,要警惕静脉空气栓塞的危险,尽可能施行中心静脉穿刺置管、监测心前区多普勒超声检查和呼气末 CO_2。又如伴有高钙血症的甲状旁腺手术患者,要警惕发生术前未能诊断出的多发性内分泌腺瘤综合征的可能。

(六)以往麻醉手术史

(1)以往做过哪种手术,用过何种麻醉药和麻醉方法,麻醉中及麻醉后是否出现特殊情况,有无意外、并发症和后遗症,有无药物过敏史,家庭成员中是否也发生过类似的麻醉严重问题。

(2)以往手术可能影响麻醉方案,例如以往颈椎固定手术史患者,对其麻醉处理就不同于正常颈椎和呼吸道的患者。又如对正在进行动静脉瘘血液透析的患者,应避免在患肢上施行静脉穿刺置管或缚扎血压充气套囊。

(3)了解以往对某些麻醉药的不良药物反应(如患者对琥珀胆碱曾出现异常肌松延长史,或恶性高热史),今次麻醉需避免再采用。

(4)重点询问麻醉后的并发症问题,在上次麻醉后是否出现过异常情况,如果患者答复是:"我对琥珀胆碱过敏"或"术后恶心呕吐难受"。这样,今次麻醉方案就要据此进行改变,例如改用其他肌松药或区域阻滞麻醉,选用以丙泊酚为主的麻醉方法,尽早使用抗呕吐药等。

(七)今次手术情况

麻醉前访视中需与手术医师交谈,了解手术意图、目的、部位、切口、切除脏器范围、手术难易程度、出血程度、手术需时长短、手术危险所在,以及是否需要专门麻醉技术(如低温、控制性低血压等)配合。此外,还需了解手术的急缓程度。

(1)对择期手术(如胃溃疡胃部分切除术、肾结核肾切除术等),手术时机无严格限定者,理应做好充分的麻醉前准备,使手术能在最安全的条件下进行。

(2)对限期手术(如甲亢已用碘剂准备者、胃幽门梗阻已进行洗胃及纠正电解质紊乱者、各种癌症等),手术时间虽可选择,但不宜拖延过久,应抓紧术前有限的时间,尽可能做好各项准备,以保证手术安全施行。

(3)对急症手术,虽病情紧急,生理紊乱重,全身情况差,手术时机不容延误,但需要尽最大的努力调整全身情况和脏器功能,以提高患者对手术麻醉的耐受力,一般可在诊断与观察的同时,抓紧术前1~2小时有限的时间开始补液、输血、吸氧等调整全身情况的措施。

(八)内科疾病史

许多内科疾病从麻醉处理角度看属高危病例,与麻醉手术预后有密切关系,需从病史中获得所需的有关资料。

1.心血管系统

(1)高血压、瓣膜病、缺血性心脏病、周围血管病病史应列为重点;重点询问风湿热史和心脏杂音史,是否出现过昏厥史,后者常发生于二尖瓣脱垂病和肥厚性心肌病患者。对高血压病应了解患病的时间、接受何种治疗、治疗时间、是否有效等问题。合并高血压未经治疗或治疗不恰当的患者,围术期血流动力学波动幅度大,危险性倍增,死亡率较高。对中年以上冠状动脉病患者,应询问是否有心绞痛史、陈旧性心肌梗死史或充血性心力衰竭史。据报道,术前伴心肌梗死不足6个月(称近期心肌梗死)的非心脏手术患者,其围术期的再心肌梗死率和死亡率都显著增高。因此,对近期心肌梗死患者的择期手术应予以推迟;如系急诊手术,围术期应加强血流动力学监测,手术全过程要时刻警惕再发心肌梗死,需要有心脏科医师协助诊治。此外,要核对当前所用的治疗药物;记录静息无疼痛期的心率和血压;记录运动诱发心绞痛时的心率-收缩压乘积;明确是否存在肺动脉高压和充血性心力衰竭。冠心病患者常伴有焦虑,应利用术前药、麻醉处理和其他方法使患者充分安静休息,防止儿茶酚胺大量释放。手术前晚应使患者充分睡眠。术前药宜用地西泮或劳拉西泮(0.15 mg/kg)诱导前1小时口服,及吗啡(0.1 mg/kg)和东莨菪碱(0.2~0.5 mg)肌内注射。患者入手术室后,在诱导前只限于安置血压计袖套、心电图极板和开放外周静脉通路,不可施行其他疼痛性操作,因疼痛可促发心肌缺血。心血管疾病常合并糖尿病,尽可能避用全麻,因与全麻药之间存在相互不良作用。局麻的恶心呕吐发生率低,术后可迅速恢复经口饮食和服药,对糖尿病患者特别有益。

(2)心律失常:重点注意心律失常的性质与类型,是否已安装心脏起搏器。衡量患者的脉搏和神志的关系。症状性心律失常同样具有重要性。术前指诊摸出室性早搏的患者,择期手术前应加以治疗。有心动过速史的患者,手术期间可能出现阵发性室上性心动过速。某些心律失常(包括非窦性心律、房性早搏和每分钟超过5次的室性早搏),围术期可能发生心脏意外。

(3)心脏起搏器:需要安置起搏器的患者,提示已确诊存在严重心血管系疾病,同时还可能并存其他器官退行性病变。因此,术前除需要估计和调整心功能外,还必须处理其他器官系统功能衰竭。术前需要测定患者的清醒程度,这不仅与脑灌注有关,也反映心排血量现状。需牢记,起搏器电极与心脏直接相连,且心脏完全依靠它才能较正常的跳动。因此,术前必须了解起搏器的类型与安装部位;在安置体位时,要特别注意防止起搏器电极与心脏脱开,同时必须将起搏器系统与任何电器设备隔绝,严格防止外界电源误传至心脏而引起心室纤颤意外。手术中使用电灼,可干涉起搏器的功能,因此,术前有必要更换为非同步型起搏器,后者不受电灼干扰。明确起搏器安装部位的另一个理由是,便于事先设计安置电灼极板的恰当位置,使电灼电流尽可能少地经过起搏器。刚安置起搏器的患者,多数主诉不舒适,这与较长时间躺卧硬板床保持不动的姿势有关,有时需用镇痛药以谋减轻。鉴于安置起搏器的患者多数系老年人,药物代谢慢,镇痛药剂量必须减小,建议分次使用芬太尼,每次剂量 $10 \sim 20~\mu g$,用药后必须吸氧,同时监测呼吸。应避免使用影响神志清晰度的药物。有些镇静催眠药具有抑制心肌(如巴比妥)或改变外周血管阻力(如氟哌啶、酚噻嗪)的作用,老年人耐受力差,容易出现低血压,应予避用。不少患者给予镇静催眠药后,可能诱发阵发性激动和心前区疼痛,无迅速逆转的拮抗药,抑制状态维持时间过长,故不适用。事实证明,医师对激动和不舒适的患者,如果采取关怀和体贴的措施,其效果常比使用药物更为安全且有效。

2.肺脏系统

重点在对肺气肿、支气管炎、哮喘、近期上呼吸道感染、经常性或非经常性咳嗽,以及鼻窦炎患者进行估计。

(1)需了解患者的日常活动能力,通过询问即可初步获知。但心脏病同样也可发生呼吸困难,需加以鉴别。

(2)对慢性阻塞性肺疾病患者应了解每天咳痰量;如果每天痰量增多或痰颜色与平时不一样,提示患者已合并急性呼吸道感染,此时,择期手术应推迟,直至感染痊愈以后2周再进行。

(3)患者突发不能控制的剧咳,往往是哮喘或胃内容物反流和误吸的唯一征象。

(4)患有鼻窦炎或鼻息肉的患者,应禁用经鼻气管内插管。

3.胃肠系统

胃内容物误吸是麻醉期间最危险的并发症之一。麻醉前对患者是否面临反流误吸危险,必须做出明确的判断。下列因素如疼痛、近期损伤、禁食时间不足、糖尿病、肥胖、妊娠,或应用麻醉性镇痛药、β-肾上腺素能药物或抗胆碱药等,均可延迟胃内容物排空,或改变食管下端括约肌张力,显然会增加误吸的机会。食管裂孔疝患者是误吸危险性病例,其"烧心"症状往往比食管裂孔疝本身更具有诊断意义。对肝病患者应询问输血史、肝炎史、呕血史,慢性肝病如肝硬化和低血浆白蛋白史,这类病例的药物药代学和药效学常发生明显改变。此外,肝功能不全患者常出现凝血机制异常。

4.生殖泌尿系统

(1)肾功能不全,也可能来自泌尿系统以外的其他器官疾病,如糖尿病、结缔组织病、高血压或周围血管病等,应详细询问肾功能不全的症状和体征。对慢性肾衰竭患者应明确最后一次血液透析的时间,因透析前后体内的血容量和血浆钾浓度常会发生显著改变。

(2)应询问患者近期是否有慢性泌尿道感染史。

(3)对生育年龄妇女应询问近期是否怀孕。

5.内分泌系统

(1)对每一例患者都应常规询问是否有糖尿病史。因糖尿病常合并静息性心肌缺血、自主神经系统疾病和胃麻痹症,应重点注意心血管系统和其他器官系统改变。

(2)肾上腺功能抑制与使用皮质激素有关。对经常使用皮质激素治疗的患者(如哮喘、溃疡性结肠炎和风湿性关节炎等),应询问其用药剂量和最后一次用药时间。肾上腺皮质功能抑制不能预测,取决于激素的用药剂量、药效和频度,以及激素治疗时间的长短。泼尼松累积剂量 >0.4 g,即可发生肾上腺皮质功能抑制,且可延续至停止用药后1年。

(3)甲状腺疾病有甲状腺素补充型(甲状腺功能低下)或抗甲状腺素型(甲状腺功能亢进)两类。近年资料表明,对稳定型的甲状腺功能低下患者,允许施行择期麻醉和手术,但为慎重计,也可推迟择期手术,其间适当补充甲状腺素治疗。

(4)其他内分泌疾病如甲状旁腺功能亢进,提示患者存在多发性内分泌赘生物综合征,需进一步排除其他内分泌异常,如嗜铬细胞瘤或甲状腺髓体癌。

6.神经系统

询问患者是否患有中枢和周围神经系统疾病,颅内压改变情况。

(1)颅内病变可并发颅内高压。

(2)垂体瘤可引起内分泌异常,围术期需特别小心处理。

(3)近期曾有脑缺血发作史者,术前必须对其神经系统情况进行仔细评估,大致可分为3类:一过性缺血发作,其症状和体征的持续时间一般不超过 24 小时;可逆性缺血损害,其症状和体征持续一般不超过 72 小时;完全性脑缺血,如脑血管意外,遗留永久性体征。

(4)有癫痫史者,应询问癫痫病史,包括癫痫的类型、发作频度、最后一次发作时间,以及是否已用抗癫痫药治疗。

(5)有脊髓损伤史者,必须测定其神经损害平面;损害平面超过 T7 者,给以持续性皮下刺激或内脏膨胀刺激可诱发自主神经系反射亢进发作。近期脊髓损伤患者应避用琥珀胆碱,因去极化过程可促使细胞内钾大量释出而引起高血钾。

(6)肌肉骨骼系统改变常见于类风湿性关节炎史患者,可引起麻醉问题,应预先估计,如喉头解剖学改变,颈椎、颞颌关节活动度受限等可致呼吸管理发生困难;颈椎不稳定常发生于环枢关节,气管插管期对头位的要求,需加倍谨慎处理;因类风湿性关节炎致关节活动显著受限时,麻醉诱导后安置和固定手术体位常可能遇到困难。

7.体壁系统

近期烧伤患者应禁忌使用去极化肌松药,因有发生高血钾的危险,需要急诊手术者,要特别重视呼吸道管理,以及适宜的输液扩容治疗。

8.血液系统

询问患者以往是否有异常出血病史,是否需要经常输血,初步判断在围术期是否会出现异常出血。如果术前有足够的时间,应考虑采用自体输血技术。已证实对这类患者采用自体输血是有效的节约用血措施。应用红细胞生成素可增加术前自体采血的有效性和采血量。

二、ASA 体格情况分级

根据麻醉前访视结果,将病史、体格检查和实验室检查资料,联系手术麻醉的安危,进行综合分析,可对患者的全身情况和麻醉手术耐受力做出比较全面的估计。麻醉死亡的发生率介于 0.01%～0.000 5%,此数据只是原发于麻醉死亡的总发生率,不单纯指医源性原因的麻醉死亡。1941 年 Saklad 首先提出根据患者全身健康情况与疾病严重程度,对患者术前情况进行 7 级评估分级,以后于 1963 年由 Dripps 对上述评估分级加以修订为 5 级,并被美国麻醉医师协会(简称 ASA)引用,定名为"ASA 体格情况分级",见表2-1。尽管不同的观察者在运用 ASA 体格情况分级上存在着判断上的差异性和含糊性,但许多作者指出,ASA 体格情况分级对非心脏性死亡的预测是一个良好指标,适用于整体死亡的评估,但用于预测与麻醉有关的死亡则缺乏敏感性。一般讲,Ⅰ、Ⅱ级患者对麻醉的耐受力均良好,麻醉经过平稳;Ⅲ级患者接受麻醉存在一定危险,麻醉前需尽可能做好充分准备,对麻醉中和麻醉后可能发生的并发症要采取有效措施,积极预防;Ⅳ、Ⅴ级患者的麻醉危险性极大,更需要充分细致的麻醉前准备。ASA 分级法沿用至今已数十年,对临床工作确有其一定的指导意义和实际应用价值,但其标准仍嫌笼统,在掌握上可能遇到欠正确的具体问题。

表 2-1　ASA 体格情况评估分级

分级	评估标准
Ⅰ	健康患者
Ⅱ	轻度系统性疾病,无功能受损
Ⅲ	重度系统性疾病,有一定的功能受损
Ⅳ	重度系统性疾病,终身需要不间断的治疗
Ⅴ	濒死患者,不论手术与否,在 24 小时内不太可能存活

我国临床根据患者对手术麻醉耐受力的实践经验,将患者的全身情况归纳为两类四级,详见表 2-2。对第Ⅰ类患者,术前毋需特殊处理,或仅做一般性准备,可接受任何类型手术和麻醉;对第Ⅱ类患者必须对营养状况、中枢神经、心血管、呼吸、血液(凝血功能)、代谢(水、电解质代谢)及肝、肾功能等做好全面的特殊准备工作,方可施行麻醉和手术,必要时宜采取分期手术,即先做简单的紧急手术,如大出血止血、窒息气管造口、坏死肠襻外置等,待全身情况得到改善后再进行根治性手术。

表 2-2　我国手术患者全身情况分级

类、级	全身情况	外科病变	重要生命器官	耐受性
Ⅰ类 1	良好	局限,不影响全身	无器质性病变	良好
Ⅰ类 2	好	轻度全身影响,易纠正	早期病变,代偿	好
Ⅱ类 1	较差	全身明显影响,代偿	明显器质性病变,代偿	差
Ⅱ类 2	很差	全身严重影响,失代偿	严重器质性病变,失代偿	劣

（朱清华）

第二节　气道评估

一、常规评估

(1)张口度:正常应大于三指宽(6 cm),小于两指则无法置入常规成人喉镜片。

(2)张口可见度:Mallampati 分级(图 2-1)。

(3)甲颏距离:正常为三指宽(6 cm),较短时(小下颌,声门高)很可能出现咽部暴露困难。

(4)颈部活动度:正常应该后仰>30°,后仰受限时影响声门的暴露。

(5)下颌前移活动度:下颌前移受限时将影响声门暴露。

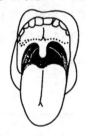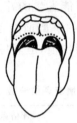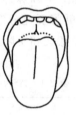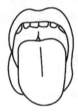

图 2-1　Mallampati 分级

(6)牙齿:牙齿活动、缺齿也可增加插管难度。

二、其他评估

(1)对于拟行鼻插管的患者应了解其鼻中隔是否有偏移或其他异常,同时应了解哪侧鼻孔更为通畅。

(2)生长激素异常增多患者可能伴有咽部软组织增生,导致面罩通气和插管困难。

(3)了解患者是否存在睡眠呼吸暂停和严重打鼾史有助于了解气道梗阻情况。

(4)对于有气道肿物、胸腔肿物或巨大腹部肿物而影响呼吸的患者,应询问最舒适的体位,以便在诱导前或必要时采取该体位,减轻气道压迫。

三、常规术前检查

对于常规术前检查,各个医院都有自己的规定和常规。术前检查的目的是在手术和麻醉前提供必需的信息,帮助了解患者主要脏器功能,以便评估风险并针对病情设计麻醉和手术方案。术前检查项目及相对指征见表 2-3。

表 2-3　术前检查项目及相对指征

检查项目	相对指征	检查项目	相对指征
血常规	较大的手术		糖尿病患者
	疑有贫血	心电图	年龄>50 岁
	所有女性及年龄>40 岁的男性		有心脏功能异常症状者
肝、肾功能	较大的手术		高血压和周围血管病变患者
	临床表现提示肝、肾功能障碍		有严重肺部疾病的患者
	使用利尿剂		有严重贫血、电解质紊乱的患者
	糖尿病患者	胸片	心血管病史
凝血功能	较大的手术		呼吸系统病史
	有出血倾向		有近期呼吸功能异常表现
尿常规	较大的手术		甲状腺肿物有气管受压表现

(1)缺血性心血管疾病的患者可耐受血红蛋白 60~70 g/L(6~7 g/dL),而冠状动脉疾病患者应维持血红蛋白>90 g/L(9 g/dL),以减少心肌缺血的风险。

（2）无电解质紊乱症状和相关诱因（利尿、肠道准备、禁食、呕吐等）的患者，术前不必常规测定电解质。

（3）尿常规很少作为常规术前检查用于无相关症状的患者。

（4）对育龄妇女怀疑妊娠的应该接受妊娠试验。

（5）运动试验（运动心电图）多用于静态心电图正常但有运动时心肌缺血症状的患者，以明确是否存在心肌缺血。运动试验阳性提示心肌对缺血缺氧的耐受性差，发生心血管意外的风险较大。

（6）超声心动图能确定心脏解剖改变，了解心室功能（射血分数）、局部心肌运动情况、瓣膜功能、肺动脉压力等。

（7）术前冠状动脉造影指征：①无创检查结果提示大面积心肌梗死。②充分药物治疗下仍有不稳定心绞痛。③Ⅲ级和Ⅳ级心绞痛。④拟行中、高危手术的不稳定心绞痛患者。⑤急性心肌梗死恢复期内拟行急诊非心脏手术。

（8）肺功能检查：①在较严重肺部疾病患者应进行肺功能检查，FEV_1（%）和 FEV/FVC 是用来评估气道阻塞程度的主要指标，同时还提供弥散功能指标。②对于接受肺叶和一侧肺切除的患者，肺功能有助于评估术后耐受，决定是否能拔管。③动脉血气的测量可帮助了解肺功能代偿情况，与单纯血氧饱和度比较还可提供二氧化碳浓度及酸碱平衡情况。

（朱清华）

第三节 脏器功能评估

一、心血管系统的评估

对于心肌缺血、充血性心力衰竭、心脏瓣膜病变、心律失常、高血压等方面的评估尤为重要。

（一）冠心病

（1）对于冠心病患者术前需要明确的主要问题是：心肌受损的面积和程度、心肌缺血的诱发阈值、心室功能、粥样斑块稳定程度。

（2）不稳定心绞痛患者围术期心肌梗死的风险明显增加。

（3）心肌梗死 6 周内是梗死心肌的恢复期，6 周后再次心肌梗死决定于冠状动脉的稳定性。如果没有心肌缺血的症状，择期手术可考虑在心肌梗死 6 周后进行。

（4）对于非恶性或非急症手术，建议在心肌梗死后 6 个月再进行手术，可显著降低再次发生心肌梗死的风险。

（5）经皮冠状动脉腔内球囊成形术（简称 PTCA）后，治疗部位的血管恢复需要一周，而再狭窄一般在 6～8 周后发生，所以在接受 PTCA 术 1 周后、6～8 周内接受手术比较合适。

（6）冠状动脉支架置入后 2 周内容易发生血栓，8 周后容易发生再狭窄，支架内再狭窄一般发生在介入治疗后 8～12 个月内。因此，冠状动脉支架置入术后 2 周以后、8 周以内，或 1 年后行非心脏手术比较安全。

（二）心力衰竭

术前可以通过以下主要指标来评估心脏功能情况。

（1）运动耐量：代谢当量。

（2）典型心力衰竭症状：肺水肿、夜间阵发性呼吸困难、外周水肿、双肺啰音、第三心音、X线显示肺血管再分布等。

（3）药物治疗效果。

（4）超声心动图（简称 UCG）显示的射血分数、心脏扩大程度和肺动脉压力等。

心力衰竭的发生说明患者心脏疾病到了失代偿的程度，围术期严重心血管事件的发生率显著升高，死亡率也显著升高。

（三）心脏瓣膜病变

（1）UCG 显示的瓣膜狭窄或反流程度、是否发生相关临床症状、是否引起心力衰竭和肺动脉高压是判断心脏瓣膜病变的重要因素。

（2）心脏瓣膜患者常并发心力衰竭、房颤、心房血栓等。

（3）接受过机械瓣膜置换者长期服用抗凝药物如华法林，应考虑其对凝血功能的影响，必要时改用短效抗凝药物如低分子肝素。

（四）心律失常

（1）心律失常对麻醉和手术耐受性的影响决定于其发生频率、性质及是否影响循环，必要时进行 Holter 动态监测。

（2）室性心律失常如果没有症状，即不影响循环，则不显著增加围术期的心脏风险。

（3）室上性心动过速可能显著增加心肌耗氧量，加重心肌缺血，术前需要进行治疗。

（五）高血压

（1）对于高血压患者应了解高血压对其心脏、血管、脑、肾脏等靶器官的损害程度（如脑血管意外的发生，心肌肥厚、心律失常或心力衰竭，以及肾动脉狭窄、肾衰竭等）。

（2）某些降压药物（如苯磺酸氨氯地平、利血平）与麻醉药物协同作用可导致顽固性低血压，对升压药反应差，应引起重视。

（3）对于其他类的降压药物可考虑继续服用至术日清晨，以降低术前焦虑和插管引起的心血管反应。

（4）术前高血压如果是 3 级以下[收缩压低于 24.0 kPa(180 mmHg)，舒张压低于 14.7 kPa (110 mmHg)]，且无严重靶器官损害，则不显著增加围术期的心脏风险。

（5）高血压 3 级及以上的患者，接受择期手术时，术前应先控制血压。比较保守的标准是收缩压高于 21.3 kPa(160 mmHg)，舒张压高于 13.3 kPa (100 mmHg)时推迟择期手术。

二、呼吸系统的评估

对呼吸功能的评估可以通过运动耐量、氧饱和度、肺功能检查和血气检查等进行分析。对于哮喘、严重慢性阻塞性肺疾病(chronic obstructive pulmonary diseases，COPD)和阻塞性睡眠呼吸暂停低通气综合征(obstructive sleep apnea hypopnea syndrome，OSAHS)患者的呼吸系统应进行重点评估。术前加强呼吸功能的优化：①禁烟至少 8 周；②治疗气道阻塞（COPD 和哮喘患者）；③治疗呼吸道感染，必要时延期手术；④呼吸锻炼。

(一)哮喘患者

判断哮喘患者的病情主要通过下列因素。

(1)是否曾因哮喘发作住院。

(2)目前双肺听诊是否存在哮鸣音。

(3)哮喘发作时对药物的反应性。

(4)是否使用激素。

(5)是否合并肺部感染或心血管病变。

围术期多种刺激都可能诱发哮喘的发作,如精神紧张、寒冷、环境变化、各种穿刺、气管插管、拔管及术后疼痛等。对于哮喘没有得到控制的患者(双肺明显哮鸣音)或频繁发作哮喘的患者,在外科情况允许的条件下,应首先接受内科治疗,改善肺功能,然后再接受手术。

(二)COPD 患者

(1)肺功能中正常人第 1 秒中呼气量 FEV_1(%)和 FEV_1/用力肺活量(简称 FVC)均有助了解 COPD 的严重程度。

(2)COPD 患者常合并心血管疾病(肺心病),应结合起来分析。

(三)OSAHS 患者

OSAHS 患者应预计有困难气道的可能。

三、内分泌系统

(1)对糖尿病患者应了解当前用药方案和血糖控制情况,空腹血糖应控制于(7.77 mmol/L)以内,餐后 2 小时血糖应低于(11.1 mmol/L)。

(2)控制不佳的甲亢患者有发生围术期甲亢危象的可能,死亡率很高,术前应了解甲亢控制情况。甲状腺的肿大可能压迫气管或使气管移位,应结合体检、是否存在憋气症状及气管像进行气道评估。

(3)嗜铬细胞瘤患者术前准备十分重要,应通过以下主要指标评估术前准备是否充分:①头痛、冷汗和心悸"三联征"的发作是否有显著减少;②血压和心率是否得到有效控制;③直立性低血压症状是否有减轻;④体重是否增长;⑤血细胞比容是否降低;⑥是否出现鼻塞症状。

四、其他脏器功能

(1)肝脏功能:蛋白异常和肝脏功能异常将影响药代动力学,导致麻醉药物起效时间和作用时间的变化。

(2)肾脏功能:肾脏功能的异常也会导致药物代谢特点的变化,应根据肾脏功能的损害程度选择用药和剂量。同时应注意电解质平衡和液体管理。

(3)神经系统:神经系统功能障碍和有相关病史的患者围术期发生心血管意外和认知功能障碍的风险显著增加。术前应仔细记录神经系统障碍情况,麻醉恢复后进行比较。

(4)对于有强直性脊柱炎、颈椎病、外伤患者应了解颈部活动情况和张口度。

(朱清华)

第三章

麻醉相关监测技术

第一节 体温监测技术

体温作为最重要的生命体征之一,应该在围术期进行连续监测。但一直以来,麻醉医师对体温的关注并没有像关注呼吸、脉搏、血压等体征那样重视,体温监测也没有纳入常规监测。近期,全国的流行病学调查中发现围术期低体温的发生率可高达50%左右,而欧美发达国家围术期低体温的发生率也较高。这种共性的问题足以让医师充分重视体温的监测与保护,包括近若干年时有发生的恶性高热问题等。低体温所带来的危害也随着近期新的研究更加明确,包括一些机制的研究,如低体温引起出血增加、凝血功能障碍、血小板功能不全等。另外在术后认知方面的危害也被逐步发现。虽然实施体温保护是普遍共识,但能采用有效的主动保温措施的仍屈指可数,仅用棉单等被动保温仍为目前主流方法。多项研究结果已经证实围术期需要采用包括预保温在内的全程主动保温措施,如充气式保温毯、输液输血加温等有效保温措施。

一、核心温度

(一)核心温度

机体维持核心温度在 36.0~37.5 ℃,如有较大的偏差将引起代谢功能紊乱。全麻时在第 1 小时内一般核心温度下降 1~2 ℃。当全身麻醉超过 15 分钟,一般应做体温监测。除非临床需要,手术时患者核心温度不应<36 ℃。保温的有效方法包括空气温毯,吸入气加温加湿,输液加温,提高手术室温度等。

(二)恶性高热

恶性高热是全身麻醉中最严重并发症之一。表现为心动过速、呼气末 CO_2 增高等。体温异常升高并非是最先出现的症状,但核心温度监测有助于早期发现问题。

二、体温监测

核心温度可通过肺动脉导管、食管、鼓膜、鼻咽部、口、腋下、直肠、膀胱等测得。肺动脉内的血液温度是测量核心体温的金标准。鼓膜温度与脑温度的相关性较好。食管下 1/3 处心脏后方也为理想的核心体温测量部位,术中与重症监护中这个部位测得的温度一般等同于肺动脉内的血液温度。直肠温度的变化一般迟于核心温度的变化。尽管膀胱没有位于身体的核心位置,在大多数情况下它的温度能可靠地反映核心体温。膀胱温度的准确度受膀胱内尿量与核心体温变化速度的影响,因此,当体外循环尿量较少时膀胱温度测量常滞后于肺动脉内的血液温度。

三、术后寒战

术后寒战可增加氧(O_2)的消耗,减少动脉氧饱和度,增加心肌缺血。治疗有保温及药物治疗。哌替啶是有效的寒战抑制药,常用量为 25 mg 静脉注射。曲马多 50～100 mg 静脉注射也可抑制寒战,但快速滴注时恶心、呕吐发生率较高。

(刘 辉)

第二节 麻醉深度监测技术

一、麻醉深度的临床判断

(一)外科刺激的反应

在无麻醉的情况下,机体表现为体动、皱眉、痛苦面容、肌紧张、过度通气、屏气、血压升高、心率增快、出汗、流泪和瞳孔散大。如意识存在其反应加重,如意识抑制反应可部分减弱。

(二)麻醉的效应

机体对单纯麻醉的反应包括入眠、随意动作停止、肌肉松弛、通气不足、血压降低、心率反应不定、出汗抑制、泪液抑制和瞳孔缩小。

(三)麻醉深度不足

(1)对切皮等伤害性刺激产生体动反应。

(2)自主神经反应,如血压升高、心率增快、出汗等。

二、双频谱脑电图

BIS 数值范围为 0～100,数值越大越清醒。一般认为,65～85 为镇静范围,40～65 为全麻范围。BIS 监测对术中知晓的预防作用尚有待进一步证明。

三、Narcotrend

Narcotrend 麻醉/脑电意识深度监测系统是由德国 Hannover 医科大学研发的新型脑电意识深度监测系统。Narcotrend 通过使用普通的一次性液态心电电极采集头部任意位置的原始脑电,运用先进的滤波设置,消除伪迹干扰,并将脑电进行时域、频域分析,通过多元分类算法得到 NT 阶段(A～F 6 个阶段、15 个亚级)及 NT 指数(100～0),即 A(100～95)、$B_{0～2}$(94～80)、$C_{0～2}$(79～65)、$D_{0～2}$(64～37)、$E_{0～2}$(36～13)、$F_{0～1}$(12～0),并同时显示 α 波、β 波、θ 波、δ 波的功率谱变化情况和趋势。阶段 A 表示清醒状态;B 是浅镇静状态;C 是常规镇静状态;D 是常规麻醉状态;E 是深度麻醉状态;F 阶段(0 级、1 级)过度麻醉(爆发抑制),脑电活动逐渐消失。推荐的最适麻醉深度为 D_2～E_1 阶段,数值为 46～20。

(刘 辉)

第三节　呼吸系统监测技术

一、麻醉和手术对肺功能的影响

高位硬膜外麻醉或腰麻可抑制辅助呼吸肌,降低通气量。全脊麻可出现呼吸停止。平卧位降低功能残气量,全身麻醉进一步降低 15%～20% 的功能残气量,且正压通气使 V/Q 不匹配。全身麻醉也会减弱患者对高 CO_2 和低 O_2 的通气反应,高浓度吸入性麻醉药还会抑制低氧肺血管收缩。

二、麻醉期间维持通气的管理

(一)辅助呼吸

保留自主呼吸,在吸气时顺势正压辅助呼吸。

(二)控制呼吸

(1)消除患者自主呼吸,常使用肌松药。

(2)通常采用间歇正压通气(IPPV),常用的有压力控制呼吸和容量控制呼吸。

(3)如长时间进行控制呼吸,每隔一段时间给 1 次较大通气量,相当于清醒状态正常平静呼吸时的叹气动作,有助于防止部分肺不张。

(4)呼吸末正压(PEEP),使呼气末气道保持正压,从而减少肺不张,增加功能残气量,减少肺内分流,减轻肺水肿。过度的 PEEP 也可过分扩张肺泡,增加无效腔通气,降低肺顺应性,产生肺压力性创伤,增加中心静脉压力,减少静脉回流,减少心排血量。通常调整 PEEP 每次增加 3～5 cmH_2O,期望值为吸入氧浓度≤50% 时,保持动脉血氧饱和度>88%;一般也可以根据混合静脉血氧饱和度调整,使混合静脉血氧饱和度>50%。

(5)气道压不宜超过 30～40 cmH_2O(1 cmH_2O=0.01 kPa),否则应查找气道梗阻的原因,是支气管痉挛还是机械梗阻,应及时解除。

三、常用呼吸监测

(一)呼吸功能的临床观察

1.呼吸运动的观察

胸廓随呼吸而起伏运动。

2.听诊呼吸音

诱导及气管插管后听呼吸音确认插管位置是否恰当,有哮鸣提示气道痉挛,有痰鸣提示分泌物过多,粉红色泡沫痰提示有心力衰竭肺水肿。

3.口唇、指甲颜色变化

无贫血的患者出现发绀提示有缺氧。

(二)呼吸功能的监测

1.一般呼吸功能测定

麻醉机的呼吸功能测定装置可监测潮气量、气道压、呼吸频率、吸呼比等。

2.脉搏氧饱和度（SpO_2）测定

（1）当血氧饱和度很低时，脉搏氧饱和度读数不准确。其他导致脉搏氧饱和度读数误差的因素包括环境光过亮，低垂肢体的静脉搏动，心排血量低下，严重贫血，低体温，外周血管阻力增加等。

（2）当血液中的还原血红蛋白超过 5 g 时，临床上可以观察到发绀，通常对应于血氧饱和度<80%。

（3）因为碳氧血红蛋白和氧化血红蛋白在 660 nm 的吸收光谱一致，一般采用的仅比较两种波长吸收的脉搏氧饱和度监测不能区别碳氧血红蛋白和氧化血红蛋白。

（4）高铁血红蛋白的脉搏氧饱和度测定为 85%，因此高铁血红蛋白血症的患者，其脉搏氧饱和度读数结果接近 85%。

（5）不同于脉搏氧饱和度测定，无创性脑氧饱和度的测定是测量动静脉血及毛细血管血氧饱和度，其读数代表测量局部所有微血管血红蛋白的氧饱和度，其正常值大约为 70%。

3.呼气末二氧化碳分压（$ETCO_2$）监测

（1）反映二氧化碳产量和通气量是否充分；发现病理状态（如恶性高热、肺栓塞）。气管插管如误入食管，$ETCO_2$ 迅速降至 0，所以是鉴别误入食管最确切的方法。

（2）$ETCO_2$常比动脉血二氧化碳分压低 0.3～0.7 kPa（2～5 mmHg），此差别反映了肺泡无效腔通气。肺灌注的显著降低，如肺栓塞、心排血量下降、血压下降等，均可增加肺泡无效腔通气，减少 $ETCO_2$。

4.麻醉气体分析监测

连续测定血氧、二氧化碳浓度及吸入麻醉药气体浓度，便于调控麻醉深度及通气管理。

5.血气分析

动脉血行血气分析可测定血氧和二氧化碳分压，血氧饱和度，酸碱代谢变化，离子及乳酸量等，有助于呼吸及循环调控。常用于复杂或危重患者的手术。

四、常见问题及处理

（一）舌后坠

（1）应立即托起下颌解除梗阻。

（2）深麻醉下也可置入口咽通气管或喉罩解除梗阻。

（3）浅麻醉下置入通气管需谨慎，以免诱发严重喉痉挛。相比较口咽通气管，一般患者能更好地耐受鼻咽通气管，但是放置鼻咽通气管容易引起鼻出血，特别是对于有凝血功能障碍、血小板低下、使用抗凝药等的患者，应慎用。

（二）误吸和窒息

（1）择期患者术前常规禁食。

（2）诱导前应取下活动义齿，以防麻醉后脱落误吸窒息。

（3）分泌物多的患者可给予少量格隆溴铵或长托宁（盐酸戊乙奎醚）。术前还可给予甲氧氯普胺，H_2受体拮抗剂，枸橼酸钠等。

（4）诱导时如发生反流应即刻将患者置头低位并偏向一侧，使分泌物或反流物流出，同时声门处于最高位以减少误吸。

（5）有误吸高危因素的患者可先下胃管抽吸，并充分准备吸引器。

(6)误吸高危因素的患者可采用快速顺序诱导,即诱导前面罩给氧3~5分钟充分去氮后,压迫环状软骨,诱导后不行正压通气,直接快速气管插管,并充气套囊,待确认插管位置后才可松开环状软骨;或可选择清醒插管。

(7)拔管前应吸引胃管,尽量排空胃内容物。

(三)喉痉挛

(1)喉痉挛是功能性上气道梗阻。在麻醉过浅、咽喉部应激性增高状态下,直接刺激咽喉或间接刺激远隔部位可引起。

(2)轻度喉痉挛时加压面罩供氧多能解除;中重度喉痉挛如果用面罩加压供氧不能缓解,应立即静脉注射小剂量丙泊酚及加压给氧。

(四)支气管痉挛

(1)核查气管插管位置,勿触及隆嵴,排除支气管插管。

(2)通常加深吸入麻醉药如异氟烷等能减轻痉挛。

(3)可静脉注入氯胺酮,通过内源性儿茶酚胺释放扩张支气管。

(4)拟交感药物是最有效和最常用的,通过 β_2 受体激动产生支气管扩张,如沙丁胺醇吸入剂。

(5)抗胆碱能药物也可使支气管扩张,其吸入剂无显著的系统性抗胆碱能效应,如异丙托溴铵。

(6)静脉输入氢化可的松 1.5~2 mg/kg 可用于急性严重哮喘,但通常需要数小时起效。

(7)对严重难治性支气管痉挛应考虑静脉注入小剂量肾上腺素。

(8)避免使用可引起组胺释放的药物,如阿曲库铵、吗啡、哌替啶等。

(9)如无禁忌证,手术结束后在气道反射恢复前深拔管可减少支气管痉挛,或静脉给予利多卡因也可有效减少气道高反应。

(五)急性呼吸窘迫综合征(ARDS)

1.症状

ARDS 为严重低氧血症,动脉氧分压/吸入氧分数≤26.7 kPa(200 mmHg),双肺有弥漫性肺间质实变及非心源性肺水肿的 X 线表现,肺顺应性降低。

2.处理

(1)呼气末正压通气(PEEP 5~10 cmH$_2$O)。

(2)潮气量 4~8 mL/kg。

(3)设定压力控制≤30 mmH$_2$O。

(4)调控呼吸频率使动脉二氧化碳分压(PaCO$_2$)和 pH 接近正常或轻度呼吸性酸中毒。

(5)通过增加 PEEP 等措施尽量使 FiO$_2$≤0.5。

(6)积极治疗原发疾病。

(六)通气不足

(1)局部麻醉、区域阻滞和椎管内麻醉如并用镇静药或麻醉性镇痛药可影响通气量;颈部区域阻滞可阻滞膈神经 C$_{3~5}$;高位椎管内麻醉可使大部分肋间神经甚至膈神经受阻滞,导致呼吸肌麻痹。必要时需用面罩行辅助呼吸甚至插管通气。严重呼吸功能障碍的患者,选用颈部区域阻滞或高位硬膜外麻醉常不如气管内插管全麻容易维持呼吸功能。

(2)手术体位对通气量的影响不容忽视。如俯卧位胸腹受压,头低位胸腔受压,腹腔镜手术腹内压增加等均可显著增加气道压,降低通气量。应适当调整固定位置,如俯卧位利用支架使胸腹架空,控制腹腔镜腹内充气压力等,尽量减少胸腹扩张活动的限制,同时适当减少潮气量,增加通气频率。

(七)急性肺水肿

1.病因

(1)病因包括毛细血管静水压增加,如血流动力学剧烈改变或心源性肺水肿、肺泡毛细血管膜的通透性增加、复张性肺水肿、淋巴管堵塞、神经源性肺水肿等。

(2)二尖瓣狭窄患者术前精神过度紧张,心动过速,易诱发血流动力型或心源性肺水肿。心内手术纠正畸形后不能适应,可能出现心源性肺水肿,如严重肺动脉瓣狭窄切开后,肺血流突然增加,诱发肺水肿。

(3)全身炎性反应(SIRS)可引起肺泡毛细血管膜的通透性增加,导致急性肺水肿。

(4)重症嗜铬细胞瘤患者切除肿瘤前,常因麻醉或手术剥离肿瘤,使大量儿茶酚胺释放入血,收缩周围血管,大量血液移入肺血管导致肺动脉高压诱发肺水肿。

(5)慢性气胸患者排气或慢性胸腔积液患者放胸腔积液过急,萎陷肺迅速膨胀,出现复张性肺水肿。

(6)肺切除术、食管癌切除术广泛清除淋巴结及小儿手术对输液较为敏感,过量可出现肺水肿。

(7)严重颅脑创伤患者可导致神经源性肺水肿。

2.诊断

(1)清醒患者常先有呼吸困难,呼吸增快,潮气量减少,发绀及听诊有喘鸣或小水泡音。

(2)机械通气时可有气道压增加,呼吸道吸引有粉红色泡沫痰。

(3)自主呼吸者初期低氧低二氧化碳,后期严重低氧及二氧化碳潴留。

3.处理

(1)针对病因治疗。

(2)正压通气,纠正低氧血症,并可降低静脉血回流,使左室前负荷下降。

(3)利尿。

(4)降低前后负荷,如静脉滴注硝酸甘油、吗啡等。

(5)静脉滴注正性肌力药如多巴酚丁胺。

五、特殊患者的呼吸特点及管理

(一)小儿麻醉的呼吸特点及管理

(1)婴幼儿头大、舌体肥大、咽喉狭窄、声门裂高(C_4 水平,成人 C_6 水平)。

(2)会厌长呈 V 形,气管插管时用弯喉镜暴露声门可能会有困难,可采用直喉镜挑起会厌。

(3)<5 岁的婴幼儿气管最狭窄部在声门下环状软骨水平,所以小儿气管插管时,如导管通过声门后遇有阻力,即应更换小一号导管。

(4)婴幼儿气管相对狭窄,气管插管后易造成水肿,导致拔管后气道梗阻。

(5)婴幼儿肺顺应性低,呼吸做功较大,呼吸肌易疲劳。

(6)小儿功能残气量小,氧耗量较高,故对缺氧的耐力极差,但吸入麻醉时诱导及苏醒均较快。

(7)由于易产生呼吸暂停,早产儿择期门诊手术应延至孕周数>50周,否则应在术后留院过夜以监测呼吸。

(二)肥胖患者麻醉的呼吸特点及管理

(1)慎用麻醉前镇静、镇痛药,避免抑制通气。

(2)气管插管的困难率高,应充分准备困难气道用具。

(3)诱导期误吸率高,可于术前给予 H_2 受体阻滞剂及甲氧氯普胺。

(4)氧耗量高,功能残气量(FRC)低,停止呼吸后 SpO_2 下降快,应尽快插入气管导管。

(5)阻塞性睡眠呼吸暂停发生率高,可在诱导及恢复期造成气道梗阻。

(三)颅脑手术麻醉的呼吸特点及管理

(1)颅脑损伤或颅脑占位性疾病常并发颅内高压、损伤脑干,可出现昏迷、误吸及呼吸过缓现象,一旦出现脑疝可很快导致心跳呼吸停止。

(2)尽早进行气管插管,保护气道。

(3)应慎用麻醉前用药,避免应用阿片类镇痛药,以免降低呼吸频率,增加 $PaCO_2$,扩张脑血管,促进颅内高压。

(4)麻醉用药应避免选用升高颅内压者。静脉麻醉药除氯胺酮外均能降低颅内压;氧化亚氮可增加颅内压;其他吸入麻醉药可增加脑血流量,但如合并适量过度通气,并不显著增加颅内压。

(5)肢体瘫痪患者要避免用琥珀胆碱,以免发生血钾升高心搏骤停意外。

(6)为了降低颅内压,麻醉中多采用适量过度通气,降低 $PaCO_2$,使 $ETCO_2$ 保持在 $3.3\sim4.0$ kPa(25~30 mmHg)可以缩脑血管,降低颅内压,但是不应该大幅降低 $ETCO_2$,以避免减少脑灌注。

(7)坐位手术可能发生气栓意外。术前放置中心静脉导管用于必要时抽吸空气。心前区可放置多普勒用于术中监测气栓,最敏感的监测是经胸超声心动图检测(TEE)。术中避免使用 N_2O。如怀疑气栓,用生理盐水覆盖创面,压迫颈静脉,加快静脉输液,中心静脉导管抽吸空气,如果可能,置患者于头低左侧卧位。

(四)胸外科麻醉的呼吸特点及管理

1.单肺通气的呼吸管理

(1)由于右上肺叶开口离隆嵴 $1.0\sim2.5$ cm,而左肺上叶开口离隆嵴约5 cm,因此置入左侧双腔导管更易于正确放置导管及单肺通气。

(2)单肺通气改变 V/Q,导致低氧血症。应停用 N_2O,增加 FiO_2。

(3)低氧肺血管收缩(HPV)有助于改善 V/Q。抑制 HPV 的因素包括非常高或非常低的肺动脉压,低 $PaCO_2$,高或者非常低的混合静脉 PO_2。血管扩张剂包括硝酸甘油、硝普钠,β 受体激动剂,钙离子拮抗剂,肺感染,吸入性麻醉药。

(4)减少通气侧肺血流也可导致低氧血症,其因素包括通气侧肺气道压高、通气侧 FiO_2 低、内源性 PEEP。

(5)不应过度通气,采用低潮气量增加呼吸频率。气道压过高时应检查导管位置或是否分泌物过多,并及时清除分泌物。

(6)处理低氧血症可提高 FiO_2 或加用 PEEP($5\sim10$ cmH$_2$O),必要时对非通气侧肺施行持续气道正压通气(CPAP)($5\sim10$ cmH$_2$O)。如持续低氧血症上述处理无效时,应通知术者,将术侧肺充氧,暂时恢复双侧通气,必要时请术者压迫或尽快夹闭术侧肺动脉(肺切除术时)以改善 V/Q。

（7）当单肺通气回复到双肺通气时,手法通气使萎陷肺泡重新膨胀。

2.气管重建的呼吸管理

（1）如果气道受压有塌陷可能,应吸入诱导或清醒插管,勿用肌松药,保持自主通气,直至导管通过狭窄受压处。

（2）如果气管导管不能通过狭窄处,可考虑用喷射通气维持通气。

（3）中断气管后在远端放置灭菌的气管导管进行控制呼吸,待切除气管狭窄处或肿瘤后与近端气管缝合,同时拔出远端气管导管,再将原近端气管导管延伸插入远端气管,套囊充气后恢复通气。

（4）术终应使颈屈曲,头部垫高,减轻气管缝合线张力。搬运、苏醒及拔管过程均要保持前屈位。

（五）喉、气道肿瘤激光手术的呼吸特点及管理

（1）尽量应用全静脉麻醉。

（2）气管插管选用细导管。应用特制导管防止激光燃烧穿扎。

（3）FiO_2尽量降低,勿用 N_2O。

（4）套囊充气时应用注射用水。

（5）呼吸道导管燃烧时应断开呼吸机,取出气管导管,面罩辅助呼吸,然后重新插管。

（刘　辉）

第四节　循环系统监测技术

一、麻醉和手术对循环的影响

（一）麻醉药物对循环的影响

1.静脉麻醉药

（1）丙泊酚:心率减慢,血压降低。

（2）氯胺酮:交感神经兴奋、血压升高、心率加快,但可抑制心功能。

（3）咪达唑仑:血压、心率较平稳。

（4）依托咪酯:对血流动力学影响不大,血压、心率较平稳。

（5）右美托咪定:心率减慢,血压降低。

2.吸入麻醉药

（1）氧化亚氮:对血流动力学的影响不明显,很少引起心律失常,但是对于心功能低下的患者会进一步抑制心功能。

（2）异氟烷:随浓度增加,可扩张外周血管,使血压下降,可用于控制性降压。心排血量基本不变。

（3）七氟烷:呈剂量依赖性抑制心肌收缩力,扩张外周血管,对心率影响小,仅使每搏量和心排血量轻度减少。

(4)地氟醚:对循环功能影响较小,呈剂量依赖性抑制心血管功能和心肌收缩力。快速增加其浓度时可引起一过性心率增快,血压增加,儿茶酚胺升高。

3.局部麻醉药

局麻药对心肌抑制作用与剂量有关。局麻药抑制传导,由于传导缓慢引起折返型心律失常,心电图表现为 P-R 间期延长,QRS 波增宽,严重窦性心动过缓,高度房室传导阻滞和室性心动过速、室颤。

(二)麻醉操作对循环的影响

1.气管插管

(1)插管应激反应:当麻醉诱导后进行气管内插管时,喉镜暴露声门和插管过程中常易并发血压急剧升高,心率加快或心动过缓等循环反应。一般均为短暂性,充分镇痛或加深麻醉或使用短效药物(如艾司洛尔、瑞芬太尼等)可减少这种不良反应。

(2)拔管及气管内吸引等操作也可诱发高血压心率快。

2.椎管内麻醉

由于交感神经节前纤维被阻滞,血管扩张,血压下降。高位椎管内麻醉阻滞平面超过 T_4,则支配心脏的交感神经受影响,阻滞后出现持续低血压,对伴心、肺疾病,以及血容量不足等患者的影响较大。因此,选择椎管内阻滞时,尤其麻醉平面高者,应考虑患者的循环系统能否代偿。

3.机械通气

胸内压增高,静脉回心血量减少,致使心排血量(CO)下降。当正压通气合并呼气末正压(PEEP)时,尤其是对于血容量不足的患者,静脉回心血量进一步减少,CO 下降更明显。

(三)手术及其他因素对循环的影响

1.体位和手术干扰

(1)坐位和头高足低位时,血液多聚集在下肢和内脏血管,导致静脉回心血量减少,相对血容量不足。

(2)不恰当的俯卧位、仰卧位时妊娠子宫或腹内肿瘤压迫下腔静脉等,阻碍静脉回流而致血压下降。

(3)手术影响循环系统的正常调节功能,也可发生心率血压变化。如颅后窝手术刺激血管运动中枢,颈部手术时触压颈动脉窦,剥离骨膜,牵拉内脏,直接刺激迷走神经,按压眼球等,均可致反射性心率血压改变,甚至可发生心搏骤停。

(4)胸腔或心脏手术中,直接压迫心脏和大血管,可使血压急剧改变。

2.创伤失血和低血容量

手术失血降低血容量,可出现心率增快和血压降低。也是发生低血容量性休克的常见重要原因。

3.变态反应

抗生素,非去极化肌松药,琥珀胆碱,普鲁卡因,吗啡等多种药物均可致组胺释放。重者全身血管扩张,毛细血管通透性增加,大量液体渗入组织间隙,血压下降,气道水肿,甚至发生过敏性休克。

4.输血反应

输血反应包括溶血、发热、超敏反应、感染等。

5.颅内压升高和颅内手术

(1)颅内压升高可出现高血压,心率减慢,呼吸不规则。

(2)牵拉额叶或刺激第Ⅴ对(三叉神经)、第Ⅸ对(舌咽神经)、第Ⅹ对(迷走神经)等脑神经时,可引起血压改变。

6.儿茶酚胺大量分泌

嗜铬细胞瘤手术中刺激肿瘤,甚至翻动患者,叩击腰部,即可使儿茶酚胺大量释放,血压剧烈升高。

7.CO_2蓄积

$PaCO_2$升高时,通过化学感受器兴奋延髓心血管中枢,使心率加快、心肌收缩增强,血压升高,但周围血管扩张。

二、麻醉期间循环的管理

(一)麻醉诱导期的管理

(1)在未行麻醉插管和手术操作前,麻醉药对循环系统多为抑制作用。

(2)由于术前禁食、肠道准备或原发疾病(如肠梗阻、长期高血压等),患者往往循环血容量欠缺,对外因引起的循环波动更为敏感。因此术前应视情况扩容。血容量充足的患者往往血压较平稳,容积脉搏图形宽大,不随呼吸而波动。

(3)对一般患者基础需液量的计算及补充方法。第 1 个 10 kg:4 mL/(kg·h),第 2 个 10 kg:2 mL/(kg·h),第 3 个10 kg 及以上:1 mL/(kg·h)。总量的 50% 在第 1 小时输入,剩余 50% 在接下来的两小时输入。

(4)在麻醉诱导期间输无其他溶质(如抗生素等)的液体,以防变态反应引起的循环变化被诱导时的变化所掩盖,或加重循环变化的程度。

(二)麻醉维持期的管理

(1)注意手术失血、失液情况,及时调整容量。容量负荷过多可增加心脏负担,甚至诱发心力衰竭、急性肺水肿;容量欠缺可导致回心血量和心排血量减少,重要器官灌注不足。

(2)维持适当的麻醉深度,保证充分镇痛对维持循环稳定很重要。

(三)麻醉苏醒期的管理

(1)如无禁忌证,深麻醉下拔管可使苏醒过程平稳,减少拔管、吸引等刺激引起的循环波动。拔管后如有舌后坠,可用口咽通气道、喉罩处理,做好再插管准备。

(2)注重术后镇痛,患者因疼痛可能引起烦躁和循环不稳定。

(3)术后过度镇静可引起呼吸抑制,CO_2潴留,引起血流动力学改变。

(4)术后注意引流及伤口情况,如引流或出血量大,应及时处理。

三、常用循环监测技术

(一)桡动脉穿刺

1.适应证

(1)复杂手术、需要连续观察血压变化的手术,如颅内动脉瘤、严重的颈动脉疾病或冠心病、控制性降压、心脏手术等。

(2)血流动力学不稳定的患者,如感染性休克、急性坏死性胰腺炎、严重创伤患者等。

(3)需频繁进行动脉血气分析的患者。

2.注意事项

(1)穿刺前应行 Allen 试验,以评价桡动脉和尺动脉在手部血流的相对分布情况。

(2)当两侧无创血压测定结果不同时,应在压力较高的一侧进行穿刺。

(3)严格排除连接管道内的气体。

3.并发症

(1)血肿、血栓形成、远端缺血、动脉瘤形成。

(2)感染,较少见。

(二)中心静脉穿刺

1.适应证

(1)测定中心静脉压,以了解循环容量。但是受多个因素(如心功能、肺动脉压力、瓣膜功能等)影响,其用于监测循环容量的有效性受到质疑。

(2)经中心静脉给药。

(3)为外周静脉穿刺困难的患者提供静脉通路。

(4)为长期肠道外营养提供途径。

(5)为空气栓塞的患者排出气体。

(6)可放置漂浮导管。

2.注意事项

(1)颈内静脉、锁骨下静脉、股静脉、颈外静脉均可以提供中心静脉通路。由于左颈内静脉穿刺易损伤胸导管及右手操作的优势,常选用右颈内静脉。锁骨下静脉穿刺感染发生率可能较颈内静脉穿刺低,但是如果误穿动脉,不易压迫止血。

(2)导管尖端的正常位置应位于上腔静脉与右房交界处,置管后应通过 X 线片确认导管位置。

(3)严格无菌操作。

3.并发症

(1)心律失常。

(2)穿刺时刺破动脉,出现血肿、动脉瘤形成。

(3)血胸、气胸、心脏压塞、瓣膜损伤、感染、气栓等。

四、常见问题及处理

(一)围术期心律失常

(1)纠正心律失常的诱发因素。注意麻醉深度、CO_2 蓄积、手术刺激、电解质紊乱、低体温、术后疼痛、机械性刺激、缺氧、酸碱失常、血容量改变、血流动力学不稳定等因素。

(2)性质严重的心律失常必须立即处理,如室颤、多源性室性期前收缩、室性期前收缩出现在 T 波上升支或波峰(R-on-T)、室性心动过速、室性期前收缩多于每分钟 6 个、三度房室传导阻滞及室率缓慢的二度房室传导阻滞等。

(3)心律失常的性质虽非严重,但伴明显血流动力学改变者,也必须立即处理。若血流动力学尚稳定,则可加强监测,查明原因或诱因后再处理。

(4)药物治疗的同时要注意不良反应。

(二)急性心力衰竭

1.处理原则

(1)纠正病因和诱因。

（2）减轻心脏前负荷和后负荷。

（3）增强心肌收缩力。

（4）维持心肌供氧和耗氧的平衡。

2.急性左心衰竭的治疗

（1）针对病因治疗。

（2）患者采取半卧位。

（3）及时给予氧疗。

（4）增强心肌收缩力。使用正性肌力药物要注意,药物在增加心肌收缩力的同时使心肌耗氧量相应增加,因此在急性心肌缺血并发急性心力衰竭的患者要慎重;体外循环后一过性心力衰竭常短期内联合应用正性肌力药物及主动脉内球囊反搏以降低心脏工作负荷。

（5）利尿的主要指征是肺充血,或肺充血伴有外周低灌注的心力衰竭,或有体循环充血的病例,对仅有外周低灌注而无肺充血的心力衰竭病例效果并不理想。用于急性左心衰竭及急性肺水肿的治疗,首选襻利尿剂。

（6）使用血管扩张药要注意:①前负荷不足者[肺毛细血管楔压<1.6 kPa(12 mmHg)],血管扩张药可使病情恶化;②当使用利尿药或正性肌力药已使左心室充盈压下降时,血管扩张药可使血压下降并反射性心动过速;③心肌收缩机制正常而舒张期顺应性降低以致发生肺充血者,血管扩张药无益,反而可降低血压;④应用血管扩张药必须进行密切的血流动力学监测。

（7）吗啡的作用:①降低前后负荷,降低心率;②降低心肌耗氧量;③中枢镇静、镇痛作用。注意吗啡用量过大或与血管扩张药同时使用时可能导致心排血量减少和动脉压下降。

3.急性右心衰竭的治疗

（1）病因治疗,如急性右心室心肌梗死、心脏压塞、肺栓塞等。

（2）控制右心衰竭的基本原则:①维持正常的心脏负荷;②增强心肌收缩力;③维持心肌供氧耗氧平衡。

（孙　睿）

第四章

普外科麻醉

第一节　甲状腺手术的麻醉

甲状腺是重要的内分泌腺之一，主要分泌甲状腺激素，对机体的代谢、生长发育、神经系统、心血管系统和消化系统等具有重要的作用。甲状腺的功能受诸多因素的调节，甲状腺激素分泌增加或减少均可导致机体内分泌代谢紊乱。一些甲状腺疾病可通过手术治疗，许多手术患者也可伴随甲状腺功能障碍，故应了解甲状腺解剖生理特点和甲状腺手术的麻醉特点，选择适当的麻醉方法和麻醉药物，保证患者术中安全，防止各种并发症发生。

一、甲状腺手术麻醉的特点

（一）甲状腺的解剖和生理特点

人类甲状腺起源于第一对咽囊之间的内胚层，胚胎第 5 周在咽底壁出现一正中突起，即为甲状腺原基，以后逐渐向下凹陷形成甲状腺囊，并向下发展至颈前方。甲状腺位于颈前下方软组织内，大部分位于喉及气管上段两侧，其峡部覆盖于第 2～4 气管软骨环的前面。有时甲状腺向下深入胸腔，称为胸骨后甲状腺，当其肿大时，常压迫气管引起呼吸困难。甲状腺由许多球形的囊状滤泡构成。滤泡衬以单层上皮细胞，滤泡细胞分泌甲状腺素和三碘甲状腺原氨酸，二者释放进入血液后，即组成甲状腺激素。而滤泡旁细胞则分泌降低血钙水平的激素，即降钙素。

甲状腺激素的主要生理功能：①促进细胞内氧化，提高基础代谢率，使组织产热增加。甲状腺激素能促进肝糖原酵解和组织对糖的利用；促进蛋白质的分解，如骨骼肌蛋白质分解，出现消瘦和乏力；并增加脂肪组织对儿茶酚胺和胰高血糖素的脂解作用，加快胆固醇的转化和排泄。正常的基础代谢率为 ±10%。②维持正常生长发育，特别对脑和骨骼发育尤为重要。甲状腺功能低下的儿童，表现为智力下降和身材矮小为特征的呆小病。③对心血管系统影响：甲状腺激素能增强心肌对儿茶酚胺的敏感性。④对神经系统的影响：甲状腺功能亢进时可出现易激动，注意力不集中等中枢神经系统兴奋症状。⑤对消化系统影响：甲亢时食欲亢进，大便次数增加，此与胃肠蠕动增强及胃肠排空加快有关。

（二）甲状腺手术麻醉特点

甲状腺手术麻醉方法的选择应考虑以下几个因素：①甲状腺疾病的性质和手术范围。②甲状腺功能状况。③有无声带麻痹,气管、大血管和神经受压及对通气功能影响。④患者全身状况及其他并发症。⑤患者的精神状况和合作程度。

对于不伴有呼吸道压迫症状的甲状腺功能亢进的患者,可采用局部浸润麻醉或颈丛神经阻滞,对病情复杂或伴有全身器质性疾病或不合作者选用气管内全身麻醉。

二、甲状腺肿瘤手术

甲状腺肿瘤包括甲状腺囊肿、甲状腺良性肿瘤及恶性肿瘤。甲状腺良性肿瘤包括甲状腺腺瘤、良性畸胎瘤等,多发生于20～40岁的女性,病理变化主要包括滤泡性和乳突状腺瘤及不典型腺瘤,以滤泡性腺瘤最常见。多数患者无任何症状或稍有不适而被发现颈部肿物,多数为单个、表面光滑、边界清楚、无压痛、可随吞咽上下移动,罕见巨大瘤体可产生邻近组织器官受压。部分甲状腺腺瘤可发生癌变,癌变率为10％～20％,因此,主张早期手术治疗。对于单个小瘤体,可采用局部浸润或颈丛神经阻滞,或颈部硬膜外阻滞,必要时静脉辅助镇静或镇痛药物。术中保持患者清醒以利于配合手术医师检查声带功能,避免喉返神经损伤。

甲状腺恶性肿瘤主要包括:①乳头状腺癌(60％～70％),好发于年轻女性,且易发生颈部淋巴结转移,患者多无自觉症状,且生长缓慢,故一般就诊较晚。②滤泡状腺癌(约占20％),可发生于任何年龄,但以年龄较大者多见。多为单发,边界不清,较少发生淋巴结转移,多经血液转移到肺和骨骼。此类患者需行原发病灶切除及颈部淋巴结清除术,故常选用气管内麻醉。③未分化癌(10％～15％),常见于老年人,恶性程度甚高,极易发生颈部淋巴结和血液转移。可广泛侵犯周围邻近组织和器官,患者常伴有呼吸困难、吞咽困难、颈静脉怒张等。一般选择放射治疗。对某些晚期患者,由于局部压迫症状严重,如出现严重呼吸困难,需要手术治疗以解除气管压迫,一般在表面麻醉下行清醒气管插管,保持呼吸道通畅后再施行手术。

三、甲状腺功能亢进症手术

甲状腺功能亢进症是由各种原因导致正常甲状腺素分泌的反馈机制失控,导致循环中甲状腺素异常增多而出现以全身代谢亢进为主要特征的疾病总称。根据引起甲状腺功能亢进的原因可分为原发性、继发性、高功能腺瘤3类。原发性甲状腺功能亢进症最常见,其发病机制目前认为可能是一种自身免疫性疾病。患者年龄多在20～40岁,甲状腺弥漫性肿大,两侧对称,且常伴有眼球突出。

(一)麻醉前评估

麻醉前访视患者时,可根据其症状、体征及实验室检查评估其甲状腺功能亢进症的严重程度。

1.临床表现

(1)性情急躁,容易激动,失眠,双手平行伸出时出现震颤。

(2)食欲亢进,但却体重减轻、怕热、多汗、皮肤潮湿。

(3)脉搏快而有力(休息及睡眠时仍快)、脉压增大、病程长者可出现甲亢性心脏病,严重病例可出现心房颤动,甚至充血性心力衰竭。

(4)突眼征常发生于原发性甲状腺功能亢进症患者,双侧眼球突出、眼裂开大,上下眼睑不能完全闭合,以致角膜受损,严重者可发生溃疡甚至失明。

(5)甲状腺弥漫性对称性肿大,严重者可压迫气管等,但较少见,可扪及震颤,并闻及血管杂音。

(6)内分泌紊乱,无力、易疲劳等。

2.特殊检查

(1)基础代谢率。常用计算公式:基础代谢率=(脉率+脉压)-111。测定时应在完全安静、空腹时进行(一般是早晨清醒后未起床时),正常值为±10%,增高20%～30%为轻度甲亢,30%～60%为中度,60%以上为重度。

(2)甲状腺摄^{131}I率测定:正常甲状腺24小时内摄取^{131}I量为人体总量的30%～40%,如果2小时内甲状腺摄取^{131}I量超过人体总量的25%,或24小时超过人体总量的50%,且吸^{131}I高峰提前出现,均可诊断甲亢。

(3)血清T_3、T_4含量测定:甲亢时,血清T_3可高于正常4倍左右,而T_4仅为正常值的2倍半。

(4)促甲状腺素释放激素(TRH)兴奋试验,静脉注射TRH后,促甲状腺激素不增高,则有诊断意义。

3.病情评估

根据上述临床表现及特殊检查,以及是否曾发生甲状腺危象等可以对病情严重程度做一评估。一般应经过一段时间抗甲状腺功能亢进药物治疗,待病情稳定后才考虑手术,否则,围术期间易发生甲状腺危象。如果甲状腺功能亢进症症状得到基本控制,则可考虑手术,具体为:①基础代谢率小于+20%。②脉率小于90次/分,脉压减小。③患者情绪稳定,睡眠良好,体重增加等。

(二)麻醉前准备

1.药物准备

药物准备是术前降低基础代谢率的重要措施。有两种方法:①先用硫脲类药物降低甲状腺素的合成,并抑制机体淋巴细胞自身抗体产生,从而控制因甲状腺素升高而引起的甲亢症状。待甲亢症状被基本控制后,改用碘剂(Logul液)1～2周,再行手术。②开始即服用碘剂,2～3周后甲亢症状得到基本控制,便可进行手术。

硫氧嘧啶类药物包括甲硫氧嘧啶和丙硫氧嘧啶,每天200～400 mg,分次口服,咪唑类药物,如他巴唑、卡比马唑每天20～40 mg,分次口服。碘剂含5%碘化钾,每天3次,第1天每次3滴,以后每天每次增加1滴,至每次16滴为止。由于抗甲状腺药物能引起甲状腺肿大和动脉性充血,手术时易出血,增加了手术的困难和危险,因此服用后必须加用碘剂2周,使甲状腺缩小变硬,有利于手术操作。必须说明的是,碘剂的作用在于抑制蛋白水解酶,减少甲状腺球蛋白的分解,从而抑制甲状腺素的释放,并减少甲状腺的血流量。但停用碘剂后甲状腺功能亢进症状可重新出现,甚至比原来更严重,因此,凡不准备实施手术者,不要服用碘剂。对于上述两种药物准备无效者或不能耐受者,现主要加用β受体阻断药,如普萘洛尔。普萘洛尔能选择性地阻断各种靶器官组织上的β受体对儿茶酚胺的敏感性,而改善甲状腺功能亢进症的症状,剂量为每6小时口服一次,每次20～60 mg,一般1周后心率降至正常水平,即可施行手术。由于普萘洛尔在体内的有效半衰期不足8小时,所以最后一次口服应在术前1～2小时,手术后继续服用1周左右。对于患哮喘、慢性气管炎等患者忌用。

2.麻醉前用药

根据甲状腺功能亢进症状控制的情况和将采用的麻醉方法综合考虑,一般来说,镇静药用量较其他病种要大。可选用巴比妥类或苯二氮䓬类药物,如咪达唑仑 0.07~0.15 mg/kg。对某些精神高度紧张拟选择气管内麻醉的患者,可加用芬太尼 0.1 mg、氟哌利多 5 mg 肌内注射,具有增强镇静、镇痛、抗呕吐的作用。为了减少呼吸道分泌物,可以选用 M 受体阻滞药,一般选用东莨菪碱。应该强调的是,对于有呼吸道压迫或梗阻症状的患者,麻醉前镇静或镇痛药应减少用量或避免使用。

(三)麻醉方法的选择

1.局部浸润麻醉

局部浸润麻醉对于症状轻,病程短或经抗甲状腺药物治疗后,病情稳定,无气管压迫症状,且合作较好的患者可采用局部浸润麻醉,特别适应于微创手术。选择恰当浓度的局麻药,一般不加肾上腺素,以免引起心率增快,甚至心律失常。充分皮内、皮下浸润注射,虽然可完全消除手术所致疼痛刺激,但由于甲状腺功能亢进症患者精神紧张状态确非一般,加上甲状腺手术体位和术中牵拉甲状腺组织引起不适反应,术中必须静脉注射镇痛或镇静药,故现在已极少采用局部浸润麻醉于甲状腺功能亢进症患者。

2.颈丛神经阻滞或连续颈部硬膜外阻滞

颈丛神经阻滞的麻醉效果较局部浸润麻醉优良,一般可获得较好的麻醉效果,但仍未摆脱局部麻醉的缺点,如手术牵拉甲状腺时患者仍感不适,此外,若手术时间较长者,麻醉作用逐渐消退,需要加用局部浸润麻醉或重新神经阻滞等。颈部硬膜外阻滞能提供最完善的镇痛效果,同时因阻滞心脏交感神经更利于甲状腺功能亢进患者,可用于防治甲状腺危象,更适应于手术前准备不充分的患者。术中可适量辅以镇痛药及镇静药,如芬太尼及氟哌利多等,以减轻术中牵拉甲状腺所致的不适反应。手术中可能因硬膜外阻滞平面过广、静脉辅助药作用等出现呼吸抑制。故麻醉期间需严密观察患者呼吸功能变化,避免呼吸道梗阻及窒息发生,同时准备气管插管用具。

3.气管内麻醉

气管内麻醉是目前采用最广泛的麻醉方法。适合于甲状腺较大或胸骨后甲状腺肿,伴有气管受压、移位、术前甲状腺功能亢进症状尚未完全控制或精神高度紧张不合作的患者。气管内麻醉能确保患者呼吸道通畅,完全消除手术牵拉所致的不适,增加了手术和麻醉安全性。不足之处是术中无法令患者配合以确定是否损伤喉返神经,此外,若患者术中发生甲状腺危象则体征可能不够明显,必须予以重视。总之,应根据病情选择合理的麻醉药物和麻醉诱导方式并完成气管内插管术,且采用必要的监测技术,使患者平稳渡过手术期。

(1)全身麻醉诱导和气管插管术:困难气管内插管常发生于甲状腺手术患者,麻醉前应有足够的思想和技术准备,包括准备不同内径的气管导管、不同型号的喉镜,甚至纤维支气管镜。对于有呼吸道压迫症状者,宜选择表面麻醉下清醒气管内插管。对于大多数甲状腺功能亢进症患者,若症状控制较好,且不伴有呼吸道压迫症状者,可采用快速诱导气管内插管。但必须注意,凡具有拟交感活性或不能与肾上腺素配伍的全麻药,如乙醚、氟烷、氯胺酮均不宜用于甲状腺功能亢进患者。其他药物,如硫喷妥钠、异丙酚、琥珀胆碱、恩氟烷、异氟烷等均可选用。麻醉诱导过程中充分吸氧去氮,诱导务必平稳,避免屏气、呛咳,插管困难者可借助插管钳、带光源轴芯或纤维支气管镜等完成气管插管。有气管受压、扭曲、移位的患者,宜选择管壁带金属丝的气管导管,且气管导管尖端必须越过气管狭窄平面。完成气管插管后,应仔细检查气管导管是否通畅,防止导管受压、扭曲。甲状腺手术操作不仅可使声带及气管与气管导管壁彼此摩擦,而且可直接损伤气管壁,易引起喉头气管炎症,导致声嘶、喉痛,甚至喉痉挛、喉水肿而窒息。另一方面术后创面出血也可压迫呼吸道,这些因素均可导致患者术后呼吸道梗阻。

(2)全身麻醉维持:恩氟烷、异氟烷、地氟烷、七氟烷、芬太尼、维库溴铵、罗库溴铵等,对甲状腺功能几乎无影响,且对心血管功能干扰小,对肝、肾功能影响小,可优先考虑使用。至于麻醉作用较弱的药物,如氧化亚氮、普鲁卡因,对甲状腺功能亢进的患者可能有麻醉难以加深的可能,必须增加其他药物或复合以恩氟烷或异氟烷吸入或异丙酚静脉点滴。一组来自因垂体瘤所致的继发性甲状腺功能亢进症的研究表明,麻醉维持选择较高浓度异丙酚 $8\sim10$ mg/(kg·h),可达到较恰当的动脉血浓度($2\sim4$ μg/mL),此时异丙酚的清除率也较高(2.8 L/min)。而乙醚、氟烷和氯胺酮则禁用或慎用于甲状腺功能亢进患者。

(3)气管拔管:手术结束后待患者完全清醒,咽喉保护性反射业已恢复后方可考虑拔除气管导管。由于出血、炎症、手术等诸因素,拔除气管导管后,患者可突然发生急性呼吸道梗阻。为预防此严重并发症,必须等患者完全清醒后,首先将气管导管退至声门下,并仔细观察患者呼吸道是否通畅,呼吸是否平稳,如果情况良好,则可考虑完全拔除气管导管,并继续观察是否出现呼吸道梗阻。如果一旦出现呼吸道梗阻,则应立即再施行气管插管术,以保证呼吸道通畅。

四、并发症防治

(一)呼吸困难和窒息

呼吸困难和窒息多发生于手术后48小时内,是最危急的并发症。常见原因:①手术切口内出血或敷料包扎过紧而压迫气管。②喉头水肿,可能是手术创伤或气管插管引起。③气管塌陷,由于气管壁长期受肿大甲状腺压迫而发生软化,切除大部分甲状腺后,软化之气管壁失去支撑所致。④喉痉挛、呼吸道分泌物等。⑤双侧喉返神经损伤。临床表现为进行性呼吸困难,发绀甚至窒息。对疑有气管壁软化的患者,手术结束后一定待患者完全清醒,先将气管导管退至声门下,观察数分钟,如果没有呼吸道梗阻出现,方可拔管气管导管。如果双侧喉返神经损伤所致呼吸道梗阻,则应行紧急气管造口术。此外在手术间或病房均应备有紧急气管插管或气管造口的急救器械,一旦发生呼吸道梗阻甚至窒息,可以及时采取措施以确保呼吸道通畅。

(二)喉返神经或喉上神经损伤

喉返神经或喉上神经损伤手术操作可因切断、缝扎、牵拉或钳夹喉返神经后造成永久性或暂时性损伤。若损伤前支则该侧声带外展,若损伤后支则声带内收,如两侧喉返神经主干被损伤,则可出现呼吸困难甚至窒息,需立即行气管造口以解除呼吸道梗阻。如为暂时性喉返神经损伤,经理疗及维生素等治疗,一般3~6个月可逐渐恢复。喉上神经内支损伤使喉部黏膜感觉丧失而易发生呛咳,而外支损伤则使环甲肌瘫痪而使声调降低,一般经理疗或神经营养药物治疗后可自行恢复。

(三)手足抽搐

手足抽搐因手术操作误伤甲状旁腺或使其血液供给受累所致,血钙浓度下降至 2.0 mmol/L 以下,导致神经肌肉的应激性增高而在术中或术后发生手足抽搐,严重者可发生喉和膈肌痉挛,引起窒息甚至死亡。发生手足抽搐后,应立即静脉注射10%葡萄糖酸钙10~20 mL,严重者需行异体甲状旁腺移植。

(四)甲状腺危象

在甲亢未经控制或难以良好控制的患者,由于应激使甲亢病情突然加剧的状态即为甲亢危象。可发生于各个年龄组的患者,以老年人多见。甲亢危象是一种危重综合征,危及甲亢患者的生命,常因内科疾病、感染、精神刺激、分娩、手术、创伤、[131]I治疗、甲状腺受挤压等原因而诱发。其发生率可占甲亢患者的2%～8%,死亡率高达20%～50%。围术期出现高热(>39 ℃)、心动过速(>140 次/分,与体温升高不成比例)、收缩压增高、中枢神经系统症状(激动、谵妄、精神病、癫痫发作、极度嗜睡、昏迷)及胃肠道症状(恶心、呕吐、腹泻、黄疸)等,应警惕甲亢危象的发生。与手术有关的甲亢危象可发生于术中或术后,多见于术后6～18小时。由于甲状腺危象酷似恶性高热、神经安定药恶性综合征、脓毒症、出血及输液或药物反应,应注意鉴别。术后甲亢危象的患者临床常表现为烦躁不安、神志淡漠,甚至发生昏迷。少数患者临床表现不典型,可表现为表情淡漠、乏力、恶病质、心动过缓,最后发展为昏迷,称为淡漠型甲亢危象,临床应高度警惕。

(1)预防措施:充分有效的术前准备是预防围术期甲亢危象的关键。应用抗甲状腺药物进行对症治疗和全身支持疗法。

(2)静脉滴注10%葡萄糖液和氢化可的松300～500 mg。

(3)明确诊断后即经胃管注入甲巯咪唑,首剂60 mg,继用20 mg,每8小时1次。抗甲状腺药物1小时后使用复方碘溶液(Lugol液)5滴,每6小时1次,或碘化钠1.0 g,溶于500 mL液体中静脉滴注,每天1～3 g。

(4)有心动过速者给予普萘洛尔20～40 mg口服,每4小时1次。艾司洛尔为超短效β受体阻断药,0.5～1 mg/min静脉缓慢注射,继之可根据心率监测,泵注维持治疗。严重房室传导阻滞、心源性休克、严重心力衰竭、哮喘或慢性阻塞性肺疾病患者忌用。有心力衰竭表现者可使用毛花苷C静脉注射,快速洋地黄化有助于治疗心动过速和心力衰竭,亦可应用利尿剂和血管扩张药(如尼卡地平、乌拉地尔)降压和降低心脏负荷。

(5)对症处理:保持呼吸道通畅,增加吸入氧浓度,充分给氧。高热者积极降温,必要时进行人工冬眠,抑制中枢及自主神经系统兴奋性,稳定甲状腺功能,降低基础代谢率。冬眠药物可强化物理降温效果,但应避免水杨酸盐降温,因大量水杨酸盐也会增加基础代谢率。纠正水、电解质和酸碱平衡。注意保证足够热量及液体补充(每天补充液体3 000～6 000 mL)。

(6)若应用上述治疗措施仍不见效,病情恶化时,可考虑施行换血疗法、腹膜透析或血液透析。

(五)颈动脉窦反射

颈动脉窦是颈内动脉起始处的梭形膨出,在窦壁内富含感觉神经末梢,称之为压力感受器。甲状腺手术刺激该部位时,可引起血压降低,心率变慢,甚至心搏骤停。术中为了避免该严重并发症发生,可采用局麻药少许在颈动脉窦周围行浸润阻滞,否则一旦出现,则应暂停手术并立即静脉注射阿托品,必要时采取心肺复苏措施。

(韩逢吉)

第二节　甲状旁腺手术的麻醉

一、甲状旁腺的解剖和生理

甲状旁腺来源于内胚层,上下甲状旁腺分别发生于第Ⅳ和第Ⅲ咽囊。一般情况下,共4个甲状旁腺,它们通常位于甲状腺的外科囊内,紧密附着于左右两叶甲状腺背面的内侧。每个甲状旁腺的体积长 5~6 mm,宽 3~4 mm,厚 2 mm,重 30~45 mg。甲状旁腺的血液供应一般来自甲状腺下动脉。甲状旁腺分泌甲状旁腺素,其生理作用是调节体内钙磷代谢,与甲状腺滤泡旁细胞分泌的降钙素一起维持体内钙磷平衡。

二、甲状旁腺的病理生理

引起原发性甲状旁腺功能亢进的甲状旁腺病变有腺瘤(约占 85%),增生(约占 14%),腺癌(约占 1%)。甲状旁腺功能亢进在临床上可分为 3 种类型:①肾型甲状旁腺功能亢进,约占 70%,主要表现为尿路结石,与甲状旁腺功能亢进时尿中磷酸盐排出较多,有利于尿石形成有关。②骨型甲状旁腺功能亢进,约占 10%。表现为全身骨骼广泛脱钙及骨膜下骨质吸收。X 线片显示骨质疏松、变薄、变形及骨内多个囊肿。患者病变骨常感疼痛,易发生病理性骨折。③肾骨型甲状旁腺功能亢进,约占 20%,为二者的混合型。表现为尿路结石和骨质脱钙病变。此外,有部分患者可合并消化性溃疡、胰腺炎和胆石症,严重者可出现甲状旁腺危象。

三、甲状旁腺功能亢进手术的麻醉

(一)病因及分类

PTH 的分泌量主要受血钙水平的反馈调节。甲状旁腺功能亢进症(甲旁亢)是指由 PTH 分泌量过多导致高钙血症、低磷血症、骨质损害和肾结石等综合病症,可分原发性和继发性两种。原发性甲旁亢由甲状旁腺本身病变引起的 PTH 过度分泌,以高钙血症和低磷血症为特征。甲状旁腺本身病变包括甲状旁腺腺瘤(80%)和增生(15%),甲状旁腺癌罕见,其中 90% 以上伴发甲旁亢。甲状旁腺囊肿更罕见,占甲状旁腺肿瘤的 1.5%~3.2%。多见于 35~65 岁人群,女性为男性 2~3 倍,尤其是绝经后妇女更易发生。继发性甲旁亢是由于各种原因所致的低钙血症,刺激甲状旁腺,使之增生肥大,分泌过多 PTH,常见于慢性肾功能不全、维生素 D 缺乏、骨软化症等。尚有异位甲旁亢,由甲状旁腺以外的组织分泌 PTH 或类似活性物质而引起。肺、胰腺、乳腺癌和淋巴组织增生性疾病的组织是常见的异位病灶。

(二)临床表现、诊断及治疗

常见的甲旁亢症状有倦怠、四肢无力等神经肌肉系统症状;食欲缺乏、恶心、呕吐、便秘、胃十二指肠溃疡等消化系统症状;烦渴、多尿、肾结石、血尿等泌尿系统症状;骨痛、背痛、关节痛、骨折等骨骼系统症状。伴随症状有皮肤瘙痒,痛风,贫血,胰腺炎和高血压。但也有少数患者无症状。

甲旁亢起病缓慢,早期往往无症状或仅有非特异的症状,诊断主要依据临床表现和实验室检查,高钙血症、低磷血症和高尿钙是诊断甲旁亢的主要依据。近年来,采用 PTH 的测定有助于判断高钙血症是否由甲状旁腺功能亢进所引起。

手术切除过多分泌 PTH 的肿瘤或增生的甲状旁腺组织是治疗甲旁亢最有效的手段。

(三)术前评估与准备

(1)肾脏功能损害是甲旁亢患者常见的严重并发症。约 65% 的甲旁亢患者合并肾结石(磷酸盐或草酸盐),约 10% 的甲旁亢患者有肾钙盐沉着症。因此,有 80%~90% 的甲旁亢患者均有不同程度的肾功能损害。术前应注意血尿素氮、肌酐及尿比重,以评估肾功能损伤情况及相应的电解质失衡对心血管系统的影响,如高血压、室性心律失常、QT 间期缩短等。

(2)甲状旁腺功能亢进患者多因长期厌食、恶心、呕吐和多尿等原因导致严重脱水和酸中毒,术前应尽可能予以纠正。

（3）术前应注意预防和处理高钙血症危象，通常甲旁亢患者必须先行内科治疗，给予低钙、高磷饮食，控制高钙血症，将血钙降至 3.5 mmol/L 以下的安全水平，并以钠制剂拮抗钙的作用。高钙血症易导致心律失常，在降低钙浓度的同时应给予相应治疗。

（4）由于 PTH 可动员骨钙进入血液循环，造成骨组织内钙含量下降，引起骨质疏松，同时患者亦可能存在病理性骨折，因此在搬运、安置患者体位及麻醉插管操作时，应注意操作轻柔，避免给患者造成意外伤害。

（四）麻醉选择与术中管理

甲旁亢患者手术麻醉对麻醉药物和麻醉方法的选择没有特殊要求，主要应根据患者自身的病理生理改变和手术情况决定。对定位明确、无异位甲状旁腺、无气管压迫患者，身体状况较好可选用局麻或颈神经丛阻滞。对于全身情况差、严重肾功能不全、电解质紊乱或心功能障碍患者，局麻和颈丛阻滞影响更小。对探查性手术或多发性肿瘤，以及有气管压迫与恶心、呕吐的患者，宜选择全身麻醉。气管内插管全身麻醉具有保持气道通畅，充分给氧和防止二氧化碳蓄积的优点。

麻醉方法和管理基本类同于甲状腺手术，但应考虑此类患者多有肾功能不全，因此在选择麻醉药物时应注意到患者的肾功能状态，由于氟元素对肾脏有毒害作用，不宜使用异氟烷、七氟烷。甲旁亢患者多有肌无力症状，由于高钙血症可引起神经肌肉接头对去极化肌松药敏感，对非去极化肌松药存在抵抗现象，故有肌张力降低的患者，应酌情减少肌肉松弛药的使用剂量。首次肌松效应不易预测，可以小剂量用药并根据肌松效应来决定临床用量，建议使用周围神经刺激器监测神经肌肉接头功能，以指导肌松剂的应用。因为术中需仔细分离和鉴别甲状旁腺腺体或肿瘤，有时甚至需打开纵隔探查和等待病理报告，时间冗长，注意全麻维持的平稳。

术中牵扯气管，在颈动脉窦附近操作时，患者可出现血压下降及心率减慢须暂停手术，在其附近用局麻药进行阻滞，同时适当加深麻醉，静脉注射阿托品，遇有严重低血压时，可用血管收缩药如麻黄碱。术中应加强监测，严密观察病情变化，尤其是加强心血管功能、心电图的监测，但心电图监测 QT 间期并不是血钙浓度改变的可靠指标。术中应注意观察患者的呼吸、心律变化，维持水、电解质平衡。

术中需做好高钙血症危象的预防和急救准备。血钙异常增高是甲旁亢特征性表现的病理生理学基础。在血浆总蛋白为 65 g/L 的患者，血清钙＞3.75 mmol/L 即有诊断意义。血钙达 3 mmol/L 时，一般患者均能很好地耐受。血钙＞3.75 mmol/L 即可发生高钙血症危象。患者出现精神症状如幻觉、狂躁甚至昏迷，四肢无力，食欲缺乏，呕吐，多饮，多尿，抑郁，心搏骤停，广泛的骨关节疼痛及压痛。X 线片可见纤维囊性骨炎、虫蚀样或穿凿样改变。若抢救不力，可发生高钙猝死。因此，血钙＞3.75 mmol/L 时，即使临床无症状或症状不明显，也应当按照高钙血症危象处理。处理措施：输液扩容，纠正脱水（补充生理盐水 2 000～4 000 mL/d，静脉滴注）；在恢复正常血容量后，可给予呋塞米 40～80 mg/(2～4)h，利尿并抑制钠和钙的重吸收；应用糖皮质激素；依据生化检测结果，适量补充钠、钾和镁；必要时可行血液透析或腹膜透析降钙。在严重高钙血症或一般降钙治疗无效时，可静脉给予二磷酸盐（如羟乙膦酸钠）或依地酸二钠（EDTA）或硫代硫酸钠等。

（五）术后处理

（1）术后应注意呼吸道通畅、适当给氧和严密观察病情，以防止喉返神经损伤、血肿压迫等因素导致的术后呼吸道梗阻。

（2）术后 2～3 天内仍需注意纠正脱水，以维持循环功能的稳定。术后 2～3 天内继续低钙饮食，并密切监测血钙变化。手术成功者，血磷迅速恢复正常，血钙和血 PTH 则多在 1 周内降至正常。

（3）甲旁亢术后亦可并发短暂或永久性的低钙血症，其发生率有报道为 13%～14%。血钙于术后 1～3 天内降至过低水平，患者可反复出现口唇麻木和手足搐搦，应每天静脉补给 10% 葡萄糖酸钙 30～50 mL。症状一般于 5～7 天改善。若低钙持续 1 个月以上，提示有永久性甲状旁腺功能低下，则必须按甲状旁腺功能减低症进行长期治疗。

（韩逢吉）

第三节　乳房手术的麻醉

一、乳房解剖及生理概要

成年未婚妇女乳房呈半球形，位于胸大肌浅面，在第 2～6 肋骨水平的浅筋膜浅、深层之间。乳头位于乳房的中心，周围色素沉着区称为乳晕。乳腺有 15～20 个腺叶，每个腺叶分成很多腺小叶，腺小叶由小乳管和腺泡组成，是乳腺的基本单位。小乳管汇至乳管，乳管开口于乳头。乳腺是许多内分泌腺的靶器官，其生理活动受垂体、卵巢及肾上腺等内分泌腺的影响。妊娠及哺乳期乳腺明显增生，腺管延长，腺泡分泌乳汁。乳房的淋巴网甚为丰富，淋巴液最后输出至锁骨下淋巴结、胸骨旁淋巴结、肝脏及对侧乳房。

二、乳房手术的麻醉

乳房的疾病包括多乳头、多乳房畸形、急性炎症、脓肿、囊性增生、良性和恶性肿瘤等。一般根据手术范围、大小及患者全身状况来选择相应的麻醉方法。

（一）局部浸润麻醉

局部浸润麻醉适用于手术范围小而合作的患者，如乳房纤维腺瘤切除，疑有癌变的乳房肿瘤作活组织病检等。

（二）硬膜外阻滞

硬膜外阻滞适用于手术范围大或不适宜行全身麻醉的乳癌根治手术患者。一般选择 T_2～T_3 间隙穿刺向头侧置管，若能选择 0.25% 的罗哌卡因，适当控制容量，则能最大限度地减少对运动神经纤维的阻滞而减轻对呼吸的抑制。尽管如此，麻醉期间必须加强对呼吸功能的监测，避免发生呼吸抑制。

（三）全身麻醉

对于产后哺乳的妇女所患急性乳腺炎或脓肿，需行切开引流术，可选择全凭静脉麻醉，如异丙酚 2.0～2.5 mg/kg，或氯胺酮 2 mg/kg，辅以少许麻醉性镇痛药，如芬太尼 2～4 μg/kg 静脉注射。麻醉期间保持呼吸道通畅，预防喉痉挛、呼吸抑制等并发症出现。对于乳癌根治术，特别是需扩大清扫范围者常选择全身麻醉，静脉快速诱导后插入喉罩或气管导管，控制或辅助呼吸，术中加强对失血量的监测,必要时输血。

若有条件,手术结束后应将患者送至苏醒室密切观察,直至呼吸、循环功能稳定。因乳房手术后有许多因素影响呼吸功能,如高位硬膜外阻滞对呼吸影响,全身麻醉药的残余作用,胸部敷料包扎压迫等均影响患者肺通气与换气功能。此外,必要时可给患者提供 PCA 服务,有利于患者早日康复。

(韩逢吉)

第四节　肝脏手术的麻醉

一、麻醉对肝血流及肝氧供氧耗的影响

(一)麻醉对肝血流的影响

手术与肝功能的关系关键在于麻醉用药、麻醉技术和手术操作对肝血流量(LBF)的影响,肝脏本身调节血管运动的作用甚微。肝血流量的变化取决于:①体循环的动脉压(肝动脉压);②内脏血管阻力(门静脉压);③中心静脉压(肝静脉压)。麻醉和手术对这三者都可能有影响,从而使肝血流减少。健康人在麻醉和手术中,肝血流虽减少,但不至引起肝脏缺氧、乏氧代谢或对肝功能产生远期影响。可是,对 LBF 已经受损害的肝硬化患者,这种医源性 LBF 减少极为有害。LBF 的减少可以解释潜伏期或已罹病毒性肝炎患者为何全麻后会发生暴发性肝坏死。所以在肝脏手术或肝病患者的非肝脏手术中,应尽量保持 LBF 的稳定。

几乎所有的麻醉药都对肝脏产生一定的影响,只是影响程度轻重不等而已。氧化亚氮-氧麻醉时,肝血流量无明显改变。乙醚麻醉时,有引起肝血流减少的报告,但也有一些实验结果提示肝血流量不变,甚至有所增加。其他吸入麻醉药几乎都使肝血流量不同程度地减少。氟烷使肝动脉血流和门静脉血流均显著减少。Gelman 认为氟烷使总肝血流减少是继发于氟烷心排血量(CO)和平均动脉压(MAP)的抑制所致。但是有研究证明,氟烷使肝动脉血流的下降程度超过 MAP 和 CO 的下降程度,同时证明氟烷可使肝动脉阻力增加,肝内血管阻力升高,肝微循环血流减少,血流速度缓慢。另外,对氟烷麻醉患者进行肝动脉造影发现,肝动脉血管床明显收缩,说明氟烷所致肝血流下降,除继发于 MAP、CO 下降外,还与增加肝循环阻力有关。有关安氟烷对肝血流影响的研究不及氟烷广泛。一般认为安氟烷稍优于氟烷。安氟烷可通过门脉前血管的直接扩张作用而使门脉血流减少。对肝动脉血流的影响,结果不一。有报道肝动脉血流于浅麻醉时无改变,深麻醉时则减少。异氟烷对血流动力学影响的研究显示其血管扩张作用明显。异氟烷对门静脉前血管床和肝动脉均有扩张作用,从而使门脉血流减少,肝动脉血流增加,两者互补的结果使总肝血流相对稳定。七氟烷的血流动力效应类似异氟烷。有报告 1.5 MAC 七氟烷可使犬肝动脉及门脉血流分别减少 25% 和 27%。

静脉注射硫喷妥钠,安泰酮和依托咪酯均可使总肝血流下降。大剂量静脉注射可能系通过循环的过度抑制而降低肝血流,而较低剂量则可能通过对肝动脉和肠系膜动脉的直接收缩而降低肝血流。其他巴比妥类静脉麻醉药仅在深麻醉时因动脉压下降而使供肝血流减少。氯胺酮具有心血管兴奋作用,而使肝血流量增加。神经安定镇痛麻醉时,循环功能相对稳定,肝血流无显

著改变。

局麻药用于脊麻和硬膜外阻滞时,对肝血流的影响与阻滞平面有关,并随外周动脉压下降而减少达 23%～33%。有报道感觉平面在胸 4 以下,肝血流约下降 20%;高于胸 4 则下降较显著。Kennedy 等观察到硬膜外阻滞时,肝血流量的改变因局麻药中是否含有肾上腺素而异。使用不含肾上腺素的 2% 利多卡因,阻滞平面达胸 5 时,肝血流量减少 26%,他们认为这是由于血中利多卡因(2～3 mg/L)引起内脏血管阻力增加的结果。而当使用含肾上腺素(1:20 万)的 2% 利多卡因时,由于吸收入血液循环中肾上腺素的作用,心排血量增加,内脏血管阻力减少,肝血流量维持在对照水平;30 分钟后,肝血流量随平均动脉压下降而减少 23%。各种麻醉停止使用后 1～2 小时内,肝血流量恢复到麻醉前水平。

(二)麻醉对肝氧供、氧耗的影响

麻醉对肝氧供的影响,也是通过影响肝血流量和影响门脉前组织摄氧两条途径。

有关吸入麻醉药对肝氧供的影响的研究表明,氟烷显著减少肝氧供。1.5 MAC 氟烷麻醉后,肝氧供减少 50% 左右。氟烷对门脉前组织的氧耗无明显影响,而肝氧耗减少。氧供耗比无明显改变或轻度下降。对氟烷麻醉时肝氧耗减少的原因及意义有不同解释。有人认为,肝氧耗受氧供制约,供氧减少后,氧耗自然下降,以免肝细胞缺氧,属机体的保护性反应。也有人认为肝氧耗量下降与氟烷对肝细胞器结构和功能的损害有关。安氟烷麻醉时肝氧供较氟烷略好,肝氧耗无改变或轻度减少。异氟烷麻醉时,肝氧供最佳,肝氧耗量保持不变,甚至增加。因此,有人认为不能排除异氟烷麻醉引起缺氧性肝损害的可能性。七氟烷使氧供耗指标改变的意义以肝氧耗量最重要,因其反映肝细胞活动情况。异氟烷和七氟烷不抑制肝细胞氧耗,说明两药对肝细胞内呼吸及代谢影响不大。吸入麻醉药对肝血流动力,氧供、氧耗的影响,以氟烷最强,安氟烷次之,异氟烷和七氟烷较小。临床遇肝功能减退患者需行麻醉时,以选择对肝血流动力,氧供耗影响较小的药物为好。

在外科应激期间,由异氟烷引起平均动脉压即使下降 30%,也不会引起明显的肝脏氧供的下降。而在猪由氟烷所致同样程度的动脉压下降却在外科应激(开胸术、剖腹术、大创面的外科手术)条件下引起肝氧供及氧供耗比的下降,应用猪模型行芬太尼麻醉,可以维持肝氧供于基础水平,而肝氧耗则高于异氟烷及氟烷麻醉。所以,芬太尼麻醉时肝氧供耗比相对较高。氟烷则低于异氟烷及芬太尼麻醉。芬太尼麻醉时肝氧供耗比升高的机理还不明确,可能由于外科应激条件下,肝内代谢增强,而引起肝氧需增加有关。这种氧需增加(随氧供增加)并不被芬太尼麻醉所阻断,而明显被异氟烷及氟烷所减弱。

(三)外科应激与肝功能

外科操作会干扰机体的内在平衡,有时还相当严重,如引起肝脏循环及功能的变化。众所周知,外科应激会引起循环内儿茶酚胺、皮质激素、生长激素、抗利尿激素升高及肾素血管紧张素与醛固酮系统的激活。但有关应激对患者机能影响的研究却较少。许多研究均证明剖腹术本身即可引起肠肝血流减少。虽未对这种应激反应的发生机制作直接的研究,但是,由于内脏的牵拉及各种外科操作可能起了重要的作用;当然对应激的一般生物学反应也是重要的。例如,剖腹术可引起肠系膜血管收缩,胃肠血流减少,如作垂体切除则无上述现象。外科应激往往导致一些激素及其他一些物质的释放,包括儿茶酚胺、肾素血管紧张素、加压素,这些物质均能干扰内脏循环。这些激素升高常持续术后数小时甚至数天。

有一研究表明,经苯巴比妥预处理(酶诱导)后的大鼠在氟烷麻醉下行单纯剖腹术或剖腹后行肝动脉结扎术,发生了肝坏死。而在同样的条件下,只行氟烷麻醉,而未行剖腹术的大鼠则未发生肝坏死。这一研究表明,在这种特定的实验条件下,剖腹术可使肝氧供下降到足以引起肝坏死的程度。实际上不值得大惊小怪的是肝脏对缺氧是极度敏感的。

在一些慢性肝疾病的患者,当氧含氧量低于 9 mL/dL 时,几乎均发生了肝损害,而心肌及脑损害却不明显。无论是实验室或临床的资料均证明,即使在同种麻醉维持条件下,这种肝脏氧供减少对围术期肝功能来说是极其有害的。所以有人给它取了一个专有名词"缺血性肝炎",即使轻度肝氧供下降,亦能引起相对中度的肝损害。肝血流下降所致的肝功能损害主要表现为肝酶的升高。这种升高的程度取决于外科手术的类型及大小而不是取决于何种麻醉方法。例如,在同样的麻醉条件下,小的外科手术很少见到肝酶的升高。其他的研究也证明术后肝功能障碍主要的决定因素是外科手术本身,而不是选择何种麻醉方法。所以,外科手术,尤其是剖腹手术,会影响到肝功能,但通常不至于引起严重后果,而对于进行性肝病患者来说,剖腹术会引起极高的术后死亡率。19 世纪 60 年代有报道,急性肝炎患者行剖腹术术后急性死亡率为 10%～11%。近 20 年来,这种情况没有明显的改善。

正如前述,所有的麻醉药,尤其是吸入麻醉药,均有不同程度降低总肝血流的作用,并有剂量依赖性,在此基础上再行外科手术,肝血流会进一步下降,其与手术类型有关,一些周围的小手术对肝血流影响较小,一些大手术尤其是上腹部手术则可明显降低肝血流。这些资料表明,在手术与麻醉的复合因素中,麻醉起到了协同的作用;在不同的麻醉条件下,即使同种的外科手术也会引起不同程度肝循环改变,所以,这种麻醉的协同作用在对肝循环干预及术后肝功能的改变方面在临床上比麻醉本身的作用更为重要。这就为我们提出这样一个问题,对一个同样的外科手术,应该选择对肝循环及肝功能影响最小的麻醉药物及麻醉方法。

二、麻醉药物与肝功能的影响

(一)吸入麻醉药与肝功能

氟烷最初应用于临床的时候被认为是一种非常安全的药物,最初的动物研究认为氟烷几乎没有什么肝脏毒性,早期的临床研究也支持这种观点。但 1958 年报告了第一例吸入氟烷麻醉后引起的肝坏死。到 1963 年,5 年之中全世界就报告了 350 例"氟烷性肝炎"的病历。目前氟烷已较少使用,临床上可以粗略地把氟烷肝毒性分成两型。一种是麻醉后约 20% 的患者引起轻度的肝功能紊乱,临床上以 AST、ALT、GST 等肝酶增高为主要表现,为Ⅰ型氟烷性肝炎,可能与氟烷的还原代谢过程中产生自由基性质的中间产物激发的脂质过氧化作用有关,所谓代谢激活学说。更严重的是有 1/(35 000～40 000)例氟烷麻醉患者术后会引起暴发性肝坏死,临床上表现为高热,黄疸和严重的转氨酶升高,即Ⅱ型氟烷性肝炎,可能与氟烷的氧化代谢产生的三氟乙酰乙酸(TFAA)为半抗原的自身免疫反应有关,所谓免疫学说,约 75% 的病例无法控制病情而死亡。氟烷性肝炎的诊断标准主要有:①麻醉后 3 星期内出现不明原因的发热、黄疸;②术前无肝病史;③排除其他肝毒性原因(肝脓肿、术中低血压、病毒性肝炎、巨细胞病毒及 Epstein-Baer 病毒感染);④用酶联免疫吸附法(ELISA)检测到血清中抗 TFA 抗体。

现广泛使用的安氟烷、异氟烷等其他卤类吸入麻醉药与氟烷相比,虽然肝毒性的发生率有明显下降,但并未完全根除,而且这类药物与氟烷有相似的发病机制。安氟烷、异氟烷等卤类吸入麻醉药在肝脏内只有氧化代谢途径,形成的肝损害类似于Ⅱ型氟烷性肝炎。为了开发新的麻醉药并预见其肝毒性的类似性,更为了预防和杜绝肝毒性的发生,以氟烷为代表研究肝毒性的机理,仍有其重要的意义。由于吸入麻醉药肝毒性临床表现的复杂性,以及各派研究者所使用的动物模型、研究方法与途径的不同,形成了许多解释肝毒性机制的观点。最主要的有代谢激活学说、免疫学说和钙平衡失衡学说。上海东方肝胆外科医院俞卫锋等在氟烷性肝炎上述 3 种机制的基础上进一步研究了氟烷等吸入麻醉药对肝细胞线粒体的影响。他们发现:①在临床剂量下,氟烷等吸入麻醉药对以琥珀酸为底物的线粒体呼吸影响很小,大剂量下均可抑制线粒体Ⅲ态呼吸速率,对线粒体氧化磷酸化效率影响最大;②氟烷有电子传递链抑制剂的作用,可明显抑制 NADH-Cyt.C-还原酶;③氟烷也是一个解偶联剂,对线粒体的跨膜电位有降低作用。这些发现丰富了氟烷性肝炎的理论体系。氟烷对肝线粒体功能的直接作用及氟烷致肝细胞质游离钙升高对肝线粒体功能的间接作用,又使氟烷性肝炎得以进一步发展。

安氟烷、异氟烷和地氟烷等卤类吸入麻醉药在体内只有氧化代谢途径,它们都是通过肝脏内 P450 2E1 同工酶代谢,在体内的代谢率低于氟烷,分别为 2.4%、0.2%、0.02%。这些卤类吸入麻醉药在 P450 2E1 同工酶中氧化代谢也生成类似于氟烷代谢中间产物的物质,同样可以结合肝细胞内的某些蛋白,在一定条件下可以激发机体的免疫反应。只不过由于这些卤类吸入麻醉药在体内代谢率低,在一般情况下其中间产物结合的奥古蛋白可能达不到刺激机体免疫应答所需的阈值浓度。但对于一些高敏患者来说,可能吸入很少的卤类麻醉药就会引起肝损害。

安氟烷、异氟烷和地氟烷等卤类吸入麻醉药,与氟烷有相似的结构,其肝毒性虽然减少,但仍不能排除。吸入这些麻醉药引起肝毒性的患者以前不少都吸入过氟烷,因此两者可能有非常密切的联系。免疫学实验证实了安氟烷、异氟烷代谢过程中都能产生与 TFA 蛋白类似的共价化合物,这些共价化合物能被氟烷性肝炎患者的血浆识别,因此可以提出这样一个解释:个体吸入氟烷诱导免疫应答,再次吸入其他卤类吸入麻醉药后产生了"交叉致敏"现象,即以前形成的抗体能够与现在生成的"非我"物质发生免疫反应,最终引起肝损害。单独吸入安氟烷、异氟烷等不易引起肝毒性,因为代谢形成的结合蛋白属于"非我"蛋白,与自身蛋白竞争 APC 的 MHCⅡ型受体,再由 APC 把抗原提呈给 T 细胞,诱导免疫应答。氟烷的体内代谢率为 20%,安氟烷为 2.4%,异氟烷只有 0.2%,地氟烷甚至少至 0.02%,很小的肝内代谢率生成很少的结合蛋白,这些抗原的浓度达不到可以引起免疫应答的水平。Njoku 的研究在相同条件下氟烷、安氟烷、异氟烷、地氟烷生成的酰化奥古蛋白与卤类吸入麻醉药的体内代谢程度成正比,有力地支持了这一理论。

氟烷性肝炎患者大多数发生于再次接受氟烷麻醉术后,甚至有 28 年后再次使用氟烷麻醉,术后死于急性肝衰竭。而其他的卤类吸入麻醉药引起的肝毒性以前也吸入过氟烷。Martin 报道过唯一一起最新的卤类吸入麻醉药地氟烷引起的肝毒性,患者在 19 年前和 13 年前两次接受过氟烷麻醉。安氟烷、异氟烷也有类似的报道。这些事实可能支持另外一个推论:TFA 蛋白在诱导机体免疫应答过程中生成了一部分的记忆淋巴细胞,即形成了免疫记忆。这种免疫记忆长期存在,这些记忆细胞下次接触特异性抗原后就能迅速增殖分化,发挥免疫效应。因此,虽然儿科患者氟烷麻醉后肝损害的发生率比成人少 20 倍,但是仍有专家建议儿童手术时尽量避免使用氟烷麻醉,以减少以后再使用卤类吸入麻醉药时可能引起的肝毒性作用。

七氟烷的代谢产物为六氟异丙醇,其在人体内生成率极低,且与葡萄糖醛酸结合后失活,生成的葡萄糖醛酸化合物-六氟异丙醇几乎无毒性。七氟烷的代谢产物没有三氟乙酰乙酸(TFA)生成,后者与氟烷性肝损害有关。因此,七氟烷几乎没有肝毒性。

(二)静脉麻醉药与肝功能

静脉麻醉药,以及鸦片类药物对肝脏的作用还没被深入研究。在狗的研究中发现,乙托咪酯静脉持续点滴可有时间依赖性肝动脉血流下降。但是,这些变化可能继发于其对全身血流动力学影响所致,乙托咪酯及安泰酮可剂量依赖性地降低心排量及平均动脉压。但也有报道认为乙托咪酯及安泰酮在不影响心排量及平均动脉压的剂量范围即有降低肝动脉血流的作用。这些结果在离体灌注肝模型中也有同样发现。在这些实验中发现,在灌注液中加入安泰酮及氯胺酮均有肝动脉血管的收缩作用。Thomson 等发现这两种药物在低流量输注时均可增加肝动脉及肠系膜血管阻力。在高流量输注时可发现继发于全身血流动力学的抑制而减少肝动脉血流。

在应用乙托咪酯、丙泊酚、硫喷妥钠、咪达唑仑及安泰酮麻醉下进行小手术后未发现有肝功能试验的异常,而氯胺酮麻醉时则发现血清中肝酶升高。而在同样上述药物麻醉下行大手术后则可发现血浆中肝酶的明显升高。Sear 在其静脉麻醉药肝毒性一文中指出所有催眠类静脉麻醉药(可能除硫喷妥钠及氯胺酮)行单纯静脉输注后,均在普通肝功能试验中发现有轻度血浆肝酶的升高。

鸦片类药物均能使奥迪括约肌痉挛而使胆道内压升高及剧烈腹痛。而在术中胆道造影中未能证实这一结果。一般认为应用鸦片类药物发生奥迪括约肌痉挛的发生率将近 3%。在等效剂量下,芬太尼及吗啡增加胆管内压的作用最强,而盐酸哌替啶及喷他佐辛则此作用较弱。Nalbuphine 则无奥迪括约肌痉挛作用。

有关进行性肝病患者应用咪达唑仑的药代动力学研究各家研究报道结果各异。有一研究证明在肝硬化患者该药的清除半衰期是降低的,而另一研究则证明影响较小。单次剂量芬太尼及丙泊酚在肝病患者与肝功能正常患者之间其药代动力学无差异,仅清除半衰期略有差异。这一结果提示在进行性肝病患者重复多次应用该类药物后,其药物清除速率减慢,有增加药理作用之虑。另外,由于与蛋白结合比例减少特别是在内源性结合抑制剂胆红素蓄积时,由于游离药物增加,而使药理作用增强。在进行性肝病患者应用咪达唑仑时药理作用增强就属这样的情况。

就硫喷妥钠而言,在肝硬化患者其总血浆清除率及表观分布容积不变,所以其清除半衰期不延长。硫喷妥钠清除不依赖于肝脏的血流。但是,由于非结合游离药物浓度增加,所以单次剂量应用该药显示较强的药理作用,增加麻醉清除的不良反应的发生。

肝硬化患者芬太尼的清除率显著低于对照组。总的表观分布容积不变,由于血浆清除率降低,其清除半衰期延长。肝硬化患者阿芬太尼游离药物比例增高,故其药物作用加强,持续时间延长。

有关肝病患者吗啡的药代动力学研究多有矛盾。例如,Patuardhan 等研究发现肝病患者与健康志愿者之间吗啡药代动力学无甚差异,并指出"有些患者对吗啡的中枢作用特别敏感不是由于吗啡清除缓慢或吗啡对中枢受体亲和力增加所致"。但 Maziot 等研究发现,肝病患者与健康志愿者相比,吗啡及其代谢产物的清除半衰期是延长的。

鸦片类药物及其他静脉麻醉药均不影响肝功能、肝血流及肝氧供。以血清内肝细胞内酶活力升高为评价指标的肝功能试验表明外科应激比麻醉药的选择更为重要。不同的麻醉药物对肝脏氧供需平衡的影响是不同的。这就提出这样一个问题,即多大剂量的药物预防外科应激比较合适,换句话说,重要的是要知道是否麻醉药物与外科应激有协同引起术后肝功能障碍的作用。

麻醉药物能减慢许多其他药物的清除,主要是通过降低肝细胞代谢及分泌药物或减少肝脏的血流而起作用。例如,氟烷显著降低咪达唑仑和丙泊酚的肝脏清除,氟烷麻醉时,利多卡因的清除率显著降低,而安氟烷及氟烷对氨茶碱的清除影响不大。有关氟烷减慢其他药物清除的报道很多。

(三)肌肉松弛药与肝功能

肌松药的药代动力学一般属开放二室模型。开始时血药浓度迅速降低,是由于肌松药分布于血液、细胞外液,以及与神经肌肉接头的受体相结合所造成,即分布相。然后血药浓度缓慢降低,则是药物在体内排泄、代谢,以及被神经肌肉接头再摄取所造成,即消除相。

严重肝脏病变患者影响大多数药物代谢动力学特性的主要因素是表观分布容积增加。门脉高压、低蛋白血症和水、钠潴留使患者细胞外液增加,可能是表观分布容积变大的原因,尤其对于水溶性药物如肌肉松弛药更是如此。最终的结果是,患者似对常规插管剂量的肌松药物产生一定的抵抗作用,为此必须增加剂量才能获得和正常人同样效果的神经肌肉阻滞,这样的后果又是药物从体内消除的时间延长,导致肌松恢复延迟或不良反应增加。

另外,肝脏疾病本身也可影响肌松药的消除。对泮库溴铵和维库溴铵来说,这一影响的主要原因就是其在肝脏代谢。研究发现,静脉注射后肝脏中聚集了 10% ~ 20% 的泮库溴铵、40% 的维库溴铵的药物原形和代谢产物。肝脏疾病患者血浆胆盐浓度升高,使肝脏摄取药物的能力降低,从而导致药物的消除减慢,作用时间延长,恢复延迟。同样,有关罗库溴铵的研究也说明其药物分布容积增大,起效和消除均减慢,作用时间延长。

然而,对于阿曲库铵和顺式阿曲库铵,由于其不依赖于脏器而进行消除的独特方式,肝脏疾病似乎不影响它们的临床作用时间。而且从理论上说,分布在中央室和外周室的阿曲库铵、顺式阿曲库铵能同时消除,如果分布容积增大,则其从中央室的清除速率应该加快。有两个研究结果证明了这一点。但是,药物的作用时间并没有相应缩短。

在那些严重肝病的患者,由于肝脏合成酶能力的降低,血浆中的乙酰胆碱酯酶活性下降。这样,一些依靠其分解而消除的肌松药的清除速率减慢,临床作用时间延长。如美维松的清除率在肝硬化患者降低了 50%,而作用时间延长了 3 倍。

1.肝功能障碍对肌松药药效的影响

临床研究表明,严重肝硬化患者需要更大的剂量的筒箭毒碱和潘库溴铵才能达到普通患者相同程度的肌松。第一,这是因为筒箭毒碱和潘库溴铵在肝硬化患者往往有较大的分布容积,故需较大一些的剂量才能达到相同的药效,第二,该类患者有较高浓度的 γ-球蛋白,与球蛋白结合的筒箭毒碱和潘库溴铵增多,游离药物相对较少,也会使有效药物减低。第三,严重肝病时,血浆胆碱酯酶水平降低,以致神经肌肉接头处的乙酰胆碱浓度升高,结果对筒箭毒不敏感。

2.肝功能障碍对肌松药药代的影响

肝功能障碍对多数肌松药的代谢有明显影响,尤其是以肝脏作为代谢主要部位的药物。①影响药物生物转化:所有在肝脏内转化的药物作用时间可延长。对氨基类固醇类肌松药的代谢去羟基作用会明显减弱,从而影响此类药物的代谢速度。由于一些肌松药的代谢需在肝脏进行生物学转化,在肝功能出现障碍时这些药物的消除减慢,所有在肝脏内转化的药物作用时间可延长。肝硬化和阻塞性黄疸患者的肝细胞细胞色素 3A4 家族活性和含量都有明显下降。约有 12% 的维库溴铵清除通过转化为 3-去乙酰维库溴铵,30% ~ 40% 原形通过胆汁分泌。维库溴铵也通过肾脏排泄。②影响药物从胆汁中排泄:肝硬化及阻塞性黄疸的患者胆汁分泌速度明显减慢,尤其是阻塞性黄疸。对于主要从胆汁分泌的肌松药,其消除时间可有明显延长;部分从胆汁中分泌的药物,其代谢也有一定延长。如罗库溴铵等在肝功能障碍时,其作用有一定延长。有研究表明,胆管结扎大鼠罗库溴铵作用时效延长1倍。③影响依赖血浆胆碱酯酶代谢肌松药的消除:肝脏是血浆胆碱酯酶合成的主要场所。严重肝病时,血浆胆碱酯酶水平降低,以致神经肌肉接头处的乙酰胆碱浓度升高,大大延长琥珀胆碱的作用时间;同时米库氯铵的时效也大大延长。Cook等和 Heed-Papson 等观察到肝硬化和肝衰竭患者血浆胆碱酯酶活性明显低于正常水平;米库氯铵的药代学参数显示肝硬化患者 T1 恢复到 75% 和 TOFr 恢复到 0.7 的时间比正常肝功能正常者分别延长 85.8% 和 58.1%;肝衰竭患者 T1 恢复到 25% 时间为肝功能正常患者的 3.06 倍,显示肝功能越差,米库氯铵的神经肌肉阻滞作用越长。

虽然肝功能障碍对阿曲库铵代谢水平并无明显影响,但由于其代谢产物之一的 N-甲基四氢罂粟碱能自由通过血-脑屏障并且具有中枢兴奋作用,而且其在体内需要通过肝肾消除,并且半衰期较其母体长,伴有肝脏病症的患者使用阿曲库铵时 N-甲基四氢罂粟碱浓度可能升高。但目前尚未有术中 N-甲基四氢罂粟碱引起的不良反应报告。ICU 内合并肝功能障碍的患者如长期输注阿曲库铵应警惕阿曲库铵代谢产物引起的不良反应。④肝功能障碍时水电解质紊乱、低蛋白血症影响肌松药的代谢:肝功能障碍常可产生腹水和水肿、低蛋白血症、电解质紊乱,而这些对肌松药的代谢可产生复杂的影响。低蛋白质血症时,应用与蛋白质结合的肌松药,有药理活性的部分增多,可能发生"意外的"药物敏感性增强。肝硬化、门脉高压可使肝血流减少,药物的代谢和清除可减慢。

三、术前肝功能的估价

肝脏的功能十分复杂,虽然检查肝功能的试验很多,但事实上没有反映全部肝功能的试验,而且,对于具体的患者来说,需要做哪些试验,应当有针对性地进行合理选择。

肝功能试验的临床价值:①协助诊断各种肝病,了解其肝损害程度、转归和预后;②辅助鉴别黄疸的性质和病因;③测知全身性疾病对肝脏的侵犯或影响;④了解各种工业毒品、药物、物理因素对肝脏的损害;⑤判断各种中西药物、针灸等对肝病的疗效;⑥肝胆系患者术前评估肝功能做好术前准备。

现有肝功能试验的不足:①肝脏有较丰富的储备功能和代偿能力;②肝脏的功能是多方面的,每一种肝功能试验只能反映某一侧面;③肝功能试验大都是非特异性的,其他非肝脏疾病亦可引起异常反应;④肝功能试验的结果可受操作方法、仪器、试剂、pH、温度,以及操作者的责任和技术熟练程度等多种因素的影响。

因此,肝功能试验的解释必须与临床密切结合,如片面地或孤立地根据肝功能试验做出诊断,常可能造成错误或偏差。

(一)常规肝功能试验

1.蛋白质代谢的试验

肝脏是人体新陈代谢最重要的脏器,它几乎参与各方面的蛋白质代谢,肝能合成大部分血浆蛋白、酶蛋白及凝血因子,血浆蛋白与肝内蛋白经常处于动态平衡状态,检测血浆蛋白可以作为观察肝功能的一种试验。

血浆蛋白的测定临床上常用的有化学法和电泳法两大类,前者可测出总蛋白、白蛋白和球蛋白的量,后者可将球蛋白区分为 α、β、γ 几种。大多数肝病患者,血浆蛋白均可有一定程度的量和质的改变。

正常成人人血白蛋白为 35~55 g/L,前白蛋白 280~350 mg/L,球蛋白为 20~30 g/L,

白/球蛋白比例(1.5～2.5)：1,若将血清作蛋白电泳,则白蛋白占 54%～61%,α_1 球蛋白 4%～6%,α_2 球蛋白 7%～9%,β 球蛋白 10%～13%,γ 球蛋白 17%～22%。

肝病患者测定血清总蛋白,主要用于判断机体的营养状态,因为病毒性肝炎早期,白蛋白降低与球蛋白升高相等,总蛋白正常,而营养不良者白蛋白与球蛋白均降低。有人报告肝硬化者如总蛋白在 6 g 以下者 5 年生存率低于 20%;在 6 g 以上者 5 年生存率为 54.8%。

肝脏病时,人血白蛋白发生改变比较慢,有人报道即使白蛋白产生完全停止,8 天后血内白蛋白浓度仅降低 25%,因此白蛋白测定不能反映急性期肝病的情况,测定白蛋白的主要价值在于观察肝实质的贮备功能及追踪治疗效果,治疗后白蛋白回升是治疗有效的最好指标。

肝胆疾病时 γ-球蛋白增多主要由于:肝内炎症反应,在组织学上有浆细胞浸润;自身免疫反应,自身抗体形成过多;肠道内吸收过多的抗原,刺激形成过多的抗体;血浆白蛋白降低,γ-球蛋白相对增加。

2.胆红素代谢的试验

正常人血清内总胆红素浓度为 3.4～18.8 μmol/L(0.2～1.1 mg/dL)。血清总胆红素测定的价值在于了解有无黄疸、黄疸的程度及动态演变,肝胆疾病中胆红素浓度明显升高反映有严重的肝细胞损害。如同时测定 1 分钟胆红素(正常值 0～3.4 μmol/L)有助于判断:①在非结合胆红素升高的疾病时,1 分钟胆红素基本正常,1 分钟胆红素与总胆红素比值为 20% 以下。②血清 1 分钟胆红素增高,大于 6.8 μmol/L 而总胆红素正常,可见于病毒性肝炎黄疸前期或无黄疸型肝炎,代偿性肝硬化、胆道部分阻塞或肝癌。③肝细胞性黄疸 1 分钟胆红素占总红素的 40%～60%,阻塞性黄疸 1 分钟胆红素占总胆红素的 60% 以上。

各种试验中,血浆蛋白,特别是白蛋白含量,是比较敏感的数据,白蛋白降低越多,肝脏损害越严重。胆红素的代谢在肝损害时影响也很明显。目前 Child 肝功能分级(表 4-1)仍被广泛用于评估肝功能损害的程度。评分 5～7 分为 A 级,手术风险小;8～9 分为 B 级;手术有一定风险;10～15 分为 C 级,手术风险大。

表 4-1　肝病严重程度的 Child 分级

检查项目	异常程度评分		
	1	2	3
肝性脑病	无	轻度	中度以上
腹水	无	少量,易以控制	中等量,难控制
胆红素(μmol/L)	17.1～34.2	34.2～51.3	>51.3
白蛋白(g/L)	35	28～35	<28
凝血酶原延长时间(g)	1～4	4～6	>6

2.肝脏和酶

肝脏是人体的重要代谢器官,含酶特别丰富,其酶蛋白占肝脏总蛋白的 2/3 左右。在病理情况下肝脏的酶含量常有改变,并且可反映在血液内酶浓度的变化,临床上可根据血清内酶活力的增高或减少来了解肝脏病变的性质和程度,辅助诊断肝胆系疾病。

(1)反映肝细胞损害为主的酶类:①肝细胞损害时酶活力增高,如谷丙转氨酶、谷草转氨酶、异柠檬酸脱氢酶、乳酸脱氢酶、山梨醇脱氢酶、谷氨酸脱氢酶、鸟氨酸氨基甲酰转氨酶、精氨琥珀酸裂解酶、精氨酸酶醛缩酶、1-磷酸果糖醛缩酶、鸟嘌呤酶。奎宁氧化酶、葡萄糖醛酸磷苷酶;

②肝细胞损害酶活力降低,如胆碱酯酶、卵磷脂胆固醇转酰基酶。

(2)反映胆汁淤积为主的酶类:胆汁淤积(或肝内占位)时酶活力增强;碱性磷酸酶、5-核苷酸酶、Y-谷氨酰转氨酶、亮氨酸氨肽酶。

(3)反映肝内纤维组织增生的酶:单胺氧化酶、普氨酸羟化酶。

(二)定量肝功能试验

肝脏的生化功能测定在肝病的诊断中具有重要的地位。但是,目前临床上常用的肝功能试验,仅是筛选性的,定性的或半定量的,一般只能测知肝脏有无疾病,以及对于推断肝脏病变的性质有一定的价值。然而,这些肝功能试验并不能定量地反映肝细胞损害的程度,也不能反映有功能肝细胞总数或反映肝血流的减少或分流情况,近年来根据肝脏对药物、染料、半乳糖或色氨酸清除的原理,设计了几种肝脏清除功能试验,可以较定量地估计肝细胞或吞噬细胞损害的程度。

1.染料排泄试验

肝脏是人体的重要排泄器官之一,许多内源性物质如胆汁酸、胆红素、胆固醇等,以及外源性物质如药物、毒物、染料等,在肝内进行适当代谢后,可以由肝细胞排泄至胆汁。在肝细胞损害时,上述物质的排泄功能减退,据此原理,外源性地给予人工色素(染料),来测定肝脏排泄能力的改变,可作为有价值的肝功能试验之一。①磺溴酞钠(BSP):几乎完全由肝脏清除和排泄,其他组织处理BSP的能力很小。由此可见,BSP在血液内的清除受到有效肝血流量、肝细胞功能(摄取、结合和排泄功能)和胆道系统畅通的程度这几种因素的影响。BSP试验是一种比较灵敏的功能试验,可间接地推测有效肝细胞总数,了解肝脏的储备功能。临床上常用的是BSP排泄试验(每公斤体重注射5 mg),测定30分钟或45分钟时的滞留率。正常值为静脉注射BSP 5 mg/kg,45分钟的滞留率为0%~6%,如超过8%有临床意义。②吲哚氰绿试验:吲哚氰绿(ICG)是一种阴离子染料,在血浆中与白蛋白及α-脂蛋白结合,能迅速被肝脏摄取而清除,在肝内不与其他物质结合,以胆汁排泄。ICG为肝脏高摄取物质,其清除率可反映有效肝血流量。一般采用静脉注射0.5 mg/kg,于10分钟时测定滞留率,正常值为7.83%＋4.31%,正常上限为12.2%。如给予较大剂量(5 mg/kg)可增加本试验的灵敏度,并可反映有功能的肝细胞数。ICG试验的临床应用价值大致与BSP试验相同,但较之更安全更灵敏。

2.药物代谢

肝脏是药物进行代谢最重要的器官,近年来根据肝脏清除药物的原理,设计了几种肝脏功能试验,可以较定量估计肝脏损害的程度和有功能肝细胞的总数。

肝脏对药物的清除率(ClH)即单位时间内有多少量血浆所含的药物被肝脏所清除,它主要取决于流经肝脏的血流量(Q)与肝脏的内在清除力(Cll)即单位时间内肝脏本身代谢药物的能力。

肝内在清除力很高时,即Cll>Q,公式内分母之Q可略而不计,该公式可简化为:ClH＝Q,肝脏的清除率基本上反映药物进入肝脏的速度,血流的变化即对清除产生较大的影响。相反,肝内在清除力很低时,即Q>Cll,公式中分母之Cll可略而不计,该公式即简化为ClH＝Cll,肝脏的清除基本上与肝血流无关。

根据上述原理,一些高摄取率的物质被用于测定肝血流量,如吲哚氰绿,利多卡因,硝酸甘油等,而摄取率低的物质如氨基比林,安替比林,半乳糖,咖啡因等,则用于定量测定肝细胞的代谢功能。

3.MEGX试验

单乙基二甲苯甘氨酸(MEGX)为利多卡因的代谢产物,MEGX试验正是基于利多卡因向

MEGX 的转变,反映肝血流和肝细胞代谢活性。方法:2 分钟内静脉注射利多卡因 1 mg/kg,注药前 15 分钟抽血查 MEGX 浓度。Ollerich 等报道正常人 MEGX 浓度范围为 $34\sim110\ \mu g/L$,平均 72 $\mu g/L$。死亡组 MEGX 平均浓度为 23 $\mu g/L$,差异非常显著。由于 MEGX 试验具有灵敏、准确、快速、定量、重现性好、特异性高等优点,被认为明显优于 ICG 试验及咖啡因清除试验和 Child 分级。故该试验已广泛应用于肝移植领域,预测肝病及其他危重患者的预后、围术期评价肝功能、评估内脏血流、指导利多卡因的个体化用药。

(三)其他肝功能试验

除了上述重要的肝功能试验外,还有反映肝脏糖代谢功能改变的血糖,葡萄糖耐量试验,半乳糖耐量试验等。反映肝脏脂肪代谢功能的血清胆固醇和胆固醇酯,甘油三酯,脂蛋白电泳等。反映肝脏解毒功能的马尿酸试验,百浪多息试验等。反映其他代谢功能的血清胆汁酸、各种凝血因子、血清甲状腺激素、血清维生素 B_{12}、维生素 A、血清铜和铁的测定。反映肝脏血流动力学改变的肝脏血流量测定,肝静脉和脾内压测定等。

综上所述现在临床使用的肝功能试验种类繁多,每一个试验都从一个侧面反映肝脏某一方面的功能。要全面地了解肝脏的功能状况,必须进行多因素的综合分析,但是,也不能面面俱到,要有的放矢地选择。一般先作几种筛选试验,然后再做进一步肝功能试验,再配合影像及病理病原学诊断进行综合判断,近年来定量肝功能试验,如染料排泄试验,以及药物代谢试验的发展,可以较定量地估计肝损害的程度及有功能肝细胞的总数。

无论肝脏手术还是肝病患者的非肝脏手术,由于肝功能状态都会直接或间接地影响绝大多数麻醉药分布代谢与排泄,另外许多麻醉药也会直接或间接地影响肝脏各方面的功能,甚至还会造成肝损害,所以麻醉前、麻醉中、麻醉后肝功能的动态监测尤其重要。

四、普通肝脏疾病手术的麻醉

(一)术前准备

肝脏是人体内最大的实质性脏器,它有非常重要和复杂的生理功能。肝病及其本身的继发病,如门静脉高压症等需手术治疗时,特别是广泛肝切除术合并有肝硬化或需剖胸的患者,手术较复杂,创伤大,出血也多,术前必须有充分的准备,要安排足够时间改善患者的全身情况和肝功能。即使是急症手术,在病情允许的条件下,亦应力争准备得完善一些。肝功能不全的患者进行手术治疗,通常有两种情况:一是患有与肝病无关的一些疾病,如急性阑尾炎、创伤、胃肠道穿孔等,如一时难以进行较好的术前准备,应尽量采用对肝无害的麻醉药和麻醉方法,其次是肝脏疾病本身的继发病需行手术治疗,则应积极进行以“保肝”为主的术前准备,包括:①加强营养,给予高蛋白、高碳水化合物,低脂肪饮食,口服多种维生素。因胃食欲缺乏,进食少者,必要时可经静脉途径补充,以求改善肝功能。糖的补充,不仅供给热量,还可增加糖原贮备,有利于防止糖原异生和减少体内蛋白质的消耗;②改善凝血功能。如维生素 K_3 口服,紧急情况下可以静脉注射维生素 K_1,其作用时间快,效果好,是多种凝血因子的必需原料;③血浆蛋白低者,尤应予以足够重视,如总蛋白低于 45 g/L,白蛋白低于 25 g/L 或白、球蛋白比例倒置,术前准备要积极,必要时应输适量血浆或白蛋白;④贫血患者,必要时可多次少量输血,争取血红蛋白高于 120 g/L 以上,红细胞在 3×10^{12}/L(300 万/mm³)以上,血清总蛋白 60 g/L,白蛋白在 30 g/L 以上;⑤对有腹水的患者,应采用中西医结合治疗,待腹水消退后稳定两周再进行手术治疗。必要时于术前 $24\sim$ 48 小时内行腹腔穿刺,放出适量的腹水,以改善呼吸功能,但量不宜过多,要根据患者具体情况。

一般一次量不超过3 000 mL为原则;⑥术前1～2天,给予广谱抗生素治疗,以抑制肠道细菌,减少术后感染;⑦根据手术切除范围,备好术中用血。一般镇静、镇痛药均经肝脏代谢降解,麻醉前用药量宜小。苯巴比妥钠、地西泮、异丙嗪、氟哌利多等均可使用。对个别情况差或处于肝性脑病前期的患者,术前仅给阿托品或东莨菪碱即可。

(二)肝脏手术的麻醉实施

选用麻醉药和方法需要了解:①所患肝脏疾病;②肝脏在药物解毒中的作用;③药物对肝脏的影响。麻醉者必须亲自了解肝病类型,肝细胞损害程度,以及其他可使手术复杂的因素,特别是那些促进出血的因素。不同的麻醉方法各有其优缺点,选用时应根据手术的类型,结合患者肝功能不全等具体情况做全面考虑。药物的选用应选择直接对肝脏毒性和血流的影响较小的药物,要了解施给麻醉药的技术和术中对患者的管理往往比个别药物的选择尤为重要,如术前用药、术中供氧、补充血容量、纠正酸中毒、维持循环稳定等。

1.连续硬膜外阻滞

连续硬膜外阻滞适于许多肝脏外科的手术。除非患者情况极为严重或需要开胸手术外,包括门腔静脉吻合术,肝叶切除术,几乎都可在硬膜外阻滞下进行。即使开胸右半肝切除术和肝脏移植术亦可在气管内全麻辅以硬膜外阻滞下进行,它能使肌肉有良好的松弛,减少全麻用药量,在无血压下降的情况下,对肝脏功能无明显影响。但要注意凝血机制不良时防止硬膜外血肿。

2.全身麻醉

氟烷麻醉后有极少量的病例可出现肝功能损害,所以,对吸入麻醉药能否用于肝脏手术一直存在争议。现在的观点认为,吸入全麻药用于肝脏手术或肝病非肝脏手术不应列为禁忌。一方面现在临床使用的恩氟烷、异氟烷、七氟烷和地氟烷在体内代谢极少,肝毒性作用很小。研究表明,实验性四氯化碳肝硬化大鼠使用氟烷后,未见比对照组有更严重的后果发生。但对中年肥胖妇女在首次应用氟烷后发生原因不明发热、黄疸,或在短期内(28天)使用过氟烷的患者,以及有活动性肝炎及严重肝衰竭者,以避免使用氟烷为好。

近年来,静脉复合或全凭静脉麻醉日益受到重视,可应用于长时间的各种手术,使静脉全麻的适应范围显著扩大,成为全身麻醉的两种主要方法之一。其最突出的优点在于此法诱导快,麻醉过程平稳,无手术室空气污染之虑,苏醒也较快,是一种较好的麻醉方法。丙泊酚是新的快速、短效静脉麻醉药,除催眠性能外,适当深度短时间可达镇痛,丙泊酚非但无明显肝损害作用,由于其为一外源性抗氧化剂,据报道其对肝缺血再灌注损害还有一定的保护作用,故用该药作为肝脏手术全凭静脉麻醉的主药尤为合适,术中辅助应用麻醉性镇痛药及肌松药能达到术中满意的止痛肌松效果。丙泊酚用量为全麻诱导1～2 mg/kg静脉注射,麻醉维持每分钟50～150 μg/kg静脉滴注,镇痛每分钟25～75 μg/kg静脉滴注。主要值得重视的问题是对心血管的抑制,尤其是在初次应用时,对年老体弱者更应注意减量和缓慢静脉注射。

3.硬膜外阻滞复合全麻

近年来较多采用持续硬膜外麻醉复合气管内吸入全麻于肝胆手术的麻醉。在胸8～9行硬膜外穿刺,向上置管3.5 cm,先用2%利多卡因5 mL作为试验剂量,再在短时间内加入0.5%丁哌卡因8～12 mL,以后每间隔1～1.5小时加0.5%丁哌卡因5～8 mL。硬膜外麻醉成功后即在静脉注射地西泮5～10 mg、芬氟合剂1单位、2.5%硫喷妥钠或者1.5～2 mg/kg丙泊酚及琥珀胆碱100 mg后行气管内插管,术中以恩氟烷醚或异氟烷或七氟烷维持麻醉。这种麻醉方法我们认为至少有几个优点:①因丁哌卡因浓度较高肌松作用相当好,术中几乎不加肌松药;②避免单纯硬膜外阻滞麻醉过浅出现肌松差及明显的牵拉反应或由于硬膜外阻滞麻醉过深引起的明显呼吸抑制;③避免单纯全麻术中使用较多肌松药引起延迟性呼吸抑制及麻醉终止时患者因伤口疼痛引起的躁动;④方便术后止痛,利于患者恢复。所以我们认为此种方法为非常安全又具有很好肌松及止痛效果的理想麻醉方法。

但在具体作用中应注意:①年老体弱及年幼儿童丁哌卡因必须减量或降低浓度;②因丁哌卡因心脏毒性大,冠心病、心肌炎及心律失常者慎用;③丁哌卡因主要在肝脏代谢,肝功能差的患者用药间隔时间需延长;④尤其应加强血流动力学的监测,防止低血压及心率减慢。

(三)术中管理

虽然行肝叶切除的患者大都存在肝硬化的基础,但临床肝功能检验一般均在正常范围,术前凝血功能、肝代谢功能,以及麻醉药物与其他药物的药代动力学状态也接近正常。因此,术中管理的焦点主要是维持血流动力学的稳定、尽可能维持有效的肝血流以保持较好的肝氧供氧耗比、保护支持肝脏的代谢。

由于肝叶切除术中血流动力学及液体平衡往往波动显著,所以对这些患者应有较充分的术前准备和良好的术中监测。动脉导管可用来监测动脉压和采集动脉血样,中心静脉压、肺动脉压、心排血量、尿量监测对血容量和心功能评估均是有益的,同时体温和神经肌肉阻滞程度也可监测。心前区多普勒可监测有无空气栓塞。

大号静脉穿刺针是必要的,中心静脉置管以备大量输血输液及 CVP 监测。另外,应备好快速输液系统,准备充足的血源包括新鲜冰冻血等、血小板和冷沉淀物,恶性肿瘤不用自体血回输,除非在危及生命的紧急情况,因回收血可能会含有恶性肿瘤细胞。但也有报道,在某些肿瘤手术中,自体血回输是安全的。

术中血流动力学稳定主要靠血管中有效血容量来维持。血容量受术中失血和大血管阻断与开放的影响。术中失血量是不定的,有时失血量可能达血容量的 20 倍之多,尤其在有高度血管化的肿瘤,如巨大海绵状血管瘤的患者或以前有腹部手术史的患者,有人研究快速阻断门静脉和肝动脉,由于全身血管阻力增加,虽然心充盈压和心排血量在一定程度上有所下降,但动脉压仍升高。即使血管阻断持续 1 小时,阻断开放后,血流动力学仍迅速恢复正常,并不出现心血管受抑制的表现。

术中液体的管理包括输注晶体液、胶体液(白蛋白或羟乙基淀粉及胶原等)和血制品。当急性失血时,晶体液能快速有效地储存血管内容量和补充组织间液缺失,且价格较胶体低廉。但晶体液输注过多会导致周围性水肿而致伤口愈合及营养物质运输不良和出现肺水肿。胶体液在避免低蛋白血症发生的周围性水肿中更常用。尽管输注白蛋白可显著增加淋巴回流而很好地防止肺水肿,但当这种机制失代偿或毛细血管膜通透性发生改变,导致液体渗透至肺间质从而不可避免地发生肺水肿。由于 Starling 机制中许多其他因素如毛细血管通透性、静水压、肺间质胶体渗透压都不确定或由于大量出血和液体潴留发生显著变化,从而使病情判断进一步复杂。怎样维持足够的胶体渗透压和肺动脉楔压,以防止肺水肿尚无定论。在液体潴留的早期,肺和外围毛细血管通透性可能并不发生改变。但当脓毒血症等并发症发生时,会出现弥漫性毛细血管渗漏。因此,在早期可输注白蛋白以降低周围性水肿和肺水肿的程度,同时避免发生长期术后低蛋白血症。

大量输血可导致其他病生改变。由于低钙血症而导致心肌抑制是输注大量含枸橼酸盐的一个主要问题。在肝功能正常时,输血速度不超过 30 mL/(kg·h),维持足够的循环容量下,钙离子可在正常范围内。即使无肝功能不全的患者,输血速度超过 30 mL/(kg·h)时,也会发生低钙血症。但当输血减慢时,钙离子水平在 10 分钟内即可恢复正常。但当患者清除枸橼酸盐能力不全时(肝功能差、低温、尿量少),与肝功能不全患者一样,易于发生枸橼酸盐中毒。由于肝灌注和肝功能在围术期会显著下降、输血速度也会长时间超过 30 mL/(kg·min),术中应经常监测钙离子水平,并适当补充氯化钙或葡萄糖酸钙。

大量输血的另一个严重的并发症是凝血功能的改变,大多以稀释性血小板减少为原因。凝血改变的程度取决于术前血小板的数量、失血量和血小板的功能。临床上显著的血小板减少症见于输血量达血容量的 1.5 倍以上的患者。常输注血小板以维持血小板数量在 $50 \times 10^9/L$ 以上,但实验室测定血小板数量需时较长,限制了它的使用,并且不可能反映血小板的功能。血栓弹力图(TEG)已运用于肝脏移植手术及其他较大手术包括肝切除中用以快速分析凝血功能。这项技术还能可靠地指导是否需要输注血小板、凝血因子(新鲜冰冻血浆和冷沉淀物)或 α-氨基己酸等干预治疗。

通过输注温热液体以减少术中低体温在快速输血中是有益的,术中应备加热器和快速输血装置。术中应避免高频通气,在确保可避免显著减少肝血流的情况下可使用 PEEP,尿量、肾功能和酸碱平衡也应维持在正常范围内。

(四)术后处理

术后处理应包括以下几方面。

(1)肝脏手术后除按腹部大手术麻醉后处理外,应密切观察患者的心、肺、肾、肝情况及其他病情变化,注意血压、脉率、呼吸、体温、心电图、血液生化和尿的变化。术后 2～3 天内禁食,胃肠减压,以防止肠胀气,增加肝细胞的供氧量。

(2)继续使用广谱抗生素以防感染。

(3)术后每天给以 200～250 g 葡萄糖,即静脉输给 10％葡萄糖液 2 000 mL 和 5％葡萄糖盐水 500～1 000 mL,每 100 g 葡萄糖加入维生素 C 500 mg 和胰岛素 16～20 单位,必要时补充适量氯化钾。根据液体出入量与血液生化的变化,调整水、电解质与酸碱平衡。

(4)每天肌肉或静脉注射维生素 K_3 20～40 mg,以改善凝血机制。每天还应给予维生素 B_1 100 mg。

(5)对切除半肝以上或合并肝硬化者,除术后积极加强保肝治疗外,在术后 2 周内应给予适量的血浆或白蛋白,特别是术后 5～7 天内,每天除输给大量葡萄糖和维生素外,还应补给 200～300 mL 血浆或 5～10 g 白蛋白,以后根据情况补给。除血浆或白蛋白外,最好还应补给少量新鲜血。术后 24 小时内给氧气吸入。此外,对这类患者在术后 3～5 天内,每天给予氢化可的松 100～200 mg,这样既有利于肝脏修复和再生,也有利于患者恢复。

(6)保持腹腔引流通畅。肝切除后,手术创面和肝断面往往有少量渗出,腹腔引流处可能有血性液体(或染有胆汁)积存。因此,应常规采用双套管负压持续吸引或间断冲洗吸引,此法不仅可以将腹腔内积液完全吸出,而且可以观察术后有无出血、胆瘘或感染等,以便及时发现,及时处理。引流管一般可在术后 3～5 天内拔除,经胸手术后,胸腔引流管一般可在术后 24～48 小时拔除,但拔出前应检查胸腔内是否有积液,如果积液量多时,应设法将其完全排净后再拔除引流管。

(7)术后适当给予镇痛药,但应尽量避免使用对肝脏有损害的药物(如巴比妥类或冬眠药物等)。如应用硬膜外 PCA 镇痛更为理想。对有出血倾向或渗出多时,应密切观察病情变化,并给予大量维生素 K 及其他出血药物。对有可能发生肝性脑病的患者还必须给去氨药物。

（8）术后鼓励和帮助患者咳嗽，防止肺部并发症。鼓励患者早期活动，促使血脉流通，加快康复。

（9）为防止应急性胃黏膜损伤，一般常规使用法莫替丁 20 mg，每天 1 次。

（10）术后 8～10 天拆除皮肤切口缝线，术后定期复查肝功能，并对出院患者进行定期随访。肝癌患者手术后还要进行抗癌治疗。

总之，无论肝脏病患者的肝脏手术或肝病患者的非肝脏手术在麻醉与围术期管理中遵循如下原则：①作好充分的术前准备，尽一切可能纠正机体的内环境紊乱；②术中减少一切不必要的用药，以减轻肝脏的解毒负担；③选用对肝脏血流代谢等影响最小的麻醉药；④术中力求血流动力学平稳，减轻肝脏的缺血再灌注损伤；⑤围术期除加强生理监测外，更应注意动态监测生化及凝血功能；⑥保肝治疗应贯穿于术前、术中及术后始终。

五、肝硬化患者的麻醉

肝硬化是一种较常见的有各种不同病因导致的慢性、进展性、弥漫性肝病。它是针对慢性肝损伤做出的持续性创伤愈合反应的结果。引起慢性肝损伤的病因很多，包括毒素（如乙醇）、病毒性肝炎，胆汁淤积、代谢障碍等。肝硬化的临床表现差异很大，可由无症状到肝衰竭，主要决定于内在肝病的性质和轻重，还与纤维变性的程度有关。临床征候可分为肝细胞功能障碍如黄疸、凝血功能异常和肝正常结构被破坏导致胃食管静脉曲张与腹水。

肝硬化是各种肝损害的共同终末阶段。从病史发展看，它是肝脏正常结构被破坏，肝细胞变性、坏死、而再生结节、假小叶和肝纤维结缔组织弥漫性增生，导致肝纤维化，使肝变形变硬的结果。

肝纤维化增加了血流通过肝脏的阻力，导致门静脉压的升高和肝功能减退。

发病年龄集中在 20～50 岁，临床发病率为 1%～4%，男性多于女性。引起肝硬化的原因很多，不同国家和地区肝硬化的原因不尽相同。欧美国家以乙醇性肝硬化较多，我国以病毒性肝炎引起的肝硬化常见，占我国肝硬化病因的 40%～65%，其中最常见的是乙型肝炎。

（一）诊断和预后

肝活检是确诊肝硬化、鉴定病因和评估瘢痕形成程度的确切手段。肝硬化预后一般以 Pugh 修订的 Child-Turcotle 分类法确定（表 4-2）。

表 4-2　门静脉高压患者肝功能分级标准

检查项目	分级标准		
	I	II	III
血清胆红素（μmol/L）	<21	21～36	>36
血清蛋白（g/L）	≥35	26～34	≤25
凝血酶原时间延长（s）	1～3	4～6	>6
SGPT（金氏单位）	<100	100～200	>200
SGPT（赖氏单位）	<40	40～80	>80
腹水	无	少量,易控制	大量,不易控制
肝性脑病	无	无	有

（二）症状和体征

肝硬化起病隐匿，进展缓慢，由于肝脏有较强的代偿功能，所以在肝硬化发生后一段时间甚至数年内可无明显症状和体征。临床上肝硬化可分为代偿期和失代偿期。

1.代偿期

症状不明显，可有食欲缺乏、消化不良、腹胀、恶心、乏力、消瘦等。

2.失代偿期

上述症状加重并出现水肿、腹水、黄疸、发热、肝昏迷、无尿等。体征：面色灰暗，皮肤、巩膜黄疸，蜘蛛痣，肝掌，男性乳房发育，压痛，脾大等。失代偿期可出现肝功能障碍和门脉高压表现。

（三）肝硬化的并发症

肝硬化进展和加重，特别是乙醇性肝硬化患者都会出现各种肝内、肝外的并发症，最终肝衰竭。如门脉高压，腹水，肝肾综合征，低氧血症，低血糖症，十二指肠溃疡，胆石症，免疫功能下降，肝性脑病，肝细胞癌等。

1.门静脉高压

门静脉无瓣膜，其压力通过流入的血量和流出阻力形成并维持。门静脉血流阻力增加，常是门静脉高压症的始动因素。按阻力增加的部位，可将门静脉高压症分为肝前、肝内和肝后 3 型。肝内型又可分为窦前、窦后和窦型。肝炎后肝硬化是引起肝窦和窦后阻塞性门静脉高压症的常见病因。由于增生的纤维束和再生的肝细胞结节挤压肝小叶内的肝窦，使其变窄，闭塞，导致门静脉血流受阻，其次是位于肝小叶间汇管区的肝动脉小分支和门静脉小分支之间的静脉交通支，平时不开放，而在肝窦受压和阻塞时大量开放，以致压力高的肝动脉血流直接注入压力较低的门静脉小分支，加重门静脉内压力。门静脉高压可产生脾大，脾功能亢进，交通支扩张，腹水等。

（1）临床表现：主要有脾大，脾功能亢进，呕血，黑便，腹水及非特异性全身症状如疲乏，嗜睡，厌食等。

（2）实验室检查。①血常规：全血细胞减少，以白细胞和血小板最为明显。②肝功能：血浆白蛋白降低而球蛋白增高，白、球蛋白比例倒置，凝血酶原时间延长。

（3）治疗：主要是预防和控制食管胃底曲张静脉破裂出血，根据病情采用药物、内镜、介入放射学和外科手术的综合治疗措施。①对有黄疸，大量腹水，肝功能严重受损者发生大出血尽量采用输血，注射垂体加压素，以及应用三腔管压迫止血等非手术疗法。②建立静脉通道，扩充血容量，严密监测患者生命体征，但要避免过量扩容使门脉压力反跳引起再出血。③药物止血：主要应用内脏血管收缩药，常用药物有垂体后叶素，三甘氨酰赖氨酸加压素和生长抑素等药物。血管升压素 20 U 溶于 5% 葡萄糖 200 mL 内，20 分钟内滴注完。如合用酚妥拉明或硝酸酯类药物可提高疗效，预防不良反应。生长抑素类目前认为是首选药物但价格昂贵，首次剂量 250 μg 静脉冲击，以后 250 μg/h 维持，连续 3～5 天。④内镜治疗：经内镜将硬化剂注射到曲张静脉腔内使其闭塞和黏膜下硬化以防止再出血。⑤三腔管压迫止血。⑥经颈静脉肝内门体分流术。

对于无黄疸，没有明显腹水的患者，发生大出血者，应争取时间准备手术。手术治疗分为两类：一类通过各种不同的分流手术，来降低门静脉压力；另一类是阻断门奇静脉间的反常血流达到止血目的。

2.腹水

慢性肝损伤时，多种因素可导致腹水形成，如肝窦高压，低蛋白血症，肾脏对钠的回收增加，内脏小动脉扩张促进钠与游离水潴留等。治疗以限制膳食钠量（40～60 mmol/d）和应用利尿剂。螺内酯应由 50～100 mg/d 开始以后用到 400 mg/d。使无末梢水肿者每天体重减低 0.5～0.75 kg,如有末梢水肿者,体重减低更快且安全。呋塞米可以替代螺内酯,亦可与其合用。常规疗法无效者可采用治疗性腹腔穿刺放液和门腔静脉分流。腹腔穿刺放液有末梢水肿者每次可放 4～6 L。无水肿者,每抽腹水 1 L,给予白蛋白 6～8 g 输注,可以降低肾功能不全和低钠血症的发生。反复穿刺放液,发生如细菌性腹膜炎的风险增高。

3.自发性细菌性腹膜炎

自发性细菌性腹膜炎是末期肝病的并发症。合并此症者 2 年生存率<50%。发病机制仍未定论,但与肠壁对细胞通透性的改变,肝脾巨噬细胞清理门脉菌血症能力减低以及大量腹水有利于细菌生长等情况有关。常见病原菌为大肠埃希菌,肺炎球菌,克雷伯菌和厌氧菌等。临床表现为发热和脓毒征象,原来稳定的肝功能代偿破坏,有新的脑病和氨血症发生。抗生素治疗效果应由腹水穿刺验证。

4.肝肾综合征

肝肾综合征亦称功能性肾衰竭,随同严重肝病出现的肾衰竭,而肾本身无异常改变。其病因不详,但患者皆有肾血流、皮质灌注及肾小球滤过率的减低。循环中缩血管剂内皮素-1 水平的增高,可能起到重要作用。肝硬化患者如无血管内容量缺失,而尿钠排出极低(<10 mmol/L)尿量减少,即可诊断。

5.肝性脑病

肝性脑病是定义不很明确的神经病变,在某些通常由肝脏代谢(解毒)的产物进入体循环时发生,是可逆性病变。神经症候从人格改变至运动功能和意识障碍不一。临床表现和治疗决定于肝性脑病是急性还是慢性肝衰竭诱发。主要治疗目标/途径有以下 4 点。

(1)肠:减少可能毒素的发生和吸收,乳果糖是一种不可吸收性双糖,可酸化肠内容物,减少氨吸收入血。肠道吸收差的抗生素改变肠菌群,使细菌产生的氨物质减少,从而减少氨的入血。

(2)改善肝功能。

(3)防止可能毒素进入脑内。

(4)矫治异常神经活动,氟马西尼对肝性脑病患者的意识状态有暂时改善作用。

6.营养不良

几乎所有肝硬化患者都存在蛋白-热量型营养不良。由此可导致患者水、钠潴留,免疫反应低下,肝功能恢复延迟。因此对重症患者要进行肠外营养支持疗法。

7.体循环系统的影响

肝硬化通常伴有高动力性循环,其特点是心排血量增加。这推论是由于舒血管物质如胰高血糖素增加静脉回心血量,继发贫血而致的血液黏滞度下降,动静脉短路增加所致。相反,乙醇性肝硬化患者常表现为心肌病,以充血性心力衰竭为特征。此外患者常存在巨幼细胞性贫血,主要由于乙醇对叶酸的拮抗作用。血小板减少,纤维蛋白降解产物堆积,预示 DIC 和肝脏清除这些物质的能力降低。

8.低氧血症

尽管由于胺类物质蓄积引起过度通气,肝硬化患者 PaO_2 常在 8.0～9.3 kPa(60～70 mmHg)。这可能是由于腹水引起腹压过高影响膈肌运动,以及门脉高压时存在的肺内右向左分流所致。

(四)肝硬化患者的麻醉处理

肝硬化后期有 5%～10% 的患者要经历手术治疗。主要目的是预防和控制食管胃底曲张静脉破裂出血和肝移植。肝脏是体内最大的器官,有着极其复杂的生理生化功能,肝硬化患者肝功能障碍的病理生理变化是全身性的和多方面的。因此麻醉前除了要了解肝功能的损害程度并对肝储备功能充分评估和有针对性的术前准备外,还要了解肝功能障碍时麻醉药物体内过程的改变,以及麻醉药物和操作对肝功能的影响。

1.术前肝功能评估

肝功能十分复杂,肝功能实验检查也比较多,但仍不能反映全部肝功能。目前认为血浆蛋白特别是白蛋白含量,以及胆红素是比较敏感的指标。一般采取这两种实验,并结合临床表现,作为术前评估肝损害的程度指标(表 4-3)。

表 4-3 肝损害程度的估计

	轻度损害	中度损害	重度损害
血清胆红素	<34.2 μmol/L	34.2～51.3 μmol/L	>51.3 μmol/L
人血白蛋白	>35 g/L	30～35 g/L	<30 g/L
腹水	无	易控制	不易控制
神经症状	无	轻度	昏迷前期
营养状态	好	尚好	差,消瘦
手术危险性	小	中	大

2.术前准备

肝功能不全的患者进行手术治疗,包括有两种情况。一是与肝病无关的一些疾病,其次是肝脏疾病本身的继发病需行手术治疗。除一般的术前准备外,要进行保肝为主的术前准备。

(1)加强营养,给予高蛋白,高碳水化合物,低脂肪饮食,口服多种维生素。

(2)改善凝血功能,术前口服或静脉滴注维生素 K。

(3)纠正低蛋白血症,如总蛋白<45 g/L,白蛋白<25 g/L 或白、球蛋白比例倒置,术前给予适量血浆或白蛋白。

(4)纠正贫血,对贫血患者可少量多次输血,使血红蛋白>120 g/L。

(5)治疗腹水,待腹水消退后稳定 2 周再进行手术。必要时术前 24～48 小时内放腹水,以改善呼吸功能,量根据患者具体情况一般不超过 3 000 mL/次。

(6)抗生素治疗,术前 1～2 天应用,抑制肠道细菌,减少术后感染。

(7)麻醉前用药,一般镇静,镇痛药量宜小。苯巴比妥钠,地西泮,异丙嗪,氟哌利多均可应用。对个别情况差或肝性脑病前期的患者,术前仅给阿托品和东莨菪碱即可。

3.麻醉选择

麻醉方法各有优缺点,选用时可根据手术方式,病肝功能具体情况,麻醉药物及方法对肝脏的影响情况而定。一般有连续硬膜外阻滞、全身麻醉、全身麻醉复合硬膜外阻滞 3 种。

(1)连续硬膜外麻醉适于多种肝脏外科手术及肝病外的手术。其肌松良好,减少药物对肝脏的影响,在无低血压情况下对肝脏无明显影响。但凝血机制不良者禁用。

(2)全身麻醉,吸入麻醉药用于肝脏手术一直存在争议。除氟烷外,异氟烷、七氟烷、地氟烷在体内代谢极低,目前尚无临床证据证实存在术后肝损伤,因此不应列为禁忌。目前静脉复合或全凭静脉麻醉受到重视,其中尤以丙泊酚,因其是一种外源性抗氧化剂,对肝缺血再灌注损害有一定的保护作用,适合肝脏手术麻醉,但术中辅助应用的麻醉性镇痛药和肌松药要考虑肝脏对其代谢的影响。

(3)全身麻醉复合硬膜外阻滞取其两者优点,有良好的镇痛肌松作用,又避免全麻药物对肝脏的影响,且便于术后镇痛,有利患者恢复。

4.术中管理

术中管理重点,维持血流动力学稳定,维持良好的肝血流以保持肝氧供耗比正常,保护支持肝脏的代谢。

(1)术中检测:动脉测压、中心静脉压、肺动脉压、$SaPO_2$、尿量、血气分析等。

(2)维持良好通气,防止低氧血症,肝硬化患者存在不同程度动脉氧饱和度下降,主要由于肺内分流,腹水引起低位肺区通气血流比例失调。

(3)维持血流动力学稳定,即可维持有效肝血流。慢性肝病患者肝内血流由于门静脉阻力升高而减少,肝内血流和肝细胞氧合更依赖于肝动脉的供应,因此术中血流动力学的变化将直接影响肝的氧供。

(4)术中输液及输血的管理。术中可输注晶体液,胶体液和血制品。输注速度要根据尿量,中心静脉压,及肺动脉楔压监测来调节。肝硬化患者可并发低血糖症,特别是乙醇中毒性肝硬化者术中根据血糖变化输注葡萄糖液。此外肝功能不全患者对枸橼酸代谢能力下降;大量快速输血时易发生枸橼酸中毒,术中应监测钙离子浓度,适当补充氯化钙或葡萄糖酸钙。同时大量输血加重凝血功能的改变要加以监测。

5.术后管理

加强生理功能监测,维持重要器官功能正常;预防感染;静脉营养支持;保肝治疗,防止术后肝衰竭。

6.麻醉与围术期处理

对于肝胆系统疾病的患者,全麻行序贯快速诱导十分必要。因为肝硬化进展期患者腹水存在和腹内压增高,以及胃肠运动减弱均使误吸危险增加。对该类患者须考虑使胃内容和酸度减少的术前用药。典型的用药为 H_2 受体拮抗剂,胃肠动力药(甲氧氯普胺或西沙必利),适用于术前无消化道梗阻的肝胆系统疾病患者。另外血象和营养状况也要做出仔细的评估。因为此类患者常常有贫血和凝血功能障碍。由于肝脏合成凝血因子功能受损或因吸收功能不良或抗生素使用使维生素 K 缺乏而导致 PT 延长,所以术前应进行补充维生素 K 的治疗。可于术前 24～48 小时,每天一次皮下注射维生素 K 10 mg 以纠正 PT 延长。营养不良性低蛋白血症能够改变麻醉药蛋白结合率,使液体渗出到血管外间隙,伤口愈合不良,术后并发症增加。所以有必要行营养补充。

建立中心静脉插管通路既可测定中心静脉压,又可用于给药。动脉直接测压有利于肝功能不良患者血压监测和抽取血标本。而肺动脉置入漂浮导管可考虑针对肝功能严重受损的患者,因其病理生理学类似脓毒血症状态,血管张力低下致体循环压力降低和高动力性心排量。肺动脉置管有利于确定低血压原因,指导容量替代治疗和血管活性药物支持性治疗。此外,肺动脉置管对于合并急性胆囊炎和急性胰腺炎的危重患者对呼吸衰竭和肾衰竭的处理也是有用的。而进行经食管心脏超声监测对于凝血功能异常和食管静脉曲张患者应列为禁忌。此外介入性术中监测对于术后 ICU 监测和治疗也是值得的。如治疗低血容量、脓毒症导致的呼吸衰竭、肾衰竭或肝肾综合征,以及凝血病。

经鼻或经口置入胃管对于食管静脉曲张患者必须小心地操作,以免引起曲张的血管出血。有的临床研究认为食管静脉曲张麻醉的患者下胃管后并未增加出血并发症,如果胃管对于胃内减压或经管给药确实必要的,则应该是可行的。

局部麻醉可导致出血或血肿,一般认为是禁忌的。但如果肝功能代偿尚好,化验检查指标在可接受的范围,也可谨慎使用。

麻醉生理最基本的目标是维持术中肝脏血液灌注,通过对心排量、血容量、血压、氧合和通气的支持来实现。避免低血压、低血氧、低碳酸血症对肝脏的缺血性损害。

有关麻醉用药选择正是基于以上目标和相应的药代与药效动力学基础。苯二氮类可作为术前镇静用药,但要注意该类药如咪达唑仑具有较高的蛋白结合率,用于此低蛋白血症患者其游离成分会增加。另一点是循环中内生 γ-氨基丁酸受体兴奋剂存在于肝硬化脑病患者血中,可使这些患者对苯二氮类药更敏感。而且该类药为有氧代谢,对肝功能不全者作用时间延长。

阿片类用于肝功能不良患者也要谨慎,因作用时间可能延长。枸橼酸芬太尼和舒芬太尼单次给药未见药代动力学改变。但盐酸阿芬太尼、盐酸哌替啶和吗啡清除下降。盐酸瑞芬太尼即伸长时间使用于严重肝衰竭者,也不会造成蓄积。阿片类偶尔导致奥迪括约肌痉挛,这对于胆管梗阻者可能造成问题。如发生痉挛可用纳洛酮或胰高血糖素逆转。而用硫酸阿托品或硝酸甘油则成功率较低。滴定法给药是肝病患者给药原则。

吸入麻醉药异氟烷和七氟烷可能最适合于肝功能不良患者,损害肝血流的危险最低,与对围术期肝功能实验检验和临床结果相一致。氟烷影响肝脏血流应避免使用。氧化亚氮于动物实验研究证实中度减少门脉和肝血流,且在长时间手术中,氧化亚氮致小肠扩张,故在严重肝功能异常者不用。一般肝病患者使用未见不良反应。

肌松剂的选择应依据其代谢清除途径。维库溴铵、罗库溴铵均在肝内代谢清除,肝功能不良患者慎用。而阿曲库铵和顺式阿曲库铵降解不依赖肝脏,可安全使用。

术中还应检测化验检查项目,包括血糖、血钙、血细胞比容、PT、PTT、血小板计数、纤维蛋白原、D-二聚体,当长时间手术或有出血或怀疑 DIC,更是必要的。体温监测和保温措施的实施对于肝病患者也很重要,因低温损害凝血功能。

(张秀丽)

第五节 胆道手术的麻醉

胆道疾病以胆石症、胆道肿瘤、先天性胆道疾病等常见。该类患者除合并有肝功能损害以外,常伴有梗阻性黄疸及重要脏器功能改变,手术麻醉风险较大。因此,熟悉黄疸所引起的病理生理学改变及各种胆道疾病的特点,慎重选择麻醉方法及用药,积极预防可能出现的术后并发症,对于保证该类患者安全、平稳度过围术期至关重要。

一、黄疸的病理生理学改变

(一)黄疸对循环系统的影响

人们很早就注意到阻塞性黄疸患者手术后经常容易伴发低血压和肾衰竭,随着对这一现象相关基础和临床研究的深入,肝脏与肾脏之间的关系也有了更进一步的认识。

1.对血管反应性的影响

在体和离体的动物实验均表明,无论是否伴随肝脏疾病,黄疸都有血管扩张的作用。研究发现,使梗阻性黄疸组犬平均动脉压降低至 8.8 kPa(66 mmHg)所需要的出血量是假手术组出血量的一半,出血导致梗阻性黄疸犬的死亡率高达 44%,而假手术组犬的死亡率则为零。需要指出的是,并不是所有的梗阻性黄疸的动物模型都表现为低血压,黄疸大鼠只是在胆管结扎后 1～2 天表现为低血压,而一周以后血压则恢复正常,梗阻性黄疸狒狒也没有表现出低血压。但是尽管基础血压正常,各种实验证明循环系统仍受到损害,梗阻性黄疸大鼠出血 10% 就会发生不可逆的低血压,而正常大鼠则能很好地耐受。这可能与血液淤积在内脏血管,不能够增加有效循环血量有关。

研究表明,高胆汁血症可降低血压和外周血管阻力,这与血管对血管活性物质的反应性下降有关。离体实验中,胆汁酸可降低各种血管的反应性,如门静脉、输精管静脉和后肢静脉等;动脉的反应性也下降。另外,阻塞性黄疸所导致的肝实质性损害也可影响血流动力学,慢性肝病患者常表现为难治性的外周血管对血管活性药物的低反应性,而且这是在该类患者血浆内和尿内的去甲肾上腺素浓度升高的情况下发生的,因此更能证明血管壁的低反应性。这种血流动力学的不稳定性被认为是体内大量的动静脉短路造成的,而一些血管舒张物质等的积聚也是其中一个原因,但目前尚无直接证据表明是其中哪种物质参与了肝脏疾病低血压的发生。近来有研究表明,NO 可能也参与了肝硬化患者的外周血管阻力的降低。

血管反应性下降的细胞机制究竟是什么呢?有研究发现,与假手术组大鼠相比,梗阻性黄疸 3 天大鼠对升压刺激(如去甲肾上腺素、电刺激和 α_1 肾上腺素能受体激动剂)的反应性下降。同样,在离体实验中,从梗阻性黄疸大鼠体内分离出的大动脉对 α_1 受体激动剂的反应性也下降,但是对 α_2 受体激动剂的反应性则未见异常,因此,推测 α_1 受体信号转导通路的异常是血管反应性下降的一个原因,主要的影响因素可能是胆汁酸和内毒素,但究竟是受体本身功能的改变还是受体后信号转导的异常(如磷酸化水平改变)尚不明确。也有学者发现,肠系膜血管床 α_2 受体的敏感性降低。近年来,许多研究证实,阻塞性黄疸可导致体内内源性阿片肽和 NO 合成增多,由于 NO 是一种重要的扩血管物质和神经递质,而阿片肽也在外周和中枢对心血管系统起着重要的调节作用。有学者通过对胆管结扎犬的肾动脉和肠系膜动脉研究发现,动脉对去甲肾上腺素、5-羟色胺收缩作用的反应性显著减弱,对乙酰胆碱的舒张作用的反应性增强,在去除血管内皮后,这种异常反应则消失,提示血管内皮的改变是血管反应性异常的主要原因。对肠系膜动脉的研究也认为血管平滑肌的功能是正常的,血管内皮的缺陷是主要原因,并且阿片受体拮抗剂和 NO 合成酶抑制剂可逆转血管功能的异常,提示血管反应性的异常可能与阻塞性黄疸所导致的内源性阿片肽和 NO 产生过多有关。

2.对心功能的影响

在体研究阻塞性黄疸对左心室功能影响与离体研究的结果不尽相同,这可能与使用的实验动物种类不同、心功能的测定方法不同,以及难以区别黄疸本身还是肝损害对心功能的作用有关。

有学者比较了基础状态下和β受体激动剂作用下梗阻性黄疸犬的离体心肌收缩性,发现最大收缩张力变化速率、最大舒张张力变化速率、收缩持续时间均显著降低,但是心功能的损害只表现在对β受体激动剂的反应性上,而对强心苷或者对刺激的变化率是正常的。但也有学者研究发现梗阻性黄疸3天的大鼠心脏的基础收缩指数下降,而对异丙肾上腺素和多巴酚丁胺的反应性未受影响。通过放射配体结合实验研究发现,梗阻性黄疸大鼠心肌细胞膜上的β肾上腺素能受体的数目和亲和力都未发生改变。这两个研究结果的差异可能与梗阻性黄疸的持续时间不同有关。尽管急性梗阻性黄疸动物模型表现为高胆汁血症和急性肝脏损害,但是慢性动物模型更近似于肝硬化和门静脉高压。因此,短时间的梗阻性黄疸可能还不足以使心脏β受体的表达下降。为了单独研究高胆汁血症本身对心脏功能的影响,排除肝实质损害对心脏功能的影响,Green等采用了鹅去氧胆酸(CDCA)模型,通过测定左心室的收缩间隔时间,发现CDCA犬左心室射出前期时间(代表心室压力上升的时间)要长于正常犬,而射出期时间(体现每搏输出量)则缩短,最人收缩张力变化率也降低,而且从CDCA犬上取下的心室肌和从胆总管结扎犬CBDL犬上取下的心室肌比较,都表现为对异丙肾上腺素的收缩反应性下降。

在临床研究方面,Lumlertqul等通过比较黄疸患者心脏和正常人心脏对多巴酚丁胺的反应性后发现,黄疸患者的左室射血分数明显低于正常人,提示黄疸使心脏对正性肌力药物的反应性下降。Padillo等研究发现左心室做功与血浆总胆红素水平呈显著的负性相关关系,而进行胆汁内引流后,阻塞性黄疸患者的心排血量、心指数、每搏输出量及左心室做功均显著改善,并且引流前后心房利尿肽的变化与心排血量变化之间存在负性相关关系。由于血浆中利尿肽含量的升高是反映左心功能受损的特异性指标,故提示阻塞性黄疸患者的心肌的确受到损害,并且黄疸越深,心肌受损越严重。

许多在体和离体的研究表明,胆汁酸对心脏有负性变时和变力作用,并且有剂量依赖性。Joubert将胆汁酸作用于分离的大鼠动脉,发现胆汁酸可剂量依赖性的抑制动脉收缩次数,并可拮抗异丙肾上腺素的作用。Bogin和Enriquez等学者也证实了胆盐对心脏的负性变时作用。也有研究认为,胆汁是通过刺激迷走神经而产生负性变时作用的,这种作用可以被阿托品拮抗。除了负性变时作用,胆汁对大鼠的乳头肌及心室肌还有负性肌力作用,这种作用与抑制钙离子内流,缩短动作电位的持续时间有关。

近年来,NO和内源性阿片肽在阻塞性黄疸对心脏的负性变时和变力作用越来越受关注。有研究显示,在体情况下,BDL大鼠的心率显著低于正常大鼠,而离体情况下,BDL大鼠心房的自发心率与对照组无差异,但对肾上腺素正性变时作用的反应性显著下降,若每大给予阿片受体拮抗剂、一氧化氮合成酶抑制剂或者L-精氨酸处理后,不但在体时可纠正这种心动过缓,离体时也可改善心房对肾上腺素正性变时作用的反应性;而心室乳头肌的基础收缩性及对α和β肾上腺素能受体激动剂的反应性也得到部分或完全改善。另外,由于L-精氨酸可改善肝脏的损害,因此,肝功能的损害可能也是心动过缓的原因之一。

3.对血容量的影响

Martinez等应用同位素稀释技术测定了胆管结扎后兔体内的总液体量、细胞外液体量及血浆容量,发现与假手术组相比,结扎后6天总液体量下降15%,细胞外液体量下降24%,结扎12天后,细胞外液体量进一步下降(35%),而血浆容量下降了15%。Padillo等应用生物电阻抗技术测定了阻塞性黄疸患者体内的液体量和分布,发现与正常人相比,细胞内液体量无显著性差别,而总的液体量和细胞外液体量明显降低,并且与阻塞性黄疸的病因是良性还是恶性的无关。而动物和临床研究也都显示,体内与水、盐代谢调节相关的内分泌激素醛固酮、肾素和抗利尿激素显著升高,提示血容量下降。血容量的减少可能与以下一些因素有关。

(1)渴感减退,水的摄入减少。Oms 等应用胆管结扎的兔子研究发现,与假手术组兔子相比,梗阻性黄疸组兔子水的摄入显著减少,而水的平衡(摄入水分与排出水分的差值)也显著下降,同时还发现心房利尿肽显著升高,由于利尿肽在中枢有抑制动物饮水的功能,因此,利尿肽的升高可能是摄入减少的重要原因。

(2)利尿肽和脑利尿肽分泌增加。心房利尿肽和脑利尿肽都具有强大的利钠和利尿作用,并且在中枢内具有抑制动物饮水的功能。Valverde 和 Gallardo 分别在阻塞性黄疸动物和人体上发现,血浆中利尿肽含量显著升高;Padillo 等发现利尿肽和脑利尿肽均显著升高。近年来,有研究显示血浆内的利尿肽和脑利尿肽是诊断无症状左心室功能损害的特异性标志物,因此,阻塞性黄疸引起的心功能损害可能是利尿肽和脑利尿肽升高的主要原因。

(3)胆盐的利尿和促尿钠排泄作用。Topuzlu 等发现给犬静脉内注射胆盐可降低近曲小管钠的吸收,还有实验显示肾内注射胆汁酸可增加钠、钾的分泌和尿的流量,梗阻性黄疸大鼠也有类似现象。临床上观察到的现象似乎也支持胆盐有促尿钠排泄的作用,严重梗阻性黄疸患者的尿钠排泄显著增多,而且在限制钠摄入的情况下仍表现为尿钠排泄增多。

鉴于阻塞性黄疸可导致有效循环血量下降,学者们开始试图通过术前的液体治疗以提高循环系统的代偿能力,提高肾脏灌注,改善肾功能。Williams 等发现术前输血可降低围术期的死亡率;Dawson 通过动物和临床研究认为,甘露醇作为一种渗透性利尿剂,可产生容量扩张、利尿和促尿钠排泄,维持肾脏血流在低灌注水平,防止内皮细胞的肿胀和肾小管的阻塞。但是甘露醇是否对梗阻性黄疸的肾功能损害具有保护作用仍存在争议,Wahbah 等通过随机对照研究发现,预先给予甘露醇、呋塞米或者血管活性药物多巴胺并不能够保护肾功能,而围术期维持足够的血容量是保护肾功能的关键。Parks 等通过前瞻性研究发现,术前若给予充足的液体补充,并控制电解质的平衡可以改善阻塞性黄疸术后肾衰竭的发生率,而与是否应用小剂量的多巴胺无关。但也有临床研究认为,术前给予液体补充血容量,虽然可以改善细胞外液体容量,但不能够改善肾功能。因此,围术期阻塞性黄疸患者的液体治疗方案还有待于进一步研究,但有一点可以肯定,即严密监控围术期的血容量,保持水、电解质的平衡对于保护肾功能至关重要。

4.对自主神经平衡性的影响

为了确定黄疸对自主神经平衡性的影响,俞卫锋等选取了 24 名胆道或其周围肿瘤引起的阻塞性黄疸患者,ASA Ⅰ～Ⅱ级,另外选取 20 名年龄、体重及性别构成相似的非黄疸患者(慢性胆囊炎或肝血管瘤),ASA Ⅰ～Ⅱ级,作为正常对照组。在其手术开始前,采用改良后的 Oxford 药理学方法测定两组患者的动脉压力反射敏感性(BRS),并通过多元线性相关分析确定可能与吸入全麻药敏感性改变密切相关的肝功能指标,如血浆总胆红素、胆汁酸、清蛋白和丙氨酸转移酶等。为了进一步明确阻塞性黄疸对 BRS 的影响及其影响机制,建立了阻塞性黄疸的 SD 大鼠模型(BDL),对清醒阻塞性黄疸大鼠和假手术组大鼠(SHAM)的 BRS 功能和心率变异性(HRV)进行比较。在明确了阻塞性黄疸对动脉压力感受反射敏感性影响的基础上,继续对其敏感性变化的可能机制进行了初步研究:①观察急性高胆汁血症对正常大鼠 BRS 的影响,确定胆汁是否直接影响 BRS;②急性静脉注射非选择性的阿片受体阻断剂纳洛酮和不能透过血-脑屏障的阿片受体阻断剂甲基碘化纳洛酮,观察注射前后,两种阻断剂对 BDL 和 SHAM 组大鼠 BRS 和 HRV 的影响;③从胆管结扎开始,即每天皮下注射纳洛酮和甲基碘化纳洛酮,7 天观察 BDL 和 SHAM 组大鼠 BRS 和 HRV,并取血测定肝功能,取肝脏做病理切片;④通过免疫组化测定动脉压力感受反射中枢内孤束核(NTS)和延髓头端腹外侧部(RVLM)含有神经型一氧化氮合酶(nNOS)神经元的数目,比较 BDL 组与 SHAM 组间的差异,并观察侧脑室内给予 NO 供体硝普钠对 BRS 的影响。结果显示,阻塞性黄疸患者的动脉压力感受反射敏感性显著降低,包括交感压力反射功能和迷走反射功能,这一临床现象在 SD 大鼠的阻塞性黄疸模型上得到了进一步证实,并且 BDL 大鼠的自主神经系统功能也显著下降,交感与迷走的平衡失调。相关机制的研究发现,胆汁本身对 BRS 和 HRV 无明显影响,而阻塞性黄疸所导致的肝功能损害、自主神经系统功能失调、内源性阿片肽增加及动脉压力感受反射中枢 NTS 和 RVLM 含有神经源型 nNOS 神经元数目减少可能与动脉压力感受反射功能的下降有关。另外,丙泊酚对阻塞性黄疸患者血流动力学的抑制作用增强,可能与其交感反射功能下降有关。

(二)黄疸对麻醉药敏感性的影响

近来有研究表明,疲劳、抑郁症和瘙痒等胆汁淤积患者常见并发症的产生与患者脑内部分中枢神经递质传导的改变密切相关。而目前对于吸入麻醉药作用机制的研究显示,吸入麻醉药主要是通过干扰中枢神经系统内突触前神经递质的合成、释放和重摄取,或影响突触后膜上离子通道或膜受体的正常功能,从而改变了正常的神经冲动传导,并产生全身麻醉作用。因此,胆汁淤积患者脑内中枢神经递质的改变很可能会影响患者对吸入麻醉药的敏感性。这一假设分别在俞卫锋等对胆道或其周围肿瘤引起的阻塞性黄疸患者的临床研究,以及在阻塞性黄疸的 SD 大鼠模型的研究中得到证实。这些研究的主要研究结果如下。

1.临床研究

与非阻塞性黄疸患者的地氟烷 MAC-awake(2.17%±0.25%)相比,阻塞性黄疸患者的 MAC-awake(1.78%±0.19%)显著降低($P<0.001$),并且阻塞性黄疸患者的 MAC-awake 与血浆总胆红素呈显著性负相关,而与胆汁酸、清蛋白和丙氨酸转移酶无关,即患者血浆胆红素含量越高,MAC-awake 越低。这些结果表明阻塞性黄疸患者对吸入性麻醉药的全麻敏感性升高。

2.动物实验研究

与假手术组大鼠相比,各组黄疸大鼠的地氟烷 MACRR 都显著降低($P<0.05$),并且多元线性回归分析显示黄疸大鼠的 MACRR、MAC 与血浆总胆红素呈负相关,而与血浆清蛋白呈正相关。

3.分子机制研究

(1)与对照组(假手术组)大鼠相比,阻塞性黄疸大鼠大脑皮层内谷氨酸和甘氨酸的含量显著下降($P<0.05$),而天门冬氨酸、γ--氨基丁酸和谷氨酰胺的含量无明显差异。

(2)阻塞性黄疸大鼠皮层上 NMDA 受体的最大结合容量显著升高($P<0.05$),亲和力无明显变化。

(3)阻塞性黄疸大鼠皮层 NMDA 受体亚基 NR1、NR2A 和 NR2B 的表达量显著升高($P<0.05$),而各亚基的磷酸化水平无明显改变。综上所述,阻塞性黄疸可提高机体对吸入麻醉药的敏感性,增强药物的麻醉效能。

二、胆石症和胆道肿瘤的手术麻醉

胆石症是指胆道系统(包括胆囊和胆管)内发生结石的疾病,是常见病、多发病。我国胆结石发病率平均为 5.6%，女性明显多于男性，发病率随年龄增长而增高。目前我国的胆结石已由以胆管的胆色素结石为主逐渐转变为以胆囊的胆固醇结石为主。

胆囊结石早期常无明显症状，当胆囊内的小结石嵌顿于胆囊颈部时可引起临床症状，胆绞痛是其典型的首发症状，呈持续性右上腹疼痛，阵发加剧，可向右肩背放射，常伴恶心、呕吐，临床症状可在数小时后自行缓解。若嵌顿不解除则胆囊增大、积液，合并感染时可发展为急性化脓性胆囊炎或胆囊坏疽。肝外胆管结石多数为原发性胆总管结石，典型临床表现是反复发作的腹痛、寒战高热和黄疸，称为夏柯三联征。间歇性黄疸是肝外胆管结石的特点，如果梗阻性黄疸长期未得到解决，将会导致严重的肝功能损害。肝内胆管结石的症状依结石部位不同而有很大差别。位于周围肝胆管的小结石平时可无症状，若结石位于 I、II 级肝胆管或整个肝内胆管，则患者会有肝区胀痛。胆石症可根据典型病史、临床表现、体检和影像学检查确诊。胆石症的治疗方法很多，但以外科手术治疗为主。

胆道肿瘤包括胆囊和胆管的肿瘤，良性肿瘤不常见，多为腺瘤和息肉。常见的恶性肿瘤有胆囊癌、胆管癌和壶腹癌等，其中胆囊癌可占胆道恶性肿瘤的 1/2 左右。胆道恶性肿瘤的治疗原则是早期诊断，及早行根治性切除。手术方式和切除范围依肿瘤部位和癌症分期不同而有很大区别。

(一)麻醉前准备

(1)重点检查心、肺、肝、肾功能。对合并的高血压、冠心病、糖尿病、肺部感染、肝功能损害等进行全面的内科治疗。

(2)胆石症和胆道肿瘤患者经常伴有胆道梗阻及肝功能损害，梗阻性黄疸可以导致胆盐、胆固醇代谢异常，维生素 K 吸收障碍，使出、凝血发生异常，凝血酶原时间延长。术前应补充维生素 K，纠正凝血功能。由于梗阻性黄疸患者迷走神经张力增高，麻醉和手术过程中容易出现心律失常和低血压，麻醉前应酌情给予阿托品。

(3)胆石症合并感染时可发展为急性化脓性胆囊炎、胆管炎，甚至可导致感染中毒性休克、败血症等。合并感染的患者应做好充分的术前准备，包括行急诊手术的患者，在积极抗感染治疗的同时应尽量纠正休克状态。

(4)如果术前存在水、电解质、酸碱平衡紊乱应予以纠正；一些胆道肿瘤患者营养状况可能较差，术前应该适当改善营养状态。

(5)术前用药：阿托品可使胆囊、胆总管括约肌松弛，可作为麻醉前用药。吗啡、芬太尼等阿片类药物可引起胆总管括约肌和十二指肠乳头部痉挛，使胆道内压上升达 2.9 kPa(300 mmH$_2$O)或更高，且不能被阿托品解除，故患有胆石症和胆道阻塞的患者麻醉前应禁用。肝功能损害严重的患者术前用药需谨慎，此类患者镇静药和阿片受体激动药作用可能增强，有可能引起或加重肝性脑病。胆石症患者中肥胖体型者逐年增多，对这类患者不主张术前应用镇静药和阿片受体激动药，除非在有监测和医护人员看护情况下酌情使用；病理性肥胖患者易发生胃液反流，手术日晨应给予 H$_2$受体阻滞剂，提高胃液 pH。

(二)麻醉方法和麻醉药物的选择

胆石症和胆道肿瘤手术的麻醉方法、麻醉药种类的选择应结合手术方式、患者术前一般情况、肝功能损害程度及凝血功能等多种因素综合考虑。一般来说可采用全身麻醉、连续硬膜外麻醉或全身麻醉复合硬膜外麻醉。以往国内大多数医院行胆道手术都是以硬膜外阻滞为主，可经胸 8～9 或胸 9～10 间隙穿刺，向头侧置管，阻滞平面控制在胸 4～12。但是由于胆石症和胆道肿瘤患者可能有阻塞性黄疸,致使迷走神经张力增加,发生心动过缓;如果硬膜外阻滞平面过高,有可能阻滞心交感神经,使心动过缓更加明显,加之胆囊、胆道部位迷走神经分布密集,且有膈神经分支参与,术中在游离胆囊床、胆囊颈和探查胆总管时,可发生胆心反射和迷走-迷走反射。患者不仅会出现牵拉痛,而且可引起反射性冠状动脉痉挛,心肌缺血导致心律失常,血压下降,甚至心搏骤停。为防止上述情况发生可以采取一些预防措施,如局部神经阻滞,静脉应用哌替啶及阿托品或依诺伐等药物,但应考虑到阿片类药物可引起胆总管括约肌和十二指肠乳头部痉挛的问题。

近十年来,由于上述原因和腹腔镜下胆囊切除手术的开展,全身麻醉或全身麻醉复合硬膜外麻醉越来越多地应用于胆道手术。如果患者一般状况良好,不是病态肥胖者,未合并肝功能损害或阻塞性黄疸时,麻醉方法和麻醉药物的选择无特殊禁忌。如果患者合并阻塞性黄疸或伴有肝功能损害时,应认真选择麻醉用药,原则上禁用对肝功能有损害的药物。全麻药物中吸入麻醉药对肝血流和肝功能的影响大于静脉麻醉药,吸入麻醉药对肝血流和肝功能的影响不仅与麻醉药本身的特性有关,还与肝功能障碍的严重程度、年龄、手术应激及腹腔内手术操作等多种因素有关。大量动物实验和临床观察表明,七氟烷、地氟烷和异氟烷较氟烷和恩氟烷能更好地保护肝血流和肝功能,可用于肝功能损害患者的麻醉。现有的资料提示临床常用的静脉麻醉药,如丙泊酚、氯胺酮、依托咪酯和硫喷妥钠等对肝血流的影响很小,对术后肝功能没有明显影响,但是在肝功能损害严重的患者应注意反复多次给药和持续输注时药物作用时间延长,镇静强度增加。肝功能障碍患者阿片受体激动药的镇静和呼吸抑制作用增强,作用持续时间延长,需谨慎应用。瑞芬太尼的酯键易被血和组织中的非特异性酯酶水解,导致代谢迅速,恢复与剂量和输注时间无关,肝功能障碍不影响瑞芬太尼的清除率。神经肌肉阻滞药可选用不依赖肝脏消除的阿曲库铵和顺式阿曲库铵。

(三)术中麻醉管理要点

(1)常规监测心电图、无创血压、脉搏氧饱和度、呼气末二氧化碳、体温和尿量,有条件的情况下可监测麻醉深度。

(2)胆石症患者属于肥胖体型者,应按照肥胖患者来实施麻醉诱导和麻醉管理。如果患者一般情况差或合并感染,尤其是发展至感染中毒性休克和败血症时,应进行有创动脉血压和中心静脉压监测。麻醉诱导应选择对血流动力学影响小的药物,并遵循小量分次给药的原则,避免血压骤降。术中如果血压过低,应合理应用血管活性药物,尽量维持血压在正常范围,以保证心、脑、肾等重要脏器的灌注。

(3)胆石症和胆道肿瘤患者伴有肝功能损害和梗阻性黄疸时,可以导致胆盐、胆固醇代谢异常,维生素K吸收障碍,影响凝血功能;胆道手术可促使纤维蛋白溶酶活性增强,纤维蛋白溶解而发生异常出血;麻醉和手术中因凝血因子合成障碍,毛细血管脆性增加,也促使术中渗血增多,因此术中应密切观察出凝血变化,遇有异常渗血,应及时检查纤维蛋白原、血小板,并给予抗纤溶药物或纤维蛋白原处理。

(4)胆结石和胆道肿瘤造成主要胆管阻塞而使结合胆红素分泌障碍,引起阻塞性黄疸的患者围术期发病率和病死率较高,且术后易伴发急性肾衰竭。术后急性肾衰竭的发生率为8%～10%,与高胆红素的程度有直接关系,病死率可高达70%～80%。术中应注意肾脏保护,严密监测尿量,更可靠的方法是采用中心静脉导管或肺动脉导管或经食道超声心动图监测有效血容量和心脏功能,通过增加心排血量来维持肾脏灌注。

（5）胆结石和胆道肿瘤患者常合并阻塞性黄疸，伴有自主神经功能紊乱，胆红素、胆酸均为兴奋迷走神经物质，迷走神经张力增高；胆道炎症及胆管内压力增高也使迷走神经张力增加；加之胆囊、胆道部位迷走神经分布密集，且有膈神经分支参与，手术过程中容易发生胆心反射和迷走-迷走反射，引起反射性冠状动脉痉挛，心肌缺血导致心律失常，血压下降，甚至心搏骤停。应提醒术者术中做胆囊颈部及三角区神经阻滞，阻滞迷走神经的反射弧以减少胆心反射和迷走-迷走反射的发生。术中必须严密监测心率、心电图和血压，如果出现 ST-T 改变、心律失常和血压下降应立即提醒术者停止手术，并静脉注射阿托品，必要时加注麻黄素，纠正反射引起的心率减低和血压下降。

（6）肥胖患者在麻醉期间应严密监测，要特别注意加强气道管理，此类患者一旦出现呼吸和心血管系统的紧急情况，处理起来极其困难，因此任何潜在的危险都必须尽早发现并及时解决。

（7）一般情况下，胆道手术出血量不会太多，但是体液丧失比较显著，所以术中应注意补充容量。

（8）腹腔镜胆囊切除术时应该保持足够的肌松程度，由于腹腔镜手术时视野有限或内镜的放大作用而难以正确估计出血量，加之气腹和体位的原因，应该加强血流动力学和呼气末二氧化碳的监测。

（四）麻醉后注意事项

（1）术后应密切监测脉搏氧饱和度、心电图、血压、脉搏、尿量，持续鼻管吸氧，直至病情稳定。

（2）危重患者和感染中毒性休克未脱离危险期者，麻醉后应送术后恢复室或重症监护室进行严密监护治疗，直至脱离危险期。

（3）对老年人、肥胖患者及并存呼吸系统疾病者，术后应持续低流量吸氧，严密监测血氧保护度，防止低氧血症和肺部并发症的发生。

（4）术后应适当给予镇痛药物，合并肝功能障碍患者应该尽量避免使用对肝脏有损害的药物。硬膜外镇痛是比较理想的方法，镇痛效果确切，并可促进肠道排气，但有凝血功能异常的患者禁用。病理性肥胖患者术后镇痛尽量选用非阿片类镇痛药，如果选用阿片类镇痛药应使用最低有效剂量。

三、先天性胆道畸形的手术麻醉

先天性胆道畸形包括胆道数目和形态的异常，最常见的畸形为先天性胆道闭锁和先天性胆管囊状扩张症。

（一）常见的先天性胆道畸形

1.先天性胆道闭锁

先天性胆道闭锁是胆道先天性发育障碍所致的胆道梗阻，是新生儿期严重梗阻性黄疸的常见原因。病变可累及肝内或肝外的部分胆管，也可累及整个胆道，其中以肝外胆道闭锁最为常见。病因尚未明确，目前有 2 种学说：胚胎先天性发育畸形学说和病毒感染学说。临床常根据胆管闭锁的病变范围不同将其分为 3 型，即肝内型、肝外型和混合型，其中肝外型大多可经手术治疗。

2.先天性胆管囊状扩张症

先天性胆管囊状扩张症以往称为先天性胆总管囊肿，可发生在肝内、外胆管的任何部分。本病好发于亚洲地区，女性多见。病因尚未明了，可能与以下因素有关：①先天性因素，主要有 3 种学说,即胆管上皮异常增殖学说、胰胆管异常合流学说和神经发育异常学说;②后天性因素;③先天性因素合并后天性因素。根据胆管扩张的部位、形态和范围,先天性胆管囊状扩张症分为 5 种类型:Ⅰ型为胆总管囊状扩张;Ⅱ型为胆总管憩室样扩张;Ⅲ型为胆总管末端囊肿;Ⅳ型为肝内外胆管扩张;Ⅴ型为肝内胆管单发或多发性囊性扩张,又称卡罗利病。临床症状多出现在 3 岁左右,典型的临床表现为腹痛、腹部包块和黄疸三联征,但多数患儿就诊时只有其中一个或两个症状,症状多呈间歇性发作。合并感染时症状加重,晚期可出现胆汁性肝硬化和门静脉高压。为避免反复发作胆管炎导致肝硬化,癌变或囊肿破裂引起的胆汁性腹膜炎等严重并发症,本病一经确诊应尽早行手术治疗。

(二)手术麻醉

1.病情评估

先天性胆道畸形患者的全身状况通常很差,经常并存营养和发育不良、肝功能损害、出血倾向,有的患者可能合并严重胆管感染、重症黄疸、囊肿破裂引发胆汁性腹膜炎、甚至感染中毒性休克。术前应尽量改善一般状况,重点是改善营养状态和肝功能,控制感染,纠正出血倾向等。

2.术前准备

(1)禁食:患者多数是婴幼儿,与成人相比其代谢率高、体表面积与体重之比较大,更容易脱水,所以可以遵循改良的禁食指南,即小于 6 个月的婴幼儿可在麻醉诱导前 4 小时内禁食奶类和固体类食物,麻醉诱导前 2 小时可饮用不限种类的清液,但临床上更倾向于 6～8 小时不食用奶类和固体类食物,诱导前 4 小时内不饮用清液的原则。

(2)术前用药:小于 6 个月的婴幼儿一般不需要术前用药,较大患儿可根据病情、麻醉诱导方法、患儿和家长的心理状况等来决定是否给予术前药,但合并肝功能损害和严重感染者需谨慎应用术前药。给药途径包括口服、肌内注射或经直肠内灌注等。常用药物有咪达唑仑、地西泮、阿托品、氯胺酮等,可以单独应用,也可联合用药。

3.麻醉方法

由于先天性胆道畸形患者常合并重症黄疸、感染、肝功能障碍并有出血倾向,而且患者多是婴幼儿,所以气管内插管全身麻醉是最常用的麻醉方法。麻醉诱导方法的选择取决于患者的病情、紧张程度、配合程度、交流能力及是否饱胃等诸多因素,方法包括面罩吸入诱导、肌内注射诱导、直肠麻醉诱导和静脉诱导等。

4.麻醉药物的选择

麻醉药物选择没有特殊禁忌,但应注意以下问题:①先天性胆道畸形患儿常合并肝功能损害,应认真选择麻醉用药,原则上禁用对肝功能有损害的药物;②行先天性胆道畸形手术的患儿年龄往往较小,相当一部分患儿是不足 2 月的小婴儿,肾功能和肝脏代谢功能尚不成熟,要特别注意避免药物过量引起心肌抑制等危险和因血浆药物浓度过高而导致的药物毒性;③婴幼儿对阿片类药物非常敏感,容易引起呼吸抑制;④小儿呼吸频率快,心脏指数高,大部分心排血量分布至血管丰富的器官,加上吸入麻醉药血气分配系数随年龄而有改变,故小儿对吸入麻醉药的吸收快,麻醉诱导迅速,但同时也易过量。

5.麻醉期间监测

先天性胆道畸形患者经常合并肝功能损害、重症黄疸和感染等,并且有相当一部分患者是婴幼儿,麻醉期间病情多变,术中术后一定要严密监测。监测项目包括血压和心率、心电图、脉搏氧饱和度、呼气末二氧化碳、体温和尿量。如果患者是婴幼儿,则应加强脉搏氧饱和度、体温和呼气末二氧化碳监测。由于新生儿和婴儿体表面积和体重之比较大,更容易丧失体内热量,加之体温调节能力比较差,术中应保持手术室温度、使用加温设备(如温毯)等,液体和血液制品也应加温后输入,防止术中发生低体温,但同时也应避免麻醉期间体温过高。呼气末二氧化碳可监测术中有无通气不足或通气过度,反映肺血流情况,及时发现恶性高热,并对危及生命的情况如气管导管误入食管、气管导管脱出或堵塞、呼吸环路管道脱落等提供早期报警,避免严重并发症的发生。如果患者有严重并发症或手术时间较长、出血较多时应放置中心静脉导管、进行有创动脉血压监测和血气分析,并对存在的水、电解质、酸碱失衡情况做出正确分析和及时处理。

6.麻醉管理要点

(1)静脉补液:先天性胆道畸形患者多是婴幼儿,静脉补液应考虑到其代谢率高及体表面积与体重之比较大的生理特点。术中静脉补液应包括:①术前禁食、禁饮所致的液体丢失量;②正常生理需要量;③麻醉和手术所致的液体丢失量。小儿手术麻醉期间损失的是细胞外液,故手术中应输平衡液补充血容量,减少术中及术后发生低血压,减少输血量,维持满意的肾灌注,增加尿量,预防术后肾功能不全。小儿术中是否需输注葡萄糖液至今仍然有争议。有些学者认为手术麻醉的应激反应可使血糖增高,故主张术中不输葡萄糖液而输平衡液。也有学者认为小儿术前禁食有发生低血糖可能,虽然低血糖的发生率并不高,但如仅输平衡液,不能纠正术前偏低的血糖水平及可能产生的脂肪消耗和酮症酸中毒,而输注葡萄糖液可提供热量并预防代谢性酸中毒,主张输注平衡液同时输注葡萄糖液。小儿输液安全界限较小,很易引起输液过量或输液不足,二者均可引起严重后果,术中应严密观察动、静脉压及尿量,随时调整输液量。

(2)先天性胆道畸形患者常合并梗阻性黄疸,伴有自主神经功能紊乱,胆红素、胆酸均为兴奋迷走神经物质,加之胆囊、胆道部位迷走神经分布密集,且有膈神经分支参与,手术过程中容易发生胆心反射和迷走-迷走反射,引起反射性冠状动脉痉挛,心肌缺血导致心律失常,血压下降,甚至心搏骤停。应提醒术者术中做胆囊颈部及三角区神经阻滞,阻滞迷走神经的反射弧以减少胆心反射和迷走-迷走反射的发生。术中必须严密监测心率、心电图和血压,如果出现ST-T改变、心律失常和血压下降应立即提醒术者停止手术,并静脉注射阿托品,必要时加注麻黄素,纠正反射引起的心率减低和血压下降。

(3)先天性胆道畸形患者常伴有肝功能损害和梗阻性黄疸,导致胆盐、胆固醇代谢异常,维生素K吸收障碍,影响凝血功能;胆道手术可促使纤维蛋白溶酶活性增强,纤维蛋白溶解而发生异常出血;麻醉和手术中因凝血因子合成障碍,毛细血管脆性增加,也促使术中渗血增多,因此术中应密切观察出凝血变化,遇有异常渗血,应及时检查纤维蛋白原、血小板,并给予抗纤溶药物或纤维蛋白原。先天性胆道畸形患者多是婴幼儿,对出血的耐受力差,术中应密切关注出血量,并应该在麻醉前估计血容量,按体重计算。新生儿血容量为85 mL/kg,小儿为70 mL/kg。手术失血<10%血容量可不输血而仅输平衡液;失血>14%血容量应输红细胞混悬液,同时补充平衡液;失血10%~14%血容量应根据患儿情况决定是否输注血液制品。

7.术后管理和术后镇痛

(1)术后继续密切监测脉搏氧饱和度、血压、脉搏、体温、尿量等,直至病情稳定。

(2)由于先天性胆道畸形患者多是婴幼儿,要特别强调呼吸道管理。苏醒期由于全麻药物、麻醉性镇痛药和神经肌肉阻滞药的残余作用,可引起呼吸抑制,导致通气不足,并有上气道梗阻和误吸的风险,应严密监测,防止呼吸系统并发症的发生。

（3）适当补充血容量和电解质,维持循环稳定。

（4）先天性胆道畸形手术创伤较大,应重视术后镇痛问题。如果术前放置了硬膜外导管,术后可用硬膜外阻滞镇痛,药物可选择局麻药加阿片类药物;持续静脉输注和患者自控镇痛应该是更常用的方法,多选用阿片类药物,如果疼痛程度较轻,也可选用非甾体抗炎药。在进行术后镇痛期间应严密监测脉搏氧饱和度,防止药物过量或持续输注造成药物蓄积而引起呼吸抑制。

（张秀丽）

第六节　胰腺手术的麻醉

一、胰腺病理生理特点

(一)胰腺的解剖与功能

胰腺是人体内最大的腺体,具有外分泌和内分泌两种功能。位于上腹部和左季肋部腹膜后间隙中,全长 $15\sim25$ cm,重 $70\sim100$ g。其位置相当于第一到第二腰椎水平,由右往左分为头、颈、体、尾四部分。形态多为蝌蚪形,弓形次之,其余形状较少。除胰头较扁平外,其余各部大体有三个面,即前面、下面和后面,断面大体为三棱形。由于胰腺位置相对固定,且与脊柱紧邻,容易损伤。大部分血供来自腹腔动脉干的分支,部分来自肠系膜上动脉系统,通过脾静脉、肠系膜上静脉最后汇入门静脉系统。胰腺外来神经支配(胰腺器官外的神经)由迷走神经和内脏神经束组成。目前对通过胰腺的外来神经的走行知之甚少。胰腺内部神经分布(支配腺体的神经纤维)由神经节后的肾上腺素能的神经、神经节前和节后的胆碱能的神经纤维和与其相关的神经节结构即神经元及其感觉神经纤维(传入端)组成。肾上腺素能的神经按通常的形式分布,神经节后的神经纤维(主要源于腹腔及肠系膜神经节)与动脉血供一起进入腺体。这些分泌去甲肾上腺素的纤维主要支配胰腺血管,部分分布至胰岛。胰腺内的胆碱能神经纤维分布也有其特点,具有节前和节后的神经纤维,分泌乙酰胆碱的节后的神经纤维同时支配外分泌和内分泌细胞。肾上腺素能和胆碱能神经纤维都未见有特殊的神经末梢,只能假设它们在末梢或神经走形的沿途释放神经介质。胰腺内还有类似颈动脉窦的感受器。当胰腺内血压降低时,能反射性地通过交感神经引起血管收缩和心跳加快。在胰腺中也有肽能纤维,包含血管活性肠肽、胆囊收缩素、胃泌素类肽、P物质、内脑磷脂等物质,它们的来源和功能尚待确认。此外,胰腺内还有传导痛觉的纤维,从胰头传入的冲动多引起中上腹部疼痛,而从胰尾传入的冲动则多引起左上腹疼痛。又由于胰腺位于腹膜后,炎症或肿瘤可向后侵及躯体神经而引起严重的背痛。

胰腺外分泌由腺泡和导管细胞每天分泌 $700\sim1\,500$ mL 胰液,其主要成分是碳酸氢盐和多种消化酶。内分泌由 A、B、D、D_1、A_1 等细胞分别产生胰高血糖素、胰岛素、生长抑素、舒血管肠肽及胃泌素等。

(二)常见的胰腺疾病及病理生理改变

1.急性胰腺炎

急性胰腺炎分急性水肿型和出血坏死型 2 种。其病因如下:①梗阻因素,以胆总管下段结石最为多见;②酒精中毒;③饮食因素;④外伤与手术;⑤血管因素;⑥感染;⑦内分泌和代谢因素;

⑧神经因素;⑨药物;⑩其他,如免疫反应、遗传性、特发性等。在正常情况下,奥迪括约肌关闭后,胰管和十二指肠之间为正压力梯度,防止十二指肠内含有已被激活的各种胰酶、胆汁酸、溶血卵磷脂、细菌等反流至胰管。许多炎症细胞参与急性胰腺炎的发生、发展,前炎症细胞因子和趋化因子对局部组织和远处脏器的损伤起着重要的作用。在致病因素作用下,胰管内压增加,分泌增多,胰小管及胰腺腺泡破裂。胰液与胰腺实质和周围组织接触,胰蛋白酶原被激活为胰蛋白酶,使胰腺水肿、出血、坏死。在其自身被激活后,可激活一系列胰酶,如弹力蛋白酶、磷脂酶 A、糜蛋白酶、酯酶、胰舒血管素、释放胰肽,使毛细血管扩张,细胞膜通透性增加,影响有效循环血量产生休克。急性重症胰腺炎早期容易并发多脏器功能衰竭,以急性肺损伤为最常见和最严重,是致死的主要原因。其发病机制复杂,中性粒细胞激活、胰酶、氧化损伤、内皮素及炎症介质、P 物质等因素参与其发病。

2.慢性胰腺炎

慢性胰腺炎是由多种原因所致的胰腺弥漫性或局限性炎症。由于炎症持续不断地发展,导致腺体发生了一系列复杂、不可逆的损害,并在临床上表现出进行性的内、外分泌功能减退及多种临床症状。病因有酒精性、特发性、胆石性等。国内的慢性胰腺炎以胆石性最为常见,另外,急性胰腺炎引起的继发性胰腺结构破坏亦可导致慢性胰腺炎。常见的症状有腹痛、发热、黄疸、恶心、呕吐、消瘦、腹泻、腹部肿块等。

3.胰腺内分泌肿瘤

胰腺内分泌肿瘤是一种很少见的疾病,由于胰岛细胞的种类不同而分为不同类型的肿瘤。可分为功能性胰岛细胞瘤与无功能性胰岛细胞瘤,已知的内分泌肿瘤有胰岛素瘤、胃泌素瘤、血管活性肠肽瘤、胰高血糖素瘤、无功能胰岛细胞瘤等。每种细胞均可产生特殊的肿瘤。由于胰岛细胞来自胚胎期的胚层神经外皮,能吸收胺的前体和去羟基化,称 APUD 细胞。起源于APUD 细胞的肿瘤称 APUD 肿瘤。由于其类型不同而分泌各种不同种类的激素,从而引起各种不同而颇具特色的临床症状。

4.胰腺癌

胰腺癌发病率占全身癌肿的 $1\%\sim4\%$,胰头癌发病率占胰腺癌的 70%,我国近年的发病率有上升趋势,其病因不清,临床上表现为上腹胀痛或绞痛、食欲缺乏、恶心呕吐等消化道症状。癌肿可引起胆管堵塞,86% 患者可出现黄疸,是胰头癌重要体征,同时还可有体重减轻、乏力、发热、胆囊及肝脏肿大等,进展期或晚期癌常有胰腺后方胰外神经丛的神经浸润,引起顽固的腰背痛。

(三)胰腺外科疾病对全身的共同影响

胰腺外科疾病对全身的共同影响主要包括以下几方面:①黄疸和凝血机能障碍;②进行性全身消耗,重度营养不良及其有关改变;③胰内分泌改变,尤其是血糖的改变,可出现高血糖或低血糖。

1.黄疸

黄疸是一个突出的表现,为无痛性、进行性加重的阻塞性黄疸。病变引起胆胰管梗阻,使胰外分泌液不能进入十二指肠,影响食物的消化吸收,以及脂溶性维生素的吸收,尤其可引起维生素 K 和与它有关的凝血酶原,凝血因子Ⅶ、Ⅸ、Ⅹ的缺乏。长期胆管梗阻造成肝功能的损害或胆汁性肝硬化,手术中易致广泛性出血。这就对手术前的准备提出了更高的要求,并预示着手术和术后可能有较多的困难和危险。减黄手术应在考虑之列。

急性肾功能不全是长期严重阻塞性黄疸患者的又一重要问题。黄疸增加了肾脏对低血压,缺氧的敏感性,加上胆栓在肾实质的存在及其产生的损害,更增加了肾功能不全的危险性。这类患者由于营养不良、消耗、慢性失盐失水,有效血容量不足,对手术中失血,失水更为敏感。这不仅应引起手术中的注意,而且手术前的补充与纠正也十分重要。保护肾脏,观察尿量,准确评估是十分重要的。

2.营养不良

反映机体代谢活动的匮乏与低下,低蛋白、慢性贫血是重要方面。主要是由于持续性疼痛,精神及精力的消耗,摄入量不足,消化吸收障碍,慢性失血等,造成长时间的负氮平衡,从而耐力、抵抗力、免疫力下降,易发生术后并发症如感染、伤口愈合不良、应激反应减弱等。而且,以上因素易引起血管床收缩、内生水增加,而血容量及电解质减少、低钠、低钾、间质水肿等一些病理状态。

3.内分泌改变

胰腺肿瘤或慢性胰腺炎患者常有胰实质损害,而存在胰腺内、外分泌功能改变,高血糖和糖尿病常见,增加了麻醉和手术过程及术后的危险性。应在术前常规检查并给予有效合理的处理。

二、术前评估

(一)术前评估的意义

胰腺切除术不仅是一个外科问题,而且涉及原发病对患者所带来的由局部到全身性的病理生理变化,也就是说,原发病的影响是全身性的。手术后的影响也不单纯是局部的,同时也是全身性的。它既有一般外科的问题,又涉及营养和能源的消化吸收等一些胰外分泌的问题和一些摄取、转化利用等胰腺内分泌的问题。患者除有需行手术治疗的胰腺疾病外,往往还有其他并存疾病或某些特殊情况,这必然引起机体相应的病理生理改变。患者的精神状态、各种麻醉药及麻醉方法都可影响患者生理状态的稳定。麻醉和手术的安危或风险程度,除与疾病的严重程度、手术的创伤大小、手术时间长短、失血多少等因素有关外,在很大程度上主要决定于术前准备是否充分、麻醉方面的考虑和处理是否适合患者的病理生理状况。术前应根据患者病史、体格检查和化验结果,对患者的病情和体格情况进行准确的评估。根据具体病情特点制订合适的麻醉方案。

胰腺疾病常伴有营养不良、糖尿病、低血糖、营养吸收障碍、酮症酸中毒、梗阻性黄疸等伴随症状。胰腺外科手术是普通外科领域中较为复杂、难度较大的手术,手术时间长、切除范围广、消化道重建措施复杂等。手术对患者正常的生理状态影响较大,手术后并发症较多且往往是致命性的,如腹腔内或全身性严重感染、腹腔内出血、应激性溃疡、胰瘘、胆瘘、消化道瘘等,因此,为确保胰腺疾病外科手术的成功和达到预期的治疗目的,必须做好术前访视,对病情做出准确的评估和正确的处理。

(二)全身情况和各器官系统的评估

1.全身情况

应了解患者的发育、营养、体重等各个方面情况。肥胖对生理有明显的影响,麻醉后易并发肺部感染和肺不张等,还可加重心脏负担,需认真对待。营养不良者对麻醉手术的耐受力低。贫血、脱水者等术前均应适当纠正,维持血细胞比容在 $30\% \sim 35\%$。

2.呼吸系统功能

肺功能的评估是一项重要的内容,特别是在患者原有呼吸系统疾病时,这种评估显得更为重要。对患者肺功能的评估可为术前准备及术中、术后的呼吸管理提供可靠的依据。一些简易的方法如屏气试验、吹气试验、吹火柴试验、观察患者呼吸困难程度等可用于床旁测试肺功能。急性呼吸系统感染患者应延迟择期手术,急症手术应加强抗感染措施,同时避免吸入麻醉。急性胰腺炎患者可伴有胸腔积液、肺不张和急性呼吸窘迫综合征,可进一步导致呼吸功能衰竭。这些患者术后可能需要机械通气支持呼吸功能。静态肺功能检查主要是通过肺量仪及血气检查来测定患者的通气及换气功能。国内多采用最大通气量占预计值的百分比、残总比和第一秒时间肺活量这三个指标对呼吸功能进行分级评估。新的观点认为,以上检查仅考虑到肺的通气及换气功能对氧供的影响而忽略了心脏在氧供中的作用。为了能客观、准确评估患者的心肺功能,从而提出了心肺联合运动试验简称运动试验。其参照指标重点在于峰值耗氧量、最大氧耗量及无氧阀的判定上,运动方式以登车为主,无氧阀对心肺功能的评估价值已得到公认,无氧阀的无创测定方法备受关注,通气无氧阀的测定已广泛应用于临床,新近发展起来的还有近红外线技术为无创测定无氧阀又提供了一条新的途径。术前酌情行胸部 X 线检查,动脉血气分析,静态肺功能检查,心肺联合运动试验等。

3.循环系统功能

测定心功能的方法很多,有根据心脏对运动量的耐受程度而进行的心功能分级,也有根据心指数、左室射血分数、左室舒张末期压等客观指标进行的心功能分级,纽约心脏学会(NYHA)心功能分级是被认同的决定大手术预后的独立因素,NYHA3、4 级患者的术后并发症发生率显著高于 NYHA1、2 级患者,它可作为术前筛查评估。术前需行心电图,电解质检查,心功能测定,以及病史和体格检查所提示的其他检查。

4.消化系统功能

胰腺癌患者常伴有梗阻性黄疸,高胆红素血症可以导致凝血障碍、肝肾衰竭及免疫功能损害,对这种患者进行手术治疗,其手术死亡率及并发症的发生率均较高。由于梗阻性黄疸在病理生理方面的特殊性及其对原发疾病临床过程的特殊影响,胰腺疾病伴发梗阻性黄疸的围术期处理既有与其他腹部手术相同的方面,也有其特殊性,应当引起重视。早期研究显示重度黄疸患者采用手术治疗的死亡率可高达 15%~25%,并发症发生率为 40%~60%。另外一些研究表明,胆红素水平超过 342 μmol/L(20 mg/dL)的患者进行胰十二指肠切除术,手术死亡率是胆红素水平低于 342 μmol/L 患者的一倍。造成这种情况的原因很多,但梗阻性黄疸时的高胆红素血症及其常伴有的内毒素血症是主要的高危因素。胰腺疾病患者电解质紊乱很常见,可有继发性代谢性酸中毒(高钾,继发急性胰腺炎)或碱中毒和肠性失液(低钾和低镁,继发于腹泻和负压吸引),急性胰腺炎时通常钙水平下降(网膜脂肪皂化)和钠上升(脱水)。胃泌素瘤通常有腹泻、严重的消化器官溃疡和胃食管反流。有些胰腺内分泌肿瘤可引起严重的水样泻(达到 20 L/d),术前要积极纠正电解质紊乱。术前应行电解质,血糖,肝功能等检查,以及由病史和体格检查所提示的其他检查。

5.肾功能

由于继发性脱水,要事先评估患者肾功能,同时相应地调整麻醉方案。一般来说,椎管内麻醉对肾功能的影响较全麻的小。术前应检查肾功能,肾脏 B 超,尿常规等。

6.内分泌系统功能

由于缺少胰岛细胞,许多急性胰腺炎患者罹患糖尿病,所以应了解患者所用控制血糖的药物和剂量,麻醉前应使血糖控制在稍高于正常水平,以免麻醉时出现低血糖。如患者使用口服降糖药治疗,在术前宜改用胰岛素。同时注意有无严重的并发症如酮症酸中毒、严重的感染等。胰腺内分泌肿瘤通常表现出多样的Ⅰ型内分泌综合征,具有垂体、甲状腺和/或胰腺腺瘤的特征。内分泌肿瘤能分泌甲状旁腺素、生长激素和促肾上腺皮质激素,可引起 Ca^{2+} 水平上升、肢端肥大症和库欣综合征。胰岛素瘤是最常见的胰腺内分泌肿瘤,可引起严重低血糖,应了解低血糖的发作和控制情况,外科治疗胰岛素瘤也可导致胰岛素的大量释放,建议每 10～15 分钟监测血糖 1 次。这类患者多肥胖,应对其心血管功能和肺功能进行评估。术前应进行电解质、血糖及内分泌功能等方面的检查。

7.血液系统功能

血细胞比容可假性增高或降低,多继发于血液浓缩或出血。可能出现凝血性疾病、弥散性血管内凝血。术前应检查全血细胞计数、血小板、凝血酶原时间、部分凝血激酶时间、纤维蛋白原等。

(三)急性胰腺炎严重程度和预后的评价

急性胰腺炎病情变化快,严重的患者预后不良,但凭临床经验有时很难对病情的严重程度做出正确估计,因此,必须有一个全面的病情评估方法对胰腺炎的严重程度做出及时、准确的评价,用以选择治疗方法和判断患者预后。

1.全身评分系统

(1)Ranson 标准如下。①标准:入院时,年龄>55 岁;血糖>11.2 mmol/L;白细胞>16.0×10⁹/L;谷丙转氨酶>250 U/L;乳酸脱氢酶>350 U/L。入院后 48 小时内,血球压积下降>10%;血钙<2.2mmol/L;碱缺失>4 mmol/L;血尿素氮上升>1.79 mmol/L;估计失液量>6 L;PaO_2<8.0 kPa。②判定:3 个以上指标阳性为轻症;≥3 个为病重;≥5 个预后较差。

(2)APACHE-Ⅱ评分:用于计分的指标有肛温、平均动脉压、心率、呼吸次数、氧分压、动脉血 pH、血钠、血钾、血肌酐、血球比积、白细胞计数等 11 项。APACHE-Ⅱ评分超过 8 分者,预后不良。

(3)另外还有 Glascow 评分标准和 Bank 分级标准。

2.局部评分系统

(1)Mc Mahon 于 1980 年提出根据腹水的量和颜色评价急性胰腺炎的严重度。

(2)Beger 于 1985 年采用称重手术坏死组织的方法估计胰腺坏死的程度。

(3)Balthazar 和 Ranson CT 分级系统:本分级系统由胰腺的 CT 表现和 CT 中胰腺坏死范围大小两部分组成。①胰腺的 CT 表现:正常,为 A 级,计 0 分;局灶或弥漫性胰腺肿大,为 B 级,计 1 分;胰腺异常并有胰周轻度炎性改变,为 C 级,计 2 分;单一部位的液体积聚(常为肾前间隙),为 D 级,计 3 分;胰周液体积聚及胰周炎性病灶内积气≥2 处,为 E 级,计 4 分。②炎性坏死范围计分:坏死范围无,计 0 分;坏死范围<33%,计 2 分;坏死范围>33%,<50%,计 4 分;坏死范围>50%,计 6 分。③总分=CT 表现(0～4 分)+坏死范围计分(0～6 分),分值越高,预后越差。

3.其他评分方案

如根据急性期反应蛋白或白介素-6、肿瘤坏死因子、白介素-1 或多形核粒细胞弹力蛋白酶等指标来进行评分。

三、麻醉方法

胰腺手术的麻醉也像其他手术的麻醉一样,要求保证患者安全,舒适,且能满足腹内操作要求,如肌肉松弛,无痛及消除内脏牵拉的神经反射。由于胰腺本身具有外分泌及内分泌功能,胰腺疾病及手术可影响内环境平衡,造成血糖,电解质及血流动力学改变,而胰腺手术又可能涉及胃肠及胆管系统,操作复杂,有的病情险恶,术后又易并发严重呼吸系统并发症,应激性溃疡出血及感染等,因而胰腺手术麻醉的术中处理相当重要。

(一)麻醉前准备

胰腺具有外分泌和内分泌两种功能,胰腺发生病变必定导致相应的生理功能改变及内环境紊乱。因此,需要接受良好的麻醉前准备,尽可能使并存的病理生理变化得到纠正后再行麻醉和手术,以增加安全性。胰腺疾病的病因及病理生理较为复杂,术前必须明确诊断并拟定麻醉方案。如慢性胰腺炎患者由于胰腺功能低下,近40%的患者出现糖尿病,又因外分泌功能不全,机体缺乏必需的胰酶而导致严重的营养不良,术前均需给予营养支持及控制血糖。胰头癌及壶腹癌压迫胆管可出现黄疸,迷走张力增高导致心动过缓并增强内脏牵拉反射,必要时可先行经皮、经肝胆道置管引流,这不仅有助于诊断,而且胆道引流有利于感染控制及减轻黄疸,改善肝功能。

急性出血性胰腺炎往往起病急、病情危重,术前常来不及进行全面检查和充分的术前准备,因而麻醉的危险性大,麻醉并发症发生率高。由于患者多伴有低血容量休克,常丧失有效血容量30%～40%,休克指数大于1,所以应根据中心静脉压和心功能情况,积极进行输液、扩容治疗,改善微循环,纠正酸中毒、电解质紊乱包括低钙血症。待休克好转后尽快实施麻醉和手术,必要时应用正性变力药如多巴胺等。为了抑制胰腺分泌,降低胰酶对胰腺的自溶作用,应禁食并留置胃肠减压管,同时应用 H_2 受体阻滞剂,抑制胰蛋白酶等。争取及早手术,彻底清除坏死的胰腺组织。

胰腺的内分泌疾病也可外科治疗,最常见的为胰岛素瘤。要了解低血糖发生的频率及程度,是否得到有效控制。手术当天应静脉注射50%葡萄糖25 mL以防止低血糖发作,极少数患者还可能并发其他内分泌肿瘤,如甲状旁腺瘤、肾上腺皮质腺瘤、垂体瘤等,称多发性内分泌肿瘤1型,出现高血钙性利尿等症状,也应在术前加以控制。

麻醉前给药:镇静药常用地西泮 0.2～0.4 mg/kg 口服或肌内注射,咪达唑仑 0.1～0.15 mg/kg,休克患者禁用。对黄疸患者及疑奥迪括约肌痉挛者,可使用大剂量抗胆碱药,如阿托品 0.6～0.8 mg 或东莨菪碱 0.4～0.5 mg 肌内注射,有助于解痉及抑制自主神经反射。如患者有腹痛时,还应肌内注射哌替啶 1～1.5 mg/kg。小肠梗阻患者要按饱胃处理,雷尼替丁 50 mg 静脉推注和0.3 M枸橼酸钠30 mL 术前 10 分钟口服。

(二)麻醉方法的选择

连续硬膜外麻醉、气管内吸入麻醉或静脉复合麻醉常用于胰腺疾病的各种手术。所有麻醉方式均要求提供良好的腹肌松弛,腹肌松弛不好,不仅腹内手术操作困难,容易误伤临近组织器官,而且也使手术时间延长,术后并发症增多。

1.局部麻醉

曾顾虑危重患者不能耐受全身麻醉而选用局部浸润麻醉及肋间神经阻滞,当然局麻本身对心、肺、脑几乎无抑制,但不能维持良好的通气和供氧。不确切的麻醉效果常难以忍受开腹探查及长时间复杂的手术操作,导致过度的应激反应,更加重病情的恶化。另外,肋间神经阻滞也可发生气胸意外,大量局麻药的应用也可能发生局麻药中毒。局部麻醉下手术也使血糖升高。

2.连续硬膜外麻醉

连续硬膜外麻醉的效应远较局部浸润麻醉为佳,可以达到无痛及肌肉松弛,满足开腹手术的要求。由于上腹部胰腺手术需要高平面阻滞,使呼吸肌运动减弱,影响通气功能。同时阻滞 $T_3 \sim T_{10}$ 交感神经扩张内脏血管,容易引起血压下降,麻醉中常需应用麻黄碱及面罩给氧。对休克或呼吸功能不全的患者应禁用。由于硬膜外麻醉对内脏牵拉痛及自主神经反射常不能消除,需辅用适量镇静、镇痛药。

3.气管内插管全身麻醉

气管内插管全身麻醉适用于各种手术,尤其是手术困难及老年、体弱、体格肥胖、病情危重或有硬膜外阻滞禁忌证患者的最佳选择。全麻的优点是麻醉可控性强,供氧充分,便于对机体生理功能调控。全身麻醉的实施方法,可根据手术需要和患者具体情况选用。临床常用的有吸入麻醉、全凭静脉麻醉和静吸复合麻醉。所以复杂的胰腺手术及危重患者,应选择气管插管全身麻醉,这对抢救危重患者更为有利。必要时术后还可继续应用机械通气维持通气功能。糖尿病患者应用卤类吸入麻醉药或静脉麻醉药本身对血糖几乎无影响,但仍不能阻滞手术应激引起的血糖升高。

4.靶控输注

麻醉的发展日新月异,微型计算机的发展促进了技术迅速应用于临床。它是指在输注静脉麻醉药时应用药代动力学和药效动力学原理,通过调节目标或靶位(血浆或效应部位)的药物浓度来控制或维持麻醉在适当的深度,以满足临床要求的一种静脉给药方法。在全身麻醉、区域阻滞麻醉及术后患者自控镇痛等方面都有广泛的应用。其优点如下:①能迅速达到预期的靶浓度;②增加静脉麻醉的可控性;③可使麻醉诱导平稳,血流动力学稳定;④避免了单次静脉注入的血药浓度波动,也避免了连续静脉输注时的诱导时间长、易蓄积等缺点。目前靶控输注靶控注射泵内置了多种药物的药代-药效学模型,可做多种药物的靶控用药,以瑞芬太尼和丙泊酚的药代动力学特性最为适合,两药被认为是既维持合适的麻醉深度又保持良好的苏醒过程的最佳组合。丙泊酚靶控输注时,患者入睡时平均效应室浓度显示为 $2.0 \sim 2.5~\mu g/kg$,当呼唤患者睁眼时,平均效应室的浓度显示为 $1.0 \sim 1.5~\mu g/kg$,常选用血浆靶浓度 $3 \sim 6~ng/mL$ 诱导和维持,根据手术刺激强度及患者个体差异进行靶控浓度的调整。瑞芬太尼是哌啶衍生物,对 μ 阿片受体有强亲和力,而对 σ 和 κ 受体的亲和力较低。药代动力学属三室模型,它起效快,血浆和效应室平衡半衰期为 1.3 分钟,当瑞芬太尼血浆浓度达到 $5 \sim 8~\mu g/L$ 时,作用达到顶峰。消除切皮反应的 ED_{50} 为 $0.03~\mu g/(kg \cdot min)$,消除各种反应的 ED_{50} 为 $0.52~\mu g/(kg \cdot min)$。作用时间短,时效半衰期与用药总量和输入时间无关。消除半衰期为 $3 \sim 10$ 分钟,清除率约为 $41.2~mL/(kg \cdot min)$,主要经血液和组织中非特异性酯酶水解代谢。代谢物经肾排泄,清除率不受性别、体重或年龄的影响,也不依赖于肝肾功能。由于其独特的药动学特点,使其近年来被广泛应用。然而,因其半衰期短,停药后血药浓度快速下降,镇痛作用的持续时间短暂,易导致术后早期疼痛。此外,瑞芬太尼可通过 NMDA 受体的激活产生痛觉敏化作用,因此常有苏醒期躁动发生。舒芬太尼是目前镇痛作用最强的静脉阿片类药物,作用持续时间长,消除半衰期约为 2.5 小时。有学者认为,术毕前 30 分钟使用舒芬太尼能预防瑞芬太尼使用后苏醒期躁动的发生,这可能是由于舒芬太尼的作用时间长,不但发挥了过渡期的替代治疗作用,而且阻断了瑞芬太尼的痛觉敏化作用。近年来大量的临床研究表明,舒芬太尼靶控输注系统亦可安全、有效地用于全麻手术,舒芬太尼 $0.4 \sim 0.8~ng/mL$ 靶控输注可保证充分的镇痛和足够的麻醉深度,能有效抑制拔管期应激反应,具有血流动力学稳定、麻醉恢复平稳等特点。在非短小手术，只要合理掌握舒芬太尼的用量和停药时间，不会导致苏醒延迟，因此也可应用于胰腺手术的麻醉。

（三）麻醉实施

1.全身麻醉

胰腺手术应用全身麻醉多采用静吸复合全麻，要求患者麻醉诱导平稳，镇痛确切，辅用肌松药及气管内机械通气，确保腹肌松弛、气道通畅、充分供氧及避免 CO_2 蓄积，降低术后呼吸系统并发症。应选用对心血管系统和肝肾功能无损害的麻醉药物。

（1）麻醉诱导：静脉快速诱导仍是全身麻醉中最常用的诱导方法，常用咪达唑仑或地西泮、丙泊酚及琥珀胆碱静脉注入便于气管插管。同时注入芬太尼（$3\sim5~\mu g/kg$）可减轻插管引起的心血管反应，遇有低血容量或休克危重患者可用依托咪酯、羟丁酸钠或氯胺酮，对血压影响较小。估计病情危重，手术复杂，时间冗长，也可用大剂量芬太尼和泮库溴铵静脉诱导插管，很少抑制心肌功能。如患者伴有严重腹膜炎时应避免用琥珀胆碱，可用维库溴铵或阿曲库铵等非去极化肌松药代替。遇到急诊饱胃、弥漫型腹膜炎等患者术前必须插入胃管进行有效的胃肠减压，此时宜选用快速诱导气管插管，应用起效快的肌松药，如琥珀胆碱或罗库溴铵。诱导期指压环状软骨的方法亦有阻止胃内容物反流的作用，可适当采用。保持气道通畅，勿将大量气体压入胃内。也可在表面麻醉下先行清醒气管插管，再做诱导。如果患者血容量不足导致休克，在诱导之前应尽快补充血容量以纠正休克。

（2）麻醉维持：麻醉诱导后可继续用上述静脉麻醉药间断或持续静脉给药，维持意识消失及镇痛。但近年来更多的应用强效吸入麻醉药维持麻醉，容易控制麻醉深度。诱导、苏醒迅速，又能抑制内脏牵拉反射。常用安氟烷、异氟烷、七氟烷或地氟烷 $1\sim1.3$ MAC 吸入维持麻醉。可考虑不用 N_2O，以减少肠胀气。由于腹部手术需要良好的肌肉松弛，术中应辅用非去极化肌松药，每次按 1/2 诱导剂量追加，肝、肾功能不全患者，剂量应减少，或改用阿曲库铵。麻醉中辅用机械通气或手法控制通气可保证患者良好通气及供氧。一般潮气量应在 $8\sim10$ mL/kg，呼吸频率 $8\sim12$ 次/分，术毕必须等呼吸功能恢复正常才能拔管。

2.连续硬膜外麻醉

连续硬膜外麻醉可以达到无痛及肌肉松弛，满足开腹手术的要求，又可用于术后镇痛，已普遍用于腹部手术。呼吸循环功能稳定者，可选用硬膜外麻醉。为了使腹肌松弛，剂量不宜太少，平面不宜过低。胰腺手术的平面应在 $T_{2\sim4}$ 至 $T_{10\sim12}$ 范围，常在 $T_{8\sim9}$ 或 $T_{9\sim10}$ 间隙穿刺，向头侧置管 3 cm，分次注入 1.6% 利多卡因 $15\sim20$ mL 或并用丁卡因配成 0.25% 一起注入。由于高平面阻滞，肋间肌运动受限，咳嗽反射消失，对呼吸功能不全患者可出现缺氧及 CO_2 蓄积，需用面罩给氧及辅助呼吸。由于胸交感神经广泛阻滞，使血管扩张，常在给药后 $20\sim30$ 分钟出现血压下降及恶心。应准备麻黄碱 $5\sim10$ mg 静脉注入。黄疸患者迷走神经兴奋，可出现心动过缓，应静脉注入阿托品 $0.5\sim1$ mg。低血容量或休克患者应禁用硬膜外麻醉。腹内高位探查时可以产生牵拉痛，因为迷走神经不能被阻滞所致。长时间复杂手术如 Roux-en-Y 手术等患者常难以忍受不适，过多地应用镇静药和麻醉性镇痛药可导致呼吸抑制及术后严重宿醉现象，所以近年来常用连续硬膜外麻醉复合气管内插管全身麻醉，既能维持呼吸功能正常，又可最大程度减少全身麻醉药的用量，但需注意循环功能的调控。

3.局部浸润麻醉及肋间神经阻滞

局部浸润麻醉不能松弛腹肌，使腹内操作难以进行。肋间神经阻滞可使腹肌有所松弛，但不能消除内脏牵拉反射痛,而且由于局麻药作用时间有限,而过度用药又可能出现局麻药中毒危险,所以麻醉效应常难以满足手术要求。

(四)麻醉监测

胰腺手术是腹部外科中较为复杂的手术,由于手术时间长,失液失血多,有大量液体置换和丢失,易导致低体温,还可能出现血糖的剧烈变化。为了保证患者的安全及手术的顺利进行,麻醉中监测显得十分重要。除常规监测外,常需有创监测,如动脉置管、CVP 或 PA 导管等以指导输液。糖尿病患者多并存冠状动脉粥样硬化,应行心电图监测。间歇性血糖监测对胰腺手术尤为重要,胰腺功能不全引发的高血糖及胰岛素瘤导致的低血糖,均需根据血糖监测有效地控制血糖在 3.9~5.6 mmol/L(70~100 mg/dL)。同时还应注意监测体温。

(五)术中处理

1.输血和输液

胰腺的血液循环丰富及止血困难,术中易大量渗血导致严重低血压,需要开放可靠而通畅的输液通路,及时补充液体,维持循环功能。同时手术操作复杂、创伤大,手术时间冗长,可有大量体液丢失或创伤组织水肿而成为"隔离体液",不能行使正常细胞外液功能,必须相应补充。在患者入室后即应补充禁食以后丢失的不显性失水量及胃肠减压液量和尿量,可输入低盐或 5% 葡萄糖液。

2.胰岛素的应用

胰腺手术应重视血糖的控制,不断地监测血糖和尿糖。如血糖大于 10 mmol/L(178.6 mg/dL)应给胰岛素 10 U 于生理盐水 100 mL 中,按 10 mL/h 滴注,直至恢复正常。

3.注意手术操作和牵拉反应

腹内操作会影响膈肌运动和压迫心脏、大血管,需注意预防和及时解除。腹部器官富有副交感神经支配,手术操作常有内脏牵拉反应。严重迷走神经反射易致血压明显下降、心动过缓,甚至发生心脏停搏,应注意预防和及时处理。

(六)各种胰腺手术的处理要点

1.急性胰腺炎手术

急性胰腺炎患者术前可丢失 30%~40% 有效血容量,常出现低血容量性休克,则需输注晶体液和胶体液,如羟基淀粉、琥珀明胶或尿联明胶以恢复有效循环容量。如果效果欠佳还需应用正性肌力药。选用应对呼吸、心血管和肝肾功能影响小的全麻药;加强呼吸功能的监测,积极防治间质性肺水肿;注意肾功能的保护;纠正水、电解质和酸碱平衡紊乱。

2.胰头癌手术

胰头癌的手术范围广,包括切除胰头、胃幽门前部、十二指肠的全部、胆总管的下段和附近的淋巴结,再将胆总管、胰管和胃分别和空肠吻合。这是腹部外科最大的手术之一,手术时间长,手术刺激大,麻醉前应做好充分准备,如加强支持治疗,纠正水、电解质和酸碱平衡紊乱,进行维生素 K_1 治疗,使凝血酶原时间接近正常等。黄疸患者迷走神经兴奋,可出现心动过缓,应注意预防。麻醉中应注意肝功能的保护。根据血糖水平,应补充胰岛素、氯化钾等,防治高血糖。

3.胰岛素瘤手术

胰岛素瘤术中常需依据肿瘤切除前后血糖水平的改变作为手术效果的判断指标之一,要求避免盲目输入含糖溶液。但胰岛细胞瘤患者由于释放胰岛素过多,可能出现意识消失、躁动不安甚至抽搐等低血糖休克征象,所以必须准备 50% 葡萄糖 40~100 mL 以备低血糖时静脉注射,以免影响中枢神经系统功能。患者入室后应立即测血糖，切瘤前每 15 分钟测试一次，使血糖维持在2.8～3.9 mmol/L(50～70 mg/dL)为宜。通常手术中输晶体液即可维持，如输葡萄糖液常使血糖过高，影响手术效果的判定。切瘤后每 10 分钟监测血糖一次，一般可升高 2 倍。由于钙剂可使胰岛素量增高，血糖下降，所以切瘤前不宜应用钙剂。术中常要求静脉滴注亚甲蓝2.5 mg/kg，以帮助肿瘤定位。但静脉滴注大量亚甲蓝可使黏膜色泽变蓝，易于与缺氧性发绀混淆，应注意鉴别。

（孙　睿）

第七节　脾脏手术的麻醉

脾脏是一个免疫器官，胎儿脾脏的造血功能在出生时已被骨髓取代，但体内免疫器官和免疫组织是否能替代脾脏的免疫功能，尚待研究。就单个孤立器官而言，脾脏的作用不如其他一些脏器重要，但在某些特殊的情况下，脾脏的重要性就显示出来了。也就是说，脾脏的功能与其他器官或组织的功能密切联系，其自身病变也常常与其他器官或组织的病变有关并相互作用。

20 世纪 60 年代以来，随着免疫学的进展，已认识到脾脏是体内最大的淋巴样器官，是人体免疫系统的重要组成部分，在体液免疫和细胞免疫中起着重要作用。脾脏直接参与细胞介导免疫调节，它拥有全身循环 T 细胞的 25%；脾脏是产生调理素，血清吞噬作用激素和备解素的重要器官，能有效地过滤和清除侵入血液循环的病原体，具有抗感染、抗肿瘤、增加免疫反应的作用。脾切除后人体免疫系统功能的完整性遭到破坏，对病菌的抵抗能力必然下降，容易发生严重感染。早期充血性脾大也是对机体有益的，肿大的脾可容纳因肝硬化门静脉高压反流的大量血液，发挥了缓冲、分流的作用，从而减少贲门周围静脉破裂大出血的可能。

既往认为治疗脾破裂的首选方法是全脾切除术。随着暴发性脾切除术后感染的报道逐渐增多，这一传统概念受到了挑战。近年来，随着免疫、分子生物学等的发展，以及对脾脏解剖、生理、病理等方面的深入研究，提出了"生理状态下脾应尽量保留，病理状态下脾应合理切除"的观点。根据脾脏的解剖结构和现有止血措施，脾部分切除已可安全进行。

一、病情特点及麻醉前准备

脾脏具有免疫、滤血和储血三大功能，脾脏与肝脏、肺脏、肠道、胸腺、淋巴结、内分泌系统等关系密切。脾脏常因多种疾病而需行手术治疗，按病因大体可分为脾脏本身疾病和全身性系统疾病两大类。①脾脏本身疾病：脾破裂、游走脾、脾囊肿、脾肿瘤、肉芽性脾炎和脾脓肿等。②血液系统或造血系统疾病：如特发性血小板减少性紫癜、遗传性球形红细胞增多症、丙酮酸激酶缺乏症、戈谢病、霍奇金病、慢性白血病、再生障碍性贫血、自身免疫性溶血性贫血等。③门静脉高压、脾功能亢进、脾大。

因外伤性脾破裂而行脾脏手术时，患者往往存在程度不等的失血性休克，除应积极治疗失血性休克外，也须注意合并存在肋骨骨折、胸部挫伤、颅脑损伤等并存损伤，以防漏诊而发生意外。由全身其他疾病所引发如门静脉高压症、血液病等，病情往往较重且复杂，术前需做特殊准备，患者对麻醉的耐受能力不一，处理需特别慎重。门静脉高压症的手术麻醉详见第五节。

（一）脾破裂

脾脏血供丰富而质脆，是腹部最易受伤的实质性脏器，脾破裂占各种腹部伤的 40%～50%，主要危险是大出血，病死率约 10%，约 85% 为被膜和实质同时破裂的真性破裂，少数为中央型或被膜下破裂，其被膜尚完整，但可在 2 周内突然转为真性破裂而大量出血，称延迟性脾破裂，需警惕。外伤性脾破裂常合并有其他脏器损伤，如肝、肾、胰、胃、肠等，增加围术期处理的难度。自发性脾破裂很少见，多有外伤史，且这类患者的脾脏常有基础病因引起病理性肿大，如有血吸虫病、疟疾或伤寒等。

脾破裂常为紧急手术，一旦诊断明确或有探查指征，原则上应在抗休克的同时尽快行剖腹探查术。术前准备时间较短，但应尽可能地给予补液，必要时输血，防治休克及水电解质紊乱，以提高手术的耐受性。如血压在补液后较稳定，可暂时密切观察采取保守治疗，输血、补液、应用止血药物和抗生素。手术治疗多行脾切除，保脾术仅适用于无休克，一般情况较好的患者。

（二）血液系统或造血系统疾病

1.特发性血小板减少性紫癜

病因至今未明，大多数患者血液中可检出抗血小板抗体，但缺乏明确的外源性致病因子，因此，又称特发性自体免疫性血小板减少性紫癜。血小板在脾及肝内被巨噬细胞提前破坏，大部分患者破坏的部位在脾脏。该病特点是血小板寿命缩短、骨髓巨核细胞增多，脾脏无明显肿大。

治疗仍以肾上腺皮质激素为首选药物，其作用机制包括：①抑制单核-吞噬细胞系统的吞噬功能，延长与抗体结合的血小板寿命；②抑制抗体生成，抑制抗原抗体反应，减少血小板破坏，增加血小板的有效生成；③促进内皮细胞融合和蛋白质合成，降低毛细血管脆性，通常在给药 3～4 天后可见出血减轻。泼尼松为第一线用药，常用剂量为 1 mg/(kg·d)，分 3 次口服。对有威胁生命的出血患者，可选用泼尼松龙或氢化可的松等静脉给药。多数患者用药后数天出血停止。70%～90% 的患者有不同程度的缓解，15%～50% 患者血小板恢复正常。

脾切除是治疗本病最有效的方法之一。作用机制是减少血小板抗体生成，消除血小板破坏的场所。其指征如下：①经过皮质激素和各种内科治疗无效，病程超过 6 个月者；②激素治疗虽有效，但对激素产生依赖，停药或减量后复发，或需较大剂量维持才能控制出血者；③激素治疗有禁忌证，或随访有困难者；④有颅内出血倾向，经内科治疗无效者。手术相对禁忌证包括：特发性血小板减少性紫癜首次发作，尤其是儿童；患有心脏病等严重疾病，不能耐受手术；妊娠妇女患特发性血小板减少性紫癜；5 岁以下患儿切脾后可发生难以控制的感染。

切脾有效者术后出血迅速停止，术后 24～48 小时内血小板上升，10 天左右达高峰，70%～90% 的患者可获得明显疗效，其中约 60% 的患者获得持续完全缓解，其余患者的血小板有一定程度上升和出血改善。近年来，对特发性血小板减少性紫癜患者使用腹腔镜脾切除已获成功。部分病例切脾无效或术后数月到数年复发，可能因肝脏破坏血小板或副脾存在，或与脾损伤脾细胞自体移植有关。据报告脾切除后复发患者，副脾的发生可高达 50%。

术前对血小板明显低下者，避免使用抑制血小板功能的药物，如低分子肝素、阿司匹林、双嘧达莫、噻氯匹定、巴比妥类、抗组胺药、前列环素和前列腺素 E、β 受体阻断药、右旋糖苷等。术前用药尽量避免肌内注射。特发性血小板减少性紫癜患者若有危及生命的出血，可通过血小板输注加以控制，但不能预防出血。这是由于患者体内存在自身抗血小板抗体，输入的血小板很快被破坏，经常输注又易产生同种抗血小板抗体，使再次血小板输注无效。故不能轻易给特发性血小板减少性紫癜患者输注血小板，须严格掌握适应证，其适应证如下：①怀疑有中枢神经系统出血者;②血小板数<20×10⁹/L,严重活动性出血者;③脾切除术前或术中严重出血者。为减少术中出血,术前、术后应给激素治疗,对以往长期应用小剂量激素维持者,术前2～3天要加大剂量;手术当天及术中视病情追加用量。丙种球蛋白可阻断单核吞噬细胞系统对血小板的破坏过程。由于静脉输注丙种球蛋白多在首次输注2天后起效,故可在术前3～5天开始应用。

2.遗传性球形红细胞增多症

遗传性球形红细胞增多症是一种常见遗传性红细胞膜先天缺陷疾病,大部分为常染色体显性遗传。典型病例有脾大、黄疸、贫血、球形细胞增多与红细胞渗透脆性增加。本病以幼儿或青少年多见。男女均可发病。脾切除指征:①血红蛋白≤80 g/L或网织红细胞≥10%的重型;②血红蛋白≤80 g/L、网织红细胞8%～10%,具有以下一种情况者也应考虑切脾,贫血影响生活质量或体能活动,贫血影响重要脏器的功能,发生髓外造血性肿块;③年龄限制,主张10岁以后手术。对于重型遗传性球形红细胞增多症,手术时机也应尽可能延至5岁以上。

术前准备:术前可因感染、妊娠或情绪激动而诱发溶血或再障危象,患者出现寒战高热、恶心呕吐、严重贫血,持续几天甚至1～2周。应控制感染,保持情绪平稳,必要时用镇静药物,贫血严重者需输血治疗。

3.丙酮酸激酶缺乏症

婴儿型多在新生儿期即出现症状,黄疸与贫血都比较严重,黄疸可发生在出生后2天内,甚至需要换血。肝脾明显肿大,生长、发育受到障碍,重者常需多次输血才能维持生命。但随年龄增大,血红蛋白可以维持在低水平,不一定输血。检查可见红细胞较大,非球型。红细胞丙酮酸激酶活性降低,常降至正常值的30%左右。本病纯合子发病,杂合子不显症状。成人型症状很轻,常被忽视。多于合并感染时才出现贫血。

4.戈谢病

戈谢病是一种常染色体隐性遗传病。该病引起肝脾大,皮肤褐色素沉着和结膜黄斑。葡萄糖脑苷脂在骨髓中贮积,引起疼痛。骨的病变可引起疼痛和关节肿胀。严重的还可出现贫血和白细胞、血小板生成减少,以致皮肤苍白、虚弱、容易感染和出血。

常用治疗及术前准备:对没有神经系统并发症的患者以酶补充疗法最有效。贫血严重时可以输血。手术切除脾脏可以治疗贫血和白细胞或血小板减少,也可减轻脾大带来的不适。

二、麻醉处理

一般选择气管内插管全身麻醉。无明显休克、凝血功能正常和全身情况尚好的患者可选择硬膜外阻滞。术中需镇痛完善,尤其在游离脾脏、结扎脾蒂等刺激强烈的操作时。脾脏手术易出血或术前血容量已不足,需建立通畅的静脉通路,必要时行中心静脉穿刺置管。

(一)脾破裂

多为急诊手术,常为饱胃患者,有呕吐误吸危险,需准备好吸引器,麻醉前还可予H₂组胺受体拮抗药,能抑制组胺、胃泌素和M胆碱能受体激动剂所引起的胃酸分泌,使胃液量及胃液中H⁺下降,减少反流误吸的危险及误吸的严重程度。常用药物有西咪替丁、雷尼替丁、法莫替丁等。

在输血输液的同时紧急剖腹探查,一般在控制脾蒂后,活动性出血能够控制,补充血容量后,血压和脉搏能很快改善;否则提示还有活动性出血。在无腹腔污染时,可行自体血回输,收集腹腔内积血,经洗涤过滤后输入。

(二)血液系统或造血系统疾病

许多长期接受皮质激素治疗的患者,可出现垂体-肾上腺皮质系统抑制,手术及应激时可能出现肾上腺皮质危象,而出现循环衰竭,为防止危象发生,术中需常规补充激素,麻醉手术需严格无菌操作。

糖皮质激素的长期应用可导致患者免疫力低下,增加术后感染机会,包括肺部感染,麻醉结束后及拔管前彻底清除呼吸道的分泌物,术后适当镇痛,并鼓励患者咳痰排痰。

经口气管插管需选用质地柔软的导管、低张力气囊等,插管时需轻巧,防止咽喉、气管黏膜损伤及出血;一般不采用经鼻气管插管,以免鼻黏膜损伤出血不止。麻醉诱导与维持力求平稳,避免血压过高引起颅内出血的危险,特别是血小板 $<2\times10^9/L$ 时,可导致自发性出血,特别是颅内出血。

有研究表明,部分吸入麻醉药对血小板凝集及血小板、血栓素 A_2 受体配对亲和力有影响。氟烷在临床使用浓度下有剂量依赖的效果,异氟烷作用较氟烷小;氧化亚氮有骨髓抑制,可引起贫血、白细胞和血小板减少。术中可选用无血小板影响的吸入麻醉药,如安氟烷、七氟烷、地氟烷等。

常用静脉麻醉药、肌松药对血小板无影响或影响轻微。一般认为,血小板在 $50\times10^9/L$ 以下时不应采用硬膜外麻醉。尽量选择不在肝脏和肾脏中代谢的药物,避免使用对肝脏有损害的药物。但由于超过半数的麻醉药物通过肝脏降解,故在肝功能不全时,用药量宜适当减少。

加强循环及肝肾功能的监测。术中维持有效的循环血容量,通过心电图、心率、脉搏、血压、中心静脉压、尿量等的监测,避免血容量不足或过多,维持肝肾功能。

由于患者存在贫血、血小板减少,术中可适当补充。血小板由骨髓产生,半衰期 9~10 天。血小板在采血时破坏达 20%,放置 24 小时后破坏 50%,48 小时后损失达 70% 以上。当出血倾向严重时应输注新鲜血及适量血小板。还可采用自体血液回输减少异体血的输入。

三、脾切除术后严重并发症

(一)门静脉系统血栓

门静脉系统血栓在肝硬化门静脉高压症脾切除术后患者中发生率较高。门静脉系统形成血栓后,肝血流减少,肝功能受损,甚至引起肝功能衰竭;可使门静脉压力进一步升高,产生难治性腹水,可引起食管-胃底曲张静脉破裂出血;还可使肠道静脉回流障碍,出现肠坏死,可导致致命的后果。脾切除后,破坏血小板的因素消除,血小板的数量和质量都会增加。现在认为,术后门静脉系统血栓形成不单纯与血小板的数量有关,可能更与血小板质量有关,还与门静脉系统静脉壁的病理改变、血流动力学改变有关。术后常用抗凝用药有阿司匹林、潘生丁、低分子肝素,对术前和术中的要求是,对有出血倾向者,应根据病因适当处理,但不能强求纠正到正常。

(二)暴发性脾切除术后感染

脾切除后因患者抵抗力下降,易导致感染,甚至发生凶险的暴发感染,病理性脾切除后这种感染发生率及危险性均较外伤性脾切除者为高。随着保留性脾手术在国内外大量开展,这种可能性会减少。

典型的症状是突然发热、寒战、恶心、呕吐,接着有轻微上呼吸道感染。此过程为 12~24 小时,然后突然暴发败血症、休克、播散性血管内凝血和肾上腺功能不全。病死率达 40%~70% 不等。50% 的患者在脾切除后 1 年内发生,这种综合征曾报道晚到脾切除术后 37 年发生。应该终身提防暴发性脾切除术后感染的危险。对任何迟发的感染应该及时治疗,早期有效的治疗能明显减低病死率。

(孙　睿)

第五章

血管外科麻醉

第一节 胸、腹主动脉瘤手术的麻醉

胸、腹主动脉瘤是指因胸、腹主动脉中层损伤,主动脉壁在管腔内高压血流冲击下形成局部或广泛性的永久扩张。主要有先天性主动脉发育异常(如 Marfan 综合征)、动脉粥样硬化、创伤和感染等。

一、病理分类及病理生理

(一)病理学分类

(1)夹层动脉瘤。

(2)真性动脉瘤。

(3)假性动脉瘤。

(二)病理生理

动脉瘤的病理生理变化取决于病变的部位、性质和程度,以及涉及的重要脏器及其并发疾病,其主要病理生理变化如下。

(1)动脉瘤增大和破裂:动脉瘤逐渐增大,随时可因血压的突然升高而破裂,导致死亡。

(2)主动脉瓣关闭不全、左心功能不全,根部动脉瘤累及冠状动脉时出现心肌缺血。

(3)周围脏器的局部压迫:压迫神经、支气管等。

(4)压迫近端血压增高:尤其是夹层动脉瘤,可以导致左、右或上、下肢体的血压差别很大。

(5)粘连、血栓形成和栓塞。

(6)重要脏器供血障碍:累及主动脉弓及其分支引起大脑缺血,累及肾、肠系膜动脉造成肾功能障碍和肠坏死等。

二、手术方法及潜在问题

(一)升主动脉瘤

升主动脉瘤采用胸骨正中切口,根据主动脉瘤病变的不同、是否累及瓣膜或瓣环,行单纯升主动脉置换、升主动脉和主动脉瓣置换加冠状动脉移植、升主动脉置换加主动脉瓣成形等不同术

式。升主动脉夹层的患者,切开主动脉根部,明确内膜撕裂的部位,切除包含内膜撕裂的主动脉,缝合真腔与假腔的边缘部分,用一段人工血管替代切除的主动脉。升主动脉或股动脉插管,右房或股静脉插管建立体外循环。

(二)主动脉弓部

主动脉弓部采用胸骨正中切口,根据病变情况的不同,行全弓或半弓移植术,因手术方式的不同,术中供应脑部血管被部分或完全阻断,借以切除动脉瘤或主动脉弓夹层的节段。多数病例经股动脉插管行深低温停循环(DHCA),部分病例经右腋动脉插管行深低温停循环和选择性脑灌注。

(三)胸、降主动脉瘤

胸、降主动脉瘤采用左侧第四、五肋间胸部切口,阻断病变近端及远端,切开主动脉,用人工血管置换病变部分。部分病例需要在体外循环下进行,目的在于保证远端灌注及近端解压,通过股静脉插管入右房或左房直接插管引流,环路内应用氧合器与否决定于引流血是否为氧合血,血液引流到体外泵内,通过股动脉或其他插管部位灌注阻断已远的主动脉。

(四)腹主动脉瘤

腹主动脉瘤采用腹部正中切口,充分显露动脉瘤后,解剖近端瘤颈和双侧髂动脉并上带,分别阻断瘤体近端和双侧髂动脉,切开动脉瘤,选择适当的分叉血管植入。

(五)手术并发症

手术并发症会出现出血、神经系统并发症(偏瘫、截瘫)、假性动脉瘤、肾功能不全、呼吸功能不全、乳糜胸等。

三、体外循环技术

(一)常温阻断技术

常温阻断技术用于非体外循环下全弓置换术和阻断部位在左锁骨下动脉开口以远,且心功能良好的胸主动脉或腹主动脉手术。

(二)常规体外循环(股动脉-右房插管)

常规体外循环用于主动脉根部和升主动脉手术。

(三)部分体外循环(股-股转流)

部分体外循环用于弓降部以远的近端可阻断的胸、腹主动脉手术。

(四)深低温停循环(右腋动脉-右房、股-股转流)

深低温停循环用于弓部手术和弓降部以远的近端不可阻断的胸、腹主动脉手术。

四、术前评估和术前用药

阅读病历,了解诊断及病变累及范围,前瞻性的预测术中可能出现的问题和患者预后,根据制订的手术计划,选择合理的麻醉方案。

(一)循环系统

约有一半的患者可合并冠状动脉疾病,是术后并发症和死亡的主要原因。心源性并发症增加的危险因素有充血性心力衰竭、心肌梗死病史、高龄、运动耐量高度受限、慢性肾功能不全和糖尿病等。

(二)呼吸系统

术前呼吸功能不全、慢性支气管炎和肺气肿、肺不张和感染是术后肺部并发症的主要危险因素。瘤体压迫气管或支气管者,可以引起呼吸困难、肺部感染和缺氧,导致气管插管困难。

(三)神经系统

高龄(大于 70 岁)、高血压、糖尿病、脑卒中和一过性脑缺血病史、动脉粥样硬化是导致术后中枢神经系统并发症的危险因素。累及主动脉弓及其分支的病变,注意脑部的并发症。

(四)重要器官

原有肾功能不全的患者术后发生肾衰竭、心脏并发症和死亡的危险性大大增加。术前肠麻痹和肝功能不全也将增加术后并发症的发生率和死亡率。

(五)血液系统

夹层内的血栓形成可消耗大量的血小板、凝血因子,患者可出现出血倾向、贫血。术前应积极调整,给予红细胞和血小板保护药物,维护肝功能促进凝血因子的生成,如需急诊手术应积极准备红细胞、血小板和新鲜血浆。

(六)术前用药

主动脉病变的患者多伴有其他心血管系统改变,术前紧张可能引起血压升高或心绞痛发作,甚至瘤体破裂,故应充分镇静、镇痛。

(1)用于治疗心脏疾病的特殊用药,持续至手术日早晨。

(2)控制血压:控制收缩压在 13.3～16.0 kPa(100～120 mmHg)或更低的理想水平,常用硝普钠、尼卡地平等。

(3)镇静、镇痛:择期手术在术前晚司可巴比妥 0.1 g 口服,地西泮 10 mg 或咪哒唑仑 15 mg 术前 1 小时口服,吗啡 10 mg 和长托宁 1 mg 术前半小时肌内注射。

五、术中监测

(一)循环监测

(1)常规监测中心静脉压和有创动脉压,两侧上肢动脉压差别较大时选择压力高的一侧测压。胸、降主动脉瘤手术,有时需在左锁骨下动脉近端阻断,应选用右桡动脉监测上半身动脉压,但右腋动脉插管时例外。下半身动脉压测定应选择股动脉插管对侧的股动脉或足背动脉。有时术中需同时监测上、下肢的压力,以指导循环调控。对于左心功能不良(EF 小于 30%)、充血性心力衰竭病史、严重肾功能不全的病例可考虑 Swan-Ganz 导管。

(2)常规监测 ECG 和 SpO_2。

(3)选择性使用经食管超声心动图(TEE)监测,有助于实时监测左心功能和心肌缺血,指导扩容、评价瓣膜功能、瘤体大小和范围。

(二)脊髓监测

(1)用体感诱发电位(SSEP)和运动诱发电位(MEP)监测脊髓缺血,有助于术中确定对脊髓供血有重要作用的肋间动脉,将其吻合到人工血管。通过监测如发现有脊髓缺血,应移动阻断钳的位置或提高动脉压,增加脊髓血管的侧支循环血供。

(2)脑脊液压力和脊髓温度监测。

(三)脑监测

(1)脑电图:对于行 DHCA 手术的患者可监测脑电图,以脑电图等电位线为指标,指导停循环的时机和抑制脑代谢药物的应用,脑电图被认为是监测脑缺血的早期预警手段。

(2)脑氧饱和度:可实时监测脑的氧供/需平衡状态,但有其局限性,仅反映监测部位的局部代谢情况,且局部微循环状态影响其结果。

(3)连续颈静脉窦血氧饱和度和颈静脉窦血氧分压:应用逐渐增多,常温下颈静脉窦血氧饱和度低于50%,则术后神经功能异常明显增加。颈静脉窦血氧分压不受温度影响,但受脑组织微循环的影响,间接反映脑细胞内氧分压,低温下其临床监测意义越来越受重视。

(4)体感诱发电位、经颅多普勒也常被用于术中脑功能的监测。

(四)温度监测

同时监测鼻咽和直肠或膀胱温度,指导降温和复温。

(五)肾功能监测

常规监测尿量。

六、麻醉处理原则

(1)充分准备和相互协调:麻醉医师要充分了解病理生理,熟悉整个手术的操作过程,准确判断和处理血流动力学的剧烈改变,与外科、灌注医师充分交流,始终贯穿于整个围术期。同时做好充分准备:大号外周静脉(14 G)和中心静脉(8.5 F 三腔)导管、血管活性药物(快速升高或降低血压)、血液制品(红细胞、血浆,必要时血小板)和自体血回收设备等。

(2)围术期加强监测,严格控制血压,防止瘤体破裂,同时要保证机体重要脏器(脑、脊髓、心脏和肾脏等)的灌注。

(3)控制和预防出血:外科出血、体外循环后凝血功能异常等在大血管手术中很常见,出血和渗血的治疗具有挑战性。在适当控制性降压的同时,采取多项综合措施(术前血液稀释、大剂量抑肽酶、保温等)进行血液保护。

(4)麻醉药物和方法的选择,根据术中实际病情确定,取决于病变部位、手术涉及的范围、体外循环方式等各不相同。对血流动力学不稳定者,选用对心肌、体循环抑制轻的麻醉药和肌松药,剂量为有效控制麻醉深度的最小剂量。但要保证充分镇痛和镇静,有助于控制术中、术后高血压,维持氧供/需平衡,对重要脏器(脑、肾)具有保护作用,大剂量芬太尼复合麻醉是较优选择。大血管外科急症患者很多,要考虑许多不可预知因素。

(5)不同主动脉部位的手术对麻醉的要求可能大不相同,如主动脉弓部手术的重点在于脑的保护,而降主动脉的手术更重要的是恰当处理血流动力学的剧烈变化。

七、不同部位手术的麻醉特点

(一)升主动脉瘤

(1)监测:病变和手术操作往往累及右锁骨下动脉,需行左桡动脉或股动脉部位监测血压。高龄或心功能不良、伴有严重系统性疾病者,可放置 Swan-Ganz 导管。在升主动脉瘤较大时放置 TEE 探头要格外慎重,以防不慎破裂。鼻咽温度探头要正确到位,以便对脑温有准确的评估。

(2)降温与复温:升主动脉瘤手术多采用低温体外循环,如果累及主动脉弓则需要深低温停循环。如采用股动脉插管,降温与复温会较慢。

(3)涉及冠状动脉的手术要特别注意有无心肌缺血,尤其在脱离体外循环困难时,严密观察心电图的变化。

(二)主动脉弓部手术

(1)监测：如果无名动脉或左锁骨下动脉未被累及，可选择左、右桡动脉穿刺置管；如果均已累及，须同时行股动脉置管监测血压；如果对动脉压力有任何怀疑，检查主动脉根部压力做对照。选择性采取必要的脑监测措施。

(2)多数病例需要采取深低温停循环和选择性局部脑灌注技术，需将鼻咽温度降至 $15\sim22\ ℃$，取头低位和头部冰帽，使用必要的脑保护药物，避免使用含糖液体等。

(三)胸降主动脉瘤

1.监测

阻断近端主动脉时可能累及左锁骨下动脉，用右桡动脉或肱动脉置管监测阻断处以上的血压，同时监测阻断部位以下的血压（股动脉或足背动脉置管）。对心功能欠佳者，可放置 Swan-Ganz 导管。注意尿量，尤其对涉及肾动脉手术者。

2.单肺通气

为便于外科术野显露、肺保护、提高手术的安全性，通常采用双腔气管插管行单肺通气，尽管左侧双腔管容易操作、到位率高，但建议使用右侧双腔管，因为瘤体常常压迫左主支气管。手术结束时在充分吸痰后可将双腔管换成单腔气管导管，以利于术后呼吸管理。

3.主动脉阻断

主动脉阻断所引起的病理生理改变与许多因素有关，包括阻断水平、心功能状态、阻断近端和远端的侧支循环、血容量、交感神经系统活性及麻醉药物和技术等。

(1)血流动力学改变：阻断近端血压显著增高，远端明显低血压，阻断远端的平均动脉压仅为近端的 $10\%\sim20\%$。阻断的位置越高，血流动力学波动越大，对生理干扰也大。可导致急性左心衰竭、灾难性脑血管意外（脑动脉瘤破裂）、肾血流量和脊髓血流量下降及内脏器官缺血。高位阻断时由于动脉血管床的急剧减少，外周血管阻力急剧升高，同时肝、脾等内脏器官血供减少、体内儿茶酚胺升高，导致肝、脾等内脏储血池收缩，血容量重新分布，由阻断远端转移到阻断近端。

(2)代谢变化：全身氧摄取率和氧耗量下降、SvO_2 升高、血内儿茶酚胺升高、全身 CO_2 产量下降，容易引起呼吸性碱中毒合并代谢性酸中毒。

(3)处理措施：对于心功能受损、冠状动脉储备低下的患者，胸主动脉阻断是对循环系统维持稳定的最大挑战。

及时合理的处理：减轻后负荷、维持正常的前负荷、冠脉扩张药、正性肌力药等。硝普钠、异氟烷或米力农（有心功能不全时）均可用于降低后负荷。为保证阻断远端脏器的灌注，对心功能和冠脉储备良好的患者，应维持阻断近端平均动脉压在 $12.0\sim13.3\ kPa(90\sim100\ mmHg)$。

阻断前适当控制血压，静脉输注硝普钠或硝酸甘油，必要时单次静脉注射扩血管药物（硝酸甘油、丙泊酚等），防止阻断后近端严重的高血压。

阻断主动脉后，常规检测血气、密切监测酸碱平衡，因低灌注引起的代谢性酸中毒很常见。单纯阻断主动脉，需要控制近端高血压，但必须意识到同时远端的血流量会减少。阻断主动脉的时间应尽可能短于 30 分钟，如果超过此时限，并发症尤其是截瘫的发生率会增加。对于采用部分体外循环的患者，可以通过调节泵流量控制近端高血压，同时保证远端足够的血供。

4.主动脉开放

(1)血流动力学改变：主动脉开放引起的血流动力学改变主要取决于阻断水平、阻断时间、血容量等。以低血压最常见，原因有阻断远端反应性充血、手术野血液的大量丢失导致相对或绝对低血容量、外周阻力的突然下降等,从缺血组织中冲洗出来的乳酸、氧自由基、前列腺素、中性粒细胞、激活的补体、细胞因子和心肌抑制因子的毒性等。

(2)代谢改变:全身氧耗量、血乳酸、前列腺素、补体激活、心肌抑制因子等增加,SvO_2 降低,机体表现为代谢性酸中毒。

(3)处理措施:补足血容量、纠正酸中毒,暂时停止麻醉和使用扩血管药物,必要时给予缩血管药物,使血压回升至一定水平,缓慢开放主动脉。如果出现严重低血压,可用手指夹闭主动脉、重新阻断,再补充更多血容量。

5.脊髓保护

远端主动脉血压尽量维持在 5.3～8.0 kPa(40～60 mmHg),以增加脊髓中、下部的血供,保证脊髓血流,维持脊髓功能。

6.肾脏保护

保证足够灌注压力和血容量对于肾脏保护至关重要,同时建议应用甘露醇、呋塞米和小剂量多巴胺等维持尿量。

八、重要器官的保护措施

(一)脊髓保护措施

(1)控制阻断时间。

(2)低温。

(3)保持远端灌注。

(4)脑脊液引流。

(5)药物:巴比妥类药、糖皮质激素、钙通道阻断剂、氧自由基清除剂和镁离子等。

(6)加强脊髓缺血的监护。

(二)脑保护

(1)低温。

(2)控制深低温停循环时间:在 12～15 ℃时脑部停循环的安全时间仅 30～45 分钟。

(3)选择性脑逆行灌注。

(4)选择性脑正行灌注:通过右腋动脉或左颈总动脉插管,以 10～15 mL/(min·kg)的流量向脑部供血,维持灌注压在 5.3～8.0 kPa(40～60 mmHg)。

(5)药物:硫喷妥钠、丙泊酚、糖皮质激素、钙通道阻断剂、氧自由基清除剂、镁离子和利多卡因等。

(三)肾脏保护

(1)低温。

(2)选择性肾脏动脉灌注。

(3)药物:甘露醇、襻利尿药、多巴胺[3～5 μg/(kg·min)]等。

(四)凝血异常的处理

(1)补充红细胞悬液、新鲜冰冻血浆及浓缩血小板。

(2)体外循环时使用抑肽酶、抗纤溶药物等。

(3)保温。

(孙　睿)

第二节 周围血管手术的麻醉

一、周围血管病

周围血管病是指走行于躯干以外的动、静脉血管发生病变,使动脉血流降低或静脉回流受阻,导致脑或四肢供血不足的一系列疾病。主要累及血管包括颈动脉、股动脉及其远端动脉、股静脉及其远端静脉,病变可仅局限于外周血管,也可能是全身血管病变的局部表现。主要疾病包括以下几种。

(一)慢性阻塞性周围动脉疾病

慢性阻塞性周围动脉疾病亦称动脉粥样硬化症,包括腹主动脉或髂动脉远端动脉粥样硬化和股动脉动脉粥样硬化。

(二)急性周围动脉阻塞疾病

栓塞症:血栓、瘤栓、脂肪栓子等。

(三)系统性动脉炎

1.大动脉炎综合征

大动脉炎综合征又称 Takayasu 动脉炎或无脉症:为主动脉及其分支的慢性、进行性闭塞性炎症,可造成躯体和肺动脉的狭窄、栓子和动脉瘤形成。此病的病因不明,可能与自身免疫异常有关。病变累及升主动脉及动脉弓时,脑、冠状动脉和上肢的血流供应会受到影响,可出现眩晕、视力减退、心肌缺血、上肢无脉等。病变累及腹主动脉及其分支时可出现肾性高血压、肾功能减退和间歇性跛行。有 50% 的患者出现肺动脉炎,表现为肺动脉高压。强直性脊柱炎和类风湿关节炎患者有可能伴发大动脉炎。

2.血栓闭塞性脉管炎

血栓闭塞性脉管炎又称 Buerger 病,是一种损害动、静脉的慢性闭塞性炎症性疾病,多见于青壮年男性,多在 45 岁前发病。发病原因尚不完全清楚,可能与免疫功能异常有关,主要侵犯下肢的中小动、静脉,呈发作性、节段性炎症和血栓形成的慢性疾病。本病伴有雷诺现象,寒冷可恶化病程。

3.颞动脉炎

颞动脉炎指颈部和头部的动脉形成的动脉炎,最常见的表现是头痛、头皮压痛和颌跛行。眼部分支发生炎症时可导致眼部缺血性神经炎和突然失明。

4.结节性多动脉

结节性多动脉为好发于 20~60 岁女性的血管炎,通常与 B 型肝炎抗原血症和药物过敏有关,出现炎症变化的血管多为小-中型血管,临床表现有肾小球肾炎、心肌缺血、周围神经病、肾性高血压和惊厥。获得性免疫缺陷综合征(AIDS)可伴发多动脉炎样血管炎。

5.韦格纳肉芽肿

韦格纳肉芽肿是以炎症血管内新生肉芽形成为特征的周围血管病,可累及神经系统、气道和肺、心血管系统和肾脏内的血管。

(四)其他血管综合征

1.雷诺病

雷诺病是由肢端小动脉间歇性痉挛所引起的病变。女性较男性多。以受冷和复温后指端苍白-发绀-潮红为特征性表现。雷诺现象常逐渐进展,也可数年维持在稳定状态。肢端颜色改变常见于手指、足趾。

2.下肢大隐静脉曲张

下肢大隐静脉曲张指大隐静脉的异常扩张,早期往往没有明显的症状。曲张严重时可出现小腿皮肤痒、腿部肿胀、酸痛、疲劳、腿部沉重感。

3.烟雾病

烟雾病为罕见的进行性脑血管阻塞疾病,多发于颈内动脉和大脑前、中动脉。成人和儿童均可受累。在儿童哭闹或运动后引起过度通气,会发生短暂的脑缺血,出现轻度偏瘫和下肢无力。成人更容易发展为脑室内或蛛网膜下腔出血。

4.肥大性毛细血管瘤综合征

肥大性毛细血管瘤综合征出于先天性脊髓动静脉畸形形成的颈、躯干和四肢周围血管病,主要表现有下肢浅静脉曲张、怒状毛细血管扩张畸形(又称葡萄酒色斑)、软组织和/或骨骼过度增生肥大。

5.川崎病

川崎病是一种病因未明的幼儿高发的血管炎综合征,可累及动脉、静脉和毛细血管。临床特点为急性发热,皮肤黏膜病损和淋巴结肿大。

二、周围血管手术术式的种类和特点

(一)周围血管手术术式的种类

1.经皮血管内手术

随着生物医学技术的发展,许多血管疾病手术可以通过血管内手术技术完成,手术创伤和应激反应相对小,出血不明显。

有三种类型的动脉疾病可以进行血管内手术治疗:①取栓术治疗动脉栓子或血栓形成。②经皮血管扩张术或支架术治疗阻塞狭窄性血管疾病。③支架置入扩张术治疗动脉瘤。

2.开放式血管切开手术

当血管内手术失败或难以解决问题时往往需要血管切开或进行旁路搭桥术,或植入人工血管,如颈动脉内膜剥脱术、腋-股动脉搭桥术、股-腘动脉搭桥术、颈内动脉搭桥术等。

3.混合手术

血管内技术与开放的外科手术技术相结合,共同进行周围血管手术操作。

(二)周围血管手术患者的特点

周围血管疾病患者病变血管可位于局部或全身。除因大隐静脉曲张、闭塞性脉管炎术后和某些先天性血管畸形的患者外,大多数患者年龄大,合并多种慢性疾病,如糖尿病、高血压、高胆固醇血症。动脉硬化是外周动脉疾病的主要病因,可累及全身血管,导致功能性和器质性缺血。与其他类型的非心脏手术相比,周围血管手术围术期心脏事件的发生率和死亡率较高,患者围术期心梗(PMI)的发生率可高达5%~15%,约50%的PMI患者的围术期死亡也归因于此。当合并有缺血性心脏病、充血性心力衰竭、颅内血管疾病(短暂性脑缺血发作或卒中)、胰岛素依赖型糖尿病、肌酐大于 2.0 mg/dL(166 μmol/L)时手术风险明显增加。

(三)周围血管疾病麻醉前准备

1.心脏手术后周围血管手术的时机

由于许多周围血管疾病患者合并有冠状动脉粥样硬化症,在行周围血管手术前实施了心脏搭桥手术或支架植入术,对于这些患者,周围血管手术的时机对预后有很大影响。在心脏术后的早期,心肺分流会致双肺萎陷/实变和终末器官缺血,此时不是进行进一步手术和麻醉的理想时机。经皮冠状动脉内成形术(PTCA)后 90 天进行非心脏手术的患者其围术期心脏功能没有改善。虽然相比健康患者 PTCA 患者仍有两倍的心脏病危险,但 90 天后其风险会降低一半。如果非心脏手术在冠脉支架术后 6 周内进行,则围术期心梗和死亡发生率会增加 2~3 倍。

2.术前检查

(1)血管造影是评估外周动脉疾病的金标准,通过造影结果可了解血管受损部位、严重程度、侧支循环情况,并有助于制定手术方案。

(2)术前应重点评估受累重要器官,如心、脑、肾功能受累及代偿情况,当有多个器官受累或一个以上器官功能失代偿,麻醉风险将明显增加。

(3)呼吸生理及功能检查:①动脉血气检查可了解患者术前血氧、二氧化碳和酸碱平衡情况。②肺功能检查中一秒钟用力呼气量(FEV$_1$)和用力肺活量(FVC),对于评估潜在的术后(特别是开腹手术后)呼吸困难很有价值。FVC<1.5L,FEV$_1$/FVC<50%提示有效咳嗽的能力较差。③如果患者可以吹动距其面部 50 cm 远处的纸张并且持续移动纸张 5~10 秒,则提示咳嗽功能无大碍。

(4)心血管功能检查:①心电图除了可以了解心率和是否有心律失常外,心电图还可提供有关是否存在心肌缺血等信息。②(经胸或经食管)超声心动图可提供有关心脏各腔室的解剖结构改变的信息,评估心脏收缩和舒张功能,如舒张末容积、射血分数(EF 值)。③24 小时动态心电图可通过不同时段心电图的变化,可了解心律失常和心肌缺血发生情况及窦房结功能。

(5)其他检查:包括血糖、凝血功能、肝肾功能等。

3.术前用药

(1)镇静剂:术前适当给予镇静剂可减少患者的紧张焦虑程度,减少心肌氧耗。

(2)镇痛药:下肢动脉栓塞或狭窄的患者多伴有较严重或剧烈的疼痛。可选用阿片类镇痛药,如吗啡。除了镇痛作用外,吗啡还可以扩张血管、降低外周血管阻力、消除焦虑。由于肌肉松弛作用,还可能降低心肌氧需。禁用吗啡者可改用哌替啶肌内注射。

(3)正在服用的药物:降压药、抗心律失常药和类固醇皮质激素等应维持到术日早晨,因为术前突然停药,会造成药理作用的剧烈波动。糖尿病患者若行动脉内手术,应激较开放手术小,可能不需要增加胰岛素的用量。通常可以先给予早晨胰岛素用量的半量和一支葡萄糖液,而后根据血糖情况估算液体和胰岛素的维持量。术前应用降糖药血糖控制满意且手术较小时,术晨停用降糖药,术中根据血糖水平适当补充胰岛素。

(4)β受体阻滞剂:β受体阻滞剂可以降低重症高血压和冠心病患者心血管事件的发病率和死亡率,术前或术中可选用阿替洛尔。β受体阻滞剂为禁忌时给予 α_2 受体激动剂(可乐定)。

(四)麻醉处理

1.麻醉方式的选择

周围血管手术选用何种麻醉方式对预后最好仍存在争议。在选择麻醉之前要在多个方面进行权衡,如将要采取的手术方式(血管内或切开手术)、可能对术后心血管并发症及病死率的影响、对血管移植物功能的影响、围术期抗凝治疗的时间和强度、患者的重要器官受损及代偿情况等。可选用局部浸润麻醉、椎管内麻醉和全身麻醉。

(1)椎管内麻醉:椎管内麻醉包括硬膜外和腰麻,可满足大部分下肢血管手术的麻醉。胸段硬膜外麻醉对窄缩的心外膜冠状动脉有扩张作用,并可改善心内膜到心外膜的血流比及缺血心肌的血流,但胸段硬膜外麻醉常不能满足外周血管手术(如下肢)麻醉镇痛的要求。腰段硬膜外麻醉不但不能扩张冠脉,在阻滞水平以上,常有代偿性交感活性增加,反而有可能导致冠脉收缩及心肌血流减少。区域阻滞引起的难以纠正的低血压可影响冠脉灌注,也会减少冠脉血流。在正常人,腰段硬膜外麻醉可降低后负荷,从而增强心肌收缩,但在合并冠心病的患者,可恶化心肌运动能力。但从另外一方面讲,虽然腰段硬膜外对冠脉灌注存在不利影响,但也有降低前、后负荷,降低心肌氧耗,减少应激等优点,因此应权衡其利弊。

(2)全身麻醉:全身麻醉的优点在于血流动力学较易控制在相对稳定的水平,能够保证气道的安全,特别是对于可能术中出现大出血,液体出入量较大的手术应用全身麻醉更显安全。全身麻醉无绝对禁忌证,可满足所有手术的要求。急诊手术和拔管时应同样小心,以避免不必要的心肌氧耗增加及氧供减少。

(3)局部浸润麻醉或区域阻滞:适用于经皮血管内手术,如局部浸润麻醉可用于下肢血栓取出,颈丛神经阻滞可用于颈动脉内膜剥脱术,腰丛神经阻滞可用于下肢血管手术等。

2.麻醉选择对预后的影响

(1)心血管事件:多数研究显示全麻和区域阻滞麻醉对心脏事件,包括心梗、不稳定型心绞痛、充血性心力衰竭(CHF)和心源性死亡等的影响没有显著差异。多项研究数据显示,无论患者接受全麻、腰麻、硬膜外麻醉,心血管事件发病率和死亡率没有不同。

(2)伤口愈合硬:膜外麻醉和镇痛可减弱手术应激反应、降低交感神经活性、扩张局部血管、提供良好的术后硬膜外镇痛等,上述因素的联合作用可使伤口局部氧利用度增高,改善术后伤口愈合。

(3)血管移植物的功能:全麻会减少深静脉血流,有可能增加移植物栓塞的发生率。而用局麻药进行硬膜外麻醉可增加动脉血流和静脉排空,从而改善下肢血流。硬膜外麻醉可降低术后纤溶酶原活化物抑制剂的活性、迅速使抗凝血酶Ⅲ水平降至正常、抑制术后血小板聚集、增强纤溶活性。但必须指出的是,只有将硬膜外麻醉继续用于术后镇痛时,才可能显示其对移植物开通率的影响。

3.术中监护

(1)常规无创监测:包括心电图(Ⅱ、V_5、aVF 导联)、无创血压、体温、脉搏氧饱和度及尿量的持续监测。

(2)有创监测:对于心功能不良和血压控制不满意的患者、手术创伤较大、估计手术时间较长及出血多的手术,应进行直接动脉压和中心静脉压(CVP)测压,根据患者心功能情况酌情考虑是否进行肺动脉导管插管测压。

(3)其他:心脏功能受损的患者可以监测经食管超声心动,能更好地监测室壁运动异常。颈动脉手术可采用脑多普勒、脑氧饱和度等监测脑功能情况。

4.术中麻醉管理注意事项及相关问题

(1)麻醉处理重点:在于控制手术引起的循环应激,避免心血管并发症。全身麻醉和局部麻醉有共同的管理目标,即小心、平稳的麻醉诱导,麻醉管理期间合理应用麻醉药品、补液、血管活性药物等以维持血流动力学稳定。

(2)抗凝与麻醉:许多血管重建术的患者在围术期需要抗凝治疗。出血仍旧是抗凝和纤溶治疗的主要并发症,危险因素包括抗凝治疗的剂量和时程、老龄、女性、胃肠道出血和阿司匹林服药史。出血的发生率在凝血因子Ⅳ缺乏、应用肝素或低分子肝素时较低($<3\%$),而应用华法林(INR$>4\%\sim7\%$)和溶栓治疗($6\%\sim30\%$)则会增高。

局部麻醉和出血的危险性仍旧是制订麻醉计划时需考虑的重要因素之一。目前关于抗凝与外周阻滞并发症关系的数据资料甚少。

血栓和抗凝治疗:链激酶、尿激酶和重组组织型纤溶酶原激活剂可用于血栓栓塞性缺血患者的溶栓治疗。纤溶酶原激活剂能增加纤溶酶的生成,从而溶解血凝块。血凝块溶解后产生的纤维蛋白降解产物对全身凝血系统有广泛影响。另外,大多数接受溶栓治疗的患者同时也需接受抗血小板药或肝素等的抗凝治疗,以进一步确保正常的凝血功能。

目前尚无数据明确溶栓治疗后多久才适宜进行椎管内麻醉操作。因此,推荐如无特殊情况,溶栓治疗后应避免硬膜外麻醉或腰麻。

静脉应用肝素:血管科手术经常在术中使用静脉肝素,肝素化剂量为5 000~10 000 U,目前推荐应用肝素的注意事项包括:①合并其他凝血性疾病患者禁用。②有创性穿刺操作后1小时再应用肝素。③最后一次应用肝素后2~4小时后再拔出硬膜外导管,并应监测患者的凝血功能。④术后监测患者有无血肿的症状或体征。⑤虽然硬膜外置管困难或出血会增加危险性,但目前尚无被迫取消手术的报道,但神经外科医师的会诊还是必要的。

低分子肝素LMWH:硬膜外置管时应用LMWH的指南包括:①有创穿刺操作至少在最后一次给予溶栓剂量LMWH后10~12小时,最后一次治疗剂量LMWH后24小时后才能进行。②LMWH用药后2小时抗凝活性达高峰,此时应避免椎管内麻醉操作,包括椎管内穿刺、置管和拔管。

华法林:华法林等口服抗凝药物阻断维生素K依赖性凝血因子-Ⅱ、Ⅶ、Ⅸ、Ⅹ。凝血素和INR对Ⅹ因子和Ⅶ因子的活性敏感,其中Ⅶ因子的半衰期最短。INR增加至正常值的1.2倍时大约相当于Ⅶ、Ⅸ因子的活性降低了40%。当口服抗凝治疗时,维持INR<1.5则凝血功能正常。停用华法林后凝血功能的恢复,需待INR恢复至正常,因为Ⅱ、Ⅹ因子的活性恢复缓慢,在INR$\leqslant1.4$时,其活性尚未恢复正常。对近期间断服用华法林治疗患者进行椎管内麻醉出血的危险性,目前尚无相关研究,但操作时应格外小心。在这种情况下,应停止华法林治疗(最好在椎管内麻醉前4~5天),并在操作前检查凝血素和INR。切记:Ⅱ、Ⅹ因子的活性恢复很缓慢。

抗血小板药物:①非甾体抗炎药和阿司匹林。阿司匹林的作用时效持续于整个血小板的寿命,而其他非甾体抗炎药(NSAIDS)作用时效相对较短,约3天血小板的功能即恢复正常。选择性COX-2抑制剂不抑制血小板的聚集。单独NSAIDS药物不会显著增加硬膜外血肿的发生率。目前的数据资料已证实仅应用NSAIDS类药物的患者接受椎管内麻醉不会增加出血的危险性。②噻氯吡啶衍生物。噻氯吡啶衍生物(噻氯匹定,氯吡格雷/波力维)通过抑制磷酸腺苷介导的原发及继发血小板聚集、阻断血小板-纤维蛋白原结合和血小板聚集而达到抗凝作用。目前尚无发表的针对应用此类药物时进行椎管内麻醉的研究。但目前推荐在椎管内麻醉前14天停用噻氯匹定,前7天停用氯吡格雷。③血小板糖蛋白Ⅱb/Ⅲa抑制剂。血小板糖蛋白Ⅱb/Ⅲa抑制剂(阿昔单抗,依替巴肽)通过干扰血小板-纤维蛋白的相互作用,以及血小板-vW因子的结合而发挥抗凝作用。因其对血小板功能影响显著,因此在血小板功能恢复以前应避免椎管内麻醉。血小板功能恢复至正常时间不等,依替巴肽约需 8 小时,阿昔单抗约需24～48 小时。

三、颈动脉内膜剥脱术

颈动脉内膜剥脱术为预防性手术,可降低因颈动脉疾病引起血栓性脑血管意外发生率。主要病因有全身大动脉炎、动脉粥样硬化症等,大多数行颈动脉内膜剥脱术的患者为高龄,合并动脉硬化性高血压和糖尿病。研究表明,年龄超过 75 岁、未控制的高血压、心绞痛、颈动脉血栓、颈动脉虹吸部梗阻患者手术风险增加。颈动脉内膜剥脱术围术期发病率为 4%～10%,术前合并神经功能障碍者发病率最高,因卒中和心梗引起的死亡率可高达 5%。

(一)术前准备

确定患者术前神经功能受损情况,治疗合并疾病,使其达到最佳的功能代偿状态,因为大多数的术后神经系统损害都与手术操作、未控制的高血压、高血糖有关。所有治疗药物需维持至术日(除降糖约和抗凝药外)。术前应给予适当的镇静药。

(二)麻醉方式的选择

无论是血管内手术还是开放式手术,麻醉处理是一样的。可选择全麻或区域阻滞麻醉(颈丛阻滞)。

(1)区域阻滞组的优点是血流动力学相对稳定,可显著减少局部出血和分流。由于患者清醒,利于对颈动脉阻断后脑灌注和神经功能进行评估。区域阻滞的局限性在于需要患者能够完全配合,另外气道不能确保安全,特别是手术开始后,一旦出现气道问题或患者变得不合作和不安时处理会很棘手。当应用局麻加强化麻醉时,麻醉师应该做好随时建立全麻的准备,在手术关键时刻能够满足手术操作的需要。研究显示在重症监护病房或住院期间肺部并发症的发生率全麻与区域阻滞无显著差异。

(2)全麻诱导药可选择硫喷妥钠、丙泊酚或依托咪酯,上述药物均可降低脑的代谢率。硫喷妥钠还对局灶性脑缺血有保护作用。小剂量β受体阻滞剂可有效抑制插管反应。阿片类药物选择芬太尼、瑞芬太尼等,可有降低应激反应的作用。麻醉维持可选用异氟烷或地氟烷吸入麻醉或静吸复合麻醉。

(三)麻醉管理要点

(1)监护应包括 V_5 导联的心电监护,直接动脉测压,视心功能情况决定是否应用其他有创血流动力学监测。

(2)术中术者有可能作颈动脉阻断试验,如果颈动脉阻断时患者出现神志或脑电图等异常,可实施分流或临时旁路术,即将带套囊的导管两端分别置入颈动脉狭窄的远、近端,形成临时旁路,可降低脑缺血的风险。但临时旁路有可能增加血管损伤和血栓形成的危险。

(3)血压应维持在基础水平或略高于基础水平以保证足够脑灌注,避免心动过速以减少心脏应激。

(4)警惕血压急剧升高会增加颈动脉血管成形部位出血的危险,特别是颈动脉阻断时血压会升高。对于术中轻到中度的高血压,可选用同时对冠脉灌注有利的硝酸甘油进行治疗,而血压显著增高时可选用更强效的尼卡地平和β受体阻滞剂。

(5)避免血压过低影响心、脑和肾脏的灌注。低血压时可适当补充液体,应用少量去氧肾上腺素,切忌使血压陡升。

(6)围术期应将血糖尽可能控制在正常范围,特别是合并糖尿病患者,因为脑缺血时,高血糖对脑功能有进一步损害作用。

(7)实施全麻时,应保持 $ETCO_2$ 不要过高或过低,因为高碳酸血症和低碳酸血症均会影响脑血流,从而影响脑灌注。

(8)术中分离颈动脉时,有可能牵拉颈动脉窦,刺激迷走神经引起血压和心率下降。应用局麻药实施局部阻滞可有效预防牵拉反应。必要时可暂停手术或应用抗胆碱药对症治疗。

(9)脑功能监测区域阻滞时可通过患者神智、说话、对侧手的握力等判断脑功能情况。

如果是全身麻醉,脑功能的监测可采用如下几种方法:①计算机脑电图(EEG)分析。②经颅中脑动脉多普勒超声(TCD)。通过 TCD 可以在明显临床症状出现前发现术后过度灌注综合征,因此可以进行预防性控制降压。TCD 还可用于监测颈动脉支架植入术中栓子形成。③颈动脉内压力。④脑血氧饱和度,但其经验还十分有限。

(四)术后管理

颈动脉剥脱术患者术后应注意伤口出血情况,血肿可压迫气管引起急性上呼吸道梗阻。由于手术牵拉刺激喉返神经和舌下神经,术后患者可出现喘鸣和伸舌偏移。术后疼痛强度为轻到中度,通常口服镇痛药即可满足镇痛要求。

四、周围动脉血管重建术

(一)周围动脉疾病的特点

对周围动脉疾病自然病程的全面了解是正确评估、选择处理及干预手段的关键。行周围血管重建术的患者主要疾病有两类:外周动脉硬化症和血栓闭塞性脉管炎。两种疾病症状体征很相似,主要临床症状为间歇性跛行和静息痛。狭窄的血管病变无法满足运动时骨骼肌群的血流增加和代谢的需求,从而导致间歇性跛行。但两种疾病的发病者群和病因有所不同。

到目前为止,动脉粥样硬化仍是周围动脉疾病的主要原因。四肢的外周动脉硬化症多伴有主动脉、冠状动脉或颅外动脉等的硬化。外周动脉硬化症的发病率随着年龄增长,在超过 75 岁的老年人可高达 70%。外周动脉硬化症状(跛行)的患者中,股腘动脉狭窄占 80%,小腿动脉狭窄占 40%,主动脉或髂动脉病变占 30%。外周动脉硬化症的患者远期生存率下降,多数患者死于心梗或卒中。尽管动脉硬化的确切发病机制尚不清楚,但该过程与特定的危险因素有关,如糖尿病、高血压、高胆固醇血症、吸烟、高同型半胱氨酸血症、早发性动脉硬化家族史。

外周动脉病变的最可信体征为动脉搏动减弱或缺如。腹部、盆腔、腹股沟区可闻及杂音,股动脉、腘动脉、胫后动脉、足背动脉的搏动减弱可提示动脉狭窄的解剖部位。慢性下肢缺血可导致皮下组织萎缩、毛发缺如、肢体冰凉、苍白、发绀。

吸烟者发生跛行的危险性加倍。另外,继续吸烟还会加快稳定性跛行到重度肢体缺血、截肢的进程。

(二)术前准备

(1)外周血管重建手术的危险性与动脉硬化相关,尤其是缺血性心肌病。合并心绞痛和跛行的患者,在外周血管手术之前有可能需要先实施冠状动脉搭桥术。因为跛行患者常不能进行运动平板试验,铊灌注显像是检测缺血性心肌病的有效手段。动态心电图监测可发现心肌缺血的证据,糖尿病患者的心肌缺血常常为无症状的(静息性)。

(2)合并 COPD 并有吸烟史的患者应作肺功能和血气的检查。

（3）糖尿病患者术前进行胰岛素治疗,将血糖尽可能调整在正常或接近正常范围。

（三）麻醉方法的选择

1.椎管内麻醉

硬膜外麻醉可减轻此类手术后应激导致的高凝状态,并可能对行大的外周血管手术的高危患者有利。但必须提出的是血管重建手术在术中及术后阶段需要进行抗凝治疗,因此建议硬膜外穿刺置换和拔管的时机尽可能按照上述指南进行。

2.全身麻醉

尽管硬膜外或腰麻单独使用或与全麻复合时,有许多可能的优势,如增加移植物血流、降低全身血管阻力、减轻术后疼痛、抑制凝血系统活化等,但是对抗凝治疗后应用硬膜外麻醉所引起的神经系统并发症风险的担忧,使得临床上更多麻醉医师倾向使用全身麻醉。药物选择同颈动脉内膜剥脱术。

（四）术中麻醉管理要点

1.血流动力学变化

阻断肾下主动脉时,血流动力学改变较肾上小,对重要脏器的影响不大,特别是存在侧支循环的外周血管栓塞性疾病患者。同样的,开放后的血流动力学变化也较小。由于动脉阻断期间的血流动力学变化较小,尤其在没有左室功能障碍或缺血性心肌病的患者,可用中心静脉插管替代肺动脉导管。经食管超声心电图可有助于检测左室功能和血管内容量。

2.避免出血

在移植血管开放阶段由于血液抗凝和吻合口漏,有可能短时期内出血较多,应及时补充血容量和红细胞。术前若估计手术较复杂、出血多,术中可使用自体血液回收。

3.降低血栓性并发症

动脉阻断前使用肝素能降低血栓性并发症。对于远端栓塞性疾病,注意操作和钳夹动脉时,减少血栓碎片播散比使用肝素重要。

4.液体治疗

维持正常血容量以保证移植血管的血流。但应避免过度输液,特别是使用硬膜外麻醉时,当硬膜外交感神经阻滞作用消退后,可增加充血性心力衰竭的危险。

5.避免低温

手术肢体的保温可减少血管收缩反应。

（五）术后管理

术后疼痛强度一般为中度。如果术中采用的是硬膜外麻醉,则延续全术后镇痛最理想,硬膜外神经阻滞不但可提供良好的镇痛,同时交感神经的阻滞对改善和维持下肢血流和移植血管的通畅均有明显益处。由于术中及术前应用抗凝药物,如果是采用椎管内麻醉,术后应密切观察下肢神经功能变化,严格按照指南推荐的时间拔除硬膜外导管。随时观察移植血管通畅情况。

五、急性动脉栓塞

（一）疾病特点

急性动脉栓塞是由脱落的栓子堵塞动脉,造成血流受阻的一种急性疾病。由于急性重度缺血,患者可表现为栓塞远端肢体突发的重度疼痛、感觉麻痹、无力、脉搏无法触及、皮肤变凉、明显的皮肤颜色改变(如苍白或发绀)。大多数情况下需急诊手术治疗方能解决问题。心脏来源的栓子有继发于陈旧或近期心梗或心室收缩功能低下(如特发性扩张型心肌病)后的左心室附壁血栓;瓣膜疾病(尤其是风湿性二尖瓣疾病)、修补的心脏瓣膜、感染性心内膜炎、左房黏液瘤等原因形成的心室内栓子。心房颤动是与瓣膜性心脏病相关的全身血栓的又一重要来源,即使不合并瓣膜疾病,仍可增加栓塞的风险。急性动脉栓塞的非心源性因素包括动脉瘤样病变(腹主动脉、髂动脉或腘动脉)、动脉切开或创伤后影响了管腔的完整性,从而引起急性阻塞。大的血栓常位于动脉分叉处,如腹主动脉远端、股动脉分支处。

(二)诊断

无创的检查可作为外周动脉栓塞的辅助诊断依据,也可显示缺血的严重程度。血管造影可明确栓塞的部位和评估血管重建手术的可行性。

(三)手术指征及手术方式

发病后 2 小时内保守治疗失败,缺血部位血液循环无改善,应考虑手术取栓子。发病后12 小时以内是手术最佳时期。如果肢体组织一直表现有活力,晚期取栓术仍可取得成功。急症患者多先采用取栓术,若血管内皮受损造成反复栓塞,下肢缺血改善不明显时,则有可能实施人工血管旁路手术。

(四)术前准备

由于急性起病,有些患者的合并疾病,如糖尿病、高血压、冠心病等控制不理想,因此加大了麻醉风险,有可能使围术期并发症的发生率增加。急救药品和器械应随时在侧。

(五)麻醉方法及管理

(1)依手术方式的不同及患者合并疾病的严重程度、对不同麻醉方法的耐受程度等可选择不同的麻醉方法,如单纯取栓术,可选用局部浸润麻醉或周围神经阻滞。若拟行血管重建手术,可选择椎管内麻醉或全身麻醉,术前若已采取了抗凝治疗,则禁用椎管内麻醉。

(2)术中保证充分的氧供,避免血压过低或过高。

(3)局麻药中不要加肾上腺素,以免引起血管进一步痉挛。

(4)注意肢体保温。

六、合并周围血管疾病行非血管手术的麻醉

某些择期手术、急症手术患者、行剖宫产的产妇术前可能合并有周围血管疾病,如大动脉炎综合征、血栓闭塞性脉管炎、肢端动脉痉挛症(又称雷诺病 Raynaud)、结节性多动脉炎、动脉粥样硬化、静脉血栓等。一方面,由于血管疾病引发的重要脏器的损伤有可能增加麻醉风险;另一方面麻醉、手术创伤引起的应激可能使原发血管疾病恶化。

(一)术前准备

(1)明确重要脏器受累情况及严重程度。如结节性多动脉炎患者约有 70%以上合并有肾脏损害;动脉粥样硬化症患者多伴有高血压、冠心病和糖尿病。

(2)大动脉炎综合征、结节性多动脉炎患者若术前长期接受糖皮质激素治疗可导致肾上腺皮质功能受抑,围术期需要补充外源性糖皮质激素。

(二)麻醉方法的选择

(1)雷诺现象的患者在行外周手术时可实施区域阻滞。交感神经阻滞后不但可用于诊断,还对患者血供有帮助。

(2)术前应用抗凝治疗,且凝血功能未恢复正常者禁用椎管内麻醉。

(三)围术期麻醉管理要点

(1)合并有动脉炎的患者,特别是颈动脉受累患者,在直接喉镜暴露和气管插管时,应避免头部过伸,以减少对颈动脉血流的影响。

(2)应注意维持体温和室温,保证受累血管所支配肢体的血供。

(3)雷诺征患者术中尽可能采用无创测压,以避免动脉置管对血管的进一步刺激引起肢体缺血。如术中需要进行有创动脉测压时,可考虑行较大动脉置管(如股动脉)。

(4)动脉炎患者无创血压测压的数值有可能偏低,必要时应使用有创动脉监测。

(5)合并周围动脉炎患者使用区域阻滞时,麻醉药内应不含肾上腺素,因为儿茶酚胺可引起不必要的血管收缩。

(孙 睿)

第三节 大静脉手术的麻醉

一、原发病

大静脉疾病的病因复杂,除了恶性肿瘤导致大静脉阻塞外,静脉本身的炎性狭窄、血栓及先天性膈膜阻塞等,均可引起复杂的病理生理改变。根据阻塞的位置,大静脉疾病可分为上腔静脉综合征、下腔静脉综合征及布加综合征。

上腔静脉综合征主要是指上腔静脉梗阻后引起上半身静脉回流受阻、静脉压升高及侧支循环开放。70%以上为胸腔内恶性肿瘤压迫引起,多需放射治疗。上腔静脉本身先天性病变或炎症、血栓引起的往往病程较长,可通过手术治疗。躯干上部包括头、颈、面部出现水肿,严重时有进行性呼吸困难、咳嗽、端坐呼吸。急性上腔静脉完全梗阻可导致颅内静脉压升高,出现神经系统症状。

下腔静脉综合征是指下腔静脉肾静脉汇入处以下部分因梗阻而引起的一系列临床表现。若病变累及肝静脉或以上的下腔静脉,可出现布加综合征。下腔静脉综合征多由下肢深静脉或盆腔血栓向近侧发展引起,还可能有腹腔或腹膜后肿瘤、炎症粘连压迫下腔静脉导致。临床上常表现为下腔静脉所属区域肿胀、胀痛,同时下肢、外生殖器和肛门区浅静脉曲张。病变累及肾静脉时可导致肾灸性综合征,表现为肾功能障碍、长期蛋白尿、全身水肿等。布加综合征是指肝静脉和/或肝后段下腔静脉阻塞造成门静脉和/或下腔静脉高压导致的一系列临床体征。临床表现包括腹水、黄疸、肝大、脾大、胸腹壁及椎管内静脉曲张和消化道出血等门脉高压症状。病程长的患者常伴有营养不良、恶病质及肝肾衰竭。外科手术可有效缓解阻塞。

二、术前准备

对上腔静脉综合征的患者需通过影像学了解阻塞部位。头颈部肿胀及气管黏膜水肿可能引起插管困难,术前应仔细评估呼吸功能,包括是否存在呼吸困难和胸水、肺功能及血气水平等,还应注意术前是否存在颅内高压症状。术前应了解拟行手术方式,以便选择正确合理的监测手段。

对布加综合征患者术前除了解静脉梗阻部位外,还应该对肝脏功能进行评估。如果伴发脾脏增大及脾功能亢进,术前常应适当准备浓缩红细胞及血小板,应警惕术中可能出现的凝血功能异常。长期大量腹水患者常造成慢性消耗及恶病质,术前改善营养状况并保肝治疗有助于改善预后。术前还应纠正电解质紊乱。

大静脉手术除常规监测外,还应包括动脉血压、上腔静脉及下腔静脉压监测和尿量监测。但需注意上腔静脉综合征的患者静脉阻塞远端静脉压过高,颈内静脉或锁骨下静脉穿刺常引起出血。大静脉手术术中常出血较多,因此均需建立粗大外周静脉通路。如条件允许,血液回收装置可降低库血输注。

三、麻醉要点

由于患者病程较长,心脏功能及肝肾功能均有不同程度的损害,对麻醉药物的耐受性差,应尽量选择对心脏及肝肾功能影响较小的药物,且尽量采用个体化用药原则。

上腔静脉综合征的患者由于颈静脉压偏高,术中要注意避免颅内压升高,必要时可采用过度通气原则。糖皮质激素和利尿剂联合应用,术中有效控制输液量,有助于降低颅内压。同时,上腔静脉阻塞可严重损害右心功能,当旁路转流接通血管时,上腔静脉压骤然下降可能出现右心衰竭,必要时需应用毛花苷 C 及大剂量利尿剂治疗。

布加综合征患者由于长期下腔静脉阻塞,回心血量偏低,心脏处于低心排状态。这类患者常合并大量腹水,当开腹放出腹水时,往往是内脏血管床突然减压,血管扩张,造成血压骤降。因此术前适当引流腹水,开腹前在中心静脉压监测下适当补液,可避免血流动力学剧烈波动。同时,该类患者由于右心系统长期处于低负荷状态,术中旁路转流接通血流时,回心血量骤增,容易诱发右心衰竭和肺水肿。因此,术中缓慢开放下腔静脉,适当强心利尿,有助于防止右心衰竭和静脉压升高。

四、术后注意事项

大静脉手术患者术后常血流动力学波动较为剧烈,部分患者伴有右心功能不全及水电解质紊乱,因此术后常需在 ICU 内接受严密监测和支持治疗。

(孙　睿)

第六章

心外科麻醉

第一节　先天性心脏病手术的麻醉

一、先天性心脏病的病理生理

先天性心脏病(简称先心病)种类繁多,同种病变之间的差别也很大。病理生理取决于心内分流和阻塞性病变引起的解剖和生理变化。从血流动力学角度可以分以下四种类型:分流性病变、梗阻性病变、反流性病变和混合性病变。

(一)分流性病变

分流性病变的病理生理特点是在体循环和肺循环之间存在交通,通过交通产生分流。分流可能是某种病变的主要表现,也可能是减轻某种严重病变症状的代偿现象。分流包括心内分流(如房、室间隔缺损)、心外分流(如动脉导管未闭和体肺侧支)。分流的流速取决于分流两端的压力梯度和相关的血管床血管阻力,而分流量的大小取决于解剖缺损的大小。①非限制性分流:解剖缺损较大,两端压力梯度较小,分流量的大小主要由影响分流的血管床的阻力决定。②限制性分流:解剖缺损较小,分流量较为固定,血管床阻力对分流的影响不明显。

(二)梗阻性病变

梗阻性病变可发生在主动脉和肺动脉的瓣膜上、瓣膜或瓣膜下。无论左侧还是右侧心室流出道发生梗阻性病变,都会引起相应心室的肥厚和扩大。心肌肥厚则需氧量增加,最后发展到冠状动脉供血不足,可导致心肌缺血。①右侧梗阻病变:早期即发生肺血流减少和可能出现低氧血症。长期低氧引起凝血功能异常和侧支循环的形成等。②左侧梗阻病变:表现为心排血量下降和体循环灌注不足,长期可引起左心室肥厚导致心肌缺血或纤维化。任何影响心率和容量的因素,都可能诱发心肌缺血和心搏骤停。③动力性梗阻和固定性梗阻:动力性梗阻(右室流出道梗阻和肥厚性心肌病)的心肌收缩性降低可以减轻梗阻的程度。固定梗阻(肺动脉闭锁或瓣膜狭窄)的程度不受心肌收缩性的影响。

(三)反流性病变

反流性病变可以是先天的,如艾伯斯坦畸形、房室通道缺损和二尖瓣裂等,但更常见的是因先天性心脏病变而带来的继发改变。长期的容量和压力负荷引起心脏解剖和生理改变,导致瓣膜反流。反流量的大小取决于心脏的前负荷、后负荷和心率。

(四)混合性病变

混合性病变是先天性的缺陷引起氧合血和非氧合血在心腔或大血管内混合,如三尖瓣闭锁、单心室、共同动脉干和肺静脉畸形引流等。由于存在非限制性的血流交通,肺血管阻力和体循环血管阻力则明显影响分流量。

二、麻醉前准备

(一)术前禁饮食

(1)小于 6 个月患儿,可在术前 4 小时喂奶和固体食物,术前 2 小时喂清水,如苹果汁、糖水或白水。

(2)6 个月至 3 岁患儿,可在术前 6 小时喂奶和固体食物,术前 2~3 小时喂清水。

(3)3 岁以上患儿,术前 8 小时可食奶和固体食物,3 小时喝清水。

(二)手术室内准备

1.麻醉操作时室内温度

麻醉操作使小儿身体大部分暴露在空气中,半岁以内小儿应使室内温度保持在 23 ℃以上,变温毯保温,新生儿最好使用保温气毯。

2.麻醉相关仪器准备

麻醉机、吸引器、监护仪和急救设备(如除颤器)常规检查、待用。

3.呼吸参数设定

潮气量 10~12 mL/kg。呼吸次数:新生儿 30~35 次/分,2 岁以内 25~30 次/分,2~5 岁20~25 次/分,5~12 岁18~20 次/分。

(三)气管插管准备

经鼻气管插管易于固定,便于口腔护理,患儿易于耐受,可用于带管时间长的患儿。但操作要轻柔,以免鼻腔出血。注意鼻道的清理,避免鼻内容物堵塞和污染气管导管。经口腔插管适合带管时间短的患儿。低压气囊导管对于预防术后肺内感染和避免气管压伤更为有利。

1.导管内径选择

早产儿 2.5~3.0 mm;新生儿 3.0~3.5 mm;1~6 个月 3.5~4.0 mm;6 个月至 1 岁 4.0~4.5 mm;1~2 岁导管为4.5~5.0 mm;2 岁以上可以按 4+年龄/4 计算。

2.鼻腔插管深度

(1)早产儿:鼻翼至耳垂的距离+2;0~4 岁为 10+体重(kg)/2;4 岁以上为 14+年龄/2。

(2)气管导管上有刻度,点状线一般为鼻插管和口插管深度之间的标记。

(3)口腔插管深度为鼻腔插管深度减 2 cm。

(4)气管导管插入后要在听诊双肺呼吸音对称后方可固定。

3.插管物品准备

(1)气管导管:准备所插导管和上、下 0.5 号的气管导管各 1 根。

(2)吸痰管两根:粗的插入导管内作为引导管,细的用来气管内吸痰。

(3)喉镜、镜柄和插管钳;润滑油和棉签等。

4.插管后处理

用吸痰管排除胃内气体;双眼涂抹眼药膏保护眼睛。

(四)常规准备的紧急用药

山莨菪碱(2 mg/mL)、10%葡萄糖酸钙、异丙肾上腺素(4 μg/mL)、麻黄碱(1.5 mg/mL)、去甲肾上腺素(4 μg/mL)或去氧肾上腺素(40 μg/mL)。

三、麻醉管理

(一)基础麻醉

患儿接入手术室后一般采取以下两种方法使其安静入睡:一是先面罩吸入 8%的七氟烷诱导入睡,然后降低吸入浓度至 5%,保持气道通畅。二是用氯胺酮 5~7 mg/kg 和阿托品 0.01~0.02 mg/kg或长托宁 0.02~0.04 mg/kg 混合肌内注射。然后连接心电图、脉搏血氧饱和度和无创血压袖带监护,再立即进行动脉和外周静脉穿刺置管。

(二)麻醉诱导

(1)诱导药物:患儿开放静脉后可开始静脉诱导。常用药物有咪达唑仑、维库溴铵、芬太尼和地塞米松等。

(2)面罩通气时,可以根据病种和患儿当时状态选择吸入氧浓度。新生儿和左向右分流量大的患儿尽量避免吸入纯氧,依赖动脉导管循环的患儿可吸入低浓度氧或空气。

(3)气管插管:插管动作要轻柔,注意小儿最狭窄处在声门下,送入导管困难时,及时更换小半号的气管导管。

(三)麻醉维持

(1)麻醉用药:可以间断给予阿片类药(芬太尼、舒芬太尼)、肌松药(维库溴铵、哌库溴铵等)和镇静药(咪达唑仑等),或经体外循环机给予异氟烷。

(2)一个月以上的小儿在体外循环中可用丙泊酚(200 mg)加氯胺酮(50 mg)静脉输注。

(四)特殊注意事项

(1)存在心内分流病变,尤其是右向左分流,在静脉给药时,要注意排气避免气栓。

(2)高危出血风险或预计时间较长的体外循环手术,建议准备血小板。

(3)先心病小儿静脉注射肝素后,动脉和静脉血的 ACT 值在一定时间内存在很大差别,故 ACT 测定应以静脉血为准。

(4)常温非体外全麻手术,常规准备自体血回输装置。

四、呼吸管理

(1)可以采取容控或压控通气模式,吸呼比 1:(1~2),气道压力不宜超过 3.0 kPa。

(2)发绀患儿吸入氧浓度 80%以上;严重左向右分流患儿吸入氧浓度 50%以下。

(3)欲行体-肺动脉分流术者,在避免缺氧的情况下,尽量吸入 30%~50%的低浓度氧,以观察和比较分流前后的氧供情况。

(4)增加肺血管阻力、轻度高碳酸血症,调节通气量使呼气末 CO_2 分压为 6.0~7.3 kPa(45~55 mmHg)、吸入低浓度氧或空气。

(5)降低肺动脉压力吸入高浓度氧、轻度过度通气、呼气末 CO_2 分压维持在 3.3~4.0 kPa(25~30 mmHg)等。

(6)体外循环期间静态膨肺,气道压力维持在 0.5~0.8 kPa,氧流量 0.3~0.5 L/min,氧浓度 21%。

(7)开始通气前气管内吸痰,开放升主动脉适时膨肺,但压力不宜超过 3.0 kPa。明显肺不张时,膨肺偶可达到 4.0 kPa,但要避免肺损伤。

五、循环管理

(一)心率和心律

1.维持循环稳定的参考心率

(1)体外循环前:新生儿 150 次/分以上;6 个月以内婴儿在 130 次/分以上;2 岁以内小儿 120 次/分以上;3 岁以内小儿在 110 次/分以上;5 岁以内小儿在 100 次/分以上。

(2)体外循环后:新生儿 160 次/分以上;6 个月以内婴儿在 140 次/分以上;3 岁以内小儿在 130 次/分以上;5 岁以内小儿在 110 次/分以上。

2.安装临时起搏器

药物不能维持满意心率,往往需要安装临时起搏器

(1)窦性心动过缓时,起搏电极放置在心房外膜,可维持满意的心排血量。

(2)心房和房室传导阻滞时,电极需放置在心室外膜。

(3)瓣膜反流时,需要安装双腔临时起搏器,心房和心室均需放置起搏电极。

3.室上性心动过速治疗(小儿心脏手术中较易发生)

(1)喷洒冰水在窦房结区,有时可以暂时缓解。

(2)适当牵拉窦房结区,可以部分中止发作。

(3)使用去氧肾上腺素、腺苷(50 µg/kg)、美托洛尔等治疗。

(4)顽固性室上性心动过速,可持续静脉输注艾司洛尔[负荷量:250~500 µg/kg;维持量:50~300 µg/(kg·min)]。

(5)严重影响循环时,可以电击(同步或非同步)除颤复律。

(二)体外循环前重症小儿维持循环稳定

(1)发绀患儿可以给予 5%碳酸氢钠(2 mL/kg)+5%葡萄糖液共 50 mL 输注。

(2)低血容量者,可以适量补充 5%清蛋白和洗涤浓缩红细胞。

(3)肺内分流过多者,外科适当束缚肺动脉,增加体循环流量。

(4)肺血过少者,以补充容量为主,适当增加外周血管阻力。

(5)必要时补充钙剂和持续输注正性肌力药(如多巴胺)支持。

(三)脱离体外循环机困难的处理

1.重度肺动脉高压

(1)适当过度通气,不使用 PEEP;吸入 NO。

(2)通过中心静脉输注血管扩张药,降低肺动脉压;左房管输注血管加压药物,提高灌注压。

(3)适当给予碳酸氢钠维持血液偏碱状态。

(4)维持足够的右室前负荷。

2.左心功能异常

(1)根据左房压缓慢还血,维持较快的心率,降低左室前负荷。

(2)在使用其他血管活性药基础上,可以经左房管加用肾上腺素输注。

(3)心律存在问题时使用双腔起搏器为宜。

(四)重症患儿体外循环后循环维持

(1)根据心脏饱满程度和左、右房压回输机器血。

(2)鱼精蛋白中和后最好使用洗涤后的红细胞。

(3)通气调整肺循环血管阻力。

(4)使用正性肌力药或其他血管活性药。

(5)必要时持续输注葡萄糖酸钙(5～10 mg/h)。

(五)体外循环后早期反常性血压

(1)部分患儿体外循环后出现主动脉压和外周动脉压反转现象,术后可以持续数小时而逐渐恢复正常。

(2)停机过程中外周动脉压过低时,要进行主动脉根部测压:①当主动脉根部压与外周动脉压差别大时,先缓慢还血以补充容量,不急于加大正性肌力药的剂量。如果还血主动脉根部压力增高,左房压也升高,而外周动脉压无变化时,有可能主动脉插管过粗,需尽快调整停机,拔出主动脉插管。②主动脉根部压与外周动脉压均低时,输血后左房压升高,往往存在心功能异常,需调整呼吸循环状态,加大正性肌力药物的支持。

六、凝血管理

(一)鱼精蛋白中和肝素

(1)鱼精蛋白和肝素之比为(1～1.5)mg∶100 U。

(2)重度肺动脉高压者可经主动脉根部或左房管推注鱼精蛋白,亦同时可推注葡萄糖酸钙(15～30 mg/kg)。

(3)静脉推注鱼精蛋白要缓慢,一旦推注过程中血压逐渐下降,暂停推注鱼精蛋白。心率未减慢者可首选推注钙剂和小量回输机血。伴心率有减慢者,首选山莨菪碱处理,必要时给予小量肾上腺素。

(二)改善凝血功能(重症手术和长时间体外循环手术)

(1)手术切皮前即持续输注抑肽酶和乌司他丁。

(2)推注鱼精蛋白后,立即开始输入血小板和血浆。

(3)渗血明显多时,可使用凝血酶原复合物和纤维蛋白原等。

(4)输入洗涤的机器剩余血,而非肝素化的机血。

七、其他管理

(一)手术室内吸入 NO 的注意事项

(1)有效吸入浓度 10～80 ppm,吸入接口在气管导管与螺纹管的弯接头处。

(2)NO 流量＝吸入浓度×分钟通气量/NO ppm(NO 入口呼吸环路内时)。

(3)NO ppm 为 NO 钢瓶内的浓度。

(4)新鲜气体流量不得小于 2 倍分钟通气量,以保证有毒气体 NO 的排除。

(5)如存在心肌抑制和顽固性低血压,需立即停止吸入 NO。

(二)微量泵输注常用药液的配制(50 mL 液体所含药量 mg)

(1)多巴胺/多巴酚丁胺:体重(kg)×3。

(2)肾上腺素:体重(kg)×0.3。

(3)异丙肾上腺素:体重(kg)×0.03。

(4)硝酸甘油:体重(kg)×0.9(新生儿 kg×3)。

(5)米力农:体重(kg)×0.6/0.9/1.2[负荷量体重(kg)×(25～50)μg,需在复温时经体外循环机注入]。

(三)药物输入速度计算

(1)当 50 mL 药液中药物含量是体重(kg)×3 mg 时,泵入 1 mL/h 相当于输入速度:$1 \mu g/(kg \cdot min) = kg \times 3(mg) \div 50(mL) \div 60(min) \div kg \times 1\,000(\mu g)$。

(2)其他按配制的倍数不同,用上式依次推算。

(四)补充碳酸氢钠的计算方法

(1)补碱按细胞外液总量来补充:即补碱量(mmol)=体重(kg)×△BE×0.2。

(2)1 g $NaHCO_3$=12 mmol HCO_3^-;1 g $NaHCO_3$=20 mL 5%$NaHCO_3$。

(3)故补 5%的碳酸氢钠量(mL)=体重(kg)×△BE×0.2×20/12=体重(kg)×△BE/3。

(五)补充氯化钾的方法

(1)低钾小儿补钾量安全范围:0.2～0.5 mmol/(kg·h)。

(2)小儿钾浓度:>3.0 mmol/L 不主张积极补钾。

(3)50 mL 不同浓度的溶液含钾量:3‰,2 mmol;6‰,4 mmol;9‰,6 mmol;12‰,8 mmol;15‰,10 mmol;30‰,20 mmol。

(4)安全补钾速度简易用法:30‰KCl 每小时泵入毫升数≤体重数;15‰KCl 每小时泵入毫升数≤2 倍体重数。

八、不同病种先心病的麻醉

(一)动脉导管未闭(PDA)

1.病理生理

(1)分流量的大小取决于导管的直径和体血管阻力(SVR)与肺血管阻力(PVR)之比值(SVR/PVR)。

(2)动脉导管分流,使主动脉舒张压降低,心肌灌注减少。

(3)主动脉分流使肺血增多,左室舒张末容量增大,导致左室扩张、肥厚和舒张末压力升高。

(4)当左房压增高时导致肺水肿,肺血管阻力增高,从而右心负荷增加。

2.外科处理

(1)小婴儿常温全身麻醉下导管结扎或切断缝合术,左后外侧切口。

(2)年龄大的合并严重肺动脉高压的患者,一般在体外循环下正中切口行导管闭合术。

(3)大部分单纯 PDA 可以在放射科介入封堵。

3.麻醉管理

(1)同时监测右上肢和股动脉血压,辅助判断主动脉缩窄和避免外科误操作。

(2)常温全麻结扎动脉导管时,可用硝普钠控制性降压,平均动脉血压可暂时维持在 5.3～6.7 kPa(40～50 mmHg)。

(3)深低温低流量体外循环经肺动脉缝闭时,采取头低位,避免主动脉进气和利于头部灌注。

(二)主-肺动脉间隔缺损

1.病理生理

(1)与动脉导管未闭相似。

(2)分流直接从主动脉灌入肺动脉,缺损较大,分流量多。

(3)缺损较大时,早期即出现充血性心力衰竭。

(4)肺动脉高压和肺血管阻塞性病变发生早。

2.外科处理

(1)体外循环下缺损修补。

(2)深低温停循环。

3.麻醉管理

(1)小婴儿体外循环前控制肺血流,使氧饱和度维持在 80%～85%。

(2)体外循环前控制肺血流量呼吸管理外,外科可临时环缩肺动脉,增加肺血管阻力。

(3)术前存在营养不良和肺血管病变严重者,麻醉诱导时吸 80% 以上浓度的氧,呼吸管理要避免诱发肺动脉高压危象。

(4)体外循环后要降低肺血管阻力,镇静、适当过度通气。

(5)使用硝酸甘油、米力农,必要时吸入 NO。

(三)共同动脉干

1.病理生理

(1)主动脉和肺动脉共干,同时给冠状动脉、肺动脉和体循环动脉供血。根据肺动脉在共干上的发出位置不同分为 4 型。一组半月瓣连接两个心室。

(2)新生儿初期,随着 PVR 的下降,肺血流逐渐增加,最后导致充血性心力衰竭(CHF)。

(3)肺静脉血和体循环静脉血通过室间隔缺损不同程度双向混合。

(4)肺血过多,心脏做功增加,舒张压降低,容易发生心肌血供不足。

(5)婴儿早期即可发生肺血管梗阻性病变。

2.外科处理

(1)由于肺动脉高压出现早,新生儿期是外科手术的最佳时间。

(2)从共干根部离断肺动脉,修补共干;修补室间隔缺损;使用带瓣同种血管重建右室-肺动脉通道。

(3)术后早期死亡率 5%～18%。

(4)由于残余室缺和共干瓣膜狭窄或反流,可能出现右心功能不全。

(5)由于修补室缺或右室切口,易发生完全性右束支阻滞、完全性房室传导阻滞、房室交界性心动过速等心律失常。

3.麻醉管理

(1)体外循环前的管理与主-肺动脉间隔缺损相似。

(2)存在 CHF 可使用正性肌力药支持。

(3)使用大剂量芬太尼麻醉(大于 50 $\mu g/kg$),以保持血流动力学稳定。

(4)术中尽量维持 Qp/QS 平衡,避免过度通气和吸入高浓度氧。

(5)当平衡难以调整时,手术者可暂时压迫肺动脉来限制肺血流,以改善体循环和冠状动脉灌注。

(6)已经有明显肺动脉高压的较大婴儿,麻醉中吸入氧浓度可提高到80%以上。

(7)体外循环后,大部分患儿需要正性肌力药支持,降低心脏前后负荷,维护左右心脏的功能。

(8)由于此类患儿常合并有DiGeorge综合征,静脉持续输注钙剂有利于维持循环稳定。

(9)体外循环后,要适当过度通气,纯氧通气,纠正酸中毒和吸入NO。

(10)术后镇静和机械通气至少24小时,以避免发生肺动脉高压危象。

(四)房间隔缺损(ASD)

1.病理生理

(1)分流量取决于缺损的大小和右室与左室的相对顺应性。

(2)右室容量超负荷,导致右室肥厚,顺应性逐渐下降。

(3)肺血增多,随年龄增长,肺血管发生病变。

(4)分流量大的发生房性心律失常的比例增加。

(5)肺动脉高压发生较晚,一般10岁以内没有症状,很少发展为Eisenmenger综合征。

2.外科处理

(1)常规外科治疗体外循环下房间隔直视修补。

(2)杂交手术右侧胸部切口显露右心房,在食道超声的引导下,经右房直接将封堵器置于缺损处。

(3)部分ASD可以在放射科介入封堵。

3.麻醉管理

(1)由于婴幼儿期很少有心肺功能改变,所以麻醉无特殊要求。

(2)体外循环后不可以参考中心静脉压值回输液体,以免发生急性肺水肿。

(3)杂交手术是常温全麻下进行,注意保温,准备自体血回输装置。

(4)放置封堵器过程中,位置不当时可引起二尖瓣位置异常,血压会发生明显变化。

(5)无特殊情况,一般不需使用正性肌力药和血管活性药。

(6)可以手术室内气管拔管。

(五)室间隔缺损(VSD)

1.病理生理

(1)缺损分四种类型:膜周型、肺动脉干下型、肌型和混合型。是最常见的先天性心脏病(占20%)。

(2)缺损大小与临床症状相关。肺血多,常表现左心室肥厚。

(3)心脏杂音由大变弱甚至消失,是肺动脉压进行性增高的发展过程。

(4)限制性VSD分流量取决于缺损的大小和左右室间压力差。

(5)非限制性VSD分流量仅依赖于PVR/SVR之比,左右室间无压差。

(6)15%的患者在20岁左右发展为不可逆的严重肺血管梗阻性病变。

(7)非限制性VSD婴儿在生后3个月内可发生CHF。

2.外科处理

(1)正中或右侧胸部切口,体外循环直视下VSD修补。

(2)杂交手术正中切口开胸,在TEE的引导下,直接经右心室放入封堵器。

3.麻醉管理

(1)非限制 VSD 小婴儿麻醉管理,体外循环前要适当限制肺血流,避免肺损伤和体循环灌注不足。

(2)严重肺动脉高压患儿要防止 $PaCO_2$ 增高,以避免肺动脉压进一步升高,肺血流减少。脱离体外循环机困难时,首先排除外科因素(残留 VSD 和存在 PDA),联合使用正性肌力药和血管活性药。留置左房管为脱离体外循环机时泵入药物使用。术后早期加强镇静镇痛,降低肺血管的反应性。

(3)房室传导阻滞时有发生,常用山莨菪碱和异丙肾上腺素治疗,必要时使用临时起搏器。

(4)有明显心室肥厚和扩大者,常需使用多巴胺、多巴酚丁胺、米力农和硝酸甘油等药物。

(六)心内膜垫缺损

1.病理生理

(1)可分为部分、过渡和完全三型。常伴发各种综合征,如唐氏综合征、Noonan 综合征和 Elisvan Creveld 综合征。

(2)部分型心内膜垫缺损(PECD)发生 CHF 取决于左向右分流量和二尖瓣反流程度。

(3)过渡型的症状相对最轻。

(4)完全型心内膜垫缺损(TECD)缺损为非限制性,早期即可出现肺动脉高压或 CHF。

2.外科处理

(1)PECD 可在 2~5 岁时修补,手术与房间隔缺损类似,二尖瓣反流纠正如何影响术后效果。

(2)TECD 最佳手术期为 3~6 个月,较为安全,控制 CHF,防止发生肺血管梗阻性病变和减轻瓣环扩张。

(3)根治手术:体外循环下闭合房间隔和室间隔缺损,修复两个房室瓣。对反复肺内感染和解剖上不能做双心矫治的,先行肺动脉环缩手术,再择期二期手术。

3.麻醉管理

(1)体外循环前控制肺血流,限制吸入氧浓度和防止过度通气。

(2)TEE 评估矫治后房室瓣功能和心室功能。

(3)术中放置左房测压管,指导容量管理和使用正性肌力药等血管活性药物。

(4)体外循环后肺动脉高压的处理:吸入 100% 的氧,过度通气,用大剂量阿片类药加深麻醉,吸入 NO。适当给予碳酸氢钠可以降低肺动脉压力。对于吸入 NO 无反应的肺动脉高压,可能对硫酸镁有效,初始剂量 20 mg/(kg·h)。

(5)大部分脱离体外循环时需要正性肌力药支持。

(6)脱离体外循环机困难,可以从左房管使用缩血管药物,而右房管使用血管扩张药。

(7)对于有房室瓣反流和残余 VSD,使用米力农和降低后负荷。

(8)房室传导功能异常者,使用房室顺序性起搏对于减少房室瓣反流和改善心脏功能有益。

(七)右室双出口

1.病理生理

(1)大动脉转位型(Taussig-Bing 畸形)肺动脉下 VSD,伴有或不伴有主动脉狭窄。表现类似伴有 VSD 的大动脉转位(TGA)。肺血流增加,易发生 CHF 和肺血管病变。

(2)伴大 VSD 型主动脉下 VSD,不伴有肺动脉狭窄。由于肺血管阻力低,故肺血过多。

(3)法洛四联症型主动脉下 VSD,伴有肺动脉狭窄。肺血流梗阻为固定性。

2.外科处理

(1)室间隔修补＋将肺动脉与左室连通＋大动脉调转术。

(2)室间隔修补＋将主动脉与左室连通。

(3)姑息手术 Block-Taussig 分流术;肺动脉环缩术。

(4)单心室矫治分期双向格林和全腔静脉与肺动脉吻合术。

3.麻醉管理

(1)肺血过多者应注意避免降低肺血管阻力,维持脉搏氧饱和度在 80%～85%。

(2)肺血少者应注意改善肺血流,避免增加肺血管阻力。

(3)围术期肺动脉高压者需过度通气、吸入 100% 的氧、适当碱化血液、深镇静和保持肌松。

(4)及时诊断和处理心律失常。

(5)常需使用正性肌力药物支持。

(八)肺静脉畸形引流

1.病理生理

(1)部分性肺静脉畸形引流。病理生理变化与单纯的房间隔缺损类似。左向右分流导致肺血增加,右房和右室扩大,肺动脉扩张。分流量大小取决于参与畸形引流的肺静脉支数,畸形引流的肺叶,肺血管阻力和右心房室的顺应性。

(2)完全性肺静脉畸形引流。完全性肺静脉畸形引流分四型:心上型,心内型,心下型和混合型。肺血管梗阻性病变发生早。伴有梗阻的肺静脉畸形引流,患儿生后的第一周即出现明显的发绀和呼吸窘迫,需紧急外科治疗。无梗阻的肺静脉畸形引流,肺血过多,轻微发绀。氧饱和度一般为 85%～90%。右侧房室扩张,限制性的卵圆孔(或房间隔缺损)供给左心容量,左心发育小。室间隔向左侧移位,导致左室心排血量进一步减少。

2.外科处理

(1)部分性肺静脉畸形引流无症状和无房间隔缺损,分流量少,可不手术。左向右分流量较大,Qp：Qs大于 2：1,需要外科手术治疗。反复肺内感染,尤其是伴有"镰刀"综合征的,需要外科手术治疗。

(2)完全性肺静脉畸形引流有梗阻的一旦诊断明确,需要急诊外科手术治疗。无引流梗阻伴有限制性房水平分流的,需要行房间隔切开或球囊扩张术,以及药物治疗,在 1 岁内择期行矫治术。

(3)有非限制性房水平分流的,可择期 1 岁内行矫治术。

(4)部分患者可能需要深低温停循环下行修补术。

(5)外科手术一般是切开和扩大肺静脉畸形连接处,与左心房吻合。

3.麻醉管理

(1)部分性肺静脉畸形引流的麻醉类似于肺血多的 ASD。

(2)完全性肺静脉畸形引流:体外循环前吸入 100% 的氧,过度通气,纠正代谢性酸中毒,使用正性肌力药维持循环稳定。体外循环后吸入 NO,降低肺血管阻力。防止肺动脉高压危象(过度通气,吸入 100% 的氧,碱化血液,充分镇静和肌松)。严重肺动脉高压可以使用硫酸镁和前列腺素 E_1。体外循环后,避免左房压过高,维持低水平血压有助于防止未适应的左心过度负荷所致损伤。术前存在肺水肿,体外循环产生的炎性反应,采用压力控制通气的方式,给予适当变化的 PEEP,改善肺的顺应性。使用正性肌力药物如多巴胺,多巴酚丁胺和肾上腺素等,使用降低肺血管阻力和体循环阻力药物如米力农、硝酸甘油和酚妥拉明等,减少心脏做功和增加心排血量。使用药物或临时起搏器最佳化心率和节律,减轻左室负荷。

(九)主动脉瓣狭窄

1.病理生理

(1)重度的主动脉瓣狭窄常与左心发育不良并存。

(2)重度单纯的主动脉瓣异常新生儿常有心内膜下纤维弹性组织增生(开始于胎儿期)。心肌的舒张功能下降,使左室舒张末容积减少,射血分数降低。

(3)中等程度的主动脉瓣狭窄,左心明显肥厚扩大。

(4)跨瓣压差大于 6.7 kPa(50 mmHg)的为重度,常表现呼吸困难,代谢性酸中毒和心源性休克。

2.外科处理

(1)新生儿重度主动脉狭窄需要急诊经皮球囊扩张术才能存活,等待进一步的外科治疗。

(2)非重度狭窄的年长患儿一般可行主动脉瓣修补或置换(Ross 手术)。

3.麻醉管理

(1)心肌肥厚,注意维持心肌氧供与氧耗的平衡。

(2)避免心动过速,以免影响心脏舒张期充盈。

(3)积极处理心律失常,心房功能的异常严重影响心排血量,可以静脉注射利多卡因,冷盐水心脏表面刺激和超速起搏处理心律失常,严重影响循环的心律失常,需紧急电转复。

(十)主动脉瓣下狭窄

1.病理生理

(1)主动脉瓣下狭窄常在生后 1 年内发现,是进行性发展的疾病。

(2)梗阻程度与年龄相关。

(3)50%的患儿伴有主动脉反流。

2.外科处理

(1)手术切除纤维性隔膜或狭窄环。

(2)由于病情发展较快,且易发生主动脉瓣反流,故多主张早期手术治疗。

(3)术后易发生轻度主动脉瓣反流,狭窄复发率较高。

3.麻醉管理

(1)管理类似于主动脉瓣狭窄。

(2)降低心肌氧耗,维持氧供需平衡。

(3)保证心脏的前后负荷,避免低血压的发生。

(十一)主动脉瓣上狭窄

1.病理生理

(1)常合并脏器动脉狭窄,部分患者合并 Wiliam 综合征(智力低下、特殊面容和高钙血症)。

(2)狭窄部常累及冠状动脉窦,易造成冠状动脉缺血。有猝死的危险。

2.外科处理

切开升主动脉狭窄内膜,自体心包加宽补片。

3.麻醉管理

麻醉管理同主动脉瓣狭窄。

(十二)主动脉缩窄

1.病理生理

(1)典型的主动脉缩窄位于左锁骨下动脉远端到动脉导管开口的周围。

(2)严重主动脉缩窄在生后的最初几周内可出现呼吸困难和呼吸衰竭。狭窄远端体循环低灌注、代谢性酸中毒。动脉导管的闭合可以导致左室后负荷急剧增加,引起 CHF 和心源性休克。

(3)中度缩窄出现症状较晚,逐渐出现缩窄近端体循环高血压和左心功能不全。

2.外科处理

(1)左侧开胸主动脉修补左锁骨下动脉片翻转成形术;缩窄切除端端吻合术;人工补片主动脉成形术等。

(2)并发症术后高血压;残余狭窄或再复发;截瘫;动脉瘤形成。

3.麻醉管理

(1)新生儿最初几天,由于动脉导管未闭,上、下肢的压差不明显。

(2)新生儿左室衰竭需静脉持续输注前列腺素 E_1 来维持动脉导管开放。

(3)重度狭窄的小儿术前需要气管插管机械通气,以减轻心、肺做功。

(4)减少肺血的呼吸管理(高二氧化碳通气、限制吸入氧浓度)。

(5)纠正酸中毒和使用正性肌力药来维护心脏功能。

(6)常温全身麻醉,术中监测右侧上肢动脉压和下肢股动脉压。

(7)术中中心温度不宜超过 37.5 ℃,且可以适度降温至 35 ℃。

(8)动脉阻断或钳夹动脉前,静脉注射肝素 200 U/kg(ACT＞200 秒),并使用自体血回收装置。

(9)动脉阻断或钳夹后,注意控制血压和维护心脏功能。

(10)术后早期可出现高血压,持续 2 周左右,可使用血管扩张药和 β 受体阻滞药。

(十三)主动脉弓中断

1.病理生理

(1)分型。A 型:中断末端紧靠左锁骨下动脉远端。B 型:中断位于左锁骨下动脉和左颈总动脉之间。C 型:中断位于无名动脉和左颈总动脉之间。

(2)新生儿早期可无症状,一旦动脉导管闭塞,则出现 CHF 和代谢性酸中毒。

(3)27％的患儿合并 DiGeorge 综合征(低钙血症、胸腺缺如、面部发育异常)。

2.外科处理

(1)深低温体外循环。

(2)深低温停循环＋区域性脑灌注。

(3)一期手术根治。

3.麻醉管理

(1)一经诊断静脉持续输注前列腺素 E_1,使用正性肌力药和利尿药。

(2)麻醉选择以大剂量阿片类药为主,维持循环的稳定。

(3)动脉压选择左、右上肢和下肢同时监测。

（4）使用血液回收装置、新鲜冰冻血浆和血小板。

（5）体外循环后需要正性肌力药物支持。

（6）DiGeorge 综合征体外循环后需要补充较大剂量钙。

（十四）三尖瓣下移（Ebstein 畸形）

1.病理生理

（1）三尖瓣瓣叶下移至右室腔，右房扩大，右室房化，右室腔发育异常。可发生右心功能不全。常有卵圆孔未闭和房间隔缺损，可产生右向左分流。

（2）新生儿早期血流动力学不稳定，随着肺动脉阻力的降低，可有改善。

（3）易发生室上性心律失常、右束支传导阻滞和预激综合征（10％～15％）。

2.外科处理

（1）三尖瓣成形术适合前瓣叶发育好，右室腔发育尚可者。

（2）Starnes 手术适合重症新生儿。扩大房间隔缺损，闭合三尖瓣口，建立体肺分流。

（3）严重右心系统发育不良，可行分期单心室生理根治术或一个半心室矫治术。

3.麻醉管理

（1）维持前负荷，避免心肌抑制和外周血管扩张。

（2）麻醉以大剂量阿片类药（芬太尼）为主，辅以低浓度异氟烷。

（3）体外循环前易发生室上性心律失常，有时需要紧急建立体外循环。

（4）由于右心房室严重扩张肥厚，体外循环后易发生室性心律失常，故可预防性持续输入利多卡因或胺碘酮。

（5）使用正性肌力药米力农、多巴酚丁胺等改善右心功能。

（6）术后早期充分镇静和镇痛。

（十五）法洛四联症

1.病理生理

（1）病理解剖特点非限制性室间隔缺损；右室流出道梗阻（RVOT）；主动脉骑跨；右室肥厚。

（2）RVOT 程度不同，表现为发绀轻重有别，梗阻轻的可无发绀。

（3）缺氧发作与 RVOT 梗阻性质有关：动力性梗阻是由于漏斗部肥厚和心室异常肌束形成。漏斗部痉挛引起急性的肺血减少，低氧的静脉血分流至体循环，表现缺氧发作。固定性梗阻由肺动脉瓣增厚，发育不良和二瓣化导致肺血减少引起。

（4）肺动脉瓣完全梗阻（肺动脉瓣闭锁）时，肺血流来源于 PDA、支气管动脉和体肺侧支。

（5）常有主肺动脉或分支不同程度的发育不良。

（6）常合并畸形房间隔缺损，动脉导管未闭，完全性的心内膜垫缺损，多发室间隔缺损。

（7）少见合并畸形永存左上腔，冠状动脉起源异常和左、右肺动脉起源异常。

2.外科处理

（1）姑息手术体-肺动脉分流术。

（2）根治手术。

（3）问题和并发症室缺残余漏；房室传导阻滞；右室流出道残余狭窄；灌注肺和低心排血量综合征。

3.麻醉管理

（1）缺氧发作防治：术前避免过度控制液体摄入，麻醉前 2～4 小时可以喝适量的清水。发绀较重者,麻醉诱导后,经静脉持续输入碳酸氢钠 $1\sim2$ mL/(kg·h)。5%清蛋白(20%清蛋白 10 mL+林格液30 mL)扩充容量。心率过快,氧饱和度迅速降低时,可用艾司洛尔(10 mg/mL) 单次静脉注射,剂量0.5$\sim$1.0 mg/kg;氧饱和度迅速降低,心率快,血压也明显降低时,可用去氧肾上腺素(20 μg/mL),单次静脉注射 $1\sim10$ μg/kg。

(2)麻醉管理原则:使用降低心肌兴奋性的麻醉药物,吗啡类药麻醉为主。避免使用明显降低外周血管阻力药物。手术使右心室解剖发生改变,功能受到影响,常需要正性肌力药支持。心室压力测定收缩压 RV/LV>0.7,常需要重新进行右室流出道的疏通。体外循环时间较长时,肺血管阻力增加,可采取降低肺血管阻力的处理。由于右室流出道的疏通和肺血管阻力较低,以及左室术前发育较差,体外循环后,左房压有时偏高。此时一般需要微量泵持续输注肾上腺素,根据左房压适当限制循环容量。术前发绀较重者,体外循环后渗血可能较多,常需输入血浆,血小板和止血药等促进凝血功能。对房室传导紊乱,需要安置临时起搏器。

(十六)大动脉转位(TGA)

1.病理生理

(1)循环特点:肺循环与体循环关系为平行循环,而非顺序循环。两循环之间的交通有房间隔、室间隔或动脉导管未闭,是患儿赖以生存的条件。两循环之间的交通为通常为双向分流。

(2)分类。①室间隔完整 TGA(TGA-IVS):若限制性的房水平分流量,可影响动脉氧饱和度。在伴有非限制性的 PDA 时,动脉氧饱和度较高,但容易发生 CHF。在伴有 ASD 和 PDA 分流不能满足机体氧需时,患儿表现为酸中毒和循环衰竭。②室间隔缺损 TGA(TGA-VSD):房水平的混合是左房到右房;室水平的混合是从右室到左室,但也存在双向分流;易发生 CHF。一般 $4\sim6$ 周肺血管阻力达到生后最低,故是有症状 CHF 期。伴有主动脉梗阻的易早期发生肺血管病变。③室间隔缺损和解剖左室流出道梗阻 TGA(TGA-VSD/LVOTO):常伴有室间隔缺损, LVOTO 限制肺血流,并决定肺循环和体循环血流的平衡。梗阻导致肺血减少可发生发绀。

2.外科处理

(1)TGA-IVS:应在生后三周内行解剖矫治术(ASO);酸中毒,循环衰竭患儿需要机械通气和持续静脉输注前列腺素 E_1 维持动脉导管开放,球囊房间隔扩开术为增加房水平的血混合。以上处理无效,提示存在肺动脉高压,需急诊外科治疗。三周以上则根据术中测压结果决定一期手术或二期手术。左室收缩压大于右室收缩压的 60%,则行一期手术。左室收缩压占右室收缩压的 50%$\sim$60%,一期手术后可能需要辅用 ECMO 治疗。左室收缩压小于右室收缩压的 50%,则行二期手术治疗:一期行肺动脉环缩术,同时加做改良的 BT 分流术,训练左室功能。在训练 $1\sim2$ 周内尽快行二期矫治术(ASO)。

(2)TGA-VSD:6 个月内行 ASO 和 VSD 修补术。6 个月以上导管检查评估肺血管阻力决定是否可行 ASO 手术。

(3)TGA-VSD/LVOTO:根据年龄和狭窄程度决定做 REV、Nikaidoh 和 Rasteli 手术。

3.麻醉管理

(1)ASO 手术:多为新生儿和婴儿手术,注意保温,避免酸中毒。前列腺素 E_1 使用直到开始体外循环。避免使用对心脏功能抑制作用较强的药物。体外循环后避免高血压,收缩压维持在 6.7$\sim$10.0 kPa(50$\sim$75 mmHg)。尽量低的左房压 0.5$\sim$0.8 kPa(4$\sim$6 mmHg),来维持适当的心排血量。维持较快心率,避免心动过缓。体外循环后需要正性肌力药和血管活性药的支持。

(2)REV、Nikaidoh 和 Rasteli 手术:一般为 TGA(VSD 和 LVOTO),患儿年龄相对较大,心

脏功能较好。手术难度大,时间较长,创伤面大,渗血较多,需要输入血小板,凝血酶原复合物和血浆等。备洗红细胞机,在鱼精蛋白中和后使用。需要血管活性药支持,多巴胺和多巴酚丁胺等。较易发生肺动脉瓣反流,给予降低肺血管阻力处理(呼吸管理和药物)。

(3)肺动脉环缩术+BT分流术:常温全麻下手术,备自体血回输装置。动脉压力监测在非锁骨下动脉分流侧(一般在左侧)或股动脉。环缩后右室收缩压为主动脉收缩压的60%~80%。需要正性肌力药支持。

(贾广知)

第二节　心脏瓣膜病手术的麻醉

心脏瓣膜病是多见病,发病原因较多,包括风湿性、非风湿性、先天性、老年性退变及冠状动脉硬化等,其中以风湿病瓣膜病最为常见。在初发急性风湿热的病例中,有50%~75%(平均65%)患者的心脏受累;余35%虽当时未见心脏明显受累,但以后20年中约有44%仍然发生瓣膜病。在20~40岁人群患心脏病者,约70%为风湿性心脏病。成人风湿性心脏病中,1/3~1/2病例可无明显风湿病史。风湿热后可累及心脏瓣膜,甚或侵犯其附属结构(包括瓣膜环、腱索、乳头肌),主要病理改变为胶原纤维结缔组织化和基质部非化脓性炎症。

一、病情、病理特点与估计

(一)二尖瓣狭窄

正常二尖瓣瓣口面积为4~6 cm²,瓣孔长径为3.0~3.5 cm,静息时约有5 L血液在心脏舒张期通过瓣口。

(1)风湿性瓣膜病变包括前后瓣叶交界粘连、融合;瓣膜增厚、粗糙、硬化、钙化、结疤;腱索缩短、黏着;左房扩大血液潴留。风湿性炎症也可使左房扩大,左房壁纤维化及心房肌束排列紊乱,导致传导异常,并发心房颤动和血栓形成。房颤使心排血量减少20%;血栓一般始于心耳尖,沿心房外侧壁蔓延。

(2)瓣口缩小可致左房压上升,左房扩张;由于左房与肺静脉之间无瓣膜,因此肺静脉压也上升而迫使支气管静脉间交通支扩大,血液从肺静脉转入支气管静脉而引起怒张,可能发生大咯血。同时肺毛细血管扩张淤血及压力上升,导致阻塞性肺淤血、肺顺应性下降、通气/血流比减少,血氧合不全,血氧饱和度下降。肺毛细血管压超过血胶体渗透压2.7~3.7 kPa(20~28 mmHg),可致肺间质液淤积而出现肺水肿。

(3)肺静脉高压先引起被动性肺动脉压上升,以后肺小动脉痉挛,属代偿性机制;但随时间延长,肺小动脉由功能性痉挛演变为器质性改变,包括内膜增生、中层增厚、血管硬化和狭窄、肺血管阻力增加、肺血流量减少,肺循环阻力增高可高达接近体循环压力,右心负荷增加,肺动脉干扩大,右室肥厚扩大,右房压上升,甚者可致三尖瓣相对关闭不全而导致右心衰竭及外周静脉淤血;另外由于心肌炎或心肌纤维化也可导致右心功能不全。

(4)二尖瓣狭窄患者的左室功能大部分保持正常,但1/3患者的射血分数低于正常;由于右室功能不全,或室间隔收缩力减低,也影响左心功能,长期的前负荷减少可使左室心肌萎缩和收缩力减低。

(5)二尖瓣狭窄的病理生理特点：左室充盈不足，心排血量受限；左房压力及容量超负荷；肺动脉高压；右室压力超负荷致功能障碍或衰竭；多伴心房颤动，部分有血栓形成。

(二)二尖瓣关闭不全

二尖瓣结构包括瓣叶、瓣环、腱索、乳头肌、左房和左室。

(1)二尖瓣任何结构发生病变时，即可引起二尖瓣关闭不全。主要系风湿热引起的瓣膜后遗症，包括瓣叶缩小、僵硬、瘢痕形成；瓣环增厚、僵硬；腱索缩短，融合或断裂；乳头肌结节变和淀粉样变、缩短、融合、功能失调。此外，当二尖瓣后叶粘着于二尖瓣环而与左房相连，导致左房扩大可牵引后叶移位而发生关闭不全。左室扩张使乳头肌向外下移位，导致二尖瓣环受牵拉和扩张，也可发生反流。

(2)二尖瓣关闭不全时，左室收缩期血液除向主动脉射出外，部分血液反流回左房，重者可达100 mL，因此左房容量和压力增高；最初左心泵功能增强，肌节数量增加，容量和重量增大。左房扩大时，75%发生心房颤动。一旦左室功能下降，每搏量减少，反流增剧、肺淤血，可引起肺动脉高压、右室过负荷及心力衰竭。

(3)临床症状主要来自肺静脉高压和低心排量。在慢性二尖瓣关闭不全时，只要维持左心功能，左房与肺静脉压可有所缓解，临床症状较轻。急性二尖瓣关闭不全时，由于发病急而左房、左室尚未代偿性扩大，此时容易出现左房功能不全，左室舒张末压增高和左房压顺应性降低，临床上可早期出现肺水肿。急性二尖瓣关闭不全多因腱索或乳头肌断裂或功能不全引起。腱索断裂可在原有瓣膜病基础上发生；也可因二尖瓣脱垂、外伤及感染性心内膜炎引起；也可因冠心病供血不足、心肌梗死引起。

(4)二尖瓣关闭不全的病理生理特点：左室容量超负荷；左房扩大；右心衰竭、肺水肿；左室低后负荷；多伴有心房颤动。

(三)主动脉瓣狭窄

正常主动脉瓣口面积3～4 cm²，孔径为2.5 cm。主动脉瓣狭窄可因风湿、先天畸形或老年退变而引起。

(1)风湿炎症使瓣叶与结合处融合，瓣沿回缩僵硬，瓣叶两面出现钙化结节，使瓣口呈圆形或三角形，在狭窄的同时多数伴有关闭不全。

(2)瓣口狭窄后，左室与主动脉压差＞0.7 kPa(5 mmHg)；随着狭窄加重，压差也增大，重者可＞6.7 kPa(50 mmHg)。由于左室射血阻力增加，左室后负荷加大，舒张期充盈量上升，心肌纤维伸展、肥大、增粗呈向心性肥厚，心脏重量可增达1 000 g，致心肌耗氧增加，但心肌毛细血管数量并不相应增加。因左室壁内小血管受到高室压及肥厚心肌纤维的挤压，血流量减少；左室收缩压增高而动脉舒张压降低，可影响冠状动脉供血，严重者可因心肌缺血而发作心绞痛。

(3)当左室功能失代偿时，心搏量和心排血量下降，左室与主动脉间压差减小，左房压、肺毛细血管压、肺动脉压、右室压及右房压均相应升高，临床上可出现低心排血量综合征。

(4)如果伴发心房颤动，心房收缩力消失，则左室充盈压下降。

(5)主动脉狭窄的病理生理特点为排血受阻，左室压超负荷，心排血量受限；左室明显肥厚或轻度扩张；左室顺应性下降；心室壁肥厚伴有心内膜下缺血；心肌做功增大，心肌需氧增高。

(四)主动脉瓣关闭不全

主动脉瓣或主动脉根部病变均可引起主动脉瓣关闭不全。

（1）慢性主动脉瓣关闭不全的 60%～80%系风湿病引起,瓣叶因炎症和肉芽形成而增厚、硬化、挛缩、变形;主动脉瓣叶关闭线上有细小疣状赘生物,瓣膜基底部粘连。其他病因有先天性主动脉瓣脱垂、主动脉根壁病变扩张、梅毒、马方综合征、非特异性主动脉炎及升主动脉粥样硬化等。

（2）主动脉瓣关闭不全时,左室接纳从主动脉反流的血液每分钟可达 2～5 L 之多,致使舒张期容量增加,左室腔逐渐增大,肌纤维被动牵长,室壁增厚,左室收缩力增强,左室收缩期搏出量较正常高,此时左室舒张末压可暂时不上升。但一旦左心失代偿,即出现舒张末压上升,左室收缩力、顺应性及射血分数均下降;左房压、肺小动脉楔压、右室压、右房压均随之上升,最后发生左心衰竭、肺水肿,继后出现右心衰竭。因主动脉舒张压下降可直接影响冠脉供血,可出现心绞痛症状。

（3）急性主动脉瓣关闭不全可因感染性心内膜炎、主动脉根部夹层动脉瘤或外伤引起,由于心脏无慢性关闭不全过程的代偿性左室心肌扩张和肥厚期,因此首先出现左室容量超负荷,最初通过增快心率、外周阻力和每搏量取得代偿,但心肌氧耗剧增;随后由于左室充盈压剧增,左室舒张压与主动脉压差缩小,收缩压及舒张压均下降,同样冠脉血流量也下降而致心内膜下缺血加重,最后出现心力衰竭。

（4）主动脉关闭不全的病理生理特点为左室容量超负荷;左室肥厚、扩张;舒张压下降,降低冠状动脉血流量;左室做功增加。

（五）三尖瓣狭窄

三尖瓣狭窄多是风湿热后遗症,且多数与二尖瓣或主动脉瓣病变并存,由瓣叶边沿融合,腱索融合或缩短而造成。其他尚有先天性三尖瓣闭锁或下移 Ebstein 畸形。

（1）因瓣口狭窄致右房淤血、右房扩大和房压增高。由于体静脉系的容量大、阻力低和缓冲大,因此右房压在一段时间内无明显上升,直至病情加重后,静脉压明显上升,颈静脉怒张,肝大,可出现肝硬化、腹水和水肿等体循环淤血症状。

（2）由于右室舒张期充盈量减少,肺循环血量、左房左室充盈量均下降,可致心排血量下降而体循环血量不足。

（3）由于右室搏出量减少,即使并存严重二尖瓣狭窄,也不致发生肺水肿。

（六）三尖瓣关闭不全

三尖瓣关闭不全多数属于功能性,继发于左心病变和肺动脉高压引起的右室肥大和三尖瓣环扩大,由于乳头肌、腱索与瓣叶之间的距离拉大而造成关闭不全;因风湿热引起者较少见。①其瓣膜增厚缩短,交界处粘连,常合并狭窄;因收缩期血液反流至右房,使右房压增高和扩大。②右室在舒张期尚需接纳右房反流的血液,因此舒张期容量负荷过重而扩大。③当右室失代偿时可发生体循环淤血和右心衰竭。

（七）肺动脉瓣病变

肺动脉瓣狭窄绝大多数属先天性或继发其他疾病,常与其他瓣膜病变并存,且多属功能性改变,而肺动脉瓣本身的器质性病变很少;因风湿热引起者很少见。在风湿性二尖瓣病、肺源性心脏病、先心病 VSD、PDA、马方综合征、特发性主肺动脉扩张、肺动脉高压或结缔组织病时,由于肺动脉瓣环扩大和肺动脉主干扩张,可引起功能性或相对性肺动脉瓣关闭不全。因瓣环扩大,右心容量负荷增加,最初出现代偿性扩张,失代偿时可发生全身静脉淤血和右心衰竭。

(八)联合瓣膜病

侵犯两个或更多瓣膜的疾病,称为联合瓣膜病或多瓣膜病。

(1)常见的原因是风湿热或感染性心内膜炎,往往先只有一个瓣膜病,随后影响到其他瓣膜。例如,风湿性二尖瓣狭窄时,因肺动脉高压而致肺动脉明显扩张时,可出现相对性肺动脉瓣关闭不全;也可因右室扩张肥大而出现相对性三尖瓣关闭不全。此时肺动脉瓣或三尖瓣本身并无器质病变,仅只是功能及血流动力学发生变化。又如主动脉瓣关闭不全时,由于射血增多可出现主动脉瓣相对性狭窄;由于大量血液反流可影响二尖瓣的自由开放而出现相对性二尖瓣狭窄;也可因大量血反流导致左室舒张期容量负荷增加,左室扩张,二尖瓣环扩大,而出现二尖瓣相对性关闭不全。

(2)联合瓣膜病发生心功能不全的症状多属综合性,且往往有前一个瓣膜病的症状部分掩盖或减轻后一个瓣膜病临床症状的特点。如二尖瓣狭窄合并主动脉瓣关闭不全比较常见,约占10%。二尖瓣狭窄时的左室充盈不足和心排血量减少,当合并严重主动脉瓣关闭不全时,可因心排血量低而反流减少。又如二尖瓣狭窄时可因主动脉瓣反流而使左室肥厚有所减轻,说明二尖瓣狭窄掩盖了主动脉瓣关闭不全的症状,但容易因此而低估主动脉瓣病变的程度。又如二尖瓣狭窄合并主动脉瓣狭窄时,由于左室充盈压下降,左室与主动脉间压差缩小,延缓了左室肥厚的发展速度,减少了心绞痛发生率,说明二尖瓣狭窄掩盖了主动脉瓣狭窄的临床症状,如果手术仅解除二尖瓣狭窄而不矫正主动脉瓣狭窄,则血流动力学障碍可加重,术后可因左心负担骤增而出现急性肺水肿和心力衰竭。

(九)瓣膜病合并冠心病

部分瓣膜病患者可并存冠心病,因此增加了单纯瓣膜手术的危险性。有学者采取同期施行二尖瓣手术与冠脉搭桥手术,占15%～20%。有医院曾对550例瓣膜病患者于术前施行冠状动脉造影检查,结果并存冠状动脉50%以上狭窄者占13.8%,其中发生于40～49岁者占8.8%,50～59岁者占12.8%,60～69岁者占20.9%。可见在瓣膜手术前如果未发现冠心病,则十分危险。有学者曾遇1例二尖瓣置换后收缩无力,不能有效维持血压,经再次手术探查证实右冠状动脉呈索条状,当即施行右冠状动脉搭桥,术后心脏收缩恢复有力,顺利康复。为保证术中安全和术后疗效,对瓣膜病患者凡存在心绞痛史、心电图缺血性改变、年龄50岁以上者,术前均应常规施行冠状动脉造影检查。

(十)瓣膜病合并窦房结功能异常

多次反复风湿热链球菌感染,可形成慢性心脏瓣膜病,部分可合并心房颤动,有的可合并窦房结功能异常。对CPB瓣膜手术患者在麻醉诱导前,将心电图二级食管电极经鼻腔置入食管,以观察P波最大的位置,测定三项指标:窦房结恢复时间(SNRT),正常为<1 500毫秒;校正窦房结恢复时间(CSNRT),正常为<550毫秒;窦房结传导时间(SACT),正常为<300毫秒。如果出现上列任何一项异常者,即可判为窦房结功能异常,且这种异常往往在CPB手术后仍然保持。风湿性瓣膜病患者即使术前为窦性心律,但由于麻醉药物的影响,以及手术致心肌损伤等原因,常会出现窦房结功能异常。因此,术中保护窦房结功能具有重要性,可采取下列保护措施:维持满意的血压,以保证窦房结供血;手术操作尽量避免牵拉和压迫窦房结组织,特别在处理上腔静脉插管或阻断时尤需谨慎;缩短阻断心脏循环的时间;在阻断心肌血流期间要定时充分灌注停跳液,以使心肌均匀降温,可保护窦房结组织。

二、手术前准备

(一)患者的准备

1.心理准备

瓣膜成形术或瓣膜置换术都使患者经受创伤和痛苦;置换机械瓣的患者还需要终身抗凝,给患者带来不便。这些都应在术前给患者从积极方面解释清楚,给以鼓励,使之建立信心,精神安定,术前充分休息,做到在平静的心态下接受手术。

2.术前治疗

(1)除急性心力衰竭或内科久治无效的患者以外,术前都应加强营养,改善全身情况和应用强心利尿药,以使血压、心率维持在满意状态后再接受手术。

(2)术前存在呼吸道感染或局灶感染者需积极防治,手术应延期进行。

(3)长期使用利尿药者可能发生电解质紊乱,特别是低血钾,术前应予调整至接近正常水平。

(4)重症患者在术前3~5天起应静脉输注极化液(含葡萄糖、胰岛素和氯化钾)以提高心功能和手术耐受力。

(5)治疗药物可根据病情酌情使用,如洋地黄或正性肌力药及利尿药可用到手术前日,以控制心率、血压和改善心功能。但应注意,不同类型的瓣膜病有其各自的禁用药,如β阻断药能减慢心率,用于主动脉瓣或二尖瓣关闭不全患者,可能反而增加反流量而加重左心负荷;心动过缓可能促使主动脉瓣狭窄患者心搏骤停。二尖瓣狭窄合并心房颤动,要防止心率加快,不应使用阿托品;主动脉瓣狭窄患者不宜使用降低前负荷(如硝酸甘油)及降低后负荷(钙通道阻滞剂)的药物以防心搏骤停。

(6)术前合并严重病态窦房结综合征、窦性心动过缓或严重传导阻滞的患者,为预防麻醉期骤发心脏停搏,麻醉前应先经静脉安置临时心室起搏器。

(7)对药物治疗无效的病情危重或重症心力衰竭患者,在施行抢救手术前应先安置主动脉内球囊反搏(IABP),并联合应用正性肌力药和血管扩张药,以改善心功能和维持血压。

3.麻醉前用药

除抢救手术或特殊情况外,应常规应用麻醉前用药,包括术前晚镇静安眠药。手术日晨最好使患者处于嗜睡状态,以消除手术恐惧。麻醉前用药不足的患者其交感神经处于兴奋状态,可导致心动过速等心律失常,同时后负荷增加和左心负担加重,严重者可因之诱发急性肺水肿和心绞痛,从而失去手术机会。一般麻醉前可用吗啡0.2 mg/kg,东莨菪碱0.3 mg;如若患者心率仍快,麻醉后可再给东莨菪碱。

(二)麻醉前考虑

1.二尖瓣狭窄手术

(1)防止心动过速,否则舒张期缩短,左室充盈更减少,心排血量将进一步下降。

(2)防止心动过缓,因心排血量需依靠一定的心率来代偿每搏输出量的不足,若心动过缓,血压将严重下降。

(3)避免右侧压力增高和左侧低心排血量,否则心脏应变能力更小,因此对用药剂量或液体输入量的掌握必须格外谨慎。

(4)除非血压显著下降,一般不用正性肌力药,否则反而有害;有时为保证主动脉舒张压以维持冠脉血流,可适量应用血管加压药。

(5)房颤伴室率过快时,应选用洋地黄控制心率。

(6)保持足够的血容量,但又要严控输入量及速度,以防肺水肿。

(7)患者对体位的改变十分敏感,应缓慢进行。

(8)术后常需继续一段时间呼吸机辅助通气。

2.二尖瓣关闭不全手术

(1)防止高血压,否则反流增加,可用扩血管药降低外周阻力。

(2)防止心动过缓,否则反流增多。

(3)需保证足够血容量。

(4)可能需要用正性肌力药支持左室功能。

3.主动脉瓣狭窄手术

(1)血压下降时,可用血管收缩药维持安全的血压水平。

(2)除非血压严重下降,避免应用正性肌力药。

(3)避免心动过缓,需维持适当的心率以保证冠脉血流灌注。

(4)避免心动过速,否则增加心肌氧需而形成氧债。

(5)保持足够血容量,但忌过量。

(6)对心房退化或丧失窦性心律者应安置起搏器。

4.主动脉瓣关闭不全手术

(1)防止高血压,因可增加反流。

(2)防止心动过缓,否则可增加反流和心室容量及压力,同时降低舒张压而减少冠脉供血。

(3)降低周围阻力,以降低反流量。

(4)需保证足够的血容量。

5.多瓣膜病或再次瓣膜置换手术

(1)麻醉诱导应缓慢,用芬太尼较安全,需减量慎用吸入麻醉药。

(2)因粘连重,手术困难,出血较多,需维持有效血容量。

(3)心脏复苏后多数需正性肌力药及血管扩张药支持循环。

(4)注意维持血清钾在正常浓度,预防心律失常。

(5)术后约 1/3 患者需安置心脏起搏器。

6.带起搏器手术患者

对瓣膜病合并窦性心动过缓、房室传导阻滞患者,术前多已安置起搏器;对部分双瓣置换或再次瓣膜置换手术患者也需安置起搏器;某些先天性心脏病如二尖瓣关闭不全、法洛四联症等手术也需安置起搏器。起搏器可受到外界的干扰和影响,包括非电源及电源因素。非电源因素如血液酸碱度、血内氧分压及电解质变化,都影响起搏阈值。电源因素如雷达、遥测装置、高频装置等电磁波的干扰。术中应用电烙是常规止血方法,对已安置起搏器的患者术中原则上应避用电烙止血,以防发生心室颤动或起搏器停止工作,但不易做到,故需加强预防措施。①手术全程严密监测心电图,尤其在使用电烙时需提高警惕。②开胸过程或安置起搏器前仔细充分止血,以减少以后使用电烙的次数。③使用电烙前暂时关闭或移开起搏器,尽量缩短电烙的时间。④万一发生心律失常,首先停用电烙,如仍不恢复则心内注药,按摩心脏,电击除颤。

(三)麻醉药物选择

镇痛安眠药、吸入麻醉药及肌肉松弛药对心脏及血管都产生各自不同的作用。对瓣膜病患者选择麻醉药物应作全面衡量,考虑以下几方面问题:①对心肌收缩力是抑制还是促进。②对心率是加快还是减慢;某些病例因心率适度加快而可增加心排血量;心率减慢对心力衰竭、心动过速或以瓣膜狭窄为主的病例可能起到有利作用,但对以关闭不全为主的瓣膜病则可增加反流量而降低舒张压,增加心室容量和压力,使冠状动脉供血减少。③是否扰乱窦性心律或兴奋异位节律点,心律失常可使心肌收缩力及心室舒张末期容量改变,脑血流及冠状血流出现变化,见表 6-1。④对前负荷的影响,如大剂量吗啡因组胺释放使血管扩张,前负荷减轻,对以关闭不全为主的瓣膜病则可能引起低血压;对以狭窄为主的瓣膜病也应维持一定的前负荷,否则也可因左室充盈不足而减少心排血量。⑤用血管收缩药增加后负荷,对以关闭不全为主的瓣膜病可引起反流增加和冠脉血流减少,从而加重病情,此时用血管扩张药降低后负荷有利于血压的维持。⑥对心肌氧耗的影响,如氯胺酮可兴奋循环,促进心脏收缩及血压升高,但增加心肌氧耗,选用前应衡量其利弊。

表 6-1　心律失常对脑血流及冠状血流影响

	减少脑血流量(%)	减少冠脉血流量(%)
房性或室性期前收缩	8～12	5～25
室上性心动过速	14	35
心房颤动伴室率快	23	40
室性心动过速	40～75	60

三、麻醉管理

(一)麻醉诱导

瓣膜病患者都有明显的血流动力学改变和心功能受损,麻醉诱导必须谨慎操作,要严密监测桡动脉直接测压、心电图和脉搏血饱和度。选择诱导药以不过度抑制循环、不影响原有病情为前提:①对轻及中等病情者可用地西泮、咪达唑仑、依托咪酯、芬太尼诱导;肌松剂可根据患者心率选择,心率不快可用泮库溴铵,心率偏快者用阿曲库铵、哌库溴铵等。②对病情重、心功能Ⅲ～Ⅳ级患者,可用羟丁酸钠、芬太尼诱导,不用地西泮,因可引起血压下降。③对心动过缓或窦房结功能差者,静脉注射芬太尼或羟丁酸钠可能加重心率减慢;对主动脉瓣关闭不全患者可引起血压严重下降,也影响冠状动脉供血而发生心律失常,因此可改用小剂量氯胺酮诱导,对维持血压和心率较容易。④最好应用气相色谱-质谱仪检测血中芬太尼浓度。我们曾用诱导剂量芬太尼 20 μg/kg 和泮库溴铵 0.2 mg/kg,即使不用其他辅助药也能满意完成诱导,注入后 1 分钟测得的血芬太尼浓度为 52.6 ng/mL。据报道,血中芬太尼浓度≥15 ng/mL 时,血压升高及心动过速的发生率小于 50%。

(二)麻醉维持

麻醉维持可采用以吸入麻醉为主,或以静脉药物为主的静吸复合麻醉。①对心功能差的患者以芬太尼为主,用微量泵持续输注,或间断单次静脉注射用药。②对心功能较好者,以吸入麻醉药为主,如合并窦房结功能低下者可加用氯胺酮。③诱导持续吸入 1% 恩氟烷,有学者曾采用NORMAC 吸入麻醉药浓度监测仪观察,1 小时后呼出气恩氟烷浓度平均 0.61%,吸入 2 小时后平均 0.71%;CPB 前平均 0.77%,CPB 结束时平均仅 0.12%,此时临床麻醉深度明显减浅。如果采用芬太尼 50 μg/kg 复合吸入异氟烷麻醉,并采用膜肺 CPB(45±8.9)分钟,异氟烷的排出浓度低于 0.1%。提示采用膜肺排出异氟烷的速度远较鼓泡式肺者为缓慢。④在静脉注射芬太尼 20 μg/kg 诱导后，血芬太尼浓度立即达到 52.6 ng/mL，随后用微量泵持续输注芬太尼，劈胸骨前血芬太尼浓度为 23.6～24.1 ng/mL，转流后降为（3.6±0.8）ng/mL，较转流前下降 72%。可见无论吸入麻醉药或静脉麻醉药，经体外转流后其血内浓度都急剧下降，提示麻醉减浅。因此，在体外转流前、中、后应及时加深麻醉，静脉麻醉药可直接注入 CPB 机或经中心静脉测压管注入；吸入麻醉药可将氧气通过麻醉机挥发罐吹入人工肺。

（三）减少术中出血措施

瓣膜置换手术的出血量往往较多，应采取减少术中出血措施，尽量少用库血。①测试单瓣置换手术的库血输注量平均 860 mL，如果施行自体输血，平均仅需库血 355 mL；双瓣置换手术需输库血平均 1 260 mL，如果施行自体输血，平均仅需库血 405 mL。②如果采用自体输血结合术中回收失血法，则库血输注量可更减少。在麻醉后放出自体血平均每例（540±299）mL，术中回收出血，再加 CPB 机余血经洗涤后回输，平均每例输注自体血（777±262）mL，围术期输注库血量可减少 52.5%。③CPB 前及中应用抑肽酶，也可显著减少术中出血，效果十分明显。

四、术后急性循环衰竭并发症

复杂心脏 CPB 手术后，容易突发急性心脏功能衰竭或血容量急剧减少，循环难以维持，患者生命难以保证，其中严密监测、尽早发现、抓紧抢救是手术成功的关键。

（一）CPB 手术后的临床监测与早期诊断

对下列临床监测情况需高度重视：①精神状态异常，表现为烦躁、躁动、精神恍惚、反应淡漠甚至昏迷。②肢体紧张度异常或瘫痪。③皮肤颜色变暗甚至青紫。④心电图示心率减慢或心律失常，甚至呈等电位直线。⑤尿量减少或无尿。⑥动脉压急剧下降或脉压很小，需首先排除测压管道不通畅、凝血或误差等情况。⑦中心静脉压突然降低或严重升高，需首先排除液体未输入或输入过多过速。⑧检查心脏起搏器或辅助循环装置的工作是否正常，排除其故障。⑨胸腔引流液突然急剧增加，鉴别引流液性质是否与血液接近。⑩血红蛋白浓度明显下降；血清钾很低或很高；血气 pH 下降，呼吸性或代谢性酸中毒；ACT 显著延长等。

（二）急性循环衰竭的抢救措施

心搏骤停或严重心低排综合征的临床表现为无脉搏、无呼吸、无意识状态，提示血液循环已停止，全身器官无灌流，首先大脑受到缺血严重威胁。因此，必须采取紧急抢救措施，包括：①尽早心肺复苏（CPR），施行有效胸外心脏按压、人工呼吸及应用针对性药物。②主动脉内球囊反搏（IABP），常用于瓣膜术后急性心低排综合征，以支持心脏充盈，减少心肌氧需，增加冠脉灌注，从而改善血流动力学及心肌供血。尽早开始是抢救成功的关键。③急症体外循环再手术，常用于瓣膜术后出血，常见左房顶破裂，左室后壁破损，瓣周漏、卡瓣等情况。有学者在 1984－1995 年期间共施行 CPB 手术 18 513 例，其中急症 CPB 抢救手术 130 例，占 0.7%。Rousou 在 1988－1993 年间 3 400 余例 CPB 手术中，有 16 例急症 CPB 抢救再手术，存活率 56.3%，以往 13 例只施行 CPR 抢救，存活率仅 15.4%。提示及时采用 CPB 再手术抢救可明显提高生存率。④在心脏或肺脏功能严重衰竭时，应用体外膜肺氧合（ECMO）抢救具有明显提高生存的效果，可使肺脏和心脏做功减少，全身供血恢复，不致缺氧，文献有使用 ECMO 长达 1 个多月而获得成功的报道。

（朱清华）

第三节 冠状动脉粥样硬化性心脏病手术的麻醉

一、病理生理简述

因冠状动脉粥样硬化及冠状动脉痉挛引起的缺血性心脏病,简称冠心病,我国 40 岁以上人群中的患病率为 5%～10%。

(一)心脏代谢的特点

(1)心肌耗氧量居全身之冠,静息时可达 7～9 mL/(100 g·min)。

(2)冠脉血流量大,静息时成人60～80 mL/(100 g·min),最高达 300～400 mL/(100 g·min)。

(3)毛细血管多,与心肌纤维比例达1:1。

(4)心肌富含肌红蛋白,每克心肌含 1.4 mg,从中摄取大量氧。

(5)心肌富含线粒体,对能量物质进行有氧氧化而产生 ATP,当心肌耗氧量增加时,氧摄取率并不增加,而是靠增加冠脉血流量来补充氧,如果后者未能相应增加,即可出现心肌缺氧;心肌也可从脂肪酸、葡萄糖、乳酸等获取部分能量物质。

(6)一旦心肌缺血,供应心脏的血流不能满足心肌代谢需要时即可引起代谢紊乱,主要是高能磷酸化合物生成明显减少,而代谢中间产物在心肌中堆积,从而引起心肌损伤。

(二)心肌氧供需失衡

冠状动脉粥样硬化及各种原因引起冠状动脉损伤时,冠状动脉狭窄、血栓形成、血流受阻、血流量下降、含氧量下降。增加心肌耗氧的因素如下:①心率加快,增快次数愈多,耗氧量愈大,且因心室舒张期缩短,可影响血液充盈和心肌灌注。②心肌收缩力增强,耗氧量增加。③心室壁收缩期或舒张期张力增加,都使氧耗量上升。

(三)冠心病心肌功能、代谢与形态改变

(1)冠脉供血不足区域的局部可表现收缩期膨出,由此降低心功能。缺血时间越长,膨出范围越扩大,心肌收缩舒张压降低,可致心泵功能减弱,心排血量减少,严重者出现心力衰竭;95% 心肌梗死局限于左室的某部位,承受收缩期高压力和较大的血流剪切应力冲击。

(2)心肌缺血时,心肌高能磷酸化合物减少,缺血 15 分钟时 ATP 下降 65%,缺血 40 分钟时下降 90% 以上;同时细胞膜离子通透性改变,K^+ 外流,Ca^{2+}、Na^+、Cl^- 等内流入细胞,导致膜电位消失。

(3)心肌坏死时,心肌细胞内的各种酶释入血循环;其中心肌肌钙蛋白(cTn)与 CK-MB 是心肌梗死标志物,尤其是 cTn 具有高度灵敏性和特异性。据此,可对心肌梗死做出确诊。心肌肌钙蛋白 I(cTnI)可在 3～6 小时从血中检出,持续 7～10 天;心肌肌钙蛋白 T(cTnT)在 6 小时检出,敏感性稍差,持续10～14 天。CK-MB 是心肌坏死的早期标志物,在梗死发生 4 小时内其水平升高,峰值出现在 18～24 小时,3～4 天恢复正常。CPK 正常值上限为总 CPK 的 3%～6%;6～9 小时的敏感性可达 90%,24 小时后敏感性接近 100%。

(4)传统血清酶化验包括谷氨酸酰乙酸转氨酶(SGOT,SGPT),乳酸脱氢酶(LDH),肌酸激酶(CK)等;血脂代谢检查包括胆固醇、低密度脂蛋白和高密度脂蛋白等,均证明与冠心病的发病与程度密切相关。冠心病发病率和病死率与胆固醇含量高、低密度脂蛋白含量高及高密度脂蛋

白含量低呈正相关。此外,乳酸产生增多可出现心肌酸中毒、糖酵解增强和脂肪氧化障碍,也有诊断价值。

(5)心肌缺血时,心肌细胞线粒体肿胀,出现无定形致密颗粒、肌膜破裂、胞核溶解和消失、心肌坏死。根据缺血程度心肌细胞坏死可表现为可逆或不可逆性变化。病理可分心肌透壁性梗死和非透壁性梗死,后者仅累及心内膜下层。

(四)心肌梗死过程中的并发症

(1)心律失常检出率64.3%,包括各种心律失常,如室上性、室性心动过速,房性、室性心动过缓,以及一度至三度房室传导阻滞。

(2)心功能不全的程度取决于梗死面积大小。梗死面积占左室心肌25%以上者,20%~25%可出现心力衰竭;梗死面积≥40%可出现心源性休克,发生率10%~15%。

(3)心脏组织破损可能在心肌梗死后1周发生,常见室间隔穿孔,多数因前降支闭塞引起,因右冠状动脉及左旋支闭塞也可引起。室间隔穿孔尤其在老年合并高血压者,突然的左向右分流可导致血流动力学骤变,左心负荷增加而发作急性肺水肿甚至左心衰竭。如因右冠脉后降支供血不足,由其单独供血的后内侧乳头肌可发生断裂,从而引起急性二尖瓣严重反流,发生率25%~50%,死亡率48%。

(4)室壁瘤可因心肌梗死区的心肌收缩力降低,或愈合期纤维组织替代心肌组织,在心脏收缩压力的作用下梗死区组织膨出而形成室壁瘤,发生率10%~38%,可能继发室壁瘤破裂,好发部位在左室前壁或心尖侧壁,如果破口小或有血栓与心包粘连,可形成假性室壁瘤。

(5)由心肌梗死区内膜面可出现血栓形成,多见于前壁和心尖部梗死病例,常于心肌梗死后10天内发生;血栓脱落可引起脑动脉、肺动脉、肢体及内脏血管栓塞,发生率为5%左右。

(6)心脏破裂可因急性心脏压塞而猝死,占心肌梗死死亡率的3%~13%,常发生在心肌梗死后1~2周,好发部位在左室前壁下1/3处。

二、术前评估与准备

(一)临床征象与检查

(1)手术前应了解患者的心理状态、对手术的理解程度与疑虑问题;属何种精神类型,乐观开朗与悲观脆弱对术后康复有密切关系。手术可诱发精神失常,冠心病手术也不例外,何况还有CPB的不利因素。

(2)心脏功能评估可按常规分级:Ⅰ级,体力活动不受限,一般活动无症状;Ⅱ级,一般活动引起疲劳、心悸、呼吸困难或心绞痛,休息时感觉舒适;Ⅲ级,轻活动即感心悸、呼吸困难、心绞痛,休息后缓解;Ⅳ级,休息时也有症状或心绞痛。

(3)在常规12导联心电图中,心肌梗死可出现有Q波及无Q波两种特征;有Q波提示透壁性心肌梗死,无Q波表示为非透壁性或心内膜下心肌梗死;T波、ST-T段及R波常出现改变,或呈传导异常。但心电图在相当一部分心肌梗死患者仍属正常,因此不能完全根据心电图改变来判断病情。

(4)射血分数(EF):有整体射血分数和局部射血分数之分。整体射血分数指左室或右室收缩期射出的血量占心室舒张末期容量的百分比,是临床常用的心功能指标,主要反映心肌收缩力,在心功能受损时它比心排血量指标敏感。成人正常左室射血分数(LVEF)为60%±7%,右室射血分数(RVEF)为48%±6.0%。一般认为LVEF<50%或RVEF<40%即为心功能下降。

心肌梗死患者若无心力衰竭,EF 多在 40%～50%;如果出现症状,EF 多在 25%～40%;如果在休息时也有症状,EF 可能<25%。EF 可通过左室导管心室造影获得,也可通过超声心动图、核素心脏池造影、超高速 CT 和磁共振检查获得。

(5)心脏舒张功能是心室耗能量的主动过程,用心室顺应性表示。左室舒张功能失调是冠心病早期征象,先于收缩功能减退出现,对了解心功能有帮助,可通过多普勒超声和核素检查,或左心导管检查获得。

(6)冠状动脉造影:目前还是最为重要的诊断手段,可提供明确而具体的病变程度和部位。通过计算血管直径可了解其截面积(狭窄程度)。如血管直径减少 50%,其截面积减少 75%;直径减少 75%,截面积减少达 94%。

(7)X 线检查:可了解肺部及心脏扩大等情况。心脏扩大者,70% 以上患者的 EF<40%。

(8)心肌梗死后血液生化标志物:在近年已采用以蛋白质量为主的检测,取代了以往以酶活性为主的检测。

(二)手术危险因素

影响手术效果的危险因素如下。

(1)年龄大于 75 岁。

(2)女性,冠脉细小,吻合困难,影响通畅率。

(3)肥胖。

(4)EF<40%。

(5)左冠状动脉主干狭窄>90%。

(6)术前为不稳定性心绞痛,心力衰竭。

(7)合并瓣膜病、颈动脉病、高血压、糖尿病、肾及肺疾病。

(8)心肌梗死后 7 天内手术。

(9)PTCA 后急症手术。

(10)再次搭桥手术或同期施行其他手术。

(三)术前治疗与用药检查

(1)重点保护心肌功能,保证心肌氧供需平衡,避免心绞痛发作。常用药物如下:①硝酸酯类,如硝酸甘油。②钙通道阻滞剂,如硝苯地平(心痛定)、尼卡地平、尼莫地平、地尔硫草(合心爽),维拉帕米(异搏定)等。③β肾上腺素能受体阻断药,如普萘洛尔(心得安)、美托洛尔、艾司洛尔等。

(2)术前对中、重度高血压患者应采取两种以上降压药治疗,包括利尿剂、β受体阻断剂、钙通道阻滞剂、血管紧张素转换酶抑制剂、α受体阻断剂等,应一直用到手术前,不宜突然停药,否则反可诱发心肌缺血、高血压反跳和心律失常。

(3)糖尿病患者:在我国因冠心病而死亡者占 22.9%,比非糖尿病的冠心病患者高 5～10 倍。糖尿病合并高血压者约有 50% 并存自主神经病态,使心脏对血管容量变化的代偿能力降低,临床表现为心血管不稳定。①糖尿病主要有两型:胰岛素非依赖型糖尿病,可通过控制饮食或服降糖药治疗,但术前 12 小时应停止服药;胰岛素依赖型糖尿病,术前需用胰岛素治疗,手术治疗的标准为无酮血症酸中毒,尿酮体阴性,空腹血糖小于 11.1 mmol/L(200 mg/dL),尿糖阴性或弱阳性,24 小时尿糖定量 5～10 g。采用胰岛素治疗者应尽量避用 β受体阻断药,否则可因 α受体兴奋反而抑制胰岛素分泌,糖耐量更趋异常,诱发或加重低血糖反应。②高血糖可使缺血性脑损伤恶化,增加糖尿病手术患者的死亡率。缺血细胞以葡萄糖无氧代谢为底物,产生大量乳酸,使细胞 pH 下降,使细胞膜损伤增大。高血糖可影响伤口愈合,影响白细胞的趋化、调整和吞噬作用,术后康复受影响。③术前、术中及术后应重复检查血糖,根据血糖值给胰岛素:胰岛素(IU/h)=血糖(mg/dL)÷150。也可先用微量泵按 5% 葡萄糖 1.0 mg/(kg·min)(相当于 1.2 mL/(kg·h)输注,然后根据血糖测定值加用相应的胰岛素(表 6-2)。此外,每输入 1 L 葡萄糖液加入 KCl 30 mmol,以补偿钾的细胞内转移。输注胰岛素前先冲洗输液管道以减少管道吸收胰岛素,保证剂量准确。④长期应用鱼精蛋白锌胰岛素的糖尿病患者,CPB 术后应用鱼精蛋白时有可能发生变态反应,重者甚至死亡。因此,应先用小剂量鱼精蛋白拮抗试验,即将鱼精蛋白 1~5 mg 缓慢在 5 分钟以上注入,观察无反应后再缓慢注入预计的全量。

表 6-2　糖尿病患者调整胰岛素标准

血糖值(mg/dL)	胰岛素输入量[IU/(kg·h)]	血糖值(mg/dL)	胰岛素输入量[IU/(kg·h)]
200~250	0.015	300~350	0.045
250~300	0.030	350~400	0.060

注:1 mg/dL=0.055 mmol/L

(4)对吸烟者,术前应禁烟 2 个月以上。如果合并呼吸系感染,先积极治愈后再手术。

(5)冠心病患者常长期使用一系列治疗药物,术前应进行检查。①服用阿司匹林或含阿司匹林药者,术前 1 周应停止使用,以免手术中渗血加剧。②术前必须抗凝者,改用肝素一直到术前。③术前洋地黄治疗者,除合并心动过速不能停药外,最好在术前 12 小时停用。④长期使用利尿药者,最好在术前数天起停药,以便调整血容量及血钾。⑤口服降糖药者,至少自术前 12 小时起停药。⑥慢性心力衰竭或肝脏淤血者,常缺乏凝血因子,术前给予维生素 K 或新鲜冷冻血浆补充。

三、麻醉管理

(一)麻醉原则

用于冠心病手术的麻醉药应具备以下特点:不干扰血流动力学、不抑制心肌、不引起冠状动脉收缩,不经肺、肝、肾脏排出,无毒性,麻醉起效快、消失也快,兼有术后镇痛作用,但目前尚无完全符合上述特点的麻醉药。因此,需严格掌握冠心病麻醉特点(即保持氧供耗平衡,避免氧供减少,氧耗增加),采取合理复合用药原则来完成手术。有学者观察到,冠脉搭桥患者进手术室时的心肌缺血发生率为 28%~32.5%,麻醉诱导期为 46%~48%,心肺转流前为 39.3%,转流后为 32.1%。提示掌握冠脉搭桥手术的麻醉具有相当的困难性。

(二)麻醉前用药

对冠心病患者必须尽量做到减轻其恐惧不安心理,给予安慰和鼓励,以防血压升高、心率加快甚至诱发心绞痛。术前晚睡前应给催眠药。术日晨可用地西泮 5~10 mg 口服,或咪达唑仑 5~10 mg 肌内注射,吗啡 0.05~0.2 mg/kg 和东莨菪碱 0.2~0.3 mg 肌内注射。对心脏储备能力低下的患者吗啡用量应适当减少。东莨菪碱需慎用于 70 岁以上老人,因可能引起精神异常。术前尚需根据病情给予抗高血压药、抗心绞痛药如阿替洛尔、异山梨酯、合心爽、硝酸甘油等。

(三)CPB 冠脉搭桥手术的麻醉

患者平卧变温毯手术床,面罩吸氧,安置心电图、脉搏氧饱和度、桡动脉测压、中心静脉压等监测。必要时做肺动脉插管监测。

(1)麻醉诱导药可选用咪达唑仑、地西泮、依托咪酯、芬太尼等。单纯吸入麻醉药或静脉麻醉药往往不能减轻围术期应激反应,加用芬太尼可弥补此缺陷,用量为 $10\sim20~\mu g/kg$。应用较大剂量芬太尼的同时或先后,应注射肌松药,以防胸腹肌僵直不良反应。肌松药常用哌库溴铵(阿端),维库溴铵等。

(2)如果手术在小切口或胸腔镜下施行,要经右颈内静脉置入两个带球囊导管,一个为术中施行冠状静脉窦逆灌心停跳液使用;另一个插入肺动脉供监测压力用;麻醉维持可用较大剂量芬太尼 $20\sim40~\mu g/kg$,辅以异丙酚微量泵持续输注或间断静脉注射,或再吸入低浓度异氟烷或恩氟烷。随着体外转流时间延长,往往血压逐渐升高,可经心肺机或中心静脉管注射地西泮、异丙酚、氯胺酮、乌拉地尔、尼卡地平或其他短效降压药处理。

(3)观察发现:在 CPB 手术中的血流动力学可维持平稳,但 CPB 中及后的机体氧代谢有明显改变,表现氧耗上升、氧摄取率和乳酸浓度明显升高,脑氧饱和度明显降低,这与非生理性灌注 CPB 带来的应激反应和炎症反应有关。

(4)在停 CPB 后常出现心率加快、心排血量增加、氧供氧耗与氧摄取率都明显上升,乳酸浓度继续升高,提示机体尚处于氧债偿还阶段。因此,冠心病搭桥 CPB 手术前后必须保证足够的通气和供氧,维持满意的血压,停 CPB 后及时恢复血红蛋白浓度和血细胞比容,保证足够的血容量,维持中心静脉压平稳,需要时应用硝酸甘油,以维护心脏功能。

(四)非 CPB 下冠脉搭桥手术的麻醉

其麻醉处理与 CPB 搭桥手术者基本相同。

(1)以静吸复合或静脉复合麻醉为主,由于无 CPB 刺激,芬太尼用量可减少,总量 $5\sim30~\mu g/kg$,辅以吸入低浓度麻醉药或静脉短效麻醉镇痛药。

(2)为手术游离乳内动脉方便,有时需用双腔支气管插管施行术中单肺通气。

(3)以往为提供心跳缓慢的手术操作条件,常用腺苷、钙通道阻滞剂或 β 阻断药,以控制心率在 $35\sim60$ bpm;如今已采用心脏固定器,而不再需要严格控制心率,由此提高了麻醉安全性。

(4)手术在吻合血管操作期间往往都出现血压下降,以吻合回旋支时最为明显。

(5)搭右冠状动脉桥时常出现心率增快,同时肺毛细血管楔压上升,中心静脉压增高,左、右心室每搏做功指数减少,提示左及右室功能减弱,需应用 α 肾上腺素受体激动剂如去氧肾上腺素或去甲肾上腺素等调整血压,但乳酸含量仅轻微增高,脑氧饱和度无明显变化。提示非 CPB 手术中的氧代谢紊乱和缺氧程度比 CPB 手术者轻,术毕可早期拔管。

(6)有学者采用硬膜外麻醉-全麻联合麻醉,认为可阻断心胸段交感神经,利于减轻应激反应,减少全麻药用量,且又可施行术后镇痛,但应注意有发生硬膜外血肿的可能。

(7)近年在非 CPB 下还开展 CO_2 激光、钬激光和准分子激光穿透心肌打孔再血管化术,使心腔内血液经孔道灌注心肌以改善缺氧。主要适用于因冠脉病变严重无法接受冠脉搭桥手术者、PTCA 者、全身状况很差者,或作为冠脉搭桥手术的一种辅助治疗。

(五)危重冠心病患者的辅助循环

冠心病患者心脏功能严重受损时,需依靠辅助循环措施,以减少心脏做功,提高全身和心肌供血,改善心脏功能,使用率为 $1\%\sim4\%$。辅助循环的成功主要取决于其应用时机,以尽早应用者效果好。适应证为术前心功能不全,严重心肌肥厚或扩张;术中心肌缺血时间>120 分钟;术终心脏指数<2.0 L/(m² · min);术终左房压>2.7 kPa(20 mmHg);术终右房压>3.3 kPa(25 mmHg);恶性室性心律失常;术终不能脱离 CPB。

常用的辅助循环方法有以下几种。

(1)主动脉内球囊反搏(IABP):为搭桥手术前最常用的辅助循环措施,适用于术前并存严重心功能不全、心力衰竭、心源性休克的冠心病患者,由此可为患者争取手术治疗创造条件。将带气囊心导管经外周动脉置入降主动脉左锁骨下动脉开口的远端,导管与反搏机连接后调控气囊充气与排气,原理是心脏舒张期气囊迅速充气以阻断主动脉血流,促使主动脉舒张压升高,借以增加冠脉血流,改善心肌供氧;心脏收缩前气囊迅速排气,促使主动脉压力、心脏后负荷及心排血阻力均下降,由此减少心肌耗氧。

(2)人工泵辅助有滚压泵、离心泵两种。滚压泵结构简单,易于操作,比较经济,缺点是细胞破坏较严重,不适宜长时间使用。离心泵结构较复杂,但细胞破坏少,在后负荷增大时可自动降低排出量,生理干扰较轻,适用于较长时间使用,但也只能维持数天。③心室辅助泵有气驱动泵和电动泵两型。气驱动型泵流量大,适于左、右心室或双心室辅助,但泵的体积大,限制患者活动。近年逐渐采用可埋藏型电动型心室辅助泵,如 Heartmate(TCI)和 Nevacor,连接在心尖以辅助左心功能。④常温非 CPB 搭桥手术中,有时出现心率太慢和血压太低而经药物治疗无效者,可继发循环衰竭,此时可采用微型轴流泵,根据阿基米德螺旋原理采用离心泵驱动血液以辅助循环,常用 Hemopump 和 Jarvik 泵。在轴流泵支持下施行常温冠脉搭桥手术,可比 CPB 下手术的出血少,心肌损伤轻。轴流泵的优点是用患者自体肺进行血液氧合;不需要阻断主动脉;不存在缺血再灌注损伤;降低心脏负荷,减少心肌耗氧,增加心肌血流,增强心肌保护;减少肝素用量,减少手术出血。但轴流泵本身在目前尚需继续探索和改进。

四、术后管理

(一)保证氧供

(1)维持血压和心脏收缩功能,必要时辅用小剂量儿茶酚胺类药。同时保证足够的血容量,使 CVP 维持满意水平。应用小剂量硝酸甘油,防止冠脉痉挛和扩张外周血管。

(2)维持血红蛋白浓度,手术顺利者维持 8 g/dL 和血细胞比容 24% 水平,可不影响氧摄取率、混合静脉血氧张力及冠状窦氧张力。但在心功能不全,无力提高心排血量或局部血流;年龄>65 岁;术后出现并发症而增加机体耗氧;术后需机械通气辅助呼吸等严重情况时,血红蛋白浓度应维持 10 g/dL 和血细胞比容 30% 或更高。

(3)维持血气及酸碱度正常,充分供氧,监测 pH,调整呼吸机参数使血气达到正常水平。积极治疗酸中毒、糖尿病及呼吸功能不全。

(二)减少氧耗

(1)保持麻醉苏醒期平稳,避免术后期过早减浅麻醉,应用镇静镇痛药以平稳渡过苏醒期。

(2)预防高血压和心动过速,针对性使用 α 受体阻断剂,β 受体阻断剂,钙通道阻滞剂等短效药。如果仍出现血压升高,试用小剂量硝普钠,但应注意术后患者对硝普钠较敏感,需慎重掌握剂量。心率以控制在小于 70 bpm,其心肌缺血率约为 28%,而心率高于 110 bpm 者则可增至 62%。

(三)早期发现心肌梗死

冠脉搭桥患者围术期心肌缺血率为 36.9%～55%,其中 6.3%～6.9% 发生心肌梗死。临床上对小范围局灶性心肌梗死不易被发现;大范围者则引起低心排血量综合征或重度心律失常,其中并发心源性休克者占 15%～20%,病死率高达 80%～90%;并发心力衰竭者为 20%～40%。早期发现心肌梗死具有重要性,其诊断依据有以下几点。①主诉心绞痛:无原因的心率增快和血压下降。②心电图出现 ST 段及 T 波改变,或心肌梗死图像。③心肌肌钙蛋白(cTn)、CK-MB、肌红蛋白(Myo)、核素扫描^{99m}Tc-焦磷酸盐心肌热区心肌显像可支持早期心肌梗死的诊断,有重要价值。

(四)术后镇痛

心脏手术后创口疼痛不仅患者痛苦,更可引起机体各系统一系列病理生理改变,例如:①患者取强迫体位,导致肌肉收缩,肺活量减少,肺顺应性下降,通气量下降,容易缺氧和CO_2蓄积。②患者不能有效咳嗽排痰,易诱发肺不张和肺炎。③患者焦虑不安、精神烦躁、睡眠不佳,可使体内儿茶酚胺、醛固酮、皮质醇、肾素-血管紧张素系统分泌增多,引起血管收缩、血压升高,心率加快、心肌耗氧增加;还可引起内分泌变化,使血糖上升,水、钠潴留、排钾增多。④引起交感神经兴奋,使胃肠功能抑制,胃肠绞痛、腹胀、恶心、尿潴留等。综上所述,对冠脉搭桥手术后施行镇痛具有极重要意义。

(朱清华)

第四节 体外循环的麻醉

体外循环指将血液从上下腔静脉或右心房引流出来,经氧合器完成气体交换,进行氧合与排除CO_2,再将氧合好的血液泵入动脉的人工循环。在体外循环下可以阻断心脏与大血管血流,切开心脏及大血管,进行心血管直视手术。体外循环自1953年成功应用于临床以来,已广泛应用于各种心血管手术、心肺移植、介入支持治疗、中毒抢救等方面。

一、基本装置

体外循环基本装置包括灌注泵、氧合器与变温器、回流室、过滤器、超滤器等。其基本原理是未氧合的静脉血通过上下腔静脉插管或右房管从上下腔静脉或右心房以重力引流的方式至静脉回流室,经滚压泵或离心泵抽吸进入变温器与氧合器(变温器一般和氧合器制作成一个整体),完成气体交换和血液变温,氧合后的血液经动脉滤器滤除栓子,经动脉管道与动脉插管进入人体动脉,完成人工血液循环。

(一)灌注泵

灌注泵包括滚压泵和离心泵,一般以滚压泵为主,为体外循环的动力部件,相当于人工心脏的作用,驱动引出体外的静脉血液单向循环至体内动脉系统。常用的滚压泵由泵头和泵管组成,泵头的转子松紧适度地挤压泵管驱使血液单向流动,其流量即人工心排血量=每分钟转头的转速×每转泵管的排空容积。滚压泵的主要缺点是容易引起血液的挤压破坏。离心泵的最大优点是减少血液成分破坏和大量空气栓塞的危险,可较长时间转流,其工作原理是由旋转磁场驱动泵头中的磁性椎体旋转,依靠离心力驱动血流沿椎体表面流动。

(二)氧合器

氧合器包括鼓泡式氧合器和膜式氧合器(简称膜肺)。氧合器一般与变温器制作成一个整体,起到血液氧合、排除CO_2的气体交换与血液降温或复温作用,相当于人工肺。鼓泡式氧合器将氧气发散成微小气泡,在氧合室内与血液充分混合成微小血泡,血液与氧气直接接触完成氧合,同时进行血液变温,再经过特制的祛泡装置成为含氧丰富的动脉血流入储血器。其特点是结构简单、氧合性能好和价格低,缺点是由于血、气直接接触,易引起血液蛋白变性,血细胞破坏。目前临床上一般使用膜式氧合器。膜式氧合器通过特制的高分子薄膜或中空纤维管分隔血液与氧气,依靠薄膜或纤维管壁对气体的弥散作用完成对血液的气体交换,进行血液氧合,排除 CO_2,同时完成变温过程。膜式氧合器中的血、气不直接接触,无须祛泡过程,对血液破坏少,性能优于鼓泡氧合器,临床上已几乎完全取代鼓泡式氧合器。

(三)过滤器

体外循环中会产生许多栓子,包括血栓、气栓、组织碎片、赘生物、滑石粉、小线头等。体外循环动、静脉系统均安装有过滤器,静脉系统过滤器主要对库血、心内外吸引来的血液及预充液体进行过滤,动脉过滤器一般置于灌注泵之后,作为体外循环的最后一道安全屏障,可以显著减少心血管手术的脑部及全身栓塞并发症。

(四)超滤器

体外循环常用超滤器来排除多余的水分或进行血液浓缩。超滤器一般由聚丙烯树脂或醋酸纤维素膜组成半透膜,入血口接体外循环动脉端,出血口接体外循环静脉端,由于半透膜两端存在静水压差,从而产生超滤液。婴幼儿手术一般采用改良超滤,为一种在体外循环结束后仍可以进行超滤的方法。其方法为血液通过动脉插管引出,经过超滤器超滤后,最终回流入右心房;或血液经滚压泵从下腔静脉引出,经过超滤器超滤后回流入上腔静脉。

二、机器预充及稀释度

转流前,体外循环的部分管道必须使用液体或血液充满,包括静脉引流管、氧合器、灌注泵管及动脉管道等,充分排除管道内气体,防止气体栓塞,这部分液体及血液即预充液,这一过程叫机器预充。预充液的量除了与体外循环管道的粗细、长短有关外,还与氧合器的类型、型号有关,氧合器贮血器内最低安全液面所需的液体量是预充液的主要部分。

可作为预充的液体有 5% 葡萄糖、生理盐水、乳酸林格液等晶体液和血浆、清蛋白、胶体代血浆、库血或自体血等。取何种液体和预充多少量,按患者的年龄、体重、术前血红蛋白浓度、预计的血液稀释度而定。多采用中度稀释,使患者转流后血细胞比容达到 20%～25%,或血红蛋白达到 70～80 g/L。血液稀释不仅可以节约用血,降低血液黏滞度,改善微循环,增进组织灌注,而且可以减少血细胞破坏、血栓形成及全身栓塞症状,降低脑血管并发症的发生率。成人一般完全采用晶胶体液混合预充即可,小儿一般需要一定比例的晶胶体液与血液混合预充,以避免血液过度稀释。

三、体外循环环路

体外循环环路如图 6-1 所示。

四、监测

体外循环中应密切监测灌注流量、灌注压力与动脉压力、中心静脉压力、鼻咽温度与直肠温度、尿量、血液平面、动脉血气、电解质及酸碱平衡、胶体渗透压、肝素抗凝等。

(一)生理指标的监测

1.动脉压力

动脉压力是反映血容量、有效灌注流量和血管阻力三者关系的一个指标,与组织灌注密切相关。在体外循环中,平均动脉压一般维持在 6.7~10.7 kPa(50~80 mmHg),高龄、高血压、糖尿病、颈动脉狭窄等患者应维持较高的动脉压力,婴幼儿及儿童一般维持在 4.0~9.3 kPa(30~70 mmHg)。转机中,动脉压力过高可加重溶血或脑出血,可采用加深麻醉、扩张外周血管等处理;动脉压力过低时,应增加灌注流量、停用扩血管药或使用缩血管药物如去氧肾上腺素处理。

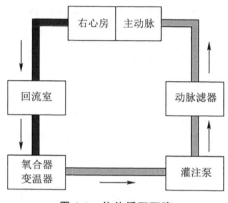

图 6-1 体外循环环路

2.中心静脉压

在体外循环中,由于落差虹吸效应,静脉引流通畅时,中心静脉压一般为零或负值。如果中心静脉压增加,如上腔静脉插管过深可以导致脑静脉回流不畅致脑水肿,下腔静脉插管过深可以导致肝静脉或下半身静脉回流不畅,导致腹腔脏器水肿。

3.温度

一般监测鼻咽温度与直肠温度,也可以监测鼓膜、膀胱等部位的温度。鼻咽温近似脑温,直肠温近似中心温度。体外循环一般需要将机体降至适当温度,以降低组织代谢率。机体代谢与体温直接相关,体温每下降 7 ℃,组织代谢率下降 50%。临床一般将低温分为浅低温(28~32 ℃)、深低温(20~27 ℃)与超深低温(11~20 ℃)。

4.尿量

体外循环要求尿量一般>1 mL/(kg·h)。转机时间过长,血细胞溶解破坏可致血红蛋白尿,尿液呈淡红色至棕褐色,需要用碳酸氢钠碱化尿液,以防肾小管堵塞。

(二)灌注指标的监测

1.灌注流量

灌注流量即人工心排血量,成人高流量为>2.4 L/(min·m²),中流量为 1.8~2.4 L/(min·m²),低流量为<1.8 L/(min·m²);也可按体重计算,<50 mL/(kg·min)为低流量,>80 mL/(kg·min)为高流量。婴幼儿高流量可达 3.5 L/(min·m²)或 150~200 mL/(kg·min),而成人很少超过 3.0 L/(min·m²)或 100 mL/(kg·min)。

2.泵压

泵压指动脉供血管路的压力,一般主泵压应<26.7 kPa(200 mmHg)为宜,成人的停搏液灌注管路压力为 32.0 kPa(240 mmHg)左右,儿童为 20.0 kPa(150 mmHg)左右。应注意转中泵压突然增加,一般与主动脉插管位置不当或插入主动脉夹层、动脉管路扭曲有关,应及时处理,避免泵管破裂发生危险。

3.氧合器血平面

氧合器血平面反映体内容量平衡,应特别注意氧合器血平面排空致空气栓塞。

4.肝素抗凝与鱼精蛋白拮抗

体外循环一般需要使用肝素 3 mg/kg 静脉注射抗凝,使激活全血凝固时间＞480 秒。转中由于肝素代谢,应定时检测激活全血凝固时间,维持其在 480 秒以上。体外循环结束后,应使用鱼精蛋白中和肝素,用量一般为肝素总量的 1.0～1.5 倍,使激活全血凝固时间回复至基础值水平。体外循环后,将氧合器和管道内剩余血回输时也需用鱼精蛋白 3～5 mg/100 mL 拮抗。

5.血气酸碱电解质分析

在体外循环中,应维持血气酸碱电解质均在正常范围,避免缺氧、代谢性酸中毒、高钾血症或低钾血症、低钙与低镁等的发生。注意血糖、乳酸水平的变化,如果乳酸水平持续增高,说明体外循环中组织灌注不充分,应积极调整。静脉氧饱和度应维持在 70%～80%。

五、体外循环基本方法

体外循环一般根据手术部位及手术种类采用相应的体外循环方法,包括完全体外循环与部分体外循环。①完全体外循环指患者的心脏及肺完全停止工作,患者完全依靠体外循环提供气体交换与血液循环灌注,包括浅低温体外循环、深低温停循环或深低温低流量体外循环,以及常温体外循环。②部分体外循环指在体外循环辅助下维持患者自主心跳,维持自主循环、患者的自主循环与体外循环同时并存的一种状态。常见于体外循环主动脉阻断前、主动脉开放后至停机前的一段时间,称为并行循环,也可在体外循环不阻断主动脉维持心脏自主跳动下进行房间隔缺损修补、动脉导管未闭结扎等手术。部分体外循环还包括左心转流等。

(一)浅低温体外循环

浅低温体外循环为最常用的体外循环方式,体外循环中鼻咽温维持在 28～32 ℃,适用于大多数心血管手术。成人灌注流量为 50～80 mL/(kg·min),维持动脉压力在 6.7～10.7 kPa(50～80 mmHg),血红蛋白稀释至 60～80 g/L,10～15 kg 儿童的灌注流量一般为 125 mL/(kg·min),15～30 kg 儿童为 100 mL/(kg·min),35～50 kg 儿童为 75～80 mL/(kg·min),小儿灌注压力可稍低于成人,血细胞比容维持在 25% 左右,停机时血细胞比容达到 30% 左右。体外循环中一般使用 α 稳态管理,不必向体外循环中吹入 CO_2,即 pH 稳态管理。心脏停搏液采用晶体停搏液或含血停搏液,根据手术种类及医院习惯具体使用。

(二)深低温停循环或深低温低流量体外循环

许多手术需要在无血流条件下进行,则需要深低温停循环,一般包括新生儿和婴幼儿复杂心内畸形、成人主动脉弓部手术及胸主动脉手术。体外循环中一般将鼻咽温慢慢降至 20～22 ℃,然后停止体外循环。应注意停循环期间重要脏器如脑、脊髓、肾脏功能保护,如头部重点低温,放置冰帽,脊髓蛛网膜下腔穿刺脑脊液引流,静脉注射甲泼尼龙 15 mg/kg,降温、复温均匀等。小儿深低温停循环时间一般不超过 60 分钟,成人不超过 45 分钟。为缩短停循环时间,减少术中重要脏器损伤,在深低温停循环时,成人常同时采用右锁骨下动脉或腋动脉插管低流量选择性脑灌注,以及下半身通过股动脉插管分别灌注的方法。

(三)常温体外循环

常温体外循环时,需维持患者体温接近正常。由于没有低温保护作用,常温体外循环需要维持较高的灌注流量与灌注压力,以满足机体代谢需要。其主要优点是能减少低温对凝血系统的影响,减少机体缺血再灌注损伤等。

(四)左心转流

左心转流适合胸主动脉瘤手术,或左心功能不全时行左室辅助左心减压等。维持患者自主心跳,上半身血流由患者自主循环供应,下半身血流由体外循环供应,经左房插管→回流室→动脉泵→变温器→动脉滤器→股动脉。由于左房血为氧合血,故一般不用氧合器。肝素用量为 3 mg/kg。

六、体外循环及麻醉处理

体外循环中应维持患者全身灌注满意,维持血气、酸碱、电解质及渗透平衡。一般在心包切开后静脉注射肝素 3 mg/kg,使激活全血凝固时间达到 480 秒以上才能开始转机。由于体外循环预充液对麻醉药物浓度具有稀释作用,体外循环开始前应加深麻醉,一般在转机前给予地西泮 0.2 mg/kg 或咪达唑仑 0.1 mg/kg,芬太尼 10~20 μg/kg,非去极化肌松药如维库溴铵 0.2 mg/kg 等。体外循环中可以经体外循环回路给予吸入麻醉药维持麻醉。转中一般维持平均动脉压在 6.7~10.7 kPa(50~80 mmHg),高龄、高血压、糖尿病、颈动脉狭窄等患者应维持较高的动脉压力,婴幼儿及儿童一般维持平均动脉压在 4.0~8.0 kPa(30~60 mmHg)。转机中动脉压力过高可加重溶血或脑出血,可采用加深麻醉、扩张外周血管等方法处理,动脉压力过低可增加灌注流量,停用扩血管药或使用缩血管药物如去氧肾上腺素处理。心脏复跳后,辅助循环时间一般为主动脉阻断时间的 1/5~1/3。辅助足够时间后,待动脉灌注流量减至 15~20 mL/(kg·min),心脏前负荷适度,心肌收缩有力,心电图基本恢复正常或术前状态,鼻咽温度为 37 ℃,直肠温度为 36 ℃,末梢温暖,血红蛋白浓度>80 g/L,血气、酸碱、电解质正常,即可缓慢停机。当自主循环满意,拔除上下腔插管或右房管、左心引流管,术野无明显出血后,使用 1.0~1.5 倍肝素量的鱼精蛋白中和肝素,拔除主动脉插管。

七、体外循环的并发症

(一)中枢神经系统损伤

中枢神经系统损伤包括脑梗死、脑缺氧,术后认知功能障碍,脊髓缺血致截瘫、偏瘫等,与体外循环中栓子、脑灌注压力、流量异常、深低温停循环脊髓缺血缺氧再灌注损伤有关。

(二)肺损伤

肺损伤包括体外循环后肺不张、灌注肺、膈神经与膈肌功能受损,与体外循环中肺萎陷导致肺泡表面活性物质合成减少、手术刺激压迫肺脏、体外循环中各种炎性因子激活、膈神经损伤及膈肌功能下降有关。

(三)肾损伤

肾损伤包括体外循环后急性肾功能不全或肾衰竭、需要透析治疗等,与体外循环中灌注压过低、术后低心排血量等有关。

(四)消化系统并发症

消化系统并发症包括应激性溃疡、肠出血、肝功能障碍等,与体外循环中灌注压力过低、消化系统缺血缺氧有关。

(五)凝血功能障碍

凝血功能障碍与体外循环激活凝血、纤溶系统,导致红细胞、血小板与凝血因子大量破坏消耗有关,临床表现为术中术后出血增加。

(朱清华)

第七章

胸外科麻醉

第一节　气管手术的麻醉

气管、支气管与隆嵴部位的疾病经常需要手术治疗。这些部位手术的麻醉有一定特殊性,麻醉医师必须了解该部位疾病的病理生理与手术特点,以制定麻醉计划。本节不包括气管切开手术的麻醉。

气管手术麻醉中应用的通气方式可总结为以下5种。①经口气管插管至病变气管近端维持通气:该法适于短小气管手术。由于气管导管的存在,吻合气管时手术难度增加。插入气管导管时对病变的创伤可能导致呼吸道急性梗阻。②间断喷射通气:经口插入细气管导管或手术中放置通气导管至远端气管或支气管行喷射通气。该法利于手术操作,但远端通气导管易被肺内分泌物阻塞,喷射通气还可能造成气压伤。③高频正压通气:该法与间断喷射通气类似。④体外循环:由于需要全身抗凝,可能导致肺内出血,现基本不用。⑤手术中外科医师协作在远端气管或支气管插入带套囊的气管导管维持通气。该法目前应用最普遍。

一、气管疾病

先天性疾病、肿物、创伤与感染是气管疾病的常见病因。先天性疾病包括气管发育不全、狭窄、闭锁与软骨软化。肿物包括原发肿物与转移肿物。原发肿物以鳞状细胞癌、囊腺癌与腺癌多见。转移肿物多来自肺癌、食管癌、乳腺癌及头颈部肿瘤。创伤包括意外创伤与医源性创伤。气管穿通伤与颈胸部顿挫伤可损伤气管,气管插管与气管切开也可造成气管损伤。气管手术中居首位的病因是气管插管后的气管狭窄,气管肿物次之。

二、近端气管手术的麻醉

近端气管切除重建手术一般采用颈部切口与胸部正中切口。由于手术操作使气管周围支持组织松弛,在气管插管未通过气管病变的情况下可能引起气道完全梗阻。麻醉诱导插管后静脉吸入复合维持麻醉。暴露病变气管后向下分离,切开气管前10分钟停用氧化亚氮。于气管前贯穿气管全层缝一支持线,缝支持线时气管导管套囊应放气以防损伤。在气管切口下 2 cm 处穿结扎线,切开气管后外科医师将手术台上准备好的钢丝强化气管导管插入远端气管。连接麻醉机维持麻醉与通气。病变气管切除后,以缝合线牵拉两气管断端,麻醉医师通过患者头颈部俯屈可帮助两气管断端接近。如果切除气管长,两气管断端不能接近,应行喉松解使气管断端接近。气管断端采用间断缝合,所有缝合线就位后彻底吸引气管内的血液与分泌物,快速拔出远端气管的气管导管,同时将原经口气管插管管口越过吻合口,麻醉与通气改此途径维持。缝合线打结后应检查是否漏气。气管导管交换中应防止气管导管进入一侧支气管。

手术结束待患者完全清醒后拔除气管导管。由于手术室条件好,气管导管最好在手术室拔除。吻合口水肿较常见,因而拔管前应准备纤维气管镜与其他再插管的物品。拔管后气道通畅,病情稳定后应送入 ICU 继续严密观察。ICU 应做好再插管的准备。为减轻吻合口张力,患者应保持头俯屈体位。

三、远端气管与隆嵴手术的麻醉

靠近隆嵴部位的气管切除与隆嵴成形术一般采用右侧开胸入路,必要时行左侧单肺通气。麻醉的一般原则与近端气管手术相同。手术中通气可以采用全程单肺通气与部分单肺通气。全程单肺通气采用单腔气管导管或双腔管行支气管插管。部分单肺通气则需要手术中交换气管导管,即开始行双肺通气,暴露病变气管后手术台上行支气管插管后单肺通气。病变切除吻合口缝合线就位后拔除支气管插管,同时将主气管内的气管导管向下送入支气管,吻合完毕再将气管导管退回主气管内。手术结束后拮抗肌肉松弛药,待自主呼吸良好,患者清醒后在手术室拔管。拔管时同样应准备纤维支气管镜等再插管的设备。

四、术后恢复

气管手术后患者应在 ICU 接受密切监护。进入 ICU 后最好行胸部 X 线检查以排除气胸。患者应保持头俯屈的体位减轻吻合口张力。面罩吸入湿化的高浓度氧气。隆嵴手术影响分泌物排出,必要时可使用纤维支气管镜辅助排痰。术后吻合口水肿可引起呼吸道梗阻,严重时需要再插管。由于体位的影响,ICU 插管最好使用纤维支气管镜。术后保留气管导管的患者应注意气管导管的套囊不应放置于吻合口水平。需要长时间呼吸支持的患者可考虑气管切开。

靠近喉部位的气管手术后易出现喉水肿,表现为呼吸困难、喘鸣与声嘶。治疗可采用改变体位(坐位)、限制液体、雾化吸入肾上腺素等措施,喉水肿严重时需要再插管。

术后疼痛治疗的方案应根据手术方式、患者痛阈与术前肺功能确定。近端气管手术的术后镇痛可采用镇痛药静脉注射、肌内注射及患者自控给药的方式。远端气管与隆嵴手术的术后镇痛可选择硬膜外镇痛、胸膜内镇痛、肋间神经阻滞镇痛与患者自控镇痛等方式。

患者在 ICU 过夜,病情稳定后可返回病房。

(韩逢吉)

第二节　支气管镜手术与纵隔镜手术的麻醉

一、支气管镜手术的麻醉

支气管镜在肺疾病的诊断治疗中有重要意义。从硬支气管镜到纤维支气管镜,支气管镜的应用范围不断扩大。支气管镜目前主要用于气管支气管异物取出、肺内引流、大咯血的治疗、气道与肺肿物的诊断与治疗。

(一)适应证

从适应证看,硬支气管镜与纤维支气管镜并无区别,但临床上支气管镜的选择受很多因素控制。如设备条件、医师的经验、使用安全性与患者舒适度等。纤维支气管镜具有检查范围广、创伤小等优点,但在一些治疗性操作中使用受限。因此,纤维支气管镜主要用于诊断性检查,而硬支气管镜主要用于治疗性操作。

(二)术前考虑

术前药的使用应考虑患者一般情况、手术类型、使用的支气管镜类型及麻醉方式。使用术前药的主要目的在于缓解焦虑、提高痛阈、减少分泌与抑制反射。常用的术前药为阿片类药、镇静安定药与抗胆碱药。

(三)麻醉方式选择

麻醉方式的选择应根据选用的支气管镜类型、拟行手术、患者一般情况与患者要求综合考虑。可选择的麻醉方式包括局部麻醉与全身麻醉。

1.局部麻醉

局部麻醉主要用于一般情况较好可配合的患者,手术操作较简单,手术时间一般较短。通过局部麻醉药雾化吸入与喷雾,对整个呼吸道施行表面麻醉。环甲膜穿刺注射局部麻醉药是声门下呼吸道表面麻醉的有效方式。舌咽神经阻滞与喉上神经阻滞对缓解声门上刺激有效,是较好的辅助措施。辅助神经阻滞时应防止误吸。使用局部麻醉还应注意局部麻醉药过敏,防止局部麻醉药过量中毒。

2.全身麻醉

全身麻醉是支气管镜手术主要的麻醉方式。硬支气管镜手术对镇静、镇痛与肌松要求高,一般均选择全身麻醉。麻醉药的选择应考虑患者一般情况与手术类型。目前主张使用短效药物,保证术后迅速恢复。

3.麻醉诱导

麻醉诱导可采用吸入诱导,也可采用静脉诱导。麻醉维持的方式多根据支气管镜通气方式确定。硬支气管镜可使用的通气方式包括自主呼吸、正压通气与无呼吸氧合。自主呼吸主要用于异物取出。无呼吸氧合维持时间短,现很少使用。正压通气是硬支气管镜主要的通气方式,包括间断正压通气、喷射通气、高频喷射通气等形式。纤维支气管镜在无气管插管的情况下均采用自主呼吸。有气管插管的情况下可依靠一些辅助设备控制呼吸。在可以控制呼吸的情况下一般采用静脉吸入复合麻醉维持,静脉注射中短效肌肉松弛药创造安静的手术野。手术中保留自主呼吸时可采用静脉维持或静脉吸入复合维持。

(四)常见并发症

支气管镜手术的并发症涉及手术并发症与麻醉并发症。硬支气管镜可造成途径组织的创伤,包括牙齿、口咽黏膜、喉及支气管。组织活检后可引起出血。麻醉相关的并发症包括通气不足与麻醉过浅带来的并发症。通气不足表现为低氧血症与高碳酸血症,可通过辅助呼吸纠正。麻醉过浅时手术刺激可诱发心律失常与血压波动,应加深麻醉消除。

二、纵隔镜手术的麻醉

纵隔镜最早用于肺癌分级中纵隔淋巴结活检,以确定手术切除的可能性。后来逐渐用于纵隔上部淋巴结活检、纵隔肿物活检与后纵隔肿瘤的手术。虽然计算机断层扫描(CT)与磁共振成像(MRI)能发现纵隔内异常的肿物与淋巴结,但诊断的敏感性与特异性均不及纵隔镜。纵隔镜常与支气管镜检查结合用于治疗方案的确定。气管明显移位、上腔静脉综合征、大血管动脉瘤、前纵隔肿物的患者不宜行纵隔镜手术。

(一)适应证

胸骨上切迹切口入路的纵隔镜手术又称颈部纵隔镜手术,主要用于上纵隔病变的诊断治疗。胸骨左缘第2肋间切口与胸骨旁纵切口入路的纵隔镜手术又称前纵隔镜手术,主要用于前纵隔、肺门、上腔静脉区域病变的诊断治疗。

(二)麻醉方式选择

纵隔镜手术可采用的麻醉方法包括局部麻醉与全身麻醉。麻醉方法的选择考虑手术医师的习惯、患者意愿及患者病情。由于纵隔镜手术潜在大出血的可能,选用全身麻醉更可靠。

纵隔镜手术的麻醉并无特殊,但应强调纵隔肿物对动脉、静脉与气管可能造成的压迫。对气管的压迫可能造成气管移位,麻醉诱导前应充分估计控制气道与气管插管的难度,必要时可采用清醒插管。纵隔肿物对大血管的压迫可能导致麻醉诱导与正压通气时循环功能的恶化,可考虑采用自主呼吸或改变患者体位的方法防止低血压。

(三)注意事项

术前药并无特殊要求。入手术室后开放一条静脉通道(16~18 G),手术中遇有明显出血时可再开放一条静脉通道。常规监测血压、心电图与血氧饱和度。麻醉诱导与维持的方法很多,以静脉快速诱导、静脉吸入复合维持的麻醉方法较常用。由于手术操作接近大血管、气管等重要解剖部位,麻醉中应创造安静的手术野,使用肌肉松弛药是一种理想的选择。由于手术时间短,应选用中短效的肌肉松弛药如阿曲库铵与维库溴铵。手术可能带来上纵隔与气管等部位的刺激,因此要有足够的麻醉深度防止呛咳。

(四)常见并发症

纵隔镜手术的并发症并不多见,包括出血、气胸、神经损伤、食管损伤与气体栓塞。活检中对大血管的创伤可导致危及生命的严重出血。静脉出血可采用直接压迫与填塞压迫的方法止血。动脉出血则需紧急手术止血。胸膜创伤可导致气胸,出现气胸应行胸腔引流。操作中可能损伤喉返神经与膈神经,出现后应对症处理。

(韩逢吉)

第三节　食管手术的麻醉

食管起自颈部环状软骨水平,终止于第 11 或 12 胸椎,直径约 2 cm,长 25 cm。在颈部位于气管后,进胸后微向左侧移位,在主动脉弓水平又回到正中,在弓下再次向左移位并通过膈肌。行程中有三个狭窄,分别位于颈部环状软骨水平、邻近左侧支气管水平与穿过膈肌水平。食管外科将食管人为地分为三段。即环状软骨水平至进胸腔积液平($C_6 \sim T_1$)为颈段食管,胸廓内部分($T_{1 \sim 10}$)为胸段食管,膈肌水平以下为腹段食管。

食管手术的麻醉应考虑患者的病理生理、并存的疾病与手术性质。大部分食管手术操作复杂。术前反流误吸造成呼吸功能受损伤、食管疾病本身影响进食造成营养不良。食管疾病常伴吞咽困难与胃食管反流,因而气道保护是食管手术麻醉应考虑的重点。

一、麻醉前评估

食管手术术前访视中应注意的问题主要有以下三方面:食管反流、肺功能与营养状况。

(一)食管反流

食管功能障碍易引起反流,长期的反流易导致慢性误吸。对有误吸可能的患者应进行肺功能评价并进行合理治疗。反流的主要症状有烧心、胸骨后疼痛或不适。对反流的患者麻醉时应进行气道保护。行快速诱导时应采用环状软骨压迫的手法,或采用清醒插管。麻醉诱导时采用半坐位也有一定帮助。

(二)肺功能

食管疾病引起反流误吸的患者多存在肺功能障碍。恶性食管疾病的患者常有长期吸烟史。对这些患者应行胸部 X 线检查、肺功能检查与血气分析了解肺功能状况。术前应行胸部理疗、抗生素治疗、支气管扩张药治疗,必要时可使用激素改善肺功能。

(三)营养状况

食管疾病因吞咽困难导致摄入减少,加上恶性疾病的消耗,患者有不同程度的营养不良。营养不良对术后恢复不利,因此术前应改善患者的营养状况。

二、术前用药

食管手术术前药的使用原则与一般全身麻醉术前药的使用原则相同。由于反流误吸的可能增加,这类患者术前镇静药的用量应酌情减量。由于手术刺激造成分泌的增加,抗胆碱药(阿托品 0.4 mg 或胃肠宁 0.2 mg 肌内注射)的使用非常必要。为防止误吸还应使用抗酸药(西咪替丁或雷尼替丁)与胃动力药。

三、监测

手术需要的监测水平主要根据患者病情、手术范围、手术方式,以及手术中发生意外的可能性大小确定。麻醉医师的经验也是决定监测水平的影响因素。常规监测心电图、血压与血氧饱和度。应建立可靠的静脉通道。对需要长时间单肺通气的患者与术中术后需要严密观察心血管功能的患者应行有创血压监测。对液体出入量大及手术对纵隔影响明显的患者应考虑中心静脉置管。

四、内镜食管手术的麻醉

大部分食管手术术前需要接受胃镜检查明确病变的位置与范围。在食管狭窄病例,胃镜检查还能起到扩张性治疗的作用。

电子胃镜诊断性检查的麻醉并不复杂,大多数病例仅在表面麻醉下接受胃镜检查。由于患者存在一定程度的吞咽困难,胃镜检查中镇静药的使用应谨慎。使用镇静药一定要保留患者的气道保护性反射。

对不能配合表面麻醉的患者与行普通胃镜检查的患者多实施全身麻醉。选择较细的气管导管固定于一侧口角一般不妨碍胃镜检查。根据气管插管的难易程度可选择清醒插管与静脉快速诱导插管。麻醉维持可采用吸入麻醉、静脉麻醉或静脉吸入复合麻醉,为保证患者制动,可采用中短效肌肉松弛药。手术结束后拮抗肌肉松弛药,待患者完全清醒后拔管。

胃镜检查术后疼痛很轻,术后镇痛的意义不大。对反流明显的患者应采用半坐位。

在病情严重不能耐受手术的患者,为解决吞咽问题可采用食管支架技术。食管支架的放置不需开胸,一般在胃镜辅助下放置。食管异物的取出同样多在胃镜辅助下实施,不需开胸。

五、开胸食管手术的麻醉

食管手术采用的手术入路较多,腹段食管手术仅通过腹部正中切口即可,麻醉原则与腹部手术麻醉相同。大部分食管手术为胸段食管手术,需要开胸,部分手术甚至需要颈胸腹部联合切口(如 IvorLewis 手术)。由于左侧主动脉的干扰,食管手术多采用右侧开胸。为创造理想的手术野,减轻对肺的损伤,麻醉一般采用单肺通气。

对一些肺功能差不能耐受开胸的患者可采用颈部与腹部联合切口的术式。经颈部与膈肌食管裂孔游离食管并切除。但此术式游离食管时对后纵隔的刺激可导致明显的循环功能抑制,游离食管还可能造成气管撕裂,因此临床上应用较少。

食管切除后一般以胃代替。在胃不能与食管吻合的情况下需要与空肠或结肠吻合,使手术难度增加,手术切口自然需要开胸与开腹联合。空肠一般用于游离移植,需要显微外科参与。代结肠的位置可以在皮下,胸骨后或胸内肺门前后。

开胸食管手术的麻醉一般采用全身麻醉。应根据手术范围与患者病情选择使用麻醉药。范围大的手术还可考虑胸部硬膜外麻醉辅助全身麻醉及用于术后镇痛。

麻醉诱导应充分考虑误吸的可能,做好预防措施。为方便手术操作,开胸手术应尽量使用隔离通气技术。

手术中麻醉医师应了解外科医师的操作可能带来的影响,并与外科医师保持密切交流。手术操作可能导致双腔管或支气管堵塞囊位置改变影响通气,对纵隔的牵拉与压迫可导致循环功能的剧烈变化。手术中遇到上述情况,麻醉医师应及时提醒外科医师,双方协作尽快解决问题。

手术近结束时应留置胃管,胃管通过食管吻合口时应轻柔,位置确定后应妥善固定,避免移动造成吻合口创伤。留置胃管的目的在于胃肠减压,保护吻合口。

六、麻醉恢复

由于存在误吸的可能,拔管应在患者吞咽、咳嗽反射恢复,完全清醒时进行。因此,拔管前应拮抗肌肉松弛药,有良好的术后镇痛。

拔管时机的选择需考虑患者病情与手术范围。术前一般情况好,接受内镜检查、憩室切除等短小手术的患者多在术后早期拔管。气管食管瘘手术后气道需要一段时间的支持,因此拔管较晚。为促进呼吸功能恢复,拔管前应有良好镇痛。

对于不能短时间内拔管的患者应考虑将双腔管换为单腔管。换管一般在手术室进行,换管要求一定的麻醉深度。采用交换管芯的方法较简便,一些交换管芯还能进行喷射通气。有条件时亦可在气管镜帮助下换管。

七、术后并发症

食管手术后并发症主要来自三方面,术前疾病引起的并发症、麻醉相关的并发症与手术相关的并发症。

(一)术前疾病引起的并发症

术前因反流误吸造成肺部感染、继发性哮喘使肺功能降低的患者术后拔管困难。营养不良的患者肌力恢复慢易造成术后脱机困难。

(二)麻醉相关的并发症

麻醉相关的并发症主要为麻醉诱导与拔管后的误吸。应掌握严格的拔管指征。拔管时患者应清醒,能排除分泌物,有良好的镇痛作用。拔管时采用半坐位利于引流,可减少误吸的发生。术后疼痛影响分泌物排除造成局部肺不张、肺炎时可能需要再次插管进行呼吸支持。

(三)手术相关的并发症

手术相关的并发症与手术方式有关。术后吻合口瘢痕形成可导致食管狭窄,可采用扩张治疗。胃镜检查可能导致食管穿孔,食管穿孔引起纵隔炎可能危及患者生命,应禁食禁水并静脉注射抗生素治疗,必要时行食管部分切除。食管切除手术的术后并发症还包括吻合口漏。

(韩逢吉)

第四节　肺切除术的麻醉

一、术前准备

肺切除术常用于肺部肿瘤的诊断和治疗,较少用于坏死性肺部感染和支气管扩张所引起的并发症。

(一)肿瘤

肺部肿瘤可以是良性、恶性,或者为交界性。一般情况下只有通过手术取得病理结果才能明确肿瘤性质。90%的肺部良性肿瘤为错构瘤,通常是外周性肺部病变,表现为正常肺组织结构紊乱。支气管腺瘤通常为中心型肺部病变,常为良性,但有时亦可局部侵袭甚至发生远处转移。这些肿瘤包括：类癌、腺样囊性癌及黏液表皮样癌。肿瘤可阻塞支气管管腔，并导致阻塞远端区域反复性肺炎。肺类癌起源于 APUD 细胞，并可分泌多种激素，包括促肾上腺皮质激素（ACTH）、精氨酸加压素（AVP）等。类癌综合征临床表现不典型，有时更类似于肝转移征象。

肺的恶性肿瘤可分为小（燕麦）细胞肺癌（占 20％，5 年生存率为 5％～10％）和非小细胞肺癌（占 80％，5 年生存率为 15％～20％）。后者包括鳞状细胞癌（表皮样癌）、腺癌和大细胞（未分化）癌。上述肿瘤均最常见于吸烟者，但腺癌也可发生于非吸烟者。表皮样癌和小细胞肺癌常表现为支气管病变的中央型肿瘤；腺癌和大细胞肺癌则更多表现为常侵犯胸膜的周围型肿瘤。

1.临床表现

肺部肿瘤的临床症状有：咳嗽、咯血、呼吸困难、喘鸣、体重减轻、发热及痰液增多。发热和痰液增多表明患者已出现阻塞性肺炎。胸膜炎性胸痛或胸腔渗出表明肿瘤已侵犯胸膜；肿瘤侵犯纵隔结构，压迫喉返神经可出现声音嘶哑；侵犯交感神经链可出现霍纳综合征；压迫膈神经可使膈肌上升；如压迫食管则出现吞咽困难，或出现上腔静脉综合征。心包积液或心脏增大应考虑肿瘤侵犯心脏。肺尖部（上沟）肿瘤体积增大后可因侵犯同侧臂丛的 C_7～T_2 神经根分支，而导致肩痛和/或臂痛。肺部肿瘤远处转移常侵及脑、骨骼、肝脏和肾上腺。

肺癌尤其是小细胞肺癌，可产生与肿瘤恶性扩散无关的罕见症状（癌旁综合征），其发生机制包括：异位激素释放及正常组织和肿瘤之间的交叉免疫反应。如果异位激素分泌促肾上腺皮质激素（ACTH）、精氨酸加压素（AVP）及甲状旁腺素，则分别会出现库欣综合征、低钠血症及低钙血症。Lambert-Eaton（肌无力）综合征的特征是近端性肌病，肌肉在反复收缩后肌力增强（不同于重症肌无力）。其他的癌旁综合征还有肥大性骨关节病、脑组织变性、周围性神经病变、移动性血栓性静脉炎及非细菌性心包炎。

2.治疗

手术是可治性肺部肿瘤的治疗选择之一。如果非小细胞肺癌未侵及淋巴结、纵隔或远处转移，则可选择手术切除；相反，小细胞肺癌很少选择手术治疗，因为确诊时几乎无可避免地出现转移，小细胞肺癌多选用化疗或化疗与放疗结合治疗。

3.肿瘤的可切除性或可手术性

肿瘤的可切除性取决于肿瘤的解剖学分期，而肿瘤的可手术性则取决于手术范围和患者的生理状况。确定肿瘤的解剖学分期有赖于胸片、CT、支气管镜和纵隔镜等检查结果。同侧支气管旁和肺门淋巴结转移的患者可接受切除手术治疗，但同侧纵隔内或者隆嵴下淋巴结转移者的切除手术则受到争议。对于斜角肌、锁骨上、对侧纵隔或对侧肺门淋巴结转移者，一般均不予手术切除。如无纵隔转移，则有些医疗中心亦对肿瘤采取包括胸壁在内的扩大性切除；同样，无纵隔转移的肺尖部（上沟）肿瘤经过放疗后亦可手术切除。手术范围的确定原则是既要达到最大程度地治疗肿瘤，亦要保证手术后足够的残肺功能。在第 5 或 6 肋间隙经后路开胸实施肺叶切除术是大多数肺部肿瘤选择的手术方式；对于小的周围型肺部病变或肺功能储备差的患者可选择肺段切除和肺楔形切除手术。如肿瘤侵犯左、右主气管或肺门则需实施患侧全肺切除术。对于近端型肺部病变及患者肺功能较差者可选择袖状肺切除术来取代全肺切除术，即切除受累的肺叶支气管及部分左或右主支气管，并在切除后将远端支气管与近端支气管进行吻合。肿瘤累及气管时可选考虑实施袖状肺切除术。肺叶切除术的死亡率为 2％～3％，而全肺切除术的死亡率为 5％～7％。右全肺切除术的死亡率较左全肺切除术高，可能是因为右侧手术切除了更多的肺组织。胸部手术后发生死亡大多数是心脏原因引起。

4.全肺切除术的手术原则

全肺切除手术可行性虽然是一个临床问题,但术前肺功能检查结果可为手术方式的选择提供初步的参考意义,根据术前患者肺功能受损程度可预测患者手术风险大小。表 7-1 列出了实施全肺切除术患者术前肺功能检查中各指标的意义。如果患者虽未达到上述标准但又需施行全肺切除术,则应进行分区肺功能检查。评价全肺切除术可行性的最常用指标是术后第 1 秒用力呼气量预计值(FEV_1),如果 FEV_1 预计值＞800 mL 即可手术。在第 1 秒用力呼气量中各肺叶所占的比例与其血流量百分数有很好的相关性,而后者可用放射性核素(^{133}Xe、^{99}Tc)扫描技术进行测量。

一般来说,病肺(虽无通气但有血流灌注)切除后不仅不会影响患者的肺功能,反而还可改善血氧饱和度。如术后第 1 秒用力呼气量(FEV_1)预计值小于 800 mL 但还需行全肺切除术,术前应评价残肺的血管能否耐受相对增加的肺血流,但目前尚无此类评价。如果患者术前肺动脉压超过 5.3 kPa(40 mmHg)或氧分压低于 6.0 kPa(45 mmHg),则不易行全肺切除术;此类患者可行患侧肺动脉阻塞介入治疗。

表 7-1　全肺切除术患者术前肺功能检查中各指标的意义

检查	患者高危因素
动脉血气	PCO_2＞6.0 kPa(45 mmHg)(呼吸空气);PO_2＜6.7 kPa(50 mmHg)
FEV_1	＜2 L
术后预计 FEV_1	＜0.8 L 或＜40%(预计值)
FEV_1/ FVC	＜50%(预计值)
最大呼吸容量	＜50%(预计值)
最大氧耗量	＜10 mL/(kg·min)

注:FEV_1:第 1 秒内用力呼气量;FVC:用力呼吸容量

全肺切除术后的并发症常涉及呼吸和循环系统,术前有必要对这两个系统的功能进行评价。如患者能登上 2～3 层楼而无明显气喘则提示其可耐受手术,不需其他进一步检查。患者活动时的氧耗量可作为预测术后患病率和死亡率的有用指标,如氧耗量大于 20 mL/kg 的患者术后发生并发症的可能性较小;如氧耗量低于 10 mL/kg 的患者手术后患病率和死亡率则极高。

(二)感染

肺部感染常表现为肺部单个结节或空洞样病变(坏死性肺炎)。为了排除恶性病变或明确感染类型,临床上常需实施开胸探查术。而对于抗生素治疗无效、反复性脓胸及大咯血等空洞性病变可行肺叶切除术。产生此类表现的肺部感染既可能是细菌(厌氧菌、支原体、分枝杆菌、结核),也可能是真菌(组织胞浆菌、球孢子菌、隐球菌、芽生菌、毛霉菌及曲霉菌)。

(三)支气管扩张

支气管扩张是一种支气管长期扩张状态,是支气管长期反复感染和阻塞后的终末表现。常见病因有:病毒、细菌和真菌等感染,误吸胃酸及黏膜纤毛清除功能受损(黏膜上皮纤维化及纤毛功能异常)。扩张后支气管的平滑肌和弹性组织被富含血管的纤维组织代替,故支气管扩张患者容易咯血。对于保守治疗无效的反复大量咯血且病变定位明确后可手术切除病变。如果患者的病变范围较大则可表现为明显的慢性阻塞性通气障碍特征。

二、麻醉管理

(一)术前评估

接受肺组织切除术的患者大部分均有肺部疾病。吸烟对慢性阻塞性通气障碍和冠心病患者均是重要的危险因素,接受开胸手术的许多患者常合并存在这两种疾病。术前实施心脏超声检查不仅可评估患者的心脏功能,同时可确定是否有肺心病的证据(右心扩大或肥厚);如果在心脏超声检查时应用多巴酚丁胺可有助于发现隐匿性冠心病。

对于肺部肿瘤患者应仔细评估肿瘤局部扩张引起的局部并发症和癌旁综合征。术前应仔细审阅胸片、CT及磁共振等检查结果。气管或支气管的偏移会影响气管插管和支气管的位置。气道受挤压的患者麻醉诱导后可能会引起通气障碍。肺实变、肺不张及胸腔大量渗液均可导致低氧血症,同时应注意肺大泡和肺脓肿对麻醉的影响。

接受胸科手术治疗的患者术后肺部和心脏并发症发生率均增加。对于高危患者而言,如果术前准备充分在一定程度上可减少术后并发症。外科手术操作或肺血管床面积减少致右心房扩张均可导致围术期心律失常,尤其是室上性心动过速。这种心律失常的发生率随年龄和肺叶切除面积的增加而增加。

对于中、重度呼吸功能受损的患者术前应慎用或禁用镇静药。虽然抗胆碱类药物(阿托品0.5 mg或格隆溴铵0.1~0.2 mg肌内注射或静脉注射)可使分泌物浓缩及增加无效腔,但可有效地减少呼吸道分泌物,从而可提高喉镜和纤维支气管镜检查时的视野质量。

(二)术中管理

1.准备工作

对于心胸手术来说,术前的准备工作越充分,就越能避免发生严重的后果。其中最常见的包括肺功能储备差、解剖上的异常、气道问题和单肺通气时患者很容易出现低氧血症,事先通盘考虑必不可少。另外,对于基本呼吸通路的管理,还需要事先准备一些东西,比如说各种型号的单腔和双腔管、支气管镜、CPAP、大小型号的麻醉插管的转换接头、支气管扩开器等。

如果手术前准备从硬膜外给患者使用阿片类药物,那么应该在患者清醒时候进行硬膜外穿刺,这比将患者诱导之后再进行操作要安全。

2.静脉通路

对于胸科手术,至少需要一条畅通的静脉通路,最好是在手术侧的深静脉通路,包括血液加温器,如果大量失血还需要加压输液装置以保证快速补液。

3.监测

一侧全肺切除的患者、切除巨大肿瘤特别是肿瘤已经侵犯胸壁的患者和心肺功能不全的患者需要直接动脉测压,全肺切除或巨大肿瘤切除的患者可以从深静脉通路放置CVP监测,CVP可以反映血管容量、静脉充盈状态和右心功能,可以作为补液的一个指标。肺动脉高压或左心功能不全的患者可以放置肺动脉导管,可以通过影像学保证肺动脉导管没有放置到要切除的肺叶里面。要注意的是不要将PAC的导管放置到单肺通气时被隔离的肺叶里面,这样会导致显示出的心排血量和混合静脉血氧气张力不正确。在肺叶切除患者中要注意PAC的套囊会明显增加右心的后负荷,降低左心的前负荷。

4.麻醉诱导

对于大多数患者,面罩吸氧后使用快速静脉诱导,具体使用什么药物由患者术前的状态决定。在麻醉深度足够之后使用直视喉镜,避免支气管痉挛,缓和心血管系统的压力反射,这可以通过诱导药物、阿片类药物或两者同时使用来实现。有气道反应性的患者可以用挥发性吸入药物来加深麻醉。

气管内插管可以在肌松剂的帮助下进行,如果估计插管困难,可以准备支气管镜。尽管传统的单腔管能适用于大多数的胸科手术,单肺通气技术还是使得它们变得更容易。但如果外科医师的主要目的是活检而不是切除,采用单腔管更合理,可以在气管镜活检之后再放置双腔管代替单腔管。人工正压通气可以帮助防止肺膨胀不全,反常呼吸和纵隔摆动,同时还能帮助控制手术野以利于手术完成。

5.体位

在诱导、插管、确定气管导管的位置正确之后,摆位前还要保证静脉通路的通畅和监护仪的正常工作。大多数的肺部手术患者采用后外切口开胸,术中患者侧位,正确的体位很重要,它能避免不必要的损伤和利于手术暴露。患者下面的手臂弯曲,上面的手臂升到头上,将肩胛骨从手术范围拉开。在手臂和腿之间放置体位垫,在触床的腋窝下放置圆棍,保护臂丛,同时还要小心避免眼睛受压,避免损伤受压的耳朵。

6.麻醉维持

现在使用的所有麻醉方法都可以保证胸科手术的麻醉维持,但是大多数的麻醉医师还是使用一种吸入麻醉药(氟烷、七氟烷、异氟烷或地氟烷)和一种阿片类药物的复合麻醉。

(1)吸入麻醉药的优点在于:①短期的剂量依赖式的支气管扩张作用。②抑制气道反应。③可以吸入高纯度的氧气。④能快速加深麻醉。⑤减轻肺血管收缩带来的低氧血症。吸入麻醉药在浓度变化小于1 MAC的范围对 HPV 影响很小。

(2)阿片类药物的优点在于:①对血流动力学影响很小。②抑制气道反应。③持续的术后镇痛效应。如果术前已经使用了硬膜外的阿片类药物,那么静脉使用要注意用量以免引起术后呼吸抑制。一般不推荐使用氧化亚氮,因为这会使吸入氧气的浓度下降。

与吸入性麻醉药一样,氧化亚氮会减轻肺血管收缩带来的低氧血症,而在一些患者中还会加剧肺动脉高压。去极化肌松药的使用在麻醉维持过程中能保持神经肌接头的阻断作用,这有效地帮助外科医师将肋骨牵开。在牵开肋骨的时候要保持最深的麻醉深度。牵拉迷走神经引起的心动过缓可以通过静脉使用阿托品来解除。开胸时静脉回心血量会因为开胸侧的胸腔负压减少而下降,这可以通过静脉补液速度得到纠正。

对于一侧全肺切除的患者要严格控制输液量。输液的控制包括基本量的补充和失血的损耗两个方面,对于后者通常输注胶体液或是直接输血。侧位的时候输液有一个"低位肺"现象,就是指在侧位的时候液体更容易在重力的作用下向位于下面的肺集中。这个现象在手术中尤其是在单肺通气的时候会增加下位肺的液体流量并加重低氧血症。另外,不通气肺由于外科操作的影响再通气的时候容易发生水肿。

在肺叶切除中,支气管(或残存的肺组织)通常会被一个闭合器分离。残端通常要在 $30 cmH_2O$ 的压力下检验是否漏气。在肋骨复位关胸的时候,如果使用的是单腔管,手动控制通气可以帮助避免使用肋骨闭合器的时候损伤肺边缘。在关胸前,要手动通气并直视观察确认所有的肺已经充分膨开。随后可以继续使用呼吸机通气直至手术结束。

(三)术后管理

1.一般管理

大多数患者术后都拔管以免肺部感染。有些患者自主呼吸未能恢复不能拔除气管导管,需要带管观察以待更佳的拔管时间。如果使用的是双腔管,术毕的时候可以换成单腔管进行观察。如果喉镜使用困难可用导丝。

患者术后一般在 PACU、ICU 观察病情。术后低氧血症和呼吸性酸中毒很常见。这通常是由外科手术对肺造成的压迫或由于疼痛不敢呼吸引起的。重力作用下的肺部灌注和封闭侧肺的再通气水肿也很多。

术后约有 3% 的患者出现出血,而死亡率占其中的 20%。出血的症状包括胸腔引流的增加(>200 mL/h)、低血压、心动过速和血小板容积下降。术后发生室上性心律失常很多,需要及时处理。急性右心衰竭可以通过降低的心排血量和升高的 CVP、血容量减少和肺动脉楔压的变化表现出来。

常规的术后管理包括右侧半坡位的体位、收氧(40%~50%)、心电监护、血流动力学监测、术后的影像学检查和积极的疼痛治疗。

2.术后镇痛

肺部手术的患者术后使用阿片类药物镇痛和与之相关的呼吸抑制的平衡是一个矛盾。对于进行胸科手术的患者而言,阿片类药物比其他的方法具有更好的镇痛效果。注射用的阿片类药物静脉给药只需要较小的剂量,而肌内注射则剂量要大得多。另外,使用患者自控镇痛(PCA)也是个不错的办法。

长效的镇痛药,例如,0.5% 的罗哌卡因(4~5 mL),在手术切口的上下两个肋间进行阻滞也能收到很好的镇痛效果。这可以在手术中直视下进行,也可以在术后操作。这个方法还能改善术后的血气结果和肺功能检查,缩短住院时间。如果略加以变化,还可以在术中采用冰冻镇痛探头,在术中对肋间神经松解进行冰冻,达到长时间镇痛的效果。不足的是这种方法要在 24~48 小时之后才会起效。神经的再生在一个月左右。

硬膜外腔注射阿片类药物同时使用局麻药也有很好的镇痛效果。吗啡 5~7 mg 与 10~15 mL 盐水注射可以维持 6~24 小时的良好镇痛。腰段硬膜外阻滞的安全性更好,因为不容易损伤脊髓根,也不容易穿破蛛网膜,但这只是理论,只要小心操作,胸段硬膜外阻滞同样是安全的。当注射亲脂性的阿片类药物如芬太尼时,从胸段硬膜外腔注射比腰段具有更好的效果。有些临床医师提议多使用芬太尼,因为这种药物引起的迟发性呼吸抑制较少。但不管是从哪个部位注射药物进行镇痛,都要密切监测以防并发症。

有些学者提出了胸膜腔内镇痛的方法,但遗憾的是,临床看来这并不可行,可能是由于胸管的放置和胸腔内出血。

3.术后并发症

胸科手术的术后并发症相对多见,但大多数都是轻微的,并可以逆转。常见血块和黏稠的分泌物堵塞呼吸道,会引起肺膨胀不全,所以需要及时吸痰,动作轻柔。严重的肺膨胀不全表现为一侧肺或肺叶切除后的支气管移动和纵隔摆动,这时候需要治疗性的支气管镜,特别是如果肺膨胀不全合并大量的黏稠分泌物。一侧肺或肺叶切除之后还常常导致小的裂口存在,这多是由于关胸不密合引起的,多在几天内自动封闭。支气管胸膜瘘会导致气胸和部分肺塌陷,如果在术后24~72 小时发生,通常是由于气管闭合器闭合不牢所致。迟发的则多是由于闭合线附近气管组织血运不良发生坏死或是感染所致。

有些并发症少见但需予以足够的重视,因为它们是致命的,术后出血是重中之重。肺叶扭转可以在患侧肺叶部分切除,余肺过度膨胀时自然发生,它导致肺静脉被扭转,血液无法回流,很快就会出现咯血和肺梗死。诊断方法是靠胸片发现均匀的密度增高,以及支气管镜下发现两个肺叶的开口过于靠近。在手术侧的胸腔还可能发生急性的心脏嵌顿,这可能是由于手术后两侧胸腔的压力差造成的严重后果。心脏向右胸突出形成嵌顿会引起腔静脉的扭转从而导致严重的低血压和CVP的上升,心脏向左胸突出形成嵌顿则会在房室结的位置造成压迫,导致低血压、缺血和梗死。心脏X线片的表现是手术侧的心影上抬。

纵隔手术的切除范围大,会损伤膈神经、迷走神经和左侧喉返神经。术后膈神经损伤会表现为同侧的膈肌抬高影响通气,全胸壁切除同样会累及部分膈肌造成类似的结果并合并连枷胸。肺叶切除一般不会导致下身瘫痪。低位的肋间神经损伤会导致脊髓缺血。如果胸腔手术累及到硬膜外腔,还会产生硬膜外腔血肿。

(四)肺切除的特殊问题

1.肺大出血

大量咯血指的是24小时从支气管出$500\sim600$ mL以上的血量,所有咯血病例中只有$1\%\sim2\%$是大咯血。通常在结核、支气管扩张、肿瘤或是经气管活检之后发生。大咯血是手术急症,大多数病例属于半择期的手术而非完全的急诊手术,即便如此,死亡率还是高达20%以上(如果用内科药物治疗,死亡率高于50%)。必要时可对相关的支气管动脉进行栓塞。最常见的死亡原因是气道内的血块引起的窒息。如果纤维支气管镜不能准确定位,那么患者有必要进入手术室行刚性气管镜检查。可以人工堵塞支气管暂时减缓出血或使用激光对出血部位进行烧灼止血。

患者需要保持侧卧位,维持患侧肺处于独立的位置达到压迫止血的目的,要开放多条大容量静脉通路。麻醉术前药一般不需给予清醒患者,因为他们通常都处于缺氧状态,保持持续吸入纯氧。如果患者已经插管,可以给予镇静药帮助患者预防咳嗽。另外,套囊或其他的气管栓子要放置到肺被切除后。如果患者还没有实行气管插管,那就行清醒下气管插管。患者通常会吞咽大块的血块,所以要把他们当作饱胃的患者来处理,插管时要取半右上位并持续在环状软骨上加力。双腔管有助于分隔患侧肺和正常肺,还能帮助将两侧肺独立切除互不干扰。如果放置双腔管困难,也可以放置大管径的单腔管。Univent管是内带可伸缩的气管套囊的单腔管,也可应用。如果气管腔有大块的血栓,可以考虑使用链激酶将其溶解。如果有活动性的出血,可以使用冰盐水使其流速减慢。

2.肺大泡

肺大泡可以是先天的,也可以继发于肺气肿。大型的肺大泡可以因为压迫周围肺组织从而影响通气。最大的麻醉风险来源于这些肺大泡的破裂形成张力性气胸,这可以发生在任意一侧肺。诱导期间保持患者的自主通气直到双腔管套囊已将两侧肺隔离。许多患者无效腔增大,所以通气是要注意防止二氧化碳蓄积。氧化亚氮要避免使用,因为那会导致肺大泡破裂,表现为忽然出现的低血压、支气管痉挛和气道压峰值的升高,需要立即放置胸腔引流管。

3.肺脓肿

肺脓肿源于肺部感染、阻塞性的肺部肿瘤和全身性感染的散播。麻醉要点是尽快隔离两侧肺以免感染累及对侧。静脉快速诱导、插入双腔管保持患侧肺的独立,立即将两侧套囊充气,保证在翻身摆体位的时候脓肿不会播散。在术中对患侧肺多次吸引也可以尽量减少对侧肺的感染机会。

4.支气管胸膜瘘

支气管胸膜瘘继发于肺切除术、肺部气压伤、肺脓肿穿破和肺大泡破裂。绝大多数患者采用保守治疗,只有胸腔引流和全身的抗生素治疗失败的患者需要手术治疗。麻醉的重点是考虑患者的通气障碍、必要时使用正压通气、可能存在的张力性气胸和肺脓肿对对侧肺的污染。肺脓肿由于多在瘘口附近,所以术后很快就会被吸收。

有些临床学者建议如果存在大的瘘就在清醒时插入双腔管,或是经静脉快速诱导插管。双腔管可以隔离两肺、可以对健侧肺单肺通气,对于麻醉处理很有帮助。术后可以在条件允许时拔管。

（韩逢吉）

第五节 肺动脉内膜剥脱术的麻醉

肺动脉内膜剥脱术是治疗慢性栓塞性肺动脉高压的最有效手段。慢性栓塞性肺动脉高压是由于肺动脉内反复栓塞和血栓形成而造成的肺动脉高压[平均肺动脉压 ≥ 3.3 kPa (25 mmHg)]。可由急性肺动脉栓塞演变而成,也可因下肢静脉血栓等反复栓塞肺动脉所致。

一、病理生理

(1)慢性肺栓塞导致右心室压力负荷增加,右心室显著扩张、肥厚,右心室收缩功能减低。

(2)右心室扩大造成三尖瓣瓣环扩大,三尖瓣反流,有效右心室输出量减少。

(3)扩张的右心室使室间隔左移,致使左心室舒张功能受损,左心排血量减低。

二、手术方法及潜在问题

(1)肺动脉血栓内膜剥脱术在深低温间断停循环下进行。在血栓起始部位的肺动脉内膜和中层之间剥离到亚肺段水平。

(2)手术可引起再灌注肺损伤、神经系统并发症和反应性肺动脉高压。

三、麻醉处理

麻醉处理的基本原则是维护右心功能、改善肺的气体交换和氧合功能、降低肺动脉压力及肺血管阻力、避免增加肺动脉压及损害右心功能的因素。同时注意脑及肺保护。

(1)麻醉诱导及维持:以依托咪酯、咪哒唑仑、芬太尼和哌库溴胺复合诱导,应特别注意药物对循环的影响。以大剂量芬太尼,辅以低浓度吸入麻醉药维持麻醉。

(2)监测:常规 ECG、桡动脉压及中心静脉压。大部分情况下需要放置 Swan-Ganz 导管,监测肺动脉压、连续心排血量(CCO)和混合静脉血氧饱和度(SvO$_2$)等,以便更全面地观察患者的血流动力学指标及氧代谢情况。TEE 在术中可用以评价右心功能。

(3)体外循环预充:以胶体液(血浆和血浆代用品)为主。手术需要在深低温停循环或深低温低流量下完成。

(4)由于患者术前就有右心功能不全,术中尤其是停体外循环后一般需使用正性肌力药。多巴酚丁胺在增加心排血量的同时能增加混合静脉血氧含量,降低肺血管阻力,改善酸中毒而不增加肺动脉压,故为首选。常用多巴酚丁胺 $3\sim10\ \mu g/(kg \cdot min)$ 静脉输注。

(5)联合使用肺血管扩张药,降低肺动脉压,改善右心后负荷。$PGE_1\ 0.3\sim2\ \mu g/(kg \cdot min)$ 或硝酸甘油 $0.5\sim2\ \mu g/(kg \cdot min)$ 持续泵入,可较好降低肺动脉压而对血压影响较小。吸入一氧化氮 $20\sim40\ ppm$ 可有效降低肺动脉压,而不影响血压。

(6)积极纠正缺氧和酸中毒,术中适当过度通气,维持 $PaCO_2$ 小于 $4.7\ kPa(35\ mmHg)$。

(7)脑保护:肺动脉栓塞范围广泛者,需要在深低温低流量或深低温停循环下施行手术,易导致脑损伤。建议尽量缩短停循环或低流量时间,停循环的时间不宜过长,以 $20\sim25$ 分钟为宜。恢复流量灌注期间使静脉血氧饱和度达 75% 以上。转流中给予甲泼尼龙、硫喷妥钠、利多卡因或丙泊酚等药物,可能有一定的脑保护作用。

(8)肺保护措施:①限制液体入量,体外循环预充液中增加胶体含量,复温时超滤和利尿,停机后输入血浆或人清蛋白。②机械呼吸时用 PEEP。严重肺出血的患者,有时机械呼吸难以适应机体气体交换和氧合的需要,须改用手控通气。手控通气时采取大潮气量,高气道压($40\sim50\ cmH_2O$),在吸气末停顿,以增加吸气时间使气体较好氧合和交换。术后机械呼吸应使 $SaO_2 > 95\%$,$PaCO_2 < 4.7\ kPa(35\ mmHg)$。早期需吸入高浓度氧($80\%\sim100\%$),同时给予 PEEP $5\sim10\ cmH_2O$。③必要时纤维支气管镜吸引。

(韩逢吉)

第六节　肺隔离技术与麻醉

肺隔离技术在胸外科麻醉中具有里程碑的意义,该技术的出现使胸外科手术取得长足进步。

一、肺隔离的指征

肺隔离技术的应用范围广泛,从为胸内手术操作创造理想的手术野到严重肺内出血的急症抢救,都需要应用肺隔离技术。通常把肺隔离的应用指征笼统地分为相对指征与绝对指征。肺隔离的相对指征指为方便手术操作而采用肺隔离的情况,包括全肺切除、肺叶切除、肺楔形切除、支气管手术、食管手术等。肺隔离的绝对指征系需要保证通气,防止健肺感染等情况,包括湿肺、大咯血、支气管胸膜瘘、单侧支气管肺灌洗等。但这种分法并不理想,实际应用中很多相对指征会演变为绝对指征。如手术中意外发生导致必须使用肺隔离技术时相对指征就成为绝对指征。

最初应用肺隔离技术的主要目的是保护健肺,但目前肺隔离技术应用的主要目的在于方便手术操作,因此,不仅肺手术需要肺隔离,胸内其他器官的手术也需要肺隔离。

二、肺隔离的禁忌证

肺隔离并无绝对禁忌,但临床实践中有些情况不宜使用肺隔离技术。如存在主动脉瘤时插入双腔管可造成动脉瘤的直接压迫,前纵隔肿物存在时插入双腔管可造成肺动脉的压迫。理论上,插入双腔管时误吸的可能增加,因此,饱胃患者应谨慎使用双腔插管。

三、肺隔离的方法

临床上使用的肺隔离方法很多,包括双腔管、Univent 管、支气管堵塞、单腔支气管插管等。各种技术有各自的优缺点,应根据患者病情与手术需要分别选用。

(一)双腔管

1949 年 Carlens 发明的双腔管使肺隔离技术获得飞跃。20 世纪 50 年代末,Robertshaw 对 Carlens 双腔管进行改进,发明了右侧支气管插管。20 世纪 80 年代,聚氯乙烯导管代替了橡胶导管。制造技术的改进逐渐扩大了双腔管的用途,但双腔管至今仍存在一些缺陷,如定位困难需支气管镜辅助定位,右侧支气管插管易移位。

由于双腔管横截面呈卵圆形,不宜以直径反映其规格。目前以双腔管周长与相同周长单腔管的尺寸表示双腔管的规格。临床上女性身高 160 cm 以下者选择 35 F 双腔管,身高 160 cm 以上者选择 37 F 双腔管。男性身高 170 cm 以下者选择 39 F 双腔管,身高 170 cm 以上者选择 41 F 双腔管。除身高外,选择双腔管还应考虑患者体形。

1.插管方法

双腔管的插管方法与气管内插管方法基本相同。检查套囊后先将导管充分润滑,喉镜暴露声门后支气管斜口向上插入声门,支气管套囊经过声门后左侧双腔管逆时针旋转 90°,右侧双腔管顺时针旋转 90°,推进导管至预计深度插管即初步成功。一般身高 170 cm 的成人患者导管尖端距门齿 29 cm,身高每增减 10 cm 插管深度相应增减 1 cm。聚氯乙烯导管与橡胶导管的设计不同,推进导管时不宜以遇到阻力为插管初步成功,聚氯乙烯导管推进中遇到阻力时可能造成肺叶、肺段支气管插管或支气管损伤。插管初步成功后应明确导管位置。

2.位置确定

常用快速确定双腔管位置的方法包括听诊与支气管镜检查。听诊分三阶段进行。第一步确定气管导管的位置(图 7-1A)。即双肺通气时将主气管内套囊适当充气,听诊双肺均有呼吸音。若双肺呼吸音不一致,气道阻力大,表明双腔管插入过深,应后退 2~3 cm。第二步确定支气管导管的位置(图 7-1B)。夹闭气管腔接口并使气管腔通大气,将支气管套囊充气,听诊确认单肺通气。开放气管腔接口行双肺通气,听诊双肺呼吸音清晰。第三步确定隔离效果(图 7-1C)。分别钳夹气管腔与支气管腔接口,听诊单肺呼吸音确定隔离效果。听诊法可快速诊断双腔管位置不良,但不能发现肺叶支气管堵塞的情况。支气管镜是确定双腔管位置最可靠的方法。患者体位改变后应重复上述步骤重新核对双腔管位置。

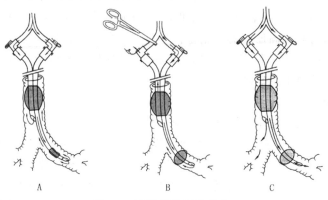

图 7-1　双腔管位置的确定

右侧双腔管插管易成功,左侧双腔管插管中易出现进入右支气管的情况。遇到这种情况后先将套囊放气,导管后退至距门齿 20 cm 处,将患者头右转 90°同时将双腔管逆时针旋转 90°再向下推进导管,导管易进入左侧支气管。左侧双腔管进入右侧支气管后的另一种处理方法是夹闭主气管通气,控制呼吸并后退导管,见到双侧胸廓起伏后将患者头向右侧旋转,导管同时逆时针旋转推进易使左侧双腔管进入左支气管。在上述方法不能奏效的情况下应使用支气管镜引导插管。

(1)左侧双腔管:左侧双腔管常见的有 Rusch、Mallinckrodt、Sheridan 三种,主要区别在套囊。Rusch 与 Mallinckrodt 管的套囊内压低于 Sheridan 管的套囊内压。这些导管行肺隔离时的套囊内压较低,在 $15\sim20$ cmH$_2$O。套囊内容量 $2\sim3$ mL 即可完成隔离,套囊内容量超过 3 mL 才能完成隔离时应调整双腔管位置。左侧双腔管可能进入左肺上叶或下叶的叶支气管,通过支气管镜检查可排除这种可能。

(2)右侧双腔管:右侧双腔管常见的也有 Rusch、Mallinckrodt、Sheridan 三种,主要区别在于套囊设计。三种导管的共同特点是支气管套囊后导管侧壁有一侧孔,用于右上肺通气。右侧双腔管行肺隔离时套囊内压较高,$40\sim49$ cmH$_2$O,但低于 Univent 管的套囊内压。右侧双腔管插入过深易导致右上肺不张。

3.独特优势

与其他肺隔离技术相比,双腔管具有以下优点:①利于对双肺进行吸引、通气,易行支气管镜检查。②肺隔离有效。双腔管的缺陷在于解剖变异时固定的导管设计不能发挥良好的隔离作用。

(二)Univent 管

Univent 管出现于 1982 年,是一单腔导管,导管前开一侧孔,其间通过一直径 2 mm 的支气管堵塞器,支气管堵塞器可在导管腔内前后移动。Univent 管的插管方法与普通单腔气管导管相同,暴露声门后,导管送入声门,导管尖端过声门后再将支气管堵塞器继续送入支气管,左侧支气管堵塞时将导管逆时针旋转 90°,右侧支气管堵塞时将导管顺时针旋转 90°,导管插入深度与普通气管导管相同。确认双肺呼吸音后插入支气管镜,在支气管镜辅助下将支气管堵塞器送入相应的支气管内,套囊充气后听诊确定肺隔离效果。支气管堵塞器套囊不充气时即施行双肺通气。为防止堵塞器移位,在改变患者体位前可将堵塞器插入支气管较深的部位。支气管堵塞器导管较硬,有时送入支气管较困难,以进入左支气管时为甚,可将堵塞器退回气管导管腔内,在支气管镜帮助下将气管导管送入支气管,将堵塞器送入支气管后再将气管导管退回主气管即可。

Univent 管的优点在于术后保留导管方便,双肺单肺通气转换方便,能用于小儿。但该管的支气管堵塞器套囊属高容量高压套囊。堵塞器导管硬,因此有穿破支气管的可能。在不需要肺隔离的情况下意外对堵塞器套囊充气可造成急性气道梗阻。Univent 管的应用范围广泛,但与双腔管相比仍有隔离效果不稳定之嫌。

(三)支气管堵塞

支气管堵塞法系将支气管堵塞囊通过单腔气管导管送入支气管实现肺隔离的一种技术。由于手术操作的影响,尤其在右侧支气管堵塞时易发生堵塞囊移位。堵塞囊移位不仅造成隔离失败,严重时可堵塞主气管与通气肺支气管造成窒息。支气管堵塞时非通气肺的萎陷需要气体缓慢吸收或手术医师挤压完成。支气管堵塞适于手术方案改变需要紧急肺隔离而双腔管插入困难的情况。支气管堵塞法隔离肺的主要缺陷在于不能对非通气肺进行正压通气、吸引等操作。

（四）支气管内插管

支气管内插管是最早应用的肺隔离技术,该方法将单腔气管导管通过一定手法送入支气管达到肺隔离的目的。右侧支气管内插管较容易,左侧支气管插管在患者头右转 90°的情况下较易成功。支气管镜辅助下插管成功率高。右侧支气管插管易堵塞右上肺叶支气管。与支气管堵塞相似,这种肺隔离技术对非通气肺的控制有限。费用低是该技术的突出优点。

四、隔离通气(单肺通气)临床应用中的问题

单肺通气使手术肺萎陷,不仅利于明确病变范围,创造安静的手术野,还利于减轻非切除部分肺的创伤。但单肺通气易因氧合不良造成低氧血症。

（一）单肺通气时导致低氧血症的原因

单肺通气时氧合不良的主要原因包括隔离技术机械性因素、通气肺本身的病变及双肺的通气血流比失调。

隔离技术机械性因素包括双腔管或支气管插管位置不良影响通气,通气道被血液、分泌物或组织碎屑堵塞影响通气,通过调整插管位置与清理通气道可很快纠正这种通气不良。慢性肺疾病在单肺通气时气道内气体分布不均衡增加,小气道过早闭合易导致通气不良。单肺通气引起低氧血症的最主要原因是双肺的通气血流比失衡。影响因素包括体位、全身麻醉、开胸及低氧性肺血管收缩。

1.体位、全身麻醉与开胸的影响

清醒状态下侧卧位时,膈肌较低部位向胸腔弯曲明显,能更有效收缩。同时,胸膜腔压力梯度的改变也使下肺通气比上肺通气好。肺血受重力影响向下肺分布较多。由于上肺通气与血流均下降,下肺通气与血流均增加,因此,双肺的通气血流比变化不大。

麻醉后侧卧位时,肺血分布的模式依然是下肺占优势。但肺通气的模式与清醒时相反,上肺通气比下肺通气好。所以,麻醉后侧卧位时上肺通气好但血流不足,下肺通气不良但血流灌注良好,肺通气血流比的改变必然影响肺通气。

开胸后肺萎陷,肺泡通气明显减少,但开胸侧肺血流并未相应减少,造成开胸侧肺通气不足而血流灌注良好的情况,通气血流比的降低造成肺内分流。麻醉后非开胸侧肺受腹腔内容物、纵隔、重力的影响通气不良,而血流灌注相对较多,同样造成通气血流比的降低出现肺内分流。肺内分流使动脉血氧分压下降出现低氧血症。

2.缺氧性肺血管收缩

缺氧性肺血管收缩是肺泡氧分压下降后肺血管阻力增加的一种保护性反应。表现为缺氧区域血流减少与肺动脉阻力的升高,使血流向通气良好的区域分布。缺氧性肺血管收缩使通气血流比失调缓解,肺内分流减少,因而低氧血症得到改善。单肺通气时缺氧性肺血管收缩在减少萎陷肺血流中起重要作用。

缺氧性肺血管收缩受生理因素、疾病状态与药物的影响。影响肺血管的因素同样影响肺血管收缩。充血性心力衰竭、二尖瓣疾病、急慢性肺损伤等均可影响缺氧性肺血管收缩。钙离子通道阻断剂、硝酸盐类、硝普钠、β_2-受体激动支气管扩张剂、一氧化氮与吸入麻醉药均可抑制缺氧性肺血管收缩。缺氧性肺血管收缩抑制后低氧血症表现明显。

（二）单肺通气的管理

针对单肺通气时发生低氧血症的原因,单肺通气时采用以下措施可减少低氧血症的发生。

(1)单肺通气应维持足够的潮气量和较快的呼吸频率。为保证通气肺的完全膨胀,减少通气血流比值失调,单肺通气时潮气量应接近双肺通气时的潮气量,呼吸频率与双肺通气时的频率相同。

(2)提高吸入气体的氧浓度,甚至吸入纯氧可提高通气侧肺动脉血氧分压使肺血管扩张,通气侧肺血流增加不仅降低通气血流比值失调,还有利于更多地接受非通气侧肺因缺氧性肺血管收缩而转移过来的血流。

(3)对萎陷肺采用间断膨胀、高频通气或低压 PEEP 的方法可增加功能残气量,增加动脉氧合。

(4)充分的肌松使下侧肺与胸壁顺应性增大,防止通气侧肺的肺内压、气道压过高而减少血流。

(5)保持通气侧肺导管管腔和气道通畅,有分泌物、血液与组织碎屑时应及时清除。

(6)避免使用影响缺氧性肺血管收缩的血管活性药物。

对上述方法不能奏效的低氧血症采用纯氧短暂双肺通气可迅速纠正低氧血症。

五、肺隔离的并发症

肺隔离的主要并发症是气道创伤。防止气道创伤的主要措施为插管前详细的气道评估,选择适宜规格的导管,减小肺隔离时套囊内注气容量,仅在需要隔离时才对套囊充气,避免使用氧化亚氮,以及插管时轻柔操作。

(韩逢吉)

第七节　先天性膈疝手术的麻醉

一、病理及临床特点

(1)先天性膈疝的发病率约为 1/4 000。

(2)膈疝分型:①后外侧型膈疝约占 80%,经 Bochdalek 孔疝出,又称胸腹裂孔疝,多为左侧,疝入物多为胃、小肠、结肠、脾和肝左叶等腹腔脏器。②食管裂孔型占 15%~20%,一般较小,不损害肺功能。③Morgagni 裂孔型约占 2%。

(3)新生儿期膈疝临床表现为呼吸急促和发绀,哭吵或喂奶时加剧。哭吵时患侧胸腔的负压加大,使更多的腹腔脏器疝入胸腔,造成呼吸极度窘迫。

(4)消化系统症状比较少见,疝入胸腔内的肠管嵌闭或伴发肠旋转不良时出现呕吐。

(5)体格检查:患侧胸部呼吸运动明显减低,呼吸音消失,纵隔移位,心尖冲动移向对侧。当较多的腹腔内脏进入胸腔内,呈现典型的舟状腹。

(6)胸部 X 线摄片:需与先天性肺叶气肿相鉴别。

(7)伴随畸形:①肠旋转不良(40%)。②先天性心脏病(15%)。③泌尿系统异常。④神经发育异常。⑤Cantrell 五联征(包括脐膨出、前侧膈疝、胸骨裂、异位心、室间隔缺损等心内缺损)。

(8)手术治疗为经腹径路行内脏复位和修补膈缺损。

二、术前准备

(1)护理患儿时将其置于半卧位和半侧卧位。可以插入鼻胃管持续低压吸引,以防止胸腔内的内脏器官充气加重对肺的压迫。

(2)对呼吸困难的患儿应给予气管内插管及机械通气治疗。使用肌松药便于控制呼吸,减少挣扎,降低氧耗,同时使气道压力下降,减轻肺损伤。

(3)避免气道压力过高,防止发生张力性气胸。

(4)高频通气可能促进气体交换,减少气道压力的波动。

(5)通过过度通气、持续输注芬太尼、吸入一氧化氮,降低肺血管阻力。

(6)术前建立可靠的静脉通路,首选上肢外周静脉。

(7)注意保暖,密切监测患儿的中心体温变化。

三、麻醉管理

(1)采用静吸复合麻醉方法。麻醉诱导和维持可给予芬太尼。吸入低浓度的异氟烷或七氟烷。氧化亚氮使肠管扩张,损害肺功能,故不宜使用。

(2)采用氧气/空气混合通气,纯氧通气有引起早产儿晶状体后纤维增生的危险。

(3)术中监测气道压力,吸气峰压一般不超过 $2.45\sim2.94$ kPa($25\sim30$ cmH$_2$O)。

(4)动脉穿刺置管连续监测血压并及时进行血气分析。颈内静脉置管监测中心静脉压并指导补液治疗。

(5)膈疝修补后不要即刻张肺,以免造成肺损伤。

(6)术后送 ICU 继续呼吸治疗,其中部分患儿可能需要较长期的呼吸机支持。

(韩逢吉)

第八节　纵隔肿瘤手术的麻醉

上、前、中纵隔的汇合处正好位于上腔静脉中段、气管分叉、肺动脉主干、主动脉弓及心脏的头侧面。对于成人,这个区域的大部分肿瘤是支气管肺癌和淋巴瘤的肺门淋巴结转移;而婴幼儿多为良性的支气管囊肿、食管重叠或者畸胎瘤。这个区域的肿瘤可以引起气管隆嵴处的气管支气管树、肺动脉主干及心房(和上腔静脉)的压迫和阻塞。胸部 CT 是最重要的诊断方法,因为它可以确定这些关键组织的压迫程度和大小。纵隔肿瘤麻醉中最常见的并发症为气道压迫,一篇综述中 22 例患者有 20 例出现气道梗阻。虽然气道梗阻是最主要的症状,但常常此时其他两到三个器官也有不同程度受压和存在并发症的潜在可能性,麻醉中如不特别注意,也没有丰富经验,每一个并发症都有可能危及生命,引起急性衰竭和死亡。总之,纵隔肿瘤麻醉的主要处理原则是:尽可能选择局部麻醉;全麻前尽可能进行化疗或放疗;如果必须全麻,应用纤维支气管镜检查气管支气管,并且清醒插管并保持自主呼吸。下面将分别讨论主要并发症及其麻醉管理。

157

一、气管支气管压迫

大部分引起气道梗阻的前纵隔肿瘤源自淋巴组织。但是,也有一部分源自囊液瘤、畸胎瘤、胸腺瘤和甲状腺瘤等良性病变。在进行化疗或放疗之前应做组织学诊断。大部分有气道梗阻的纵隔肿瘤患者,首先需要面临诊断手术的麻醉(如颈部或斜角肌的淋巴活检、霍奇金病的开腹活检)。重要的是,术中出现严重气道问题的患者不是术前均有呼吸道受压症状。

这些患者的麻醉管理有两点要优先考虑。

第一,肿瘤压迫气道常常可危及生命,因为压迫阻塞通常发生在气管分叉处,位于气管导管的远端,打断自主呼吸可导致气道梗阻。对于有气管压迫和扭曲的患者,气管插管时,若导管口贴在气管壁上或者导管通过狭窄部分时,管腔被完全堵塞或形成一锐角,均可引起气道完全阻塞。考虑到全麻存在潜在的致死性气道阻塞可能,因此手术时尽量首选局部麻醉。

第二,淋巴瘤对化疗或放疗的反应通常极佳,胸片显示治疗后肿瘤显著缩小,症状也有所好转。有些患者即使不活检,其细胞性质也有较大可能预知。因此,如有可能淋巴瘤患者应在全身麻醉前进行化疗或放疗。

如果肿瘤位于上、前和中纵隔,患者表现呼吸困难和/或不能平卧而需活检,则尽可能选择局麻。如细胞类型对化疗或放疗敏感,在进一步外科治疗前,应先行化疗或放疗。经过这些治疗后,应仔细复习肿瘤的放射学表现,并对肺功能做出动态评估。

如果患者没有呼吸困难且能平卧,应做 CT 扫描、流速-容量环及超声心动图检查以评估肿瘤的解剖和功能位置。如果三种检查结果之一呈阳性,即使没有症状,活检时也应选择局麻。

如果使用全麻,那么诱导前应在局麻下以纤维支气管镜对气道进行评估。纤维支气管镜外套加强型气管导管,在纤维支气管镜检查完以后,插入气管导管。全麻诱导采用半斜坡卧位。整个手术保留自主呼吸,避免使用肌松剂,以防胸腔内压力波动过大,使已软化的气管支气管系统发生塌陷。在场人员应该具备快速改变患者为侧卧或俯卧位的能力。应随时准备好一硬质通气支气管镜,以通过远端气管和隆嵴部位的梗阻,同时应备好体外循环相关人员和设备。

术后前几个小时,必须严密观察患者,因器械操作后肿瘤水肿而体积增大,有可能发生气道阻塞而需再次插管和机械通气。

二、肺动脉和心脏压迫

纵隔肿瘤压迫肺动脉和心脏的情况非常罕见,因肺动脉干部分被主动脉弓和气管支气管所保护。

肺动脉压迫的处理原则与气管支气管压迫一样。因这类患者需诊断性操作(如组织活检),故大多数患者是第一次施行麻醉。这些患者的术前评估同支气管压迫患者。若知道细胞类型或高度怀疑,首先可考虑放疗;若可能,所有诊断性操作应在局麻下进行,若患者要求全麻或患者在仰卧位、坐位、前倾位甚至俯卧位时症状加重,期间可考虑给予全麻,并且整个过程中保留自主呼吸,维持良好的静脉回流、肺动脉压和心排血量。可考虑增加容量负荷和给予氯胺酮等来维持静脉回流、肺动脉压和心排血量。术前也需备好体外循环。

三、上腔静脉综合征

上腔静脉综合征是由上腔静脉的机械阻塞引起。上腔静脉综合征的发生原因按发病率多少包括：支气管肺癌（87％），恶性淋巴瘤（10％），良性病变（3％）如中心静脉高价营养管、起搏器导管产生的上腔静脉血栓，特发性纵隔纤维化，纵隔肉芽肿，以及多结节性甲状腺肿。上腔静脉综合征的典型特征包括：由于外周静脉压增加[可高达 5.3 kPa（40 mmHg）]引起上半身表浅静脉怒张；面颈部、上肢水肿；胸壁有侧支循环静脉和发绀。静脉怒张在平卧时最明显，但大多数病例在直立时静脉也不会像正常人一样塌陷。颜面部水肿明显，眼眶周围组织肿胀以至于患者不能睁开双眼，严重的水肿掩盖了静脉扩张症状。大部分患者有呼吸道症状（呼吸急促、咳嗽、端坐呼吸），这是由于静脉淤血和黏膜水肿阻塞呼吸道引起，这些均是预后不良的征兆。同样地，患者精神行为改变也是脑静脉高压和水肿特别严重的征象。发展慢的上腔静脉阻塞，症状出现也较隐蔽；急性阻塞时，所有的症状进展极明显。上腔静脉综合征最典型的放射学特征为上纵隔增宽。静脉造影可以确诊（但不是病因学诊断），病因学诊断可通过开胸探查、胸骨切开、支气管镜、淋巴活检等方式来确诊。

大部分伴有上腔静脉综合征的恶性肿瘤患者可先行化疗和放疗（指未完全阻塞的患者）。但是，对于完全阻塞或几乎完全阻塞的患者（通常表现为脑静脉高压和/或呼吸道阻塞的症状），以及经放疗、化疗后无效的患者，应考虑行旁路术或采用正中胸骨切口手术切除病变。这种手术通常非常困难，因为组织分界不清，解剖变形，中心静脉压异常高，以及出现不同程度纤维化。

拟行上腔静脉减压术的患者麻醉前评估应包括仔细的呼吸道检查。面颈部的水肿同样可以出现在口腔、口咽部和喉咽部。另外，呼吸道还可能存在外部的压迫和纤维化，正常运动受限，或存在喉返神经损害。如果疑有气道压迫，应行 CT 扫描。

为减轻气道水肿，患者以头高位护送到手术室。在麻醉诱导前，所有患者均行桡动脉穿刺置管。根据患者情况术前可从股静脉置入中心静脉导管或肺动脉导管，至少应在下肢建立一大口径静脉通道。术前用药仅限于减少分泌物。麻醉诱导方法取决于气道评估结果。如果诱导前患者必须保持坐位才能维持呼吸，那么应选择使用纤维支气管镜或喉镜清醒插管。

术中最主要的问题是出血。相当多的失血是由于中心静脉压太高。由于术野组织的解剖变形，手术相当困难，随时可能发生动脉出血。因此，当胸骨切开时手术室内应有备血。

术后，特别是纵隔镜、支气管镜检后上腔静脉的压迫并没解除，则可能发生急性呼吸衰竭而需气管插管和机械通气。这种急性呼吸衰竭的机制还不清楚，但最可能的原因是：上腔静脉综合征可引起急性喉痉挛和支气管痉挛；呼吸肌功能受损（恶性病变患者可能对肌松药有异常反应）；肿瘤加重了气道的阻塞。因此，这些患者在术后几小时应密切监护。

（韩逢吉）

第八章

骨 科 麻 醉

第一节　骨科手术麻醉的特点

一、骨科手术体位影响

骨科手术常要求多种体位,常用的体位有仰卧位、侧卧位、俯卧位、侧俯卧位、沙滩椅体位等。若体位不合适、卧位垫放置不合理或术中管理不当,都有可能导致术后相关并发症发生。

(一)呼吸系统并发症

随着近年来骨科手术采用俯卧位的增加,给麻醉管理带来一定的困难,也增加了呼吸系统并发症的发生概率。俯卧位时患者的胸廓活动受到限制,潮气量、肺活量、功能残气量及胸廓-肺顺应性均显著降低,易造成肺通气不足。因此安置俯卧位时,应取锁骨和髂骨为支点,胸腹离开手术台,以减轻体位对呼吸功能的影响。麻醉选择气管内插管全身麻醉较为安全。麻醉期间适当增加通气量,同时监测呼末二氧化碳以避免通气不足的发生。

全身麻醉气管内插管后由于体位的变化,比如当患者头转向一侧,或经后路颈椎手术安置头位时,均可能发生气管导管扭曲、梗阻、脱管等意外,因此,气管导管插入的深度应适当,固定要牢固可靠,导管选择有螺纹钢丝的加强气管导管,在翻身及手术体位固定后需立即检查导管的位置,以确保人工气道通畅。

(二)循环系统并发症

血压下降最为常见。麻醉患者术前禁食,麻醉后血管扩张等导致血容量相对不足。当体位突然变化时,可能引起血流动力学的改变,出现血压骤降,严重者可导致心搏骤停。因此,在改变体位前,尽可能补足患者的血容量,并密切观察血流动力学的变化,及时给予正确处理。此外,俯卧位手术时,因支垫物放置不当,压迫腔静脉、肝脏及心、肺,影响静脉回流及心排血量,引起血压下降或静脉回流不畅造成术野出血。截石位膝部约束过紧,支架长时间压迫动脉、静脉,可致血栓形成及肢体缺血性改变。

(三)神经及眼部损伤

上肢过度外展、外旋或托手臂支架较硬,长时间牵拉压迫神经均可造成颈丛、臂丛或尺、桡神经的损伤,这种损伤大多是暂时的,经休息可恢复。颈椎手术时,麻醉操作或安置体位不当,也可造成颈髓损伤。俯卧位手术因头部铺垫可能压迫眼球软组织造成眼部软组织损伤,压迫眼球可诱发眼心反射,使心率减慢,或发生急性青光眼、失明等。因此,安置骨科手术体位时,需考虑周全,既便于术野显露及操作,又要避免并发症的发生。

二、出血与止血带影响

(一)出血对患者的影响

骨组织的血运丰富,创面渗血较多,尤以骨断面和骨髓腔往往渗血难止。影响出血的其他因素,如手术部位、术中操作、手术时间长短、患者体质和术中血压调控等,术前需综合考虑。机体对失血有一定的代偿能力,失血量小于全身血容量的15%~20%时,可输电解质溶液及血浆代用品等,失血量超过血容量的30%时,应给予输血。如短时间内失血超过血容量的10%,即可出现微循环灌注不足,细胞代谢功能障碍,如不及时纠正,可能会发展为多器官的功能障碍或衰竭。因此,维持血流动力学稳定是手术麻醉的安全保障。输血虽是一种有效的治疗措施,但也会引起一定的并发症,如输血反应、感染、传染疾病、凝血障碍等,必须引起临床医师足够重视。

(二)止血带的应用

四肢手术应用气囊充气止血带可减少术中出血并为术者提供清晰的手术视野。止血带使用不当可产生严重的并发症,首先放置止血带的部位应正确,上肢患者应放置在上臂中上1/3处,下肢患者应放置在大腿根部近腹股沟处。使用前须对止血带仔细检查,观察气囊接触皮肤的面是否平整,否则充气后可引起皮肤水泡,其次检查充气囊是否漏气等,充气前应先抬高肢体,并用驱血带驱血,再充气到一个适合的压力,一般上肢需高于收缩压4.0~6.7 kPa(30~50 mmHg),下肢须高于6.7~9.3 kPa(50~70 mmHg)。止血带充气时间上肢为1小时,下肢以1.5小时为限,若须继续使用,应先松气5~10分钟再充气,以免发生神经并发症或肌球蛋白血症。若止血带充气压力过大,时间过久,尤其在麻醉作用不够完善时,极易出现止血带反应,由肢体缺血引起,多数患者难以忍受,烦躁不安,即使使用全身麻醉药物也难以控制。另外松止血带时由于驱血肢体血管床突然扩大及无氧代谢产物经静脉回流循环,抑制心肌收缩,偶出现“止血带休克”,临床表现出汗、恶心、血压降低、脉搏增快,周围血管阻力降低、血钾升高和代谢性酸中毒,此时除补充血容量外,必要时给予缩血管药物。

三、骨水泥影响

骨黏合剂(又称骨水泥)为高分子聚合物,由粉剂聚甲基丙烯酸甲酯与液状甲基丙烯酸甲酯单体构成,在人工关节置换术时为加强人工关节的稳定性,增加关节的负重力和促进患者术后早期活动,在人工假体置入前常先将骨黏合剂填入骨髓腔内。在使用时将粉剂与液状单体相混合成面团状,置入骨髓腔及髋臼内,10分钟左右即能凝固而起固定作用。单体成分复杂,给动物静脉注射单体时,可出现周围血管扩张、低血压和心动过速,剂量较大时可引起肺水肿和出血,甚至死亡。在手术中截除的骨面使一些静脉窦开放,髓腔被骨水泥封闭,加之热效应,髓内压急剧上升,使得髓腔内脂肪,气体或髓颗粒被挤入静脉进入肺循环,引起肺栓塞。目前临床上用骨水泥枪高压冲洗以去除碎屑,骨水泥从底层开始分层填满髓腔,这样易使空气从髓内逸出以减少空气栓塞的发生率,也可以从下位的骨皮质钻孔,并插入吸引管,以解除髓内压的上升,以期降低并发症的发生。

临床上应用骨黏合剂时,有部分患者出现一过性低血压,但能很快恢复。对于血容量不足或心血管功能较差、高龄的患者,血压降低则更为显著,须提高警惕,采用预防措施,防止出现严重低血压甚至心搏骤停。在填塞骨黏合剂前应常规补充血容量,给予小剂量血管活性药物使血压调整到术前水平,在填塞骨黏合剂前尽量避免追加麻醉药以免引起血压下降与骨黏合剂的不良反应协同,采取以上措施多数患者能够安全度过骨水泥期。一旦发生明显的低血压状态,要及时使用缩血管药物纠正低血压,必要时联合用药,低血压状态持续较久将出现不可逆转的改变或意外发生。

四、脂肪栓塞综合征和深静脉血栓

(一)脂肪栓塞综合征

脂肪栓塞综合征是外伤、骨折等严重外伤的并发症。自 1882 年 Zenker 首次从严重外伤死亡病例肺血管床发现脂肪小滴和 1887 年 Bergmann 首次临床诊断脂肪栓塞以来,虽然已经一个世纪,并有不少人从不同角度进行过研究,但因其临床表现差异很大,有的病例来势凶猛,发病急骤,甚至在典型症状出现之前即很快死亡,有的可以没有明显的临床症状,只是在死后尸检发现。因此直至近 20 年对其病理生理才有进一步的认识。Bagg(1979)等认为该综合征是骨折创伤后72 小时内发生的创伤后呼吸窘迫综合征。创伤早期如出现心动过速,体温升高超过 38 ℃,动脉氧分压下降,以及肺部出现"暴风雪"阴影等特殊征象,可以确诊。

脂肪栓塞定义为在肺实质或周围循环中出现脂肪滴。主要病因是伤后骨髓暴露,骨折部位移动促使脂肪细胞释放出脂肪滴,进入血液循环,使脏器和组织发生脂肪栓塞。主要表现在肺或脑血管的栓塞,导致低氧血症,脑水肿,可出现中枢神经症状:意识不清,神志障碍甚至昏迷。

在髋和膝的人工关节置换术中,由于髓内压骤升,可使脂肪滴进入静脉,因此在手术期间也有发生脂肪栓塞的可能,必须予以高度重视。一旦患者出现原因不明的胸痛、胸闷、呼吸困难、气促及心动过速、血压下降、低氧血症或神志障碍、嗜睡及昏迷,并拍摄胸片,发现"云雾状"或"暴风雪状"典型肺部影像,就可以确诊脂肪栓塞,应尽早治疗。

脂肪栓塞的治疗主要是纠正低氧血症和维持血流动力学的稳定,抑肽酶或大剂量肾上腺皮质激素有一定疗效。

1.呼吸支持

呼吸支持可以经鼻管或面罩给氧,使氧分压维持在 9.3～10.7 kPa(70～80 mmHg)即可,创伤后 3～5 天内应定时血气分析和胸部 X 线检查。如有呼吸困难可先行气管内插管,病程长应气管切开。进行性呼吸困难,低氧血症患者应尽早行呼吸机机械辅助通气。

2.维持有效循环血容量

补充有效循环容量纠正休克,有条件应补充红细胞和清蛋白,保障血液携氧能力和维持血液胶体渗透压,减少肺间质水肿。如果血压正常,无休克状态,液体出入量应保持负平衡。

3.药物治疗

(1)激素:主要作用是保持活性膜的稳定性,减轻或消除游离脂肪酸对呼吸膜的毒性作用,从而降低毛细血管通透性,减轻肺间质水肿,稳定肺泡表面活性物质的作用。因此在有效的呼吸支持治疗下血氧分压仍不能维持在 8.0 kPa(60 mmHg)以上时,可使用激素。一般采用大剂量氢化可的松,每天 1.0～1.5 g;或每天地塞米松 10～20 mg,用 2～3 天后逐渐减量。

(2)抑肽酶:主要作用是降低骨折创伤后一过性高脂血症,防止脂栓对毛细血管的毒性作用,抑制骨折血肿内激肽释放和组织蛋白分解,减慢脂滴进入血流速度,治疗剂量,每天抑肽酶

100万U。

（3）高渗葡萄糖：单纯高渗葡萄糖，葡萄糖加氨基酸，或葡萄糖加胰岛素，对降低儿茶酚胺的分泌，减少体内脂肪动员，缓解游离脂肪酸毒性均有一定效果。

（4）清蛋白：能与游离脂肪酸结合，使其毒性降低，有条件者可以应用。

（5）其他药物：如肝素、右旋糖酐、乙醇、去脂己酚等，但作用尚未肯定。

4.辅助治疗

（1）脑缺氧的预防：保护脑功能，减少脑组织和全身耗氧量，降低颅内压，防止高温反应等，给予头部降温或进行冬眠疗法。更重要的是纠正低氧血症。

（2）预防感染：可按常规用量，选用适当抗生素。

（3）骨折的治疗：需根据骨折的类型和患者的一般情况而定，对严重创伤患者可做临时外固定，对病情许可者可早期行内固定。

（二）肺血栓栓塞症（PTE）与深静脉血栓形成（DVT）

PTE与DVT实际上是一个疾病的两个方面，因为肺血栓栓塞症的血栓主要来源于深静脉血栓，近来人们倾向将两者合称为静脉血栓栓塞症。肺血栓栓塞主要发生在关节置换术后，术后7天内是深静脉血栓形成的高危阶段，深静脉血栓形成主要发生在下肢，在髋部手术后深静脉血栓形成高达45%～70%，其中3.6%～12.9%可引起致命的肺血栓栓塞症，但也偶有发生在麻醉期间。下肢骨折或手术后因活动受限，患者常须卧床休息，特别是老年及肥胖患者，其下肢血流缓慢而致静脉血淤滞，深静脉炎及创伤后的应激反应引起血液高凝状态，易使下肢深静脉血栓形成。

肺血栓栓塞所致病情的严重程度取决于以上机制的综合作用，栓子的大小和数量、多个栓子的递次栓塞间隔时间、是否同时存在其他心肺疾病、个体反应的差异及血栓溶解的快慢，对发病过程和预后有重要影响。

1.常见症状

呼吸困难、胸痛、晕厥、烦躁、咯血、咳嗽、心悸，临床上有时出现所谓的"三联征"，即同时出现呼吸困难、胸痛及咯血。

2.常见体征

（1）呼吸系统：呼吸频率快，发绀，双肺可闻哮鸣音，湿啰音，偶有胸膜摩擦音或胸腔积液的相应体征。

（2）心脏体征：心率快，P_2亢进及收缩期杂音，三尖瓣反流性杂音，心包摩擦音或胸膜心包摩擦音，可有右心衰竭表现。

（3）下肢静脉炎或栓塞的体征：不对称性肢体肿胀，局部压痛及皮温升高。

3.辅助检查

（1）血气分析：常提示D-二聚体强阳性（>500 mg/L），PaO_2下降。

（2）胸片：典型的改变是呈叶段分布的三角形影，也可表现为斑片状影、盘状肺不张、阻塞远端局限性肺纹理减少等，小的梗死者X线片完全正常。可合并胸腔积液和肺动脉高压出现相应的影像学改变。

（3）心电图检查：急性肺栓塞的典型ECG改变是QRS电轴右偏，肺型P波，Ⅰ导联S波加深，Ⅲ导联有小q波和T波倒置。但典型改变的阳性率低，仅见于大块或广泛的栓塞。多于发病后5～24小时内出现，数天至3周后恢复，动态观察有助于对本病的诊断。

(4)超声心动图：可见心室增大，了解肺动脉主干及其左右分支有无阻塞。

(5)快速螺旋 CT 或超高速 CT 增强扫描：可显示段以上的大血管栓塞的情况。

(6)磁共振：可显示肺动脉或左右分支的血管栓塞。

(7)放射性核素肺通气/灌注(V/Q)扫描：是目前常用的无创性诊断 PTE 的首选方法。典型的改变是肺通气扫描正常，而灌注呈典型缺损(按叶段分布的 V/Q 不匹配)，对亚段以上的病变阳性率＞95％。

(8)肺动脉造影(CPA)：CPA 是目前诊断 PTE 最可靠的方法，可以确定阻塞的部位及范围程度，有一定创伤性。适应临床症状高度可疑，肺通气灌注扫描不能确诊又不能排除，准备做肺栓子摘除或下腔静脉手术者。

(9)下肢深静脉检查：血管超声多普勒检查和放射性核素静脉造影可发现下肢血栓形成。

4.鉴别诊断

由于 PTE 的临床表现缺乏特异性，易与其他疾病相混淆，以至临床上漏诊与误诊率极高。做好PTE的鉴别诊断，对及时检出、诊断和治疗有重要意义。

(1)冠状动脉粥样硬化性心脏病：一部分 PTE 患者因血流动力学变化，可出现冠状动脉供血不足，心肌缺氧，表现为胸闷、心绞痛样胸痛，心电图有心肌缺血样改变，易误诊为冠心病所致心绞痛或心肌梗死。冠心病有其自身发病特点，冠脉造影可见冠状动脉粥样硬化、管腔阻塞证据，心肌梗死时心电图和心肌酶水平有相应的特征性动态变化，PTE 与冠心病有时可合并存在。

(2)肺炎：当 PTE 有咳嗽、咯血、呼吸困难、胸膜炎样胸痛，出现肺不张、肺部阴影，尤其同时合并发热时，易被误诊为肺炎。肺炎有相应肺部和全身感染的表现，如咳脓性痰、寒战、高热、外周血白细胞显著增高、中性粒细胞比例增加等，抗菌治疗可获疗效。

(3)特发性肺动脉高压等非血栓栓塞性肺动脉高压：特发性肺动脉高压则无肺动脉腔内占位征，放射性核素肺灌注扫描正常或呈普遍放射性稀疏。

(4)主动脉夹层：PTE 可表现胸痛，部分患者可出现休克，需与主动脉夹层相鉴别，后者多有高血压，疼痛较剧烈，胸片常显示纵隔增宽，心血管超声和胸部 CT 造影检查可见主动脉夹层征象。

(5)其他原因所致的胸腔积液：PTE 患者可出现胸膜炎样胸痛，合并胸腔积液，需与结核、肺炎、肿瘤、心力衰竭等其他原因所致的胸腔积液相鉴别。其他疾病有其各自临床特点，胸腔积液检查常有助于做出鉴别。

(6)其他原因所致的晕厥：PTE 有晕厥时，需与迷走反射性、脑血管性晕厥及心律失常等其他原因所致的晕厥相鉴别。

(7)其他原因所致的休克：PTE 所致的休克属心外梗阻性休克，表现为动脉血压低而静脉压升高，需与心源性、低血容量性、血容量重新分布性休克等相鉴别。

5.治疗措施

(1)急救措施：宜进行重症监护卧床 1~2 周，剧烈胸痛者给止痛剂、镇静剂。纠正急性右心衰竭，防治休克。改善氧合和通气功能，吸氧或无创面罩通气，必要时气管插管人工机械通气。

(2)溶栓治疗：大面积 PTE 在 2 周内可以行溶栓治疗。活动性内出血、近期自发性颅内出血禁忌行溶栓治疗，手术、分娩、妊娠、活检、出血疾病、细菌性心内膜炎、严重高血压、近期的神经外科或眼科手术、近期曾行心肺脑复苏和严重的肝、肾功能不全等患者行溶栓治疗需慎重。

6.栓塞与麻醉

尽管麻醉期间肺栓塞颇为罕见,但在骨科手术麻醉期间仍有报道。施行椎管内麻醉时,可能由于椎管内麻醉神经根受阻滞,使下肢肌肉松弛、血管扩张,使存在于静脉内原先比较固定的栓子松动和脱落进入血液循环。另外,麻醉后因手术野消毒和手术操作等原因,增加肢体活动,有可能使血管内松动的栓子脱落。

临床表现为突然发作呼吸困难、气促、发绀,经吸氧后低氧血症无明显改善,大汗淋漓,四肢厥冷,烦躁不安,意识不清,血压下降,心率加快,甚至心搏骤停。尽管肺血栓栓塞的发生与麻醉无直接关系,一旦在术中发生,发病突然,病情极其凶险,大多数病例常因抢救无效可在数分钟或1～2小时内死亡。因此常常被误诊为麻醉意外,对麻醉医师来说,对术中可能发生肺血栓栓塞症应有足够的警惕,术前应告知患者及家属可能存在的风险。

也有学者认为硬膜外阻滞和蛛网膜下腔阻滞后的患者,其术后深静脉血栓形成的发生率显著低于全麻患者,其原因可能是椎管内麻醉使交感阻滞,血管扩张,不仅动脉血流增加,而且静脉排空率也增加,减少血液黏滞度,局麻药可抑制血小板吸附、聚集和释放,并可抑制白细胞的移动和聚集,可能有利于防止静脉血栓的形成。

五、高龄老年患者麻醉特点

随着社会老龄化的到来,高龄患者逐年增多,老年人全身各系统器官功能逐渐衰退,易于合并其他疾病,对麻醉手术耐受性差,危险性增加。术前要全面评估,治疗并发症,以期降低围术期并发症的发生。术前访视除常规体检外,对心电图、胸片、心肺肝肾功能、电解质酸碱平衡和特殊检查的结果都要仔细分析掌握,制订周密切实可行的麻醉方案并积极与患者及患者家属沟通,告知利害关系,以免产生医疗纠纷。

(一)循环系统

研究表明,高龄人通过 Frank-Starling 机制,利用其储备功能来维持其心排血量,故很容易失代偿。此外心肌对 β-肾上腺素能反应、心率对异丙肾上腺素反应也随年龄增加而减弱。压力感受器敏感性也随年龄降低,且易出现直立性低血压,如果迅速扩容易造成较大风险。

大多数老年患者心血管系统发生退行性改变,易患许多心血管系统疾病,围术期应全面评估,特别要注意发生心功能不全的风险。

(二)神经系统

中枢神经系统随着患者年龄的增加,脑神经元、体积和重量均减少萎缩,能够合成递质的神经元减少或丧失,失去了突触联系,加之各种递质的受体增加很慢和分解酶活性增加,使脑功能降低,记忆力和智力均下降,老年患者术后易出现认知功能障碍。老年患者神经纤维的数量减少和排列也发生变化,传导速度缓慢,视、听、触、味、位置、温、痛等感觉均减退,运动反应延迟,咽喉反射渐渐迟钝,易发生误吸意外。皮肤痛觉感受器和中枢吗啡样受体减少,使得对麻醉性镇痛药及吸入麻药更敏感。自主神经系统也发生类似退行性改变,功能减退,肾上腺缩小,α 肾上腺素能受体、β 肾上腺素能受体兴奋反应减弱,往往对血管活性药物的敏感性降低。

(三)呼吸系统

随年龄增加肺纤维组织增多,顺应性降低,换气面积减少。胸廓及脊柱变形,肋间肌和膈肌收缩力下降,肺活量减少、残气量增多,因此导致呼吸做功增加,呼吸储备能力显著减少。围术期必须重视呼吸功能的评价和呼吸功能锻炼,预防或减少呼吸系统并发症及呼吸衰竭。

（四）内分泌与代谢

老年患者内分泌腺，如肾上腺、甲状腺纤维化萎缩，甲状腺素减少，代谢率降低，在围术期易出现低体温。胰岛功能受损，糖耐量降低，围术期不主张输大量含糖溶液。肝脏功能降低，其酶的活性亦降低，显著影响药物降解和排泄，使得苏醒期延长。

（五）泌尿系统

老年患者肾脏皮质、肾小管、肾小球均萎缩并减少，肾小球滤过率、肾小管重吸收、肾浓缩、稀释的功能都明显减退，对调控细胞外液、循环容量和电解质酸碱平衡能力均下降，术中应严格控制输液量，注意观察尿量，准确判断容量负荷。

（六）其他

老年牙齿松动和/或脱落、下颌松弛、舌后坠，易造成上呼吸道梗阻。由于颈椎曲度的改变常致气管插管困难，插管时易致牙齿脱落、气道损伤。脊椎椎间孔闭锁，使硬膜外麻醉药所需容积明显减少，椎管内麻醉局麻药可使麻醉平面意外增宽，带来较大风险。黄韧带钙化使脊椎穿刺常常遇到困难，多次穿刺易造成脊神经损伤。目前国内外大型医疗机构对老年骨科患者的麻醉越来越多的选择外周神经阻滞和全身麻醉，或两者结合，有利于循环稳定和术后镇痛。

（侯作家）

第二节　骨科手术麻醉的选择

骨科麻醉具有很强的专科特点，且各亚专科之间差异非常显著。所以，从事骨科麻醉应掌握骨科各亚专科疾病特点、手术方式内容及对麻醉选择的影响。骨科手术麻醉方式可选用区域阻滞、全身麻醉或两者联合的方法，主要取决于患者的健康状况、手术医师和患者的要求、手术时间及方式，以及麻醉医师的技能和习惯。以下是几种主要骨科手术的麻醉选择。

一、四肢手术麻醉

（一）上肢手术

大多数上肢手术可在不同路径的臂丛神经阻滞下完成。肩部手术可在颈丛-臂丛联合神经阻滞麻醉下完成，若切口延伸到腋窝须辅助皮下局部浸润麻醉。肘部手术可采用肌间沟或腋路臂丛神经阻滞。手和前臂内侧为 $C_7 \sim C_8$ 和 T_1 支配，肌间沟法有时阻滞不全，最好采用经腋路臂丛神经阻滞。长时间手术如多指断指再植可选择连续臂丛神经阻滞。双上肢同时手术的患者尽量选用全身麻醉，禁忌行双侧肌间沟法臂丛神经阻滞麻醉。

（二）下肢手术

下肢手术在纠正低血容量休克后，使用止血带情况下，可选用蛛网膜下腔阻滞、硬膜外阻滞或蛛网膜下腔-硬膜外联合阻滞下完成，但应注意控制麻醉平面，并严密监测循环状况。也可用神经阻滞或神经阻滞与全身麻醉联合应用的方法。单纯足部手术可采用踝关节处神经阻滞或联合坐骨神经阻滞。由于踝部深层结构几乎均为坐骨神经分支支配，因此采用坐骨神经阻滞即可满足踝关节手术麻醉和术后镇痛要求，如需要在大腿上使用气囊止血带则必须同时做股神经、闭孔神经阻滞和股外侧皮神经阻滞。长时间手术也可在连续神经阻滞下完成，利于术后镇痛和康复功能锻炼。

(三)髋、膝关节置换手术

髋、膝关节置换手术可以选择硬膜外-腰麻联合麻醉,具有起效快,肌松好等优点。但以下患者则须采用全身麻醉:高龄椎管有退行性改变;不能完全配合;伴有多个脏器并发症。同时可辅助外周神经阻滞,有利于减少全身麻醉用药量,维持良好术后镇痛,有助于术后功能锻炼和早期康复。

二、脊柱手术麻醉

(一)所有颈、胸、腰椎减压固定术及脊柱矫形术

所有这类手术均应采用全身麻醉,可选用静吸复合全麻、静脉全麻和靶控输注全凭静脉全麻(TCI)等方法。TCI具有操作简便、镇痛完善、可控制血压、苏醒迅速等优点,还具有脊髓保护作用,故近年在脊柱手术中应用广泛。

(二)不稳定颈椎骨折

此类手术宜在健忘镇痛慢诱导下行气管插管全身麻醉,也可在有效支撑保护下行快速诱导视频喉镜辅助强迫位气管插管全身麻醉,也可在纤维支气管镜辅助下完成。颈椎后路手术翻身过程中要求保持颈、胸部"同轴位"翻身,避免脊髓二次损害,甚至心搏骤停的发生。脊柱后路手术为保证呼吸道通畅,防止气管导管脱出,必须采取有效的措施保护气管导管,并于术中连续监测呼气末二氧化碳,定时检查导管位置,以防发生意外。

(三)腰椎手术

腰椎手术包括小切口椎间盘摘除到大范围的椎板融合术,此类手术时间长、失血多,麻醉选择应依据手术方法而定,单纯椎间盘髓核摘除术可选用局部浸润麻醉和单次硬膜外麻醉,复杂手术则选用全身麻醉,也可联合使用硬膜外麻醉和全身麻醉。选择硬膜外麻醉需慎重,虽然硬膜外麻醉可提供良好的术后镇痛,但可能影响腰椎手术后感觉运动功能异常的早期诊断。

(四)椎体成形术

椎体成形术属于微创手术,在G形臂透视下行球囊膨胀,骨水泥植入,可用全身麻醉或局部浸润麻醉。术中常规监测ECG、BP、SPO$_2$,面罩吸氧3～5 L/min,确保呼吸道通畅。

三、骨盆手术麻醉

骨盆骨折为松质骨骨折,本身出血较多,加之盆壁静脉丛多无静脉瓣阻挡回流,以及中小动脉损伤,严重的骨盆骨折往往有大量出血,选择全身麻醉更利于术中循环管理,维持循环稳定,保证重要脏器的血供。部分骨盆手术需要侧卧或俯卧位,普通气管导管易打折、扭曲,所以全麻插管时应选择螺纹钢丝气管导管,并且固定牢靠。

四、骨肿瘤手术麻醉

骨肿瘤多发于下肢、盆腔和脊柱。下肢主要为原发肿瘤、神经纤维瘤,体积大,血运丰富。脊柱肿瘤中,椎管内肿瘤多为良性的神经鞘膜瘤和神经纤维瘤,术中出血少;椎体、附件肿瘤常为恶性转移瘤,多来源肺癌、肾髓样癌,血运丰富,麻醉方式均选择全身麻醉。预期出血少的上、下肢的骨肿瘤切除重建手术,可选用椎管内、臂丛及坐骨-股神经阻滞麻醉。但股骨上段骨肿瘤无法使用止血带、术中出血多、手术时间长者,为保障患者安全,建议选择全身麻醉。

全身麻醉适应于肱骨头及肩胛骨肿瘤、骨盆肿瘤、骶尾部肿瘤、脊柱肿瘤切除、内固定或重建术。出血多、手术时间长者,除常规监测外,还应做动、静脉置管,监测有创动脉血压,中心静脉压等,定期检测血气分析、血糖,术中需维持体温和有效循环血量。

(侯作家)

第三节　复杂性创伤的麻醉

一、复杂性创伤的临床特点

复杂性创伤一般指对机体功能状态影响较大,引起严重的病理生理改变,且危及生命的创伤。多因休克、大出血、脑干损伤、脑疝、呼吸衰竭等而致生命垂危,即使抢救及时和成功,后期也可能发生其他并发症,如成人呼吸窘迫综合征(ARDS)、多器官功能衰竭(MSOF)、全身感染等而危及生命。其创伤范围往往涉及两个或两个以上的解剖部位或脏器,其抢救和治疗需要多学科协作。

二、麻醉前估计

虽然急诊科医师会对患者进行全面的检查,麻醉科医师仍需依据麻醉学的原则对患者的伤情程度迅速做出判断,这样才能采取正确的急救措施和麻醉处理方法。

(一)一般情况

通过检查患者的神志、面色、呼吸、血压。脉搏、体位、伤肢的姿态、大小便失禁、血迹、呕吐物等,初步了解患者的全身情况及危及生命的创伤部位。昏迷、半昏迷多由脑外伤引起;烦躁不安、面色苍白、血压下降、脉搏增快多为休克的表现;昏迷患者伴有呕吐应考虑有误吸的可能;大小便失禁患者可能有脊髓的损伤。

(二)呼吸

1.呼吸道

检查呼吸道是否通畅,如果不通畅应当立即找出原因并予以紧急处理。

2.氧合功能

根据患者的呼吸方式包括频率、节律、辅助呼吸肌的运动等,判断是否存在呼吸困难及缺氧,应及时监测 SpO_2,并尽早行动脉血气分析,以便早期做出判断和及时处理。

3.呼吸系统创伤

口腔、颈部创伤应尽早行气管内插管或行紧急气管切开术,否则待病情加重(如水肿、血肿形成),将会使气管内插管或气管切开极为困难。气胸和多发肋骨骨折(连枷胸)引起的矛盾呼吸、反常呼吸及纵隔摆动,严重影响患者的呼吸功能和循环功能,应先行胸腔闭式引流或胸壁固定,必要时应进行机械通气支持治疗。

(三)循环

复杂性创伤患者必然存在较大量的失血。临床判断失血量的方法很多,如创伤部位,可见的失血量等。但是对复杂性创伤患者比较可行的方法是根据患者的一般情况进行判断。

三、呼吸道管理的特殊问题

(一)颈髓的保护

对于颈部损伤及颈椎骨折者要采用适当的方法保护脊髓。气管插管过程中应避免颈部过度活动,头部过度后伸属于绝对禁忌。插管时应进行颈部的牵引和制动。气管插管困难者可借助于纤维支气管镜辅助插管。

(二)反流和误吸

所有创伤患者皆应视为"饱胃"患者。饱胃的患者在进行全身麻醉诱导和气管插管过程中会出现胃内容物的反流,有引起误吸的危险,是引起所有急诊手术患者术中或术后死亡的一个重要原因,应当予以高度重视。复杂性创伤患者麻醉诱导和气管内插管中预防反流与误吸的唯一可行的有效方法为环状软骨压迫法。

(三)牙齿的损伤和脱落

麻醉医师应当在麻醉前对患者的牙齿进行详细的检查,如果发现可能引起牙齿脱落的因素应当在病例中记录并向患者家属交代清楚。预防插管过程中牙齿脱落主要应强调采用正确的操作方法,插管时要用肘部、腕部的力量上提喉镜,显露声门,绝不能以牙齿为喉镜的支点。如果插管困难或牙齿松动者,可用纱布或专用牙托保护牙齿。如果发现牙齿丢失,应行胸部 X 线检查,以除外牙齿被吸入肺内,预防由此引起的肺不张及肺部感染。

(四)支气管损伤和出血

支气管损伤、出血或气管断裂可给人工机械通气带来困难,血液流入对侧肺可影响健肺的通气和氧合功能。因此,在手术麻醉时为保护非损伤肺及进行正压通气,必须将双肺分隔开。行双腔支气管插管可以很快地解决此问题。但双腔支气管插管的操作技术较为复杂,导管的插入及插入后的位置判断也需要一定的经验。因此应由有经验者完成,有时可能需要借助纤维支气管镜来完成。

四、血容量补充

(一)静脉通路的建立

由于复杂伤患者常伴有大出血,因此,建立多条静脉通路是必要的,应同时开放外周及中心静脉。

(二)抗休克治疗

根据患者的失血情况,应尽快了以补充有效循环血容量,可补充平衡液及胶体液,有血时应尽早输血。衡量输液的效果一般都以血流动力学参数是否稳定为标准,但影响因素较多,平时常用的指标可能变得很不敏感。由于创伤性休克的基本病理生理改变是组织灌注不足和缺氧,即氧供和氧需要的失平衡。因此,休克患者的预后主要取决于:因血流灌注降低引起组织缺氧的程度;患者对氧耗(VO_2)增加引起 CI 和氧供(DO_2)增加的代偿能力。

五、复杂性创伤患者的监测

呼吸方面应监测 SPO_2、$ETCO_2$、动脉血气分析及呼吸功能的监测,如呼吸频率(RR)、潮气量(VT)、顺应性(C)、呼吸道压力(P)、每分通气量(MV)等对于判断呼吸功能状态都具有重要意义。血流动力学方面应监测 BP、ABP、CVP、PAWP、ECG 及尿量等,根据这些指标综合判断患者的血流动力学情况。

六、麻醉处理

(一)麻醉前用药
复杂性创伤患者的麻醉前用药应当根据患者的具体情况而定,其原则如下。

1.一般情况较好者

一般情况较好者指神志清醒,呼吸、循环功能稳定的病例,可以在患者进入手术室后经静脉给予镇痛、镇静及抗胆碱药。

2.一般情况较差的患者

此类病例一般只给镇痛药,剂量应减小,给药过程中应小心观察患者的反应。

3.意识不清、怀疑有脑外伤的患者

禁忌给予镇静药和麻醉性镇痛药,以免抑制呼吸,而引起颅内压升高。

4.不应单独使用镇静药

为防止不良反应,麻醉前不宜单独使用;否则由于疼痛会引发烦躁与不安,这种现象一般称为镇静剂的"抗镇痛效应"。

5.抗胆碱药

一般在麻醉前经静脉给予。

(二)麻醉诱导
严重创伤患者的麻醉诱导是麻醉过程中最危险、最困难,也是最重要的步骤。应根据患者的不同状态选择不同药物和采用不同的诱导方法。麻醉诱导期常用药物:镇静药如依托咪酯、异丙酚等,肌松药如维库溴铵、琥珀胆碱等,麻醉性镇痛药如芬太尼、吗啡、哌替啶等。麻醉方法及药物的选用应对血流动力学影响最小为原则。根据患者病情的轻重程度,可选用下列诱导给药方案。

1.心跳停止

直接插管,不需任何药物。

2.深度昏迷

深度昏迷指对刺激无反应者,对此种病例应直接插管,不需任何药物。

3.休克

收缩压低于 10.7 kPa(80 mmHg)时,可用 S-氯胺酮 0.5~1.0 mg/kg+琥珀胆碱 1~2 mg/kg 静脉注射或维库溴铵 0.1 mg/kg 诱导插管。

4.低血压

对收缩压 10.7~13.3 kPa(80~100 mmHg)之患者可选用芬太尼+咪达唑仑+肌松药诱导插管。

5.血压正常或升高

芬太尼+咪达唑仑或异丙酚+肌松药诱导插管。

(三)麻醉维持
临床麻醉的基本任务是既要保证患者镇痛、催眠、遗忘及肌松,又要保持血流动力学稳定。其原则仍然要根据患者的情况选择麻醉维持的方法和用药。

一般情况较好的患者麻醉的维持无特殊。一般情况较差的患者可采用芬太尼、氧化亚氮辅以肌松剂的浅全麻维持,情况好转后可辅以低浓度的吸入性麻醉剂。有些创伤严重患者的心血管系统对麻醉药的耐受能力很低,这部分患者可能在极浅或甚至在无麻醉条件下即可完成手术。因此,严重创伤患者诱导及手术早期"术中知晓"的发生率较高。"术中知晓"对患者心理是一个恶性刺激,可造成严重的心理障碍。但是如果将麻醉药剂量增加到足以使所有患者不发生"术中知晓",则必然导致麻醉过深,其代价是患者的生命安全。在这种情况下,麻醉应当以保持循环稳定,保证生命安全为原则,待患者病情稳定后逐渐加深麻醉。

(四)术后早期恢复

术后常见的问题为呕吐与误吸、恢复延迟、恢复期谵妄、体温过低。

创伤前饱食的患者由于胃排空延迟,手术后可能仍然处于饱胃状态,麻醉恢复过程中发生呕吐的可能性极大。所以,术后拔管应当严格遵守拔管指征,即患者应当意识完全清醒,呛咳反射及吞咽反射恢复,心血管功能稳定,通气及氧合功能正常,无水、电解质及酸碱平衡失调,无麻醉剂及肌松剂残余作用。严重创伤的患者多数无法手术后即刻拔除气管内导管,需要保留气管导管一段时间。影响术后拔管的因素包括麻醉后的苏醒延迟、肺功能损害、心血管功能损害、过度肥胖、严重的胸腹部创伤及脑外伤造成意识不清等。保留气管导管的患者术后需要呼吸支持治疗,在 ICU 进行机械通气是比较好的选择。

(侯作家)

第四节　关节置换术的麻醉

人工关节的材料和工艺越来越先进,接受人工关节置换的患者也越来越多。此类手术确实使患者解除了疼痛,改善了关节活动功能,提高了生活质量。人工关节置换术的不断发展给麻醉带来了新的课题,提出了更高的要求,因为该类患者往往有许多特殊的方面,对此麻醉医师需要有较深的认识,做好充分的术前准备,严密的术中监测和良好管理,以及术后并发症的防治工作。

一、关节置换术麻醉的特殊问题

(一)气管插管困难和气道管理困难

类风湿性关节炎和强直性脊柱炎的患者常有全身多个关节受累,前者可累及寰枢关节、环杓关节及颞下颌关节等,可使寰枢关节脱位、声带活动受限、声门狭窄、呼吸困难及张口困难等;后者主要累及脊柱周围的结缔组织,使其发生骨化,脊柱强直呈板块状,颈屈曲前倾不能后仰,颞下颌关节强直不能张口。患者平卧时常呈"元宝状",去枕头仍保持前屈,如果头部着床,下身会翘起。这两种患者行气管插管非常困难,因为声门完全不能暴露,且患者骨质疏松,有的患者还有寰枢关节半脱位,如果插管用力不当可造成颈椎骨折,反复插管会造成喉头水肿和咽喉部黏膜损伤、出血,气道管理更加困难。一些患者合并有肺纤维化病变,胸壁僵硬,致肺顺应性下降,通气和弥散能力均降低,可致 SpO_2 下降。对此类患者,麻醉医师在术前访视时,如估计气管插管会有困难者,应事先准备好纤维支气管镜以便帮助插管。合并肺部感染致呼吸道分泌物增多,且易发生支气管痉挛,给呼吸道的管理更增加了难度。

(二)骨黏合剂

为了提高人工关节的稳定性,避免松动和松动引起的疼痛,利于患者早期活动和功能恢复,在人工关节置换术中常需应用骨黏合剂(骨水泥),通常是在骨髓腔内填入骨水泥,再将人工假体插入。骨黏合剂为一高分子聚合物,又称丙烯酸类黏合剂,包括聚甲基丙烯酸甲酯粉剂和甲基丙烯酸甲酯液态单体两种成分,使用时将粉剂和液态单体混合成面团状,然后置入髓腔,自凝成固体而起作用。在聚合过程中可引起产热反应,温度可高达80~90 ℃,这一产热反应使骨水泥更牢固。单体具有挥发性,易燃,有刺激性气味和毒性,因此,房间内空气流通要好。未被聚合的单体对皮肤有刺激和毒性,可被局部组织吸收引起"骨水泥综合征"。单体被吸收后大约3分钟达峰值血液浓度,在血中达到一定浓度后可致血管扩张并对心脏有直接毒性,体循环阻力下降,组织释放血栓素致血小板聚集,肺微血栓形成,因而患者可感胸闷、心悸,心电图可显示有心肌损害和心律失常(包括传导阻滞和窦性停搏),还可有肺分流增加而致低氧血症、肺动脉高压、低血压及心排血量减少等。单体进入血液后可以从患者的呼气中闻到刺激性气味。肺脏是单体的清除器官,清除速度很快,故一般不会受到损害,只有当单体的量达到全髋关节置换时所释放的单体量的35倍以上时,肺功能才会受到损害。因此,对肺功能而言,骨水泥的使用一般是安全的。为减少单体的吸收量,混合物必须做充分搅拌。

除单体吸收引起的对心脏、血管和肺脏的毒性反应外,当骨黏合剂填入骨髓腔后,髓腔内压急剧上升,使得髓腔内容物包括脂肪、空气微栓子及骨髓颗粒进入肺循环,引起肺栓塞,致肺血管收缩,肺循环阻力增加和通气灌流比例失调,导致肺分流增加、心排血量减少和低氧血症。为了减少髓腔内压上升所致的并发症,用骨水泥枪高压冲洗以去除碎屑,从底层开始分层填满髓腔,这可使空气从髓腔内逸出以减少空气栓塞的发病率,也可从下位的骨皮质钻孔,并插入塑料管以解除髓内压的上升。

对骨黏合剂使用时对心肺可能造成的影响,必须高度重视,采取预防措施。应当在用骨水泥时严密监测 PaO₂、PaCO₂、ETCO₂、SPO₂、血压、心律及心电图等。补足血容量,必要时给予升压药,保证气道通畅,并予充分吸氧。下肢关节置换的手术,在松止血带时,要注意松止血带后所致的局部单体吸收,骨髓、空气微栓子或脂肪栓等进入肺循环而引起的心血管反应,甚至有可能出现心搏骤停的意外。

(三)止血带

四肢手术一般都需在止血带下进行,以达到术野无血的目的。但是止血带使用不当时也会出现一些并发症。

(四)激素的应用

1.概述

行人工关节置换的患者常因其原发病而长期服用激素,因此,可有肾上腺皮质萎缩和功能减退,在围术期如不及时补充皮质激素,会造成急性肾上腺皮质功能不全(危象)。对此类患者应详细询问服用激素的时间、剂量和停用时间,必要时做 ACTH 试验检查肾上腺皮质功能。对考虑可能发生肾上腺皮质功能不全的患者,可在术前补充激素,可提前3天起口服泼尼松,5 mg,每天3次,或于术前一天上午和下午各肌内注射醋酸可的松 100 mg,在诱导之前及术后给予氢化可的松 100 mg 静脉滴注。

2.急性肾上腺皮质功能不全的判定

如果麻醉和手术中出现下列情况,则应考虑发生了急性肾上腺皮质功能不全。

（1）原因不明的低血压休克,脉搏增快,指趾、颜面苍白。

（2）在补充血容量后仍持续低血压,甚至对升压药物也不敏感。

（3）不明原因的高热或低体温。

（4）全麻患者苏醒异常。

（5）异常出汗、口渴。

（6）血清钾升高或钠、氯降低。

（7）肾区痛(腰疼)和胀感、蛋白尿。

（8）在上述症状的同时,可出现精神不安或神志淡漠,继而昏迷。

3.处理

如果考虑为肾上腺皮质功能不全,立即给予氢化可的松 100 mg 静脉推注,然后用氢化可的松 200 mg 静脉滴注。

（五）深静脉血栓和肺栓塞

骨关节手术有许多患者为长期卧床或老年人,静脉血流瘀滞,而手术创伤或肿瘤又使凝血功能改变,皆为静脉血栓的高危因素,在手术操作时有可能致深静脉血栓进入循环。长骨干骨折患者有发生脂肪栓塞的危险性,使用骨水泥时有可能发生空气栓塞。对麻醉医师来说,对术中发生的肺栓塞有足够的警惕非常重要,因为术中肺栓塞发病极其凶险,患者死亡率高,而且容易与其他原因引起的心搏骤停相混淆。因此,术中应密切观察手术操作步骤及患者的反应,严密监测心率、血压、SpO_2、$ETCO_2$ 等。心前区或经食管超声心动对肺栓塞诊断有一定帮助。如果患者术中突然出现不明原因的气促、胸骨后疼痛、$ETCO_2$ 下降、PaO_2 下降、肺动脉高压、血压下降而用缩血管药纠正效果不好等表现时,应考虑有肺栓塞的可能。

为了预防和及时发现因静脉血栓脱落而致肺栓塞,术中须维持血流动力学稳定,补充适当的血容量,并在放骨水泥和松止血带时需严密监测生命体征的变化。

对严重肺栓塞的治疗是进行有效的呼吸支持及循环衰竭的纠正与维持。主要方法包括吸氧、镇痛、纠正心力衰竭和心律失常及抗休克。空气栓塞时,应立即置患者于左侧卧头低位,使空气滞留于右心房内,防止气栓阻塞肺动脉及肺毛细血管,也可通过经上肢或颈内静脉插入右心导管来抽吸右心内空气。对血栓性肺栓塞,如无应用抗凝药的禁忌,可用肝素抗凝治疗,或给予链激酶、尿激酶进行溶栓治疗。高压氧舱可促进气体尽快吸收并改善症状。

二、术前准备及麻醉选择与管理

虽然有许多青壮年患者需行关节置换术,但以老年人多见。老年人常伴有各系统器官的功能减退和许多并存疾病,致围术期和麻醉中并发症增多,其死亡率也比年轻人为高。术前需对高龄患者并存的疾病及麻醉的危险因素进行正确评估,对并存疾病应给予积极的治疗。如对于高血压和冠心病患者,术前应给予有效的控制血压及改善心肌缺血,维持心肌氧供需平衡,以减少围术期心脑血管的并发症;慢性气管炎患者应积极治疗,训练深呼吸及咳嗽,以减少术后肺部感染。老年人心肺肝肾功能减退,药物代谢慢,诱导和术中用药应尽量选用短效、代谢快及对循环影响小的药物,如用依托咪酯诱导,以异氟醚、七氟醚、地氟醚等吸入麻醉药为主维持麻醉,尽量减少静脉用药。

(一)术前准备

1.麻醉前访视与病情估计

关节置换的患者,老年人较多,他们常合并有心血管疾病、肺部疾病、高血压及糖尿病等。类风湿性关节炎和强直性脊柱炎患者累及心脏瓣膜、心包及心脏传导系统者,须详细检查及对症处理。术前一定要了解高血压的程度,是否规律用药(抗高血压药可用至手术日早晨),是否累及其他器官,有无合并心功能不全。对合并房室传导阻滞和病态窦房结综合征的患者应详细询问病史,必要时安置临时起搏器。慢性肺疾病患者,要注意有无合并肺部感染,术前需做肺功能和血气检查。类风湿性关节炎和强直性脊柱炎要检查脊柱活动受限程度,判断气管插管是否困难,胸廓活动受限的程度如何。合并糖尿病的患者,要详细询问病史,服药的类型,检测术前血糖和尿糖值,必要时给予短效胰岛素控制血糖。有服用激素病史的患者,应根据服药史及术前的临床表现、化验结果决定围术期是否需要补充激素。

2.麻醉前用药

一般患者术前常规用药,有严重的循环和呼吸功能障碍的患者,镇静药或镇痛药慎用或不用。有肾上腺皮质功能不全倾向的患者,诱导前给予氢化可的松 100 mg,加入 100 mL 液体中滴注。

3.术前备血

估计术中出血较多的患者,术前要准备好充分的血源。为了节约血源和防止血源性疾病传播和输血并发症,可采用术中血液回收技术或术前备自体血在术中使用。血红蛋白在 10 g 或红细胞比积在 30% 以下,不宜采集自体血。最后一次采血至少在术前 72 小时前,以允许血容量的恢复。拟做纤维支气管镜引导气管插管时,要准备好必备用品,如喷雾器、支气管镜等。

4.维持气道困难的预测与气管插管困难的评估

对类风湿性关节炎和强直性脊柱炎影响到颈椎寰枢关节、颞下颌关节致头不能后仰和/或张口困难的患者,应当仔细检查,估计气管插管的难易程度,以决定麻醉诱导和插管方式。目前,预测气道困难的方法很多,现介绍几种方法。

(1)张口度:是指最大张口时上下门牙间的距离,正常应≥3 指(患者的示指、中指和无名指并拢),2~3 指,有插管困难的可能,<2 指,插管困难。不能张口或张口受限的患者,多置入喉镜困难,即使能够置入喉镜,声门暴露也不佳,因此可造成插管困难。

(2)甲颏间距:是指患者颈部后仰至最大限度时,甲状软骨切迹至下颏间的距离,以此间距来预测插管的难度。甲颏间距≥3 指(患者的示、中及无名指),插管无困难,在 2~3 指间,插管可能有困难,但可在喉镜暴露下插管;<2 指,则无法用喉镜暴露下插管。

(3)颈部活动度:是指仰卧位下做最大限度仰颈,上门牙前端至枕骨粗隆的连线与身体纵轴相交的角度,正常值>90°;<80°为颈部活动受限,直接喉镜下插管可能遇到困难。

(4)寰枕关节伸展度:当颈部向前中度屈曲(25°~35°),而头部后仰,寰枕关节伸展最佳。口、咽和喉三条轴线最接近为一直线(亦称"嗅花位"或称 Magill 位),在此位置,舌遮住咽部较少,喉镜上提舌根所需用力也较小。寰枕关节正常时,可以伸展 35°。寰枕关节伸展度检查方法:患者端坐,两眼向前平视,上牙的咬颌面与地面平行,然后患者尽力头后仰,伸展寰枕关节,测量上牙咬颌面旋转的角度。上牙旋转角度可用量角器准确地测量,也可用目测法进行估计分级:1 级为寰枕关节伸展度无降低;2 级为降低 1/3;3 级为降低 2/3;4 级为完全降低。

(二)麻醉方法的选择

1.腰麻和硬膜外麻醉

只要患者无明显的腰麻或硬膜外麻醉禁忌证及强直性脊柱炎导致椎间隙骨化而使穿刺困难,都可选用腰麻或硬膜外麻醉,我院近年来在腰麻或硬膜外麻醉下进行了大量的髋、膝关节置换术,包括>80 岁的高龄患者,均取得了良好效果。而且有研究表明选用腰麻和硬膜外麻醉对下肢关节置换术有如下优点。

(1)深静脉血栓率发生率降低,因硬膜外麻醉引起的交感神经阻滞导致下肢动静脉扩张,血流灌注增加。

(2)血压和 CVP 轻度降低,可减少手术野出血。

(3)可减轻机体应激反应,从而减轻患者因应激反应所引起的心肺负荷增加和血小板激活导致的高凝状态等。

(4)局麻药可降低血小板在微血管伤后的聚集和黏附能力,对血栓形成不利。

(5)可通过硬膜外导管行术后椎管内镇痛。

2.全身麻醉

对有严重心肺并发症的患者、硬膜外或腰麻穿刺困难者及其他禁忌证的患者,宜采用气管插管全身麻醉。

(1)注意要点:①选用对心血管功能影响小的诱导和维持药物。②尽量选用中短效肌松药,术中严密监测生命体征,术后严格掌握拔管指征。③强直性脊柱炎等气管插管困难者,应在纤维支气管镜帮助下插管,以免造成不必要的插管损伤;必要时可行控制性降压,以减少出血。

总之,在满足手术要求和保证患者安全的前提条件下,根据患者的病情,手术的范围,设备条件和麻醉医师自身的经验与技术条件来决定麻醉方法。

(2)全麻诱导。对年老体弱者,全麻诱导时给药速度要慢,并密切观察患者的反应,如心血管反应,药物变态反应等。常用静脉药物及其诱导剂量如下。①异丙酚:成人 2～2.5 mg/kg,在30 秒内给完,年老体弱者宜减量和减慢给药速度。②咪达唑仑:未用术前药的患者,<55 岁,0.3～0.35 mg/kg;>55 岁,0.30 mg/kg,ASA Ⅲ～Ⅳ级,0.2～0.25 mg/kg。已用术前药的患者,适当减量。③依托咪酯:0.2～0.6 mg/kg,常用量 0.3 mg/kg,小儿、老弱、重危患者应减量,注药时间在 30 秒以上。④硫喷妥钠:4～8 mg/kg,常用量 6 mg/kg。⑤常用肌松药及插管剂量:琥珀胆碱 1～2 mg/kg;泮库溴铵 0.10～0.15 mg/kg;维库溴铵 0.08～0.10 mg/kg,哌库溴铵0.1 mg/kg。

(3)麻醉维持。 般用静吸复合全麻,特别是以异氟醚、七氟醚为主的静吸复合全麻,对患者心血管功能抑制小,苏醒快,是理想的麻醉维持方法,因此,尽量减少静脉用药,而以吸入麻醉为主。

(4)预知气道困难患者的插管处理。预知气道困难的患者,应根据患者情况选择插管方式,切忌粗暴强行插管,特别是有颈椎半脱位,骨质疏松,全身脱钙的患者。气管插管技术的选择如下。①直接喉镜:一般插管无困难的患者,可快速诱导、直接喉镜下气管插管。估计可能有困难,不宜快速诱导,而应咽喉表面麻醉和环甲膜穿刺气管内表面麻醉或强化麻醉下行清醒气管插管。②盲探经鼻插管:用于插管困难的患者。患者清醒,多采用头部后仰、肩部垫高的体位,并可根据管口外气流的强弱进行适当的头位调整,气流最大时,表明导管正对声门,待患者吸气时将导管送入气管内。③纤维光导喉镜引导气管插管:患者有明显困难插管指征时,应直接选择在纤维支气管镜帮助下插管;④喉罩:有条件者可选用喉罩处理气道困难和插管困难。

(三)术中麻醉管理

(1)术中严密监测患者的生命体征,维持循环功能的稳定和充分供氧。监测包括血压、心率、ECG、SpO_2、$ETCO_2$ 等项目。

(2)对术前有冠心病或可疑冠心病的患者,应予充分给氧,以保证心肌的氧供需平衡。

(3)硬膜外麻醉要注意掌握好阻滞平面,特别是用止血带的患者,如果阻滞范围不够,时间长则会使患者不易耐受。

(4)对老年或高血压患者,局麻药用量要酌减,掌握少量分次注药原则,防止阻滞平面过广导致血压过低,要及时补充血容量。

(5)注意体位摆放,避免皮肤压伤,搬动体位要轻柔,要注意保持患者的体温。

(6)在一些重要步骤如体位变动、放骨水泥、松止血带前要补足血容量,密切观察这些步骤对机体的影响并做好记录。

(7)体液平衡很重要,既要补足禁食禁水及手术中的丢失,满足生理需要量,又要注意不可过多过快而造成肺水肿。

(8)心血功能代偿差的患者,在总量控制的前提下,胶体液比例可适当加大,可用血定安、海脉素、中分子羟乙基淀粉及血浆等。

术中失血量要精确计算,给予适量补充,备有自体血的患者需要输血时,先输自体血,有条件者可采用自体血回收技术回收术中失血。

(四)特殊手术的麻醉

1.强直性脊柱炎和类风湿关节炎患者的麻醉

(1)病情估计。术前患者访视应注意如下事项:①了解病情进展情况,是否合并心脏瓣膜、传导系统、心包等病变,应作心电图检查及判断心功能分级。②判断胸廓活动受限情况,决定是否作肺功能和血气检查。③了解颈、腰椎有无强直,颈活动度及张口度,依此考虑诱导和气管插管以何种方式进行。④水电解质平衡情况,是否有脱钙。⑤是否有激素服用史,服用时间长短,剂量,何时停用,考虑是否用激素准备。⑥术前用药剂量宜小,呼吸受限者术前可免用镇静镇痛药,入室后再酌情给予。

(2)麻醉方式和术中管理。此类患者的腰麻和硬膜外麻醉穿刺常有困难,而且硬脊膜与蛛网膜常有粘连,易误入蛛网膜下腔,且椎管硬化,容积变小,硬膜外隙很窄,剂量不易掌握,过大致平面意外升高,有时又因硬膜外腔有粘连致局麻药扩散差,麻醉效果不好,追加镇静药又顾虑呼吸和循环抑制,颇为棘手。因此,从患者安全出发,一般采用全麻更为合适。全麻可根据患者颈部活动度和张口程度决定诱导和插管方式。估计有困难者,行清醒经鼻盲探气管插管。对脊柱前屈>60°、颈屈曲>20°患者,行快速诱导全麻是危险的。此外,反复不成功的插管可发生咽喉软组织损伤、出血、水肿,以致气道难以保持通畅,而出现缺氧、CO_2 蓄积,甚至心搏骤停等严重后果。因此,行纤维支气管镜引导下气管插管是安全可靠的方式。如果条件不具备,可考虑逆行插管术,也可考虑使用喉罩。

有近期或长期服用激素病史者,诱导前给予 100 mg 氢化可的松溶于 100 mL 液体中,输入后开始诱导。全麻忌过深,因此类患者对麻醉药耐量低,用药量应减少,尤其是静脉麻醉药。术中充分供氧,避免低氧血症,并注意液体量和失血量的补充。颈椎强直者,术后需完全清醒后再拔管。

2.髋关节置换术的麻醉

人工髋关节置换术的主要问题是患者多为老年人,长期卧床的强直性脊柱炎、类风湿性关节炎及创伤骨折患者,手术创伤大,失血多,易发生骨黏合剂综合征及肺栓塞。

术前访视患者时,要注意其全身并发症及重要脏器功能情况,如高血压、心脏病、慢性阻塞性肺疾病、糖尿病等,术前应控制血压,改善心肺功能,控制血糖。术前应检查心肺功能。要询问过敏史,服药史,服用激素史等。长期卧床患者要注意心血管代偿功能和警惕深静脉血栓和肺栓塞的危险。术前需准备充分的血源,如备自体血。术前用药需选用对呼吸和循环无抑制的药物。

麻醉方式可根据患者情况和麻醉条件及麻醉医师自身经验来决定。有的医院多采用腰麻或硬膜外麻醉。

当手术截除股骨头颈部,扩大股骨髓腔和修整髋臼时,出血较多。为减少大量输血的并发症,减少输血性疾病的危险可采用一些措施。

(1)术前备自体血。

(2)术中失血回收。

(3)术前进行血液稀释。

(4)术中控制性降压。

(5)注意体位摆放,避免静脉回流不畅而增加出血。

(6)术前、术中用抑肽酶可减少出血。

在用骨黏合剂时应警惕骨水泥综合征的发生,充分供氧,保持血容量正常,减浅麻醉,必要时给予升压药。同时要警惕脂肪栓塞综合征,以防意外发生。

3.膝关节置换术的麻醉

膝关节置换术主要注意松止血带后呼吸血压的变化、骨水泥问题及术后镇痛。膝关节手术一般用止血带减少出血,但要注意由此带来的并发症。少数高血压,心脏病患者在驱血充气后可产生高血压,甚至心力衰竭。在松止血带时可产生"止血带休克"及肺栓塞综合征。在双膝关节同时置换时,要先放松一侧后,观察生命体征的变化,使循环对血液重新分布有一个代偿的时间,再放另一侧止血带。

膝关节置换术后疼痛可能比髋关节置换术后更明显,可行各种方法的术后镇痛,有利于早期活动和功能锻炼。

(侯作家)

第五节 脊柱手术的麻醉

一、脊柱急症手术

(一)概述

随着汽车的逐渐普及,交通事故也在上升,它是造成脊柱创伤的主要原因之一,另一主要原因是工伤事故。脊柱创伤最常见的是脊柱骨折、椎体脱位和脊髓损伤。脊柱创伤后常因骨折、脱位、血肿导致脊髓损伤,一旦出现脊髓损伤,后果极为严重,可致终身残疾,甚至死亡。据统计脊髓损伤的发病率为$(8.1 \sim 16.6)/100$万人,其中80%的患者年龄在$11 \sim 30$岁。因此,对此类患者的早期诊断和早期治疗至关重要。

(二)麻醉应考虑的问题

1.脊髓损伤可以给其他器官带来严重的影响

麻醉医师对脊髓损伤的病理生理改变应有充分认识,以利正确的麻醉选择和合理的麻醉管理,减少继发损伤和围术期可能发生的并发症。

2.应兼顾伴发伤

脊柱损伤常合并其他脏器的损伤,麻醉过程中应全面考虑,尤其是伴有颅脑胸腹严重损伤者。

3.困难气道

颈椎损伤后,尤其是高位颈椎伤患者常伴有呼吸和循环问题,其中气道处理是最棘手的问题,全身麻醉选择何种气管插管方式方可最大限度地减少或避免因头颈部伸曲活动可能带来的加重脊髓损伤情况,是麻醉医师需必须考虑的至关重要的问题。高位脊髓伤患者可出现气管反射异常,是交感与副交感神经平衡失调所致,表现刺激气管时易出现心动过缓,如并存缺氧,可致心搏骤停,因此,对该类患者在吸痰时要特别小心。

(三)麻醉用药选择

1.麻醉选择

大部分脊柱损伤需行椎管减压和/或内固定手术,手术本身较复杂,而且组织常有充血水肿,术中出血较多;另外,硬脊膜外和蛛网膜下腔阻滞麻醉均因穿刺及维持平面方面有一定的困难,体位变动也常列为禁忌,如伴有脊髓损伤,病情常较复杂,术中常有呼吸及循环不稳等情况发生,故一般均应采取气管插管全身麻醉。

鉴于脊髓损伤有较高的发病率,并常有复合损伤,特别是颈段和/或上胸段损伤者,麻醉手术的危险性较大,任何操作技术都有可能产生不良后果,甚至加重原发损伤,故在诊断之始及至麻醉后手术期间,对此类患者,麻醉医师均应仔细观察处理,特别是对那些身体其他部位合并有致命创伤的患者。

麻醉选择足够深的全身麻醉和神经阻滞麻醉均可有效的预防副交感神经的过度反射,消除这一过度反射是血流动力学稳定的基础;仔细的决定麻醉药用量和认真细致注意血容量的变化并加以处理是血流动力学稳定的重要因素。

2.麻醉用药

脊髓损伤后,由于肌纤维失去神经支配致使接头外肌膜胆碱能受体增加,这些异常的受体遍布肌膜表面,产生对去极化肌松药的超敏感现象,注入琥珀胆碱后会产生肌肉同步去极化,大量的细胞内钾转移到细胞外,从而大量的钾进入血液循环,产生严重的高血钾,易发生心搏骤停。一般脊髓损伤后6个月内不宜使用琥珀胆碱,均应选用非去极化肌松药。鉴于脊髓损伤的病理生理改变,在选择麻醉前用药时应慎用或不用有抑制呼吸功能和可导致睡眠后呼吸暂停的药物。麻醉诱导时宜选用依托醚酯、咪达唑仑等对循环影响较小的药物,并注意用药剂量及给药速度,同时准备好多巴胺及阿托品等药物。各种吸入和非吸入麻醉药虽然对脊髓损伤并无治疗作用,但氟烷、芬太尼、笑气和蛛网膜下腔使用的利多卡因均能延长从脊髓缺血到脊髓损伤的时间,这种保护作用的可能机制如下。

(1)抑制了脊髓代谢。

(2)对脊髓血流的影响。

(3)内源性儿茶酚胺的改变。

(4)阿片受体活性的改变。

(5)与继发损伤的介质如前列腺素相互作用的结果。

麻醉维持多采用静吸复合的方法。

(四)麻醉操作和管理

1.麻醉操作

脊柱骨折可为单纯损伤和/或合并其他部位的损伤,在脊髓损伤的急性期任何操作都可能加重或造成新的脊髓损伤。麻醉医师术前应仔细检查、轻微操作。需要强调的是麻醉诱导插管时,不应为了插管方便而随意伸屈头颈部,应尽量使头部保持在中位,以免造成脊髓的进一步损伤。另外,在体位变动时同样要非常小心。

2.麻醉管理

脊柱骨折常可合并其他部位的损伤,尤其对其他部位的致命损伤如闭合性颅脑损伤等须及时诊断和处理,若有休克须鉴别是失血性休克还是脊髓休克,这是合理安全麻醉的基础。

(1)术中监测:脊柱创伤患者病情复杂,故术中应加强对该类患者中枢、循环、呼吸、肾功能、电解质及酸碱平衡的综合的动态监测,以便及时发现并予以相应的处理,只有这样才能提高创伤患者的救治成功率。其实,对该类患者的监护不应只局限于术中,而是在整个围术期均应加强监护,唯此才能降低死亡率。

(2)呼吸管理:术中应根据血气指标选择合适的通气参数,以维持正常的酸碱平衡和适当的脊髓灌注压是至关重要的。动物实验表明高或低碳酸血症均对脊髓功能恢复不利,但创伤后低碳酸血症比高碳酸血症对组织的危害小,一般维持 $PaCO_2$ 4.7～5.3 kPa(35～40 mmHg)为宜,如合并闭合性颅脑损伤,伴有颅内压增高 $PaCO_2$ 应维持在较低水平 3.3～4.0 kPa(25～30 mmHg)为佳。如围术期出现突发不能解释的低氧血症及二氧化碳分压升高,应考虑有肺栓塞、肺水肿或急化呼吸窘迫综合征的可能,缓慢进展的或突发的肺顺应性下降,预示有肺水肿的发生,常表现为肺间质水肿,肺部听诊时湿啰音可不清楚。机械通气时可加用呼气末正压通气。对高位脊髓损伤患者,术后拔除气管导管时应特别慎重,最好保留气管导管直至呼吸循环稳定后再拔,如估计短时间内呼吸功能不能稳定者,可做气管切开,以便于气道管理。

(3)循环管理:对脊柱创伤伴有休克的患者,首先应分清是失血性休克还是脊髓休克,以便做出正确处理。前者以补充血容量为主,而对脊髓休克者可采用适当补液和α受体兴奋药(去氧肾上腺素或多巴胺)治疗,且不可盲目补液,特别是四肢瘫痪的患者已存在心功能不全和血管张力的改变,在此基础上如再过量输液,增加循环负荷可导致心力衰竭及肺水肿。其次脊髓损伤患者麻醉时既不可过浅致高血压,也不可过深致低血压。麻醉诱导时常出现低血压,尤其体位变动时可出现严重的低血压,甚至心搏骤停,多见于脊髓高位损伤者。为预防脊髓损伤的自主神经反射引起的心血管并发症,应选择相应的血管活性药物治疗。对脊髓损伤早期出现的严重高血压可选用直接作用到小动脉的硝普钠,α受体阻滞剂(酚妥拉明);对抗心律失常可用β受体阻滞剂、利多卡因和艾司洛尔等药,对窦性心动过缓、室性逸搏可选用阿托品对抗;也可适当加深麻醉来预防和治疗脊髓损伤患者的自主神经反射亢进。对慢性脊髓损伤合并贫血和营养不良的患者,麻醉时应注意补充红细胞和血浆,必要时可输清蛋白。

在脊髓休克期间,一般是脊髓损伤后的 3 天至第 6 周,为维持血流动力学的稳定和防止肺水肿,监测 CVP 和肺动脉楔压(PAWP),尤其是 PAWP 不仅可直接监测心肺功能,而且还能估计分流量。

(4)体位:脊柱创伤患者伴有呼吸及循环不稳等情况,而手术大多采取俯卧位,必须注意胸腹垫物对呼吸循环和静脉回流的影响,同时还应注意眼或颌面部软组织压伤及肢体因摆放不妥所带来的损伤等。另外,应注意体位变动时可能发生的血流动力学剧变。

3.术中输血补液

术中应详细记录出入量,输液不可过量,并注意晶胶体比例,一般维持尿量在 $25\sim30\ mL/h$,必要时可予以利尿。已有许多研究表明围术期的高血糖可加重对脊髓神经功能的损害作用,因此,术中一般不补充葡萄糖。根据患者术前的血色素和出血情况而决定是否输血。

(五)颈椎损伤的气道处理

对颈椎损伤患者的进展性创伤生命支持(advanced trauma life support,ATLS)方案已由美国创伤学会提出,方案如下:①无自主呼吸又未行 X 线检查者,如施行经口插管失败,应改行气管切开。②有自主呼吸,经 X 经排除颈椎损伤可采用经口插管,如有颈椎损伤,应施行经鼻盲探插管,若不成功再行经口或造口插管。③虽有自主呼吸,但无时间行 X 线检查施行经鼻盲探插管,若不成功再行经口或造口插管。

ATLS 方案有它的局限性,到目前为止对颈椎损伤的呼吸道处理尚无权威性和可行性的方案。对麻醉医师来说重要的是意识到气道处理与颈椎进一步损伤有密切关系的同时,采用麻醉医师最为娴熟的插管技术,具体患者具体对待,把不因行气管插管而带来副损伤或使病变加重作为指导原则。必要时可借助纤维支气管镜引导插管。颈椎制动是治疗可疑颈椎损伤的首要问题,所以,任何操作时均应保持颈椎处于相对固定的脊柱轴线位置。

1.各种气道处理方法对颈椎损伤的影响

常用的气管插管方法:经口、经鼻及纤维支气管镜引导插管等三种。其他插管方法,如逆行插管、环甲膜切开插管及 Bullard 喉镜下插管等目前仍较少应用。

(1)经口插管。颈椎损伤多发生在 $C_3\sim C_7$,健康志愿者在放射线监测下可见,取标准喉镜插管体位时,可引起颈椎的曲度改变,其中尤以 $C_3\sim C_4$ 的改变更为明显。

(2)经鼻气管插管。虽然在发达国家施行经鼻盲探插管以控制患者的气道已经比较普及,但对存在自主呼吸的颈椎损伤患者,仍无有力证据表明采用这种插管技术是安全的,原因在于:①插管时间较长。②如表面麻醉不充分,患者在插管过程中常有呛咳,从而导致颈椎活动,可能加重脊髓损伤。③易造成咽喉部黏膜损伤和呕吐误吸而致气道的进一步不畅;插管时心血管反应较大,易出现心血管方面意外情况。

有学者对大量颈椎创伤合并脊髓损伤的患者采用全身麻醉,快速诱导经鼻或口插管的方法收到良好的临床效果。在此,要强调的是插管操作必须由有经验的麻醉医师来完成,而不应由实习生或不熟练的进修生来操作。

(3)纤维支气管镜引导下插管。纤维支气管镜是一种可弯曲的细管,远端带有光源,操作者可通过光源看到远端的情况,并可调节使其能顺利通过声门。与气管插管同时使用时,先将气管导管套在纤维支气管镜外面,再将纤维支气管镜经鼻插至咽喉部,调节光源使其通过声门,然后再将气管导管顺着纤维支气管镜送入气管内。纤维支气管镜插管和经鼻盲探插管比较,具有试插次数明显减少、完成插管迅速、可保持头颈部固定不动、并发症少等优点,纤维支气管镜插管的成功率几乎可达 100%,比经鼻盲探明显增高,且插管的咳嗽躁动发生率低。

2.颈椎损伤患者气管插管方式的选择

如上所述,为了减少脊柱创伤后的继发损伤,选用何种插管方法是比较困难的,但有一点是肯定的,有条件者首选纤维支气管镜插管引导下插管;其次,要判断患者的插管条件,如属困难插管,千万别勉强,可借助纤维支气管镜插管或行气管切开;另外,要选麻醉者最熟练的插管方法插管。只有这样才能将插管可能带来的并发症降到最低。

二、择期类手术

(一)概述

脊柱外科发展很快,尤其最近十来年,新的手术方法不断涌现,许多国际上普遍使用的脊柱外科手术及内固定方法,在国内也已逐渐推广使用,开展脊柱外科新手术的医院也越来越多,在这方面做得较好的是上海长征医院,已有手术患者8 000多例,手术方法及内固定材料等方面基本上与国际接轨。脊柱外科手术大多比较精细和复杂,而且一旦发生脊髓神经损伤,将造成患者的严重损害,甚至残废。因此,在手术前做好充分准备,选择恰当的手术方案及麻醉方法,以确保麻醉和手术的顺利进行显得尤为重要。

(二)脊柱择期手术的特点

脊柱外科手术同胸腹和颅脑手术相比,虽然对重要脏器的直接影响较小,但仍有其特点,麻醉和手术医师对此应有足够的认识,以保证患者围术期的安全。

1.病情差异较大

脊柱手术及接受手术的患者是千变万化和参差不齐的,患者可以是健壮的,也可以是伴有多系统疾病的,年龄从婴儿到老年;疾病种类繁多,既有先天性疾病,如先天性脊柱侧凸,又有后天性疾病,如脊柱的退行性变;既可以是颈椎病,也可以是骶尾部肿瘤等。手术方法多种多样,既可以经前方、侧前方减压,也可以经后路减压,有的需要内固定,有的则不需要,即使是同一种疾病,由于严重程度不等,其治疗方法也可完全两样。因此,麻醉医师术前应该准确了解病情及手术方式,以便采取恰当的麻醉方法,保证手术顺利地进行。

2.手术体位对麻醉的要求

脊柱外科手术患者的正确体位可以减少术中出血,易于手术野的暴露和预防体位相关的损伤。根据脊柱手术进路的不同,常采取不同的体位,仰卧位和侧卧位对循环和呼吸功能影响不大,麻醉管理也相对较为简单。当采用俯卧位时可造成胸部和腹部活动受限,胸廓受压可引起限制性通气障碍,使潮气量减少,如果麻醉深度掌握不好使呼吸中枢受到抑制,患者则有缺氧的危险;而腹部受压可导致静脉回流障碍,使静脉血逆流至椎静脉丛,加重术中出血。另外,如果头部位置过低或颈部过分扭曲等都可造成颈内静脉回流障碍,而致球结膜水肿甚至脑水肿。因此,俯卧位时应取锁骨和髂骨为支撑点,尽量使胸腹部与手术台之间保持一定空隙,同样要将头部放在合适的位置上,最好使用软的带钢丝的气管导管,这样可以避免气管导管打折和牙垫可能造成的损伤。较长时间的手术,建议采用气管内麻醉。如果采用区域阻滞麻醉,则应加强呼吸和循环功能的监测,特别是无创血氧饱和度的监测,以便及时发现患者的氧合情况。患者良好体位的获得要靠手术医师、麻醉医师和手术护士的一起努力。

3.充分认识出血量大

脊柱手术,由于部位特殊,止血常较困难,尤其是骶尾部的恶性肿瘤手术,失血量常可达数千毫升,因此术前必须备好血源,术中要正确估计失血量,及时补充血浆成分或者全血。估计术中有可能发生大量失血时,为减少大量输血带来的一些并发症,有时可采取血液稀释、自体输血及血液回收技术,也可采用术中控制性降压,但这些措施可使麻醉管理更加复杂,麻醉医师在术前应该有足够的认识,并做好必要的准备,以减少其相关的并发症。

(三)术前麻醉访视和病情估计

1.术前麻醉访视

(1)思想工作:通过麻醉前访视应尽量减少患者术前的焦虑和不安情绪,力争做到减轻或消除对手术和麻醉的顾虑和紧张,使患者在心理和生理上均能较好地耐受手术。麻醉医师术前还应向患者及其家属交代病情,说明手术的目的和大致程序,拟采用的麻醉方式,以减少患者及其家属的顾虑。对于情绪过度紧张的患者手术前晚可给予适量的镇静药,如地西泮 5~10 mg,以保证患者睡眠充足。

(2)病史回顾:详细询问病史,包括常规资料(如身高、体重、血压、内外科疾病、相关系统回顾、用药情况、过敏史、本人或家族中的麻醉或手术的意外情况、异常或过分出血史)和气道情况估计,以便正确诊断和评价患者的疾病严重程度及全身状况,选择适当的麻醉方法以保证手术得以顺利进行。虽然脊柱手术的术后并发症和死亡率都较低,但也应同样重视术前的准备工作,包括病史采集工作。特别是对于脊柱畸形手术患者,要注意畸形或症状出现的时间及进展情况,畸形对其他器官和系统功能的影响,特别要注意是否有呼吸和循环系统并发症,如心悸、气短、咳嗽和咳痰。

(3)体格检查:对于麻醉医师来说,在进行体格检查时,除了对脊柱进行详细的检查外,对患者进行系统的全身状况的检查也非常重要,特别是跟麻醉相关项目的检查,如气管插管困难程度的判断及腰麻、硬膜外穿刺部位有无畸形和感染等,以便为麻醉方式的选择做好准备。另外,对脊柱侧凸的患者,要注意心、肺的物理检查。

(4)了解实验室检查和其他检查情况:麻醉医师在术前访视时,对已做的各项实验室检查和其他检查情况应作详细了解,必要时可做一些补充检查。对于要施行脊柱手术的患者,国内除了要进行血、尿常规和肝、肾功能、凝血功能、电解质检查等以外,还应进行心电图检查。如疑有心功能异常的患者,术前可做超声心动图检查,有助于对心功能的进一步评价,从而估计对手术的耐受性。但近年来国外的趋势是在许多患者中已减少了一些常规检查,术前实验室检查、胸片、心电图和 B 超等应根据患者的年龄、健康情况及手术的大小而定,对健康人的筛选试验如表 8-1 所示。

表 8-1　手术、麻醉前常规检查

年龄(岁)	胸片	ECG	血液化验
<40	—	—	
40~59	—	+	肌酐、血糖
≥60	+	+	肌酐、血糖及全血常规

2.病情估计

在评价患者对麻醉和手术的耐受性时,首先要注意的是患者的心肺功能状态。在脊柱手术中,脊柱侧凸对患者的心肺功能影响最大,因此,严重脊柱侧凸和胸廓畸形的患者术前对心肺功能的估计特别重要,由于心肺可以直接受到影响,如机械性肺损害或者作为一些综合征(如马方综合征,它可有二尖瓣脱垂、主动脉根部扩张和主动脉瓣关闭不全)的一部分而受到影响,可表现为气体交换功能的障碍,肺活量、肺总量和功能残气量常减少,机体内环境处于相对缺氧状态,术中和术后易出现缺氧、呼吸困难甚至呼吸衰竭,因此术前应进行血气分析和肺功能测定,以评价患者的肺功能状态,这对判断其能否耐受手术和预后有重要意义。一般肺功能检查显示轻度损害的患者,只要在术中加强监护一般可耐受麻醉和手术,对中度以上损害的患者,则应在术前根据病因采取针对性的处理。另外,根据病史情况,必要时应行彩色超声心动图检查及心功能测定。

一般认为脊柱侧凸程度越重,则影响越大,预后也越差。任何原因导致的胸部脊柱侧凸,均有可能导致呼吸和循环衰竭。据报道许多这种病例在 45 岁以前死亡,而在尸检中右心室肥厚并肺动脉高压的发生率很高。特发性脊柱侧凸常于学龄前后起病,如得不到正确治疗,其病死率可比一般人群高 2 倍,其原因可能是由于胸廓畸形使肺血管床的发育受到影响,单位肺组织的血管数量比正常人少,从而导致血管阻力的增加。另外由于胸廓畸形使肺泡被压迫,肺泡的容量变小,导致通气血流比率异常,使肺血管收缩,最后导致肺动脉高压。术前心电图检查 P 波大于 2.5 mm 示右房增大,如果 V_1 和 V_2 导联上 R 波大于 S 波,则提示有右心室肥厚,这些患者对麻醉的耐受性降低,在围术期应注意避免缺氧和增加右心室负荷。

对于脊柱畸形的患者,还应注意是否同时患有神经肌肉疾病,如脊髓空洞症、肌营养不良、运动失调等,这些疾病将影响麻醉药的体内代谢过程。

有些脊柱手术患者,由于病变本身造成截瘫,患者长期卧床,活动少,加上胃肠道功能紊乱,常发生营养不良,降低对麻醉和手术的耐受力。对这类患者术前应鼓励其进食,必要时可以采取鼻饲或静脉高营养,以尽可能改善其营养状况。高位截瘫患者易合并呼吸道和泌尿道感染,术前应积极处理,另外,截瘫患者由于瘫痪部位血管舒缩功能障碍,变动体位时易出现直立性低血压,应引起麻醉医师注意。部分患者可合并有水、电解质和酸碱平衡紊乱,也必须在术前予以纠正。长期卧床患者因血流缓慢和血液浓缩可引起下肢深静脉血栓形成,活动或输液时可引起血栓脱落,一旦造成肺动脉栓塞可产生致命性后果,围术期前后应引起重视并予以妥善处理。

(四)麻醉方法的选择和术中监测

1.麻醉方法的选择

以前,脊柱手术通常选用局部浸润麻醉,由于麻醉效果常不理想,术中患者常有疼痛感觉,因此,近年来已逐渐被全身麻醉和连续硬膜外麻醉所取代。腰段简单的脊柱手术可以选用连续硬膜外麻醉,但如果手术时间较长,患者一般不易耐受,必须给予辅助用药,而后者可以抑制呼吸中枢,有发生缺氧的危险,处于俯卧位时又不易建立人工通气,一旦发生危险抢救起来也非常困难,因此对于时间较长的脊柱手术。只要条件允许,应尽量采用气管内麻醉。对于高位颈椎手术或俯卧位手术者应选择带加强钢丝的软气管导管做经鼻插管,前者可避免经口插管时放置牙垫而影响手术操作,后者是为便于固定和头部的摆放而气管导管不打折。

大部分脊柱手术的患者术前可以给予苯巴比妥钠 0.1 g、阿托品 0.5 mg 肌内注射,使患者达到一定程度的镇静。如果使用区域阻滞麻醉,术前也可以只使用镇静药,特殊病例,可根据情况适当调整术前用药。

2.术中监测

术中监测是保证患者安全及手术顺利进行的必不可少的措施,血压、心电图、SpO_2 及呼吸功能(呼吸频率、潮气量等)的监测应列为常规,有条件的可监测 $ETCO_2$。

在脊柱畸形矫正术及脊柱肿瘤等手术时,由于创面大,失血多,加上采用俯卧位时,无创血压的监测可能更困难,因此在有条件的情况下,应行桡动脉穿刺直接测压,如有必要还应行CVP的监测,以便指导输血和输液,对术前有心脏疾病者或老年人可放置漂浮导管,监测心功能及血管阻力等情况。在行控制性降压时ABP和CVP的监测更是十分必要。

在行唤醒试验前,应了解肌松的程度,可用加速度仪进行监测,如果T_4/T_1恢复到0.7以上,此时可行唤醒试验。如果用周围神经刺激器进行监测,则4个成串刺激均应出现,否则在唤醒前应先拮抗非去极化肌松药。目前有的医院已用体表诱发电位等方法来监测脊髓功能。

(五)常见脊柱手术的麻醉

脊柱外科手术种类很多,其麻醉方法也各有其特点,以下仅介绍几种复杂且较常见手术的麻醉处理。

1.脊柱畸形矫正术的麻醉

脊柱畸形的种类很多,病因也非常复杂,其手术方式也不相同,其麻醉方法虽不完全相同,但一般均采用气管内麻醉,下面以脊柱侧凸畸形矫正的麻醉为例作详细介绍。

(1)术前常规心肺功能检查:特发性脊柱侧凸是危害青少年和儿童健康的常见病,可影响胸廓和肺的发育,使胸肺顺应性降低,肺活量减少,甚至可引起肺不张和肺动脉高压,进而影响右心,导致右心肥大和右心衰竭。限制性通气障碍和肺动脉高压所导致的肺心病是严重脊柱侧凸患者的主要死因。因此,术前除做常规检查外,必要时应做心肺功能检查。

(2)备血与输血:脊柱侧凸矫形手术涉及脊柱的范围很广,有时可超过10个节段,有的需经前路开胸、开腹或胸腹联合切口手术,有的经后路手术,即使经后路手术,没有大血管,但因切口长,手术创伤大,尤其是骨创面出血多,常可达2 000~3 000 mL,甚至更多,发生休克的可能性很大,术前必须做好输血的准备。估计术中的失血量,一般备血1 500~2 000 mL。近年来,不少学者主张采用自体输血法,即在术前采集患者的血液,在术中回输给患者自己。一般在术前2~3周的时间内,可采血1 000 mL左右,但应注意使患者的血红蛋白水平保持在100 g/L以上,血浆总蛋白在60 g/L左右。另外,可采用血液回收技术,回收术中的失血,经血液回收机处理后回输给患者,一般患者术中不需再输异体血。采用这两种方法可明显减少异体输血反应和并发症。

(3)麻醉选择:脊柱侧凸手术一般选择全身麻醉,经前路开胸手术者,必要时可插双腔气管导管,术中可行单肺通气,按双腔管麻醉管理;经后路手术者,可选择带加强钢丝的气管导管经鼻插管,并妥善固定气管导管,以防止术中导管脱落。诱导用药可使用芬太尼1~2 μg/kg、异丙酚1.5~2.0 mg/kg和维库溴铵0.1 mg/kg。也可用硫喷妥钠6~8 mg/kg和其他肌松药,但对截瘫患者或先天性畸形的患者使用琥珀胆碱时,易引起高钾(从而有可能导致心室颤动甚至心搏骤停)或发生恶性高热,应特别注意。对全身情况较差或心功能受损的患者也可以选择依托咪酯0.1~0.3 mg/kg。麻醉的维持有几种不同的方式:吸入麻醉(如安氟醚、异氟醚或地氟醚+笑气+氧气)+非去极化肌松药,中长效的肌松药的使用在临近唤醒试验时应特别注意,最好在临近唤醒试验1小时左右停用,以免影响唤醒试验。静脉麻醉(如静脉普鲁卡因复合麻醉和静脉吸入复合麻醉),各种麻醉药的组合方式很多,一般认为以吸入麻醉为佳,因为使用吸入麻醉时麻醉深度容易控制,有利于术中做唤醒试验。

(4)控制性降压的应用:由于脊柱侧凸手术切口长,创伤大,手术时间长,术中出血较多,为减少大量异体输血的不良反应,可在术中采用控制性降压术。但应掌握好适应证,对于心功能不全、明显低氧血症或高碳酸血症的患者,不要使用控制性降压,以免发生危险。用于控制性降压的措施有加深麻醉(加大吸入麻醉药浓度)和给血管扩张药(如 α-受体阻滞药、血管平滑肌扩张药或钙通道阻滞剂)等,但因高浓度的吸入麻醉药影响唤醒试验,且部分患者的血压也不易得到良好控制,所以临床上最常用的药物是血管平滑肌扩张药(硝普钠和硝酸甘油)及钙通道阻滞剂(佩尔地平)。控制性降压时健康状况良好的患者可较长时间耐受 $8.0 \sim 9.3$ kPa($60 \sim 70$ mmHg)的平均动脉压(MAP)水平,但对血管硬化、高血压和老年患者则应注意降压程度不要超过原来血压水平的 $30\% \sim 40\%$,并要及时补充血容量。

(5)术中脊髓功能的监测:在脊柱侧凸矫形手术中,既要最大限度地矫正脊柱畸形,又要避免医源性脊髓功能损伤。因此,在术中进行脊髓功能监测以便术中尽可能早地发现各种脊髓功能受损情况并使其恢复是必需的。其方法有唤醒试验和其他神经功能监测。唤醒试验多年来在临床广泛应用,因其不需要特殊的仪器和设备,使用起来也较为简单,但是受麻醉深度的影响较大,且只有在脊髓神经损伤后才能做出反应,对术后迟发性神经损伤不能做出判断,正因为唤醒试验具有上述缺点,有许多新的脊髓功能监测方法用于临床,这些方法各有其优缺点,下面仅作简要的介绍。

1)唤醒试验:即在脊柱畸形矫正后,如放置好 TSRH 支架后,麻醉医师停用麻醉约,并使患者迅速苏醒后,令其活动足部,观察有无因矫形手术时过度牵拉或内固定器械放置不当而致脊髓损伤而出现的下肢神经并发症甚至是截瘫。要做好唤醒试验,首先在术前要把唤醒试验的详细过程向患者解释清楚,以取得配合。其次,手术医师应在做唤醒试验前 30 分钟通知麻醉医师,以便让麻醉医师开始停止静脉麻醉药的输注和麻醉药的吸入。如使用了非去极化肌松药,应使用加速度仪或周围神经刺激器及其他方法了解肌肉松弛的程度,如果肌松没有恢复,应在唤醒试验前 5 分钟左右使用阿托品和新斯的明拮抗。唤醒时,先让患者活动其手指,表示患者已能被唤醒,然后再让患者活动其双脚或脚趾,确认双下肢活动正常后,立即加深麻醉。如有双手指令动作,而无双足指令动作,应视为异常,有脊髓损伤可能,应重新调整矫形的程度,然后再行唤醒试验,如长时间无指令动作,应手术探查。在减浅麻醉过程中,患者的血压会逐渐升高,心率也会逐渐增快,因此手术和麻醉医师应尽量配合好,缩短唤醒试验的时间。有报道以地氟醚、笑气和小剂量阿曲库铵维持麻醉时,其唤醒试验的时间平均只有 8.4 分钟,可明显缩短应激反应时间。另外,唤醒试验时应防止气管导管及静脉留置针脱出。目前神经生理监测(SEP 和 MEP)正在逐渐取代唤醒试验。

2)体表诱发电位(SEP):是应用神经电生理方法,采用脉冲电刺激周围神经的感觉支,而将记录电极放置在刺激电极近端的周围神经上或放置在外科操作远端的脊髓表面或其他位置,连接在具有叠加功能的肌电图上,接受和记录电位变化。刺激电极常置于胫后神经,颈段手术时可用正中神经。SEP 记录电极可置于硬脊膜外(SSEP)或头皮(皮层体表诱发电位,CSEP),其他还有硬膜下记录、棘突记录及皮肤记录等。测定 CSEP 值,很多因素可影响测定结果,SSEP 受麻醉药的影响比 CSEP 小,得到的 SEP 的图形稳定且质量好。CSEP 是在电极无法置于硬膜外或硬膜下时的选择,如严重畸形时。CSEP 的监测结果可能只反映了脊髓后束的活动。应用 SEP 做脊髓功能监测时,需在手术对脊髓造成影响前导出标准电位,再将手术过程中得到的电位与其进行比较,根据振幅和潜伏期的变化来判断脊髓的功能。振幅反映脊髓电位的强度,潜伏期反映传导速度,两者结合起来可作为判断脊髓功能的重要测量标志。通常以第一个向下的波峰称第一阳性波,第一个向上的波峰称为第一阴性波,依此类推。目前多数人以第一阴性波峰作为测量振幅和潜伏期的标准。在脊柱外科手术中,脊髓体表诱发电位 SSEP 波幅偶然减少 $30\% \sim 50\%$

时,与临床后遗症无关,总波幅减少50%或者一个阴性波峰完全消失才提示有脊髓损伤。皮层体感诱发电位CSEP若完全消失,则脊髓完全性损伤的可能性极大;若可记录到异常的CSEP,则提示脊髓上传的神经纤维功能尚存在或部分存在,并可依据潜伏期延长的多少及波幅下降的幅度判断脊髓受损伤的严重程度;脊柱畸形及肿瘤等无神经症状者,CSEP可正常或仅有波幅降低,若伴有神经症状,则可见潜伏期延长及波幅降低约为正常的1/2,此时提示脊柱畸形对脊髓产生压迫或牵拉,手术中应仔细操作;手术中牵拉脊髓后,若潜伏期延长大于12.5 ms或波幅低于正常1/2,10分钟后仍未恢复至术前水平,则术后将出现皮肤感觉异常及二便障碍或加重原发损伤。影响CSEP的因素:麻醉过深、高碳酸血症、低氧血症、低血压和低体温等,SSEP则不易受上述因素影响。

3)运动诱发电位(MEP):在脊髓功能障碍中,感觉和运动功能常同时受损。SEP仅能监测脊髓中上传通道活动,而不能对运动通道进行监测。有报道SEP没有任何变化,但患者术后发生运动功能障碍。动物实验表明,用MEP观察脊髓损害比SEP更敏感,且运动通道刺激反应与脊髓损害相关。MEP监测时,刺激可用电或磁,经颅、皮质或脊柱,记录可在肌肉、周围神经或脊柱。MEP永久地消失与术后神经损害有关,波幅和潜伏期的变化并不一定提示神经功能损害。MEP监测时受全麻和肌肉松弛药的影响比SEP大,MEP波幅随刺激强度的变化而变化。高强度电刺激引起肌肉收缩难以被患者接受,临床上取得成功的MEP较困难,尤其是在没有正常基础记录的患者。因头皮刺激可引起疼痛,故使运动诱发电位的术前应用受到限制。Barker等用经颅磁刺激诱发MEP(tcMEP)监测,具有安全可靠、不产生疼痛并可用于清醒状态的优点,更便于手术前后对照观察。MEP和SEP反应各自脊髓通道功能状态,理论上可互补用于临床脊髓功能监测,然而联合应用SEP和MEP还需要更多的临床研究。在脊柱外科手术中,各种监测脊髓功能的方法都有其优缺点,需正确掌握使用方法,仔细分析所得结果。一旦脊髓监测证实有脊髓损伤,应立即取出内固定器械及采取其他措施,取出器械的时间与术后神经损害恢复直接相关,有人认为若脊髓损伤后3小时取出内固定物,则脊髓功能难以在短期内恢复。术中脊髓功能损伤可分为直接损伤和间接损伤,其最终结果都引起脊髓微循环的改变。动物实验发现MEP潜伏期延长或波形消失是运动通道缺血的显著标志。但仅通过特殊诱发电位精确预测脊髓缺血、评价神经损害还有困难。

2.颈椎手术的麻醉

常见的颈椎外科疾病有颈椎病、颈椎间盘突出症、后纵韧带骨化、颈椎管狭窄症及颈椎肿瘤等,多数经非手术治疗可使症状减轻或明显好转,甚至痊愈。但对经非手术治疗无效且症状严重的患者可选择手术治疗,以期治愈、减轻症状或防止症状的进一步发展。由于在颈髓周围进行手术,有危及患者生命安全或者造成患者严重残废的可能,故麻醉和手术应全面考虑,慎重对待。

(1)颈椎手术的麻醉选择:颈椎手术的常见方法有经前路减压植骨内固定、单纯后路减压或加内固定等,根据不同的入路,麻醉方式也有所不同。后路手术可选用局部浸润麻醉,但手术时间较长者,患者常难以坚持,而且局麻效果常不够确切,故应宜选择气管内插管全身麻醉为佳。前路手术较少采用局部浸润麻醉,主要采用颈神经深、浅丛阻滞,这种方法较为简单,且患者术中处于清醒状态,有利于与术者合作,但颈前路手术中常需牵拉气管,患者有不舒服感觉,这是颈丛阻滞难以达到的,因此,近年来颈前路手术已逐渐被气管内插管全麻所取代。上海长征医院骨科在全麻下行颈椎手术已有数千例,取得了良好的效果。

在行颈前路手术时需将气管和食管推向对侧,方可显露椎体前缘,故在术前常需做气管、食管推移训练,即让患者用自己的 2~4 指插入手术侧(常选右侧)的气管、食管和血管神经鞘之间,持续地向非手术侧(左侧)推移。这种动作易刺激气管引起干咳,术中反复牵拉还易引起气管黏膜、喉头水肿,以至患者术后常有喉咙痛及声音嘶哑,麻醉医师在选择和实施麻醉时应注意到这一点,并向患者解释。

(2)局部浸润麻醉:常选用 0.5%~1% 的普鲁卡因,成人一次最大剂量 1.0 g,也可选用 0.25%~0.5% 的利多卡因,一次最大剂量不超过 500 mg,两者都可加或不加肾上腺素。一般使用 24~25 G 皮内注射针沿手术切口分层注射。先行皮内浸润麻醉,于切口上下两端之间推注 5~6 mL,然后行皮下及颈阔肌浸润麻醉,可沿切口向皮下及颈阔肌推注局麻药 4~8 mL,切开颈阔肌后,可用 0.3% 的丁卡因涂布至术野表面直至椎体前方,总量一般不超过 2 mL。到达横突后,可用 1% 的普鲁卡因 8 mL 行横突局部阻滞。行浸润麻醉注药时宜加压,以使局麻药与神经末梢广泛接触,增强麻醉效果。到达肌膜下或骨膜等神经末梢分布较多的地方时,应加大局麻药的剂量,在有较大神经通过的地方,可使用浓度较高的局麻药行局部浸润。须注意的是每次注药前都应回抽,以防止局麻药注入血管内,并且每次注药总量不要超过极量。

(3)颈神经深、浅丛阻滞:多采用 2% 利多卡因和 0.3% 的丁卡因等量混合液 10~20 mL,也可以采用 2% 的利多卡因和 0.5% 的丁哌卡因等量混合液 10~20 mL,一般不需加入肾上腺素。

因颈前路手术一般选择右侧切口,故麻醉也以右侧为主,必要时对侧可行颈浅丛阻滞。麻醉穿刺定位如下:患者自然仰卧,头偏向对侧,先找到胸锁乳突肌后缘中点,在其下方加压即可显示出颈外静脉,两者交叉处下方即颈神经浅丛经过处,相当于第 4 及第 5 颈椎横突处,选定此处为穿刺点,第 4 颈椎横突,常为颈神经深丛阻滞点。穿刺时穿刺针先经皮丘垂直于皮肤刺入,当针头自颈外静脉内侧穿过颈浅筋膜时,此时可有落空感,即可推注局麻药 4~6 mL,然后在颈浅筋膜深处寻找横突,若穿刺针碰到有坚实的骨质感,而进针深度又在 2~3 cm,此时退针 2 mm 使针尖退至横突骨膜表面,可再推药 3~4 mL 以阻滞颈神经深丛。每次推药前均应回抽,确定无回血和脑脊液后再推药。如有必要,对侧也可行颈浅丛阻滞。

(4)气管内插管全身麻醉:颈椎手术时全麻药物的选择没有什么特殊要求,但是在麻醉诱导特别是插管时应注意切勿使颈部向后过伸,以防止引起脊髓过伸性损伤。最好在术前测试患者的颈部后伸活动的最大限度。颈前路手术时,为方便行气管、食管推移应首选经鼻气管内插管麻醉。颈椎病患者常有颈髓受压而伴有心率减慢,诱导时常需先给予阿托品以提升心率,另外,术中牵拉气管时也引起心率减慢,需加以处理。还有前路手术时,反复或过度牵拉气管有可能引起气管黏膜和喉头水肿,如果术毕过早拔除气管导管,有可能引起呼吸困难,而此时再行紧急气管插管也比较困难。其预防措施如下:①术前向对侧退松气管。②术中给予地塞米松 20 mg,一方面可以预防和减轻因气管插管和术中牵拉气管可能造成的气管黏膜和喉头水肿,另一方面可预防和减轻手术可能造成的脊髓水肿。③术后待患者完全清醒后,度过喉头水肿的高峰期时拔除气管导管。

3.脊柱肿瘤手术的麻醉

脊柱肿瘤在临床上并不少见,一般分为原发性和转移性两大类,临床上脊柱肿瘤以转移性为多见,而其中又以恶性肿瘤占多数,故及时发现及时治疗十分重要。过去对脊柱恶性肿瘤,特别是转移性肿瘤多不主张手术治疗,现在随着脊柱内固定技术的发展和肿瘤化疗的进步,手术治疗可以治愈、部分治愈或缓解疼痛而使部分患者生活质量明显提高。

(1)术前病情估计和准备:脊柱良性肿瘤病程长,发展慢,一般无全身症状,局部疼痛也较轻微。恶性肿瘤的病程则较短,发展快,可伴随有低热、盗汗、消瘦、贫血、食欲减退等症状,局部疼痛也较明显,并可出现肌力减弱、下肢麻木和感觉减退,脊柱活动也受限。无论良性或恶性肿瘤,随着病程的进展,椎骨破坏的加重,常造成椎体病理性压缩骨折或肿瘤侵入椎管,压迫或浸润脊髓或神经根,引起四肢或肋间神经的放射痛,出现大小便困难。颈胸椎部位的肿瘤晚期还引起病变平面以下部位的截瘫和大小便失禁。由于脊柱的部位深,而脊柱肿瘤的早期症状多无特殊性且体征也不明显,因此拟行手术治疗的患者病程常已有一段时间,多呈慢性消耗病容,部分患者呈恶病质状态。化验检查会发现贫血、低蛋白血症、血沉增快等。术前除应积极进行检查,还应加强支持治疗,纠正贫血和低蛋白血症等异常情况,提高患者对手术和麻醉的耐受力。

脊柱肿瘤的手术包括瘤体切除和椎体重建术,手术创伤大,失血多,尤其是骶骨肿瘤切除术,由于骶椎为骨盆后壁,血液循环十分丰富,止血也很困难,失血可达数千毫升甚至更多,故术前须根据拟手术范围备足血源,为减少术中出血可于术前行 DSA 检查,并栓塞肿瘤供血动脉。

(2)麻醉选择和实施:脊柱肿瘤手术一般选择气管内插管全身麻醉,较小的肿瘤可以选择连续硬膜外麻醉。估计术中出血可能较多时,应行深静脉穿刺和有创动脉侧压,可以在术中施行控制性降压术,骶尾部巨大肿瘤患者术中可先行一侧髂内动脉结扎。

全身麻醉一般采用静吸复合方式,药物的选择根据患者的情况而定。如果患者的一般情况好,ASA 分级在Ⅰ～Ⅱ级,麻醉药物的选择没有什么特殊要求,但如果患者的全身情况较差,则应选择对心血管功能抑制作用较小的药物,如静脉麻醉药可选择依托咪酯,吸入麻醉药可选择异氟醚,而且麻醉诱导时药物剂量要适当,注药速度不要过快。对行骶骨全切除术或次全切除术的患者,术中可实施轻度低温和控制性降压术,一方面降低患者的代谢和氧需求量,另一方面可减少失血量,从而减少大量输入异体血所带来的并发症。

4.胸椎疾病手术麻醉

胸椎疾病以后纵韧带骨化症和椎体肿瘤为多见,而肿瘤又以转移性为多见。前者常需经后路减压或加内固定术,一般采用行经鼻气管插管全身麻醉,后者常需经前路开胸行肿瘤切除减压内固定术,也采用全身麻醉,必要时需插双腔气管导管,术中可行单肺通气,以便于手术操作,此时麻醉维持不宜用笑气,以免造成术中 SpO_2 难以维持。术中出血常较多,需做深静脉穿刺,以便术中快速输血输液用。开胸患者需放置胸腔引流管,麻醉苏醒拔管前应充分吸痰,然后进行鼓肺,使萎陷的肺泡重新张开,并尽可能排除胸膜腔内残余气体。

5.脊柱结核手术的麻醉

脊柱结核为一种继发性病变,95%继发于肺结核。脊柱结核发病年龄以 10 岁以下儿童最多,其次是 11～30 岁的青少年,30 岁以后则明显减少。发病部位以腰椎最多,其次是胸椎,而其中 99%是椎体结核。

(1)麻醉前病情估计:脊柱结核多继发于全身其他脏器结核,所以患者的一般情况较差,多合并有营养不良,如合并有截瘫,则全身情况更差,可出现心肺功能减退。患者可有血容量不足,呼吸功能障碍,以及水、电解质平衡紊乱。因此,术前应加强支持治疗,纠正生理紊乱。对消瘦和贫血患者,除了积极进行支持治疗外,应在术前适当予以输血,以纠正贫血。合并截瘫者围术期要积极预防和治疗压疮、尿路感染和肺炎。术前尤其要注意的是应仔细检查其他器官如肺、淋巴结或其他部位有无结核病变,若其他部位结核病变处于活动期,则应先进行抗结核治疗,然后择期行手术治疗。

一般脊柱结核患者手术前均应进行抗结核治疗。长期使用抗结核药治疗的患者,应注意其肝功能情况,如肝功能差,应于术前 3 天开始肌内注射维生素 K_3,每天 5 mg。

(2)麻醉的选择和实施:脊柱结核常见的手术方式有病灶清除术、病灶清除脊髓减压术、脊柱融合术和脊柱畸形矫正术。手术宜在全身麻醉下进行,由于脊柱结核患者全身情况较差,因此,对麻醉和手术的耐受力也较差,全身麻醉一般选择静吸复合麻醉,并选择对心血管系统影响较小的麻醉药物,如依托咪酯而不选择硫喷妥钠和异丙酚。麻醉过程中应注意即时补充血容量。颈椎结核可合并咽后壁脓肿,施行病灶清除的径路。①经颈前路切口:可选用局麻或全麻下进行手术。②经口腔径路:适用于高位颈椎结核,采用全身麻醉加经鼻气管插管或气管切开,术中和术后要注意呼吸管理,必要时可暂保留气管导管。

6.腰椎手术的麻醉

腰椎常见疾病有腰椎间盘突出症、腰椎管狭窄及腰椎滑脱等。椎间盘突出可发生在脊柱的各个节段,但以腰部椎间盘突出为多见,而且常为 L_5/S_1 节段。由于椎间盘的纤维环破裂和髓核组织突出,压迫和刺激神经根可引起一系列症状和体征。

椎间盘突出症一般经过保守治疗大部分患者的症状可减轻或消失,只有极少数患者须手术治疗。常规手术方法是经后路椎间盘摘除术。近来出现了显微椎间盘摘除术和经皮椎间盘摘除术等方法,麻醉医师应根据不同的手术方式来选择适当的麻醉方法。行前路椎间盘手术时可选择气管内插管全麻或连续硬膜外麻醉,其他手术方式可选择全身麻醉、连续硬膜外麻醉、腰麻或局部麻醉。连续硬膜外麻醉和局麻对患者的全身影响小,术后恢复也较快,但有时麻醉可能不完全,在暴露和分离神经根时须行神经根阻滞,而采用俯卧位时如果手术时间较长患者常不能很好耐受,须加用适量的镇静安定药或静脉麻醉药。腰椎管狭窄的手术方式为后路减压术,可采用连续硬膜外麻醉或全身麻醉。腰椎滑脱常伴有椎间盘突出或椎管狭窄,术式常为经后路椎管减压加椎体复位内固定,由于手术比较大,而且时间也较长,故一般首选气管插管全身麻醉。

(侯作家)

第九章

妇 科 麻 醉

第一节　妇科手术椎管内麻醉的特点

椎管内麻醉包括硬膜外麻醉、骶管麻醉、脊髓麻醉和腰硬联合麻醉。虽然其操作技术、药物作用部位和用药量及对患者生理影响均有区别,但是椎管内麻醉的作用效果——交感神经阻滞、感觉阻滞和运动阻滞等也有很多相似之处。大部分妇科手术所需要的麻醉镇痛范围,恰好是椎管内麻醉技术基本能够满足其需要的。如果运用合理,椎管内麻醉可以为大多数需要实施手术的妇科患者提供优良的麻醉效果。本节主要讨论椎管内麻醉在妇科临床诊断、手术过程中的应用,管理措施,以及对并发症的处理。

一、适应证与禁忌证

(一)适应证

理论上讲只要椎管内麻醉可以使患者经历妇科手术时免除遭受伤害就是其适应证,这些伤害包括疼痛、操作牵拉引起的不适及焦虑等不良刺激。椎管内麻醉的适应证包括以下 2 种。

(1)下腹部盆腔手术:如经腹子宫切除术、经阴道子宫切除术、卵巢切除术、探查性腹腔手术(盆腔肿物)、经腹子宫纤维瘤剔除术、卵巢癌及子宫颈癌根治术等。

(2)会阴手术:如单纯外阴切除术、根治性外阴切除术、阴道前后壁修补术、宫颈环扎术、盆底重建术等。

(二)禁忌证

1.绝对禁忌证

(1)患者拒绝。

(2)中枢神经系统疾病,如脊髓和/或脊神经根病变、颅内压增高等。

(3)患者无法配合麻醉椎管内穿刺操作时不动以防出现损伤者。

2.相对禁忌证

(1)穿刺部位有感染、未经治疗的全身性感染(脓毒血症)。

(2)局麻药过敏。

(3)低血容量休克(脊髓麻醉绝对禁忌证)。

（4）有凝血功能障碍或接受抗凝治疗患者。

（5）高血压导致冠心病则慎用脊髓麻醉，收缩压＞21.3 kPa（160 mmHg）和/或舒张压＞13.3 kPa（100 mmHg）的应慎用或不用脊髓麻醉。

（6）精神病、严重神经官能症的患者。

二、麻醉处理要点

（一）椎管内麻醉的优点

虽然实施椎管内麻醉需要麻醉医师具有相应的麻醉操作技术和经验，并且可能引起相关的并发症，但是此项技术却在临床上尤其是妇科临床麻醉得到了广泛的应用，主要是由以下特点决定的：镇痛确切，阻断手术对患者的伤害性刺激效果好；肌肉松弛效果良好；气道管理相对简单，不侵入气道，减少术后肺部并发症；术后硬膜外镇痛效果好；术后恢复快；手术中患者可以保持清醒；对重要器官功能和内环境干扰轻微，对心肺影响较轻；经济成本低，节约资源。

不可否认，椎管内麻醉也有其不足之处，例如：①患者通常较紧张焦虑。②椎管内穿刺置管属于有创操作，需要一定的临床操作技能。③需要辅助镇静镇痛用药。④气道管理也有顾虑，有导致误吸的风险等。

（二）妇科手术特点与椎管内的麻醉

妇科手术操作部位多位于下腹部或会阴区，所需止痛区域相对较窄，对患者生理功能影响小，椎管内麻醉可以提供满意的止痛和肌肉松弛效果，辅以适当的镇静措施后基本上可以完全抑制手术的伤害性刺激，满足妇科手术大多数情况的麻醉要求。当手术探查时可能会牵拉腹膜，手术刺激范围扩大，则需要足够的麻醉阻滞平面方能避免牵拉反应，获得良好的麻醉效果。因此，实施椎管内麻醉时控制合适的麻醉阻滞平面、适当地使用镇痛镇静剂是麻醉成功的关键。

妇科常见手术多为女性生殖器官异常类疾病，其特殊性主要表现在女性特有的解剖结构及其心理特征对手术的影响。妇科患者大多数年轻，体型偏瘦，实施椎管内穿刺操作比较容易；但是多数女性会对实施麻醉和手术产生特有的心理恐惧，紧张、焦虑，实施麻醉操作时患者可能会因紧张而改变体位，影响操作过程，故在实施麻醉操作时应适当使用安慰性语言使其尽量放松以配合操作，麻醉过程中可能也需要常规使用镇静镇痛药物，以取得良好的麻醉效果，防止因手术操作探查而引起的牵拉反应。而妇科恶性肿瘤患者年龄偏大，会存在各种并发疾病，如高血压、糖尿病、贫血等，这为麻醉管理增加了难度。子宫、附件等女性特有器官血管丰富，手术容易导致出血较多，麻醉医师应当警惕、关注手术过程中可能出现的紧急情况，随时处理突发事件，保障麻醉安全。

妇科手术常见的体位有仰卧位和截石位，截石位有可能损伤腓总神经，表现为足不能背屈和足背部感觉丧失。髋关节高度屈曲能引起股神经和股外侧皮神经麻痹。闭孔神经和隐神经在截石位也可能被损伤。老年人雌激素水平低下，增加了骨折的可能性，因此在摆放麻醉体位和手术体位时需小心谨慎。

虽然大部分妇科手术可以在椎管内麻醉下完成，但是手术时间、术中需要头低位和无法预知的术中探查等因素限制了脊髓麻醉和硬膜外麻醉的应用。

长期服用避孕药的妇科患者可使血液呈高凝状态，血小板数增高，凝血因子含量增加而抗凝血因子活性降低而形成血栓。肥胖患者凝血功能也存在异常，容易形成深静脉血栓（deep venous thrombosis，DVT），实施手术后如果患者卧床活动少，更加容易形成DVT，因此临床上通常会对这类患者实施预防性抗凝治疗。麻醉医师在实施麻醉前、麻醉后应当关注这一问题,积极与妇科医师沟通交流,加强术后监护,防止术后发生硬膜外血肿等严重并发症。一般情况下,术前使用低分子量肝素抗凝治疗患者,需要停药 12 小时后方可实施椎管内麻醉;在拔除硬膜外导管后两个小时内,禁忌使用低分子量肝素等抗凝剂。

(三)麻醉实施

1.术前访视

复习病史、体格检查、询问既往是否有麻醉史、是否仍然服用相关药物如抗凝剂、是否患有常见疾病等,查阅各种检查结果,与妇科医师讨论手术方案,这在不同手术操作方案(如经腹、经阴道或者腹腔镜下子宫切除)及需要特殊体位时尤其重要。要询问患者的月经周期,这可以了解患者其他病理状态,同时可以排除育龄妇女怀孕,以免因未发现患者早孕期而引起对胎儿的伤害。麻醉手术需要考虑生育期妇女是否怀孕,因为麻醉手术刺激会影响到胎儿的发育,停经或月经周期不规律、使用避孕药育龄女性均应该检查人绒毛膜促性腺激素(human chorionic gonadotropin,HCG)。甲状腺功能减退、高泌乳素血症、凝血功能异常和胰岛素代谢异常等各种内分泌疾病和代谢异常容易引起子宫出血时间延长,相应地影响麻醉处理措施。

应该考虑手术对患者的心理影响,术前对于实施手术的恐惧、焦虑,患者可能由于手术涉及私隐部位而产生尴尬甚至内疚感;不孕症患者既往可能接受过大量的检查、治疗和手术,包括输卵管造影、腹腔镜检查、剖腹探查术、输卵管再通和离体受精等,可能表现为情绪复杂;自发性、意外或者治疗性流产的妇女可能会悲痛或者内疚;慢性盆腔疼痛患者可能寄希望于多模式镇痛治疗;便失禁患者可能自觉尴尬,乳腺或者盆腔肿块患者可能顾及毁容或者丧失性功能,这些患者均可能得益于术前的心理与镇痛咨询。

妇科肿瘤患者可能需要额外考虑一些问题,肿瘤可能引起解剖和生理改变,包括肿瘤压迫腹腔动静脉,肿瘤对呼吸的影响,对肝肾功能的影响,肿瘤还可能与周围组织粘连,同时要考虑以前手术并发症、放化疗的影响等情况,化疗可能引起造血功能障碍、抗感染能力下降、恶心呕吐及心肌和肝肾功能下降。这些患者可能存在贫血、凝血功能异常、血小板功能障碍,恶性肿瘤可能导致高凝状态,要注意预防性抗凝治疗对麻醉的影响。

围术期妇科患者焦虑是常见的,特别是围绝经期妇女情绪更不稳定,最担心手术中疼痛,以及清醒下椎管内麻醉时间镇痛不够。有的即使不痛因感知到的手术操作还存在恐惧心理。特别是在硬膜外麻醉下术中改变手术方式时患者心理上往往都难以接受。因此,麻醉医师应及时了解患者心理和情绪活动,告知麻醉过程,做好患者术前精神准备。否则会因患者焦虑、恐惧、应激产生自主功能的紊乱、心律失常、血压升高、胃肠运动减少、手术期麻醉药需要量增加,这些都不利于术中麻醉管理和术后恢复。此外还要根据各个患者不同情况调整术前用药。

对术前使用抗肿瘤药(如顺铂)、严重糖尿病引起的外周神经病变、恶性肿瘤潜在椎管内转移、术前使用低分子量肝素和强效血小板抑制剂等患者,尽量避免应用椎管内麻醉,预防发生不良事件的风险,诸如硬膜外血肿、神经损伤症状等。

2.实施椎管内麻醉

椎管内麻醉前应认真检查麻醉机、氧气源、通气设备、吸引器、抢救药品,要保证设备随时可用,药物齐全。做好常规生命体征监测,特殊患者加用有创动脉、中心静脉压、血气分析等监测。准备好实施椎管内麻醉的器械和药品,包括:皮肤消毒用品(碘酊和 70% 乙醇),无菌椎管内穿刺器械,局麻药等。

椎管内麻醉方式的选择：椎管内麻醉技术应按管理规范实施，目前常用的麻醉主要有脊髓麻醉、硬膜外麻醉、腰硬联合麻醉和骶管麻醉。

(1)脊髓麻醉(腰麻,蛛网膜下腔麻醉,spinal anesthesia,SA)：在无禁忌证的情况下,腰麻可以满足手术时间较短妇科手术的麻醉需要。腰麻的优点是起效快,镇痛效果确切,肌肉松弛效果好,局麻药用量小,毒性反应小。不足之处是单次腰麻的麻醉时间是固定的,如果手术时间较长,则不能满足需要。而细针微导管连续腰麻也由于神经毒性等并发不良事件受到美国FDA的禁止,但欧洲仍然可以使用,国内也未得到广泛的应用。

1)体位：通常采用侧卧位实施椎管内穿刺,特殊情况可以采用坐位或俯卧位,肥胖患者采用坐位更容易确定脊柱中线和穿刺点。取侧卧位时尽量让患者腰背部与手术台垂直,脊柱不要旋转,令患者大腿屈向腹部、头前屈弓背,使前额与膝盖距离最近。该体位可以使脊柱棘突间隙最大程度伸展,利于腰椎穿刺。

2)穿刺：为避免穿刺致脊髓损伤,推荐选 $L_{3\sim4}$ 椎间隙进针,慎用 $L_{2\sim3}$ 椎间隙,禁用 $L_{2\sim3}$ 以上椎间隙进针。椎管内麻醉操作应严格无菌观念,避免消毒液污染穿刺针和局麻药液,因消毒液具有神经毒性。为降低硬膜刺破后头痛的发生率,现在临床上选用的穿刺针多为25～27G细针代替了普通的9号腰穿针,在针尖的设计上也有斜口式和笔尖式两种,普遍认为笔尖式穿刺针损伤小,有利于降低腰麻后头痛的发生率。

3)正中入路法：常规皮肤消毒铺无菌巾后,穿刺点用0.5%～1.0%普鲁卡因或0.5%～1.0%利多卡因作皮内、皮下、脊上韧带和棘间韧带逐层浸润,并借以判断进针方向。腰穿针在所选椎间隙正中进针,针尾略向尾侧倾斜,逐层穿过皮下组织、脊上韧带、脊间韧带、黄韧带、硬膜外腔、硬膜到达蛛网膜下腔。穿破硬膜时会产生轻微的"突破感",表明针尖到达蛛网膜下腔,拔出针芯,观察针尾有无脑脊液流出。由于细针比较锐利,"突破感"可能并不明显,需在进针过程中停下来拔出针芯观察是否有脑脊液流出,判断是否进入蛛网膜下腔。注意穿刺针越细脑脊液流出速度越慢,有些患者可能需要等待1分钟以上。一旦蛛网膜下腔穿刺成功拔出针芯予以固定,待脑脊液流到针尾后再接上含有局麻药的注射器,并轻轻回抽有无脑脊液回流,确定针尖仍在蛛网膜下腔或者此时用脑脊液稀释局麻药。随后以小于0.5mL/s的速度推注局麻药,同时需要注意注药速度不能太慢,预防注入的局麻药在局部过于集中引起毒性反应。计算的药量完全注入后再轻轻回抽少量脑脊液,再次确定针尖还在蛛网膜下腔,把回抽的脑脊液再推注回去。操作完毕将穿刺针、注射器、导引针(如果使用)一起拔出。用无菌敷料覆盖并固定于穿刺点。需注意的几点：①如认为到达蛛网膜下腔而没有脑脊液流出,可能与下列原因有关：针尖出口被神经根(马尾)堵塞,可将针旋转90°；针尖开口可能没有完全到达蛛网膜下腔,可再置入1～2mm；针尖开口不在蛛网膜下腔,需要重新穿刺；若在穿刺过程中遇到骨样组织,首先要确定进针深度,针尾轻轻偏向尾侧,重新进针。如在更深的部位又碰到骨质,很可能是穿刺针碰到下一脊椎的棘突,再将针尾偏向尾侧,重新进针直至成功。如在较浅的部位就遇到骨质,穿刺针可能遇到上一脊椎的棘突,应将针尾向头侧倾斜再次进针。如在同一深度遇到骨质,穿刺针可能偏向中线碰到椎板,这种逐步分析可减少调整的次数。②穿刺过程中遇有异感存在,此时应立即停止进针,将针体固定拔出针芯。若针尾有脑脊液流出,说明针尖已触及马尾神经,针尖位置位于蛛网膜下腔。若针尾没有脑脊液流出,穿刺针可能触及硬膜外腔的神经根,这种异感往往产生于穿刺水平脊神经根支配的皮区,应退出穿刺针重新调整方向穿刺。注意区分将针刺骨质的疼痛和异感的区别。③穿刺针在调整方向时必须将其退至皮下,始终保持针体不要弯曲,否则难以达到正确的穿刺方向。④妇科手术一般在仰卧位或截石位下进行,若行重比重脊髓麻醉时,务必在患者翻身后臀部不宜抬高,避免麻醉平面过度向头端扩散。

4)侧方入路法:在棘突间隙旁约 1 cm 处进针,向中间成 15°角,针尖指向间隙中间。穿刺过程中遇到明显阻力可能是黄韧带。若遇到骨质则退针至皮下重新调整方向穿刺。或在穿刺间隙的下一椎体棘突上缘离中线 1 cm 处垂直于皮肤进针直达椎板,再将穿刺针退离椎板的上缘按侧方入路法进入蛛网膜下腔。椎板是穿刺有价值的标记,特别在困难穿刺时,借助它能调节进针方向。

5)腰骶部入路法:对于椎间隙钙化融合或者广泛的瘢痕使用上述方法不能进入椎管或因极度肥胖难于选择穿刺位置时可选择腰骶部入路(Taylor 入路)穿刺。该法实际上是在 $L_5 \sim S_1$ 椎间隙实施腰麻,穿刺点在髂后上棘最低点向中向下偏 1 cm 处,穿刺针向头侧成 45°~55°角,向头侧、向中间直指 L_5 棘突水平的中线。用正中入路时相同的方法感觉韧带和硬脊膜阻力消失。

6)连续脊髓麻醉:连续脊髓麻醉与"单次"脊髓麻醉技术相似。不同的是要选择能通过微导管的腰麻穿刺针。在穿刺成功后将微导管从穿刺针孔内向头侧或尾侧置入蛛网膜下腔 2~3 cm。像置硬膜外导管一样在穿刺针拔出前绝对禁止单独向外拉扯导管,预防导管切断导致异物滞留在蛛网膜下腔。由于微导管可能增加神经损伤(特别是马尾综合征)发生率,但是具体原因尚不确切,也可能与使用高浓度局麻药(5%利多卡因)有关,所以美国 FDA 已经禁止该项技术用于临床,然而欧洲仍然在临床上使用该技术。目前我国开展的较少。

7)用药:麻醉医师可根据自己的经验和患者手术的临床需要选择腰麻所用局麻药的比重和剂量。临床上使用的局麻药液可分为重比重液、等比重液和轻比重液,目的是选择相应的比重以利药物的弥散和分布从而获得相应的麻醉区域。重比重液比重大于脑脊液,因重力作用容易下沉,向患者体位的低侧扩散,常通过加 5%葡萄糖溶液而获得,重比重液是临床上应用最多的配方。等比重液与脑脊液的比重相等,重力作用不影响其扩散,等比重液在临床上的应用也比较多。轻比重液比重小于脑脊液,因重力作用容易上浮,向患者体位的高侧扩散,但由于轻比重液可能导致阻滞平面过高,目前已很少采用。①重比重液:5%普鲁卡因重比重液配制方法为普鲁卡因 150 mg 溶解于 5%葡萄糖液 2.7 mL,再加 0.1%肾上腺素 0.3 mL。利多卡因重比重液常用 2%利多卡因 60~100 mg,加入 5%葡萄糖液 0.5 mL 及 0.1%肾上腺素 0.25 mL 或去氧肾上腺素 3 mg,混匀后即可应用。丁卡因重比重液常用 1%丁卡因、10%葡萄糖液及 3%麻黄碱各 1 mL 配制而成。丁哌卡因重比重液取 0.5%丁哌卡因 2 mL 或 0.75%丁哌卡因 2 mL,加 10%葡萄糖 0.8 mL 及 0.1%肾上腺素 0.2 mL 配制而成。②等比重液:室温下 2.5%普鲁卡因生理盐水溶液,1%丁卡因生理盐水溶液,2%利多卡因,0.5%丁哌卡因或 0.75%丁哌卡因,0.5%罗哌卡因或0.75%罗哌卡因都可以当作等比重药液使用。③轻比重液:0.1%丁卡因(丁卡因结晶 10 mg+注射用水 9.5 mL+0.1%肾上腺素 0.5 mL),0.125%~0.250%丁哌卡因,以及加温的 0.5%丁哌卡因溶液都是轻比重溶液。

8)脊髓麻醉平面的判断和调节:脊髓麻醉起效快、平面易扩散、一般麻醉阻滞平面约在注药后 15 分钟左右固定,如果阻滞范围广则对循环呼吸影响也较大,因此应当根据局麻药比重的不同和手术需求,尽早评估麻醉平面高度并及时调节。测量平面一般常用温度感觉测试和针刺测试痛觉的方法。如果温度感觉难以评估,仍以针刺来评价痛觉。这种早期测试可以证实麻醉出现并提示最终的阻滞平面范围。局麻药的总剂量是决定最终脊髓麻醉范围的主要因素。而浓度和体位又是决定脊髓麻醉扩散的主要因素。脑脊液容量同样对麻醉阻滞平面也有着重要的影响,但是最不容易测量。坐位时注射重比重药液,就会产生"鞍麻"。在标准的仰卧位注射同样的药液,向头侧和骶尾两个方向分布。头侧阻滞平面的高度取决于局麻药向头侧的量,这可能受腰曲和体位的影响。

注射于第 2 腰椎间隙的重比重溶液会下降至较低的骶骨水平,以及最靠胸中部的水平。在仰卧位麻醉的情况下,腰椎的脊柱前凸通常减少(箭头),但麻醉药液的扩散通常先于这种减少。将腿放置于截石位也会反转这个弯曲,但很少影响溶液的扩散。值得注意的是在某些特殊情况下即使局麻药作用时间超过60分钟,通过调整体位仍能影响阻滞平面的范围。这就要求在脊髓麻醉或腰硬联合麻醉时,术中改变患者体位时应考虑有产生麻醉阻滞范围过广的可能。等比重局麻药较少受重力影响,不论患者体位如何变换,等比重局麻药从注射部位很少向远端扩散。需强调的是:首先使用的局麻药一定是真正的等比重液;其次等比重局麻药阻滞平面比重比重局麻药低;最终扩散很少能够预测,变异较大。

使用两种比重不同丁哌卡因,在标准的侧方入路位置将每种丁哌卡因缓慢地注射于第 3 和第 4 腰椎间隙,所产生的麻醉可能的扩散范围

其他对阻滞平面影响因素还有穿刺部位、患者年龄、体重、身高等,但这些变量都不是预测阻滞平面的重要和可靠指标。另外脊髓麻醉阻滞平面的持续时间同样也受到使用的局麻药性质、药物剂量大小、阻滞平面高低、局麻药中是否加肾上腺素等因素的影响。

(2)硬膜外麻醉(epidural anesthesia,EA):硬膜外麻醉与脊髓麻醉有所不同,其区别在于以下 6 点。①硬膜外麻醉可以在任何椎间隙实施穿刺置管,在脊髓终端以上椎间隙穿刺有可能意外穿破硬膜损伤脊髓。②硬膜外间隙在椎管头端终止于硬膜囊附着的枕骨大孔部位,限制了局麻药扩散对高位脑干的麻醉。③若实施连续硬膜外麻醉可延长阻滞时间,控制阻滞平面,术后可进行硬膜外镇痛。④硬膜外麻醉特点呈节段性。⑤起效较慢,与脊髓麻醉相比血流动力学波动较小且缓和。⑥硬膜外麻醉可以避免术后头痛(硬膜穿破例外)。

1)穿刺方法:硬膜外穿刺时患者准备、体位和进针方法与脊髓麻醉基本一致。正中入路法使用 Tuohy 或 Hustead 针进行穿刺。穿刺针要经皮下组织通过棘间韧带。当遇到阻力增加时表明已抵达黄韧带,应抽出针芯。①阻力消失法判断穿刺针到达硬膜外腔:用 3～5 mL 玻璃注射器抽 2～3 mL(含0.1～0.3 mL 空气气泡)的生理盐水(或特殊设计的低阻力塑料注射器内含 2～3 mL 空气)。将注射器与硬膜外穿刺针紧密相连,一手缓慢进针,另一只手恒压推注注射器(或一手缓慢间断进针,另一手在间断进针间隙推注注射器)。当穿刺针进入硬膜外腔隙会产生突然阻力消失感。同时注射器内生理盐水(或少量空气)会快速进入硬膜外腔隙。②悬滴法或玻璃接管法判断穿刺针到达硬膜外腔:穿刺针抵达黄韧带即退出针芯,于针尾悬水滴或接内充少许液体的玻璃接管,继续缓慢进针,水滴内移,或被吸入,此时穿刺针已进入硬膜外腔。固定穿刺针,注射器回抽无脑脊液或血液后可置入硬膜外导管,导管置入深度 3～5 cm。导管置入适当位置后要一只手固定导管,另一只手缓慢拔出穿刺针。最后计算确认导管留置在硬膜外腔隙,固定导管。需注意的是,有时导管越过针尖后遇到阻力不能向前推进,很可能穿刺针不在硬膜外腔或在硬膜外腔但针尖位置不当和其他情况如遇到神经根、血管时,就需要连同硬膜外导管一起退出穿刺针重新穿刺。此时千万不要单独向外拔出导管,防止锋利的穿刺针斜面切断导管。旁正中入路在到达黄韧带之前与脊髓麻醉穿刺方法相同,到达黄韧带后与正中入路法相同。

硬膜外导管置入硬膜外腔后,在静脉通路畅通情况下,经导管推注试验剂量局麻药——通常为 3～5 mL利多卡因。采取回抽-推药-评估的方法,排除导管在血管内或蛛网膜下腔的情况,确

定麻醉效果以判断导管确实在硬膜外腔,需要等待 5～10 分钟。因有时在试验量后硬膜外导管内可回抽到血液回流,故在随后硬膜外给予首次局麻药剂量时,同样需作回抽-推药的步骤,防止局麻药注入血管内;追加剂量是在达到预计阻滞时间的 2/3 时,再给予首次剂量的 1/3～1/2,目的是保证稳定的麻醉平面和持续的麻醉效果。因硬膜外导管在一段时间后仍有可能意外进入蛛网膜下腔,所以在追加局麻药维持麻醉时,也应给予试验量(回抽-推药),避免局麻药大量注入蛛网膜下腔致全脊髓麻醉的严重不良后果。

2)影响硬膜外麻醉范围的因素:穿刺部位、局麻药浓度、容积、患者年龄等均是影响硬膜外麻醉平面和范围的因素。与脊髓麻醉不同,在相同部位进行硬膜外麻醉时所需局麻药的容量要大,在腰段硬膜外麻醉局麻药用量通常是脊髓麻醉的 10 倍。硬膜外麻醉是呈节段性阻滞,阻滞平面是以穿刺点为中心,向头、尾两个方向扩散,一般可以扩散 3 个节段到 6 个节段的范围。大量的临床观察发现,随着年龄的增加,硬膜外阻滞平面的范围增大,这可能与老年患者的椎间孔较窄,硬膜外腔内结缔组织减少,硬膜外腔隙的顺应性降低和椎间孔变小引起局麻药液从椎间孔外流减少有关。关于年龄是否影响硬膜外麻醉持续时间,不同的局麻药的结果不同,因此仍需进一步研究。硬膜外麻醉穿刺部位的选择一般以手术部位的脊神经支配节段分布来决定。妇科手术时实施腰段硬膜外麻醉,常有 L_5 和 S_1 阻滞作用的延迟和不完全。但随着容量的增加(约 20 mL)则骶部阻滞明显改善且头端阻滞平面也可高达 T_4～T_6 水平,局麻药的剂量和容量是决定硬膜外阻滞平面和效果的重要因素。相对剂量而言,容量对硬膜外麻醉阻滞平面的影响更重要,但不呈线性关系。据 Erdemir 等报道,在利多卡因 300 mg 的剂量不变的前提下,将容量增加 3 倍(从 10 mL 到 30 mL),阻滞平面只向头侧扩散了 4.3 个节段。患者体位对阻滞平面头端扩散的影响无明显临床意义。肥胖患者对局麻药的需要量较小,腹腔内巨大肿瘤、腹水等腹内压增加者局麻药用量应减少,近来研究发现动脉粥样硬化与硬膜外麻醉平面之间无相关性。总之,临床上使用局麻药时,应充分考虑有使阻滞平面上升倾向的因素(如高龄、肥胖、腹内压增高、身材矮小及穿刺部位较高等),以及手术操作或探查的部位需要麻醉的范围,尽量减少局麻药的剂量。为了满足妇科手术需要,要求阻滞平面和持续时间略大于实际需要。这样对患者、术者和麻醉医师都是较好的选择。

3)硬膜外麻醉常用局麻药:①利多卡因一般使用浓度为 1.5%～2.0%,显效时间 5～8 分钟,作用时间30～60 分钟。②丁卡因一般使用浓度为 0.25%～0.33%,显效时间 10～15 分钟,作用时间 45～90 分钟。③丁哌卡因一般使用浓度为 0.50%～0.75%,显效时间 7～10 分钟,作用时间 60～150 分钟。④左丁哌卡因一般使用浓度为 0.50%～0.75%,显效时间和作用时间与丁哌卡因相似。⑤罗哌卡因一般使用浓度为 0.5%～1.0%,显效时间和作用时间与丁哌卡因相似。

(3)腰麻硬膜外联合麻醉(combined spinal and epidural anesthesia,CSEA):腰硬联合麻醉是蛛网膜下腔和硬膜外麻醉的结合,其方法是使用特制的腰硬联合穿刺针,先按硬膜外穿刺方法置入硬膜外穿刺针,成功到达硬膜外腔后,再往硬膜外穿刺针内放入脊髓麻醉针,刺破硬脊膜到达蛛网膜下腔,经脊髓麻醉针推注局麻药后拔出脊髓麻醉针,然后经硬膜外穿刺针置入硬膜外导管。也可以选择两个椎间隙分别实施腰麻和硬膜外麻醉(相当于双管法硬膜外麻醉的低位管改为腰麻),尤其是在拥有特制可以直接实施椎管穿刺的 25～27 G 细腰穿针时,选择两个间隙穿刺就更加合适,这样就可以更好地把硬膜外麻醉和腰麻结合起来,使麻醉医师工作起来更加得心应手。该方法综合了脊髓麻醉和硬膜外麻醉的优点,即起效迅速、效果确切、肌肉松弛效果好,特别是对妇科盆腔手术时基本上避免了单纯硬膜外麻醉腰骶段阻滞不全的缺点;留置硬膜外导管使麻醉时间的可控性更强,适用于腹部、会阴部联合长时间手术等,同样为术后硬膜外镇痛提供了条件;与单纯硬膜外麻醉相比减少了局麻药的用量,增加了安全性。有三点值得注意:①脊髓麻醉平面确定后无论经硬膜外注入生理盐水或局麻药,均能使阻滞平面升高。这对脊髓麻醉平面不足提供了补救方法。其机制可能是硬膜外隙被液体充填后,压迫硬脊膜使脊髓蛛网膜下腔压力上升,加速脑脊液内局麻药向头侧移动,使阻滞平面上升(即容量效应)。在此提醒硬膜外给药时在脊髓麻醉的基础上应避免平面过高。一般硬膜外给药比正常的剂量少 10%～20%。②硬膜外麻醉使用高浓度局麻药,有可能会从脊髓麻醉针穿破的小孔进入蛛网膜下腔。如果在实施腰硬联合麻醉时选择两个椎间隙分别实施腰麻和硬膜外穿刺置管,则这种可能性会变得极其微小。③硬膜外导管从脊髓麻醉针穿破小孔进入蛛网膜下腔是几乎不可能的,但要当心硬膜外穿刺针隐性穿破硬脊膜(未见脑脊液外流),这时硬膜外导管有可能误入蛛网膜下腔。因此,腰硬联合麻醉时硬膜外麻醉注药必须从试验量开始。确定导管不在蛛网膜下腔时,才能推注随后的局麻药。

腰硬联合麻醉虽然是两种技术的组合应用,但两种麻醉方式相互间的影响是无法确定的。腰硬联合麻醉可能存在的缺点有:①麻醉操作要比单纯腰麻或者硬膜外麻醉费时,操作步骤相对烦琐。②硬膜外腔注入的局麻药或者硬膜外导管还是有可能渗入或者破入蛛网膜下腔。③临床上硬膜外腔试验剂量的作用变得无法判断,试验剂量的结果变得不可信,因而增加了临床判断的难度,临床上实施起来需要格外谨慎。

腰硬联合麻醉用药基本上同腰麻和硬膜外麻醉用药相似,主要注意事项是要考虑用药剂量要相应降低,防止麻醉平面过高。

(4)骶管麻醉:骶管麻醉需要确定骶裂孔的位置,骶裂孔是骶管下后面的斜形三角形裂隙,是硬膜外间隙的终点,位于骶角之间,上面覆盖骶尾韧带(黄韧带的延伸)。先找到髂后上棘,以其连线作为等边三角形底边,找到骶角,在等边三角形顶点就可以找到骶裂孔的大致位置了。找到骶裂孔后,定位手的食指和中指放于骶角上方,骶管穿刺针以与骶骨约 45° 角方向穿入,穿刺针进入骶管时,在进针时可以感觉到阻力减小。继续进针直至针尖接触到骨质(骶骨腹侧板背面),然后稍微退针后改变穿刺针方向,减小穿刺针与皮肤的夹角继续进针。在男性患者该角几乎与冠状面平行,女性则要轻微陡峭一点的角度(15°)。在穿刺针改变方向时会再次感觉到阻力消失,此时穿刺针有 1～2 cm 进入骶管,就不要继续进针了,因为可能会刺破硬膜,也有可能刺入静脉。确认穿刺针置入骶管的一个方法是在骶骨上方触诊同时经穿刺针快速注入 5 mL 生理盐水,若没有发现中线处膨出,穿刺针位置可能正确,相反,注射生理盐水时中线膨出,穿刺针则不在骶管内。约有 20% 正常人的骶管呈解剖学异常,骶裂孔畸形或闭锁者占 10%,如发现有异常,不应选用骶管阻滞。

确定穿刺针在骶管内后,先抽吸再注入试验剂量,然后才能注入治疗剂量的麻醉剂,因为与腰段硬膜外麻醉一样,穿刺针也可能意外进入静脉或蛛网膜下腔。常用骶管麻醉局麻药有 0.8%～1.5% 利多卡因或 0.25%～0.375% 丁哌卡因(左丁哌卡因)20～30 mL。骶管麻醉适用于妇科会阴区手术。

(四)术中管理

1.麻醉管理目标

椎管内麻醉术中应给患者辅助应用充分的镇痛镇静剂,减轻患者焦虑,提高患者痛阈,预防牵拉反应,保证麻醉效果,必要时可以使用止呕剂以预防患者由于牵拉、低血压等引起的恶心呕吐,这一措施在妇科手术时尤其重要,因为妇科患者大多存在极重的焦虑感。期望单纯椎管内麻醉就可以解决所有的问题的想法是错误的,不能因为使用了合适的辅助用药就认为椎管内麻醉失败,这是不科学的。单纯的椎管内麻醉是无法胜任控制所有不良反应这一目标的,必须联合用药,才能达到满意的麻醉效果,尤其是妇科患者常常过度焦虑、紧张更有必要实施镇静镇痛。但需要注意的是必须在椎管内麻醉效果确切、麻醉平面足够时方能使用镇痛镇静剂,所用剂量也应该根据患者个体差异分别对待,预防因镇痛镇静剂过量引起呼吸抑制。椎管内麻醉下实施妇科手术需要控制麻醉平面在理想的范围,通常妇科经腹手术麻醉平面上界需达 T_6 水平,下界需要达到 S_5 水平,硬膜外麻醉椎间隙可选择 $T_{12} \sim L_1$ 或 $L_{1 \sim 2}$。经阴道和会阴手术麻醉平面上界需达 T_{10} 水平,下界要达到 S_5 水平,硬膜外麻醉椎间隙可选择 $L_{2 \sim 3}$ 或 $L_{3 \sim 4}$。脊髓麻醉或腰硬联合麻醉穿刺椎间隙应首选 $L_{3 \sim 4}$ 间隙。

2.椎管内麻醉循环管理

腰麻后低血压和心动过缓的发生率分别是 30% 和 13%,大量临床流行病学研究显示,腰麻和硬膜外麻醉后心搏骤停的风险分别是 0.1‰~1‰ 和 0.1‰,椎管内麻醉后心血管改变主要是因为交感传出神经阻滞引起的,全身血管阻力降低,高龄患者降低更多,容量血管扩张,心排血量下降,动、静脉均扩张(静脉影响占优势)引起低血压。腰麻后心率、血压降低如果不积极进行处理,就会引起严重并发症甚至极严重后果,腰麻后心血管事件主要与如下因素有关:①术前心动过缓。②麻醉平面高于 T_5 水平。③腰麻后继发的交感神经和副交感神经平衡被破坏引起迷走神经亢进。④血液重新分布于容量血管,回心血量降低。腰麻后快速处理低血压和心动过缓是维持患者正常状态的关键。椎管内麻醉开始时预防性快速静脉输注晶体液或者胶体液对维持患者血容量有效,有利于维持椎管内麻醉患者血压平稳,但是在术前准备阶段使用晶体液无效,这可能是液体再分布后无益于补充麻醉后容量血管缺失量的原因。应该根据临床实际情况纠正椎管内麻醉后的血压与心率降低,既要考虑到纠正周围血管阻力降低,又要考虑使用药物对心排血量的影响,比如去氧肾上腺素和间羟胺可以有效增加周围血管阻力,但是可能因此增加心脏后负荷,导致心排血量降低,反而无益于纠正循环紊乱。如果心率和外周血管阻力都很低,则每搏量对恢复血压的代偿能力有限。因此在治疗严重低血压时先快速补液同时还需给予血管活性药物。对纠正椎管内麻醉引起的低血压兼有 α 和 β 受体激动作用的药物优于单纯 α 受体激动药。临床常用的是麻黄碱,每次用量 5~10 mg,也可选择小到中等剂量的多巴胺(1~2 mg 静脉注射)。需长时间应用时,多巴胺优于麻黄碱。但必要时单纯 α 受体激动剂(如去氧肾上腺素)在纠正主要由外周血管张力下降引起的低血压可能是较好的选择。如果应用麻黄碱后心率仍然缓慢,则应该静脉给予阿托品对症治疗,0.3~0.5 mg阿托品静脉注射可以用来处理中等程度的心动过缓。麻醉医师确定何时处理椎管内麻醉引起的心血管紊乱,应根据患者心功能储备的耐受力、血压下降速度、对液体治疗的反应,以及相对血压、心率安全下限等综合因素给予及时处理。确保患者心率、血压维持在合适和安全范围内,避免剧烈波动,对老年人、患有心血管疾病者尤为重要。

截石位妇科手术在术中可增加下肢的静脉回流,当手术结束后,将下肢恢复到平卧位时同样也可以减少静脉回流,产生突发的低血压,可引起老年人严重的心血管并发症,甚至心搏骤停。术毕应加强监测并将两腿分别缓慢逐渐放置到平卧位,减少血压的剧烈波动。

3.椎管内麻醉呼吸管理

在无呼吸疾病的患者,无论脊髓麻醉还是硬膜外麻醉,若阻滞平面超过 T_2 水平,大部分肋间肌和腹肌松弛,表现为胸式呼吸减弱,腹式呼吸增强,此时肺功能、气体交换和呼吸调控的储备基本可以满足患者代谢需要。肺总体功能得以维持的原因是人体主要呼吸肌——膈肌的神经支配是由颈丛($C_{3\sim5}$)发出的神经完成的。而腹肌和肋间肌等辅助呼吸肌在呼气相起重要作用,故椎管内麻醉阻滞平面过高时呼气峰流速明显降低,有效呼气功能减弱,这就可能影响患者咳嗽功能,从而损伤气道清除分泌物能力,没有并存严重肺疾病的患者可以耐受这些轻微的改变。尽管有时每分通气量正常或高于正常,患者仍会有呼吸困难不适感觉而十分紧张,这可能是患者呼气时感觉不到胸廓运动或确有呼吸费力所致,只要给予患者解释与安慰可有效减轻不适。若患者说话声音正常,通常提示通气功能正常,若说话声音无力或说不出话,呼吸不适加剧,则必须警惕因呼吸肌或膈肌麻痹引起的呼吸衰竭并且要及时给予面罩供氧和辅助呼吸。然而也有患者由于紧张而过度通气导致 PCO_2 降低,这也可能与椎管内麻醉时胸壁、腹壁本体感受器传入减少有关。椎管内麻醉期间偶尔可能会发生呼吸停止,这可能是由于心排血量下降继发的脑干低灌注引起的,而不是局麻药对脑干的直接作用。呼吸停止者则应及时辅助/控制通气,直至呼吸功能恢复。

4.椎管内麻醉对消化系统、泌尿生殖系统的影响

椎管内麻醉后交感神经阻滞导致胃肠蠕动增强、括约肌松弛,副交感神经亢进引起分泌物增加。麻醉过程中常见的并发症是恶心呕吐,其原因可能有:①严重低血压引起脑供血不足兴奋呕吐中枢。②椎管内麻醉交感神经阻滞,迷走神经相对亢进引起胃肠蠕动增加。③术中手术操作对内脏牵拉刺激。④麻醉使用阿片类药物或过去有眩晕病史者均会使恶心呕吐发生率增加。应针对病因对症处理,如纠正低血压和心率减慢(阿托品常有效),充分供氧,减少刺激和应用小剂量氟哌利多、地塞米松、昂丹司琼(或其他5-HT_3受体拮抗剂)等抗呕吐药物。如果麻醉过程中血流动力学稳定,与平均动脉压密切相关的肝脏血流可以得到维持,肾血流和肾功能同样得以维持。脊髓麻醉术后尿潴留的发生率约为15%,因此尿潴留是麻醉医师脊髓麻醉时必须考虑的临床问题。在脊髓麻醉开始60 sec后排泄功能就会丧失,直到麻醉感觉平面消退到 S_3 节段才能恢复,使用长效局麻药会使排尿功能恢复时间延长,脊髓麻醉后可能导致尿潴留,膀胱和输尿管内压力增加,年龄、术中液体治疗和手术操作也可能是导致尿潴留的原因。

(五)妇科椎管内麻醉后常见并发症及处理

1.局麻药的全身毒性

脊髓麻醉局麻药用量较小,一般不会引起全身性毒性反应。而硬膜外用药量较大、经硬膜外吸收或在血管内注射会引起全身性毒性反应(包括中枢性毒性和心血管毒性)。小剂量局麻药中毒表现为中枢神经抑制,大剂量则使中枢神经系统兴奋和抽搐。但较小剂量局麻药以较快的速度给予则表现为中枢神经系统兴奋。其机制可能与皮质抑制性神经元对局麻药的阻滞效应敏感性较高有关。产生心血管毒性比中枢神经毒性的局麻药剂量大。利多卡因的心血管毒性将引起低血压、心动过缓和缺氧。而丁哌卡因常由于引起顽固的心律失常而致心力衰竭。

(1)局麻药中毒的预防:因局麻药误注入血管是全身毒性的常见原因,那么每次在注射局麻药过程中需经常回抽,防止血管内注射;其次应用小剂量(3 mL)局麻药后观察患者主诉(头晕、耳鸣和口周麻木等),如无不适再分次(5 mL)缓慢推注剩余的局麻药;最后避免超量给予局麻药。

(2)支持治疗：一旦发生中毒应立即停用局麻药，保证患者氧合和通气，严重者可行气管插管进行正压通气。对抽搐发作，静脉应立即注射硫喷妥钠(50～100 mg)或咪达唑仑(2～5 mg)或丙泊酚(1 mg/kg)控制抽搐。对难以控制的抽搐也可用琥珀胆碱(50 mg)终止抽搐，但必须同时实施控制通气维持患者通气功能。对低血压和心动过缓者可用麻黄碱(10～30 mg)和阿托品(0.4 mg)纠正。对严重心血管抑制和顽固性心律失常，须快速建立氧合通气和心血管功能支持，必要时进行心肺复苏。近年有学者报道静脉输注脂肪乳有益于救治使用局麻药产生心脏毒性的患者，在所有抢救措施都实施后仍然无效者可以静脉推注20%脂肪乳，首次剂量1 mL/kg，推注时间要1分钟以上，间隔3～5分钟可以重复给药，总推注剂量不超过3 mL/kg。如果有效，可以继续以0.25 mL/(kg·min)的速度维持静脉输注，总剂量不超过8 mL/kg。

2.局麻药的神经毒性

局麻药均有潜在的神经毒性，尤其超过临床应用的浓度和剂量时。有关神经毒性机制尚不明确。目前比较典型的是脊髓麻醉后短暂神经综合征(TNS)。所有局麻药都可能导致TNS，但4%利多卡因发生率较高。TNS的危险因素主要有截石位，特别同时使用利多卡因的门诊患者和肥胖者，可能还有早期活动、针刺外伤、神经缺血、局麻药物分布不均、肌肉痉挛、神经节刺激。虽然局麻药是否加入肾上腺素都不会增加对TNS的发生率，但肾上腺素椎管内给药虽不减少脊髓血供，可影响脊神经根的血流。腰段脊神经根位于血-脑脊液屏障之外，脊髓膜套腔或"墨水套腔"之内，此外营养供应并不完全依赖根动脉，其中58%来源于脑脊液弥散。因而硬脊膜套腔为药物易积聚、沉淀的"易损区"之一，不能排除局麻药伍用肾上腺素对"易损区"的作用。为提高局麻药使用的安全性，减少椎管内麻醉相关并发症，不能常规将肾上腺素加入局麻药中。特别对糖尿病、动脉粥样硬化、肿瘤化疗者、神经已存在外伤、下肢过度外展屈曲、截石体位者、机体严重的内环境紊乱应列为肾上腺素相对禁忌。TNS临床多表现为中等疼痛、一般72小时内可自行缓解恢复，极少数疼痛可长达6个月，应与马尾综合征临床表现相区别。预防措施应选用神经毒性较低的局麻药，椎管内尽量不要辅助用药，遵从最低药物有效浓度用药。

3.局麻药的变态反应

局麻药变态反应虽属罕见，却在临床工作中不可忽视。有时甚至发生过敏性休克，这主要见于Ⅰ类(IgE)速发型变态反应。脂类局麻药比酰胺类更易发生。这是因为脂类代谢产物对氨基苯甲酸已被证实是一种抗原。药品中的防腐剂(如对羟基苯甲酸甲酯和焦硫酸盐)也可能激发变态反应。对应用脂类局麻药必须在使用前进行皮试。麻醉中要做好致命性变态反应的抢救准备。

4.背痛

椎管内麻醉背痛的发生率较全身麻醉明显增加。而硬膜外麻醉又明显高于脊髓麻醉(30%比11%)，且持续时间较长。椎管内麻醉后背痛多呈非特异性的。可能与穿刺针损伤、局麻药物刺激、背部肌肉松弛使韧带拉伸有关。一般通过热敷、休息，通常可以在1～2天内背痛缓解。

5.穿刺后头痛

穿刺后头痛是脊髓麻醉常见并发症，各家报道数据不同，以往使用22 G斜口穿刺针术后头痛发生率约40%，使用25 G笔尖式细针穿刺后头痛发生率下降到1%。硬膜外麻醉后发生率较低，但Tuohy穿刺针意外穿破硬脊膜，术后头痛发生率高达52.5%。随年龄增加穿刺后头痛的发生率降低。10岁以下患者很少发生穿刺后头痛，女性穿刺后头痛发生率比男性高，孕、产妇头痛的发生率比一般人高。

(1)头痛原因可能有蛛网膜穿破后脑脊液外流,减少了脑脊液浮力对脑组织的支撑作用,使颅内敏感的颅神经受牵拉引起疼痛,有时可引起颅神经麻痹。

(2)由脑静脉扩张引起头痛:脑脊液丢失致颅内压下降,脑静脉扩张引起头痛。

(3)空气相关性头痛:即用空气压力骤减法验证是否进入硬膜外间隙时误入蛛网膜下腔,有78%CT扫描可在脊髓内发现气泡。这种头痛自限性,通常24小时内恢复。穿刺后头痛临床表现:中等程度疼痛,疼痛部位往往多为前额到后枕部,平卧时消失或显著改善。有时伴有颅神经症状,如复视、耳鸣、听力减退、恶心呕吐等。对平卧后头痛不减轻应寻找其他病因(如脑血栓形成、蛛网膜下腔出血、感染、颅内高压等)。2/3的患者穿刺后头痛在一周内自愈,也有持续数月者。正确的治疗包括卧床休息,这只能缓解症状,但不能降低头痛发生率;增加液体入量这种方法的有效性还没有得到证实;口服咖啡因或茶碱300 mg,可减轻症状;硬膜外填充自体血15~20 mL疗效确切。需注意硬脊膜穿刺后应提醒患者避免举重物或计划空中旅行。

6.全脊髓麻醉

全脊髓麻醉是指将超过脊髓麻醉数倍的局麻药误注入蛛网膜下腔引起异常广泛的脊髓阻滞甚至整个脊髓被阻滞,有时脑干也被阻滞,脊髓麻醉和硬膜外麻醉时均可发生。全脊髓麻醉是椎管内麻醉最为严重的并发症之一,如果不能及时发现并正确处理,后果将是极其严重的。硬膜外麻醉时如果大量局麻药注入蛛网膜下腔,阻滞平面迅速扩展,程度严重,持续时间长,通常在注射了试验量后判断硬脊膜是否被穿破比较困难,因此试验量后不仅要观察患者能否"动脚趾",还应该测试患者骶神经支配节段对急性刺痛的反应。注入追加量后应仔细观察感觉阻滞平面和收缩期血压的变化。全脊髓麻醉临床表现常见的是严重低血压、心动过缓和呼吸停止。呼吸停止可能是延髓呼吸中枢的低灌注、呼吸肌麻痹或脑干呼吸中枢被阻滞所致。必须早期诊断、按心肺复苏步骤及时处理,防止心跳停止和缺氧所致重要器官损伤。治疗包括:提高血压、心率,补液,吸氧及辅助通气,以及其他必要的循环呼吸支持。只要维持呼吸循环稳定,全脊髓麻醉可以完全恢复而无后遗症。

7.硬膜下腔注射

局麻药通过腰穿针或硬膜外导管被注入硬膜下腔。如果是腰麻剂量则产生广泛的、不完全的神经阻滞。这亦是脊髓麻醉失败的原因之一。如果注射量相当于硬膜外麻醉的剂量,则产生广泛的神经阻滞。应高度重视硬膜外麻醉时,延迟15~30分钟后出现比预期阻滞平面广泛的情况、术后硬膜外镇痛、硬膜外镇痛分娩的硬外导管移位可能发生的硬膜下腔注射问题,必须严格遵循使用试验剂量原则、密切监测阻滞平面、患者监护和管理,一旦发生则应给予积极的对症处理并改用其他麻醉方法。

8.神经损伤

椎管内麻醉神经损伤的发生率为0.03%~0.10%。有些病例并不确定与麻醉有关(如手术体位不当,患者有潜在神经病变)。其原因主要有穿刺针或硬膜外导管直接损伤脊髓或神经根、脊髓缺血、误注化学药品或神经毒性药物,大量空气注入硬膜外腔,穿刺引起的蛛网膜下腔和硬膜外腔的感染,还有罕见的硬膜外血肿。临床表现为持续存在的感觉异常、肌力减弱、截瘫和马尾神经损伤(马尾综合征)极少见。肌电图(EMG)有助于评估损伤程度。神经损伤的处理关键是预防,应做到:①正确选择穿刺点,寻找有指导意义的标志。②穿刺点方向不要过偏,尽量近中点穿刺。侧入法避免从椎间孔穿刺。③穿刺过程动作轻柔,与患者沟通,如有异感,停止进针,改变方向重新穿刺。④硬膜外置管缓慢推进,遇有阻力或异感不要硬性置管。⑤严格掌握局麻药伍用肾上腺素的应用指征。⑥注射时有明显疼痛应立即停止注药,避免神经内注射。⑦椎管内用药前必须进行核对,正确后使用,将药物限制在安全剂量范围之内。⑧加强无菌观念,避免穿刺过程和药物污染。⑨加强患者的管理和监测,一旦发生神经损伤应积极针对病因治疗和对症处理,有功能障碍者应早期功能康复锻炼。

9.硬膜外血肿

硬膜外血肿非常少见,发生率<1/150 000。通常与凝血功能障碍、穿刺困难有关。对麻醉作用消退的患者,疼痛是第一主诉,其次是下肢无力。在硬膜外麻醉的情况下,在预期的时间内麻醉还没有恢复或平面虽然渐退又出现感觉障碍和下肢无力加重或新出现局部麻痹,则应怀疑硬膜外出血或血肿压迫脊髓的可能。术后硬膜外镇痛可掩盖疼痛症状。但目前术后镇痛应用低浓度局麻药复合阿片类药物对下肢运动功能无明显影响。需强调的是硬膜外麻醉虽不是抗凝患者的绝对禁忌证,但必须遵循规范化的硬膜外穿刺、置管、拔管(尤其是时机)操作。术后24小时内定期监测感觉运动功能,尽可能避免硬膜外镇痛。早发现、早诊断对患者预后至关重要。磁共振成像(MRI)和计算机体层 X 线照片(CT)有助诊断。治疗应选择立即实施椎板切开减压术,如手术延迟超过 8~12 小时则可能无法康复。

使用抗凝剂患者的处理原则总结如下。

(1)近期停用华法林患者实施椎管内麻醉需极其谨慎。必须在停用华法林 4~5 天后,且凝血功能检查国际标准化比率(PT/INR)正常时方可实施椎管内麻醉。同时使用其他抗凝剂(NSAIDs、肝素、低分子量肝素)不影响国际标准化比率却增加出血的风险。如果已经留置了硬膜外导管,同时已经开始口服华法林,则应该按下列情况处理:①拔出硬膜外导管前每天监测国际标准化比率(PT/INR)。②在 INR<1.5 时方可拔出椎管内导管。③在导管留置期间和拔除导管后至少 24 小时内必须监测感觉、运动功能。

(2)使用普通肝素患者的处理原则:如果皮下使用肝素每天两次、总剂量不超过 10 000 U,则不是实施椎管内麻醉的绝对禁忌证。大剂量、频繁使用肝素者将增加出血风险,不推荐实施椎管内麻醉。在使用肝素前实施椎管内麻醉可能发生血肿的风险降低。如果患者使用肝素时间超过 4 天,应当检查血小板计数,以防肝素引起的血小板减少症。推荐严密监测患者神经功能。静脉使用肝素需停药 4~6 小时方能实施椎管内麻醉,实施麻醉操作前必须确认 APTT 功能正常。

(3)使用低分子量肝素患者的处理原则。①术前使用低分子量肝素原则:术前使用预防剂量低分子量肝素的患者,椎管内穿刺必须在末次使用低分子量肝素至少 10~12 小时后实施。术前使用大剂量低分子量肝素患者,椎管内穿刺必须在末次使用低分子量肝素至少 24 小时后实施。推荐监测抗凝血因子 Xa 水平以观察治疗效果,但这不能预测评估椎管内出血的风险。与低分子量肝素同时使用抗血小板制剂或口服抗凝剂增加椎管内血肿的风险。②术后使用低分子量肝素的原则:单次预防性使用时术后首次使用应该在术后 6~8 小时,首次使用 24 小时之内不能使用第二次,椎管内导管必须在末次使用低分子量肝素至少 10~12 小时后拔除,且拔除导管后至少 2 小时内不许使用。每天两次中等剂量或治疗剂量的低分子量肝素可以增加椎管内血肿的发病率,术后 24 小时后方可首次使用低分子量肝素,椎管内导管拔除后 2 小时内也不许使用低分子量肝素。如果怀疑椎管内穿刺置管操作已经具有损伤性,术后至少 24 小时后方可使用低分子量肝素,因为损伤性操作增加椎管内血肿的风险。

10.感染

由于皮肤细菌或麻醉操作者引起脑脊液的污染已经有所报道,脊髓麻醉或硬膜外留置导管的使用会增加这种危险,菌血症期间进行腰穿是并发脑膜炎的危险因素。在动物实验中,腰穿前使用抗生素能预防诊断性腰穿诱发的脑膜炎。目前硬膜外或腰硬联合麻醉广泛用于发热的妊娠妇女而罕有不良感染事件的发生,有关人类的数据却相当有限。远离穿刺部位的感染灶在硬膜外或鞘内感染病因学中的重要性尚不十分清楚,但两者在理论上具有相关性。常用 MRI 和 CT来进行诊断,用腰穿来证实脑膜炎是否存在并确定抗生素的敏感性。对于已经感染人类免疫缺陷病毒(HIV)的患者,腰椎穿刺的问题尚存争议,因 40% 艾滋病的患者有神经病变的临床表现,而 HIV 早期就感染脑脊液,这就需要进行患者风险评价。硬膜外或脊髓麻醉后硬膜外脓肿可在浅表部位形成,表现为局部组织肿胀、红斑、流脓,常有发热。此时需局部引流并给予静脉抗生素治疗。除非不予处理,否则罕有神经并发症。脓肿也可以在部位较深的硬膜外腔内形成,常在椎管内麻醉数天后发生对脊髓压迫。常伴有背部剧痛,局部压痛,发热和白细胞增多。MRI 可明确诊断。治疗仍然常用外科引流和静脉抗生素联合治疗。

(潘燕萍)

第二节　妇科腹腔镜手术的麻醉

自从 20 世纪开始,妇科医师们就开始运用腹腔镜技术进行诊断盆腔疾病,腹腔镜技术便广泛应用于临床诊疗过程中。近年来随着器械和技术的发展,先进的腹腔镜技术已经将目标转向了老年、小儿患者和病情更复杂的患者,相应地也使麻醉技术的复杂程度增加了。一方面,腹腔镜手术操作过程影响心肺功能,另一方面,介绍给患者的信息是腹腔镜安全、简单、损伤小和疼痛轻等优点,而实际上此类手术的麻醉风险并不比其他手术的风险低,相应地增加了一些与腹腔镜相关的特殊问题,这就给临床麻醉提出了更高的要求。本章主要介绍妇科腹腔镜手术技术的发展、人工气腹对机体的生理影响,妇科腹腔镜手术的麻醉及其主要并发症。

一、人工气腹和手术体位对人体生理的影响

如前所述,目前主要使用 CO_2 人工气腹实施腹腔镜手术,在 CO_2 人工气腹期间腹内压力升高、CO_2 吸收、麻醉、体位改变、神经内分泌反应及患者基本状态之间相互作用,可以导致呼吸、循环系统一系列变化,引起其他系统的常见并发症及不良生理学反应如皮下气肿、影响肝脏代谢和肾脏功能等。

(一)CO_2 人工气腹和手术体位对心血管系统的影响

CO_2 气腹对循环系统功能的影响主要与腹腔内压力(IAP)升高影响静脉回流从而影响回心血流(前负荷),以及高碳酸血症引起交感兴奋儿茶酚胺释放、肾素-血管紧张素系统激活、血管升压素释放导致血管张力(后负荷)增加有关。气腹期间 IAP 一般控制在 $1.6 \sim 2.0$ kPa(12~15 mmHg),由于机械和神经内分泌共同介导,动脉血压升高,体循环阻力增加,心脏后负荷加重,气腹可使心排出血量降低 $10\% \sim 30\%$,心脏疾病患者心排出血量可进一步下降;另一方面,增加的腹内压压迫腹腔内脏器,使其内部血液流出,静脉回流增加,CVP 升高,心脏前负荷增加,心排血量增加,血压上升。而当 IAP 超过 2.0 kPa(15 mmHg)时,由于下腔静脉受压,静脉回流减少,CVP 降低,心脏前负荷降低,心排血量降低,血压下降。由于 CO_2 易溶于血液,人工气腹

过程中不断吸收 CO_2，当 $PaCO_2$ 逐渐升高至 6.7 kPa(50 mmHg)时，高碳酸血症刺激中枢神经系统，交感神经张力增加，引起心肌收缩力和血管张力增加，CO_2 的直接心血管效应使外周血管扩张，周围血管阻力下降，引起反射性儿茶酚胺类递质分泌增加，增强心肌兴奋性，可能诱发室上性心动过速、室性早搏等心律失常。在置入腹腔穿刺针或者 Trocar 过程中、人工气腹引起腹膜受牵拉、电凝输卵管刺激、二氧化碳气栓等情况均可引起迷走神经反射，导致心动过缓；而 CO_2 人工气腹引起的高碳酸血症引起交感兴奋儿茶酚胺释放、肾素-血管紧张素系统激活可以导致患者心动过速。CO_2 人工气腹对患者术中循环系统的影响并非表现为前述某一个方面的情况，而是上述各方面因素综合作用的结果。心血管功能正常的患者通常可以耐受人工气腹导致的心脏前后负荷的改变。患有心血管疾病、贫血或低血容量患者可能无法代偿人工气腹 IAP 改变引起的心脏前后负荷改变，人工气腹充气、补充容量和变换体位时需要特别谨慎。IAP 对心脏前负荷的影响还与机体自身血容量状态有关，在手术中由于患者迷走神经过度兴奋，人工气腹 IAP 过高，腹膜牵拉，CO_2 刺激反射性引起迷走神经兴奋，过度的迷走神经兴奋可抑制窦房结，导致脉率及血压下降，高碳酸血症时心肌对迷走神经的反应性增强，如果同时存在低血容量状态，易引起心搏骤停。

腹腔镜手术人工气腹期间患者体位对循环系统的影响比较复杂，头高位时回心血量减少，心排血量下降，血压下降，心指数降低，外周血管阻力和肺动脉阻力升高，这种情况让人容易与麻醉过深引起的指征相混淆，临床麻醉过程中应注意区分。相反，当头低位时回心血量增加，心排血量增大，血压升高，肺动脉压力、中心静脉压及肺毛细血管楔压增高。

(二)CO_2 人工气腹和手术体位对呼吸系统的影响

由于腹腔内充入一定压力的 CO_2 可使膈肌上升，肺底部肺段受压，胸肺顺应性降低，通气-血流比失调，气道压力上升，功能残气量(FRC)下降，潮气量及肺泡通气量减少，从而影响通气功能。气腹 IAP 在 1.6~2.0 kPa(12~15 mmHg)范围内可以使肺顺应性降低 30%~50%、使气道峰压和平台压分别提高 50% 和 81%。IAP 达 3.3 kPa(25 mmHg)时，对膈肌产生 30 g/cm^2 的推力，膈肌每上抬 1 cm，肺的通气量就减少 300 mL。尤其是肥胖患者术前胸廓运动受阻，横膈提升，双肺顺应性下降，呼吸做功增加，耗氧量增多等，加上术中建立气腹，进一步增加腹内压，膈肌上抬明显，使功能残气量明显下降，导致患者出现通气-血流比失衡，甚至带来严重的不良后果。呼吸功能不全的患者则应慎行腹腔镜手术，因呼吸功能不全的患者腹腔镜手术中建立 CO_2 气腹后，肺顺应性降低，潮气量减少，同时易产生高碳酸血症和 CO_2 潴留。人工气腹后，CO_2 的高溶解度特性，使之容易被吸收入血，加上 IAP 升高导致的胸肺顺应性下降、心排血量减少致通气-血流比失调，容易形成高碳酸血症。随着气腹时间延长，人体排出 CO_2 的能力减弱，高碳酸血症进一步加剧。此时，呼气末 CO_2 浓度已经不能反映血液的 CO_2 浓度的真实情况。临床上，长时间 CO_2 人工气腹时应当进行动脉血气分析监测。

妇科腔镜手术采用头低脚高位时，可使功能残气量进一步减少，肺总量下降，肺顺应性降低 10%~30%，对呼吸系统影响加重。头低位时，腹腔内容物因重力和气腹压的双重作用，可使膈肌上抬，胸腔纵轴缩短，肺活量及功能残气量降低，呼吸系统顺应性下降，气道阻力增大，从而影响患者的通气功能，且随着气腹时间延长，变化越来越明显。

(三)CO_2 气腹对肝脏代谢的影响

CO_2 人工气腹时 IAP 急剧升高压迫腹内脏器和血管，使血液回流受阻，体内儿茶酚胺递质释放增加，同时 CO_2 气腹引起的高碳酸血症，引起肠系膜血管收缩，使肝血流量减少，肝血流灌注不足是影响肝功能的直接原因。由于肝脏缺血缺氧，使肝细胞内 ATP 合成下降，引起各种离子出入细胞内外，导致细胞生物膜、细胞骨架及线粒体功能障碍，造成肝细胞损害。另外，手术结束时突然解除气腹，血流再通，内脏血流再灌注，出现一过性充血，在纠正缺血缺氧的同时，亦会产生缺氧-再灌注损伤，不可避免地引起活性氧自由基增多，使磷脂、蛋白质、核酸等过度氧化损伤，进一步造成肝细胞损伤，甚至坏死。

(四)CO_2 气腹对肾脏功能的影响

CO_2 气腹条件下对肾脏功能的影响主要表现在对尿量、肌酐清除率、肾小球滤过率、血肌酐及 BUN 的影响。CO_2 人工气腹引起 IAP 升高，直接压迫肾脏，使肾皮质灌注血流下降，可导致肾脏尿排出量减少。这已在动物实验和临床中得以证实，而且气腹压越高，尿量减少就越明显。CO_2 气腹还影响肾脏中的激素水平，人工气腹机械刺激导致血浆肾素-血管紧张素系统被激活，引起肾血管收缩，降低肾血流量，影响肾功能。

(五)CO_2 人工气腹对颅内压的影响

由于妇科腹腔镜手术 CO_2 人工气腹期间发生的高碳酸血症、IAP 升高、外周血管阻力升高及头低位等因素的影响，引起脑血流量(CBF)增加，颅内压升高。人工气腹期间 CO_2 弥散力强，腹膜面积大，CO_2 经腹膜和内脏吸收，致血 CO_2 分压及呼气末 CO_2 分压($PETCO_2$)上升，很容易形成碳酸血症，可使 CBF 明显增加，且随气腹时间延长，CBF 增加更加明显，一方面由于 CO_2 吸收引起高碳酸血症，而 CBF 对 CO_2 存在正常的生理反应性，当 $PaCO_2$ 在 2.7～8.0 kPa 范围内与 CBF 呈直线相关，$PaCO_2$ 每升高0.1 kPa(1 mmHg)，CBF 增加 1～2 mL/(100 g·min)。另一方面是腹内压增高刺激交感神经，导致平均动脉压增高，同时伴有微血管痉挛而致血流减少，CBF 增加主要体现在局部大血管，形成脑充血，从而使脑组织氧摄取和利用减少。

(六)CO_2 气腹对神经内分泌和免疫系统的影响

腹腔镜手术对神经内分泌的影响明显轻于同类开腹手术。CO_2 气腹可引起血浆肾素、血管升压素及醛固酮明显升高。结合时间-效应曲线分析，可发现上述三者与外周血管阻力(SVR)及MAP 变化密切相关；促肾上腺皮质激素、肾上腺素、去甲肾上腺素、皮质醇和生长激素虽有增加，但变化不显著，而且在时间上也晚于血管升压素等；泌乳素则依据气腹中是否使用过阿片类镇痛药而有不同改变。腹腔镜手术与开腹手术后白介素均有升高，但开腹手术患者的升高水平比腹腔镜手术患者明显，因此腹腔镜手术免疫抑制程度小。研究表明，CO_2 具有免疫下调作用。

此外，CO_2 人工气腹期间易发生皮下气肿，可能因为腹腔镜手术早期，Trocar 多次退出腹腔，Trocar 偏离首次穿刺通道致腹腔处有侧孔，腹腔内气体移入皮下所致。

二、妇科腹腔镜手术的麻醉

(一)麻醉前准备

1.麻醉前访视

麻醉医师应该在麻醉前 1～2 天访视患者，全面了解患者一般状态、既往史、现病史及疾病治疗过程，与妇科医师充分沟通，了解手术具体方案，评估麻醉中可能出现的问题，制订合适的麻醉方案。

(1)详细了解病史、认真实施体格检查：询问患者既往是否有心脏病史、高血压病史、血液系统病史、呼吸系统病史、外伤史、手术史、长期用药史及药物过敏史等；进行全面的体格检查，重点检查与麻醉相关的事项，如心肺功能、气道解剖和生理状况等。

（2）查阅实验室检查及辅助检查结果：血、尿、便常规，胸透或胸片、心电图；血清生化、肝功能检查；年龄大于 60 岁者或有慢性心肺疾病者应常规做动脉血气分析、肺功能检查、屏气时间等。查阅相关专科检查结果，了解患者病情。

（3）与患者和术者充分沟通：使患者了解手术目的、手术操作基本过程、手术难度及手术所需要的时间等情况，根据患者病情向术者提出术前准备的建议，例如，是否需要进一步实施特殊检查，是否需要采取措施对患者血压、血糖及电解质等基础状态进行调整等。

（4）对患者作出评价：在全面了解患者病情的基础上评价患者 ASA 分级、评估心功能分级和气道 Mallampati 分级，制订合适的麻醉方案，向患者交代麻醉相关事项，让患者签署麻醉知情同意书。

2.患者准备

（1）患者心理准备：通过向患者介绍麻醉方法、效果和术后镇痛等情况，尽量消除患者对手术造成痛苦的恐惧、焦虑心理，充分了解患者的要求与意见，取得患者的充分信任，使患者得到充分的放松和休息，减少紧张导致的应激反应。

（2）胃肠道准备：术前访视患者应告知患者术前禁食水时间，以防患者因不知情而影响麻醉。一般情况下，妇科医师会给患者使用缓泻剂以清理胃肠道、防止手术中胀大的肠管影响术野清晰，妨碍手术操作。

3.麻醉器械、物品准备

（1）麻醉机：麻醉前常规检测麻醉机是否可以正常工作，包括检查呼吸环路是否漏气，气源是否接装正确，气体流量表是否灵活准确，是否需要更换 CO_2 吸收剂等。

（2）监护仪：检查监护仪是否可以正常工作，通常要监测血压、心电图、脉搏氧饱和度、呼气末 CO_2 浓度、体温等。

（3）麻醉器具：检查负压吸引设备是否工作正常，检查急救器械和药品是否齐备。在麻醉诱导前准备好麻醉喉镜、气管导管、气管导管衔接管、牙垫、导管管芯、吸痰管、注射器、口咽通气道、吸引器、喉罩等器械物品，并检查所有器械物品工作正常。

（二）妇科腹腔镜手术麻醉选择

麻醉医师应当在选择麻醉方式的一般原则的基础上，根据腹腔镜手术的特点、患者体质的基本状态、麻醉设备情况、麻醉医师的技术和临床经验来决定实施麻醉的方案。

1.人工气腹腹腔镜手术麻醉方法选择

（1）全身麻醉：虽然腹腔镜手术对局部的损伤小，但是如前所述人工气腹腹腔镜手术过程中对患者的呼吸循环功能影响较大，因此应该选择全身麻醉实施手术。这样就利于术中患者气道管理，调节合适的麻醉深度，控制不良刺激引起的有害反射，有利于保证适当的麻醉深度和维持有效的通气，又可避免膈肌运动，利于手术操作，在监测 PETCO₂ 下可随时保持通气量在正常范围。全身麻醉期间宜应用喉罩或者气管插管进行气道管理，时间短小、术中体位变化不大、采用低压人工气腹技术时，可以在应用喉罩通气道的情况下安全实施手术；而由于气管插管全身麻醉是最确切、安全的气道管理技术，因此目前临床上大多数人工气腹腹腔镜手术都是采用这种气道管理方式，尤其是手术时间长，术中体位变动大的情况更是应该实施气管插管。

（2）椎管内麻醉：椎管内麻醉镇痛确切、肌松效果良好，可以基本满足腹腔镜手术的麻醉镇痛需要，但是 CO_2 人工气腹升高的 IAP、手术操作牵拉腹膜、CO_2 刺激等均可导致迷走神经反射性增强；CO_2 人工气腹期间导致的高碳酸血症也使心肌迷走神经反射增强；椎管内麻醉阻滞部分交感神经,导致副交感神经相对亢进;椎管内麻醉不能满足手术过程中所有的需要,患者舒适度差,可以辅助静脉镇静-镇痛剂,使用不当则会影响到呼吸、循环系统的稳定;上述这些因素都是导致患者术中出现腰背、肩部不适,甚至虚脱、恶心呕吐等症状,使手术无法继续进行,而且这些因素也是麻醉过程中发生不良事件的潜在风险,麻醉管理起来相当困难,因此目前已基本不选择椎管内麻醉实施人工气腹腹腔镜手术。诊断性检查,或短小手术,可考虑选择椎管内麻醉。

2.免气腹腹腔镜手术麻醉方法选择

(1)局麻:如前所述,时间短小的免气腹腹腔镜检查术是采用局麻的适应证。

(2)椎管内麻醉:由于免气腹腹腔镜手术没有人工气腹操作导致一系列的生理学改变,但是要求腹肌松弛度良好,以便腹壁得到充分悬吊,为手术创造良好视野;椎管内麻醉镇痛确切、肌松效果好,术后恢复快,术后恶心呕吐发生率低,因此椎管内麻醉尤其是腰硬联合麻醉是妇科免气腹腹腔镜手术的理想麻醉选择。

(3)全身麻醉:虽然椎管内麻醉可以满足妇科免气腹腹腔镜手术的麻醉要求且有前述的很多优点,但是由于妇科患者大多数存在恐惧、焦虑等情况,很多患者自己选择全身麻醉实施手术,这些患者就是实施全身麻醉的适应证。

(三)妇科腹腔镜手术麻醉实施

虽然妇科腹腔镜手术以手术创伤小、对患者生理功能影响小为特点,但不可否认的是妇科腹腔镜手术的麻醉并不简单。虽然妇科腹腔镜手术的器械日新月异,随着科技的发展不断地为妇科医师实施手术创造条件,但是麻醉设备和技术却仍然保持其基本面貌没有太大的改变。这就要求麻醉医师认真准备,努力以既往娴熟的技术来满足现代手术的需要。妇科腹腔镜手术麻醉的具体实施方法请参考本书"妇科手术椎管内麻醉的特点"的相关内容。

(四)妇科腹腔镜手术麻醉监测与管理

1.妇科腹腔镜手术麻醉监测

妇科腹腔镜手术麻醉过程中在选择了合适麻醉方法的基础上必须进行合理的监测来及时发现异常情况和减少麻醉并发症。妇科腹腔镜手术麻醉时通常需要常规监测心电图、无创动脉血压、脉搏血氧饱和度、体温、气道压、$PETCO_2$、肌松监测、尿量等项目。对于肥胖患者、血流动力学不稳定患者及心肺功能较差患者,术中需要实施动脉穿刺置管严密监测血压变化、定时监测血气分析。

(1)$PETCO_2$ 监测是妇科腹腔镜手术麻醉期间最常用的无创监测项目,用以代替 $PaCO_2$ 来评价人工气腹期间肺通气状况。然而应该特别注意的是人工气腹时由于通气/血流不相匹配致使 $PETCO_2$ 与 $PaCO_2$ 之间浓度梯度差异可能增加,此时两者的浓度梯度差已不是普通手术全身麻醉时的两者之间相差 $0.4\sim0.7$ kPa($3\sim5$ mmHg),而是因患者心肺功能状态、人工气腹 IAP 大小等因素而异。因此,无法通过 $PETCO_2$ 来预测心肺功能不全患者的 $PaCO_2$,故在这种情况下就需要进行动脉血气分析来评价 $PaCO_2$ 以及时发现高碳酸血症。对于肥胖患者、术中高气道压、低氧血症或 $PETCO_2$ 不明原因增高患者,也需要监测动脉血气分析。

(2)妇科腹腔镜手术机械通气时术中监测气道压的变化有利于及时发现 IAP 过高。当 IAP 升高时,由于膈肌抬高,胸肺顺应性降低,导致气道压升高,故当术中发现气道压较高时,排除气道梗阻、支气管痉挛等情况后,应当提醒术者注意 IAP 是否太高。

(3)妇科腹腔镜手术期间应当监测患者肌松状态,术中肌肉松弛,以使腹壁可以有足够的伸展度,令腹腔镜有足够的操作空间,且有清楚的视野,同时可以降低 IAP;另一方面,足够的肌松状态也可以确保患者术中不会突然运动,导致意外损伤腹腔内组织器官。

2.妇科腹腔镜手术麻醉管理要点

妇科腹腔镜手术的特点决定了麻醉的特点,除遵循常规的麻醉原则外,尚需针对妇科腹腔镜手术的特点注意相应的特殊问题。一般地,腹腔镜手术麻醉过程中首先要维持手术时适宜的麻醉深度,合适的肌肉松弛状态,以防术中患者突然运动造成腹腔内组织器官损伤。其次,CO_2人工气腹腹腔镜手术时,要适当过度通气,以维持体内酸碱平衡状态。第三,妇科腹腔镜手术时体位改变也可能对患者造成一定的影响,应当注意防止体位改变引起的损伤。这里主要叙述CO_2人工气腹腹腔镜手术时全身麻醉的管理要点。

(1)麻醉维持:提供适当的麻醉深度,保障循环和呼吸平稳,适当的肌松状态并控制膈肌抽动,慎重选择麻醉前用药和辅助药,保证术后尽快苏醒,早期活动和早期出院。妇科腹腔镜手术时间一般较短,因此要求麻醉诱导快、苏醒快、并发症少。适合于此类手术麻醉维持的药物及方式有:①丙泊酚、芬太尼、罗库溴铵静脉诱导,吸入异氟烷、七氟烷维持麻醉,术中适量追加肌松剂。②丙泊酚、芬太尼、罗库溴铵静脉诱导,静脉靶控输注丙泊酚、瑞芬太尼或者可调恒速输注丙泊酚、瑞芬太尼维持麻醉,术中适量追加肌松剂。③吸入七氟烷麻醉诱导,吸入或者静脉麻醉维持。

(2)妇科腹腔镜手术麻醉循环管理:腹腔镜手术人工气腹IAP在20 cmH$_2$O以下时,中心性血容量再分布引起CVP升高,心排血量增加。当IAP超过20 cmH$_2$O时,则压力压迫腹腔内血管影响右心充盈而使CVP及心排血量降低,麻醉过程中应当考虑这些因素对循环的影响,采取相应的措施。当人工气腹头低位时,要注意由于头低位可能引起回心血量增加,前负荷增加,引起血压升高,并非是麻醉深度不足的表现,不要一味加深麻醉而致麻醉药过量。腹腔镜手术过程中可能由于人工气腹压力升高、手术操作牵拉腹膜等因素,引起迷走神经反射,导致心动过缓,应当及时发现,对症处理。术中根据手术出血量情况适当输血补液,维持患者血容量正常。

(3)妇科腹腔镜手术麻醉呼吸管理:目前,腹腔镜手术多数是在CO_2人工气腹下实施的,腹内压升高可致膈肌上抬而引起胸肺顺应性下降,潮气量下降,呼吸无效腔量增大,FRC减少,PETCO$_2$或PaCO$_2$明显升高,BE及pH降低,P$_{A-a}$CO$_2$增加,加之气腹时腹腔内CO_2的吸收,造成高碳酸血症,上述变化在头低位时可更显著。人工气腹后,腹式呼吸潮气量降低,胸式呼吸潮气量与总潮气量比值增加,均说明腹部呼吸运动受限,因此要求人工机械通气实施过度通气。常规实施PETCO$_2$监测,及时调节呼吸参数,使PETCO$_2$维持在4.7～6.0 kPa(35～45 mmHg)之间。

(4)苏醒期管理:妇科腹腔镜手术结束后早期,即使是已经停止了CO_2人工气腹,由于手术过程中人工气腹的作用,患者仍然有可能存在高碳酸血症,这种状态一方面可以刺激患者呼吸中枢,使患者呼吸频率增快,通气量增加,另一方面也导致患者PETCO$_2$升高。如果在此期间由于麻醉药物残留患者呼吸功能尚未完全恢复,通气量不足,更加容易加重高碳酸血症状态,导致严重后果,此时就需要延长机械通气时间,等待患者通气功能完全恢复后方可停止机械通气。术前患有呼吸系统疾病的患者可能无法排出多余的CO_2导致高碳酸血症甚至呼吸衰竭。患有心脏疾病的人可能由于腹腔镜人工气腹导致的高碳酸血症而引起血流动力学状态不稳定。麻醉医师必须关注这些腹腔镜手术结束时特有的情况,并且予以及时处理。

(5)术后镇痛:虽然与开腹手术相比,腹腔镜手术后患者的疼痛程度相对轻,持续时间也没有开腹手术疼痛时间长,但是腹腔镜手术后也是相当痛的,因此也需要预防和处理。通常可以使用局麻药、非甾体抗炎药和阿片类镇痛剂来进行处理,可以手术开始前非甾体抗炎药等实施超前镇痛,使用也可以这几种药物联合应用。

3.妇科腹腔镜手术麻醉常见问题及处理

(1)妇科腹腔镜手术过程中可能会出现低血压、心动过缓、心动过速等心律失常、CO_2 蓄积综合征和 CO_2 排出综合征等并发症。气腹后 CVP 升高,肺内分流量增大,下腔静脉受压回流减少,心排血量下降,可致血压下降,CO_2 吸收入血可致总外周阻力增加,通气/血流比例失调,因而可增加心肺负荷。人工气腹吹胀膈肌、手术操作牵拉腹膜,都可能引起迷走神经反射,高碳酸血症心肌对迷走神经的反应性增强,引起心动过缓。气腹压和术中头低位所致的血流动力影响,对心功能正常者尚能代偿,但心血管系统已有损害者将难以耐受。患者存在高碳酸血症可能引起 CO_2 蓄积综合征,使患者颜面潮红、血压升高、心率增快。在 CO_2 快速排出后容易导致 CO_2 排出综合征,使患者血压急剧下降,甚至可能导致心搏骤停。另外,手术期间由于呼吸性酸中毒、缺氧、反应性交感神经刺激都可能导致心律失常。如果术中发生低血压,首先要分辨低血压原因,如果是由于 IAP 过高导致静脉回流减少所致,应提醒妇科医师调整 IAP,如果是由于麻醉深度过深导致低血压则需降低麻醉药用量,在没有查清原因前,可以对症处理。对于心动过缓者,给予阿托品静脉注射对症处理。术中监测 $PETCO_2$,调整呼吸参数,防止 CO_2 蓄积,一旦出现 CO_2 蓄积,在处理时要逐步降低 $PETCO_2$,以防出现 CO_2 排出综合征。

(2)气管导管移位进入支气管:由于人工气腹期间腹腔内压力增加,膈肌上升,肺底部肺段受压,头低位时引起腹腔内脏器因重力而向头端移位,使胸腔长径缩短,气管也被迫向头端移位,从而使绝对位置固定的气管导管与气管的相对位置发生改变,原本位于气管内的导管滑入了支气管内,导致单肺通气,患者表现为低氧血症、高碳酸血症、气道压上升,故当人工气腹建立后、体位改变后都要重新确认气管导管位置,以及时发现气管导管进入支气管。相反地,当头低位时,也可能由于重力的原因导致气管导管滑脱,这种情况相对少见。

(3)胃液反流:人工气腹后,因胃内压升高可能致胃液反流,清醒患者常有胃肠不适的感觉,全麻患者则有吸入性肺炎之虑。因此,要求术前常规禁食至少 6 小时,禁水 4 小时,术中经胃管持续胃肠减压。术前应用抗酸药和 H_2 受体阻滞药可提高胃液 pH,以减轻误吸的严重后果。气管插管选用带气囊导管,气腹过程中常规将气囊充足。

(4)术后恶心呕吐:由于女性患者容易发生恶心呕吐、腹腔镜手术人工气腹牵拉膈肌、术中及术后使用阿片类药物等因素,所以妇科腹腔镜手术后恶心呕吐发生率较高。所以妇科腹腔镜手术以后可以预防性使用止呕药,尤其是术后使用阿片类药物镇痛者更应该使用。甲氧氯普安、氟哌利多及 5-HT 受体阻滞剂(昂丹司琼、阿扎司琼、托烷司琼等)均可以降低术后恶心呕吐的发生率。

三、妇科腹腔镜手术并发症

与妇科腹腔镜手术有关的并发症因手术的不同和术者的经验而异,麻醉医师必须清楚可能出现的潜在风险,及时发现并处理这些问题,以避免不良后果出现。因此这里有必要叙述妇科腹腔镜手术相关的并发症。

(一)周围神经损伤

周围神经损伤主要是由于患者长时间被动体位,而患者处于麻醉状态下无法感觉到损伤刺激导致。妇科腹腔镜手术常见神经损伤有臂丛神经、桡神经、坐骨神经、闭孔神经和腓总神经等。

臂丛神经损伤多由上臂过度外展所致,桡神经损伤主要是手臂受压所致,预防主要注意手臂外展要适度,使用软垫保护患者肢体,术者操作时身体不能倚靠在外展的手臂上。坐骨神经损伤多数是由于截石位时患者神经受到牵拉引起,腓总神经损伤是由于截石位支架压迫下肢引起,因此手术摆截石位时要使用保护垫,先使膝关节弯曲后再弯曲髋关节,防止髋关节过度外展外旋,避免牵拉神经。

(二)皮下气肿

皮下气肿是腹腔镜手术最常见并发症之一,多见于年龄大、手术时间长、气腹压力高的患者。主要原因是充气针或穿刺套管于经过皮下组织过程中,有大量 CO_2 弥散入皮下组织所致或气腹针没有穿透腹壁而进行充气所致;另外,腹内压过高、皮肤切口小而腹膜的戳孔较松弛致气体漏进皮下也是其另一诱因;在建立人工气腹时操作不当在气腹针尚未进入腹腔就开始充气,也可能导致气体注入腹膜外间隙,形成气肿。因此,腹内正压应保持适度,以维持在 $1.3\sim2.0$ kPa($8\sim15$ mmHg)为佳(因为腹内压保持在 1.8 kPa 时,正好与毛细血管压力相等,而且可以防止空气进入血管形成致命的空气栓塞,同时也可减少出血)。麻醉中一旦发现皮下气肿,应立即观察呼吸情况,首先应排除气胸。如已出现气胸,请术者立即解除气腹,施行胸腔穿刺和胸腔闭式引流术,并通过腹腔镜迅速查看膈肌是否有缺损。发生皮下气肿后体格检查可以发现捻发音,主要最常见于皮肤松弛处,一般不用特殊处理,但应该注意严重的皮下气肿可致高碳酸血症、纵隔气肿、喉头气肿,最严重者可导致心力衰竭。

(三)气胸、纵隔积气和心包积气

在腹腔镜手术中较易出现气胸,气胸多与手术操作损伤膈肌或先天性膈肌缺损有关,但也有并不存在上述问题而仍然发生气胸的实例,气体通过完好的膈肌进入胸腔的机制目前尚不清楚。也可能人工气腹过程中患者原来患有肺气肿肺大疱破裂导致气胸;头颈部皮下气肿也可能弥散入胸膜腔、纵隔内或者心包形成气胸、纵隔积气或者心包积气。人工气腹过程中,气体也可能经胸主动脉、食管裂孔通过膈脚进入纵隔导致纵隔积气。

气胸表现:气道压升高,不明原因的低氧血症,无法解释的低血压、CVP 上升,听诊患侧呼吸音减弱或者无法听到,X 线辅助检查可以看到患侧肺压缩。一旦术中发现气胸形成,应当立即停止气腹,行患侧胸腔穿刺抽气或者胸腔闭式引流,如果患者生命体征平稳,可以继续实施手术。如果手术结束发现气胸,解除气腹后胸腔内 CO_2 会很快被吸收,如果气体不多,可以严密观察下保守治疗。

纵隔或心包积气表现:清醒患者常感胸闷不适,憋气,胸骨压痛,甚至呼吸困难或发绀,血压下降,颈静脉怒张,心浊音界缩小或消失,X 线胸片可以发现纵隔两旁有透明带。单纯的纵隔、心包积气如果对循环系统影响不大,则不需特殊治疗,可使之自行吸收。如果症状较严重,则需要穿刺抽气或切开减压。

(四)血管损伤、胃肠损伤、泌尿系统损伤

妇科腹腔镜手术过程中由于各种原因导致腹腔镜器械意外接触、牵拉腹腔内脏器,导致腹腔内血管、组织器官的损伤。此类损失多由于术者在手术开始置入 Trocar 或人工气腹针时不慎引起,也可能是由于术者使用器械方法不当或对组织分辨不清便贸然操作导致的。伤及大血管后可发生危及生命的大出血,伤及内脏器官可引起一系列严重后果,应当予以重视。

(五)气体栓塞

气体栓塞是人工气腹腹腔镜手术时最严重的并发症之一,妇科宫腔镜手术时的发病率也较

高。气体栓塞的主要原因是高压 CO_2 气体经破损静脉血管进入循环系统所致,此时往往伴有穿刺部位出血或手术操作部位出血。出现气栓必须具备三大条件:①有较大的破裂静脉血管裂口暴露在气体中。②静脉破裂口周围有气体存在且气体压力较高。③大量气体主动或者被动地快速进入血管内。

1.形成气体栓塞的可能途径

(1)开始手术建立人工气腹时气腹针不慎置入患者静脉内导致大量气体直接进入血管内。

(2)手术过程中在分离器官周围组织时撕裂了静脉。

(3)手术操作导致腹腔内脏器损伤,气体进入腹腔内脏器血管。

(4)既往有腹腔内手术史患者,手术过程中实施腹腔内粘连松解时撕裂粘连带内血管,气体进入血管内。

2.临床症状与体征

由于气体栓塞的气体量、栓塞部位,以及栓塞后时间不同,临床表现也各异,主要症状表现在心血管系统、呼吸系统和中枢神经系统。

(1)静脉气体栓塞的症状:主要表现为头晕、心慌气短、胸痛、急性呼吸困难、持续咳嗽、发绀、血压下降等,常见体征有气促、发绀、肺部湿啰音或哮鸣音、心动过速,心前区听到"磨轮音(mill-wheel)"是典型的临床特征,但一般属于晚期征象,持续时间也很短,多数不到 5 分钟,只有不到半数的患者才有该项体征;常规监测可能发现的特点:$PETCO_2$ 可能会出现一过性急剧升高,随后急剧下降;心电图出现非特异性的 ST 段和 T 波改变及右心室劳损的特点,患者可以出现心律失常,甚至是心搏骤停。临床上气体栓塞患者的症状体征多数是不典型的,并非都能表现出来。

(2)反常气体栓塞:临床上发现气体栓塞时气体可以进入左心房和左心室进而出现在体循环动脉系统内,引起动脉气体栓塞,称反常气体栓塞。其原因可能有:①右心内气体由于压力过高可能导致卵圆孔开放而使气体进入左心。②急性大量气体进入静脉后,大量气体跨过毛细血管网进入肺静脉而到达左心。③气体通过肺内动静脉分流通路直接进入左心。进入体循环动脉的气体可能会导致全身各处器官气体栓塞,引起器官缺血梗死,最容易受累的器官是心脏和脑,因为只有脑和心脏对缺氧最为敏感。

3.气体栓塞的诊断

气体栓塞的诊断极其困难,临床上发现时多数已经处于晚期,需要立即抢救。临床上根据术中是否存在静脉气体栓子来源的高危因素、肺栓塞的临床表现、相关的监测手段等综合判断,可得出气体栓塞的诊断。术中突发呼吸困难、心律失常、意识丧失、不明原因的低血压、肺水肿和动脉氧饱和度下降,特别是 $PETCO_2$ 迅速下降时,应充分考虑气体栓塞的可能。经食管超声心动图(TEE)能直接监测发现心房、心室存在的气体,而从中心静脉导管中抽出泡沫性血液则是栓塞的明确证据。TEE 被认为是诊断术中气体栓塞的金标准,证实了许多疑为气栓的病例。但TEE 设备昂贵、操作复杂,不便于在临床普及。而 $PETCO_2$ 则可在日常麻醉中常规使用,对提示或证实肺栓塞的存在具有高度的可靠性和实用性。获得静脉内存在气体的确切证据是确诊气体栓塞的必要条件,但是未发现静脉内存在气体也不能排除发生过气体栓塞,因为气体尤其是溶解度较高的 CO_2 在体内分布后很快被组织吸收,但是气体栓塞后的一系列病理改变却仍然存在。临床上诊断气体栓塞不能迟疑,一旦怀疑某些表现有可能是气体栓塞引起的,就要及早诊断并作出处理决定,以便提高抢救成功率。

临床上各种监测气体栓塞的手段敏感性不同:①高敏感的监测方法有 TEE、心前多普勒超声和经颅多普勒超声可以检测到静脉内尚未引起临床症状的少量气体,肺动脉压监测也是比较敏感的指标,肺动脉压升高可能是静脉气体栓塞首先引起的病理改变。②PETCO$_2$是中等敏感的指标,气体栓塞使患者肺循环血量急剧下降,PETCO$_2$也急剧下降,这在尚未出现心搏骤停前就会表现出来,但是PETCO$_2$监测并没有特异性,因为休克患者、肺部疾病、术中突然大量失血致低血压都可能引起PETCO$_2$下降,这种情况使麻醉医师难以确定诊断。③心电图、血压、SpO$_2$、心前区听诊,以及主观观察患者变化等监测手段发现气体栓塞的敏感性和特异性都很低,依靠这些手段发现患者异常时,气体栓塞已经极其严重,需要立即实施抢救措施。

4.气体栓塞的预防与处理

(1)预防措施包括:①加强责任心,避免腔镜设备装配错误或排气不彻底;手术操作时谨慎小心,避免粗心操作导致器械损伤腹腔内组织、血管;严格控制IAP,防止高压气体通过受损血管大量进入静脉;手术操作时按常规操作,避免损伤腹腔内血管。②术中维持麻醉平稳,要做到患者术中不能突然运动,以防引起意外损伤腹腔内脏器、血管,加强术中监测,警惕可能引起气栓的高危手术、麻醉或穿刺操作的影响,并作好处理预案。③一旦发现气体栓塞的症状时,如PETCO$_2$降低、不明原因低血压、呼吸困难等,应及时排查并积极妥善处理。

(2)及时处理对气栓的预后有明显影响。小范围、病情轻的栓塞经积极处理后可自行好转,反之则会遗留神经系统后遗症,甚至导致死亡。由于没有特效的抢救方法,故应采取综合的治疗措施,包括以下几方面。①找出栓塞的原因,立即采取措施阻止气体栓子继续进入体内。②对症治疗:吸氧、镇静、控制呼吸,解痉平喘,抗休克、抗心律失常等。③抗凝及溶栓治疗。④及时采取高压氧治疗。⑤手术治疗:适用于溶栓或血管升压素治疗仍持续休克者。

(潘燕萍)

第三节　妇科宫腔镜手术的麻醉

一、宫腔镜手术的特点

宫腔镜检查是采用膨宫介质扩张宫腔,通过纤维导光束和透镜将冷光源经宫腔镜导入宫腔内,直视下观察宫颈管、宫颈内口、宫内膜及输卵管开口,以便针对病变组织直观准确取材并送病理检查,同时也可在直视下行宫腔内的手术治疗。目前比较广泛应用的宫腔镜为电视宫腔镜,经摄像装置把宫腔内图像直接显示在电视屏幕上观看,使宫腔镜检查更方便。

(一)检查适应证

检查适应证:异常子宫出血的诊断、宫腔粘连的诊断、节育环的定位及取出、评估超声检查的异常宫腔回声及占位性病变、评估异常的子宫输卵管造影(HSG)宫腔内病变、检查原因不明不孕的宫内因素。

(二)治疗适应证

治疗适应证:子宫内膜息肉、子宫黏膜下肌瘤、宫腔粘连分离、子宫纵隔切除、子宫内异物的取出。

(三)操作技术及适用范围

宫腔镜有两种基本操作技术接触镜和广角镜,分别取决于镜头的焦距。接触镜通常不需扩张宫颈和宫腔,供诊断用,检查简便但视野有限,亦不需麻醉和监测,可在门诊实施。广角宫腔镜应用复杂精细的设备,通过被扩张的宫颈并需使用膨胀宫腔的膨宫介质,视野满意,便于镜检诊断及手术治疗,因扩张宫颈及宫腔,以及手术治疗,都需麻醉和监测。

宫腔镜有直的硬镜和纤维光学可弯软镜,前者有镜鞘带有小孔供膨胀宫腔的膨宫介质或灌流液流通,硬镜主要管道可容手术器械通过,如剪刀、活检钳、手术镜及滚动式电切刀等。纤维光镜外径细,适用于诊断及活组织检查,尤适用于非住院患者的诊断应用。

二、宫腔镜麻醉处理

(1)宫腔镜手术刺激仅限于宫颈扩张及宫内操作。感觉神经支配前者属 $S_{2\sim4}$,后者属 $T_{10}\sim L_2$。

(2)麻醉选择取决于:①诊断镜或手术治疗镜用光学纤维镜或是硬镜。②是否为住院患者。③患者的精神心理状态能否合作,患者的麻醉要求。④手术医师的要求和熟练程度。

(3)麻醉可分别选择全身麻醉、区域麻醉(脊髓麻醉、硬膜外麻醉或由手术医师行宫颈旁阻滞)。区域麻醉最大的优点是一旦发生 TURP 综合征和穿孔时便于患者提供主述症状并监测其特有的体征,尤其是稀释性低钠血症时可能发生的意识改变,硬膜外麻醉和宫颈旁阻滞适用于非住院患者,对中老年患者可选择脊髓麻醉,脊髓麻醉后头痛发生率低于青年女性,脊髓麻醉阻滞效果完善,阻滞速度优于硬膜外麻醉。

(4)宫腔镜麻醉和监测一如常规,但更重要的是基于麻醉医师应知晓宫腔镜手术可能发生的不良反应(如 TURP 综合征)和手术操作的并发症,通过分析监测生理参数及其变化,为尽早诊治提供依据,并为手术医师对并发症的进一步手术处理(如腹腔镜手术诊治内出血,必要的剖腹探查等)提供更好的麻醉支持和生理保障。

(5)术中应监测与评估体液平衡情况,有主张在膨宫液中加入乙醇,监测呼出气中乙醇浓度可提示膨宫液吸收程度。对泌尿科应用 5％葡萄糖为冲洗液或进行妇科宫腔镜检查时用膨宫液的患者,术中输液仅用平衡液,定时快速测定血糖浓度(one touch 血糖测定仪),遇血糖升高提示冲洗液或膨宫液吸收,继而测定床边快速生化(I-stat 生化测定仪),测定血液电解质,可早期检出稀释性低钠血症,为防治急性水中毒提供可靠诊断依据。

(6)宫腔镜手术一般耗时不长,被认为是普通手术,而忽视正确安放手术体位——截石位。长时间截石位时膝关节小腿固定不妥可致腓骨小头受压使腓总神经麻痹,术后并发足下垂,妥善的体位安置避免组织受压亦应作为麻醉全面监测项目之一。

(7)新型的宫腔镜已采用高亮度纤维冷光源,通过微型摄像头将宫腔图像借助电视屏幕显示。手术关键是为了宫腔镜能窥视宫腔,常需扩张宫颈,同时应用气体(CO_2)或液体作膨宫介质扩张宫腔。随之在术中可能引发有关不良反应和严重并发症。麻醉人员对此应有所认识,除麻醉处理外应进行相应的监测,以行应急治疗。

三、宫腔镜的并发症

(一)损伤

(1)过度牵拉和扩张宫颈可致宫颈损伤或出血。

(2)子宫穿孔:严重的子宫粘连、瘢痕子宫、子宫过度前倾或后屈、宫颈手术后、萎缩子宫、哺乳期子宫均易发生子宫穿孔。有时子宫穿孔未能察觉,继续手术操作,可能导致严重的肠管损伤。穿孔都发生在子宫底部。同时应用腹腔镜监测可减少穿孔的发生。一旦发生穿孔,应停止操作,退出器械,估计穿孔的情况,仔细观察腹痛及阴道出血。5 mm 的检查镜穿孔无明显的后遗症,而宫腔镜手术时穿孔,则需考虑开腹或腹腔镜检查。近年来使用的电凝器或激光器所致的穿孔,更应特别小心。宫腔电切手术时,通过热能传导可能损伤附着于子宫表面的肠管,或者电凝器穿孔进入腹腔,灼伤肠管、输尿管和膀胱。宫腔镜电切手术时,同时用腹腔镜监测,可协助排开肠管,确认膀胱空虚,减少并发症的发生。宫腔镜下输卵管插管可能损伤子宫角部,CO_2 气体膨宫可致输卵管积水破裂,气体进入阔韧带形成气肿。

(二)出血

宫腔镜检术后一般有少量阴道出血,多在 1 周内消失。宫腔镜手术可因切割过深、宫缩不良或术中止血不彻底导致出血多,可用电凝器止血,也可用 Foly 导管压迫 6～8 小时止血。

(三)感染

感染发生率低。掌握好适应证和禁忌证,术前和术后适当应用抗生素,严格消毒器械,可以避免感染的发生。

1.膨宫引起的并发症

膨宫液过度吸收是膨宫常见的并发症,多发生于宫腔镜手术,与膨宫压力过高、子宫内膜损伤面积较大有关。膨宫时的压力维持在 13.3 kPa(100 mmHg)即可,过高的压力无益于视野清晰,反而促使液体经静脉或经输卵管流入腹腔被大量吸收。手术时间长,也容易导致过度吸收,导致血容量过多及低钠血症,引起全身一系列症状,严重者可致死亡。用 CO_2 做膨宫介质,若充气速度过快,可引起静脉气体栓塞,可能导致严重的并发症甚至死亡。目前采用专用的充气装置,充气速度控制在 100 mL/min,避免了并发症的发生。CO_2 膨宫引起术后肩痛,是 CO_2 刺激膈肌所致。

2.变态反应

个别患者对右旋糖酐过敏,引起哮喘、皮疹等症状。

(潘燕萍)

第四节　妇科肿瘤手术的麻醉

妇科肿瘤根据病理性质分为良性肿瘤和恶性肿瘤,根据肿瘤的发生部位又分为外阴肿瘤、阴道肿瘤、子宫肿瘤、卵巢肿瘤、输卵管肿瘤、滋养细胞肿瘤等。子宫肌瘤是最常见的妇科良性肿瘤,宫颈癌、子宫内膜癌和卵巢癌则是常见的妇科恶性肿瘤。一般良性肿瘤如外阴乳头状瘤、卵巢囊肿、子宫肌瘤等,手术涉及范围较小,但恶性肿瘤如宫颈癌等根治性手术,手术范围除切除子宫及附件外,还可涉及盆腹腔的其他器官,如直肠、膀胱、输尿管、尿道、大网膜、淋巴结等盆腹腔内的器官组织,这类手术时间长、范围广、创伤大、出血多,对机体内环境干扰大,加之恶性肿瘤患者术前存在严重贫血、营养不良,晚期出现恶病质,某些恶性肿瘤患者术前还可能进行化疗、放疗,患者全身状况差,因此,增加了麻醉的难度和风险。本节主要介绍几种常见妇科肿瘤的病理解剖学特点、手术主要步骤及麻醉特点。

一、子宫肌瘤

子宫肌瘤是女性生殖器中最常见的良性肿瘤,也是人体最常见的良性肿瘤之一。多见于30～50 岁妇女,以 40～50 岁女性发病率最高。子宫肌瘤主要由子宫平滑肌组织增生而成,其间有少量纤维结缔组织,故又称为"子宫纤维肌瘤""子宫纤维瘤"或"平滑肌瘤"。

(一)子宫肌瘤的分类及其病理解剖学特点

子宫肌瘤按其生长位置与子宫壁各层的关系可分为壁间肌瘤、浆膜下肌瘤、黏膜下肌瘤 3 种类型。

1.子宫肌壁间肌瘤

最为常见,占总数的 60%～70%,肌瘤位于子宫肌层内,周围被肌层所包围。壁间肌瘤常使子宫增大,宫腔弯曲变形,子宫内膜面积增加。

2.浆膜下肌瘤

约占总数的 20%,肌瘤向子宫体浆膜面生长,突起于子宫表面。瘤体继续向浆膜面生长时,可仅有一蒂与子宫肌壁相连,成为"有蒂肌瘤",营养出蒂部血管供应。当血供不足时可变性、坏死。或蒂部扭转、断裂,肌瘤脱落至腹腔或盆腔,可两次获得血液供应而形成游离性或寄生性肌瘤。肌瘤还可贴靠邻近的组织器官如大网膜、肠系膜等。有时,可使在大网膜随行部分扭转或阻塞而发生组织液漏出,形成腹水,子宫肌瘤的症状因肌瘤生长的部位、大小、生长速度、有无继发变性及合并症等而异,浆膜下子宫肌瘤多以腹部包块为主要症状,极少出现子宫出血、不孕症等。当肌瘤发展增大到一定程度时,可产生邻近脏器压迫症状。

3.黏膜下肌瘤

占总数的 10%～15%,肌瘤向子宫黏膜方向生长、突出于宫腔。常为单个,易使宫腔变形增大,多不影响子宫外形。极易形成蒂,在宫腔内犹如异物,可以刺激子宫收缩,将肌瘤推出子宫口或阴道口。

子宫肌瘤常为多发性,并且以上不同类型肌瘤可同时发生在同一子宫上,称为多发性子宫肌瘤。

(二)子宫肌瘤的手术方式及其特点

手术治疗是有症状的子宫肌瘤患者的最佳治疗方法。经腹全子宫切除术、次全子宫切除术及子宫肌瘤剔除术是传统的子宫肌瘤手术方式。随着微创外科的发展,近几年国内腔镜手术治疗子宫肌瘤也得到迅速发展,成为治疗子宫肌瘤的手术方式之一。可根据肿瘤的大小、数目、生长部位及对生育的要求,采取相应的手术方式。

1.全子宫切除术适应证

(1)子宫出血较多,经药物治疗无效且造成贫血。

(2)子宫达妊娠 3 个月大小,或有明显的压迫症状,如大小便困难、尿频尿急、下肢水肿、腰腿酸痛等症状日趋严重。

(3)子宫肌瘤可疑肉瘤变性。

(4)附件触诊不满意。

2.子宫切除的方式

(1)经腹全子宫切除术:经腹全子宫切除术(total abdominal hysterectomy,TAH)是传统的手术方式,适用于肌瘤较大数目较多的患者,可选用下腹部横切口或纵切口。

TAH操作简单直接,容易掌握,技术及理论成熟且肉眼判断肌瘤恶变可立即扩大手术,减少转移,但TAH容易出现一些术后并发症,在处理子宫血管、主韧带、骶骨韧带时,有可能直接损伤膀胱、输尿管、直肠等盆腔脏器。此外,交感和副交感神经经骨盆神经丛到达膀胱,穿过主韧带到Fran Kenhauser神经丛,子宫全切术在宫颈旁分离时易损伤这些神经,术后膀胱和肠发生感觉神经整合性改变。

(2)经腹次全子宫切除术:次全子宫切除术又称宫颈上子宫切除术,是将子宫体部切除保留子宫颈的手术,手术适应证大体上同全子宫切除术。做全切或次全切除有时要在开腹探查或手术进行中才能做最后决定,如探查发现子宫颈周围组织有严重粘连,向下剥离时可能损伤直肠、膀胱及输尿管,或引起出血者可行次全子宫切除术。根据病情需要,在不影响切除子宫病灶的情况下,对年轻妇女也可做高位子宫部分切除,能保留部分子宫的生理功能。次全子宫切除术易于操作,出血较少,能保持阴道的解剖学关系,对术后性生活影响较少。

(3)经腹筋膜内全子宫切除术:筋膜内全子宫切除术与全子宫切除术的主要差别在于前者保留包绕和固定子宫颈的韧带、血管、筋膜组织。该术式的优点:①不需要充分分离膀胱,避免了膀胱损伤。②不切断子宫骶、主韧带及宫旁和阴道组织,维护了盆底支持结构,缩短了手术时间。③保持了阴道完整供血系统,对性功能影响小。手术成败的关键是正确分离宫颈筋膜。

(4)经阴道子宫切除术:经阴道子宫切除术(trans-vaginal hysterectomy,TVH)即从阴道切除子宫,关闭阴道断端。经阴道子宫切除术的优点如下。①TVH使用特制的专用器械,对手术步骤进行如下简化及改进:一是在分离子宫间隙时采用组织剪尖端紧贴宫颈筋膜向上推进、撑开;二是处理子宫骶主韧带及子宫血管时采用一次钳夹处理;三是处理圆韧带和输卵管、卵巢固有韧带时将过去的分次钳夹改为用固有韧带钩形钳一并钩出,在直视下一次钳夹处理,加上阴式手术无须开、关腹,明显缩短手术时间。②经阴道子宫切除术具有创伤小、手术时间快、术后疼痛轻、肠功能恢复早、术后并发症发生率低、住院时间短及腹壁无切口瘢痕等优点。

(5)子宫肌瘤的内镜手术:近十年来,妇科手术已从经典的剖腹术转向最小损伤的内镜手术。包括宫腔镜黏膜下肌瘤切除、子宫内膜切除和腹腔镜子宫切除等。

宫腔镜下黏膜下肌瘤切除术:宫腔镜下子宫肌瘤挖除术适用于有症状的黏膜下肌瘤、内突壁间肌瘤和宫颈肌瘤。肌瘤的大小、瘤蒂的有无、肌瘤的位置、宫腔的深度都会影响镜下手术的时间,在临床上综合以上因素恰当选择病例和手术方式。宫腔镜手术的优点是:①不开腹,缩短了术后恢复时间。②子宫无切口对未生育者,大大减少了以后剖宫产率。③对出血严重又不要求再生育的妇女,可同时行子宫内膜切除术。缺点是:①手术技术要求高,目前尚不能在基层普及。②对于无蒂肌瘤,手术需分期进行,一次难以切除干净。对于壁间肌瘤、浆膜下肌瘤不适用。③手术有一定的并发症,可导致子宫穿孔及引起肠管、膀胱的损伤。④术中应用膨宫液,液体吸收导致体液超负荷,可能引起肺水肿和电解质紊乱等并发症。

腹腔镜下子宫切除术:随着腹腔镜器械的更新及手术操作技巧的提高,应用腹腔镜行子宫切除有普及的趋势,一些适于阴式子宫切除的病例可借助腹腔镜完成手术。手术类型包括腹腔镜全子宫切除术、腹腔镜阴道上子宫切除术及腹腔镜筋膜内子宫切除术。腹腔镜手术的优点是:避免了腹部大切口,并发症少,住院时间短,恢复快。缺点是:对手术者技术要求高,手术时间长、费用高;如在术中发现严重盆腔粘连、出血、视野显露困难、恶性病变、膀胱损伤等则需中转开腹,以及术后出现气腹、感染等不良反应。

(6)子宫肌瘤剔除术。此术式的适应证:①单个或多个子宫肌瘤,影响生育。②子宫肌瘤引起月经失调,痛经。③宫颈肌瘤需保留生育功能。

此术式的优点:①保留生育功能。②黏膜下肌瘤或突向阴道的宫颈肌瘤可经宫腔镜或经阴道摘除。③对生理影响小。

此术式缺点:①术后复发率高。②子宫肌瘤剔除术后妊娠,发生子宫破裂的风险增加。

(三)子宫肌瘤手术的麻醉

1.术前评估与准备

子宫肌瘤是最常见的妇科疾病,子宫切除术也是妇科最常采用的手术方式。麻醉医师麻醉前访视应重点了解患者有无贫血及其程度,是否合并内科疾病,如瓣膜性心脏病、高血压、冠心病、糖尿病。对于重度贫血的患者,术前应将血红蛋白升至 70 g/L 以上。对伴有风湿性瓣膜疾病、冠心病、高血压等患者,应详细了解心血管系统情况,必要时请专科医师会诊,指导术前治疗,改善心脏功能。对糖尿病患者,应详细了解血糖水平,有无酮症酸中毒、水电解质失衡,以及有无心、肾功能受损,还应了解采用的治疗方案,尤其要了解胰岛素的使用情况。肥胖患者应充分评估气道和呼吸功能,对于评估为困难气道者,无论是采用全身麻醉或椎管内麻醉,均应按困难气道患者处理,做好困难气管插管的各种准备。

2.常用的麻醉方法及管理要点

(1)局部麻醉和区域阻滞麻醉:可用于浆膜下小型肌瘤的切除术。经腹或腹腔镜子宫肌瘤手术宜选用椎管内麻醉或全身麻醉。

(2)蛛网膜下腔阻滞(腰麻):单次腰麻(0.5%~0.75%丁哌卡因)持续时间为 2~3 小时,可用于子宫肌瘤剔除术、估计手术难度不大、手术时间 2 小时内可完成的子宫全切除术,但为了保证足够的麻醉时间及术后镇痛之需要,目前大多数以腰麻联合硬膜外麻醉取代单次腰麻。伴有高血压、冠心病及心功能差的患者慎用腰麻。

(3)硬膜外阻滞:硬膜外阻滞是子宫切除术传统的麻醉方法,一点法($L_{2\sim3}$向头端置管)或两点法($T_{12}\sim L_1$向头端置管加 $L_{3\sim4}$ 或 $L_{3\sim4}$向尾端置管)连续硬膜外阻滞均可满足手术要求,但麻醉阻滞不全发生率较高,可达 10%,需辅助应用镇静镇痛药。两点法硬膜外阻滞要注意避免局麻药过量所引起的局麻药中毒。

(4)腰麻联合硬膜外阻滞:腰麻联合硬膜外阻滞(CSEA)作为一点穿刺达到两种麻醉效果的技术,操作简便、对患者损伤小、起效迅速、麻醉确切且可行术后镇痛等优点,尤其术中仅需给予少量镇静药,易于保持呼吸通畅。但 CSEA 的应用应注意以下两点:①当硬膜外腔常规注入试验量时,因患者已出现腰麻平面,给硬膜外导管是否误入蛛网膜下腔的判断带来一定的障碍,故置入硬膜外导管后必须回抽有无脑脊液,同时仔细观察麻醉平面的扩散及患者的生命体征。CSEA 针内针技术一个潜在不利因素是硬膜外导管可能通过腰穿针孔进入蛛网膜下腔。②采用CSEA 时腰麻宜选择低浓度小剂量的局麻药,选择0.375%~0.5%丁哌卡因 7~10 mg,既保留了腰麻起效快、麻醉效果确切、骶神经阻滞完善的优点,又尽量避免了腰麻的各种不良反应如低血压、恶心、呕吐及术后头痛等。随后辅以亚剂量的硬膜外腔局麻药,加强延续了麻醉效果,并可通过硬膜外进行术后镇痛。

(5)全身麻醉:适用于严重高血压、心肺功能较差、凝血功能障碍或椎管有病变的患者。腹腔镜下子宫切除术应首选全身麻醉,以确保麻醉效果和安全。但对患有糖尿病的患者尽可能不采用全麻,因为与椎管内麻醉相比,全麻对患者的血糖及术后恢复的不利影响较大。全麻可采用静吸复合麻醉或者全凭静脉麻醉。对伴有高血压、冠心病等心脏病的患者,尽量避免应用对心肌抑制明显的药物,力求麻醉诱导平稳,避免血流动力学剧烈波动。肥胖患者或其他原因而存在困难气道的患者,无论采用何种麻醉方式,均必须严格按照困难气道的处理原则实施麻醉。

二、宫颈癌

宫颈癌是全球妇女中仅次于乳腺癌的第 2 个最常见的恶性肿瘤,在发展中国家的妇女中尤为常见。

(一)宫颈癌的病理分类及临床分期

随着浸润的出现,宫颈癌可表现为 4 种类型。

1.糜烂型

环绕宫颈外口有较粗糙的颗粒状糜烂区,或有不规则的溃破面,触之易出血。

2.外生型

癌一般来自宫颈外口,向外生长成息肉、乳头或菜花状肿物。肿瘤体积大,但浸润宫颈组织表浅。可侵犯阴道,较少侵犯宫颈旁组织,预后相对较好。

3.内生型

多来自颈管或从外口长出后向颈管内生长。浸润宫颈深部组织,使宫颈增大成桶状或浸透宫颈达宫颈旁组织,预后较差。

4.溃疡型

内生或外生型进一步发展,合并感染坏死后可形成溃疡。尤其是内生型,溃疡可很深,有时整个宫颈及阴道穹隆部组织可溃烂、完全消失。

(二)宫颈癌的治疗

1.微小浸润癌

只有在宫颈锥切活检边缘阴性,或子宫颈切除或全宫切除后才能做出宫颈癌 Ⅰa1 或 Ⅰa2 期的诊断。如果是宫颈上皮瘤样病变(CIN)Ⅲ级宫颈锥切边缘阳性或浸润癌,需要再做一次宫颈锥切或者按 Ⅰb1 期处理。

在确定治疗前应该做阴道镜检查排除相关的阴道上皮内瘤变(VAIN)。

(1)Ⅰa1 期:推荐经腹或经阴道全子宫切除术。如果同时存在阴道上皮内瘤变,应该切除相应的阴道段。如患者有生育要求,可行宫颈锥切,术后 4 个月、10 个月随访追踪宫颈细胞学抹片。如两次宫颈细胞学抹片均阴性,以后每年进行一次宫颈抹片检查。

(2)Ⅰa2 期:Ⅰa2 期宫颈癌明确有淋巴结转移可能,治疗方案应该包括盆腔淋巴结切除术。

推荐的治疗是改良广泛子宫切除术(Ⅱ型子宫切除术)加盆腔淋巴结切除术。如果没有淋巴血管区域浸润,可以考虑行筋膜外子宫切除术和盆腔淋巴结切除术。

要求保留生育功能者,可选择:①大范围的宫颈锥切活检,加腹膜外或腹腔镜下淋巴结切除术。②广泛宫颈切除术,加腹膜外或腹腔镜下淋巴结切除术。

2.浸润癌

(1)Ⅰb1 和 Ⅱa 期(肿瘤直径<4 cm):①早期宫颈癌(Ⅰb1、Ⅱa<4 cm)采用手术或放疗的预后均良好。②手术和放疗联合应用并发症将增加。为了减少并发症的发生,初始治疗方案时应该避免联合应用广泛手术和放射治疗。③手术治疗:Ⅰb1 和 Ⅱa 期(肿瘤直径<4 cm)宫颈癌的标准手术治疗方法是改良广泛子宫切除术或广泛子宫切除术和盆腔淋巴结切除术。年轻患者

可以保留卵巢,如果术后需要放疗,应将卵巢悬吊于盆腔之外。对于特殊病例,可以行经阴道广泛子宫切除术和腹腔镜下盆腔淋巴结切除术,加放射治疗或术后辅助治疗。

(2)Ⅰb2和Ⅱa期(肿瘤直径>4 cm),初始治疗措施包括:①放化疗。②广泛子宫切除术和双侧盆腔淋巴结切除术,术后通常需要加辅助放疗。③新辅助化疗(以铂类为基础的快速输注的三疗程化疗),随后进行广泛子宫切除术和盆腔淋巴结切除术加或不加术后辅助放疗或放化疗,手术加辅助放疗。新辅助化疗后广泛子宫切除术加盆腔淋巴结切除术。

3.晚期宫颈癌(包括Ⅱb、Ⅲ、Ⅳa期)

标准的初始治疗是放疗,包括盆腔外照射和腔内近距离放疗联合同期化疗。

(三)宫颈癌各种手术及麻醉特点

1.宫颈锥形切除术

宫颈锥形切除术是由外向内呈圆锥形的形状切下一部分宫颈组织。此手术适用于:①原位癌排除浸润。②宫颈重度非典型增生,进一步明确有无原位癌或浸润癌同时存在。③宫颈刮片持续阳性,多次活检未能确定诊断者。此手术尤其适用于要求保留生育能力的年轻患者。全身情况差、不能耐受大手术、病变局限者,也可采用宫颈锥形切除术。

宫颈锥形切除术可选用腰麻、硬膜外麻醉。理论上,完全阻滞骶神经丛即可满足手术要求,但如果为了减轻或消除手术牵拉子宫引起的牵拉反射,阻滞平面应达到 T_6 或适当使麻醉性镇痛药以消除牵拉痛。

2.次广泛性全子宫切除术和广泛性全子宫切除术加盆腔淋巴结清除术

次广泛性全子宫切除术适用于宫颈癌Ⅰa期,子宫内膜癌Ⅰ期,以及恶性滋养细胞肿瘤,经保守治疗无效者。有严重心、肝、肾等重要器官疾病不能耐受手术者禁施行此手术。

手术范围:切缘距病灶大于 2 cm,必须游离输尿管、打开输尿管隧道,向侧方分离,切除宫旁组织、韧带及阴道壁 2～3 cm。

广泛性全子宫切除术主要适用于宫颈癌Ⅰb～Ⅱa期,Ⅰa期中有脉管浸润及融合性浸润者,子宫内膜癌Ⅱ期。手术禁忌证:①年龄65岁以上,又有其他伴发不良因素。②体质虚弱或伴有心、肝、肾等脏器疾病不能耐受手术者。③盆腔有炎症或伴有子宫内膜异位症,且有广泛粘连者。④宫颈旁有明显浸润,或膀胱、直肠已有转移的Ⅱa期以上患者。⑤过分肥胖者。

3.子宫颈癌次广泛性全子宫切除和广泛性子宫切除术加盆腔淋巴结清除术的麻醉

手术切口在脐上 3～5 cm 到耻骨联合,腹腔探查范围广及全腹、盆腔,涉及中胸、腰、骶段脊神经支配区,因此,根据患者情况、手术要求、患者的意愿、麻醉条件及麻醉者的技术水平,可选用全身麻醉、硬膜外阻滞或腰硬联合麻醉。腹腔镜下施行的广泛性全子宫切除术、高龄患者或合并严重心血管疾病的患者,采用全身麻醉较椎管内麻醉更易于维持血流动力学的稳定及充分的氧供。目前尚无足够的临床证据说明全身麻醉与椎管内麻醉对术后患者康复的影响存在差异。椎管内麻醉完全无痛平面要求上至 $T_{5\sim6}$,下达 $S_{3\sim4}$。硬膜外阻滞采用两点法($T_{12}\sim L_1$ 向头端置管加 $L_{2\sim3}$ 或 $L_{3\sim4}$ 向尾端置管)更能确保麻醉平面满足手术要求。麻醉平面小于此范围切皮可以完全无痛,然而腹腔内脏牵拉反应往往较严重,除恶心、呕吐、低血压及心动过缓外,甚至腹肌紧张、鼓肠、牵拉痛,影响术野暴露。遇腹壁厚、骨盆深患者更增加手术困难。测试麻醉平面时如果耻骨联合区皮肤有痛感,常提示骶神经阻滞不完善,牵拉子宫尤其涉及宫颈旁组织时有大、小便感及酸胀不适,致使患者不能安静。盆腔淋巴结清除术野达闭孔,此处神经支配来自 $L_{1\sim2}$ 脊神经,因此,只要子宫提拉时无反应,手术解剖此区时麻醉效果也应满意。

盆腔血管由盆侧壁向正中集中,除子宫动脉外在腹膜外与盆腔之间有丰富的静脉丛,其特点是管腔大、壁薄,因此易发生渗血。麻醉者应注意吸引血量及血染纱布数,粗略估计出血量,及时输血输液,维持有效循环血量。对于高龄、全身情况差的患者,既要维持足够的血容量,但又要避免容量过多而损害心肺功能,此类患者应行中心静脉压监测,以指导液体治疗。

三、卵巢良性肿瘤

卵巢肿瘤是妇科常见病。占女性生殖道肿瘤的 32%,可以发生于任何年龄,但多见于生育期妇女。实性肿瘤较少见,囊性肿瘤多为良性。目前无法预防卵巢肿瘤的发生,但早期发现及时处理,对防止其增长、恶变、发生并发症及保留卵巢功能有重要意义。

(一)卵巢良性肿瘤常见类型

良性卵巢肿瘤占卵巢肿瘤的 75%,多数呈囊性,表面光滑,境界清楚,可活动。常见类型有以下 3 种。

1.浆液性囊腺瘤

浆液性囊腺瘤占卵巢良性肿瘤的 25%,常见于 30～40 岁患者,以单侧为多。外观呈灰白色,表面光滑,多为单房性,囊壁较薄,囊内含淡黄色清亮透明的液体,有部分病例可见内壁有乳头状突起,群簇成团或弥漫散在,称乳头状浆液性囊腺瘤。乳头可突出囊壁,在囊肿表面蔓延生长,甚至侵及邻近器官,如伴有腹水者,则多已发生恶变。

2.黏液性囊腺瘤

黏液性囊腺瘤约占卵巢肿瘤的 15%～25%,最常见于 30～50 岁。多为单侧。肿瘤表面光滑,为蓝白色,呈多房性,囊内含藕粉样黏液,偶见囊壁内有乳头状突起,称乳头状黏液性囊腺瘤,若囊壁破裂,瘤细胞可种植于腹膜及内脏表面,产生大量黏液,称腹膜黏液瘤。

3.成熟畸胎瘤

成熟畸胎瘤又称囊性畸胎瘤或皮样囊肿。占卵巢肿瘤 10%～20%,占畸胎瘤的 97%,大多发生在生育年龄。肿瘤多为成人拳头大小,直径多小于 10 cm,单侧居多,约 25% 为双侧,外观为圆形或椭圆形,呈黄白色,表面光滑,囊壁较厚,切面多为单房,囊内常含皮脂及毛发,亦可见牙齿、骨、软骨及神经组织,偶见甲状腺组织。

(二)卵巢良性肿瘤的手术治疗

1.手术原则

(1)卵巢肿瘤不论大小,一经确诊,原则上一律行手术治疗。年轻或要求保留生育功能且肿瘤不大者,可行肿瘤剔除(剥出)术,较大肿瘤行患侧附件切除术,术前须排除卵泡囊肿、黄体囊肿、黄素囊肿、巧克力囊肿(即卵巢的子宫内膜异位囊肿)、输卵管伞端积液及输卵管卵巢囊肿(炎症性)等卵巢的瘤样病变。

(2)卵巢良性肿瘤合并蒂扭转、囊内出血、感染、盆腔嵌顿或囊壁破裂者,一经确诊,应立即手术。

(3)大型卵巢囊肿手术时,应尽可能将囊肿完整取出。如有粘连,应仔细分离,避免撕破囊壁。如延长切口仍不能取出时,可穿刺放出部分液体,但必须注意保护,勿使囊液流入腹腔,以防瘤细胞在其他组织上种植或引起化学性腹膜炎。

2.常用术式

卵巢良性肿瘤常用术式有以下几种。

（1）卵巢良性肿瘤剔除术：卵巢良性肿瘤剔除术是指将肿瘤从卵巢中剔除，保留正常卵巢组织，保留其功能的手术。缝合卵巢包膜重建卵巢组织，剔除肿瘤时切忌挤压，以防肿瘤破裂引起瘤细胞种植。

（2）患侧附件切除术：患侧附件切除术适用于单侧卵巢良性肿瘤，对侧卵巢经查正常，或患者年龄较大（45 岁以上），如浆液性乳头状囊腺瘤可行患侧附件切除术。

（3）全子宫及附件切除术：发生于围绝经期或绝经期妇女患一侧或双侧卵巢肿瘤，则行全子宫及附件切除术。

（4）双侧附件切除术：绝经期前后的妇女患一侧或双侧卵巢肿瘤而患者全身情况不能耐受手术或子宫周围严重炎症患者，可行此手术。

（三）卵巢囊肿蒂扭转

卵巢囊肿蒂扭转是卵巢囊肿的一种常见并发症。多数患者过去在下腹部有中等大小、能活动的肿块，扭转后，突然下腹一侧剧烈疼痛（多为持续性或发作性绞痛），或恶心、呕吐，疼痛有时可恢复。不能恢复的瘤蒂扭转，时间过长，瘤蒂内静脉闭塞，肿瘤充血，继而发生间质出血，且流入囊肿腔内，使囊肿呈紫茄色，还可继发感染或破裂，故一经确诊，应立即手术。

该手术主要是蒂的处理与卵巢囊肿有区别。在切除前，应先用弯止血钳夹住扭转蒂的根部正常组织，再行转回扭转的瘤蒂。因为卵巢囊肿扭转后、蒂内静脉淤血，可形成血栓，如不先夹住就复位，有可能造成血栓脱落，引起栓塞危及生命。也可先钳夹根部，不用复位，直接切除。手术步骤按输卵管卵巢切除处理。

（四）巨大卵巢囊肿手术

卵巢囊肿过大（如近足月妊娠大小）者，完整切除肿瘤要做很大的切口，从大切口突然托出巨大肿物，可因腹内压骤减而使血压下降，甚至休克。经探查无恶性征象时，可先做穿刺放液，然后再手术。用盐水棉垫隔开肠管，在囊壁较厚处先作一个荷包缝合，勿穿透囊壁，在其中心用刀或穿刺器刺入囊腔，连接吸管，吸出囊内液。待瘤体缩小后，将荷包缝合线抽紧结扎，防止液体继续外溢。如无吸引设备，也可用100 mL空针连续抽取囊内液，以缩小囊肿体积。抽液后以中弯止血钳夹住穿刺部位的囊壁，将囊肿托出切口外，进行切除。这样可避免延长腹壁切口，防止腹压骤降所引起的休克。巨大卵巢囊肿可能会压迫腹腔血管，引起仰卧位低血压综合征，这为实施麻醉增加了一系列需要处理的问题。在麻醉手术过程中，应当保证上肢静脉通路通畅。囊肿切除步骤同输卵管、卵巢切除术。

（五）卵巢良性肿瘤手术的麻醉特点

1.术前评估与准备

卵巢囊肿可发生于任何年龄，其囊肿的大小亦相去甚远，巨大的卵巢囊肿由于腹内压升高而出现相应的脏器受压症状，对心肺功能均构成一定威胁，术前访视应加以重视。卵巢囊肿发生蒂扭转，起病急骤需施行紧急手术，此时患者全身情况及术前准备难以达到通常的要求，所以麻醉医师术前访视应根据患者的特点，给予适当的调整，做好麻醉前的准备。

（1）一般卵巢囊肿的手术：对比较小的囊肿，患者往往因其他疾病就诊时被发现，或在妇科普查时才被发现，此类患者以年轻人居多，无明显的症状。中等大小的囊肿，患者因腰围增粗而被发现，患者多无压迫症状，全身情况较好。此类患者的手术，按麻醉常规准备即可。

（2）巨大卵巢囊肿的手术：巨大卵巢囊肿病程较长，全身状况较差，心肺功能受累较严重，巨大的囊肿充盈整个腹腔内，压力增高致膈肌上升胸腔内容积缩小，潮气量减少，故术前应进行肺功能检查和血气分析。下腔静脉受压,回心血容量减少,下腔静脉回流受阻,导致腹水和下肢水肿。术前应了解心脏功能,常规检查心电图,超声心动图。全身情况较差的如贫血、低蛋白血症,术前应积极纠正。

（3）卵巢囊肿蒂扭转:发生蒂扭转的囊肿一般为中等大小,可以是急性扭转,也可以是慢性扭转。发生急性扭转的患者,起病急骤,腹痛的同时伴恶心呕吐。卵巢囊肿在妊娠及产褥期由于子宫位置的改变也易发生蒂扭转。此类患者饱胃的比例较大,麻醉医师对此类患者应及时进行访视,重点了解患者循环、呼吸、神志及肝肾功能,是否进食,进食时间,做好饱胃患者麻醉的防治措施。

2.麻醉前用药与麻醉选择

（1）麻醉前用药:对于巨大卵巢囊肿患者,术前避免使用阿片类镇痛药,以免加重呼吸抑制。对蒂扭转的急症患者,镇痛、镇静药要避免药量过大,以保持患者的意识和反射,对呕吐严重的给予抗吐药。

（2）麻醉方式应根据患者的情况及手术要求进行选择,包括局部麻醉、腰麻等。

1)局部麻醉:适用于腹腔镜的检查,或在腹腔镜的检查中进行治疗,如腹腔镜下卵巢囊肿的穿刺,或剔除术。

2)腰麻:适用于囊肿比较小而又年轻的患者,其手术范围不大,手术需时较短如卵巢囊肿除术,或一侧的输卵管、卵巢切除术。

3)硬膜外阻滞或腰硬联合麻醉:对切口在脐以下的中等大小囊肿,可采用连续硬膜外麻醉或腰硬联合麻醉。对囊肿较大的患者,因囊肿长期压迫腔静脉,可使硬膜外腔血管扩张,在硬膜外穿刺及置管时易损伤血管,应予以注意,同时硬膜外的局麻药用量应减少。

4)全身麻醉:对巨大卵巢囊肿,麻醉处理比较困难,采用全身麻醉比较稳妥。全麻药物的选择可根据患者心肺情况来决定。

3.术中管理

对于非巨大卵巢肿瘤情况良好的患者,麻醉则按常规管理即可。对蒂扭转的饱胃患者,术中慎用辅助用药,积极防止呕吐误吸。较大的囊肿,麻醉管理的难易与囊肿的大小直接相关。要注意患者平卧时可出现仰卧位低血压综合征,一旦发生立即手术床向左侧倾斜 $15°\sim30°$ 角,必要时静脉注射适量麻黄碱。巨大卵巢囊肿,由于腹压升高,胃受压,麻醉诱导易导致反流误吸。麻醉前应置入胃管进行胃肠减压。全身麻醉诱导宜采用表面麻醉下清醒插管或慢诱导气管插管,如采用快速麻醉诱导插管,麻醉前应高流量8 L/min,吸氧 $3\sim5$ 分钟,然后采用快速序贯法进行麻醉诱导插管,避免大潮气量辅助呼吸,以防气体进入胃内,增加反流误吸的风险。

术中探查及吸除囊内液时,要注意心率、血压、中心静脉压的变化。防止由于减压过快致腹压骤减,回心血量突然增加而发生肺水肿,故吸放囊液要分次,缓慢减压。当囊肿搬出腹腔时要立即给予腹部加压,可以将囊肿暂放在腹腔或用沙袋给腹部加压,患者采取头低位,以防腹内压骤然消失,腹主动脉的压迫突然解除造成血压骤降。注意术中输液的调整,囊肿减压前后应适当加快输液速度,补充血容量,同时根据中心静脉压随时调整输液速度,适当增加胶体的输入。

因巨大囊肿难以平卧的患者,如诊断明确,可以考虑术前B超引导下行囊肿穿刺,缓慢放液减压后再施行麻醉。

四、卵巢恶性肿瘤

恶性卵巢肿瘤是妇科多见的肿瘤之一,其发病率占女性全身恶性肿瘤的 5%（仅次于乳腺癌、皮肤癌、胃肠癌、宫颈癌和肺癌）,居第 6 位。在妇科恶性肿瘤中,发病率仅次于宫颈癌和恶性滋养细胞肿瘤,居第3位。由于卵巢位于盆腔深处,故对恶性卵巢肿瘤缺乏早期特异性诊断方法,又无特殊症状,所以当出现症状就诊时多数已达晚期,故其病死率超过宫颈癌和子宫内膜癌病死率的总和,居妇科恶性肿瘤病死率之首。

恶性卵巢肿瘤常见转移部位主要在盆腔器官,其次是腹膜、大网膜及肠壁,远处转移的器官有肝、胆囊、胰、胃肠道、肺、膈肌等。淋巴转移主要在腹主动脉旁及盆腔淋巴结等处。

(一)卵巢肿瘤的临床分期

在妇科癌瘤中,宫颈癌及宫体癌首先是局部浸润,继而远处扩散,而卵巢癌的转移,很早就出现盆腔或腹腔内扩散种植,或淋巴结转移。这些部位的转移,在早期无症状和体征,单凭临床检查不易发现。其转移部位及累及的范围也不易确定。因而卵巢癌的准确全面分期需要依靠手术所见和手术时详细探查的结果,而且还要配合病理组织学及细胞学的检查。国际妇产科联盟(FIGO)为取得一个卵巢癌完善的分期标准,曾对不同分期的定义多次反复修改。

(二)卵巢恶性肿瘤的手术治疗

目前对恶性卵巢肿瘤多数仍处于确诊晚、治疗效果差的状况,手术治疗仍是恶性卵巢肿瘤首选的方法,无论肿瘤属于早期或晚期都应行手术探查。原则上应尽量将癌瘤切除,强调首次手术的彻底性,但不宜进行不必要的扩大手术范围,术后辅以化疗或放疗。人晚期的患者以姑息性手术为妥。

1.手术适应证

几乎不受限制,初次接受治疗者,都应给予1次手术切除的机会。但对有大量胸腹水、不能耐受1次手术者,应于胸腹水基本控制后再手术;经探查,腹腔广泛种植,原发灶很小或大部分肠管包裹在肿瘤之中,肠系膜缩成一团已分不清,则不宜立即行手术切除。

2.各期卵巢恶性肿瘤的手术范围

一般根据手术分期、患者全身情况、年龄等来决定手术范围。

(1)对Ⅰ、Ⅱa期癌原则上行全子宫、双侧附件、阑尾、大网膜切除。

(2)对Ⅱ期以上的中晚期患者,初治病例应行癌瘤缩减术或细胞灭减术。

肿瘤细胞灭减术是将肉眼所见的肿瘤,包括全子宫和双侧附件、大网膜、阑尾、肠段、腹膜等转移病灶全部切除,还包括腹膜后淋巴结切除。

(三)卵巢恶性肿瘤手术的麻醉特点

卵巢恶性肿瘤患者年龄及全身情况个体差异悬殊。30%患者腹部肿块巨大或有大量腹水,近半数患者有化疗、激素或手术治疗史。近半数患者可出现心电图异常,其中心律不齐最为常见。一般病例全身情况尚好,肿瘤亦不太大,手术单纯行全子宫及附件切除或包括部分大网膜切除者,硬膜外麻醉或腰硬联合麻醉基本满足手术的要求。对于需清除腹主动脉旁淋巴结者,如果清除范围只达髂总动脉分叉处,椎管内麻醉平面亦无特殊。但如果若清除范围达肾门区,麻醉平面需相应提高达 $T_{4\sim5}$ 水平,此时可考虑采用两点穿置管($T_{10\sim11}$,$L_{1\sim2}$),推荐采用全身麻醉。

晚期患者全身情况很差,常出现营养不良、贫血、低蛋白血症、腹部膨隆,腹腔内脏受压,肠曲被推向横膈,膈面抬高,膈肌活动受限,肺下叶受压发生盘状肺不张,肺容量减少,顺应性降低。呼吸浅速甚至呼吸困难,不能平卧。心脏被推移,活动受限,可能影响每搏量和心排血量。下腔静脉受压迫致腹壁静脉怒张,甚至波及胸壁静脉,回心血量减少,脉搏细速。反复放腹水可加重低蛋白血症和水电解质的紊乱。有的患者可伴有发热、低血容量。这些状态都给实施麻醉提出了挑战,麻醉前必须充分了解患者病情、准确评估麻醉风险,麻醉过程中必须处理好这些变化与麻醉的关系,尽可能保障麻醉安全。

对于腹腔肿块巨大,伴有大量腹水或呼吸困难不能平卧的患者,麻醉方式宜选用全身麻醉,以确保血流动力学的稳定和充分的氧供,防止低氧血症和高碳酸血症的发生。对曾用化疗药者,要了解用药及剂量,注意化疗药物对心肺等脏器功能的影响,以及麻醉药与化疗药的协同作用。术前曾用皮质激素治疗者,麻醉前及术中、术后均需补充用药,以免引起肾上腺皮质功能低下,导致严重低血压。肿块巨大或伴有大量腹水的患者,在手术吸除腹水或搬出瘤体时,注意维持循环稳定,避免输液过多或过少。输入液体过多过快或麻黄碱多次反复使用,可导致心脏前负荷增加而诱发肺水肿。

(潘燕萍)

第五节 妇科门诊患者的麻醉

一、妇科门诊手术的麻醉特点

随着妇科和麻醉技术的发展,妇科门诊手术日益增多,由既往最多见的人工流产术、诊断性刮宫扩大至宫颈锥形切除术、宫腔镜或腹腔镜检查与手术、子宫息肉切除、输卵管结扎术和阴式子宫切除术等。人工流产术是我国目前妇科门诊手术最多的一种。门诊手术患者麻醉前与麻醉医师接触少,难以了解病情,术前检查不如住院患者完善。门诊手术麻醉要求方法简单、省时、起效快,苏醒迅速,恢复完全,不影响定向力。在我国,妇科门诊手术尤其是人工流产术已在大多数各级医院开展,但是由于多数单位尤其是基层单位门诊手术的设备和条件简陋,在设备、人员和技术上不够重视,在一些基层单位医院甚至市级医院发生麻醉导致妇科门诊患者(以人工流产术患者多见)死亡的事件,应引起高度重视。事实上妇科门诊手术麻醉的难度并不比住院手术低。因此,实施妇科门诊手术麻醉应由经验丰富的麻醉医师参加,配备必要的麻醉设备、监护仪和复苏设备,要求手术医师操作熟练,并有处理意外事件的能力。

(一)妇科门诊手术患者的选择与术前评估

1.妇科门诊手术患者的选择

(1)预计手术操作时间在 90 分钟以内,术后无剧烈疼痛,无明显出血危险的手术。

(2)年龄适中,ASA Ⅰ～Ⅱ级。虽然有人认为 ASA Ⅲ级和年龄>70 岁的患者不是门诊手术的绝对禁忌证,但应根据患者的情况及本单位的条件慎重选择。如果 ASA Ⅲ级和老年患者接受门诊手术麻醉,对麻醉和手术医师的技术要求必然大大提高。对于此类患者,麻醉医师于麻醉前必须与外科医师共同会诊商定是否可行手术麻醉,并且详细了解有无手术麻醉史、药物过敏史,是否合并重要系统疾病,如高血压、冠心病、糖尿病、支气管哮喘、凝血功能障碍等,结合患者的实验室检查和影像学检查,作出综合评估。

(3)患者自愿并有家属或委托代理人陪同就诊。

2.妇科门诊手术禁忌证

有如下情况者应列为门诊手术禁忌。

(1)可能威胁生命的严重疾病,并未得到最适宜的处理(如一过性糖尿病,不稳定型心绞痛、症状性哮喘)。

(2)合并症状性心血管(如心绞痛)或呼吸(如哮喘)疾病的病态肥胖。

(3)多种慢性中枢兴奋性药物治疗(如单胺氧化酶)的患者。

(4)需复杂的全面监测和术后处理的 ASA Ⅲ~Ⅳ级患者。

(5)需要进行复杂的疼痛治疗的患者。

(6)最近患上呼吸道感染,有明显的发热、喘息、鼻充血和咳嗽等症状的患者。

3.麻醉前评估

在我国,由于大部分医院没有设立麻醉门诊,对门诊手术患者不能在术前充分与患者接触,详细了解病情,大部分门诊患者都是在手术当天才与麻醉医师接触,麻醉医师需在麻醉前几分钟了解病情,进行体格检查,由于时间仓促,有时对病情的了解不够全面,造成麻醉前评估错误,导致麻醉不良事件的发生。麻醉前评估主要通过询问病史、体格检查和必要的实验室检查进行评定。妇科门诊手术患者麻醉前评估应注意如下几方面。

(1)在询问病史时,除了解有无重要系统疾病(如高血压、冠心病、糖尿病、哮喘病)外,还应注意询问相关妇科疾病,如有无因月经紊乱引起的严重贫血。

(2)由于不少麻醉药具有引起变态反应的不良反应,因此,应注意询问患者有无麻醉史、药物和食物过敏史。

(3)女性(尤其是易晕车的妇女)是术后恶心呕吐发生的危险因素,故也应注意询问患者有无容易晕车的个人史,以便做好术后恶心呕吐的防治措施。

(4)进行必要的(如心脏与肺部)体格检查,以免遗漏重要阳性体征。

(5)40 岁以上(尤其有月经紊乱病史)的妇女,应常规做红细胞比容检查,50 岁以上的妇女应增加心电图检查,65 岁以上的妇女增加血清尿素氮和血糖检查,75 岁以上妇女还应增加胸透。

(6)麻醉前再次全面复查所有相关医疗记录,包括麻醉同意书、病史及体检、实验室检查结果,以免因评估不全造成不可预料的延误。

4.麻醉前准备

(1)消除患者焦虑情绪:接受麻醉的手术患者常担心的问题是术中知晓、术后能否醒过来、术后疼痛等。因此,有条件者最好在患者未进入手术室前进行麻醉前访视,以消除患者紧张情绪。

(2)麻醉前用药:麻醉前 30 分钟口服咪达唑仑 5~10 mg,或静脉注射 1~2 mg 可减轻或消除患者术前焦虑。

(二)妇产门诊手术常用的麻醉技术及管理要点

理想的门诊麻醉用药应起效快而平稳,可产生顺行性遗忘和镇痛,可提供良好的手术条件,术后恢复迅速而完全。

1.全身麻醉

由于现代全身麻醉药(如丙泊酚、依托咪酯、七氟烷、瑞芬太尼等)的广泛应用,全身麻醉更具有起效迅速、可控性好、苏醒快而完全等优点,因此全身麻醉包括监护麻醉是妇科门诊手术最常用的麻醉方法。常用于妇科门诊手术全身麻醉的药物有以下几种。

(1)丙泊酚:丙泊酚是目前门诊手术全麻患者最常用的静脉麻醉药,具有起效快、苏醒迅速,恢复完全及抗呕吐的优点。对于短小、刺激轻的手术可单独应用,但对于手术刺激大,引起明显疼痛反应的妇科手术(如人工流产术),可复合使用阿片类镇痛药如芬太尼或瑞芬太尼。诱导剂量为 1.5~2.5 mg/kg,维持 4~12 mg/kg,与芬太尼或瑞芬太尼复合应用时,可适当减少用量,并注意防治其对呼吸和循环功能的抑制。可引起变态反应,必须做好变态反应的防治措施。

(2)依托咪酯:依托咪酯亦可用于妇科门诊短小手术麻醉的诱导与维持,麻醉后恢复较快,最突出的优点是短时间使用对循环功能抑制轻,尤其适用于有心脏疾病(如冠心病)或脑血管疾病的患者,其缺点是注射痛、肌阵挛、肾上腺皮质功能抑制和术后恶心呕吐发生率较高。依托咪酯麻醉诱导量为0.15~0.30 mg/kg,维持量为0.12 mg/(kg·h)。必要时与阿片类药复合使用。

(3)吸入麻醉药:新型吸入麻醉药地氟烷和七氟烷可用于门诊手术的麻醉维持,七氟烷还可用于麻醉诱导。这两种吸入麻醉药均具有可控性强、苏醒迅速之优点,但术后躁动和恶心呕吐的发生率高于丙泊酚静脉麻醉。

(4)阿片类镇痛剂:在麻醉诱导前给予小剂量的阿片类药物(如芬太尼 1~2 μg/kg,阿芬太尼15~30 μg/kg,舒芬太尼0.15~0.30 μg/kg,瑞芬太尼0.5~1.0 μg/kg)可以减轻气管插管和疼痛引起的应激反应,降低依托咪酯所致的不自主活动的发生率,降低镇静催眠药和吸入麻醉药的用量。与芬太尼比较,阿芬太尼苏醒更快,术后恶心呕吐发生率较少。瑞芬太尼是超短效阿片类镇痛药,作用强度与芬太尼相同,起效迅速,对插管反应和疼痛反应的抑制作用优于芬太尼,但术后疼痛反应较明显。

(5)肌松剂:妇科腹腔镜手术采用全身麻醉时应用肌松剂便于气管插管或喉罩的置入。门诊手术使用的肌松剂应具有起效快,持续时间短的特点。去极化肌松剂琥珀胆碱和非去极化肌松剂米库氯铵作用时间短,适用于妇科门诊腹腔镜手术。米库氯铵气管插管诱导用量为0.15~0.20 mg/kg,维持量为6~8 μg/(kg·min)。

2.区域麻醉

腰麻和硬膜外麻醉是常简单、最可靠的麻醉技术,但由于椎管内麻醉操作相对全麻复杂、费时,硬膜外麻醉误入血管或误入蛛网膜下腔的可能,感觉阻滞不完全的概率也大。椎管内麻醉容易导致直立性低血压,这也是影响患者离院的重要因素。椎管内麻醉更令人困扰的并发症是感觉和交感神经系统的残留阻断效应,可导致行走迟缓、眩晕、尿潴留和平衡受损。椎管内麻醉后背痛的发生率也较全麻高,这是患者术后常见的主诉。妇科门诊手术经下腹切口操作也可选用硬膜外麻醉或腰硬联合麻醉,经阴道手术可选用骶管阻滞或腰麻,经阴道短小手术可在宫颈旁阻滞和阴部神经阻滞下进行。短小手术(如输卵管绝育术)也可应用局部浸润麻醉,或联合应用短效镇静或镇痛药,也就是监测下麻醉。在局部麻醉的基础上施行监护麻醉,与全身麻醉一样,也同样需要备好麻醉设备、抢救设备和药品,同样进行标准监护。

3.气道管理

充分有效的气道管理是确保妇科门诊手术麻醉安全的极其重要因素。呼吸抑制是妇科门诊手术麻醉最常见呼吸系统并发症。人工流产术全身麻醉呼吸抑制($SpO_2 < 90\%$)发生率可高达10%~30%,多发生在给药后1~2分钟,但也有少数患者呼吸抑制发生在手术结束后,甚至在唤醒之后再度进入睡眠发生呼吸抑制,甚至呼吸停止。还可发生喉痉挛和呼吸道梗阻。因此,必须备好人工辅助呼吸及困难气道处理措施。

妇科门诊腹腔镜手术传统的呼吸道管理是气管插管。气管插管具有确保气道通畅之优点,但其缺点是麻醉诱导插管时需要较深的麻醉深度,患者苏醒后对气管的耐受性差,苏醒后舒适度低。因此,近几年有学者在妇科门诊腹腔镜手术麻醉采用喉罩替代气管插管,结果表明喉罩可维持正常的通气,并未增加反流误吸的风险,可减少麻醉诱导所需的麻醉药量,患者苏醒后对喉罩的耐受性明显优于气管插管。

4.血流动力学的维护

妇科门诊手术麻醉与住院手术麻醉一样需要标准的循环功能监测,即无创血压、心电图、脉搏血氧饱和度。针对不同的手术采取相应的措施来维持血流动力学的稳定。如人工流产术容易发生人工流产综合征,导致严重的心动过缓和低血压,麻醉前应予阿托品,一旦发生及时应用阿托品和麻黄碱治疗。妇科腹腔镜手术需严密监测循环和呼吸功能,及时发现和处理人工气腹所引起的气栓并发症。使用宫腔镜时注意冲洗液进入体循环,导致容量负荷过多,发生肺水肿。对于某些手术,麻醉深度已达到,但患者仍出现明显的高血压和心动过速,此时,可应用血管扩张剂如尼卡地平和β受体阻滞剂,以防止血压和心率过高,避免不必要的深麻醉。有研究证实,术中使用上述两种药可使患者苏醒时间缩短,阿片类药物用量减少,留院观察时间缩短。

5.术后麻醉并发症的防治

恶心呕吐是妇科门诊手术最常见的全身麻醉后并发症。如何有效防治全麻后恶心呕吐是麻醉领域里令人关注的焦点问题。由于女性是全麻后发生恶心呕吐的重要相关因素,因此,妇科门诊手术麻醉更应重视全麻后恶心呕吐的防治。主要措施有以下 2 条。

(1)麻醉药的选择:选择具有抗恶心呕吐的麻醉药物。

(2)术中或手术结束时使用抗吐药。最为经济有效的抗吐药为氟哌利多,较小剂量(<10 μg/kg)即可有效预防术后恶心呕吐,与甲氧氯普胺联合使用更为有效。静脉注射地塞米松 5~10 mg 亦可以高效地预防术后恶心呕吐。对于术后已发生的恶心呕吐可静脉注射 5-羟色胺拮抗剂如恩丹司琼治疗。

二、人工流产术及其麻醉特点

妊娠早期,用手术器械把胚胎组织和胎儿吸引或钳刮出来,使之妊娠终止,叫人工流产,人工流产是节育手段之一。目前,常用的人工流产手术方法有两类:一类是吸宫术(有专用的电吸引机吸引和负压瓶吸引术等);另一类是钳刮术。

(一)吸宫术

1.适应证

(1)10 周以内妊娠,要求终止而无禁忌者。

(2)因某种疾病不宜继续妊娠者。

2.禁忌证

(1)各种疾病急性期。

(2)生殖器官炎症。

(3)全身状况不良,不能耐受手术者。

(4)手术当日两次体温达 37.5 ℃以上者。

3.手术操作步骤

患者取膀胱截石位,常规消毒外阴,指诊复查子宫位置、大小及附件情况。用窥阴器扩张阴道、宫颈及颈管消毒后用宫颈钳轻夹宫颈前唇,下拉牵引,以探针依子宫方向探测宫腔深度,用宫颈扩张器逐号扩张宫颈内口至比所用吸管大 0.5~1 号。然后根据妊娠周数及操作情况随时调节负压;行宫腔吸引前应首先测试负压装置的负压情况;先将吸管送至宫底,然后按逆时针方向上下移动吸管吸引整个宫腔,幅度不可过大,胎囊剥离后,可感到吸管有轻微振动,同时子宫收缩,子宫壁变粗糙,此时折叠吸管取出,降低负压后,再吸引 1~2 次,可用小刮匙搔刮宫腔 1 周,检查是否有残留,特别注意两侧宫角。取出吸管,测量宫腔深度,了解子宫收缩情况。去宫颈钳,检查颈口有否损伤出血,取出窥阴器,结束手术。检查吸出组织有无绒毛及蜕膜组织,必要时送病理检查,若无妊娠组织吸出,应进一步检查、随访。

(二)钳刮术

1.适应证

(1)妊娠 10~14 周要求终止妊娠而无禁忌证者。

(2)因疾病或其他原因不宜妊娠者。

2.禁忌证

同吸宫术。

3.手术步骤

常规外阴阴道消毒后,取出宫颈扩张棒或导尿管;探测宫腔深度,必要时扩张宫颈;用弯头有齿卵圆钳沿子宫后壁进入宫腔,探测羊膜囊,撕破羊膜囊,使羊水流尽;然后卵圆钳在宫腔内探测胎盘附着部位,当触及胎盘时有柔软感,钳夹住胎盘,轻轻转动,使胎盘逐渐剥离,并轻轻牵拉出子宫;当钳取胎儿时,应尽量先夹碎胎头或胎体骨骼,然后夹出,当胎儿肢体或脊柱通过宫颈管时,要保持纵位,以免 6 号吸管吸刮宫腔胎儿骨骼损伤宫颈;胎盘、胎儿取出后,用 6 号吸管吸刮宫腔 1 周。手术结束后仔细检查取出的胎儿、胎盘是否完整,以及是否与妊娠月份相符合。

(三)人工流产对患者生理的影响

支配子宫的内脏神经主要来自 $T_{10\sim12}$、$L_{1\sim2}$ 交感神经支及 $S_{2\sim4}$ 副交感神经组成的盆神经丛。交感神经主要分布在子宫底、体,副交感神经主要分布在子宫颈,并在子宫颈旁内口处形成宫颈旁神经丛。在交感与副交感神经的传出纤维中也伴有传入的感觉神经纤维,感觉神经末梢在宫颈内口尤其丰富,术中扩张宫颈口和吸刮子宫壁时均产生较强烈的疼痛,同时可因占优势的副交感神经(迷走神经)兴奋,释放大量的乙酰胆碱,引起一系列迷走神兴奋症状,又称"心脑综合征",对心血管系统产生一系列影响。

(1)冠状动脉痉挛,减少心肌血液供应,引起心悸、胸闷。

(2)抑制窦房结兴奋性,导致心动过缓、心律不齐、异位心律甚至心搏骤停。

(3)心肌收缩力减弱,心排血量减少,周围血管扩张,有效循环血量不足,导致组织灌注不足,组织缺氧,发生一过性休克症状。脑供血不足可产生头晕、抽搐甚至昏厥。

因此,在无麻醉的情况下进行人工流产刮宫术,常有不同程度的腰酸、腹胀、下腹疼痛等反应,多数孕妇能忍受。但有部分孕妇在手术过程中或手术结束时出现一系列症状,如心动过缓、心律不齐、血压下降、面色苍白、头昏、胸闷、恶心、呕吐、大汗淋淋等症状,严重者可发生昏厥甚至抽搐。由于反应轻重不一,其恢复过程也不一致。反应轻的,术后几分钟内逐渐恢复,但如迅速起立,可使症状再行加重,亦有在手术后起立时症状才出现;恢复慢的,可持续 1 小时左右。患者原来心肺功能较差,术前未发现,如各类心脏病、严重贫血、哮喘、慢性肾炎等,因缺血或缺氧往往加剧上述反应的严重性,甚至出现心搏骤停。也有些患者只出现心动过缓或心律不齐,血压有不同程度的下降,以后出现呕吐。心电图检查可发现窦性心律不齐、窦性心动过缓、房室交界性逸搏、房室脱节、室性期前收缩,部分呈二联律、三联律,心电图改变随着症状消失而恢复正常。以单纯窦性心动过缓最为常见。

(四)人工流产术的镇痛方法

虽然人工流产术操作时间只有 3~5 分钟,但由于上述的原因,患者可出现疼痛和不适,甚至可引起兴奋神经反射亢进,引发人工流产综合征,因此,如何让患者安全、无痛、舒适状态下接受人工流产术,已受到普遍的关注,镇痛方法也日臻完善。

1.局部麻醉

(1)宫颈旁神经阻滞:用1%～2%利多卡因,于宫颈4点、8点距宫颈口外缘0.5 cm处进针,两侧分别各注药0.5～1.5 mL,可有效消除扩宫痛苦,减少"人工流产综合征"的发生。缺点是注药时局部疼痛和不能有效消除宫体宫底之神经反射。

(2)宫颈管及宫腔表面麻醉:以浸润1%丁卡因或2%利多卡因的纱布条置入宫颈管进行宫颈管表面麻醉。以1%利多卡因10 mL注入宫腔也有一定的镇痛作用,但仍有镇痛不全和不能完全消除人工流产不良反应的缺点。

(3)椎管内麻醉:虽然能获得满意的麻醉效果,但因操作技术要求高、并发症严重,而且麻醉恢复时间长,不适用于门诊人工流产手术,一般仅适用于住院条件下的特殊病例。

2.全身麻醉

根据手术的特点及要求,人工流产术采用全身麻醉最能达到无痛效果,和其他门诊手术一样,要求全麻起效快、苏醒迅速而完全,留院观察时间尽可能短。

人工流产的麻醉方法很多,主要以静脉麻醉为主。静脉麻醉药的选择有主要有丙泊酚、咪达唑仑、氯胺酮、依托咪酯,其中丙泊酚是目前在人工流产麻醉中应用最广的首选药物,它具有起效快、恢复快、诱导和恢复期平稳,醒后无残余作用的特点。但对循环和呼吸功能呈剂量依赖性抑制,推注速度过快和/或用量过多,可发生低血压和呼吸抑制,如联合应用阿片类药,其抑制作用增强。据国内文献报道,采用复合芬太尼麻醉的人工流产术患者其呼吸抑制($SpO_2 < 90\%$)的发生率可高达10%～30%,多发生在给药后1～2分钟,但也有少数患者呼吸抑制发生在手术结束后,甚至在唤醒之后再度进入睡眠发生呼吸抑制,甚至呼吸停止,已有患者于手术结束后因呼吸抑制未能及时发现而导致死亡的教训。芬太尼、丙泊酚均有呼吸抑制作用,其发生程度与剂量、推药速度呈正相关。单独应用丙泊酚要达到满意的镇痛效果有20%以上的受术者发生呼吸抑制。因此,在进行无痛人工流产时,静脉推注麻醉药(如丙泊酚、芬太尼)的速度不宜过快,同时必须严密观察呼吸情况,尤其是应常规监测SpO_2。必须备好人工呼吸设备及氧源,麻醉者必须熟练掌握呼吸复苏技术。

丙泊酚静脉注射后10%～20%患者出现血压下降,心率减慢,部分患者可能由于药物诱导入睡后原精神紧张导致的心血管应激反应消失,术前增高的血压、心率趋于平稳,另外也与其引起外周血管扩张和对心脏的直接抑制作用有关。丙泊酚复合瑞芬太尼也取得令人满意的麻醉效果,但应注意两者复合应用时,对呼吸的抑制更为明显,应做好辅助呼吸的准备。

在我国,人工流产术全身麻醉是目前妇科门诊手术广泛开展的麻醉技术,受到早孕者的欢迎,但毋庸置疑,全麻的各种危险仍然存在,有关医疗单位和麻醉者切不可轻视人工流产术麻醉的规范化管理,要求麻醉医师必须保证患者术前有足够禁食时间,避免术中呕吐误吸。麻醉医师必须具有高度的责任心和娴熟的麻醉技术,做好辅助呼吸和循环复苏用具和药物的准备,以确保麻醉安全。

(李兴维)

第十章

产 科 麻 醉

第一节 分 娩 镇 痛

分娩疼痛是人类最常见的疼痛,亦是大部分妇女一生中所遭遇的最剧烈的疼痛。有统计资料表明约 80% 的初产妇认为分娩时宫缩痛难以忍受,同时因疼痛而烦躁、大声喊叫、影响休息可增加体力消耗,并影响子宫收缩,易造成产妇衰竭、难产,此外部分产妇因担心剧烈疼痛而选择剖宫产,从而使剖宫产率增加。从 1847 年英国医师 John Snow 用氯仿为 Victoria 女王实施第 1 例分娩镇痛以来,临床上进行了各种方法和药物的研究,如全身给予镇静或镇痛药物、全身麻醉法、局部神经阻滞法和椎管内间断推注镇痛法等。但由于镇痛效果不确定、方法较烦琐,易产生产妇低血压和对胎儿呼吸抑制等不良反应,因此未能在临床推广应用。随着患者自控镇痛和新药罗哌卡因的临床应用,大大减少了分娩镇痛对产妇、胎儿及分娩过程的不良影响,提高了分娩镇痛的有效性和安全性,使分娩疼痛治疗进入了一个新时代。分娩镇痛越来越受到产科医师、麻醉医师及患者的高度重视,成为临床重要的疼痛治疗手段。

选择分娩的镇痛方式应以患者状态、产程及设备条件为依据,椎管内麻醉是较为理想的一种方法,其目的是在分娩时提供充分的镇痛,而尽可能减少运动阻滞。使用低浓度局麻药物可达到这一目的,复合阿片类药物时局麻药物浓度可进一步降低而仍能提供完善镇痛。

一、相关问题

(一)分娩生理

1.分娩动因的内在机制

分娩的发生、发展及完成由胎盘-胎儿分泌的一系列激素和细胞因子所决定,如前列腺素(特别是 PGE_2)、皮质醇、雌/孕激素、缩宫素及细胞因子等,各种激素和细胞因子的分泌在妊娠末期即明显增加,分娩临产后迅速达到高峰,使子宫产生强烈的有规律的收缩,导致了分娩的发生。

2.分娩动因的外在表现

从分娩动因的外在表现看,分娩的发生是由于子宫强烈的有规律收缩,在各种辅助肌肉的配合下,使胎儿排出体外。

3.分娩的分期

分娩全过程是从有规律宫缩开始至胎儿胎盘娩出时为止,共分为 3 个产程。第一产程:从间歇 5～6 分钟的规律宫缩开始,到子宫颈口开全;初产妇需 11～12 小时,经产妇需 6～8 小时。第二产程:从子宫颈口开全到胎儿娩出;初产妇需 1～2 小时。第三产程:从胎儿娩出至胎盘娩出。需 5～15 分钟,不超过 30 分钟。

(二)分娩的疼痛路径

在决定采用哪种镇痛方法之前,了解分娩的疼痛路径很重要。国际疼痛研究协会将疼痛定义为"一种与确切或潜在组织损伤有关的不愉快的感觉和情感体验"。产妇对疼痛的理解是一个包括了外周和中枢机制的动态过程。有许多因素影响妇女在分娩过程中所体验的疼痛程度,包括心理准备,分娩过程中的情感支持,过去的经验,患者对生产过程的期望、缩宫素、胎位异常(如枕后位)可能也会促使早期的分娩痛更剧烈。然而,毫无疑问的是对于大多数妇女,分娩和剧烈的疼痛是相伴的,并且往往超出预料。

第一产程痛主要由于子宫收缩,子宫下段和宫颈进行性扩张引起,信号经内脏神经和 A_δ 纤维传至 T_{10}～L_1 脊神经,形成典型的"内脏痛",同时邻近盆腔脏器,神经受牵拉和压迫产生牵扯痛。因此,第一产程痛特点为疼痛范围弥散不定,产妇对疼痛部位和性质诉说不清。

第二产程自宫口开全至胎儿娩出,其痛源于先露部对盆腔组织的压迫及对骨盆出口及下产道(包括会阴部)的扩张、牵扯、撕裂等,疼痛冲动经阴部神经传入 $S_{2\sim4}$ 脊髓节段构成典型的"躯体痛",第二产程特点为刀割样剧烈疼痛、疼痛部位明确集中在阴道、直肠和会阴部。

第三产程自胎儿娩出到胎盘娩出,一般痛觉已显著减轻。

因此,要消除子宫收缩引起的疼痛需阻滞 T_{10}～L_1;而要消除宫颈和盆底组织的疼痛则需阻滞 S_2～S_4 节段。分娩疼痛的强度通常与产妇的痛阈和分娩次数等因素有关。

(三)分娩镇痛的目的及必要性

(1)可显著减轻或消除孕妇的分娩痛,最大限度地减少孕妇的痛苦。

(2)给孕妇提供人性化的医疗服务,这是社会生活发展的必然要求。

(3)帮助孕妇树立自然分娩的信心,提高自然分娩率。

(4)阻滞交感神经,理论上还可扩张胎盘血管,增加胎儿血供;减轻或消除疼痛所导致的过度通气及其带来的对母婴各方面的不良影响,消除疼痛给孕妇带来的不适,孕妇可适当进食、休息,为分娩做好充分的准备。

(四)分娩镇痛对母婴安全性的影响

分娩镇痛在近十几年来经过不断改进和更新,很多国家已在临床上大规模推广应用。实践证明,只要规范操作,严格管理,对孕妇是一种安全可靠的镇痛方法。

大量研究证明,分娩镇痛对胎儿或新生儿是比较安全的,对胎儿没有明显的不利影响。常用的监测及评价胎儿或新生儿的方法有胎心、脐动静脉血气分析、子宫胎盘血流速率检测、Apgar 评分、NACS 评分等指标,还没有发现分娩镇痛对上述指标造成严重影响。局麻药(罗哌卡因、丁哌卡因)都有微量通过胎盘进入胎儿体内,但对胎儿没有明显不利影响;而阿片类药一般都可迅速通过胎盘,大剂量反复应用时对胎儿有一定的抑制作用。从目前来看,芬太尼等是目前最为安全的阿片类药,分娩镇痛常用的芬太尼浓度一般仅为 1～2 $\mu g/mL$,对胎儿没有明显的不利影响。

(五)分娩镇痛对分娩的影响

分娩镇痛对分娩过程和母婴后果的影响是麻醉科和产科医护人员所共同关注的问题。硬膜外镇痛广泛用于分娩镇痛。很多学者对分娩镇痛模式(主要是椎管内麻醉)对母婴的影响,尤其是分娩过程,进行了评价。

1.对分娩内在机制的影响

分娩的发生、发展及完成由胎盘-胎儿分泌的一系列激素和细胞因子所决定,如前列腺素(特别是 PGE_2)、皮质醇(Cortisol)、雌/孕激素、缩宫素及细胞因子等,各种激素和细胞因子的分泌在妊娠末期即明显增加,使子宫产生强烈的有规律的收缩,导致了分娩的发生。"胎盘-胎儿"是一个相对独立的系统,决定着分娩的发生、发展及完成。有研究证明,分娩镇痛没有影响"胎盘-胎儿"这一相对独立的系统中各种激素的分泌,因此,对分娩的内在机制无不良影响。

2.对产程及分娩方式的影响

准确地评价椎管内麻醉分娩镇痛对产程和剖宫产率的影响非常困难,因为要求分娩镇痛的产妇可能存在一些增加分娩不良后果的特征,如入院时属于分娩早期或胎头高浮、骨盆出口偏小、胎儿较大、初产妇等,这些特征因素可能会增加产程延长、器械助产、剖宫产及其他不良后果(背痛、发热、会阴损伤、胎儿窘迫等)。一些回顾性研究结果认为,椎管内阻滞分娩镇痛与剖宫产率增高有关。但近期的前瞻性研究结果及循证医学的系统评价认为采用椎管内麻醉进行分娩镇痛可能增加了阴道助产率、延长产程、增加产妇发热和新生儿感染的发生率,但不增加剖宫产率。

分娩镇痛(主要以硬膜外镇痛为例)可能从以下几个方面对产程和分娩方式造成影响:①影响子宫收缩。分娩时子宫的收缩主要由胎盘各种组织分泌的各种子宫收缩激素决定,另外,交感神经也参与调节子宫的收缩。有学者的研究证明,硬膜外镇痛没有影响子宫收缩激素的分泌,但由于阻滞交感神经而造成子宫收缩一过性减弱。②腹肌和膈肌等辅助肌肉收缩力减弱及减弱程度与局麻药浓度及麻醉阻滞平面相关。③使肛提肌和盆底肌肉的收缩减弱,使胎头俯屈和内旋转受到妨碍。④分娩时产妇主动用力的愿望减弱。

3.其他

有研究发现,椎管内阻滞分娩镇痛可能增加产妇发热与新生儿感染的发生率。一些临床观察发现椎管内阻滞镇痛的产妇体温升高达 38 ℃以上。椎管内阻滞镇痛是否增加产妇和新生儿感染尚有待研究。接受镇痛者产程可能更长,导致感染的可能性增加,也可能存在体温调节功能的改变和产程中高代谢,以及热量再分布等原因。

二、孕妇准备

(一)镇痛前评估及检查

1.产妇的病史和体检

重点应放在详细了解和麻醉有关的产科病史和仔细检查气道。如果选择区域性麻醉镇痛,应进行必要的背部和脊柱检查。为保障产妇和新生儿的安全,以及产妇生产的顺利,麻醉医师应与产科和儿科医师,针对每个患者的具体情况进行讨论。此外,注意了解有无高血压、糖尿病等妊娠并发症。

2.禁食情况

在待产期间,适当饮用液体饮料可使患者减少口渴、提神、补充能量及增加舒适感,但不是所有的饮料都可以饮用,这里指的是无渣的液体饮料,也就是国内所说的清流食,譬如:清水、无渣的水果汁、汽水、清茶和不加牛奶的咖啡等。产妇饮用的液体种类比饮用的液体容量更有临床意义。饮用液体应因人而异,如产妇有下列情况应适当限制液体的饮用:胃肠动力失调(如肥胖症、糖尿病、胃食管反流等情况)、困难气道、有需手术分娩的可能性(如胎儿健康情况不明、产程进展缓慢等情况)。

3.增加凝血功能检查

是否应对每个产妇做血小板检查,曾经有过争议。现认为对健康的产妇不需要常规做血小板的检查,但对患有能改变血小板浓度疾病(譬如妊娠高血压)的患者应做血小板检查。因此,临床决策应根据每个患者的具体情况而定。

(二)术前用药

(1)不建议常规术前用药(如阿托品,心率的增加可增加产妇的耗氧)。

(2)妊娠期高血压综合征患者降压药持续至术前。

(三)术前准备

麻醉机和复苏用品,包括新生儿复苏用品及抢救药品。胎儿娩出时应有新生儿医师协助治疗。监测方面,除了常规监测以外,关于胎儿心率的监测,在美国,对妊娠超过 20 周的产妇实施区域阻滞麻醉前后,都应由专业人员监测胎儿的心率。

三、常用方法及优缺点

许多局部麻醉技术用于分娩时既提供理想的镇痛效果,同时对母亲和胎儿的不良影响又很小。与静脉和吸入麻醉技术相比,局部麻醉可控性更强,更有效,抑制效应更少。最常用的局部麻醉技术是椎管内麻醉镇痛,尤其是硬膜外镇痛。较少用的有腰交感神经阻滞。有时产科医师也使用宫颈旁麻醉、阴部麻醉、局部会阴浸润麻醉技术。每一种技术都有其优点和缺点,须根据设备条件、患者情况及麻醉医师的经验等选择采用。

(一)椎管内麻醉

1.蛛网膜下腔阻滞

穿刺点以 $L_{3\sim4}$ 为宜,可以采用坐位或侧卧位下实施。对于肥胖的产妇,坐位是蛛网膜下腔穿刺的最佳体位。蛛网膜下腔注入小剂量阿片类药物,可以迅速达到镇痛效果。例如,$10\sim20\ \mu g$ 芬太尼或 $3\sim6\ \mu g$ 舒芬太尼,可以立即缓解产妇产程中疼痛。蛛网膜下腔阻滞的优点是起效快,阻滞效果完善,缺点是镇痛时间不易控制,不能任意延长镇痛时间,而且术后头痛的发生率较高,因此目前在临床上应用较少。

2.硬膜外阻滞

硬膜外阻滞是最为常用的分娩镇痛方法,其优点为镇痛效果好,麻醉平面和血压较容易控制,对母婴安全可靠。其缺点为起效缓慢。

有一点穿刺和两点穿刺置管两种。一点穿刺置管法:穿刺 $L_{3\sim4}$ 或 $L_{4\sim5}$ 间隙,向头置管 3 cm。两点穿刺法一般选用 $L_{1\sim2}$ 穿刺,向头置管 3 cm,和 $L_{4\sim5}$ 穿刺,向尾置管 3 cm,上管阻滞 $T_{10}\sim L_2$ 脊神经,下管阻滞 $S_{2\sim4}$ 脊神经,常用 1% 利多卡因或 0.25% 罗哌卡因,在胎儿监测仪和宫内压测定仪的监护下,产妇进入第一产程先经上管注药,一次 4 mL,以解除宫缩痛。于第一产程后半期置管注药,一次 $3\sim4$ mL(含1∶20万肾上腺素),根据产痛情况与阻滞平面可重复用药。只要用药得当,麻醉平面不超过 T_{10},对宫缩可无影响。两点穿刺法对初产妇和子宫强直收缩、疼痛剧烈的产妇尤为适用,用于先兆子痫产妇还兼有降血压和防抽搐功效,但局麻药中禁加肾上腺素。

分娩镇痛禁用于原发和继发宫缩无力,产程进展缓慢,以及存在仰卧位低血压综合征的产妇。两点穿刺法用于第二产程时,因腹直肌和提肛肌松弛,产妇往往屏气无力,由此可引起第二产程延长,或需产钳助产。因此,在镇痛过程中应严格控制麻醉平面不超过 T_{10},密切观察产程进展、宫缩强度、产妇血压和胎心等,以便掌握给药时间、用药剂量和必要的相应处理。

硬膜外分娩镇痛常用的局麻药物为罗哌卡因和丁哌卡因,常复合应用阿片类药如芬太尼、舒芬太尼等。常用的药物浓度为 $0.075\%\sim0.125\%$ 罗哌卡因(丁哌卡因)+$1\sim2$ μg/mL 芬太尼。常用的硬膜外分娩镇痛方法有连续硬膜外镇痛(CIEA)和孕妇自控硬膜外镇痛(PCEA),其中PCEA 是目前最为常用的硬膜外镇痛方法。具体方法为:穿刺点选择 $L_{3\sim4}$ 或 $L_{2\sim3}$,穿刺成功后给 1.0% 利多卡因 $3\sim5$ mL 作为试验量,观察 5 分钟无异常接电脑泵,首剂设为 $8\sim10$ mL,每小时量设定量 $6\sim8$ mL,PCA 量设定为 $3\sim5$ mL,锁定时间为 $10\sim15$ 分钟。PCA 可由孕妇或助产士给药,胎儿娩出后可给予 2% 利多卡因以消除会阴缝合的疼痛。其优点为镇痛效果满意,对运动神经影响轻,而且减轻了麻醉医师的工作量,又可个体化用药。其缺点为镇痛作用起效较慢。

PCEA 让患者自己用药来控制镇痛程度,而很少需要麻醉医师干涉,运动阻滞也轻,泵控可获得更广泛的药物扩散范围,较浅的麻醉也减少了产妇低血压的发生率。PCEA 使用局麻药的总量减少,提供更符合产妇需要的药物剂量,与标准硬膜外镇痛技术相比产妇的满意度增加。PCEA 是目前最有效的分娩镇痛方法,如果配合适当的产科处理,硬膜外镇痛技术可以达到令人满意的低钳助产率和剖宫产率,让患者享受到无痛分娩的经历。

3.蛛网膜下腔-硬膜外联合阻滞(CSE)

CSE 结合了腰麻和硬膜外的特点,起效快并且肌肉松弛良好,和腰麻相比可较好地控制麻醉平面并可任意延长麻醉时间;由于可以随时追加药物,因而可以使用小剂量局麻药,这样可以减少蛛网膜下腔阻滞平面过高和低血压的发生;还可提供术后镇痛。此外,现在 CSE 的穿刺器械有了很大的改进。例如,普遍使用管内针技术,从而使针芯更细,减弱了硬膜的损伤程度,同时避免了和皮肤的直接接触,减少了感染的机会;笔尖式针芯、针孔侧置使针芯不似传统的斜面式腰麻针那样切开硬脊膜,而是分开硬脊膜,对硬脊膜的损伤更小且更容易愈合,明显减少了脑脊液的外漏等。正是由于这些方法和技术上的改进,使 CSE 的并发症发生率大大降低。

具体方法:硬膜外穿刺成功后,用特制细针芯刺穿硬膜,见有脑脊液流出,推入小剂量镇痛药(15~20 μg芬太尼或 $3\sim6$ μg 舒芬太尼+$1.5\sim2.5$ mg 罗哌卡因或丁哌卡因),然后从硬膜外置管保留,至孕妇自感疼痛时再从硬膜外给低浓度局麻药($0.075\%\sim0.125\%$ 罗哌卡因+$1\sim2$ μg/mL 芬太尼或0.1 μg/mL舒芬太尼)。用 CSE 行分娩镇痛结合了腰麻和硬膜外的优点,先从蛛网膜下腔少量给药以快速起效,需要时再从硬膜外持续给药,可任意延长镇痛时间。该方法镇痛效果迅速、确切,对运动神经影响小,由于蛛网膜下腔给药量极少($1.5\sim2.5$ mg 罗哌卡因或丁哌卡因),因此对呼吸循环的影响小。其缺点为有一定的不良反应,如芬太尼注入蛛网膜下腔可导致一定程度的瘙痒,存在一定的感染风险,其头痛发生率是否增高还存在争论,有研究认为由于穿刺器械的改进,头痛及感染的发生率极低,和硬膜外相比并没有明显差别。

4.可行走式分娩镇痛(AEA)

可行走式分娩镇痛是根据孕妇的运动能力来定义的。它是指在给孕妇提供满意的镇痛的同时充分保留孕妇的运动能力,在分娩的第一产程,孕妇可自如的行走,并可适量进食,充分休息,对孕妇非常方便。AEA 对运动神经的影响轻微,最大限度地保留了辅助肌肉在分娩中的作用,减轻硬膜外阻滞对分娩的影响。而且孕妇在行走时,胎儿的重力作用可能会加速分娩,曾有研究报道可行走式分娩镇痛可以缩短产程。因此,目前应用越来越广泛。AEA包括两种方法,原理基本相似。①患者自控硬膜外镇痛:是目前最为流行的方法,一般采用0.075%~0.1%罗哌卡因+1~2 $\mu g/mL$芬太尼,镇痛效果确切,对母亲胎儿影响小。研究证明,罗哌卡因的量大于0.1%则有可能影响孕妇运动能力,<0.075%则有可能镇痛效果不满意,一般以0.1%罗哌卡因+1~2 $\mu g/mL$芬太尼为佳(PCEA)。②腰麻-硬膜外联合阻滞(CSE):方法已如上述。其特点为蛛网膜下腔局麻药药量极少(1.5~2.0 mg罗哌卡因或丁哌卡因),芬太尼药量15~20 μg,硬膜外用量同上。

5.骶管阻滞

主要用于第二产程以消除会阴痛。缺点为用药量大;穿刺置管易损伤血管或误入蛛网膜下腔,发生局麻药中毒者较多;麻醉平面过高可能影响宫缩频率和强度。此外,因盆底肌肉麻痹而无排便感,不能及时使用腹压,延长第二产程,故一直未能广泛应用。

(二)全身麻醉

在分娩过程中,可使用亚麻醉浓度的吸入或静脉麻醉药来缓解产程中疼痛。这种疼痛缓解技术不能与临床普遍使用的全麻相混淆,后者可以产生意识模糊和保护性喉反射丧失。这种技术可以作为椎管内麻醉的辅助用药或者用于无法应用局部麻醉的产妇;可以间断性(在子宫收缩过程)或者连续性的给药。产妇可以自行给药,但是必须同时有一名医护人员在场来保证足够的意识水平和正确的使用仪器。

1.静脉给药分娩镇痛

麻醉性镇痛药(如吗啡、哌替啶、芬太尼等)及镇静药(如地西泮、氯丙嗪、异丙嗪等)在产科的应用时间较长,使用也较为普遍。须注意,二者都极易透过胎盘,且对胎儿产生一定的抑制。静脉全麻药应用较多的是氯胺酮。作为一种NMDA受体拮抗剂,氯胺酮可引起分离麻醉,早在1968年就已用于产科,具有催产、消除阵痛增强子宫肌张力和收缩力的作用,对新生儿无抑制,偶可引起新生儿肌张力增强和激动不安。

根据Fick定律,目前常用于产科的全麻药经胎盘转运至胎儿体内均是时间依赖性与剂量依赖性的,提示在全麻下用药剂量越大,母/脐静脉血药浓度越高,分娩时间越长,母/脐静脉血药浓度越接近而对胎儿影响越大。因此应强调低浓度、短时间使用。值得注意的是,研究表明不少临产妇禁食8~24小时后胃内仍有不少固体内容物,因此所有产科患者围麻醉期均应按饱胃处理,尤其是对于准备使用亚麻醉剂量的全麻药物的产妇,采用积极措施防治反流和误吸。①间断给药法:是指根据患者的需要,每隔一段较长的时间(60~90分钟)将大剂量阿片类镇痛药从静脉给予,这种方法容易使母体、胎儿血药浓度急剧升高,造成呼吸抑制等不良反应的发生。②静脉自控镇痛(PCIA)其基本方法和硬膜外自控镇痛(PCEA)相似,先给一定量首剂,再静脉持续给予维持量,同时设置患者自控给予bolus量和锁定时间,这些都由电脑泵控制。可根据患者的需要自己给药,提高了镇痛的满意率,同时使母体和胎儿的血药浓度平稳,并减少了药物的需要量,采用PCA给药也体现了个体化给药的原则。PCIA所用的药物仍以阿片类为主,一般为哌替啶或者芬太尼,由于新出现的药物雷米芬太尼代谢快,蓄积量少,对胎儿的影响可能较小,其应用正在受到重视。

尽管静脉镇痛分娩的方法有了较大的改进,但所用传统的阿片类药仍存在较大不足:一是镇痛不完善,一般只有2/3左右的孕妇表示满意;二是阿片类药量偏大,对母婴的影响较大,无论是哌替啶还是芬太尼都可能引起胎儿呼吸的抑制、Apgar评分、NACS评分的改变,增加纳洛酮的使用率。有研究显示,新药瑞芬太尼用于 PCIA 有较为满意的镇痛效果,同时对胎儿无明显的不良反应,但也有研究者对此持谨慎态度。但对于孕妇有硬膜外阻滞禁忌证时,PCIA 也有应用的价值。

2.吸入给药分娩镇痛

氧化亚氮和氟烷类吸入麻醉药已被成功地应用于分娩的麻醉。氟烷类吸入麻醉药麻醉效果与氧化亚氮相当或更佳,但其应用由于可致困倦,气味难闻,以及费用较高而受到限制。使用这类药物的最大风险就是意外的剂量过大导致的意识不清和保护性反射消失。此外,因多数采用半紧闭法给药,若产房没有换气系统,可能导致相关医护人员长期暴露在一个过高水平的吸入麻醉药的环境中。

(1)氧化亚氮:氧化亚氮吸入体内后显效快,30～60 秒即产生作用,停止吸入后数分钟作用消失。同时,氧化亚氮镇痛作用强而麻醉作用弱,质量分数为 30～50,亚麻醉质量分数>80 才有麻醉作用。这些药理学特点使氧化亚氮成为较理想的分娩镇痛药。氧化亚氮吸入分娩镇痛具有下列优点:①镇痛效果好,能缩短产程。②不影响分娩方式,不抑制胎儿呼吸和循环功能,不增加产后出血量,安全,无明显不良反应。③产妇始终保持清醒,能主动配合完成分娩。④显效快,作用消失也快,无蓄积作用。⑤有甜味,无呼吸道刺激性,产妇乐于接受,且使用方便。

氧化亚氮的镇痛效果与其间断吸入的时机和量有着重要的关系。由于氧化亚氮吸入后需30～60 秒方起效,而子宫收缩又先于产痛出现,故间断吸入镇痛至少要在子宫收缩前 50 秒时使用,这样才能使镇痛作用发生与产痛的出现在时相上同步。若在疼痛时才开始吸入,不但起不到镇痛效果,反而易于在间歇期进入嗜睡状态,并伴有不同程度的头晕、恶心。一般应在每次子宫收缩前 30～45 秒时,嘱产妇吸入较适宜,宫缩间歇期停止吸入,这样既能有效镇痛,又不至吸入过量,同时严密监测产程进展及胎心变化情况,观察产妇的意识是否清醒,发现有头晕、恶心现象,可暂停吸入氧化亚氮即可很快恢复正常。

使用时应注意产妇对氧化亚氮的敏感性和耐受力有个体差异,麻醉医师须随时了解镇痛效果和不良反应,如出现头晕、乏力、嗜睡或不合作情况,说明已过量,应及时减少吸入次数和深度,以确保安全有效。其次,因氧化亚氮的弥散性缺氧作用,对于缺血缺氧的心肌可能有害,加之长时间(>50 小时)吸入氧化亚氮对骨髓增生可能有不良反应,因此对心肺功能不全、血液病及妊娠子痫等产科并发症患者须慎用。

(2)氟烷类吸入麻醉药:氟烷类吸入麻醉药都易于通过胎盘,可引起与剂量相关的子宫收缩抑制,浅麻醉时对子宫抑制不明显,对胎儿也无明显影响;深麻醉对子宫有较强的抑制,容易引起子宫出血。多作为氧化亚氮的辅助药物,有比氧化亚氮更强的镇痛效果,于第二产程开始时间断吸入。0.2％～0.25％恩氟烷、异氟烷及地氟烷也被成功地应用于分娩的麻醉,效果似乎与氧化亚氮相当。

(三)其他技术

局部麻醉包括宫颈旁阻滞、阴部神经阻滞、椎旁腰交感神经阻滞、外阴及会阴部局部浸润麻醉等,只要掌握合理的局麻药用量,避免误注入血管,局部麻醉不影响宫缩和产程,不抑制胎儿,对母子都可较为安全,更适于合并心、肺、肾功能不全的产妇。但这些方法都存在镇痛效果不确切,患者满意度不高的问题。虽然产科医师仍旧将这类技术用于非产科手术,但是它在产科的应用因为引起胎心减慢、局麻药中毒、神经损伤和感染而受到限制。这种胎心减慢的病因学可能与子宫血流降低,以及胎儿血中局麻药水平较高有关。常用药物为 0.5％利多卡因。

1.宫颈旁阻滞

宫颈旁阻滞是一种用于不想或不能接受神经根阻滞的孕妇的替代技术,是一种操作相对简单的阻滞,为第一产程提供镇痛,并且不会影响分娩的进程。其方法是通过子宫和子宫颈结合的侧后部,将局麻药注入子宫颈阴道侧穹隆黏膜下以阻滞穿过子宫颈中心的神经。因为这种阻滞不影响会阴部的躯体感觉纤维,所以不能缓解第二产程的疼痛,仅适于第一产程镇痛,可加快宫口扩张,缩短第一产程减轻疼痛。

2.阴部神经阻滞麻醉

会阴神经来源于较低位骶部神经根($S_{2\sim4}$),支配阴道下段、阴道外口和会阴部的感觉及会阴部肌肉的运动。经阴道途径容易阻滞该神经,在两侧骶棘韧带后注入局麻药。适于第二产程,在宫口开全后开始阻滞,可缩短第2产程。此法可为阴道分娩和低位产钳分娩提供满意的镇痛,但是在中位产钳分娩、阴道口损伤和宫腔探察时镇痛不足,而且阻滞的失败率较高。

3.其他

椎旁腰交感神经阻滞可用于阻止第一产程中由子宫产生的疼痛的传导。虽然这项阻滞技术实施困难,但与于宫颈旁阻滞相比,相关的并发症似乎要少得多。

四、注意事项

分娩结局受多方面因素的影响,包括镇痛药物种类及浓度的选择、镇痛实施的时机、分娩镇痛疗效的观察、分娩镇痛不良反应的防治、产妇对疼痛理解和对镇痛的要求、缩宫素的使用、产程中的积极管理及产科医师对分娩过程的指导等。良好的分娩结局有赖于麻醉医师、产科医护人员及产妇的密切配合。

(一)积极预防和处理分娩镇痛对产程的影响

1.积极地使用缩宫素

缩宫素是一种强烈的子宫收缩剂,早已在临床上常规使用。硬膜外分娩镇痛虽然可造成子宫收缩的一过性减弱,但完全可以用缩宫素来纠正。

2.降低局麻药的浓度

复合一定量的阿片类药物如芬太尼,可使局麻药物浓度大幅度降低,目前所用的局麻药浓度一般为0.075%～0.100%罗哌卡因或丁哌卡因,镇痛效果满意,患者可以自如行走,对运动神经影响轻微,对患者各种辅助肌肉几乎没有影响。

3.积极的产程管理

其管理措施包括:积极的宫颈检查,早期破膜,缩宫素的使用,以及对难产严格的诊断标准。通过积极的产程管理可明显降低分娩镇痛对产程的影响。研究证明,通过这些方法的采用,硬膜外镇痛对分娩的影响是可以消除的,实验组和对照组的产程和分娩方式没有明显差别。

(二)积极预防和处理分娩镇痛的相关并发症

1.硬脊膜穿刺后的头痛

硬脊膜穿刺后头痛的病理生理主要有两个方面:颅内压降低与代偿性脑血管扩张。硬脊膜穿刺后头痛的临床过程并非都表现为自限性,亦并非都表现为良性,患者常主诉体位性头痛,有的可出现外展神经麻痹、听觉障碍和硬脊膜下出血。目前治疗多采用硬膜外填充和保守治疗。研究证据支持延迟填充,即在硬脊膜穿刺24小时后进行。

2.麻醉期间低血压

椎管内麻醉,尤其是蛛网膜下腔阻滞,对孕妇循环系统影响较大,诸多学者应用多种液体(胶体液、晶体液)、不同液体量(10～30 mL/L)和各种血管加压药物试图解决这一问题,但是并不能完全消除低血压的发生。麻醉之前一定要开放静脉通道,如果时间允许,尽可能在麻醉前迅速预防性扩容,同时准备好常用的升压药品。产妇最好采用左侧倾斜30°体位。液体预扩容能防止产科手术中低血压,不管使用何种液体预扩容,均必须有足够的量(最好是1 000～1 500 mL晶体液进行中度水化),才能显著增加心排血量,以有效地防止椎管内麻醉时的低血压。液体预扩容可达到增加血容量,降低低血压发生率的目的,早期、积极地应用药物处理低血压,麻黄碱有防治产科低血压的效果,研究认为单次5～10 mg剂量麻黄碱对于液体预扩容的剖宫产者小剂量蛛网膜下腔麻醉时可起到预防低血压的作用。如果持续低血压,应立即手术分娩。

3.产后腰背痛

产后腰背痛较常见发生率为15%～30%,主要原因为产妇负荷减轻、产妇体重增加和分娩后骨盆韧带及腹部肌肉还处于松弛状态。椎管内麻醉是否引起产后腰背痛目前还没有定论,但穿刺点局部不适在椎管内麻醉中常见。

4.神经损伤

近年来发现,由于神经损伤并发症引起的医疗纠纷较多,分析其原因有以下几种:①操作损伤,以感觉障碍为主,大多数患者数周内缓解,神经根损伤,有典型根痛症状,很少有运动障碍;与穿刺点棘突的平面一致,而脊髓损伤为剧痛,偶伴意识障碍。②脊髓前动脉栓塞,前侧角受损(缺血坏死)表现,以运动功能障碍为主的神经症状,因可能有严重低血压,局麻药中肾上腺素浓度过高,血管变(糖尿病)。③粘连性蛛网膜炎,注药错误或消毒液、滑石粉等误入蛛网膜下腔造成。④血肿压迫。凝血功能障碍,产妇的血管丰富易穿破出血造成血肿。

5.反流及误吸

(1)产科麻醉中,产妇反流及误吸的发生率相当高。产妇发生误吸性肺炎的主要危险因素有4个:胃内充满酸性内容物,尤其是在急诊产科手术患者;腹内压或胃内压增加;食管道下端括约肌(LES)的屏障压下降;食管上端括约肌的保护机制丧失或实施环状软骨压迫操作延迟。产妇胃肠运动减弱和胃排空延长,因此术前禁食禁饮应相应延长。

(2)降低产妇酸误吸危险性的主要措施包括:①降低产妇的胃液量和酸度,除进行胃内容物抽吸外,尚可采取药理学措施。②尽量避免产科患者使用全身麻醉,采用可维持母体意识清醒的其他麻醉方法。③对母体的呼吸道进行合理的评估,即使是急诊手术亦应如此。④提高紧急和择期气管插管(或通气)失败处理的水平。⑤气管插管操作中采用压迫环状软骨操作。

6.仰卧位低血压综合征

孕妇仰卧位时,子宫压迫下腔静脉及腹主动脉,静脉回心血量显著减少,心排血量降低,血压明显降低。这时应将子宫移向左侧,或将手术台往左侧倾斜。注意在硬膜外注药后血压急剧降低,用麻黄碱效果不理想或血压回升后又很快下降应考虑仰卧位低血压综合征。将子宫移向左侧是防治仰卧位综合征最有效的办法。

(刘　辉)

第二节 剖宫产的麻醉

近年来,国内剖宫产率显著增高(25%～50%),剖宫产麻醉是产科麻醉的主要组成部分。麻醉医师既要保证母婴安全,又要满足手术要求、减少手术刺激引起的有害反应和术后并发症,这是剖宫产手术麻醉的基本原则。剖宫产麻醉的特点:其手术与其他专科手术比较相对简单、时间短小,如果不出现并发症则恢复较顺利,但由于麻醉医师面对的是产妇特殊的病理生理改变,以及孕妇、胎儿的双重安危,不恰当的麻醉处理可导致严重的甚至致死性的后果,因此,剖宫产手术对麻醉的要求很高,对围麻醉期的每一个环节都必须予以高度的重视,如采用的技术方法和药物在使用前应反复权衡,避免或减少使用可能透过胎盘屏障的药物,麻醉方法的选择应力求做到个体化。

剖宫产麻醉要点:①麻醉医师应有足够的经验和预防、处理并发症的能力与条件,以最大限度保证母婴安全。②在妊娠期间孕妇的病理生理发生了一系列明显的变化,必须针对这些变化考虑麻醉处理,做好紧急处理失血、栓塞、呼吸循环骤停等严重并发症的应对措施。③一些妊娠并发症如先兆子痫、子痫、产前与产后出血等增加了麻醉风险,麻醉医师应拓宽知识面,能事先考虑到并有效处理围生期的各种问题。因此,做好剖宫产麻醉的关键是必须通晓产妇的病理生理改变,掌握各种麻醉技术,了解麻醉药物对胎儿的影响,合理选择麻醉方法,并注重围术期麻醉医师、产科医师及相关人员及时有效的沟通与协作,这样才能最大限度地保证母婴安全。

一、择期剖宫产麻醉

(一)麻醉特点

目前,造成择期剖宫产率升高的原因是多方面的。

(1)选择性剖宫产比率的上升是使剖宫产率增高的原因之一。国外把以社会因素为指征的剖宫产称为选择性剖宫产,即指母体无并发症,缺乏明显的医学指征而患者积极要求的剖宫产。

(2)母婴有异常者,为了确保母婴安全,临床工作中常常放宽了剖宫产的指征,例如:①头位难产,包括骨盆狭窄、畸形、头盆不称、巨大胎儿、胎头位置异常等。②瘢痕子宫。③胎位异常,包括臀位、横位等。④中重度妊娠高血压综合征。⑤前置胎盘。⑥妊娠并发症。

(3)剖宫产手术技术和麻醉安全性的提高,使剖宫产率有了不断上升的趋势。

其麻醉特点:①麻醉医师、产科医师、患者三方都有充足的准备时间,利于术前准备,包括满意的禁食水,良好的术前评估、合理的麻醉选择等。②没有发动宫缩的产妇剖宫产后易出现宫缩乏力,应备好促进子宫收缩的药物及做好补液、输血的准备。

(二)麻醉前准备及注意事项

麻醉医师必须深刻地认识到产科麻醉的风险,高度的警惕性与合理的防范措施可确保产科麻醉的安全。

1.术前评估

麻醉医师应全面了解孕产妇有关病史,包括既往史、药物过敏史、实验室检查结果,同时在麻醉前产科医师应监测胎心,预测手术的紧迫程度及胎儿的风险,并同麻醉医师积极沟通母胎的情况,产妇是否合并有严重并发症,如妊娠高血压综合征、先兆子痫、心肝肾功能不良等,并了解术前多科会诊结果、术前用药的效果以指导术中用药,对凝血功能障碍或估计有大出血的产妇应做好补充血容量和纠正凝血障碍的各种准备。麻醉前必须评估凝血功能状态,对凝血功能的评估,以及麻醉方法的选择可能是年轻麻醉医师的难点。许多行剖宫产的产妇往往合并凝血功能异常,如妊娠期高血压疾病、子痫、HELLP综合征(妊娠高血压综合征患者并发溶血、肝酶升高和血小板减少,称为HELLP综合征)、预防性抗凝治疗等。评估凝血功能的方法包括实验室检查及临床观察是否有出血倾向的表现,其中实验室检查方法主要有:出血时间(BT)、凝血酶原时间(PT)、部分凝血酶原激活时间(APTT)、血小板计数(PC)、国际标准化比率(PT-INR)、血栓弹性图描记法等。只有通过对多种检查结果的综合分析,才能全面评估产妇的凝血功能情况。产妇的血小板由于高凝状态的耗损往往较低,美国麻醉学会(ASA)曾建议血小板$<100\times10^9/L$的产妇尽量避免椎管内麻醉而选择全身麻醉。但国内学者认为血小板$<50\times10^9/L$或出血时间>12分钟应禁忌椎管内麻醉。血小板在$(50\sim100)\times10^9/L$之间且出血时间接近正常者应属相对禁忌,预计全麻插管困难者可谨慎选用椎管内麻醉,但需注意操作轻柔。另外,如果各项凝血功能的实验室检查结果都正常而且临床上无任何易出血倾向表现者,只要血小板$>50\times10^9/L$,也可谨慎选用椎管内麻醉。当然,麻醉方法的选择还与麻醉医师的熟练程度密切相关。

2.术前禁食禁饮

由于产妇胃排空延迟、不完全,对于择期剖宫产产妇必须禁食固体食物6~8小时,对于无并发症的产妇在麻醉前2小时可以进清液体。由于产妇糖耐量下降,考虑到胎儿的糖供应,术前可补充适量的5%葡萄糖液。

3.术前用药

目前,剖宫产术前镇静药的应用并不常见,但对于某些具有并发症的产妇,如:先兆子痫或其他原因引起的癫痫样发作、抽搐等,必须给予镇静剂加以控制。对于合并精神亢奋、焦虑过度的产妇在耐心劝解效果不良时可以在严密监测母胎情况下静脉注射咪达唑仑1.0~2.5 mg。

对于可以选择椎管内麻醉的产妇,不常规给予抗酸剂,选择全麻的产妇为了降低胃内容物的酸度,可在麻醉前给予抗酸剂,临床常用H_2受体拮抗剂,如西咪替丁、雷米替丁以减少胃酸的分泌,需要注意的是H_2受体拮抗剂不能影响胃内容物本来的酸度,需在麻醉前2小时前应用才有效。或者术前30分钟内口服枸橼酸钠液30 mL,效果更佳。

对于易恶心、呕吐的产妇可以麻醉前静脉注射5-HT受体拮抗剂如格雷司琼、恩丹西酮等,以预防术中各种原因导致的恶心、呕吐,减少反流、误吸的发生率。

4.麻醉方法的选择及准备

择期剖宫产术的麻醉选择主要取决于产妇的情况,大多数可以选择椎管内麻醉,包括硬膜外麻醉,蛛网膜下腔麻醉或腰麻-硬膜外联合麻醉。对于椎管内麻醉有禁忌证或合并精神病不能合作的患者,可选择全身麻醉。

麻醉前,麻醉医师必须亲自检查麻醉机、氧气、吸引器、产妇及新生儿的急救设备、药物,以便随时取用。根据术前的评估状况,向巡台护士口头医嘱患者所需的套管针型号及穿刺部位,以便输血、补液。备好各项监测手段,包括血压、心电图、脉搏氧饱和度。对于心肺功能障碍、凝血功能障碍等高危产妇应进行有创监测,动态观察动脉压及中心静脉压,以指导术中容量补充,并可以及时进行血气分析,合理调节产妇的内环境稳态。

5.术前知情同意

麻醉医师经过认真的术前评估后,拟定麻醉方案,向产妇简述麻醉过程,以征得其信任与配合,并客观地向患者及其家属交代麻醉风险,以获得理解与同意并签写麻醉同意书。对于选择性剖宫产者,要特别注意意外情况的告知,如麻醉的严重并发症,围生期大出血等。

6.关于预防性扩容

剖宫产麻醉大多数选择椎管内麻醉,椎管内麻醉后,由于交感神经阻滞,血管扩张,相对血容量不足而引起低血压;加之产妇仰卧位时下腔静脉受压,使回心血量下降而发生仰卧位低血压综合征。产妇低血压又会导致子宫血流量下降,引起胎儿缺氧,所以为了减少椎管内麻醉所致低血压的发生,在实施椎管内麻醉前进行预防性扩容治疗是十分必要的。

(1)晶体液的选择:生理盐水虽为等张液,但除含钠离子和氯离子外不含其他电解质,且氯离子含量高于血浆,大量输入可造成高钠血症和高氯血症,现已被乳酸钠林格液取代。

乳酸钠林格液:林格液是在生理盐水的基础上增加了 Ca^{2+}、K^+ 等电解质,属等张溶液。乳酸钠林格液在此基础上又增加了乳酸钠 28 mmol/L,更接近于细胞外液的组成,但为低 Na^+、低渗液。乳酸钠林格液又称为平衡盐溶液,主要用于补充细胞外液容量。输入后在血管内存留时间很短,且还有稀释血液,对红细胞的解聚作用,妊娠末期,产妇自身血容量增多,常合并有稀释性血细胞降低,因此,椎管内麻醉引起的低血压不能完全通过乳酸钠林格液来纠正,相反,大量输注可以降低携氧能力,使剖宫产后肺水肿与外周水肿的危险性增加。

葡萄糖液:葡萄糖液是临床上常用的不含电解质的晶体液,然而,麻醉与手术期间由于应激反应会使血糖增高,若术中输入葡萄糖液,产妇和胎儿都可能发生高血糖,并且出现相关的不良反应,可降低脐动静脉血的 pH 和胎儿的血氧饱和度,出现新生儿反应性低血糖和大脑缺血引起的神经系统功能损伤。因此,剖宫产术中基本不用葡萄糖液扩容。

(2)胶体液的应用:剖宫产麻醉前应用胶体液主要是预防低血压,在 Ueyama 的研究中用晶体液(乳酸林格液)与胶体液(中分子羟乙基淀粉)做了扩容效应的比较:当快速输注 1 500 mL 晶体液后 30 分钟,仅 28% 的输注量留在血管内,只增加血容量 8%,而心排血量无显著变化。当输注胶体液(贺斯,HES)后,100% 留在血管腔内,输入 500 mL 和 1 000 mL 胶体液可分别增加心排血量 15% 和 43%,同时降低腰麻引起的低血压发生率达到 17% 和 58%。这一研究结果表明若想有效降低低血压的发生率,预防性扩容必须足量到使心排血量增加,选择胶体液可以达到事半功倍的效果。

在剖宫产术中目前常用的胶体液有羟乙基淀粉(贺斯和万汶)、琥珀酰明胶(佳乐施)。临床一般选择晶体液与胶体液的容量比为 2:1 至 3:1,既可有效减少低血压的发生,对产妇和新生儿又不会带来任何不良影响,但研究显示明胶的类变态反应发生率较羟乙基淀粉明显增高。

7.围术期的用药

(1)术前应用地塞米松:择期剖宫产,尤其是选择性剖宫产,多数是在产程未发动、无宫缩情况下进行,容易引起新生儿湿肺等并发症,应用地塞米松预防可减少并发症的发生。地塞米松为糖皮质激素类药物,能刺激肺表面活性物质基因的转录,上调肺表面活性物质 mRNA(SPmRNA)的表达,并维持其稳定性,从而增加肺表面活性物质产生。此外应用地塞米松可以增加 SPmRN A 的水平,提高肺泡Ⅱ型细胞对表面活性物质激动剂如 ATP 的敏感性,且随地塞米松浓度升高敏感性升高。另外它还可通过多种途径促进肺成熟,如通过增加肺组织抗氧化酶活性,增加肺组织抗氧化损伤的能力,上调肺内皮型一氧化氮合成酶表达,增加上皮细胞钠离子通道活性等。而且静脉注射地塞米松有预防恶心、呕吐的作用,研究显示,此作用的最低有效剂量为 5 mg。

(2)预防性应用葡萄糖酸钙:妊娠时子宫肌组织尤其是子宫体胎盘附着部的肌细胞变肥大,胞浆内充满具有收缩活性的肌动蛋白和肌球蛋白,进入肌内的钙离子与肌动蛋白、肌球蛋白的结合,引起子宫收缩与缩复,对宫壁上的血管起压迫结扎止血作用,同时由于肌肉缩复使血管迂回曲折、血流阻滞,有利血栓形成血窦关闭。另外钙离子是凝血因子Ⅳ,在多个凝血环节上起促凝血作用。尤其是对于术前没发动宫缩但要行选择性剖宫产的患者,由于术后部分患者子宫平滑肌细胞不能及时收缩致产后出血量增多。有研究报道,妊娠晚期选择性剖宫产术前静脉滴注葡萄糖酸钙能有效预防产后出血、降低产后出血发生率。

(3)预防性应用抗生素:关于预防性应用抗生素问题一直有争议,提倡应用者认为,正常孕妇阴道和宫颈内存在着大量细菌,各种菌群保持着相对稳定性,当剖宫产时子宫切口的创伤,手术干扰和出血等可使机体免疫抵抗力下降,为阴道内细菌上行入侵和繁殖创造了机会。细菌一旦入侵后即大量繁殖,其倍增时间为 15～20 分钟。因此选择性剖宫产术后感染实为阴道内潜在病原菌的内源性感染。鉴于选择性剖宫产术前患者并无感染存在,抗生素的使用完全是预防手术创伤而引起的感染,故抗生素应在细菌污染或入侵组织前后很短时间内达到局部组织。术前30 分钟应用抗生素能把大量的细菌消灭在手术前,当手术时药效在血液中已达到高峰。但麻醉医师须了解抗生素与麻醉药物的关系,避免围术期药物的相互作用对母婴安全造成影响。

总之,应高度重视剖宫产麻醉的术前评估与准备工作,产科医师、接产护士、麻醉医师必须训练有素,各负其责并能积极配合,从而避免人为因素、设备因素等造成严重并发症。

(三)麻醉方法的选择

择期剖宫产最常用的麻醉方法为椎管内麻醉(腰麻、连续硬膜外麻醉、腰麻-硬膜外联合麻醉)和全身麻醉,只有在极特殊的情况下,选用局部浸润麻醉,每种麻醉方法都有其优缺点,麻醉方法的选择应根据产妇的身体状况、预计剖宫产手术时间、麻醉医师对麻醉技术的熟练程度等来决定。尽可能做到因人施麻,在保证母婴安全的前提下个体化地选择麻醉方法、麻醉药物的种类和剂量。

(四)椎管内麻醉

因具有镇痛完善、肌松满意、便于术后镇痛、对胎儿影响小等特点,适用于大多数择期剖宫产手术患者。

1.连续硬膜外阻滞(continuous epidural anesthesia,CEA)

(1)连续硬膜外阻滞的特点:①硬膜外阻滞在剖宫产术中镇痛效果可靠,麻醉平面易于控制,一般不超过 T_6。②局麻药起效缓慢,血压下降缓慢易于调节,仰卧位低血压综合征的发生率明显低于蛛网膜下腔阻滞。③并发症少,便于术后镇痛。④对母婴不良影响小,由于阻滞区的血管扩张,动静脉阻力下降,可减轻心脏前后负荷,对心功能不全的产妇有利;区域阻滞后可增加脐血流而不增加其血管阻力,对胎儿有利。⑤与全麻相比降低了静脉血栓的发生率。

(2)连续硬膜外阻滞的方法:硬膜外隙穿刺采取左侧卧位(或右侧),常用的 CEA 有两种。①一点法:$L_{1～2}$ 或 $L_{2～3}$ 穿刺置管的连续硬膜外麻醉,麻醉平面上界控制在 $T_{6～8}$。优点:减少多点穿刺所造成的穿刺损伤;不足之处在于麻醉诱导潜伏期较长,延长了胎儿娩出时间,对急需娩出胎儿者不利。②两点法:$T_{12}～L_1$,$L_{2～3}$ 或 $L_{3～4}$ 穿刺分别向头尾侧置管进行双管持续硬膜外麻醉。优点在于用药量小,阻滞作用出现快于一点法,但 $L_{2～3}$ 或 $L_{3～4}$ 易置管困难,可在备好急救药品、静脉通路的前提下行 $T_{12} \sim L_1$ 穿刺向头侧置管，$L_{2\sim3}$ 或 $L_{3\sim4}$ 不置管，单次推入适量局麻药，平卧后了解麻醉平面情况后于 $T_{12} \sim L_1$ 再注入适量局麻药。其优点是用药量小，麻醉阻滞作用出现快，无置管困难发生。通过大样本的临床研究显示：硬膜外导管置入的顺畅程度、注入试验量以后导管内是否有回流均与硬膜外麻醉效果有显著的相关性。

（3）常用局麻药的选择：由于酰胺类局麻药渗透性强，作用时间较长，不良反应较少，普遍用于产科麻醉。我国目前最常用的局麻药为利多卡因、丁哌卡因、罗哌卡因。①利多卡因：为酰胺类中效局麻药。剖宫产硬膜外阻滞常用 1.5%～2.0% 溶液，起效时间平均 5～7 分钟，达到完善的节段扩散需15～20 分钟，时效可维持 30～40 分钟，试验量后应分次注药，总量因身高、肥胖程度不同而应有所差异。可与丁哌卡因或罗哌卡因合用，增强麻醉效果、延长麻醉时间。1.73% 碳酸利多卡因制剂，渗透性强，起效快于盐酸利多卡因，适于产科硬膜外麻醉，但其维持时间亦短于盐酸利多卡因。②丁哌卡因：为酰胺类长效局麻药。0.5% 以上浓度腹部肌松尚可，起效时间约18 分钟，镇痛作用时间比利多卡因长 2～3 倍，由于其与母体血浆蛋白的结合度高于利多卡因等因素，相比之下丁哌卡因不易透过胎盘屏障，对新生儿无明显的抑制作用，但丁哌卡因的心脏毒性较强，一旦入血会出现循环虚脱，若出现严重的室性心律失常或心搏骤停，复苏非常困难。因此剖宫产硬膜外麻醉时很少单独使用丁哌卡因，可与利多卡因合用，增强麻醉效果，减少毒性反应。③罗哌卡因：是一种新型的长效酰胺类局麻药，神经阻滞效能大于利多卡因，小于丁哌卡因。起效时间 5～15 分钟，作用时间与丁哌卡因相似，感觉阻滞时间可达 4～6 小时，与丁哌卡因相当浓度、相同容量对比，罗哌卡因起效快、麻醉平面扩散广、运动阻滞作用消退快、感觉阻滞消退慢、肌松效果略弱，但神经毒性、心脏毒性均小于丁哌卡因。在剖宫产硬膜外麻醉中其常用浓度为0.50%～0.75% 的溶液，总量不超过 150 mg，可与盐酸利多卡因合用，但不可以与碳酸利多卡因合用（避免结晶物的产生）。

2.常见并发症及处理

（1）低血压：硬膜外阻滞后引起交感神经阻滞，其所支配的外周静脉扩张，导致血容量相对不足，易发生低血压；如平面高达 $T_{1\sim5}$ 时则阻滞心交感神经，迷走神经相对亢进，出现心动过缓，分钟心排血量下降，进一步引起血压下降；有 90% 临产妇在仰卧位时下腔静脉被子宫压迫，使回心血量减少，即出现仰卧位低血压综合征，表现为血压降低、心动过速或过缓、并伴恶心、呕吐、大汗。如不及时处理，重者会虚脱和晕厥，甚至意识消失。持续低血压将影响产妇肾与子宫胎盘的灌注，对母胎都会带来不良影响，应高度重视，积极防治。

预防性的扩容会减低硬膜外麻醉下低血压的发生率；由于子宫压迫下腔静脉，其回流受限，下肢静脉血通过椎管内和椎旁丛及奇静脉等回流至上腔静脉，使椎管内静脉扩张，硬膜外间隙相对变窄，因此临产妇硬膜外腔局麻药的容量应少于非产妇，且应根据身高、体重做到个体化，少量分次注入直到满意的阻滞平面可降低低血压的发生率；产妇在硬膜外穿刺后向左倾斜 30° 体位可避免仰卧位低血压综合征的发生。在扩容的基础上如血压下降大于基础值的 20%，可使用血管活性药物，目前常用静脉注射麻黄碱 5～10 mg，但研究显示，麻黄碱在维持血流动力学稳定的同时却减少了子宫胎盘的血流。2007 年 ASA 产科麻醉的指南中指出对于不存在心动过缓的患者可以优先使用去氧肾上腺素（0.1 mg/次），因为它可以改善胎儿的基础酸状态。如出现心动过缓，可静脉注射阿托品 0.3～0.5 mg。麻醉中除连续监测心率血压外，产妇应持续面罩吸氧。

（2）恶心呕吐：硬膜外麻醉下剖宫产时的恶心、呕吐主要源于血压骤降，脑供氧减少，兴奋呕吐中枢；其次，迷走神经功能亢进，胃肠蠕动增加也增加了此并发症的风险。

处理上应首先测定麻醉平面和确定是否有血压降低,并采取相应措施;其次,暂停手术,以减少迷走神经刺激,一般多能收到良好效果。若不能控制呕吐,可考虑使用止吐药氟哌利多,甲氧氯普胺或5-HT₃受体拮抗剂恩丹西酮、格雷司琼、阿扎司琼、托烷司琼等。

(3)呼吸抑制:硬膜外麻醉下剖宫产时的呼吸抑制多数是由于局麻药误入蛛网膜下腔,或局麻药相对容量过大,使药物扩散广泛引起,由此导致麻醉平面过高,胸段脊神经阻滞,引起肋间神经麻痹、呼吸抑制,表现为胸式呼吸减弱,腹式呼吸增强,严重时产妇潮气量不足,咳嗽无力,不能发声,甚至发绀。

因此,再次强调注入局麻药时应少量多次给予到满意平面,严密观察心率、血压变化及麻醉平面的扩散范围,能及时避免此并发症的发生。一旦出现呼吸困难处理原则同全脊麻,应迅速面罩辅助或控制通气,直至肋间肌张力恢复为止,必要时行气管内插管机械通气。同时静脉注射血管活性药来维持循环的稳定。

(4)寒战:与其他手术相比,剖宫产产妇的寒战发生率较高,可高达62%。其机制可能为:①妊娠晚期基础代谢率增高,循环加快,阻滞区血管扩张散热增加。②在胎儿娩出后,因腹内压骤降,使内脏血管扩张而散热增多。③羊水和出血带走了大量的热量。④注射缩宫素后,血管扩张等因素而使寒战更为易发。寒战使产妇耗氧量增加,引起产妇不适,重者可导致胎儿宫内窘迫。目前,尚未发现决定寒战反应的特定解剖学结构或生理药理作用部位,可能是神经内分泌及运动等系统共同调节寒战的发生、发展过程。

建议椎管内麻醉下剖宫产产妇应采取保温措施,维持适当的室温,尽可能使用温液体输注,最大程度地减少产妇寒战的发生。寒战发生后,应当常规面罩吸氧,避免因产妇缺氧而导致胎儿宫内窒息的发生,并且及时采取有效的治疗措施。有研究表明,μ受体激动剂对术后寒战有一定的治疗效应,其中镇痛剂量的哌替啶具有独特的抗寒战效应;有研究证实硬膜外麻醉前静脉注射1 mg/kg曲马多可防治剖宫产产妇的寒战,而曲马多的镇静作用较弱且极少透过胎盘,对新生儿基本上无影响,现已有静脉注射曲马多施行分娩镇痛的报道。

(5)硬膜外阻滞不充分:剖宫产麻醉在置管时发生异常感觉及阻滞效果不全的发生率显著高于一般人及同龄女性,当硬膜外麻醉后,阻滞范围达不到手术要求,产妇有痛感,肌松不良,牵拉反应明显,其原因有:硬膜外导管位置不良:包括进入椎间孔、偏于一侧、弯曲等;产妇进行过多次硬膜外阻滞致间隙出现粘连,使局麻药扩散受阻;局麻药的浓度与容量不足。

对于局麻药的浓度与容量不足,可追加局麻药量,静脉使用阿片类药最好在胎儿娩出后给予。Milon等发现,硬膜外使用1 μg/kg或0.1 mg芬太尼,可以使产妇疼痛有所改善,芬太尼剂量<100 μg时对母婴未见不良影响。如经以上处理后产妇仍感觉疼痛时可视母胎状况改换间隙重新穿刺或改成蛛网膜下腔阻滞或全麻完成手术。

(6)局麻药中毒:临产产妇由于下腔静脉受压、回流受限,硬膜外间隙内静脉血管怒张,穿刺针与导管易误入血管,一旦局麻药注入血管后会引发全身毒性反应。早期神经系统表现为头晕、耳鸣、舌麻、多语;心血管系统表现为心率加快、血压增高;呼吸系统表现为深或快速呼吸。血浆内局麻药浓度达到一定水平会出现面肌颤动、抽搐、意识丧失、深昏迷;心血管毒性反应:血压下降、心率减慢、心律失常甚至心脏停搏。

硬膜外穿刺置管后、给药前应常规回抽注射器,看有无血液回流;给局麻药开始就密切观察产妇以早期发现中毒反应。一旦可疑毒性反应立即停止给药,面罩吸氧的同时注意观察产妇或试验性的再次给予并观察产妇的反应,如确定为全身毒性反应,应拔管重新穿刺。若没有及时发现,出现抽搐与惊厥应立即面罩加压给氧,静脉注入硫喷妥钠、咪达唑仑或地西泮中止抽搐与惊厥。同时边准备心肺复苏边继续行剖宫产术立刻终止妊娠,并做好新生儿复苏准备。

(7)全脊麻:全脊麻是硬膜外麻醉中最严重的并发症,若大量局麻药误入蛛网膜下腔,可迅速麻痹全部脊神经与脑神经,使循环与呼吸中枢迅速衰竭,若处理不及时则为产妇致死的主要原因。临床表现为注药后,出现迅速广泛的感觉与运动神经阻滞,意识丧失、呼吸衰竭、循环衰竭。

预防措施:麻醉医师熟练操作技巧,按常规细心操作,以免刺破硬膜,一旦穿破可向上改换间隙,但需注意注入局麻药用量减少,必要时改全麻完成手术。同时要求规范的操作程序,如试验剂量 3~5 mL 后的细心观察,置管、给药前的常规回抽,以及少量间断注药。

处理原则:一旦发现全脊髓麻醉,应当立即按照心肺脑复苏(CPCR)程序实施抢救处理,维持产妇呼吸及循环功能的稳定,若能维持稳定对产妇及胎儿没有明显不利影响。争取同时实施剖宫产术,尽快终止妊娠娩出胎儿。如果心搏骤停发生,施救者最多有 4~5 分钟来决定是否可以通过基本生命支持和进一步心脏生命支持干预使心脏复跳。娩出胎儿可能通过缓解对主动脉、腔静脉的压迫来改善心肺复苏产妇的效果。

3.腰麻(SA)

(1)腰麻的特点:①起效快,肌松良好,效果确切。②与硬膜外阻滞相比,用药量小,对母胎的药物毒性作用小。

(2)腰麻的方法:左侧(或右侧)卧位,选择 $L_{3\sim4}$ 为穿刺部位。

(3)常用局麻药及浓度的选择。①轻比重液:0.125%丁哌卡因 7.5~10.0 mg(6~8 mL),0.125%罗哌卡因 7.5~10.0 mg(6~8 mL)。②等比重液:5%丁哌卡因≤10 mg,0.5%罗哌卡因≤10 mg。③重比重液:0.75%丁哌卡因 2 mL(15 mg)+10%葡萄糖 1 mL=3 mL,注药 1.0~1.5 mL(5.0~7.5 mg),0.75%罗哌卡因 2 mL(15 mg)+10%葡萄糖 1 mL=3 mL,注药 2.0~2.5 mL(10.0~12.5 mg),临床中轻比重与重比重液常用。

(4)常见并发症及处理。①头痛:是腰麻常见的并发症,由于脑脊液通过硬脊膜穿刺孔不断丢失,使脑脊液压力降低、脑血管扩张所致。腰麻后头痛与很多因素有关:穿刺针的直径、穿刺方法及局麻药中加入辅助剂的种类均会影响到头痛的发生率,如加入葡萄糖可使头痛发生率增高,而加入芬太尼(10 μg)头痛发生率则降低。典型的症状为直立位头痛,而平卧后则好转。疼痛多为枕部、顶部,偶尔也伴有耳鸣、畏光。预防措施:尽可能采用细穿刺针(25G、26G 或 27G)以减轻此并发症;新型笔尖式穿刺针较斜面式穿刺针占有优势;直入法引起的脑脊液漏出多于旁入法,所以直入法引起的头痛发生率也高于旁入法。治疗方法主要有:去枕平卧;充分扩容,避免应用高渗液体,使脑脊液生成量多于漏出量,其压力可逐渐恢复正常;静脉或口服咖啡因可以收缩脑血管,从而用于治疗腰麻后头痛;硬膜外持续输注生理盐水(15~25 mL/h)也可用于治疗腰麻后头痛;硬膜外充填血法,经上述保守治疗后仍无效,可使用硬膜外充填血疗法。80%~85%脊麻后头痛患者,5 天内可自愈。②低血压:单纯腰麻后并发低血压的发生率高于硬膜外阻滞,其机制与处理原则同前所述,麻醉前进行预扩容,麻醉后调整患者的体位可能改善静脉回流,从而增加心排血量,防止低血压。进行扩容和调整体位后血压仍不升,应使用血管加压药,麻黄碱是最常用的药物,它兼有 α 及 β 受体兴奋作用,可收缩动脉血管以升高血压,也能加快心率,一次常用量为 5~10 mg。③平面过广:腰麻中任何患者都可能出现平面过广,通常出现于脊麻诱导后不久。平面过广的症状和体征包括:恐惧、忧虑、恶心、呕吐、低血压、呼吸困难甚至呼吸暂停、意识不清,治疗包括给氧、辅助呼吸及维持循环稳定。④穿刺损伤:比较少见。在同一部位多次腰穿容易损伤,尤其当进针方向偏外侧时,可刺伤脊神经根。脊神经被刺伤后表现为1根或2根脊神经根炎的症状。⑤化学或细菌性污染:局麻药被细菌、清洁剂或其他化学物质污染可引起神经损伤。用清洁剂或消毒液清洗脊麻针头,可导致无菌性脑膜炎。使用一次性脊麻用具既可避免无菌性脑膜炎,也可避免细菌性脑膜炎。而且局麻药的抽取、配制应注意无菌原则。⑥马尾综合征:通常用于腰麻的局麻药无神经损伤作用,但是目前临床有腰麻后截瘫的报道。表现为脊麻后下肢感觉及运动功能长时间不恢复,神经系统检查发现鞍骶神经受累、大便失禁及尿道括约肌麻痹,恢复异常缓慢。

由于腰麻的并发症多且严重,近年来单独腰麻应用得较少。

4.连续腰麻

随着微导管技术的出现,使得连续腰麻成为可能。连续腰麻的优点主要是使传统的腰麻时间任意延长;但是连续腰麻不仅操作不方便,而且导管置入蛛网膜下腔较费时、腰麻后头痛的发生率也随之增加,目前在临床上还很少应用。

5.腰麻-硬膜外联合麻醉(CSEA)

(1)腰麻-硬膜外联合麻醉的特点:CSEA是近年来逐渐受欢迎的一种新型麻醉技术,其优点:①起效快、肌松满意、阻滞效果好、镇痛作用完善。②麻醉药用量小,降低了药物对母体和胎儿的不良影响。③可控性好,灵活性强,可任意延长麻醉时间,并可提供术后镇痛。④笔尖式穿刺针对组织损伤小,脑脊液外漏少,头痛发生率低。

(2)腰麻-硬膜外联合麻醉的方法:常用的CSEA有两种。①单点法(针内针法):左侧(或右侧)卧位,选择$L_{3\sim4}$进行穿刺,穿刺针进入硬膜外隙后,将腰麻针经硬膜外针内腔向前推进直到出现穿破硬脊膜的落空感,拔出腰麻针芯,见脑脊液流出,将局麻药注入蛛网膜下腔,然后拔出腰麻针,再经硬膜外针置入导管。其不足之处是当发生置管困难时,可能在置管时其麻醉固定于一侧或放弃置管则会出现麻醉平面不够。②双点法:常用$T_{12}\sim L_1$间隙行硬膜外穿刺置管,$L_{3\sim4}$间隙进行腰麻。优点在于麻醉平面易控性好,硬膜外穿刺和腰穿不在同一椎间隙,减少硬膜外注入的局麻药进入蛛网膜下腔的量及导管进入蛛网膜下腔的机会。

(3)常用局麻药及浓度选择:常用局麻药的比重、浓度与药量同腰麻所述。

(4)腰麻-硬膜外联合麻醉在临床应用中的地位及注意事项:①由于其阻滞快速、肌松完善等特点,使CSEA优于CEA,尤其在紧急剖宫产时。②由于其头痛发生率、局麻药的用量、低血压发生率均低于SA,使CSEA的临床应用多于SA。③CSEA在临床中应用的比例越来越高,但应注意硬膜外导管可经腰麻针穿破的硬脊膜孔误入蛛网膜下腔,硬膜外给药进行补充阻滞范围或进行术后镇痛时均应先注入试验量。④鉴于CSEA的患者有截瘫等神经损伤的发生率,建议选择$L_{3\sim4}$间隙实施腰穿。

(五)全身麻醉

1.全麻的特点

剖宫产全身麻醉最大的优点是诱导迅速,低血压发生率低,能保持良好的通气,便于产妇气道和循环的管理。其次,全身麻醉效果确切、能完全消除产妇的紧张恐惧感、产生理想的肌松等都是区域麻醉无法比拟的,尤其适用于精神高度紧张与椎管内麻醉有禁忌的产妇。其不足在于母体容易呕吐或反流而致误吸,甚至死亡。此外,全麻的操作管理较为复杂,要求麻醉者有较全面的技术水平和设备条件,麻醉用药不当或维持过深有造成新生儿呼吸循环抑制的危险。

在我国,全麻在产科剖宫产术中应用不多,但近几年随着重症产妇的增多,为确保产妇与胎儿的安全,在全麻比例上升的同时,全麻的质量也逐渐在提高。

择期剖宫产采用全身麻醉的适应证:①凝血功能障碍者。②某些特殊心脏病患者,因心脏疾病不能耐受急性交感神经阻滞,如肥厚型心肌病,法洛四联症,单心室,Eisen-menger 综合征,二尖瓣狭窄,扩张型心肌病等。③严重脊柱畸形者。④背部皮肤炎症等不宜行椎管内麻醉者。⑤拒绝区域麻醉者。

全身麻醉对胎儿的影响主要通过 3 条途径。

(1)全麻药物对胎儿的直接作用:目前所用的全麻药物几乎都会对胎儿产生不同程度的抑制作用,其中镇静、镇痛药的作用最明显。决定全麻药物对胎儿影响程度的关键因素除了用药种类和剂量外,主要是麻醉诱导至胎儿娩出时间(I-D Intervals)的长度。Datta 等认为,全麻下 I-D 时间>8 分钟时就极有可能发生低 Apgar 评分,因此,应尽量缩短麻醉诱导至胎儿娩出时间,提高手术者的操作水平以缩短切皮至胎儿娩出时间,使全麻对胎儿的影响降到最低点。

(2)全麻引起的血流动力学变化特别是子宫胎盘血流的改变对胎儿氧供的影响:在全麻时,尽管低血压发生率较低,但也应该意识到 90% 的临产产妇平卧时子宫都会对腹主动脉、下腔静脉造成压迫,在手术前应考虑到体位的问题,避免仰卧位低血压综合征的发生,减少血管活性药物的使用,因为这些药物虽然可以维持血流动力学的稳定但是他们却减少了子宫胎盘的血流。

(3)全麻过程中通气、换气情况的改变所致的酸碱变化及心排血量的变化对胎儿的影响:因产妇的氧耗量增加,功能残气量减少,氧储备量下降,在麻醉诱导前先用面罩吸纯氧或深吸气 5 分钟,以避免产妇及胎儿低氧血症的发生。而且在全麻中应维持动脉二氧化碳分压在 4.3~4.5 kPa(32~34 mmHg),在胎儿娩出前避免过分过度通气,因由此产生的碱血症会使胎盘和脐带的血流变迟缓,并使母体的氧离曲线左移,减少氧的释放,影响母体向胎儿的氧转运。

2.麻醉方法

产妇进入手术室后,采取左侧卧位或垫高右侧臀部 30°,使之稍向左侧倾斜。连续监测血压、心电图、脉搏血氧饱和度,开放静脉通路,准备吸引器,选择偏细的气管导管(ID 6.5~7.0 mm)、软导丝、粗吸痰管及合适的喉镜,做好困难插管的准备。同时手术医师进行消毒、铺巾等工作准备,开始诱导前,充分吸氧去氮 3~5 分钟。静脉快速诱导,硫喷妥钠(4~6 mg/kg)或丙泊酚(1.0~2.0 mg/kg)、氯琥珀胆碱(1.0~1.5 mg/kg)静脉注射,待产妇意识消失后由助手进行环状软骨压迫(用拇指和中指固定环状软骨,示指进行压迫),待咽喉肌松弛后放置喉镜行气管内插管。证实导管位置正确并使气管导管套囊充气后才可松开环状软骨压迫,此法可有效减少呕吐的发生。麻醉维持在胎儿娩出前后有所不同,胎儿娩出前需要浅麻醉,为满足产妇与胎儿的氧供可以吸入 1:1 的氧气和氧化亚氮,并辅以适量吸入麻醉药(恩氟烷、异氟烷、七氟烷),以不超过 1% 为佳,肌松剂选用非去极化类(罗库溴铵、维库溴胺、顺阿曲库铵),这些药通过胎盘量少。阿片类药对胎儿异常敏感,宜取出胎儿,断脐后应用以及时加深麻醉。娩出胎儿后静脉注射芬太尼(100 μg)或舒芬太尼(10 μg),同时氧化亚氮浓度可增至 70%。手术结束前 5~10 分钟停用吸入药,用高流量氧"冲洗"肺泡以加速苏醒。待产妇吞咽反射,呛咳反射和神志完全恢复后才可以拔除气管内导管。

总之,剖宫产全麻应注意的环节有:①仔细选择全麻药物及剂量。②有效防治仰卧位低血压综合征。③断脐前避免过度通气,以防止子宫动脉收缩后继发胎盘血流降低,对胎儿造成不利影响。④认真选择全麻诱导时机(待消毒、铺巾等手术准备就绪后再诱导),以尽力缩短 ID 时间。通过注意各环节,全麻对胎儿的抑制是有可以避免的。

3.全身麻醉的并发症及处理

(1)插管困难:由于足月妊娠后产妇毛细血管充血,体内水分潴留,致舌、口底及咽喉等部位水肿;另一方面脂肪堆积于乳房及面部。这些产妇特有的病生理特点使困难气管插管的发生率大为提高。产妇困难插管的发生率约为 0.8%,较一般人群高 10 倍,Mallampati 气道评分Ⅳ级和上颌前突被认为是产妇困难气道的最大危险因素。产妇死亡病例中有 10% 没有进行适当的气道评估,随着椎管内麻醉比例的增加,产妇总的死亡率有所下降,但全麻死亡率几乎没有改变。问题在于:没有足够时间评估气道;意料外的气道水肿;急诊手术;操作者水平所限;对插管后位置确认不够重视等。对策:根据实际情况尽可能全面的评估气道;除常规备齐各型导管、吸引器械等设施外,可能尚需备气道食管联合导管、喉罩等气道应急设施,并做好困难插管的人员等准备,当气管插管失败后,使用面罩正压通气,或能使口咽通畅的仪器保证通气,如果仍不能通气或不能使患者清醒,那么就应该实施紧急气管切开了。

(2)反流误吸:反流误吸也是全麻产妇死亡的主要原因之一,急诊手术和困难插管时更容易出现。不做预防处理时,误吸综合征的发生率为 0.064%。在美国,大多数医院碱化胃液已作为术前常规。尽管没有一个药物能杜绝反流,但 30 mL 的非颗粒抗酸剂可显著降低反流后的风险。H_2 受体阻滞剂(如雷尼替丁)虽能碱化胃液但不能立即起效,需提前 2 小时服用,其余对策包括:术前严格禁食水;麻醉前肌内注射阿托品 0.5 mg;快速诱导插管时先给小剂量非去极化型肌松药如维库溴铵 1mg 以消除琥珀胆碱引起的肌颤,避免胃内压的显著升高;诱导期避免过度正压通气,并施行环状软骨压迫闭锁食管;给予 5-HT 受体拮抗剂如格雷司琼预防呕吐。

(3)术中知晓:术中知晓是产科全身麻醉关注的另一个问题,部分全麻剖宫产者主诉术中做梦或能回忆起术中的声音,但全麻剖宫产术中知晓的确切发生率目前尚无统计。术中知晓并不一定导致显性记忆,但即便是在没有显性记忆的情况下,隐性记忆也可产生不良影响,甚至是创伤后应激反应综合征(PTSD)。有研究发现,单纯 50% 的氧化亚氮(笑气)并不能提供足够的麻醉深度,术中知晓的发生率可高达 26%。有学者对 3 000 例孕妇辅以低浓度的强效挥发性麻醉药(如 0.5% 的氟烷、0.75% 的异氟烷或 1% 的恩氟烷或七氟烷),可使知晓发生率降至 0.9%,同时不增加新生儿抑制。娩出后适当增加笑气和挥发性麻醉药的浓度,给予阿片类或苯二氮䓬类药物以维持足够的麻醉深度也可降低知晓的发生率。

(4)新生儿抑制:除某些产前急症外,很多原因都可导致新生儿抑制,已证实,臀位和 I-D 时间延长是导致全麻下剖宫产新生儿抑制和窒息的重要因素。有研究显示,全麻和椎管内麻醉下行择期剖宫产时,新生儿酸碱状态、Apgar 评分、血浆 β 内啡肽水平、术后 24 小时和 7 天行为学均无明显差异,但全麻下 ID 时间与 1 分钟 Apgar 评分存在显著相关。ID 时间<8 分钟,对新生儿的抑制作用有限;ID 时间延长,可减少 Apgar 评分,但只要防止产妇低氧和过度通气、主动脉压迫和低血压或是控制 ID 时间<3 分钟,新生儿的酸碱状态可不受影响。

(5)宫缩乏力:挥发性吸入麻醉药呈浓度相关性抑制宫缩,这在娩出前是有益的,但术后可能导致出血。有人分别用 0.5MAC 的异氟烷和 8 mg/(kg·d)丙泊酚持续输注维持麻醉(两组都合用 67%N_2O 和 33%O_2),结果异氟烷组产妇宫缩不良比例较高。如果能将挥发性吸入麻醉药浓度控制在 0.8～1.0MAC 以下,子宫仍能对缩宫素有良好的反应。氧化亚氮对子宫张力无直接影响。氯胺酮对宫缩的影响各家报道不一。

二、紧急剖宫产麻醉

紧急剖宫产是指分娩过程中母体或胎儿出现异常紧急情况需快速结束分娩而进行的手术,

是产科抢救母胎生命的有效措施之一。常见原因为胎儿宫内窘迫、前置胎盘、胎盘早剥、脐带脱垂、忽略性横位、肩难产、子宫先兆破裂、产时子痫等,以急性胎儿宫内窘迫因素手术者为多见。由于手术是非常时刻临时决定的,以最快的速度结束产程、减少手术并发症、降低新生儿窒息率、保证母婴安全,高质量地完成手术是最终目的。故急诊剖宫产麻醉的选择非常重要。

紧急剖宫产时通常选择全麻,或静脉麻醉辅助下的局麻,也可通过原先行分娩镇痛的硬膜外导管施行硬膜外麻醉。美国妇产科学会(ACOG)指出,对于因胎心出现不确定节律变化而行剖宫产者,不必要将椎管内麻醉作为禁忌,腰麻-硬膜外联合麻醉使麻醉诱导时间缩短,镇痛及肌松作用完全,内脏牵拉反应少,避免了应用镇静镇痛药对胎儿造成的不良影响,减少新生儿窒息和手术后并发症,提高了剖宫产抢救胎儿的成功率,对减少手术后并发症起到很大的作用,是多数胎儿宫内窘迫可选择的麻醉方式。而且如果事先已置入硬膜外导管,通过给予速效的局麻药足以应付大多数紧急情况。如遇到子宫破裂、脐带脱垂伴显著心动过缓和产前大出血致休克等情况仍需实施全麻。

注意要点:①对急诊或子痫昏迷患者需行全麻时,宜按饱胃处理,留置胃管抽吸,尽可能排空胃内容物。术前给予 H_2 受体阻滞药,如西咪替丁以减少胃液分泌量和提高胃液的 pH,给予5-HT受体拮抗剂如格雷司琼预防呕吐。②快速诱导插管时先给小剂量非去极化型肌松药以消除琥珀胆碱引起的肌颤,避免胃内压的显著升高,插管时施行环状软骨压迫闭锁食管,以防反流误吸。③常规备好应对困难气道的器具,如小号气管导管、管芯、喉罩、纤支镜等。④由于氯胺酮的全身麻醉效应及其固有的交感神经兴奋作用,故对妊娠高血压综合征、有精神病史或饱胃产妇禁用,以免发生脑血管意外、呕吐误吸等严重后果。

三、特殊剖宫产麻醉

(一)多胎妊娠

一次妊娠有两个或两个以上的胎儿,称为多胎妊娠。多胎妊娠属高危妊娠,与单胎妊娠相比较,具有妊娠并发症发生率高,病情严重等特点,并易导致胎儿生长受限,低体重儿发生率高,其围产儿病死率是单胎妊娠的3~7倍,随着辅助生育技术的提高和广泛开展,多胎妊娠发生率近年来有上升趋势,故如何做好多胎妊娠的分娩期处理十分重要。而多胎妊娠的分娩方式选择又与新生儿窒息密切相关,所以选择正确的分娩方式尤为重要。分娩方式对新生儿的影响:研究表明,第一胎儿出生后新生儿评分在剖宫产与阴道分娩两组间并无差异,而第二、第三胎经阴道分娩组新生儿窒息率显著高于剖宫产组。因此,对于手术前已明确胎位不正、胎儿较大、产道狭窄或阴道顺产可能性不大的多胎妊娠,以及前置胎盘、妊娠高血压综合征、瘢痕子宫及有母体并发症的产妇等应以剖宫产为宜。

1.多胎妊娠,妊娠期和分娩期的病理生理变化

(1)心肺功能易受损:多胎患者,宫底高,可引起腹腔和胸腔脏器受压,心肺功能受到影响,血流异常分布。胎儿取出后腹压骤减,受压的腹部脏器静脉扩张,双下肢血流增加,循环血容量不足引起血压下降;或胎儿取出后腹压骤减使下肢淤血回流,血压上升加重心力衰竭。因此在取胎儿时严密观察血压、心率、呼吸的变化,进行补液和使用缩血管药或扩血管药维持循环稳定。

(2)易并发妊娠高血压综合征:由于子宫腔过大,子宫胎盘循环受阻造成胎盘缺氧,如合并羊水过多,使胎盘缺血更甚,更易发生妊娠高血压综合征,比单胎妊娠明显增多,发生时间更早,而且严重并发症如胎盘早剥、肺水肿、心力衰竭多见。

(3)易并发贫血:多胎妊娠孕妇为供给多个胎儿生长发育,从母体中摄取的铁、叶酸等营养物质的量就更多,容易引起缺铁性贫血和巨幼红细胞性贫血;另外,多胎妊娠孕妇的血容量平均增加 50%～60%,较单胎妊娠血容量增加 10%,致使血浆稀释,血红蛋白和血细胞比容低、贫血发生程度严重,使胎儿发育受限。贫血不及时纠正,母体易发贫血性心脏病。

(4)易并发早产:多胎妊娠子宫过度膨胀,宫腔内压力增高,易发生胎膜早破,常不能维持到足月,早产儿及低体重儿是围产儿死亡的最主要因素,也是多胎妊娠最常见的并发症之一。

(5)易并发产后出血:多胎妊娠由于子宫腔容积增大,压力增高,子宫平滑肌纤维持续过度伸展导致其失去正常收缩功能,且多胎妊娠有较多的产前并发症。妊娠高血压综合征者因子宫肌层水肿,及长期使用硫酸镁解痉易引起宫缩乏力导致产后出血。此外,多胎妊娠子宫肌纤维缺血缺氧、贫血和凝血功能的变化、胎盘附着面大,使其更容易发生产后出血。准备好常用的缩宫剂:如缩宫素、卡孕栓等,以及母婴急救物品、药品;术中建立两条静脉通道,做好输血、输液的准备。

2.多胎妊娠的麻醉处理要点

(1)重视术前准备:合并心力衰竭者一般需经内科强心、利尿、扩血管、营养心肌等综合治疗以改善心功能。妊娠高血压综合征轻、中度者一般不予处理,重度者给硫酸镁等解痉控制血压,以提高麻醉和手术耐受性。

(2)椎管内麻醉是首选方法:因其止痛效果可靠,麻醉平面和血压较易控制。宫缩痛可获解除,对胎儿呼吸循环几乎无抑制。

(3)充分给氧:妊娠晚期由于多胎子宫过度膨胀,膈肌上抬可出现呼吸困难等压迫症状。贫血发生率达 40%,还有严重并发症如心力衰竭。氧疗能提高动脉血氧分压,对孕妇和胎儿均有利,故应常规面罩吸氧。

(4)合适体位:仰卧位时手术床应左倾 20°～30°,以防仰卧位低血压综合征的发生。有报道 90%产妇于临产期取平卧位时出现仰卧位低血压综合征。多胎妊娠发生率更高。

(5)加强术中监护:常规监测心电图、血压、脉搏血氧饱和度、尿量,维持术中生命体征平稳。血压过低、心率过缓者,给麻黄碱、阿托品等心血管活性药。心力衰竭、妊娠高血压综合征者,随着硬膜外麻醉起效,血管扩张,血压一般会有所下降,只有少数患者才需降压处理。注意补液输血速度,特别是重度妊娠高血压综合征者,往往已使用大量镇静解痉药及降压利尿药,注意预防术中、术后循环衰竭的发生。

(6)促进子宫收缩减少产时出血:多胎妊娠剖宫产中最常见并发症是产后出血,主要原因是子宫收缩力差。子宫肌层注射缩宫素 10 U,静脉滴注缩宫素 20 U,多能获得理想的宫缩力量,促进子宫收缩减少产后出血。

(7)重视新生儿急救处理:由于双胎妊娠子宫过度膨胀,发生早产可能性明显增加,平均孕期260 天,有一半胎儿体重<2 500 g。多胎妊娠的新生儿中低体重儿,早产儿比例多,应做好新生儿抢救保暖准备,尽快清除呼吸道异物。重度窒息者尽早气管插管,及时建立有效通气。心率过缓者同时胸外心脏按压,并注射血管活性药物和纠酸药品等。

(8)术后镇痛:适当的术后镇痛可缓解高血压,心力衰竭,有利于产妇康复。

(二)畸形子宫

畸形子宫类型有双子宫、纵隔子宫、双角子宫、单角子宫、弓形子宫等。畸形子宫合并妊娠后,在分娩时可发生产程延长,胎儿猝死,以及胎盘滞留等。为挽救胎儿,畸形子宫妊娠的分娩方式多采用剖宫产。但就麻醉而言,无特殊处理,一般采用椎管内麻醉均可满足手术。

(三)宫内死胎

指与孕期无关,胎儿在完全排出或取出前死亡。尽管围生期病死率下降,宫内死胎的发生率一直持续在0.32%,宫内死胎稽留可引起严重的并发症——"死胎综合征",这会引起潜在的、渐进的凝血障碍,纤维蛋白原浓度下降<120 mg/dL,血小板减少<100 000/μL,aPTT延长大多在纤维蛋白原浓度下降<100 mg/dL时才出现。凝血障碍发生率(平均10%~20%)首先取决于死胎稽留的时间:在宫内胎儿死亡最初10天内这种并发症很少出现,时间若超过5周,25%~40%的病例预计发生凝血障碍病。因为从胎儿死亡到开始治疗的时间大多不明,确诊死胎后,为排除凝血障碍的诊断必须立即进行全套凝血检查:纤维蛋白原浓度、抗凝血酶Ⅲ浓度、血小板计数、aPTT、凝血活酶值及D-二聚体。对血管内凝血因子消耗有诊断意义的是纤维蛋白原浓度下降至120 mg/dL以下,抗凝血酶Ⅲ的明显下降,血小板减少至100 000/μL以下,aPTT延长,以及D-二聚体浓度升高。治疗应在止血能力降低时(如纤维蛋白原<100/dL),及时给予新鲜冰冻血浆,给予浓缩血小板的绝对适应证是血小板降至20 000/μL以下。凝血障碍严重者均采用全麻完成手术。

(四)产妇脊柱畸形

产妇脊柱畸形,伴随不同程度的胸腔容量减小,加上妊娠中晚期膈肌上抬,严重者可出现肺纤维化、肺不张、肺血管闭塞或弯曲等,引起肺活量降低和肺循环阻力增加,导致肺动脉高压和肺源性心脏病。如发生肺部感染,更增加通气困难,易致心肺功能不全。此外,妊娠期血容量比非孕时血容量增加约35%,至孕32~34周达高峰,每次心排血量亦增加20%~30%,心脏负荷明显加重。因此脊柱畸形合并妊娠常引起呼吸衰竭、循环衰竭,严重者威胁母儿生命。脊柱畸形孕妇对自然分娩的耐受力极低,一旦胎儿成熟,应择期行剖宫产终止妊娠,以孕36~37周为宜。临床麻醉医师应依据脊柱畸形部位、严重程度,以及自身的麻醉技术水平来选择麻醉方式。

(刘 辉)

第三节 围生期出血的麻醉

一、产前出血

产前出血(antepartum haemorrhage,APH),是妊娠期严重并发症,处理不当能危及母儿生命。最常见的产科原因为前置胎盘、胎盘早剥。

(一)前置胎盘

孕28周后胎盘部分或全部附着于子宫下段,甚至胎盘下缘达到或覆盖宫颈内口,其位置低于胎先露部,称前置胎盘。分为完全型、部分型、边缘型。前置胎盘由于胎盘种植于子宫下段,部分并发胎盘植入,该部位肌层菲薄且已被动牵引伸长,缺乏足够有力的平滑肌层收缩止血,因此易发生产前出血休克与产后出血。

1.病因

(1)子宫内膜病变与损伤:如产褥感染、多产、人工流产、剖宫产等。

(2)胎盘发育异常:如多胎妊娠、糖尿病、母儿血型不合、副胎盘、膜状胎盘等。

(3)精卵滋养层发育迟缓。

(4)其他:孕妇年龄大、经产妇、吸烟、可卡因成瘾等。

2.诊断

当患者出现无痛淡红色阴道出血,尤其是怀孕第 7 个月以后应怀疑前置胎盘。超声可帮助确定诊断。

3.围生期处理

(1)期待治疗:适用于妊娠<36 周,胎儿存活,阴道流血不多,一般情况良好无须紧急分娩者。应绝对卧床休息,左侧卧位,吸氧;纠正贫血;适当用镇静剂;注意阴道流血情况,给予宫缩抑制剂,常用的有硫酸镁、沙丁胺醇,并应用地塞米松促胎儿肺成熟。

(2)终止妊娠。①剖宫产术:剖宫产是目前处理完全性及部分性前置胎盘的主要手段。切口应尽量避开胎盘附着处,胎儿娩出后给予宫缩剂,迅速徒手剥离胎盘,大纱垫压迫止血;也可在吸收性明胶海绵上放凝血酶置出血部位再加纱垫压迫;或缝合子宫下段开放的血窦;或结扎子宫动脉或髂内动脉;或纱布条填塞宫腔;上述措施无效时,行子宫切除术。②经阴道分娩:适用于边缘性前置胎盘、枕先露、出血量不多、短时间可经阴道分娩者。首先行人工破膜,使胎先露压迫胎盘止血,并可促进子宫收缩加速分娩,如出血量大或产程进展不顺利,立即改行剖宫产。

(二)胎盘早剥

妊娠 20 周后或分娩期,正常位置的胎盘在胎儿娩出前部分或全部从子宫壁剥离称为胎盘早剥。胎盘早剥起病急、进展快,易发生凝血功能障碍,引起 DIC,休克及 DIC 使肾脏的血液灌注量减少,导致急性肾功衰竭,也可引起垂体前叶缺血坏死(席汉综合征)。产妇的病死率很高(1.8%~11.0%),而新生儿的病死率更高,超过 50%。

1.病因

(1)子宫血管病变:慢性高血压、慢性肾脏疾病、重度先兆子痫等。

(2)机械性因素:腹部外伤或孕期性交,外倒转胎位术、脐带过短等。

(3)宫腔内压力突然降低。

(4)子宫静脉压突然升高。

(5)其他:前次胎盘早剥、孕妇吸烟、子宫平滑肌瘤、经产妇等。

2.诊断

子宫触痛、张力过高和暗黑色、凝固的阴道出血是其特有的症状。但阴道失血量常会误导低估母体的实际失血量,胎盘后方可达 3 000 mL 以上的隐性失血而并无明显的外出血。然而,母亲血压和脉搏的改变会提示血容量不足。

3.围生期处理

(1)开放静脉,补充血容量,纠正休克。

(2)终止妊娠。①剖宫产术:适用于胎儿窘迫,重型胎盘早剥尤其是初产妇,或孕妇病情恶化,不能在短时间内分娩者,而不论胎儿是否存活。取出胎儿后应马上给予宫缩剂,并按摩子宫。若发现子宫胎盘卒中,通过注射宫缩剂、热盐水湿敷,若不奏效可行子宫动脉上行支或髂内动脉结扎,或用可吸收线大"8"字缝合卒中部位的浆肌层,多能止血而保留子宫。若属不能控制的出血,应行子宫切除。②阴道分娩:适用于孕妇一般情况较好,短时间内能结束分娩者。应立即人工破膜,宫口开全后,助产缩短第二产程。胎儿娩出后,立即手取胎盘,给予宫缩剂。应密切观察血压、脉搏、宫高,监测胎心率变化。必要时改行剖宫产。

二、产后出血

产后出血(post partum hemorrhage,PPH)是指胎儿娩出后 24 小时内阴道出血量超过或达到 500 mL,是分娩期严重并发症,是产妇死亡的重要原因之一。最新的研究报道在欧美发达国家产后出血居孕产妇死亡原因的第 2 位,占 21.3%,仅次于先兆子痫(28%),而在我国居产妇死亡原因的首位。

(一)病因

子宫收缩乏力是最常见的原因,占产后出血总数的 70%~90%。胎盘因素:胎盘粘连、植入及畸形等。软产道裂伤。凝血功能障碍、羊水栓塞、重型胎盘早剥、重度先兆子痫等。

(二)诊断

胎儿娩出后 24 小时内阴道出血量超过或达到 500 mL 即可诊断。

(三)围生期处理

(1)补足血容量、面罩高浓度吸氧、子宫按摩及使用促子宫收缩药物。缩宫素是一种合成的九肽激素,是预防和治疗宫缩乏力性产后出血的常规药物,应引起注意的是使用缩宫素时无须使用大剂量。因为缩宫素是通过缩宫素受体起作用的,而体内缩宫素受体数量有限,大剂量的缩宫素对缩宫素受体起下调作用,从而影响疗效,同时缩宫素是一种血管扩张剂,可加剧低血压,继而引起循环衰竭。另一常用药物甲麦角新碱常规不能静脉注射,因为可能引起高血压,发生脑血管意外,只有抢救时可考虑静脉使用。应该在监测血压的情况下缓慢注射,一般不少于 60 秒。

(2)立即采取措施,暂时阻断子宫血运。宫腔填塞纱条将子宫提出腹腔,止血带绕经双侧骨盆漏斗韧带、子宫动脉于子宫下段后方扎紧,可达到预期效果。

(3)经短期内积极治疗无效者,应行子宫切除。

三、产前、产后出血麻醉与镇痛要点

有产前、产后出血的产妇均有休克、重要脏器灌注不足的危险,因此麻醉医师除了提供麻醉以外更主要的是做好产妇复苏的准备。

(1)麻醉前准备:该类患者麻醉前应注意评估循环功能状态和贫血程度。除检查血、尿常规、生物化学检查外,应重视血小板计数、纤维蛋白原定量、凝血酶原时间和凝血酶原激活时间检查,并做 DIC 筛查试验。警惕 DIC 和急性肾衰竭的发生,并予以防治。胎盘早剥是妊娠期发生凝血障碍最常见的原因,尤其是胎死宫内后,很可能发生 DIC 与凝血功能障碍。DIC 可在发病后几小时内,甚至几分钟内发生,应密切注意监测。

(2)做好抗休克治疗的准备:必须开放两条静脉或行深静脉穿刺置入单腔或双腔静脉导管,监测中心静脉压,为快速补血、补液,及时纠正凝血异常做好准备。术中除备好充足的血源还需做好成分输血的准备,如新鲜冷冻血浆、冷沉淀和浓缩血小板,在出血快速的情况下应使用加压输血器,大量输血易并发低体温,应及早使用液体加温的办法,在血源不足等特殊情况下可用 O 型血救急。

(3)麻醉选择:产前出血多属急诊麻醉,麻醉选择应依病情轻重,胎心情况等综合考虑。凡母体有活动性出血,低血容量休克,有明确的凝血功能异常或 DIC 或要求在 5~10 分钟内进行剖宫产终止妊娠者,全身麻醉是唯一安全的选择。

(4)做好人员及器械准备警惕困难气道。

(5)全麻期间应避免母体过度通气。过度通气可使胸膜腔内压升高,心排血量减少,引起子宫与脐血流量减少,同时呼吸性碱中毒可导致子宫血管收缩,可能导致胎儿低氧血症、胎儿代谢性酸中毒、降低 1 分钟 Apgar 评分,以及延迟胎儿开始自主呼吸的时间。

(6)胎儿娩出后,立即使用宫缩剂子宫肌内及静脉注入,同时手法止血,若出血量太大,经短期内积极治疗无效者,应行子宫切除。

(7)预防急性肾衰竭:记录尿量,如每小时<30 mL,应补充血容量,如<17 mL/h 应考虑有肾衰竭的可能。除给予呋塞米外,应即时检查尿素氮和肌酐,以便于相应处理。

(8)防止 DIC:胎盘早剥时剥离处的坏死组织、胎盘绒毛和蜕膜组织可大量释放组织凝血活酶进入母体循环,激活凝血系统导致 DIC。麻醉前、中、后应严密监测,积极预防处理。

(刘　辉)

第四节　孕妇非产科手术的麻醉

妊娠期实施外科手术的情况并不多见,有 1%～2% 的孕妇需要实施非产科手术,然而一旦需要实施手术,则这些手术都是不可避免的,并且比较紧急甚至有生命危险,这无疑给麻醉科医师和手术医师提出了挑战。常见妊娠期手术包括与产科原因相关的宫颈功能不全、与外伤有关的手术、一些急腹症和近年兴起的胎儿手术等。妊娠期手术的麻醉处理比非孕状态手术的麻醉处理复杂得多,妊娠期麻醉要同时考虑孕妇与胎儿的安全,与围生期产科麻醉不同的是,妊娠期非产科手术麻醉要考虑的最重要问题是防止流产,同时防止因麻醉剂通过胎盘抑制胎儿发育,还必须考虑早期妊娠妇女胎儿畸变的危险性。胎儿手术的目的是通过多学科合作治疗胎儿疾病,胎儿手术的麻醉既要考虑给孕妇实施麻醉,又要考虑如何使胎儿安全度过围术期。

一、妊娠期孕妇的生理改变及麻醉对孕妇的影响

(一)妊娠期孕妇的生理改变

妊娠使孕妇的生理发生很大的变化,这些变化会影响麻醉的实施。

1.循环系统改变

(1)心排血量增加。

(2)血容量增加。

(3)妊娠子宫对主动脉、下腔静脉的压迫引起的改变,即仰卧位低血压综合征(supine hypotensive syndrome,SHS)。

2.呼吸系统改变

(1)呼吸系统黏膜毛细血管充血、肿胀(孕妇渗透压降低引起)。

(2)由于潮气量和呼吸频率增加导致每分通气量增加。

(3)呼气末二氧化碳浓度降低。

(4)功能残气量减少。

(5)氧需要增加。

3.胃肠道改变

(1)由于胃动力降低导致胃液容量增加,酸度增加。

(2)食管下端括约肌压力降低。

4.中枢和周围神经系统改变

全麻、硬膜外麻醉和蛛网膜下腔麻醉的麻醉剂用量降低。

(二)麻醉对孕妇的影响

妊娠后孕妇的生理变化使其各个系统的代偿能力降低,麻醉药物对孕妇的影响要比对普通人群的影响更大、更剧烈。

1.麻醉对孕妇呼吸系统的影响

孕妇 FRC 下降,对缺氧的代偿能力下降,由于乳房发育、胸部脂肪增加,也限制了胸式呼吸动作,使胸廓顺应性降低,麻醉诱导后可使 FRC 进一步降低,而正常人麻醉诱导并不导致 FRC 的明显下降。$PaCO_2$ 下降,氧离曲线右移,有利于胎儿血供增加,全身麻醉时 $PaCO_2$ 应该维持在 $3.7\sim4.3$ kPa($28\sim32$ mmHg)。体重增加,毛细血管通透性增加,呼吸道、声门水肿,麻醉诱导后孕妇容易发生舌后坠,这通常会给全身麻醉诱导过程中维持气道通畅增加麻烦。

2.麻醉对孕妇循环系统的影响

孕妇循环系统改变表现为血容量、心排血量增加,稀释性贫血,仰卧位动脉-腔静脉受压,血管反应性降低而压力感受性反射增强,因而麻醉诱导后孕妇循环功能容易失代偿,引起低血压。麻醉过程中应当注意血流动力学监测,适当调整麻醉药用量,维持孕妇循环稳定,同时这也是维持胎盘、脐带血流量稳定进而维持胎儿循环稳定的必要条件。孕妇凝血因子增加,术中、术后都应采取措施积极预防血栓形成,包括严密监测凝血功能,必要时使用适当的抗凝剂。

3.麻醉对孕妇消化系统的影响

妊娠期由于胃动力降低导致胃液容量增加,酸度增加,胃-食管括约肌张力常减低,麻醉后胃-食管括约肌张力变得更加低,胃内容物更容易反流,高酸度胃液一旦误吸,将导致孕妇严重肺部并发症。

4.麻醉对孕妇神经系统的影响

孕妇自主神经系统的变化是双相的,早期迷走神经张力增加交感神经活动降低,血容量增加,中、晚期迷走神经张力降低,交感神经活动增加以适应子宫对血管的压迫效应和胎儿脐循环的低阻力状态。孕妇 MAC 降低 30%,MV 增大,吸入诱导变迅速,吸入药的排除也相应增快。神经组织对局麻药敏感度增加,治疗剂量和中毒剂量降低 30%,同时蛛网膜下腔、硬膜外腔容积减小,所以常规剂量药物常会导致广泛的麻醉阻滞平面,因而麻醉时应当谨慎用药。

二、麻醉对胎儿的影响

对胎儿这一人群来说,麻醉最大的顾虑是麻醉剂对其的致畸作用,对于大多数麻醉剂的致畸作用目前尚无确切的证据;其次考虑的就是麻醉操作及麻醉药物对胎盘血流的影响。实际上胎儿血供不足导致胎儿发育受到影响甚至其致畸作用要远比麻醉药物的影响大。麻醉剂对胎儿的影响可分为镇静剂、催眠剂、阿片类镇痛剂、肌肉松弛剂及吸入药物的急性影响和医务工作者因职业原因吸入麻醉剂引起的慢性影响。孕妇接受麻醉和手术可能导致胎儿的生活环境产生改变,引起先天性畸形、自然流产、宫内死胎和早产等后果。

导致孕妇围术期严重低血压或者低氧血症的因素极易引起胎儿畸形,碳水化合物代谢异常或者高热也是致畸的因素,低体温并不引起胎儿畸形。

三、常见孕妇非产科手术的麻醉

(一)概述

胎儿对母体低血压和缺氧十分敏感,当孕妇因出血导致低血压时,母体释放儿茶酚胺,引起子宫收缩,胎盘低灌注,可能导致胎儿损伤。

1.麻醉的目标

(1)使母体的生理功能理想化并维持正常。

(2)维持正常子宫-胎盘血流和氧供,避免并及时处理低血压,避免腹主动脉-腔静脉压迫。

(3)避免药物对胎儿的不良反应。

(4)避免刺激子宫肌(催产作用)。

(5)避免全麻术中知晓。

(6)尽可能不选择全身麻醉。

(7)有条件者监测胎心率、子宫活动。

2.麻醉前评估

麻醉前评估包括与产科医师、新生儿科医师密切的沟通,如果是临产孕妇应当进行超声波诊断,很多与心脏疾病有关的症状如呼吸困难、心脏杂音和周围组织水肿等在正常孕期常见。孕期可能的心电图改变包括心电轴左偏、期前收缩和非特异性的 ST-T 波改变等。术前应当检查相关的实验室检查,包括血常规、生化常规、肝肾功能和凝血功能等,大手术要进行交叉配血。必要时按照急救复苏原则进行抢救,同时采取左侧倾斜体位以防止仰卧位低血压。术前用药应当使用镇痛剂和抑制胃酸分泌药物等。此外,还要了解妊娠中、晚期的孕妇仰卧位时有没有不适感觉出现,平时平躺喜欢采取哪种姿势等,这些信息可供术中调节患者体位时参考。原则上择期手术应当尽量推迟到产后实施,限期手术则最好推迟到妊娠中、晚期实施。

3.妊娠早期实施麻醉要点

妊娠 6～8 周后,孕妇心血管系统、呼吸系统和代谢指标都相应地改变,每分通气量增加,耗氧量也增加,功能残气量降低,氧储备减少,因而孕妇在妊娠早期 6～8 周后已经很容易缺氧,所以麻醉时应当注意维持孕妇呼吸稳定,充分供氧,孕妇会有轻度过度通气,麻醉过程中 ETCO$_2$ 应该维持在 4.4～4.5 kPa(32～34 mmHg)。由于妊娠期黏膜血管增加,应该尽量避免经鼻置入通气道;孕妇对麻醉药敏感,吸入麻醉药 MAC 降低约 30%,静脉麻醉药的用量也要相应减少。在孕 15～56 天时胚胎对药物的致畸作用是最敏感的,虽然既往的研究没有确定目前临床上所用的静脉镇静催眠药、阿片类药物等对胚胎有致畸作用,但在这一时期最好避免使用苯二氮䓬类药物,以防导致唇腭裂畸形。这一时期也要避免使用氧化亚氮(笑气),因为氧化亚氮是蛋氨酸合成酶抑制剂,可能影响叶酸代谢,干扰 DNA 合成,从而影响胚胎发育。麻醉维持过程中应当避免出现低血压,以维持子宫、胚胎血供。

4.妊娠中、晚期实施麻醉要点

妊娠中、晚期实施麻醉建议预防性使用制酸剂以防误吸,此时实施麻醉同样要注意妊娠早期麻醉的注意事项。孕妇妊娠中晚期胸壁前后径增加,乳房增大,体重增加,组织水肿,困难气道的可能性增加,麻醉前要充分准备。

处于妊娠中、晚期的孕妇,随着胎儿、子宫的增大,子宫压迫腹腔内血管引起母胎相应的改变是麻醉中要警惕的问题,因为一旦出现腹腔血管受压,不仅会影响母体循环稳定,而且也会进一步导致子宫、胎盘供血不足,使胎儿处于缺氧的威胁之下。孕妇侧卧位、令手术台左偏15°或者在孕妇右臀下垫枕等都可以使子宫向左移位,有效缓解腹腔血管受压。妊娠期孕妇处于高凝状态,并发症血栓栓塞的发病率至少增加5倍,应当采取预防措施。

麻醉过程中最重要的是避免胎儿宫内缺氧,这就要求维持母体正常的氧合与正常的血流动力学状态。麻醉过程中避免母体低氧血症、高碳酸血症、低碳酸血症、低血压和子宫张力增高是十分重要的,这比考虑避免不同麻醉剂的致畸作用还要重要。母体短期轻度缺氧尚可令胎儿耐受,然而母体长时间严重缺氧会引起子宫-胎盘血管收缩、减少子宫-胎盘血流灌注,导致胎儿低氧血症、酸中毒甚至胎儿死亡。母体高碳酸血症直接导致胎儿呼吸性酸中毒,严重呼吸性酸中毒可以引起胎儿心肌抑制,高碳酸血症还引起子宫动脉收缩从而减少子宫、胎儿血供,低碳酸血症也会引起子宫动脉收缩从而减少子宫、胎儿血供,最终导致胎儿酸中毒。过去人们认为处理术中低血压首选麻黄碱,因为动物实验发现与 α 受体阻断剂相比麻黄碱对子宫血流影响最小,然而最近的调查发现麻黄碱有很多不良反应,如难以静脉持续用药、可以引起母体心动过速及降低胎儿pH 可能引起酸中毒等。去氧肾上腺素是一种快速、持续时间短的强效缩血管药,具有可以持续静脉输注用药、患者恶心、呕吐发生率低、不会导致胎儿酸中毒等特点,配合晶体液和胶体液静脉快速输注是目前最有效的纠正低血压的方法。然而去氧肾上腺素也有降低心率和心排血量的缺点,临床上用于高危孕妇的资料还不足够多,具体应用时也要严密监测患者病情。

胎心率监测和宫缩描记图监测 妊娠18~22周以后就可以监测胎心率,25周以后就可以监测胎心变异性,如果有条件,手术过程中应该监测胎心率,虽然没有证据表明胎心监测可以改善胎儿结果,但是胎心率监测确实是提示子宫-胎盘灌注不足的很好指标,因而很多产科教科书建议进行监测。

(二)妊娠期外伤手术的麻醉

在导致孕妇死亡的原因中,外伤排在第一位,车祸是导致孕妇外伤的首要因素,其次是摔伤,再次是家庭暴力。孕妇损伤越严重,胎儿受到损伤的风险越高,孕妇外伤后存活者其胎儿死亡常常是由于前置胎盘引起,也可能是由于早产并发症或者对胎儿的直接穿通伤引起。妊娠期外伤分为钝器伤和穿通伤。钝器伤多由车祸、摔伤引起,可能导致包括颅脑外伤、肝脾破裂腹腔内出血、骨盆骨折、子宫胎盘血管损伤等威胁生命的多发性复合伤,由于骨盆区血供丰富,骨盆骨折时可能存在大量隐性失血,妊娠期子宫血流量达 500 mL/min,因此子宫损伤时可能导致大出血。妊娠期增大的子宫将膀胱向腹腔内推移,所以膀胱受损的可能性增加。由于增大的子宫具有保护作用,妊娠期妇女消化道受损的机会降低,由于腹壁和子宫的保护,钝器伤时直接损伤胎儿的可能性较小,但也可能导致胎儿颅骨骨折、颅内出血或者胎盘前置。穿通伤常常导致胎儿损伤,这种情况胎儿病死率高达 40%~70%,妊娠早期因子宫尚在盆腔内受骨盆保护的胎儿受损伤的可能性不大,妊娠中、晚期子宫位于腹腔内时受到穿通伤则容易直接损伤胎儿或者导致胎膜破裂。处理孕妇外伤原则上首先稳定孕妇病情,这样能改善母婴存活率。对于大部分外伤孕妇主要处理方法与普通外伤处理相同,多数需要急诊手术治疗,对于腹部穿通伤,多数专家都建议实施剖腹探查,如果处于妊娠晚期的胎儿宫内窘迫,应该行剖宫产术。

1.麻醉前评估和准备

妊娠期外伤患者病情多数是比较紧急的,麻醉前评估所见病历资料可能不足以充分评估患者状态,故在麻醉前应该更加仔细询问病史、既往史等以采集第一手临床资料,细心地进行体格检查,并且与外科医师、产科医师充分交流,总体掌握患者病情。对于外伤致腹腔内出血比较重、失血量大、病情紧急的孕妇,要准备足够的同型血以备输入,同时准备实施有创监测生命体征器械和血管活性药物。

2.麻醉方法

(1)麻醉方式:①局麻,适合于小伤口的清创缝合术。②臂丛神经阻滞,适合于上肢外伤手术的麻醉。③椎管内麻醉,适合于下肢外伤、下腹部轻伤手术的麻醉。④全身麻醉,适合于所有外伤手术的麻醉,病情严重者首选;妊娠早期患者非全身麻醉可以满足手术要求者尽量不选择全身麻醉。

(2)麻醉实施:①上肢外伤手术选用臂丛神经阻滞麻醉,根据手术部位可以选择肌间沟、锁骨上或者腋路臂丛神经阻滞麻醉,根据手术估计用时的长短可以选择单次或者置管连续阻滞,麻醉诱导时注入局麻药时一定要确定没有注入血管内,预防局麻药毒性反应。②下肢外伤、下腹部轻伤手术可以选择椎管内麻醉,根据不同手术区域选择相应的间隙穿刺(置管)实施麻醉。③病情严重者首选全身麻醉,外伤严重者区域阻滞无法满足手术需要,外伤严重、失血较多甚至失血性休克代偿期的患者都应该选择全身麻醉。麻醉诱导前应当根据个体情况充分准备好应对困难气道措施,麻醉诱导时用药剂量应当根据具体情况相应减小,诱导时尽量避免血流动力学指标大幅度波动,以保障子宫-脐动脉血液供应,同时应当选用临床用药记录良好的药物,减小致畸的可能性。气管插管时操作动作要轻柔,避免加重本来就存在水肿的咽喉区的水肿程度。妊娠8~56天的患者尽量避免使用可能有致畸作用的药物。已经处于失血性休克代偿期的患者,应该首先补充血容量,纠正休克状态的同时实施麻醉诱导。麻醉诱导时要更加小心用药剂量与速度,力求诱导期血流动力学稳定。

3.术中麻醉管理

术中严密监测,及时处理可能出现的胆心反射,术中应当维持确切的镇痛效果,ETCO$_2$维持在4.4~4.7 kPa(32~35 mmHg),以适应孕妇妊娠期生理需要。妊娠中、晚期孕妇应该调整体位使子宫偏移以避免仰卧位综合征。术中液体维持量应相对增加以适应妊娠期血容量增加的需要。妊娠期血容量增加、心排血量增大,这通常会掩盖低血容量病情,在发现血流动力学指标不稳定前可能已经失血达2 L或者孕妇血容量的30%,所以应该警惕潜在的低血容量,及时纠正,维持麻醉过程中血流动力学稳定。必要时监测有创血流动力学指标,根据监测结果指导治疗。

(三)妊娠期急性阑尾炎行阑尾切除术的麻醉

急性阑尾炎是妊娠期较常见的外科并发症,妊娠期发病率为0.1‰~3‰,妊娠各期均可发生急性阑尾炎,但以妊娠前6个月内居多,妊娠并不诱发阑尾炎。因妊娠期病程发展快,易形成穿孔和腹膜炎,因而是一种潜在危险的并发症,早期诊断和处理极为重要。妊娠期间,随着子宫的增大,盲肠和阑尾向上向外移位,临床表现不典型,给诊断造成困难,常因延误诊疗发生坏疽和穿孔,其穿孔率比非孕期高2~3倍。同时增大的子宫把大网膜向上推,不能包围感染病源,炎症不易局限而扩散、造成广泛的腹膜炎,当炎症波及子宫浆膜层时,可刺激子宫收缩,发生流产、早产或刺激子宫强直性收缩,导致胎儿缺氧而死亡。

妊娠合并阑尾炎,宜手术治疗。妊娠早期(1~3个月),阑尾切除术对子宫干扰不大;中期(4~7个月),胚胎在子宫内已固定,不易流产,是手术切除阑尾的最好时机;晚期(8~9个月),即使手术造成早产,婴儿大多也能存活。可以说,妊娠并发阑尾炎对胎儿存活的危险不是手术造成的,而是延误诊断或拖延手术引起的,特别是一旦阑尾穿孔,后果不堪设想。

1.麻醉前评估和准备

麻醉前应该详细询问孕妇现病史、既往史、手术史、药物过敏史等,询问术前禁食禁饮时间,复习术前必要检查结果,包括血常规、血清电解质检查结果、凝血功能等,病情较重患者应该了解更多的相关检查信息。与患者充分沟通,解除患者恐惧心理。并且与外科医师、产科医师充分交流,总体掌握患者病情。察看腰背部皮肤是否适合实施椎管内麻醉,检查背部是否有水肿,椎间隙是否可以触诊清楚等。

2.麻醉方法

(1)麻醉方式:首选连续硬膜外麻醉,不适合实施硬膜外麻醉的患者则选择全身麻醉。

(2)麻醉实施:硬膜外麻醉选择 T_{11}、T_{12} 或 T_{12}/L_1 间隙穿刺硬膜外置管,硬膜外置管时要细心谨慎,尽量减少导管对硬膜外腔内血管的损伤甚至导管置入硬膜外腔血管丛内导致置管失败,硬膜外麻醉诱导的剂量应该根据具体情况相应减小,因为妊娠期患者神经组织对局麻药敏感度增加,治疗剂量和中毒剂量降低30%,同时蛛网膜下腔、硬膜外腔容积减小,所以常规剂量药物常会导致广泛的麻醉阻滞平面。同时要尽量避免麻醉阻滞平面过广,导致患者血压下降,这对胎儿极其不利。

(3)麻醉监测和维持:麻醉过程中应该常规监测血压、呼吸频率和幅度、SpO_2、尿量、体温等指标,孕25周以上的患者有条件应监测胎心率和宫缩描记图。

3.术中麻醉管理

术中麻醉维持应该确保镇痛完善,可以适当使用镇静镇痛剂,但是应当避免使用可能有致畸作用的药物,如咪达唑仑、地西泮等,尽量使用 B 级药物进行镇静镇痛。术中应该及时补液,以补充代偿性血管内容量扩张量、缺失量、维持量、丢失量和液体再分布量。术中吸氧,增加孕妇氧储备,维持患者循环稳定,这样就能够维持子宫和脐动脉的血供和氧供。

(四)妊娠期胆囊切除术的麻醉

妊娠期急性胆囊炎和胆石症的发病率仅次于急性阑尾炎,国外报道妊娠期急性胆囊炎的发病率为0.8%,70%急性胆囊炎合并胆石症。妊娠期在孕激素的作用下,胆囊及胆道平滑肌松弛致使胆囊排空缓慢及胆汁淤积;雌激素降低胆囊黏膜对钠的调节,使胆囊黏膜吸收水分能力下降而影响胆囊浓缩功能;加之胆汁中胆固醇成分增多,胆汁酸盐及磷脂分泌减少,有利于形成胆结石,妊娠是胆囊结石的重要诱因。临床上妊娠合并急性胆囊炎并不多见,是因为极少发生感染的原因。胆囊炎和胆石症可发生在妊娠期任何阶段,以妊娠晚期更为多见。

妊娠合并急性胆囊炎,绝大多数合并胆石症,主张非手术疗法,多数经非手术治疗有效。经非手术治疗效果不佳且病情恶化者,或并发胆囊积脓、胆囊穿孔及弥漫性腹膜炎时,应尽快行手术治疗。于妊娠早、中期行腹腔镜切除胆囊,对母婴较安全,对妊娠无明显不良影响。于妊娠晚期手术时,应行术式简单的胆囊造瘘,保持引流通畅,伴胆管结石者,行切开取石及引流术。

1.麻醉前评估和准备

尽量避免妊娠早期麻醉手术,麻醉前应该详细询问孕妇孕期、现病史、既往史、手术史、药物过敏史等,询问术前禁食禁饮时间,复习术前必要检查结果,包括血常规、血清电解质检查结果、凝血功能等,病情较重者应该了解更多的相关检查信息。与患者充分沟通,解除患者恐惧心理。并且与外科医师、产科医师充分交流,总体掌握患者病情。体格检查重点检查孕妇张口程度,是否有黏膜水肿,头后仰、转动角度,气管是否居中等情况,评价是否属于困难气道,以做好麻醉准备。孕妇平时习惯的平躺体位也对术中麻醉有参考价值。

2.麻醉方法

(1)麻醉方式:首选全身麻醉。

(2)麻醉诱导:麻醉诱导前应当根据个体情况充分准备好应对困难气道措施,麻醉诱导时用药剂量应当根据具体情况相应减小,诱导时尽量避免血流动力学指标大幅度波动,以保障子宫-脐动脉血液供应,同时应当选用临床用药记录良好的药物,减小致畸的可能性。气管插管时操作动作要轻柔,避免加重本来就存在水肿的咽喉区水肿程度。

(3)麻醉监测和维持:麻醉过程中应该常规监测血压、呼吸频率和幅度、SpO_2、尿量、体温等指标,有条件者最好监测 $ETCO_2$,孕 25 周以上的患者有条件应监测胎心率和宫缩描记图。麻醉维持可以采用静吸复合或者 TIVA(TCI)维持,术中避免使用氧化亚氮(笑气)吸入麻醉,尤其是在妊娠15~56 天期间。

3.术中麻醉管理

术中严密监测,及时处理可能出现的胆心反射,术中应当维持确切的镇痛效果,$ETCO_2$ 维持在 $4.3\sim4.7$ kPa($32\sim35$ mmHg),以适应孕妇妊娠期生理需要。妊娠中、晚期孕妇应该调整体位使子宫偏移以避免仰卧位综合征。术中液体维持量应相对增加以适应妊娠期血容量增加的需要。

(五)妊娠期妇科手术的麻醉

妊娠期常见需要实施手术的妇科疾病,妊娠期间与妇科相关的需要实施手术的疾病有卵巢囊肿蒂扭转、宫颈功能不全等,极其罕见的有因试管婴儿技术引起的宫内孕合并异位妊娠需要清除异位妊娠病灶者,偶见附件其他可疑恶性肿瘤需要立即手术切除者。

1.麻醉前评估和准备

麻醉前应该详细询问孕妇现病史、既往史、手术史、药物过敏史等,询问术前禁食禁饮时间,复习术前必要检查结果,包括血常规、血清电解质检查结果、凝血功能等,病情较重患者应该了解更多的相关检查信息。与患者充分沟通,解除患者恐惧心理。并且与妇科医师、产科医师充分交流,总体掌握患者病情。了解患者呼吸循环状态是否稳定,有无活动性出血,进行全面的体格检查,了解患者的心肺功能,气道情况是否适合气管插管,是否属于困难气道,察看腰背部皮肤是否适合实施椎管内麻醉,检查背部是否有水肿,椎间隙是否容易定位等。

2.麻醉方法

(1)麻醉方式:生命体征稳定的患者首选椎管内麻醉,尤其是妊娠早期的患者,采取椎管内麻醉时所用药物对胎儿影响较小。但是在椎管内麻醉不能满足手术需要或者不能实施椎管内麻醉时则要选择全身麻醉。

(2)麻醉诱导:①根据手术方式、时间可以选择腰麻、连续硬膜外麻醉或者腰硬联合麻醉,实施腰麻穿刺点多选择 $L_{3\sim4}$ 椎间隙,腰麻药用量要相应降低。根据具体情况实施连续硬膜外麻醉穿刺点选择 $T_{11}\sim L_1$ 进行硬膜外腔置管。②选择全身麻醉诱导时尽量避免血流动力学指标大幅度波动,以保障子宫-脐动脉血液供应,同时应当选用临床用药记录良好的药物,减小致畸的可能性。如果评估可能为困难气道,则应做好充分准备。

(3)麻醉监测和维持:麻醉过程中应该常规监测血压、呼吸频率和幅度、SpO_2、尿量、体温等指标,有条件者最好监测 $ETCO_2$,孕 25 周以上的患者有条件应监测胎心率和宫缩描记图。连续硬膜外麻醉维持硬膜外腔应用局麻药的剂量要相应降低,防止阻滞平面过广,引起孕妇低血压;

全身麻醉维持可以采用静吸复合或者 TIVA(TCI)维持,术中避免使用氧化亚氮吸入麻醉,尤其是在妊娠 15～56 天期间。麻醉时尽可能选用临床记录良好的药物维持麻醉。

3.术中麻醉管理

术中应当维持确切的镇痛效果,ETCO$_2$ 维持在 32～35 mm Hg,以适应孕妇妊娠期生理需要。维持循环稳定以保障子宫、胎盘血流,防止因麻醉影响胎儿发育,尤其是在孕早期。妊娠中、晚期孕妇应该调整体位使子宫偏移以避免仰卧位综合征。术中液体维持量应相对增加以适应妊娠期血容量增加的需要。

(六)其他急腹症手术的麻醉

除外急性阑尾炎、胆囊炎和卵巢囊肿蒂扭转等疾病,妊娠期其他急腹症还有肠梗阻、胰腺炎、十二指肠溃疡穿孔等,这些急腹症也要及时急诊手术治疗,一旦耽误治疗时机,将导致严重后果。

1.麻醉前评估和准备

麻醉前应该迅速评估患者状态,详细询问孕妇现病史、既往史、手术史、药物过敏史等,询问术前禁食禁饮时间,复习术前必要检查结果,包括血常规、血清电解质检查结果、凝血功能等,病情较重患者应该了解更多的相关检查信息。与外科医师、产科医师充分交流,总体掌握患者病情。了解患者呼吸循环状态是否稳定,有无活动性出血,快速进行全面的体格检查,了解患者的心肺功能,气道情况是否适合气管插管,是否属于困难气道,根据个体情况充分准备好应对困难气道措施,快速准备好相应麻醉物品和药物。

2.麻醉方法

(1)麻醉方式:首选全身麻醉。

(2)麻醉诱导:麻醉诱导时用药剂量应当根据具体情况相应减小,诱导时尽量避免血流动力学指标大幅度波动,以保障子宫-脐动脉血液供应,同时应当选用临床用药记录良好的药物,减小致畸的可能性,尤其是孕 2～8 周的孕妇。气管插管时操作动作要轻柔,避免加重本来就存在水肿的咽喉区水肿程度。

(3)麻醉监测和维持:麻醉过程中应该常规监测血压、呼吸频率和幅度、SpO$_2$、尿量、体温等指标,有条件者最好监测 ETCO$_2$,孕 25 周以上的患者有条件应监测胎心率和宫缩描记图,病情危重患者应当监测有创动脉血压、CVP、PCWP、血气分析等指标。全身麻醉维持可以采用静吸复合或者 TIVA(TCI)维持,术中避免使用氧化亚氮(笑气)吸入麻醉,尤其是在妊娠 15～56 天期间。麻醉时尽可能选用临床记录良好的药物维持麻醉。

3.术中麻醉管理

术中应当维持确切的镇痛效果,ETCO$_2$ 维持在 32～35 mm Hg,以适应孕妇妊娠期生理需要。维持循环稳定以保障子宫、胎盘血流,防止因麻醉影响胎儿发育,尤其是在孕早期。妊娠中、晚期孕妇应该调整体位使子宫偏移以避免仰卧位综合征。术中液体维持量应相对增加以适应妊娠期血容量增加的需要。对于存在感染性休克患者,应适当使用血管活性剂,维持患者循环稳定,如前所述可以选用去氧肾上腺素或者麻黄碱等。

（刘　辉）

第十一章

儿 科 麻 醉

第一节 小儿的解剖、生理特点与麻醉

小儿(尤其新生儿及婴儿)身体尚未发育完善,在解剖学和生理学方面,甚至较年长儿童也有明显不同。因此,从事小儿麻醉者必须熟悉各年龄段与麻醉相关的解剖及生理特点,结合不同疾病的病理生理及全身状况做出稳妥而正确的麻醉选择与处理。

一、解剖学特点

临床上小儿呼吸系统解剖与麻醉关系非常密切。

(一)头颈

与成人相比,婴儿头颅及舌体相对大,颈部短且柔软。在正中仰卧位时,故颈部容易屈曲。头颅容易歪向一侧,术中容易引起上呼吸道梗阻,或被分泌物及咽腔水肿组织阻塞。此外,喉镜显露声门较成人有一定难度。

(二)鼻腔

新生儿、婴儿鼻道狭窄,鼻黏膜菲薄柔嫩,血管丰富,如果分泌物过多或黏膜水肿,极易造成阻塞,引起鼻腔通气受限,甚至呼吸困难。

(三)咽腔

分为鼻咽、口咽及喉咽。幼儿及儿童扁桃体、腺样体时常肥大,前者阻塞口咽,后者则阻塞鼻咽,从而导致大部咽腔狭窄,尤其应用镇静药与麻醉药后,更容易引起上呼吸道严重梗阻。

(四)喉部

婴儿喉部呈漏斗型,会厌常为倒 U 字形,且位置较高,与 $C_3 \sim C_4$ 平齐,喉镜抬起会厌则挡住声门视线,妨碍气管内插管,遇此情况常使用直喉镜片将会厌直接挑起而显露声门。由于婴儿上呼吸道最狭窄处位于环状软骨平面,呈圆形,所以,6 岁以下小儿气管内插管后可不需将导管套囊充气。另外,喉部黏膜组织容易水肿,若气管内插管不当或暴力操作,易引起喉黏膜组织水肿,造成喉部通气不良而出现呼吸困难。

(五)气管

新生儿气管短而细,长度为 3.8～4.5 cm,而管径 3.5～4.0 mm,气管内插管稍深易使管尖进

入一侧支气管,且气管导管选择稍粗不易越过环状软骨,故应细致操作。

(六)肺脏

是气体交换的器官。新生儿潮气量(TV)6~7 mL/kg,以体重计算新生儿潮气量及肺容量与成人大致相同。但新生儿、婴儿的肺泡表面积仅为成人的1/3,而其代谢率约为成人的两倍,因而新生儿氧储备有限。

(七)胸廓

新生儿、婴儿膈肌位置高,肋骨呈水平位,呼吸时胸廓运动幅度小,主要靠腹式呼吸。由于腹部较膨隆,且呼吸肌薄弱。故容易引起呼吸抑制。

二、生理学特点

(一)胎儿及新生儿期的呼吸功能

1.足月期胎儿

血液中的气体交换全部由胎盘承担,O_2 和 CO_2 可自由通过胎盘,此时胎儿的肺脏则无生理功能。如果出生前因母体胎盘或脐带因素而供血不足,胎儿则会迅速发生低氧血症和酸中毒。

2.新生儿

呼吸无效腔与潮气量之比、肺顺应性与功能残气量(FRO)之比同成人大致相似,但呼吸道阻力则是成人的10倍。无效腔量按体重计算,新生儿与成人相等,但新生儿呼吸道容量少,所以麻醉期间器械无效腔也应该减小。新生儿、婴儿代谢率高,氧耗量是成人的2倍,主要以增加呼吸频率来满足机体高代谢的需要,因此,麻醉期间辅助呼吸的频率也应较快,以满足正常的肺内血氧交换,同时说明新生儿的氧储备缺乏,一旦供氧停止,将迅速出现缺氧或低氧血症。

(二)胎儿及新生儿期的循环功能

1.足月胎儿

脐静脉将富含营养物质和高氧合的血液由胎盘经脐输至胎儿。在胎儿体内,脐静脉于肝脏下分成大小两支:大支(Arantius 静脉导管)直接汇入下腔静脉;小支则汇入门静脉,门静脉血通过肝上静脉亦注入下腔静脉。因此,肝以上的下腔静脉血中,一部分是来自胎盘的氧合血液,一部分为来自胎儿下半身乏氧血。此氧合程度相对较高的混合血液,大部分(约60%)通过卵圆孔直接进入左心房,再经左心室泵入主动脉,在动脉导管开口处上游段直接供给心脏和脑,使这两个器官得到氧合最好的血液。下腔静脉中其余约40%的血液注入右心房,与来自上腔静脉的低氧血混合后,经右心室泵入肺动脉。由于肺血管阻力很高,右心室泵出的血流只有一小部分(5%~10%)灌注肺组织;其余90%均由动脉导管进入降主动脉。因此,主动脉在动脉导管开口处下游血液的含氧量,低于供给心脑的血液。由于胎盘血管阻力较小,故胎心排量的60%经由发自主动脉的两条脐动脉流入胎盘,在此进行物质交换和再氧合。脐静脉血的氧分压为4.3~4.7 kPa(32~35 mmHg),与母体混合静脉血相同,但相应的血氧饱和度却高于母体血液(80%对65%)。原因是胎儿血红蛋白与2,3-二磷酸甘油酯(2,3-DPG)的亲和力大于成人。因此,与成人相比,胎儿的血氧解离曲线左移,P_{50} 减小。出生后第1周,氧解离曲线逐渐右移,使血液更容易向组织释放氧。

2.围生期胎儿

胎儿出生时,由于外界冷空气刺激和氧合作用,此时脐动脉血流首先自行停止,而脐静脉血流则在脐带钳夹时中断。延迟钳夹脐带,可使胎儿血容量增加 25％左右。钳夹脐带,一方面,使脐静脉血流中断,回入胎心的血量突然减少而致右心内压力下降,另一方面,由于脐动脉阻断,动脉系阻力增大,致使左心和主动脉内压力升高。此外,胎儿啼哭肺脏充盈张大,使肺血管阻力降低而令其血液灌流量增加。因此,一方面降低了肺动脉和右心内压力,另一方面,肺静脉回心血量增多而使左心压力上升。由于上述改变,使围生期胎儿循环系统的压力分布情况反转,左心压力超过右心。这在左右心房之间停止了卵圆孔的右向左分流;而在主动脉水平也由于血压高低的反转,逐渐减少了经动脉导管的右向左分流。其后由于局部 PaO_2 升高和血中前列腺素降低的共同作用,产生动脉导管的功能性关闭。出生后数周内,上述分流短路关闭并不是永久牢固的,一切能增加肺动脉压的刺激(低氧血、酸中毒、低体温、低血容量),都可以使短路重开而恢复胎儿型循环,导致血氧下降。

3.新生儿

(1)心肌收缩力:新生儿和早产儿的心肌收缩力均较成人为低,这主要是由于其心脏体积较小、心肌顺应性较低所致。顺应性较低也使得舒张终期的容积和心排血量减少。这说明新生儿的心排血量主要取决于心搏频率。一切心动过缓均将导致心排血量降低。顺应性不佳和左心室收缩力较弱,也说明新生儿对血容过高的耐受力低下。这种心肌收缩能力不足,对早产儿的影响尤为突出。足月产儿实际上更易于大幅度加强左室功能,以适应机体生理功能的需要。由于新生儿交感神经系统尚未成熟,在静息时几乎处于极限兴奋状态,故心肌的应激能力很差。在出生后 3 周内,左心室心肌体积迅速发育,可增加至原来的3倍,从而使其最初较弱的适应能力明显改善。

(2)血容量:新生儿出生时的血容量,个体间有很大的差异。例如,延迟钳夹脐带可使之增加 25％。与此相反,子宫内胎儿缺氧,将导致血管收缩,故窒息的新生儿多合并血容量不足。出生时交感神经系统发育尚未成熟,使新生儿血容对其动脉血压的影响非常突出,故在临床上,新生儿的血压是反映其血容的很好指标。不同年龄小儿的心率和动脉压正常值见表11-1 和表 11-2。

表 11-1　不同年龄小儿的正常心率(次/分)

年龄		均值	范围
新生儿		120	100～170
1～11 个月		120	80～160
2 岁		110	80～130
4 岁		100	80～120
6 岁		100	75～115
8 岁		90	70～110
10 岁		90	70～110
14 岁	男	80	60～100
	女	85	60～105
16 岁	男	75	55～96
	女	80	60～100

表 11-2　不同年龄小儿的血压正常值(mmHg)

年龄	收缩压	舒张压	平均动脉压
早产儿(750 g)	44	24	33
(1 000 g)	49	26	34.5
足月产儿	60	35	45
3～10 天	70～50	—	—
6 个月	95	—	—
4 岁	98	57	—
6 岁	110	60	—
8 岁	112	60	—
12 岁	115	65	—
16 岁	120	65	—

(3)低氧血:与成人或较大儿童比较,新生儿的低氧血具有一些特殊性质,实际上氧在新生儿体内储备甚少而消耗极多,很快即被用尽。低氧血可迅速达到严重程度,并继发为酸中毒、心动过缓和心排血量降低。此外,在出生时,低氧血可使肺动脉系阻力增加,有令动脉导管和卵圆孔重新开放至右向左短路分流、恢复胎儿型循环的危险,这将使动脉血的低氧程度更加严重。因此,对新生儿的低氧血必须引起足够重视,否则低氧血症可迅速导致循环骤停的危险。

(4)脑循环:早产和足月产的新生儿,在有胎儿急性窘迫时,其脑部供血的自动调整功能将受到损害,此时脑供血量随动脉血压而变化。早产儿在动脉压有剧烈变化时,常导致脑室内或脑室周围出血。

(三)肾脏功能

1.肾血流量(RBF)

胎儿期间,由于肾血管阻力较高,其血流量也相对较少。出生时心排血量增多,并在其后的6周内随着体循环血压迅速提高,肾血管阻力持续性逐渐降低,因而导致肾脏血流动力学发生适应性改变,故肾血流量增加。肾内血液灌流自髓质向周围的皮质部分重新分布,这对增加肾小球渗滤和肾小管泌尿等肾功能的建立,起着根本性作用。

2.新生儿肾功能的不成熟情况

(1)肾小球滤过率(CFB)低:按体表面积,新生儿肾小球清除率较低,约为成人的 30%,肾浓缩功能差而稀释功能较好。

(2)肾小管对钠的再吸收差:由于吸收钠的能力低下,且易失钠,如输液中不含钠,有可能出现低钠血症。

(3)肾小管对葡萄糖的再吸收差:新生儿近端小管一般可完全重吸收肾小球毛细血管滤过的葡萄糖,但其肾小管葡萄糖重吸收量约为成人的 1/5,因此,新生儿在摄入过多糖时也可出现糖尿,糖尿可起渗透性利尿作用,导致水钠丢失。

(4)肾的解酸能力低:肾排泄碳酸氢盐的阈值较小,对酸负荷的反应减弱,提示需给予碳酸氢钠,以纠正早产儿常见的代谢性酸中毒。

上述说明,新生儿对液体过量或脱水的耐受性均较差,输液与补充电解质时应尽量精确调节。

(四)中枢神经系统

脑电图(EEK)记录到的新生儿大脑皮质电生理活动,在睡眠状态下接受外界刺激时可出现各种变化,说明新生儿中枢神经系统对外界反应非常敏感。新生儿对疼痛刺激则有生理、生化方面的应激反应。因此,新生儿与成人相同,手术期间需采取完善的麻醉镇痛措施。

(五)体温调节

新生儿体温调节机制发育不全,皮下脂肪少、体表面积相对较大,既产热量少,又容易散热,故体温易受周围环境温度而改变。因此,麻醉期间更容易发生体温下降或过低,易导致麻醉加深、呼吸与循环抑制,且术后苏醒延迟,还易发生硬肿病。所以,新生儿麻醉期间应注意保温。

(朱清华)

第二节　小儿临床麻醉的相关问题

多年来的小儿临床麻醉实践证明,只要控制好小儿呼吸,则基本能保障其生命安全。小儿麻醉水平之所以提升很快,是与脉搏血氧饱和度仪监测在临床麻醉中的广泛应用分不开的,也是小儿麻醉最重要的进展之一。过去曾认为小儿麻醉的危险性比成人大,死亡率亦高,目前认为只要做好术前准备(包括禁食),选择适宜的小儿麻醉方法和相关用药,麻醉期间严密监测和管理,出现异常症状及时做出有效处理,小儿麻醉与成人麻醉同样是安全的。

一、术前禁饮、禁食问题

临床上大多情况下,患病小儿并无水、电解质紊乱的表现,麻醉医师一般只需考虑术前禁饮禁食的时间长短。术前禁食的目的在于防止和避免麻醉诱导期间的胃内容物反流与误吸,但对于术前禁饮禁食的合适时间目前还没有一致的意见,尽管禁饮禁食的时间尚未统一,但长时间的禁饮禁食会引起小儿不适,故需全面考虑。

小儿代谢旺盛,体液丧失快,禁饮、禁食时间过长会造成脱水、低血糖及代谢性酸中毒,故小儿术前禁食时间以不超过 8 小时为宜。最近研究表明,术前 2 小时饮清水或糖水可以降低脱水和低血糖的发生机会,并有助于诱导平稳而并不增加误吸入的危险。清流质一般只需 30 分钟左右即可从胃排空,通常手术时间多在上午开始,一般麻醉诱导前 2～3 小时禁饮即可,大龄小儿(5 岁以上)可于手术前 6 小时禁食。如手术于下午开始,可在上午 7 时早餐或喂奶,并在麻醉前3 小时给少量饮水(清水或糖水)。若手术时间推迟,应在术前 2～3 小时静脉输液,以维持机体生理体液需要。对于急症小儿,视情况禁饮禁食,但均应以饱胃对待。不同年龄段小儿禁饮、禁食时间(可参考表 11-3)。

表 11-3　小儿禁食禁水时间(h)

年龄	奶/食物	清水/糖水	年龄	奶/食物	清水/糖水
新生儿	4	2	6～36 个月	6	3
1～6 个月	4	3	>36 个月	8	3

二、麻醉前用药

麻醉前用药是为了减轻小儿的恐惧,减少呼吸道黏膜的分泌,阻断迷走神经反射,以及减少全麻药需要量。适宜的麻醉前用药可使小儿安静、容易合作,且使麻醉诱导相对安全、易于实施。

临床上常用的麻醉前用药主要包括镇静药、镇痛药和抗胆碱药,通常以小儿全身状况、年龄及不同麻醉方法选择术前用药和用药途径。1岁以下小儿通常不用镇痛药或镇静药,以免引起呼吸抑制。小儿术前用药途径,一般以口服、肌内注射或静脉注射为主。

(一)口服用药

1.咪达唑仑

0.25～0.50 mg/kg加适量糖浆或含糖饮料口服,用药后10～15分钟即产生镇静作用,20～30分钟作用达峰值。口服咪达唑仑有较好的镇静及抗焦虑效果,且不影响术后苏醒时间,故短小手术也可应用。

2.氯胺酮

口服4～6 mg/kg及阿托品0.02～0.04 mg/kg,用药后10～15分钟可使小儿安静。如果合用咪达唑仑0.25～0.50 mg/kg可增强镇静效果。合用阿托品的目的是避免分泌物增多而引发喉痉挛的危险。口服大剂量氯胺酮(8～10 mg/kg),镇静效果好,但不良反应,如呕吐发生率较高。因此,可同时加入咪达唑仑0.2～0.3 mg/kg口服,以减少不良反应。

(二)肌内注射

肌内注射的缺点是注射部位疼痛,这是学龄前小儿最为惧怕的事情,必要时可改为口服用药。对术前全身情况较差或呼吸功能较弱的小儿,应禁用吗啡类药物。但发绀型心脏病小儿术前可用吗啡(主要在手术室内用药)。阿托品等抗胆碱药必要时可在诱导期间经静脉给予。

(三)静脉注射

对某些较大儿童或急诊手术,术前用药可以采用静脉注射途径。

三、麻醉前评估

(1)麻醉前访视内容包括病史、体格检查、实验室检查资料,以及与手术相关的信息,如病灶部位、大小、手术时间长短,并结合麻醉及手术的要求,进行综合分析,最后将小儿的全身情况与麻醉及手术的耐受性做出较全面的评估。

(2)参照美国医师协会(ASA)的分级标准,根据小儿对麻醉手术的耐受能力,将其全身情况归纳为两类4级(表11-4)。Ⅰ类小儿可接受任何类型的麻醉和手术,无须特殊处理,仅做一般准备。Ⅱ类小儿必须对其营养状况、中枢神经、呼吸、循环、血液系统、凝血功能、肾功能、水和电解质平衡状态等做好全面评估及针对性准备,方可实施麻醉和手术。为确保安全,必要时还可采取分期手术,即先做简单的紧急手术。例如:对大出血的患儿,先行止血手术;对窒息的患儿,先行气管切开手术;对肠坏死患儿,先行坏死肠襻外置手术等。待其全身情况改善后,再进行根治。对于麻醉危险性极大者,除应充分做好抢救的准备工作外,还应向患儿的父母或亲属交代清楚。

表 11-4　手术前小儿麻醉耐受性评估

分类	分级	全身情况	外科病变	重要生命器官	评估
I	1	良好	局限,不影响或仅有轻微全身影响	无器质性疾病	良好
	2	好	对全身已有一定影响,但易纠正	有早期病变,但功能处于代偿状态	好
II	1	较差	对全身已造成明显影响	有明显器质性病变,功能接近失代偿或已有早期失代偿	
	2	很差	对全身已有严重影响	有严重器质性病变,功能失代偿者需采用相关支持疗法	极差

四、上呼吸道感染问题

择期手术伴有上呼吸道感染的小儿,应暂停手术。急性上呼吸道感染者若实施麻醉与手术,其喉痉挛和支气管痉挛的发生率明显上升,且术中及术后可出现呼吸道分泌物增多、低氧血症,甚至造成呼吸道管理困难。此外,气管内插管等操作还容易造成咽腔和气管黏膜组织水肿,从而导致严重的并发症。因此,术前应尽可能使感染得到控制。

据统计,<2 岁的小儿,平均每年患上呼吸道感染 5～10 次。因此,为保障安全,择期手术应经过治疗,症状完全消失后再手术为宜。急诊手术小儿患上呼吸道感染,一般不能延期手术,则应向其父母详细交代病情并在术中严密监测,且严防并发症的发生。小儿存在上呼吸道感染倾向或呼吸道症状轻微,可根据手术情况,选择非气管内插管全凭静脉复合麻醉或合用局部麻醉,采用面罩自主或辅助呼吸,一般可避免和减少呼吸道并发症的发生。术后呼吸道并发症易发生在苏醒早期,因此,上呼吸道感染的小儿围术期麻醉应密切监测与监护。

五、小儿麻醉方式

目前临床上常用的麻醉方式大致有以下几种。

(一)全身麻醉

全身麻醉包括静脉全麻(或称全凭静脉麻醉)、吸入全麻和静-吸复合全麻。三种麻醉方法各有优缺点,临床应用可根据病情、手术特点及麻醉医师操作熟练程度选择。目前国外多采取静-吸复合麻醉,该种方式能够充分汲取静脉麻醉药和吸入麻醉药的各自优势,取长补短,从而达到最佳的麻醉效果。国内对于较大手术通常也采用静-吸复合麻醉,而一般小手术多采用全凭静脉麻醉(非气管内插管)。需要强调的是,有些时间不长的腹腔手术如肠套叠复位术,若采用非气管内插管全凭静脉麻醉则是十分危险的,因呕吐误吸的概率很高,一旦出现反流与误吸,呼吸道管理将会非常困难,甚至导致患儿窒息死亡。

(二)区域阻滞

区域阻滞包括硬膜外阻滞、蛛网膜下腔阻滞、骶管阻滞和臂丛神经阻滞。通常不能配合的小儿可以先静脉或肌内给予基础用药,在做好呼吸管理的同时选择所需麻醉方式。一般来说,较小的小儿多采用骶管阻滞以代替硬膜外阻滞或蛛网膜下腔阻滞,该方法操作简单、阻滞完善、肌松良好、创伤小、对循环/呼吸影响轻微,术后并发症少。小儿臂丛神经阻滞多采用腋路法,对较大的小儿也可采用肌间沟法。

六、全麻诱导及气管导管的选择

全身麻醉是小儿最为常用的方法,主要有静脉复合全麻和吸入全麻,前者临床应用较多。

(一)全麻诱导

1.静脉快速诱导

常用于6岁以上小儿,其诱导迅速,刺激小。但诱导前需静脉穿刺,亦可引起小儿躁动、恐惧不安,应适当给予术前用药。

2.静脉慢速诱导

多用于新生儿、婴儿或需要行气管镜检查的小儿。该方法插管前给予适当的镇静药、镇痛药,在保留自主呼吸的前提下,通过喉镜利用喷雾器进行口咽及气管内表面麻醉,然后进行气管内插管或进行支气管镜检查。在进行气管内表面麻醉的同时,麻醉医师应根据小儿的年龄、体重注意掌握局麻药的用量,并随时吸引咽腔内残留的麻醉药液,以防局麻药中毒,此方式要求麻醉医师具备较强的小儿呼吸管理经验。

3.吸入麻醉诱导

常用于6个月至6岁的小儿。诱导前给予适当的镇静药,用面罩以半紧闭式吸入法吸入麻醉药,待小儿神志消失、眼睑刺激无反射后,即可开放静脉,并辅以肌松药进行气管内插管。Berry认为,6个月以下小儿是实施吸入麻醉诱导的主要范围。这类小儿易于与父母分离,不易哭闹,可顺利完成吸入诱导。

4.肌内注射药物诱导

适用于不能合作者,常用药物为氯胺酮4～7 mg/kg,或咪达唑仑0.2～0.5 mg/kg,待小儿神志消失后开放静脉,辅以肌松药进行气管内插管。

(二)气管导管的选择及相关问题

全身麻醉是常用麻醉方法,除短小手术外,一般均采用气管内插管全麻。建立人工呼吸道全麻能保证呼吸道通畅,防止反流与误吸,能有效控制肺泡通气,减少无效腔量,保障有效通气,便于麻醉期间的呼吸管理。一般采用静脉快速麻醉诱导气管内插管,也可慢速麻醉诱导配合咽喉表面麻醉插管,还可采取吸入麻醉诱导插管。

1.适应证

气管内插管全麻包括:①颅脑和胸、腹腔手术。②头颈部与口咽腔手术。③危重疑难手术。④特殊体位手术(如侧卧位及俯卧位手术)。

2.气管导管的选择

按照常规,6岁以下小儿可选用不带气囊的气管导管,目的是增加导管内径、降低气道阻力、减少气囊充气对气管黏膜的压迫损伤。导管的粗细应在15～20 cmH$_2$O的气道压力时稍有漏气为宜。若压力在10 cmH$_2$O时即有漏气,则应更换大一号导管。切合实际的气管导管的选择应在喉镜显露声门后,根据声门大小而定,通常以小儿年龄备好3根不同型号(ID)的导管以供选择。需提示的是:带气囊的导管若选择稍粗,有时管尖插入声门,而气囊却在声门处受阻,此时应更换小一型号导管即可。选择适宜粗细的气管导管,且操作轻柔、插入深度准确,是避免通气意外的关键措施。资料表明,只要注意使用,避免暴力操作,带气囊导管并不会增加气管内插管并发症的发生率。

3.导管插入深度（从上切牙至管尖距离）

由于新生儿至 12 岁小儿其气管长度随年龄而递增,故导管插入气管内的深度也不一,为防止导管插入过深管尖抵达隆嵴或进入支气管,同时也应防止插入过浅而术中脱管。

七、呼吸回路的选择

(一)成人采用的半紧闭系统不适用于小儿

(1)面罩、螺纹管及接头明显增加无效腔量。

(2)吸气和呼气活瓣可使呼吸做功增加。

(3)大容积的 CO_2 吸收罐有储存吸入麻醉药的作用。

(二)体重 10 kg 以下小儿应用无复吸入或开放系统

(1)复吸入程度取决于新鲜氧流量,流量应为潮气量的 2～2.5 倍。

(2)呼吸囊的大小:新生儿应为 500 mL,1～3 岁为 1 000 mL,3 岁以上者为 2 000 mL。

(3)10 kg 以上者可使用半紧闭系统,但应选用小儿呼吸囊和螺纹管。

八、全麻维持

小儿术中全麻维持的选择取决于各自医疗单位的条件、所具备的麻醉药,以及麻醉医师的经验、熟练程度及操作习惯。

(一)吸入全麻药维持

以氟烷、恩氟烷、异氟烷或七氟烷复合 N_2O 吸入,辅助静脉注射肌松药为常用方法,但应注意以下几种。

(1)吸入麻醉药的最低肺泡有效浓度(MAC)值与年龄相关,早产儿和新生儿最低。如氟烷的MAC 值:早产儿为 0.6%,新生儿为 0.89%,而 2～4 个月小儿为 1.12%。

(2)新生儿对吸入全麻药的摄取和分布非常迅速,诱导和苏醒均快,麻醉深度较易调节,但也容易发生呼吸和循环抑制。

(3)吸入麻醉药可产生与剂量相关的呼吸抑制,麻醉期间应进行辅助或控制呼吸。

(二)静脉全麻药维持

1.氯胺酮

静脉注射 1～2 mg/kg 可维持 10～15 分钟,肌内注射 5～7 mg/kg 可维持 20～30 分钟。但应注意其不良反应,如低龄小儿保留自主呼吸者,用量过大可产生呼吸及循环抑制等。

2.羟丁酸钠

静脉注射 80～100 mg/kg 可维持 1～2 小时,但麻醉性能较差,常需与其他全麻药合用。

3.丙泊酚

可用于 3 岁以小儿的麻醉诱导和维持,维持量为 6～12 mg/(kg·h),并根据需要调节。如与其他全麻药合用,可出现循环抑制,应减少用量。

九、麻醉期间的监测

(一)呼吸系统

(1)常规在心前区胸壁放置听诊器监听呼吸音、呼吸频率,同时可监听心率和心音的强弱。食管听诊器应在气管内插管后放置。

（2）严密观察呼吸运动模式、呼吸囊的动态、手术野组织黏膜及出血的颜色，尤其应常规监测 SpO_2。

（3）维持呼吸道通畅，减少无效腔通气对小儿具有更重要意义。小儿的 Vd/Vt 与成人相同，但 Vt 小于成人，轻度增加 Vd，则可使 Vd/Vt 明显升高。

（4）术前肺功能较差者，或对呼吸功能影响较大的手术，应监测呼吸功能和血气分析。

（二）循环系统

常规监测 ECG、血压，监听心音。根据心音的强弱、心率及心律等，以准确评估循环状态。循环抑制早期可表现为心音减弱和心率减慢。

术前并存心、肺疾病或复杂手术，应监测直接动脉压、CVP 和尿量，应维持尿量 $1\sim2$ mL/(kg·h)。

（三）体温监测

小儿的体温调节中枢发育尚未成熟，散热过快或散热障碍可能随时出现。因此，麻醉期间的体温变化很大，体温降低或升高都可能发生。此外，室内温度、输液，或输入库血均应予以注意。

麻醉期间应常规监测体温，通常监测鼻温或肛温，若有异应及时处理。

十、并发症的防治

由于小儿病理生理特点，临床麻醉期间并发症较多，且程度各异，轻者一般对机体无明显影响并很快恢复，重者可导致严重后果，甚至危及生命。因此，提高小儿麻醉安全，防止和避免各种并发症是临床麻醉中的重要一环。

（一）呼吸系统

呼吸系统并发症在小儿麻醉中最为常见，故麻醉与手术期间更应加以重视。

1.呼吸道梗阻

因小儿上呼吸道的解剖特点所致，尤其新生儿与婴儿，围术期很易引起上呼吸道梗阻。

（1）原因：舌后坠、分泌物阻塞、误吸，气管导管扭曲，喉部水肿，声门下水肿，喉痉挛或支气管痉挛等。

（2）处理：①未行气管内插管者应严密观察呼吸运动，必要时放置口咽通气道。②及时清除气管内和口腔内的分泌物。③对饱食或肠梗阻者术前应胃肠减压，且在气管内插管前放置胃管，并吸出胃内容物以减少呕吐与误吸。④及时检查并固定好气管内插管的位置，监测气道压力，发现异常及时处理。⑤拔管前应吸氧并充分吸痰，在膨肺后拔管，可避免因吸引所致的缺氧。⑥发现喉水肿或痉挛，应尽早使用皮质激素治疗，必要时可喷雾肾上腺素液。

2.呼吸抑制

麻醉类药物均有呼吸抑制作用。

（1）原因：麻醉性镇痛药、基础麻醉药及其他强化药都易引起中枢性呼吸抑制，尤其复合用药或剂量过大、注射速度过快。

（2）处理：①必须根据小儿全身情况和耐受能力用药。②一过性呼吸抑制可以面罩辅助呼吸。③严重呼吸抑制者应气管内插管行人工呼吸。

（二）循环系统

非先天性心脏病小儿其循环功能常较为稳定，围术期心血管并发症较呼吸系统显著为少。

1.心动过缓

小儿麻醉期间出现心动过缓是一危险信号,常与缺氧、迷走神经反射、低血压、药物对心肌的直接抑制等因素相关。除治疗病因外,必要时以阿托品治疗,并充分供氧。

2.心搏骤停

由于小儿对缺氧、失血的代偿能力很差,如不及时治疗,易导致心搏骤停。术中应密切观察和监测,及时发现并做出有效处理。

(三)体温异常

小儿麻醉期间体温易受环境温度的影响,容易降低或升高。

1.体温降低

一般情况下新生儿、婴儿体温易下降。

(1)原因:室温低,手术野及体表散热,输入低温液体和血液。

(2)处理:保持室温 24~26 ℃。大量输库存血时应加温;必要时应用保温毯保温。

2.体温升高

幼儿以上年龄段麻醉期间体温则容易升高。

(1)原因:室温高,如覆盖过多敷料致散热障碍。缺氧、二氧化碳蓄积、脱水、感染、寒战及呼吸做功等。

(2)处理:去除病因,对症处理,必要时采用体表物理降温。

十一、小儿喉罩的应用

随着喉罩的逐步改进和使用经验的不断积累,常被用于小儿麻醉中人工呼吸道的建立。喉罩虽然无法取代气管内插管,但它可以用于维持麻醉患儿自主呼吸与控制通气时的上呼吸道通畅。小儿临床应用喉罩较成人为少,但与气管内插管相比有着许多特点,如不需使用喉镜,操作简便易行,对血流动力学影响较小,还可替代气管导管维持麻醉通气等。需要指出的是,最初的喉罩是由英国人根据成人尸体解剖咽喉部结构设计的,而用于小儿的喉罩多数是按比例将成人喉罩缩小制成。由于小儿,尤其是婴幼儿在咽喉局部解剖结构上并非是成人的缩影,而具有不同于成人的特点,因而在使用过程中务必慎重对待。

(一)临床应用

1.喉罩的插入方法

(1)喉罩的标准插入方法:在合适的吸入麻醉诱导或静脉注射丙泊酚麻醉后插入喉罩。插前须检查罩囊,且完全抽瘪罩囊,并将喉罩进行润滑,然后右手握持喉罩盲探下沿腭部插入至咽喉部,直至感到阻力,充气囊,检查通气情况。

(2)喉罩的反向插入方法:喉罩面朝下,罩囊部分充气,当插到咽部时旋转180°,对喉罩进行调整时,应先将喉罩的纵向中心黑线应位于上切牙的中点。

2.常见喉罩插入不良的原因

(1)麻醉深度过浅,可致喉罩的插入操作失败,呛咳和喉痉挛在浅麻醉时易发生,婴幼儿和小儿的发生率大于成人。

(2)张口受限,可使喉罩插入和推送发生困难。

(3)会厌被喉罩的前端推向喉口,可导致部分性呼吸道梗阻。

(4)喉罩前端的通气口未对向喉入口,如喉罩的插入位置太深或太浅。

（5）喉罩插入后其罩囊前端向上掀起,而半阻塞声门,可导致部分呼吸道梗阻,此问题最常发生在喉罩应用次数过多,罩囊失去原有的弹性。

（6）小儿使用喉罩时应经常观察通气导管后面的黑线。应保持其位于上切牙正中,如果偏向一侧,常提示通气罩囊在咽喉部存在扭转的可能。

（7）喉罩受阻于咽后壁:主要与在垂直方向上插入喉罩有关,不仅可导致通气效果不良,而且可导致严重的胃胀气。

（8）术中头颈部活动易引起已安置良好的喉罩重新漏气。

3.喉罩应用的特点

（1）可提供良好通气,呼吸道阻力较气管导管更低。

（2）避免对声带和气管的刺激和解脱了麻醉医师麻醉管理和扣面罩的麻烦。

（3）可应用于影像学检查,如放射性治疗或其他短小手术。

（4）喉罩的插入即使麻醉较浅或无肌肉松弛条件下也可完成。应用喉罩期间可减少全麻药用量,并明显缩短苏醒时间,还可减少由气管内插管所特有的并发症发生。

（5）在插管困难患儿,喉罩还可用于引导气管内插管,即先通过喉罩放置气管内一细导管,退出喉罩后可作为管芯引导气管内插管。

（二）小儿喉罩使用的相关问题

喉罩在临床麻醉中使用日益广泛,但临床上一些潜在的相关因素不容忽视。

1.罩囊及罩囊压力

（1）有研究指出,一个理想的罩囊即使插入正确也不能保障通气良好,因为罩囊是在喉入口处,并非插入气管内,若通气压力稍高,可产生漏气或部分气体吹入胃内。

（2）如罩囊过度充气,容易造成咽腔黏膜组织受压损伤,术后咽喉疼痛显著。

（3）罩囊插入过深或过浅,以及充气不足均可引起喉入口漏气。

（4）罩囊如破损,即使针尖样大,也必须丢弃,因失去喉入口封闭作用。

2.呼吸道梗阻

对于婴幼儿,喉罩引发的呼吸道梗阻应该引起足够的重视。近期研究表明,婴幼儿应用1.0或1.5号喉罩容易引起气道部分梗阻,致使呼吸道压力增高,吸入气泄漏明显,从而引发有效潮气量降低。Harnett等人也报道,婴幼儿应用喉罩呼吸道梗阻发生率高,尤其是在术中。因此,喉罩应用于婴幼儿麻醉应当非常谨慎,麻醉医师应清楚术中随时可发生呼吸道梗阻的风险。

3.罩囊位置不当

通过纤维支气管镜(纤支镜)检查,Rowbotton等报道,小儿喉罩插入位置不当的比例约为19%,这一数值大大高于成年人的10%。而且以喉罩维持通气的小儿有49%可在罩内看见会厌,这在通常自主呼吸状态下并不影响通气,但若需行正压辅助通气则会遇到麻烦。Wahlen报道100例3～11岁小儿应用喉罩,纤支镜证实49例位置不良,51例良好,其最低漏气的呼吸道压力分别为17和25 cmH_2O,胃充气仅发现5例位置不良者。Campbell用纤支镜证实,喉罩位置是否理想,发现直视喉镜下插入准确率91.5%,而盲插的准确率只有42%,但两组通气均无困难。近年来的研究显示,能安全使用喉罩通气的小儿最低体重为6.5 kg,能保证呼吸道通畅的概率与成年人相似(92%～99%),只是在喉罩插入和拔出过程中遇到困难的比例较成人高。人们在临床实践中总结了一些经验,如Brain(喉罩发明人)建议,在插入喉罩前预先将罩囊内充入少量空气,以利于插入后会厌离开咽后壁而不阻挡声门。又如有人在遇到小儿喉罩插入困难时,可通过提下颌,以便使舌根离开咽后壁,扩大咽腔,从而使喉罩容易置入到位。此外,根据临床要求,有的厂商制造了一种用于20~30 kg的小儿的2.5号喉罩,据称是真正按照小儿呼吸道解剖特点而设计,但其临床实用价值有待进一步证实。临床观察不论是哪种类型的喉罩,任何头、颈部位置的变动,如垫肩、抬头,以及翻身等体位的改变,都可能导致罩囊移位,而这些变动在气管内插管完成后是完全被允许的。因此,喉罩的使用仍需由有经验的医师来管理,同时密切注意监测呼吸参数。

4.呼吸道的密闭性

喉罩正压通气时容易漏气,漏气程度与手术时间长短、患者体位、颈部紧张度、通气阻力、通气压力大小等因素有关。喉罩正压通气时呼吸道压力不应超过20 cmH_2O。当维持相同通气时,使用压力控制通气较容量控制通气的气道峰值压。有研究表明,小儿喉罩使用时,胃食管反流的发生率与面罩和气管内插管无显著性差异。一旦发生反流与误吸,应立即拔除喉罩,气管内插管清理呼吸道并给予通气。

5.其他

由于喉罩存在置入位置、密闭性,以及小儿上呼吸道解剖方面的特殊等因素,对于使用喉罩过程中出现的屏气、呛咳、喉痉挛、分泌物、呼吸道梗阻、SpO_2下降、反流与误吸,以及气体入胃等问题都应对症处理。

十二、部位麻醉

临床上采取部位麻醉方法达到镇痛与肌松作用,则能满足某些手术要求,并显著降低了选择全身麻醉可能引起的不良反应。

(一)小儿局麻药的药理特点

(1)由于新生儿血浆清蛋白含量较低,局麻药与蛋白的结合减少,可使游离局麻药浓度增加。

(2)6个月以下小儿的血浆胆碱酯酶活性降低约50%,新生儿的肝微粒体酶系统发育不全,常致使局麻药的代谢速度减慢。

(3)局麻药毒性反应较易发生,因此,用量应根据体重仔细计算。在小儿,重复用药容易引起蓄积性局麻药毒性反应。

(二)部位麻醉的实施

在合理应用基础麻醉或辅助药的基础上,小儿可以在部位麻醉下进行手术。但麻醉管理不能忽视,应备麻醉机及急救用品。

(1)为避免患儿在进手术室前哭闹,必要时可施行基础麻醉,待患儿入睡后再进手术室。常用氯胺酮4~6 mg/kg肌内注射,或咪达唑仑0.2~0.3 mg/kg肌内注射。

(2)门诊小手术可在局部浸润麻醉下完成。

(3)臂丛神经阻滞时常选腋路法,常用1%利多卡因8~10 mg/kg,加适量肾上腺素。

(三)骶管阻滞

1.适应证

一般情况良好的年长儿会阴部手术,学龄前期、婴幼儿下腹部及下肢手术。

2.禁忌证

穿刺部位皮肤感染、血液凝固异常、脊膜膨出、血容量显著减少等。

3.穿刺体位

左侧卧位或俯卧位(臀部需垫高,清醒年长儿适用)。穿刺方法:在骶裂孔处定位,与皮肤垂直进针,穿过骶尾韧带后,针与皮肤成30°~40°角向头端进针,向骶管推进2~3 cm即可。针过骶尾韧带时有落空感,注入空气无皮下气肿,注入生理盐水无阻力。

4.注意

进针不宜超过髂后上棘连线,以免损伤硬脊膜囊;回抽有血有液体时应放弃注药。

5.骶管容积

(V)(mL)=(D-15)/2+4(D=第7颈椎至骶裂孔距离),或(V)(mL)=kg(小儿)。

6.用药量

利多卡因8~10 mg/kg。浓度:新生儿0.5%;1~3岁0.75%;3~5岁0.8%~1%。

(四)硬膜外阻滞

1.适应证

腹部和下肢手术,与浅全麻相结合用于胸部、腹部及下肢手术,尤其是术后需镇痛者。可以单次给药,也可行连续硬膜外阻滞,麻醉显效快,阻滞效果好,但麻醉平面容易升高。

2.穿刺部位

较成人低1~2个间隙,进针深度1~2.5 cm。

3.用药配方

(1)利多卡因8 mg/kg,>10岁的浓度为1.2%~1.5%,6~10岁为0.8%~1%,3~5岁为0.75%,<3岁为0.5%。

(2)丁哌卡因1~2 mg/kg,>10岁的浓度为0.25%,6~10岁为0.2%~0.25%,3~5岁为0.2%。

4.单次硬膜外阻滞

常用0.125%~0.25%丁哌卡因,用量按0.6 mL/kg计算。连续硬膜外阻滞时用药见表11-5。

表11-5　硬膜外阻滞常用药物

局麻药	浓度(%)	用量(mg/kg)
利多卡因	0.7~1.5	8~10
丁卡因	0.1~0.2	1.2~1.5
丁哌卡因	0.25~0.5	2

5.术后硬膜外镇痛

常用0.1%丁哌卡因含芬太尼3 μg/mL,以0.1~0.3 mL/(kg·h)的速度持续注入。但1岁以下者不用麻醉性镇痛药,以免发生呼吸抑制。

(五)臂丛神经阻滞

上肢手术可应用腋路及肌间沟阻滞法,适应5岁以上小儿。常选用0.8%~1%利多卡因8~10 mg/kg,年长儿可选用0.25%丁哌卡因1~2 mg/kg。腋鞘容积(mL)=年龄×2+4。

(朱清华)

第三节　小儿腹部手术的麻醉

一、腹股沟管疾病

(一)病理生理

(1)腹股沟疝:从定义上讲是腹内脏器或组织从腹壁缺损向外突出称为疝。当疝不能减小或还纳至正常位置时,称为嵌顿。疝内容物血供损害时,称为绞窄。小儿腹股沟疝是由于腹膜鞘状突未闭造成,外科手术治疗时间短,约 15 分钟。手术除对腹膜囊的短时牵拉外,手术刺激小。鞘膜积液、精索囊肿不论在外科手术或麻醉技术方面都与之相仿。

(2)隐睾症:当睾丸持续未能进入阴囊称为隐睾症。完全性隐睾多在腹腔内,不完全性则位于腹股沟高位或低位,最常见的是位于腹股沟下段。手术持续时间因睾丸位置而有所不同,大约30 分钟。

(二)麻醉要点

鞘膜积液及斜疝修补术属择期手术,手术时间较短,除 6 个月以下小儿,不一定必须气管内插管。喉罩可以替代插管或由有经验的医师实施面罩麻醉下自主或辅助呼吸,有通气障碍时再行气管内插管。全麻联合局部浸润、骶管阻滞或髂腹股沟/髂下腹神经阻滞可减少术中全麻药用量,且有利于患儿术后镇痛。类似手术采用骶管阻滞复合全身浅麻醉(非插管全麻),除有禁忌证外,不失为一种替代气管内插管全麻的好办法,全麻药用量少,呼吸抑制轻,镇痛完全,平面理想,并且术后有良好的镇痛效果,这种技术主要适用于体重 25 kg 以内的小儿。最大容量是加肾上腺素的0.25%或 0.19%丁哌卡因,最大剂量不应超过2 mg/kg。也可配合其他局部区域阻滞的方法。

(三)注意事项

(1)合并嵌顿疝和肠梗阻患儿应按饱胃处理,麻醉前应进行胃肠减压,治疗原则同肠梗阻。

(2)如果麻醉偏浅,隐睾手术牵拉精索时的疼痛反射可诱发喉痉挛和心动过缓。

二、小儿腹腔内肿瘤

(一)病理生理

小儿腹部肿瘤多为恶性,常位于腹膜后。尽管肿瘤的放疗及化疗已取得相当进展,然而手术乃是腹部肿瘤的主要治疗手段。神经母细胞瘤和肾胚胎瘤是最常见的实质性肿瘤,其次为畸胎瘤、肝脏肿瘤和横纹肌瘤。肿瘤的体积可对患儿消化道、呼吸动力学及全身情况产生不利影响。为了缩小肿瘤体积和提高疗效,术前常给予化疗,而化疗可对全身情况、心及肾功能、生化尤其是血液学产生影响,应评估有无贫血及低血容量,对外科肠道准备非常重要。有些患者术前进行化疗,常会有不可逆的心肌病,应注意收集病史,根据体格检查、辅助心电图、胸片及超声心动图进行评估及是否有心脏储备功能的降低。手术期间出血危险大,故术前备足血液制品是必须的。

(二)麻醉要点

(1)常规快诱导气管内插管,持续机械通气。维持以充分的镇痛、肌松和控制呼吸,可提供腹肌松弛满意的手术视野。开放肢体 2～3 条血管通路,进行中心静脉压和有创动脉压置管的基本监测,以便在血流动力学监测下有效补充血容量。还应放置导尿管及胃管,并进行体温、脉搏血氧饱和度(SpO₂),以及呼气末 CO₂ 分压(PETCO₂)监测,必要时检测血生化和做血气分析。

(2)注意血流动力学稳定,特别是肿瘤压迫、包绕或浸润大血管产生的出血危险。年龄越小,安全性越差。应避免代偿不足的低血容量或输液过度的高血容量,因有持续的渗血、液体冲洗、隐蔽的损失,很难估计失血量,肝功能受损或大量输血可发生凝血功能障碍,所以要密切监测血压、脉率和中心静脉压。尿量的监测也利于评估患者血容量状态。

(3)动静脉通路之所以要开放在上肢,是因肿瘤或手术操作可能造成下腔静脉和腹主动脉的血流阻断。当翻动肝脏则可造成一定的下腔静脉压迫,从而下腔静脉回流受阻,动脉压骤降,以及突发的心动过缓,甚至心搏骤停。手术医师应随时准备暂停手术,实施压迫止血,以配合麻醉医师纠正血流动力学变化。

(4)手术时间冗长和大面积腹腔开放会使体温降低,必须保持足够的室温,放置电热毯,加温冲洗液和静脉液体。

(三)注意事项

患儿术后通常需要机械通气支持,辅助呼吸可能需要几天时间,因而需要准备重症监护。

三、先天性胆管发育畸形

(一)病理生理

先天性胆管闭锁、先天性胆管发育不全、先天性胆总管囊肿,均可引起婴幼儿阻塞性黄疸。先天性胆管闭锁是肝内外胆管呈膜状或条索状闭锁。先天性胆管发育不全是肝内外胆管细小,胆汁引流不畅,而出现胆汁淤滞性肝大及黄疸,其病因学无统一结论。先天性胆总管囊肿患者常有腹痛、腹部肿块、黄疸三大典型症状,间歇性黄疸为其特点。大部分阻塞性黄疸患儿有肝脾大,个别患儿有发绀及杵状指,晚期可出现腹壁静脉怒张,腹水及严重的凝血功能障碍。为提高手术成功率,一经确诊应在积极术前准备的同时及时手术,重建胆管。

(二)麻醉要点

(1)手术多为较小婴儿,手术持续时间较长,3～4 小时。腹部行较大的横切口,可能出血较多,必须在上肢开放两条静脉,最好备新鲜浓缩红细胞及冷冻血浆。

(2)麻醉药选择应以不加重肝脏负担为原则,尽量减少静脉全麻药用量,以免加重肝损害和药物蓄积。诱导插管可选用静脉注射丙泊酚或 1% 硫喷妥钠辅用肌松药(维库溴铵或潘库溴铵),麻醉维持用麻醉性镇痛药复合异氟烷。

(3)探查肝门时必须翻动肝脏,可导致下腔静脉回流受阻,引起低血压。用 4% 清蛋白 10 mL/kg 扩容有较好的预防作用。对于黄疸患儿,副交感神经系统处于敏感状态,故插管或术中操作可引起心动过缓,术前术中应备有阿托品。术中保持液路通畅,及时补充新鲜血液,手术时间较长者,患儿体液丢失较多,应充分补液并注意保暖。

(三)注意事项

(1)由于胆管功能障碍,维生素 K 合成减少,再加患儿多有不同程度的肝损害,引起凝血因子 II、VII、IX、X 生成障碍,有自然出血倾向。所以术前 3 天肌内注射维生素 K,补充葡萄糖及 B 族维生素、维生素 C、维生素 D。如果有贫血,及时输血,纠正水、电解质紊乱和酸碱失衡。

(2)术后防止感染,保持胆汁引流通畅,加强呼吸道管理,预防腹水,严密监测水、电解质平衡。

四、择期脾脏切除术

(一)病理生理

小儿择期脾切除的主要指征是溶血性贫血,包括遗传性球形红细胞增多症及血小板减少症。前者由于红细胞的膜结构改变,而致使红细胞在脾脏内破坏。因此,脾切除手术是此病真正的根治性措施。其他溶血性贫血中,如珠蛋白生成障碍性贫血(又称地中海贫血)(β 或 α 球蛋白链合成降低)。镰状细胞贫血(β 链结构异常引起的病态 S 血红蛋白)或葡萄糖-6-磷酸脱氢酶(G6PD)缺乏,只有当核素检查证明是溶血性贫血时,才是脾切除的指征。慢性血小板减少性紫癜病例,只有当皮质激素治疗无效时才考虑脾切除。

(二)麻醉要点

(1)患者大多为 6～10 岁儿童,可常规快诱导全麻气管内插管,维持以肌松静-吸复合麻醉。

(2)对血小板减少的病例,气管内插管和放置胃管时应轻柔操作,以避免黏膜损伤而导致出血。

(3)对镰状细胞贫血,应避免低氧血症、心血管抑制、静脉淤滞及低温。应该注意脉搏血氧饱和度监测。

(三)注意事项

(1)手术应在近期无任何感染情况下进行。

(2)溶血性贫血病例,必要时可于术前输入浓缩红细胞,以使血红蛋白 A 在 100 g/L 左右。

(3)血小板减少病例,术前输注血小板无效。注意避免术前肌内注射用药。

(4)如果较长时间应用皮质激素治疗的患儿,诱导前必须注射皮质激素。

(5)重症珠蛋白生成障碍性贫血,可发生输血后铁的超负荷,特别是对心脏负荷的影响,故术前应摄胸片、查心电图和超声心动图。

五、急性阑尾炎和腹膜炎

(一)病理生理

急性阑尾炎的病理生理变化是阑尾腔堵塞继发细菌过度繁殖,阑尾肿胀。延误治疗会使过度肿胀的阑尾坏疽、溃破而导致腹膜炎和脓肿形成。急性阑尾炎高发于 10～19 岁。穿孔发生率为 30%～45%。阑尾炎发病一旦诊断明确,应立即手术。

(二)麻醉要点

(1)评估患儿体液和电解质状态,注意补液和血容量的补充。高热应采用物理降温等手段控制体温。

(2)麻醉可根据小儿的年龄、体重和全身情况,采用快诱导气管内插管全麻,用吸入麻醉、麻醉性镇痛药和肌松药维持麻醉。

(三)注意事项

(1)由于腹膜炎、不同程度的肠道梗阻及发热等,造成血管间隙的消化道第三间隙积存了大量体液和电解质,这样形成的肠腔内水、电解质潴留,导致离子和血容量的失衡。因此,补充液体,以及必要的扩容是急腹症患儿麻醉的先决条件。

(2)急腹症患儿因胃与食管压差的逆转,即使几小时未进饮食,也必须视为饱胃处理,术前置胃管是必须的。急腹症患儿手术麻醉的主要危险是反流与误吸,且被动性反流的危险最大。因此,麻醉医师要始终注意采取预防性措施,比如使用带套囊的气管导管清醒表麻下插管等。

六、急性肠套叠

(一)病理生理

急性肠套叠是任何一段肠管套入其下游的另一段肠管内。男性多于女性,多发生在 2~12 个月的婴儿。病因可能与病毒感染及其导致的淋巴结肿大有关。约 90% 肠套叠发生于回肠、结肠。其他为回肠回肠和结肠结肠型。主要症状为腹痛、便血及腹部包块。其他症状有腹泻、呕吐、发热及脱水等。也可出现神经系统体征如嗜睡等。新生儿则表现为急性坏死性小肠结肠炎的症状。

(二)麻醉要点

(1)肠套叠儿童误吸发生率高,麻醉诱导注意反流。

(2)如果患儿血流动力学状态不稳定,麻醉药可选用氯胺酮、依托咪酯等对心血管无抑制的药物。

(3)钡灌肠或空气灌肠纠正肠套叠成功率为 80%,但必须有麻醉医师在场。

(三)注意事项

同急性阑尾炎。

七、腹股沟嵌顿疝

(一)病理生理

同腹股沟疝。当腹股沟疝囊不能还纳,并发生疝内容物缺血性损害时便发生嵌顿。最常见于 6 个月以内的婴儿。

(二)麻醉要点

患儿往往有早产史,通常呼吸暂停发生率高,故多采用气管内插管全身麻醉,术中保障呼吸道通畅,做好呼吸管理,关注呼吸功能变化。

(三)注意事项

密切注意呼吸道状况,防止围术期呼吸道梗阻,避免机体缺氧与二氧化碳蓄积。

八、肝功能障碍患儿的麻醉

(一)病理生理

肝脏为机体的重要消化器官,具有胆红素代谢、蛋白质合成、凝血因子的生成、碳水化合物代谢和药物的生物转化等诸多生理功能。肝脏生理功能多且潜力巨大,难以用简单的功能实验准确判断肝脏的多种功能。除非病情严重或全肝病变方可有明显的肝功能实验异常。比较敏感的功能实验为血清胆红素、清蛋白含量,以及凝血酶原时间。凝血酶原主要在肝脏合成,合成中需要维生素 K 参与,如果患儿无维生素 K 缺乏或经过维生素 K 治疗,而凝血酶原时间延长超过 6 秒以上者,说明有明显肝损害。严重肝损害时,血清胆红素 $>51.3~\mu mol/L$、清蛋白 $<30~g/L$。患儿如营养状态极差,同时患有肝硬化、病毒性肝炎或梗阻性黄疸时,其肝功能亦可能明显受损。按患儿肝病种类、症状体征及化验检查进行综合分析,即可判断肝功能状态。

（二）麻醉相关问题

（1）肝脏耗氧量较大（占全身耗氧量的 1/3），任何麻醉技术和手术操作都会影响肝血流（LBF）。肝血流的减少可导致肝细胞缺氧，从而加重肝功能的损害，故术中应避免低氧、低血压、二氧化碳蓄积，以及大剂量血管收缩药的应用。手术操作可引起内脏血管阻力增加，肝血流减少，上腹部比下腹部手术明显，肝胆手术较上腹部手术更甚。因此，肝病患儿有肝功能受损或在肝炎急性期，麻醉手术后并发症多，死亡率高，需充分准备后方可实施。

（2）麻醉应尽量选择对肝功能影响较小的局麻、神经阻滞或椎管内阻滞。在凝血功能正常的患者硬膜外阻滞后，每搏量增加，心率缓慢，平均动脉压和外周血管阻力减小，肝动脉总血流和肝总血流有增加趋势，肝血管阻力减小，使肝血流增加。但若阻滞平面过广，发生有效循环血容量不足时，肝血流会随血压呈比例地下降。部位麻醉可在基础麻醉下实施，术中可辅助用药以保持患儿安静。

（3）所有麻醉药都可引起肝血流减少。吸入麻醉药除氧化亚氮外，氟烷、恩氟烷和异氟烷都减少肝血流，其中，异氟烷影响相对较小。静脉麻醉药中氟哌利多、氯胺酮、芬太尼、劳拉西泮对肝功能无明显影响，可以选用；硫喷妥钠、哌替啶、地西泮、咪达唑仑、丙泊酚及普鲁卡因静脉麻醉，均可使用，但须减少用量。维库溴铵主要经肝脏排泄，肝功能不良患者阻滞时间可明显延长，阿曲库铵不受肝、肾功能和循环功能变化的影响，仅分布容积增加。在肝硬化患者，这些药物需要用较大的首次剂量才能达到完善的肌松。肝功能障碍患者血浆胆碱酯酶含量和活性有不同程度下降，因而琥珀胆碱作用时间延长。麻醉性镇痛药哌替啶半衰期较正常人延长 1～1.5 倍，血浆清除率下降 50%，但分布容积和与蛋白结合基本不变。吗啡和芬太尼经肝代谢，用药后血浆游离成分增加，药效增强。芬太尼分布容积增大，肝硬化患者用芬太尼后半衰期延长 4～5 倍，应用时特别小心。尤其是新生儿和小婴儿肝病患者，对麻醉性镇痛药特别敏感，这类患者用药一定做气管和呼吸支持或尽量不用。

（三）麻醉要点

（1）术前准备主要是纠正凝血功能障碍、预防感染和防止术中低氧血和低血压。预防性抗生素应用：备新鲜血及血浆。梗阻性黄疸的凝血功能障碍主要是补充维生素 K。如果条件允许，肝病患儿麻醉前还应给予高蛋白、高糖和低脂肪饮食，增加血浆蛋白，增加肝糖原储备，有利于保护肝脏。

（2）麻醉最好选择部位麻醉或气管内麻醉加硬膜外阻滞。完善的硬膜外阻滞可减少或不用镇痛药和肌松药，减少镇静药的使用，利于患儿术后复苏。因患儿血浆胆碱酯酶含量及活性降低，应注意局麻药使用；有出血倾向的患者应避免使用硬膜外阻滞。

（3）入手术室即监测血压、脉搏、呼吸、血氧饱和度和心前听诊。诱导前充分供氧，术中出血患者开放两条静脉，最好是上肢。术中处理重点是维持患儿体温、充分供氧和防止低血压。5% 葡萄糖溶液以 4 mL/(kg·h) 持续输入并反复监测血糖，第三间隙丢失用乳酸钠林格液补充，严格计算失血量，及时补充以维持血流动力学稳定。术后送 ICU，待患儿完全清醒后拔除气管导管。此间尤其注意血压和神志的监测，并注意是否尿少。

（四）注意事项

（1）术中严格避免低氧血和 CO_2 蓄积，避免低血压。

（2）出血患者给予新鲜血和新鲜血浆。

（3）注意减少麻醉药用量，注药速度应缓慢，以预防心肌抑制。

（4）避免插管应激反应。

(5)工作人员皮肤伤口接触 HBsAg 阳性物质,应于 7 天内注射乙肝免疫球蛋白(HGIg)。乙肝母亲的新生儿出生后 24 小时内及生后 1、4、12 个月时各注射 1 次 HBIg,或乙肝疫苗与 HBIg 一起注射。

(6)手术结束后,应送 ICU 继续呼吸支持和维持血流动力学稳定,如果患儿未能及时清醒,应警惕肝昏迷的可能。

(朱清华)

第四节　小儿泌尿系统手术的麻醉

一、常见泌尿系统手术概述

(一)小儿泌尿系统疾病特点

(1)儿科泌尿系统疾病大多发生在胚胎或胎儿期,畸形发生越早病情越重。某些畸形不仅影响泌尿系统,也可能影响其他器官系统。如尿路梗阻导致肾发育障碍,肾功能不良,羊水生成减少而导致肺发育不良。如果合并其他器官疾病,可直接影响患儿手术和麻醉处理及预后,术前评估要仔细。

(2)常见的小儿泌尿系统肿瘤发病年龄小,50%左右在 2 岁以下,恶性程度高,病灶可较早向周围组织浸润,或转移至肺、肝、骨髓及脑等部位。并可伴有全身状况不良及贫血。

(3)小儿泌尿系统疾病引起的高血压往往是在体检时发现。完善的硬膜外阻滞可不需要使用降压药,多数患儿术后可逐渐恢复正常。

(4)并发症严重或术前化疗的患儿,可有贫血和/或骨髓抑制,全身情况差,对应激反应能力低下。如果肿瘤浸润周围大血管需大范围游离的手术患者,可发生大量出血,很容易超过其代偿能力。因此,术前贫血应适当补血,使 Hb>80 g/L 以上并充分备血。

(5)术中注意保温。

(二)麻醉要点

麻醉应根据患儿年龄、全身状况、手术部位和范围,以及是否合并其他器官损害等问题综合考虑。隐睾、包皮环切、尿道下裂修补等,可施行适当浅麻醉状态下的骶管阻滞。若患儿较小,手术时间长,无论选择什么麻醉,都应气管内插管。硬膜外阻滞可满足大多数泌尿系统手术需要的镇痛、肌松和反射抑制。3 个月以内小婴儿可选用骶管阻滞。在硬膜外(骶管)阻滞的基础上气管内插管,使用让小儿能够耐受气管导管的麻醉用药即可,能减少吗啡类药物的应用,保留自主呼吸,使麻醉对循环和呼吸的抑制减少至最低。手术结束后,患儿苏醒快,拔管后有硬膜外良好的镇痛作用亦便于术后护理。根据患儿情况也可选用喉罩替代气管导管通气。

(三)麻醉注意事项

全身麻醉下气管内插管配合硬膜外(骶管)阻滞时,保持自主呼吸的麻醉较浅,要注意全麻的麻醉深度,以避免呛咳。尤其是使用喉罩时更应该注意,因为使用喉罩时的呛咳会引发支气管及喉痉挛而可能造成严重后果。喉罩复合应用肌松药控制呼吸的麻醉状态,可以避免麻醉过浅所致的并发症。

二、肾上腺皮质癌

(一)病理生理

肾上腺皮质癌是发生在肾上腺皮质的恶性肿瘤,发病年龄小,主要在幼儿和儿童。肿瘤刺激皮质醇分泌增加,主要为糖皮质激素和雄激素。盐皮质激素醛固酮增加对钠的重吸收和排钾;高血钠致细胞外液增加,水、钠潴留和血压升高。糖皮质激素促进肝糖原异生,增加肝糖原,升高血糖,抑制蛋白质合成,增高血浆胆固醇,四肢脂肪分解,脂肪重新分布,形成向心性肥胖。患儿颈短、肥胖、水牛背、满月脸、多毛、衰弱无力。雄激素促进男孩性早熟,阴茎增大,睾丸和前列腺发育正常。女孩则阴蒂肥大和肌肉过于发达。

(二)麻醉要点

(1)此类患儿术前准备是降低血压,可口服降压药,补充氯化钾,以纠正血钾,补充皮质激素。

(2)因患儿年龄小,术中情况复杂,最好选用气管内插管全麻加硬膜外阻滞,以便于呼吸管理和抢救便利。术中严密监测 BP、HR、ECG、SpO_2 等。

(3)手术切除肿瘤时,皮质激素分泌突然减少,应持续静脉滴注氢化可的松 100～200 mg,若不能维持血压,可增加用量以达到血压维持平衡为好。术后继续补充 1～2 天,后改口服用药。为防止大出血,应充分备血。

(三)麻醉注意事项

关注血流动力学监测与输血、补液,以及皮质激素的补充等。

三、嗜铬细胞瘤

(一)病理生理

嗜铬细胞瘤在小儿罕见,肿瘤常位于肾上腺髓质,大小不一,一般多为 4～6 cm,被受压的肾上腺组织包绕。20%为双侧。这些细胞分泌多巴胺、肾上腺素和去甲肾上腺素。主要症状为持续性和突发性高血压。持续性高血压伴血管收缩使血管床容量缩小,血细胞比容升高。持续高血压可导致左心肥大、高血压心脏病及充血性心力衰竭。可能有高血糖和尿糖,糖耐量不正常,基础代谢高等。

(二)麻醉要点

(1)术前数天应使用 α 受体阻滞药治疗,直到血压持续正常,血细胞比容降低。同时备足新鲜血液,准备好降压药、升压药、抗心律失常药等。

(2)麻醉处理的主要问题是高血压危象、严重低血压及室性心律失常,尤其在麻醉诱导、挤压肿瘤或阻断肿瘤静脉血管时发生。患儿应监测 HR、BP、ECG,最好能监测中心静脉压(CVP),使之维持在1.177～1.373 kPa(12～14 cmH$_2$O)。

(3)麻醉可采用气管内插管加硬膜外阻滞。儿童可选用咪达唑仑、芬太尼、丙泊酚、维库溴铵做慢诱导,诱导过程务必平稳,气管内插管后行硬膜外穿刺。硬膜外阻断交感神经反射,使手术操作过程减少血压波动。

(4)降压药可选用硝普钠静脉滴注。

(三)麻醉注意事项

(1)肿瘤摘除前:适量输血补液,补充血容量,防止肿瘤摘除后,血管床扩张导致血压下降。

(2)肿瘤切除时:由于儿茶酚胺水平迅速下降,需立即静脉注射去甲肾上腺素并加快静脉输液,扩张血容量维持血压。若术中出现室性心律失常,可用利多卡因或普萘洛尔处理。

(3)肿瘤切除后:因儿茶酚胺急剧减少及胰岛素分泌大大增加,可能发生低血糖,有人推荐手术开始至术后给含糖液体,并随时测量血糖。

四、肾衰竭患儿的麻醉

(一)病理生理

麻醉的危险有时来自肾功能的状态,肾功能不全可由于血小板减少、血小板功能变化及毛细血管脆性增加,导致凝血功能障碍,具有出血倾向,贫血使红细胞携氧及运输能力降低。水、电解质紊乱使术中和术后维持水、电解质平衡困难,水中毒则是晚期肾稀释功能丧失的结果。多数患儿有明显的心力衰竭或血钾升高及酸中毒症状,心血管功能紊乱,使血流动力学的平衡不易维持。抗感染能力差,对手术麻醉耐受力明显下降。因此,术前应根据患儿贫血情况,如血红蛋白近期无下降或无突然下降。血红蛋白在50 g/L以上可接受手术。血钾应低于5 mmol/L,如果钾离子过高应延迟手术至血液透析后,纠正酸碱失衡,把对患儿的干扰降至最低限度。

(二)麻醉要点

(1)重症患儿做短小手术,如果患儿能合作且情绪稳定,可采用局部麻醉,用0.25%～0.5%利多卡因,不加肾上腺素,极量为4 mg/kg。

(2)一般患儿应采用气管内插管全麻。由于肾功能减退,又加上酶功能障碍和酸碱失衡,情况复杂,要警惕麻醉药超量的危险。例如,硫喷妥钠虽然经肾排出极少,但肾功能不全时,与血浆蛋白结合减少,游离份额增加而使其作用增强,故低蛋白血症时硫喷妥钠应减量。药物的药动学改变,主要与排除功能降低有关,但也与药物分布或肝脏生物转化的改变有关。①镇痛药芬太尼应为首选,因为其基本上是在肝脏代谢,而且其代谢产物无活性。②肌松药在肾功能不全的情况下应选用阿曲库铵,因其通过Hoffman途径降解,故清除与肾功能无关。也可用维库溴铵,对肾功能不全者很少有累积作用。③琥珀胆碱对心血管系统有不良影响和产生高钾血症的作用,应避免应用。④氯胺酮主要在肝脏生物转化,因而在肾功能不全的病例中没有蓄积的危险。但对于未经有效控制严重高血压患者应该慎用。⑤咪达唑仑与丙泊酚的清除,在肾功能不全的病例无改变。⑥最好不使用恩氟烷,异氟烷则无肾毒性。

(3)术中应监测血压、脉搏、心电图,禁止在动静脉分流或瘘的肢体测血压。

(4)如果手术时间不超过1小时,术中不用肌松药。小量失血以乳酸钠林格液补充,大量失血以洗涤红细胞及低盐清蛋白补充,及时测定血红蛋白及血细胞比容,后者保持在0.30以下,避免过量输血。

(三)麻醉注意事项

对肾衰竭的患儿,应了解与麻醉直接有关的一些问题。

(1)肾衰竭患者对慢性贫血一般耐受较好,只有在明显需要的情况下才输血,而且最好应用洗涤红细胞。但Hb<50 g/L时不应接受任何麻醉。

(2)麻醉诱导前,即使是急症病例,血钾也应恢复到能接受的水平(5.5～5.6 mmol/L)。可应用注射葡萄糖酸钙或氯化钙、碱性药、高渗葡萄糖溶液、离子交换树脂,甚至必要时进行透析。显然还需监测ECG。

(3)其他离子失衡也应该纠正。HCO_3^-低于15 mmol/L者,应在手术前通过透析或注射碳酸氢钠纠正。术中过度通气应与术前过度通气同等对待。低钙血症、高磷血症、高镁血症,均应得到最好的纠正。

(4)术前不应停用抗高血压药。

(5)血液透析患者的最后一次透析,应在术前 12～24 小时内进行。

(6)麻醉及其他每项操作均应严格遵守无菌技术。

(朱清华)

第五节　小儿骨科手术的麻醉

一、小儿骨科麻醉特点

小儿骨科麻醉的对象是小儿:年龄自新生儿至 14 岁,施行麻醉时必须对与麻醉有关的小儿解剖、生理及药理特点有所了解,才能顺利配合手术。有关小儿麻醉的解剖、生理及药理特点见(表 11-6),可供参考。年龄越小,这些特点越明显。除麻醉方法及器械需适合小儿特点外,对小儿骨科手术也应了解。

表 11-6　与麻醉有关的小儿解剖、生理、药理特点

解剖	头大,舌大,扁桃体及增殖体大,鼻腔及呼吸道小,分泌物多
	喉头位置高,会厌长
	颈及气管较短
	肋间肌及膈肌较弱
	残余胎儿循环
	左心室顺应性低
	动静脉穿刺较困难
生理	肺顺应性低、气道阻力大
	功能残气量(FRC)低
	血压较低、心律较快
	心排血量属心律依赖性
	体表面积/体重较高
	体液总量/体重较高
	体温易于波动
药理	肺泡气麻醉药浓度/吸入麻醉药浓度(F_A/F_I)升高快
	全身麻醉诱导及苏醒迅速
	吸入全麻药最低肺泡气浓度(MAC)较高
	肝脏生物转化机制不全
	药物分布容积大
	蛋白结合率较低

小儿骨科手术包括创伤(骨折、脱臼的清创和整复)、先天性畸形(如先天性髋关节脱位、斜颈

等)、感染(急性骨髓炎、风湿性关节炎等)、生长或代谢障碍(如一侧下肢过长或过短、成骨不全、幼年性变形性骨软骨炎、突发性脊柱侧突等)、神经肌肉疾病(如脊髓灰质炎后遗症、先天性肌强直等)、神经性疾病(如大脑瘫痪、多发性神经纤维瘤等)及骨肿瘤、骨囊肿等主要涉及四肢、脊柱及骨盆的手术。

小儿骨科患者一般健康情况较好,麻醉时无须极度肌松,麻醉处理也较简单,但某些患儿麻醉处理存在一定困难,如脊柱侧突患儿常有心肺功能障碍,手术出血多,术中需测定脊髓功能,术后常应用机械通气以防治呼吸功能不全。对神经肌肉疾病患儿,麻醉期间需随时警惕发生恶性高热。

小儿骨科疾病常需多次手术及麻醉,术前访视时需态度亲切和蔼,取得患儿的信任和合作。骨科手术的体位随手术病种而异,仰卧位常无特殊问题,但俯卧位或侧卧位常给麻醉管理造成一定困难,气管插管患儿自仰卧位转为俯卧位或侧卧位时,需认真保护气管导管,防止导管滑出或深入至一侧支气管。每次改变体位后,均应重新进行两肺听诊,证实导管位置正确,如发现导管进入一侧支气管,应及时纠正,否则长期单肺通气可引起严重缺氧。此外,还应注意体位变动对血流动力学的影响。俯卧位时应采用特殊支架垫起双肩及双髋部,避免对胸腹部压迫而致呼吸循环功能障碍。俯卧位患儿均应进行扶助或控制呼吸,以保证良好通气。对骨突部位要安放软垫,避免压迫神经和血管。

小儿四肢手术常放置止血带,使手术在"无血"状态下进行,使手术出血减少,但手术野血液色泽已不能作为衡量患儿情况的指标,应予注意。止血带充气压力应根据患儿收缩压而定,上肢压力高于收缩压$0.7\sim1.3$ kPa($5\sim10$ mmHg),下肢压力高于其收缩压 $2.7\sim4.0$ kPa($20\sim30$ mmHg)。止血带维持时间上肢以 1 小时,下肢以 1.5 小时为限,麻醉医师应在麻醉单上记录止血带充气时间,到时及时减压,等待10 分钟再充气。止血带充气时间过长,压力过大,均可造成神经损伤及肢体缺血等并发症。

某些骨科手术(创伤、脊柱、髋部手术)出血量多,由于小儿总血容量小,不能耐受大量出血,术前应准备充足血源,术中应保证输液通畅,并及时输血,必要时麻醉期间可进行血液稀释或控制性降压以减少出血量。控制性降压除可减少出血外,并可为手术者提供较清晰的手术视野,从而缩短手术时间,并提高手术安全性。

某些先天性畸形患儿常有潜在的神经肌肉疾病,肌肉受累的患儿应用卤代吸入性全麻药及琥珀胆碱时除易引起恶心高热外,并有引起心搏骤停的可能,应提高警惕。此外,对先天性骨科畸形患儿还要注意身体其他部位畸形。

骨科手术小儿有些已经石膏固定治疗,甚至长期卧石膏床,术前应尽量拆除石膏,以免影响麻醉操作。很多骨科手术结束后需行石膏固定,应作为手术的一部分对待,应待石膏固定并成型后再停止全麻,避免麻醉苏醒期躁动,影响石膏固定,从而影响手术效果。

骨科手术后疼痛常较剧烈,现已明确,小儿同样需要完善的术后镇痛治疗,否则术后并发症可能增多。

二、术前准备和麻醉前用药

(一)术前准备

小儿由于住院而离开家庭及父母,可产生严重心理创伤,有些矫形外科患儿需进行多次手术,住院时间较长,术前访视时对这些患儿更需关怀和同情,应与患儿建立感情,并对麻醉及手术情况进行必要的解释,减少其恐惧心理,从而避免手术后精神创伤、夜尿等后遗症。应从家长处了解病史及过去史,有无变态反应史及应用特殊药物(如肾上腺皮质激素)史及麻醉手术史。家族中有无遗传缺陷病或麻醉后长期呼吸抑制(可能假性胆碱酯酶不足或神经肌肉疾病)。体检时应注意患儿体重,并与预计体重[年龄(岁)×2+8 kg]比较,可了解小儿发育营养情况,有无体重过低或超重,并应注意有无发热、贫血、水电解质失衡情况,如有上述情况,术前应先纠正后再手术。此外,还应了解拟施手术的体位,手术创伤程度,以及可能的出血量。

小儿不易合作,即使应用部位麻醉(包括局麻)也应按全身麻醉准备,以便随时更改麻醉方法。手术前应禁食以免全麻诱导时呕吐误吸,但小儿代谢旺盛,禁食时间过长,可引起患儿脱水、低血糖和代谢性酸中毒。近年研究麻醉前2小时小儿口服清淡液体与禁食8小时的小儿比较,胃内容物数量基本相同,而患儿术前哭闹现象明显缓解,故主张缩短麻醉前禁食时间,但固体食物、牛奶及含渣饮料仍应禁食6~8小时。目前推荐的小儿麻醉前禁食时间见(表11-7),对以往有呕吐史患儿,术前仍应禁食6~8小时。

表 11-7　小儿术前禁食时间(h)

年龄	固体食物、牛奶	水、清淡流汁
<6 个月	6	2
6~36 个月	6	3
>36 个月	8	3

(二)麻醉前用药

麻醉前用药是为了让小儿镇静、抑制呼吸道黏膜及唾液分泌,减少麻醉期间迷走神经反射,以及减少麻醉药用量。常用的麻醉前用药包括镇静镇痛药、抗胆碱能药及巴比妥类药。1岁以下婴儿不用镇静镇痛药,以免引起呼吸抑制,术前仅用阿托品 0.02 mg/kg 肌内注射。1岁以上小儿除应用阿托品外,可合用镇静镇痛药,常用哌替啶 1 mg/kg 或吗啡 0.04 mg/kg 对术前已有呼吸抑制或缺氧的小儿,禁用吗啡或哌替啶。近年小儿术前常用氯胺酮 4~5 mg/kg 肌内注射作为基础麻醉,故镇痛镇静药常省略。

小儿麻醉常用药如硫喷妥钠、羟丁酸钠、芬太尼、氟烷、琥珀胆碱等均有迷走神经兴奋作用,氯胺酮使呼吸道及口腔分泌增加,均需用阿托品对抗,故小儿麻醉前用药中阿托品有重要作用,不可省略。阿托品肌内注射作用可维持 1 小时,如手术时间冗长,术中应追加阿托品,追加量是 0.01 mg/kg 静脉注射,术前用药均在手术前 45~60 分钟肌内注射,急诊手术可静脉给药。

为减轻小儿术前注药痛苦,近年提倡术前口服给药,氯胺酮 6~10 mg/kg 加糖水至 5 mL 口服后20分钟起效,持续 45~90 分钟。也可用咪达唑仑 0.5~0.6 mg/kg 和氯胺酮 5~6 mg/kg 混合液口服或滴鼻,用药后 3~5 分钟入睡,并可耐受静脉穿刺。阿托品 0.05 mg/kg 口服 2 小时达作用高峰,口味不好且延迟胃排空时间,小儿不适用。术前口服用药不适于易引起恶心呕吐的患儿。目前术前用药口服法尚未得到推广。

三、常用麻醉方法

小儿骨科手术常在四肢进行,是部位麻醉的良好对象。对能合作的儿童。下肢手术可用硬膜外或蛛网膜下腔阻滞,上肢手术可用臂丛神经阻滞。对不能合作的小儿可在氯胺酮基础麻醉下施行部位麻醉。对脊柱手术或手术时间冗长的四肢手术,仍以全身麻醉为首选。

(一)全身麻醉

全身麻醉是小儿麻醉的基本方法,骨科小手术可在肌肉、静脉注射或面罩吸入麻醉下完成,中等以上手术均应在气管内麻醉下施行。小儿气管插管可维持呼吸道通畅,减少呼吸无效腔,便于扶助或控制呼吸。现常用静脉及吸入复合麻醉维持麻醉。

全麻药中乙醚对呼吸道有刺激、术后恶心呕吐多,甲氧氟烷虽镇痛好,但术后可引起肾衰竭,这些药现均已被淘汰。氟烷有芳香味,对呼吸道无刺激性,适宜小儿麻醉的诱导和维持。对短小手术、合并哮喘患儿手术尤为适宜。氟烷麻醉下心肌对儿茶酚胺的应激性增高,麻醉时应避免应用肾上腺素。小儿氟烷麻醉后肝毒性少,但前次氟烷麻醉后出现发热、黄疸或使用酶诱导药的小儿,以不用氟烷为宜。安氟醚及异氟醚麻醉诱导及苏醒迅速,且代谢降价产物少,因此并发症也少。安氟醚及异氟醚对循环功能的影响较小,但血容量不足小儿,应用异氟醚易引起血压下降。二药均可引起呼吸抑制,麻醉时必须进行扶助或控制呼吸。七氟醚血气分配系数低,麻醉诱导及苏醒迅速,但其麻醉效能较低,小儿七氟醚最低肺泡气浓度(MAC)为2.45,故诱导时吸入浓度需3%～4%。七氟醚对呼吸道无刺激性,对呼吸循环抑制轻微,不增加心肌对儿茶酚胺的刺激性,对肝肾功能影响也小,适用于小儿麻醉。地氟烷对呼吸道有刺激,不适合诱导麻醉。

除吸入麻醉药外,静脉麻醉药氯胺酮镇痛好,静脉注射及肌内注射均有效,在小儿骨科手术中已广泛应用。肌内注射氯胺酮4～6 mg/kg,2～8分钟入睡,麻醉维持20～30分钟,静脉注射2 mg/kg,注射后60～90秒入睡,作用维持10～15分钟。氯胺酮引起唾液及呼吸道分泌物增加,麻醉前必须应用抗胆碱药。氯胺酮常用于麻醉诱导或骨科小手术。氯胺酮兴奋交感神经,使血压升高,脉搏增快,外周血管阻力增加。氯胺酮可引起舌下坠及喉痉挛,应严密观察。氯胺酮对心肌有负性变力作用,直接抑制心肌,对危重、休克小儿不宜应用。氯胺酮缺点是苏醒迟,术后恶心呕吐多见。此外,硫喷妥钠4 mg/kg静脉注射可用于小儿麻醉诱导,羟丁酸钠50～80 mg/kg静脉注射也可用于麻醉诱导及维持。异丙酚静脉注射2～3 mg/kg起效快,催眠作用好,维持时间短5～10分钟,苏醒迅速,术后恶心呕吐少,但用药后血压下降10%～25%,心率减慢10%～20%,且对呼吸有抑制作用,应严密观察,3岁以下小儿不宜应用异丙酚。

肌松药在小儿骨科麻醉中也已普及,常用药有琥珀胆碱0.8～1 mg/kg、阿库溴铵0.5 mg/kg、维库溴铵0.08 mg/kg和潘库溴铵0.08 mg/kg,其中琥珀胆碱仅用于气管插管,后三种药可用于气管插管及术中肌松维持。琥珀胆碱静脉注射30秒即产生肌松,维持3～6分钟。如小儿静脉穿刺困难,可肌内注射2 mg/kg,3～4分钟可产生满意肌松。小儿静脉注射琥珀胆碱易引起心动过缓及心律失常,术前注射阿托品可预防。静脉注射琥珀胆碱引起血钾升高甚至心跳停止,对有血钾增高(严重创伤、截瘫)或有神经肌肉疾病的患儿应禁用琥珀胆碱。阿库溴铵、维库溴铵对心血管无不良反应,维持时间20～30分钟。潘库溴铵肌松维持时间40分钟,用药后心率增快,应避免与氯胺酮合用,但伍用芬太尼可消除芬太尼的心率减慢作用。

小儿气管插管以静脉快速诱导应用肌松药插管为常用,对估计插管困难的患儿可在静脉注射地西泮、羟丁酸钠或面罩吸入全麻下,保持自主呼吸,进行气管插管。气管导管以内径为标准(mm),1岁用3.0～3.5号,2岁用4号导管,2岁以上小儿按公式$4.0+\dfrac{年龄(岁)}{4}$计算导管号码。因有个体差异,应准备三根不同号码导管供插管时选用。小儿气管短,插管后应进行双肺听诊,避免导管插入过深误入一侧支气管。

气管内插管需维持较深的麻醉,以免引起呛咳,插管时可产生应激反应,插管后可产生喉痛等并发症。为避免这些不良反应,可选用喉罩,对喉、气管不会产生损伤,气道可以保持通畅。喉罩只适用于仰卧位手术,对俯卧位或侧卧位手术患儿不能应用。

对 6 岁以上小儿,气管插管后可应用循环麻醉机进行扶助或控制呼吸,6 岁以下小儿可应用 Jackson-Rees 装置,该装置呼吸囊末端有活瓣可调节其开口大小(图 11-1),有利于控制呼吸。当活瓣全部开放时,该装置可在小儿自主呼吸时应用,为避免自主呼吸时呼出的二氧化碳再吸入,氧流量应是患儿静息每分钟通气量的 2.5~3 倍。

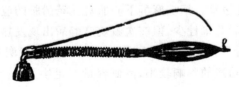

图 11-1　Jackson-Rees 装置

(二)部位麻醉

在适当的基础麻醉和辅助麻醉配合下,某些小儿骨科手术可在部位麻醉下完成。部位麻醉可以单独应用,也可与全身麻醉复合应用,可减少全麻药用量,并可用作术后镇痛。小儿常用的局麻药是利多卡因和丁哌卡因,其有关药理见(表 11-8)。丁哌卡因进入血液后与 2-1 糖蛋白酸结合,年龄越小,血中 2-1 糖蛋白酸越低,因此血中游离丁哌卡因多,易于产生毒性反应,1 岁以下小儿以不用丁哌卡因为宜。

表 11-8　应用于小儿的局麻药药理

局麻药	药效	起效	维持时间（分钟）	最大剂量（mg/kg）	蛋白结合率（%）	脂肪溶解度	消除率（L/min）	消除半衰期（分钟）
利多卡因	1	快	60~90	8	70	2.9	0.95	96
丁哌卡因	4	慢	120~180	2	95	28	0.47	210

骨科小手术可应用局部麻醉,局麻药以 0.5% 普鲁卡因或 0.5% 利多卡因为常用,一次最大剂量普鲁卡因不超过 15 mg/kg,利多卡因不超过 8 mg/kg,以免局麻药逾量中毒。

下肢手术国内应用椎管内麻醉较多,5 岁以上小儿可应用蛛网膜下腔阻滞腰麻,5 岁以下小儿应用硬膜外或骶管阻滞。小儿蛛网膜下腔阻滞维持时间较成人短,可能与小儿脑脊液循环较快、代谢率较高有关。小儿腰麻可按体重、年龄或脊椎长度(自第七颈椎棘突至骶裂孔的长度,简称椎长)而用药,其剂量见表 11-9。普鲁卡因作用时间短暂,仅 45 分钟,利多卡因阻滞平面易升高,影响呼吸和循环,均不适用于小儿腰麻,故药物以丁卡因和丁哌卡因为常用,以年龄或脊椎长度给药,麻醉维持 150 分钟。小儿循环代偿功能良好,麻醉期间血压较平稳,但如阻滞平面超过 T_6 脊神经,血压可能下降,呼吸也可部分抑制。小儿下肢手术腰麻阻滞平面在 T_{12} 以下,即可满足手术需要,但小儿难以忍受下肢麻木,术前应向患儿解释清楚,必要时可给辅助用药。小儿腰麻操作虽简单,但不能忽视麻醉管理,麻醉机及急救药物应准备在侧,术中要严密观察。小儿腰麻后头痛及尿潴留少见,是其特点。

小儿硬膜外腔脂肪组织、淋巴管及血管丛较丰富,腔内间隙相对较小,注药后麻醉平面易升高。小儿硬膜外神经纤细,鞘膜薄,局麻药注入硬膜外腔后麻醉作用出现较早,药物浓度可相应降低。小儿骶管腔容积小,从骶管给药,可施行下肢手术。小儿硬膜外常用药物是 0.8%～1.5% 利多卡因、0.1%～0.2% 丁卡因、0.2% 丁哌卡因或利多卡因、丁哌卡因(丁卡因)混合液,按体重给药,利多卡因 8～10 mg/kg、丁卡因 1.2～1.5 mg/kg、丁哌卡因 1.5～2 mg/kg,用混合液时剂量要相应减少。小儿硬膜外阻滞时辅助药用量要严格控制,术中要严密监测呼吸循环状况,以防意外。

表 11-9　小儿腰麻药物及剂量

局麻药	浓度(%)	体重剂量(mg/kg)	年龄剂量(mg/岁)	脊椎长度剂量(mg/cm)
普鲁卡因	3～5	2	8	1.5
利多卡因	2	2	8	1.2
丁卡因	0.3～0.5	0.2	0.8	0.12
丁哌卡因	0.25	0.2	0.6～0.8	0.12～0.15

小儿上肢手术可应用臂丛神经阻滞,特别适宜于已进食而又必须进行的急诊手术。腋路法以腋动脉搏动为阻滞依据,适用于任何年龄小儿,而肌间沟法需以针刺异感作为阻滞依据,只适用于能合作的小儿,但如应用神经刺激器做阻滞依据,则全麻小儿也可用臂丛阻滞。局麻药中 0.7%～1.5% 利多卡因 8～10 mg/kg 加肾上腺素 5 μg/mL,药效可维持 1.5～2.0 小时。0.10%～0.15% 丁卡因按 1.2～1.5 mg/kg 给药,可维持 1.5 小时;0.25% 丁哌卡因 1.5～2.0 mg/kg 给药,可维持 2～3 小时。为减少局麻药中毒反应,麻醉前应肌内注射地西泮 0.2 mg/kg 或苯巴比妥钠 2 mg/kg。

四、麻醉期间监测和管理

小儿麻醉期间情况变化快,应密切监测病情以保证患儿安全。现代化仪器给临床提供了很多方便,但任何仪器都不能代替麻醉医师的临床观察,心前区听诊心音强弱、心率、心节律、呼吸音和皮肤色泽,可为临床麻醉提供重要信息。小儿麻醉期间应测血压,只要血压表袖带合适,新生儿也可测得血压。正确的袖带宽度应为患儿上臂长度的 2/3,袖带过宽测得血压偏低,过窄则测得血压偏高。

小儿麻醉期间易发生缺氧、二氧化碳蓄积及体温变化,故麻醉期间应监测脉搏血氧饱和度(SpO_2)、呼气末二氧化碳($ETCO_2$)和体温。SpO_2 测定可及时发现低氧血症,$ETCO_2$ 测定除可早期发现 CO_2 过高或过低外,并可及时发现气管导管滑出、恶性高热及心跳停止等情况。体温监测在小儿也很重要,1 岁以下小儿麻醉期间体温易下降,1 岁以上小儿体温易升高。此外,心电图监测很必要。尿量代表内脏血流灌注情况,中等以上手术应留置导尿管记录尿量。大手术可根据情况监测桡动脉压、中心静脉压,以及肌松程度、血糖及电解质测定。

小儿麻醉期间输液输血是保证手术安全的重要措施,小儿细胞外液多,水代谢率高,不能耐受脱水。手术前禁食及手术创伤出血均有液体丧失,必须及时补充。小儿液体需要量随体重增长而有不同,低于 10 kg 小儿每小时需水 4 mL,11～20 kg 小儿每小时需水 2 mL,21 kg 以上每小时需水 1 mL,可按表 11-10 计算小儿每小时需液量。

表 11-10　按体重计算每小时需液量

体重（kg）	每小时需液量（mL）
<10	kg×4
11~20	kg×2+20
>20	kg+40

麻醉期间输液量应包括：①正常每小时维持量。②术前禁食所致的失液量。③麻醉引起的液体丢失量，随麻醉装置而不同，紧闭法呼吸道液体丧失少，半开放装置吸入冷而干燥的气体时失液多。④手术引起的液体转移及丢失量，手术及出血均有细胞外液丢失，骨科小手术每小时液体丧失 2 mL/kg，中等手术失液每小时 4 mL/kg，大手术失液 6~10 mL/kg。

麻醉期间损失的是细胞外液，故术中应输乳酸钠复方氯化钠液（平衡液），平衡液所含电解质与细胞外液相近，输注时可补充血容量，维持血压，增加尿量，预防术后肾功能不全。平衡液不提供热量，小儿输液时应补充葡萄糖液，以预防低血糖，对禁食时间长的小儿输注葡萄糖液更有必要。输注葡萄糖可减少糖原分解及蛋白质消耗，预防酮中毒，但输注葡萄糖过多，可致高血糖，导致血浆渗透量过高及渗透性利尿，对患儿不利。目前认为按上述用量输注 1% 葡萄糖平衡液，可提供适宜的葡萄糖需要量。术中监测血糖，可指导输注葡萄糖液量。

小儿血容量少，不能耐受失血，新生儿失血 30 mL，相当于成人出血 400 mL。小儿术中输血除考虑失血量，还要考虑失血占血容量的百分比，以及术前有无贫血。小儿血容量按 70 mL/kg 估计（新生儿按 85 mL/kg 估计）。凡失血量<10% 血容量，可不输血而仅输平衡液及血浆代用品（右旋糖酐、羟乙基淀粉、明胶制剂等）失血 10%~14% 血容量，应根据患儿情况输血输液。失血 >14% 血容量，除输平衡液外，还应输血。输注平衡液与失血量之比是 3∶1，输注胶体液与失血量之比是 1∶1。输血时可输全血或红细胞液。对估计失血量较多的手术，术中应保证静脉通畅。

五、术后管理

全麻患儿麻醉结束，应转送麻醉后恢复室。待反射恢复，吸除分泌物后拔除气管导管，如通气情况良好，SpO₂ 95% 以上，且循环情况稳定后，符合出恢复室条件时，可转送至病室。转送途中为防止舌下坠而致呼吸道阻塞，应将患儿头部转向一侧，以保持呼吸道通畅。据调查，小儿麻醉后在转送途中 SpO₂ 下降至 90% 以下者达 18%。

苏醒期应特别注意呼吸系护理，由于全麻药、麻醉性镇痛药及肌松药仍可有残余作用，可导致通气不足，而舌下坠可引起上呼吸道阻塞，必要时应置入口咽通气道。苏醒期患儿应常规吸氧并监测 SpO₂。对气管内麻醉的患儿应注意有无喉痛、声音嘶哑或呼吸困难症状，应做对症处理。

麻醉后循环系统的处理应尽量维持血容量及心排血量正常，术后应适当输液，纠正血容量。

对部位麻醉患儿术后应观察麻醉平面恢复情况，有无神经系统并发症、尿潴留、头痛、恶心呕吐等情况。

麻醉医师可按神志、呼吸、肢体运动、血压及皮肤色泽对小儿进行麻醉后恢复情况评分（表 11-11），以 10 分为满分，如达 10 分，表示患儿情况良好，可以不必做特殊观察及护理。

表 11-11 小儿麻醉后恢复情况评分

情况	评分
神智	
完全清醒	2
呼吸有反应	1
呼吸无反应	0
呼吸	
咳嗽或深呼吸	2
呼吸困难或受限	1
无呼吸	0
肢体运动	
有目的地运动	2
无目的地运动	1
无运动	0
血压	
术前水平±20%	2
术前水平±20%～50%	1
术前水平±50%以上	0
皮肤色泽	
红润	2
苍白、暗红或斑纹	1
发绀	0

　　小儿骨科手术后疼痛常较剧烈,术后疼痛不仅应激反应增高,由于疼痛,患儿常不敢深呼吸,从而影响呼吸功能,故小儿术后疼痛也应进行镇痛治疗。肌内注射给药本身引起疼痛,常不受患儿欢迎。对轻度术后痛可应用乙酰氨基酚 15～20 mg/kg 口服或用肛门栓剂 25 mg/kg。乙酰氨基酚不抑制呼吸,也无成瘾性。中度及重度手术后疼痛可应用麻醉性镇痛药,常用药是哌替啶 0.5 mg/kg 或吗啡 0.04 mg/kg 静脉注射。单次静脉注射给药作用时间短,需重复用药,现常用输液泵静脉连续输注给药,吗啡按每小时 10～20 μg/kg 给药,可提供良好镇痛。麻醉性镇痛药可引起呼吸抑制,婴幼儿以慎用为宜。对 6 岁以上可用患者自控镇痛(patient controlled analgesia,PCA)装置,根据疼痛按需给药。小儿术后疼痛也可应用硬膜外或骶管注入阿片类药和/或局麻药镇痛。硬膜外注入丁哌卡因 0.8 mg/kg,术后可镇痛 6～8 小时,注入吗啡0.04 mg/kg加0.9%氯化钠液至 10 mL,镇痛时间达 18～28 小时,用药后测定血压、脉搏、SpO_2、$ETCO_2$ 均在正常范围。但静脉注射或硬膜外注入阿片类药,均有产生呼吸抑制可能,用药后应严密观察,如患儿出现过度镇静、嗜睡、呼之不应及呼吸幅度下降等,应及时处理。应用面罩加压氧吸入,静脉注射纳洛酮 0.5 μg/kg,已产生呼吸抑制者更应及时处理。除呼吸抑制外,硬膜外注入吗啡还可产生尿潴留、恶心呕吐、抓痒等并发症。

（朱清华）

第六节　新生儿手术的麻醉

一、新生儿麻醉的基本原则

(一)术前准备

新生儿麻醉多为急症手术。麻醉前首先要详细了解病情,并在相对短的时间内纠正相关并发症,使新生儿在适宜的状态下接受手术治疗,以减少术中和术后并发症的发生。

(1)放置胃管、开放静脉进行补液。

(2)纠正水、电解质紊乱,纠正酸碱失衡和/或低血容量。目的是使血流动力学状况尽可能接近正常,使 PaO_2 及 $PaCO_2$ 维持在正常范围。血容量补充常采用20%清蛋白 $10\sim20$ mL/kg或用生理盐水稀释一倍的新鲜冷冻血浆,并备好足量的新鲜血浆和浓缩红细胞。

(3)新生儿保温这一特殊要求,是防止在整个手术过程中的体温下降。主要方法包括:保温毯、提高室温于 $26\sim32$ ℃、吸入加温气体及红外线辐射加温等;若带有红外辐射加温功能的特殊手术台最好。

(4)物品准备:①检查麻醉用通气器械(250或500 mL呼吸囊)。②插管用具(喷雾器、直型喉镜、合适的面罩及气管导管)。③微量泵、液体及血制品。④监测设备:新生儿血压袖带、体温监测探头及合适的脉搏氧饱和度监测仪探头。⑤根据术前检验的特殊要求准备的药液(如含糖盐液)及其他用品。

(二)气管内插管及呼吸功能维持

由于新生儿特殊的生理功能及解剖特点,无论采用何种麻醉方法,都必须进行气管内插管。同时注意以下几点。

(1)要了解新生儿呼吸、循环的生理解剖关系,插管前后始终要保持呼吸道通畅。

(2)注意减少面罩和麻醉环路机械无效腔的增大。

(3)注意面罩正压通气使胃内气体增加而影响膈肌运动。

(4)原则上新生儿应采用控制呼吸,以保证维持足够的通气。

(5)机械通气应采用有适合于小儿呼吸控制功能的麻醉机,如:能够输出很小的潮气量,提高呼吸频率并给予不同的呼气末正压通气(PEEP)。有空气-氧混合装置,吸入不同的氧浓度并配有小儿用环路和可调的报警装置。环路中配有加热、过滤、湿化装置等。

(三)麻醉诱导

如果新生儿呼吸、循环系统稳定且无插管困难,麻醉医师可根据自己的习惯采用常规气管内插管。

(1)在基础麻醉下,通过面罩吸入氟烷或异氟烷,然后在肌松药的配合下进行气管内插管。

(2)通过静脉用药。如硫喷妥钠($2\sim5$ mg/kg)、羟丁酸钠($80\sim100$ mg/kg)、氯胺酮($1\sim3$ mg/kg)或丙泊酚($1\sim3$ mg/kg)麻醉后,再给予肌松药配合气管内插管。肌松药用量为维库溴铵 $60\sim80$ μg/kg或阿曲库铵 $0.25\sim0.35$ mg/kg。为保证循环稳定,在上述基础上考虑静脉注射小剂量芬太尼可有满意效果。

（3）如果新生儿全身状态不稳定、呼吸功能受累或可能有气管内插管困难的病例。可考虑清醒插管或慢诱导气管内插管。慢诱导插管可缓缓静脉注射羟丁酸钠（80～100 mg/kg）和/或阿托品（10～20 μg/kg），在喉镜明视下，用喷雾器进行咽、喉及气管内表面麻醉（注意局麻药用量）后气管内插管。由于在插管时保留自主呼吸，此法较为安全。

（4）慢诱导方式还可以在上述表面麻醉下经鼻气管内插管，这样的气管导管固定牢靠，能避免移位。出生时气管长约 4 cm，气管导管位置如稍有不当，甚至导管滑脱或插入过深，就会很快影响通气。

（四）麻醉维持

新生儿全麻要点：①意识消失；②镇痛完善；③足够的肌松。

为确保患儿安全及血流动力学稳定，除保证通气处于良好状态外，还要根据新生儿的生命体征、手术类型及方式、手术时间，以及考虑所选麻醉药对患儿的影响程度等而选择麻醉药。吸入麻醉药的 MAC 随小儿月龄的增加而增加。如异氟烷，早产儿的最低肺泡有效浓度是 1.3%，新生儿为 1.45%，而婴儿为 1.6%。如果吸入同样浓度的麻醉药，新生儿脑和心脏中的浓度要比大龄儿童和成人高，因而容易导致吸入麻醉药过量，引起严重低血压和心动过缓。羟丁酸钠作为静脉基础麻醉药，对呼吸及循环系统影响较轻、毒性小、安全性好、易于掌握，可引起较长时间的睡眠状态，但应注意分泌物增多、心动过缓及术中保温。近来，丙泊酚在新生儿诱导和微量泵持续静脉注射维持麻醉方面也取得了较好的效果。

（五）监测

由于新生儿体形娇小柔弱，临床提供的资料有限，而有创监测的难度、创伤及风险都比较大，使麻醉监测更显得重要，需要谨慎对待。实际上近几年来血氧监测仪、自动血压计、持续体温监测和心电图监测推广应用，给临床带来更多的方便和实用价值。当然心前区听诊仍然很重要。麻醉诱导前应安置好所有的监测，合适新生儿袖带的选择、持续体温探头的安置、胸前听诊器及血氧仪探头的牢靠固定等。值得提出的是，脉搏血氧饱和度监测仪的临床应用，是近年来小儿监测的一大进展，可及时监测患儿的血氧状况，为呼吸功能多变的儿科麻醉提供了安全保障。使用时应当注意选用适合新生儿的探头，并放置于手掌或脚掌固定牢靠。手指和耳垂放置探头困难且容易脱落或移位；外周血流动力学不稳定时监测的准确性下降。如果麻醉过程出现报警，则首先应该听诊呼吸音，判断通气和呼吸功能而不是反复检查探头位置。此外，还要注意血流动力学的稳定情况。

新生儿较大手术在补充血容量基础上，可试做桡动脉穿刺置管（22 号），以监测动脉压。有创动脉监测可提供连续的动脉压曲线，以提供血流动力学的基本情况，还便于随时抽取血标本。配置肝素液（浓度为 1 μg/mL，滴速为 1～2 mL/h）输注，可防止导管阻塞。

二、新生儿急症手术麻醉

（一）先天性膈疝

1.病理生理

这种畸形发生率约占 1/（4 000～5 000），主要有胸骨旁疝、食管裂孔疝和胸腹裂孔疝。疝囊内可容有部分的腹腔脏器：小肠、结肠、肝脏及胃等。疝囊中的脏器通过膈肌缺损压迫肺组织，造成患侧胸腔内压力增加；纵隔向健侧移位而导致双侧肺均受压，影响气体交换而出现呼吸困难。同时肺及体循环静脉回流受阻，导致肺动脉高压，动脉导管持续开放，缺氧又使肺血管进一步收缩,阻力增加,最后导致循环衰竭。胎儿在发育早期若有膈疝形成,则会影响同侧及对侧肺脏的发育成熟,因而肺发育不良是膈疝导致新生儿早期死亡的主要原因。

2.麻醉要点

麻醉过程主要致力于避免低氧血症的发生,以及引起的恶性循环。

(1)膈疝新生儿多有呼吸窘迫,应立即面罩吸入纯氧或辅助呼吸;但避免正压通气,以防胃内积气增加腹内压。并于插管后放置胃管。

(2)严重呼吸困难且有发绀者,立即应用维库溴铵和芬太尼进行气管内插管,并采用小潮气量,低压($15\sim20$ cmH_2O 以内)高频率的机械通气,以避免对肺泡的压力性损伤。

(3)继续纯氧吸入并给予辅助呼吸的同时,安放好监测(心电图、体温、动脉压、PETCO$_2$、SpO$_2$),建立两条静脉通道,放置胃管,核实气管导管位置。如果情况允许,可试做右侧桡动脉穿刺置管,但不要耽误时间。查动脉血气,如有代谢性酸中毒,特别是 pH$<$7.15 时,应给予碳酸氢钠(10 分钟内给予 $1\sim2$ mmol/kg,必要时重复)。

(4)窘迫状态下多伴有低血容量,可输注血浆清蛋白加以纠正。

3.注意事项

(1)放置胃管,避免腹胀。

(2)高频率、小潮气量、高氧浓度控制呼吸,避免膨肺;大部分膈疝患儿肺发育不良,术后切忌膨肺,经几天的监护室呼吸治疗后肺才会完全膨起。

(3)过度通气使血液偏碱(呼吸性或代谢性均可),必要时可给予碳酸氢钠,有助于增加肺血流量。

(4)术后持续胃肠减压,并常规辅助通气维持全麻数小时;辅助呼吸需在几天内逐渐停止。为尽可能避免低氧血症的因素,力争维持 PaO$_2>$20.0 kPa(150 mmHg),PaCO$_2<$3.3 kPa(25 mmHg),pH$>$7.55。对于动脉导管所致的分流,应监测导管上下游的氧合情况,可通过放置 2 个皮肤电极监测:一个置于上胸部,另一个置于腹部。如果上述措施还不能维持满意的氧合,可用肺血管扩张药妥拉唑林 $1\sim2$ mg/(kg·h)。

(二)食管闭锁及气管食管瘘

1.病理生理

伴有或不伴有气管食管瘘的食管闭锁,在新生儿的发生率约为 1/4 500,最常见的为食管下部有气管食管瘘的Ⅲ型闭锁。新生儿如果唾液过多和继发的呼吸衰竭时,应考虑此诊断。此病常同时伴有其他畸形,尤其是脊柱畸形和心脏畸形。食管闭锁可以是 Water 综合征的一个组成部分,该综合征包括脊柱畸形、肛门闭锁,食管闭锁伴气管食管瘘和肾脏畸形。

2.麻醉要点

(1)由于伴有气管食管瘘的食管闭锁伴有气管畸形,为避免胃液反流与误吸危险,通常对新生儿做清醒状态下保留自主呼吸的气管内插管。

(2)麻醉诱导前将一吸引管放在食管口并持续抽吸,以减少分泌物及误吸。

(3)为避免正压通气造成气流通过瘘管进入胃内造成胃扩张破裂,通常可采取以下措施:①呼吸窘迫需要正压通气的新生儿,通常在镇静局麻下先做胃造瘘术。②插管时,深入气管导管于右侧支气管,再缓慢退管,并通过听诊呼吸音,以使气管导管尖端位于气管隆嵴之上。且在瘘管之下时固定导管,并在术中密切监测气管导管的位置,以避免意外。③尽早结扎气管食管瘘口,延期纠正食管闭锁。

3.麻醉注意事项

食管闭锁患儿气道发育差,呼吸道狭窄,分泌物潴留使气道阻力增加,肺顺应性差,肺血管阻力增加,血流减少,低氧血症发生率高。通常小儿侧卧开胸,由胸膜外进路接近纵隔。在结扎瘘口和重建食管阶段,肺脏被挤压,手术操作也有可能压迫气管或心脏。因此,需要密切关注患儿的氧合及心电图变化。如果出现血氧饱和度下降或心律失常,可要求外科医师暂停手术,正压呼吸膨胀被挤压的术侧肺脏,待氧饱和度上升、心脏电生理稳定后再继续手术。

(三)脐膨出及腹裂

1.病理生理

脐膨出及腹裂的患儿都是腹壁缺损。脐膨出的内脏被膜囊覆盖,功能正常,但往往伴有其他的先天异常(20%有先天性心脏病)。腹裂外露的内脏(多为小肠)无膜囊覆盖,直接暴露在空气中,出现炎性水肿、肠道功能紊乱,一般不伴有其他器官异常。

2.麻醉要点

麻醉诱导和气管内插管都不存在特殊困难,可按照一般原则实施。必要时可进行动静脉置管监测。合并巨舌可有插管困难。

3.麻醉注意事项

(1)保持体温(同前述),低温是死亡的诱因。

(2)水、电解质的补充需要量取决于外露内脏的多少,在内脏未还纳时通常需给予 15～25 mL/(kg·h),同时注意监测血气及血糖。

(3)由于患儿对外露器官还纳的耐受能力,在腹裂时内脏常易于复位,但巨大脐疝时内脏的复位可影响肺功能。因为腹部膨胀有时可显著减少胸廓的顺应性,并限制膈肌运动。因此,腹腔内脏还纳常伴有血流动力学改变,血管有可能受压,在有动脉置管时可通过动脉压波形很好显示。实际上,外科医师往往是以肺功能和术中血流动力学耐受程度来指导内脏还纳的操作。

(4)脐膨出患儿术后常需要长时间的辅助呼吸。此外,术后还要控制感染,肠道外营养及监测肾功能。

(四)先天性幽门狭窄

1.病理生理

该病是幽门环形肌肥厚,导致幽门狭窄而发生不全梗阻,是新生儿时期常见病(发生率3‰),男婴占 3/4,病因不明。外科治疗是幽门切开术,为小于 3 个月婴儿最常见的手术之一。手术时间短,约 30 分钟,其存在的问题是饱胃。症状最初表现为反流,逐渐进展至喷射性呕吐。由于持续呕吐,引起脱水伴低钠血症、低氯血症和代谢性碱中毒。肾呈双相反应:首先通过肾排泄含有钠、钾的碱性尿来维持 pH。随着钠、钾减少,肾回收氯化钠,并排出酸性尿以维持细胞外容量。这种反常性酸性尿加重碱中毒,于是出现代偿性呼吸性酸中毒。有低血容量的严重病例,还可出现乳酸性酸中毒。

2.麻醉要点

(1)一旦确诊,应即刻术前准备,包括纠正脱水、电解质紊乱,纠正贫血和营养不良。并通过胃管充分吸引胃容物。

(2)尽管术前患儿已经安放胃管进行减压,但诱导前还应该仔细地吸尽胃液。即使吸引后,对幽门狭窄的小儿仍应看作胃内饱满,因此,需要进行快诱导气管内插管以确保安全。术中应确保患儿安静,避免操作损伤。

3.注意事项

幽门狭窄是内科急症,最早可在出生后 36 小时确诊。但发病在出生后第 2～6 周。只有在水、电解质紊乱和血容量做必要的纠正和补充之后,手术才可安全实施。准备时间随临床表现及化验情况而不同。大多数病例,补液 12～24 小时足够。包括纠正脱水,电解质紊乱,需要时可用10%清蛋白扩容,用量 10～15 mL/kg,滴注 30 分钟。有凝血功能障碍者肌内注射维生素 K 12 mg/kg等。

术后患儿可出现呼吸恢复及苏醒延迟,可能与术前水、电解质紊乱有关;麻醉过度通气、麻醉药残留、低温等均可使苏醒延迟。应考虑以上因素加以处理。胃管可在手术结束后即拔除。

(五)新生儿巨结肠

1.病理生理

由于结肠远端运动功能紊乱,粪便都滞留于近端结肠,以至肠管扩张肥厚,为远端结肠肠壁神经丛内的神经节细胞缺如所致的遗传性肠道疾病,无神经节细胞区的下界在直肠括约肌,上界不定,但最常见的是在直肠或直肠乙状结肠交界处。巨结肠表现为神经节细胞缺少区上方结肠对抗性肥大。由于病变部分的肠管经常处于痉挛状态,形成功能性梗阻,以致粪便排泄困难。新生儿期间常因病变段的肠管痉挛而出现全部结肠甚至小肠极度扩张,肠壁变薄,而无结肠典型肥厚变化。新生儿巨结肠有时并发肠炎,病变部位肠黏膜充血、水肿及多发的散在小溃疡。

2.麻醉要点

手术治疗是将病变结肠连同乙状结肠、直肠、缺少神经节细胞的肠段切除,然后做结肠、直肠吻合术。对有合并症的患儿先造瘘,Ⅱ期再做根治术。麻醉方法根据手术需要而决定。经腹巨结肠根治术可选用气管内插管加硬膜外阻滞,亦可全麻。手术 2～3 小时可能出血较多。麻醉应提供肌松和镇痛。硬膜外常选择 L_3～L_4 或 L_2～L_3,使镇痛平面达 T_6,以满足手术时游离结肠左曲(脾曲)的需要。连续硬膜外阻滞除利于手术外,也有利于术后镇痛和护理。

3.注意事项

由于患儿多伴有消化不良,加之洗肠等术前准备,易出现水、电解质紊乱。术前应做电解质检查,及时纠正。合并肠炎的患儿给予抗菌药治疗。

(六)新生儿肠梗阻

1.病理生理

肠梗阻是新生儿期常见病。主要有先天的完全性和不完全性肠道狭窄或闭锁(约占 1/3),以及其他原因(如:肠扭转、环状胰腺,胎粪梗阻,肛门闭锁)导致的新生儿肠梗阻。高位梗阻时,主要临床表现为最初几小时呕吐胆汁。低位梗阻时则出现严重的腹部膨胀,最后导致由于膈肌运动受限和肺顺应性降低所致呼吸窘迫的危险。

(1)高位消化道梗阻:包括十二指肠和小肠闭锁及不完全性梗阻。十二指肠梗阻的特点就是早期呕吐胆汁。梗阻可为外在性(Ladd 系带)或内在性(隔膜或闭锁),常合并唐氏综合征(又称21-三体综合征)。手术较简单,行隔膜切除或消化道吻合术。常在手术后第 8 天之前即可经胃肠道进食。小肠闭锁的处理可做一期完成的消化道吻合和暂时性回肠造瘘术,这取决于闭锁段的长度、两段肠腔内径是否相同、诊断的早晚,以及有无感染征象。术后需要长时间的肠道外营养。

(2)低位肠梗阻:常表现为腹部膨隆,有时很严重,伴有迟迟不见的胎粪排出,或胎粪成分异常。①先天性巨结肠(Hirschsprung病)的特点是部分或全部结肠内神经丛缺乏。在局限性、病变部位上游肠管扩张;在完全性,整个结肠和小肠末端无功能,膨胀累及上游无病变的回肠。同时伴随粪便潴留和小肠梗阻,病情轻者则发生便秘。先天性巨结肠患儿出生即发病者占10%～20%,症状有胎粪排出延迟,易激惹,生长迟缓和腹部膨隆,稍大儿童可表现为便秘和腹泻。最严重的早期并发症是溃疡性小肠结肠炎,其预后恶劣。先天性巨结肠可通过放射检查和直肠活检确诊,发病机制不明。②肛门闭锁:出生时对肛门闭锁容易做出诊断。肛门闭锁有许多种畸形。包括肛门狭窄、肛门膜状闭锁、肛门发育不全、直肠发育不全和直肠闭锁。低位闭锁可做一期根治性手术;高位闭锁常先做暂时性结肠造瘘术,几个月后对畸形做根治性手术。术前必须对病变的确切部位做出诊断,以便根据手术时间的长短确定麻醉方法。

2.麻醉要点

麻醉诱导气管内插管和维持方法根据患者一般情况和手术要求而定。麻醉维持可选用静-吸复合方法。新生儿可根据情况做清醒气管内插管和静脉快速诱导气管内插管。麻醉应该有良好的镇痛和肌松,输液要注意量与质的控制和选择。

3.注意事项

一旦诊断明确,应开始胃肠减压,补液和保温等治疗措施。延迟诊断可发生脱水及严重感染。胃肠减压前避免使用 N_2O。实验室检查(Hct、血气分析、电解质和血葡萄糖测定)可辅助评估患儿状态及指导液体治疗。有肠管血运障碍、腹膜炎者应尽早手术,否则发生肠坏死、出血、休克,甚至死亡。

(七)坏死性小肠结肠炎

1.病理生理

坏死性小肠结肠炎病因复杂,见于危重患者,通常是早产儿。病变累及不同范围的结肠,有时累及小肠。其特点为肠黏膜坏死并可累及肠壁其他层次,直至穿孔。可伴有出血性或感染性病损及细菌侵害。临床表现为粪便带血、腹痛、发热、阻塞综合征,全身情况差。症状包括肠腔内空气积聚(小肠积气),腹腔内出现空气(气腹)和休克。

2.麻醉要点

(1)需要手术切除坏死肠段和肠造口术的患儿,应充分评估心肺功能,进行血气分析,测定血糖和凝血时间。

(2)对早产儿常在转送前就已经处于控制呼吸,应力求 PaO_2 波动于 $6.7～9.3$ kPa($50～70$ mmHg)。

(3)至少应维持两条可靠的静脉通路,给予充分的水及电解质溶液,术中一般需输入 $50～150$ mL/(kg·h)。尽管有时手术简单,但还是很容易出血,这是由于病变严重和在此疾病阶段常有凝血功能障碍所致,宜输注浓缩红细胞和新鲜冰冻血浆,应维持 Hct 在 $0.40～0.45$。血小板严重减少($<20×10^9/L$)时,应输注血小板。

(4)小体重婴儿和肠道外露时,维持体温特别困难。麻醉中应注意手术室保温,腹腔冲洗液和胃肠管外液应加温使用。

(5)血管活性药如多巴胺 $2.5～5$ $\mu g/(kg·min)$ 可改善肠系膜和肾灌注,并可提供循环支持。

3.注意事项

重症患儿术后应运送到新生儿重症监护治疗病房(NICU)持续重症监测和通气治疗。

(朱清华)

第十二章

特殊患者的麻醉

第一节　肥胖患者的麻醉

肥胖对人类的健康危害极大。在工业发达国家,肥胖已成为影响公众健康最重要的疾病之一。美国最新数据显示,30%的人口为肥胖,其中4.9%为病理性肥胖。随着我国经济的发展、生活水平的提高、饮食习惯的改变,肥胖人数天趋上升,因肥胖引起的相关疾病发病率亦逐年增加。由于肥胖者容易出现严重生理改变及并发相关疾病,麻醉意外及围术期并发症和病死率明显增加,故应引起高度重视。

一、肥胖的定义及生理改变

(一)肥胖的定义

1.衡量肥胖的标准

肥胖意味着脂肪组织过多,如何界定"过多"却很难明确,通常认为估计的理想体重(kg)IBW(Broca指数)=身高(cm)—[100(男性)或105(女性)]。也有学者认为身高^2(m^2)×22为标准体重(kg)。这些指数仅将身高作为衡量肥胖的唯一参数,而缺乏体重与身高之间的相互关系,现已很少应用。体重指数(body mass index,BMI)是近年来公认的衡量肥胖的指标。体重指数为体重(kg)除以身高(m)平方,即BMI(kg·m^{-2})=体重(kg)/身高(m^2)。

我国肥胖研究人员大多采用超过标准体重的百分比判定肥胖的程度。亦有采用测皮脂厚度的方法。肥胖程度采用肥胖度衡量,肥胖度=(实测体重—身高标准体重)/身高标准体重×100%。

肥胖除了用体重超重来判断外,还必须考虑其他因素。由于引起体重增加的原因不只是脂肪组织增多,肌肉发达或重度水肿者的体重都可能超过正常范围,但并不属于肥胖。相反,体重没有达到超重范围,并非就不是肥胖者。因其生活安逸,缺乏运动,热能不及时消耗,脂肪在体内积聚,肌肉相对减少,其功能性的细胞组织减少,肌肉组织被脂肪组织与结缔组织所代替,而使其身体的脂肪超过正常,也属于肥胖。此外,局部脂肪堆积过多者,如亚洲人,其肥胖模式与欧洲人不同,脂肪更易积聚于腹部,虽然体重未超过标准,可称之为"腹型肥胖"。

近年来有按脂肪沉着的分布部位来判断肥胖的性质,更具临床意义。如利用CT在患者脐水平处测定内脏脂肪面积(V)与皮下脂肪面积(S)的关系,两者比值(V/S)≤0.4称为皮下脂肪型肥胖;V/S＞0.4 称为内脏脂肪型肥胖。前者仅心排血量比常人增加,后者常有胰岛素敏感性低下合并高血压及动脉硬化等征象,心血管意外的发生率相应增加。亦有采用腰围与臀围之比(W/H)的方法,如果 W/H≥0.85 即为上半身肥胖型或腹部肥胖型,相当于内脏脂肪型肥胖,多并存糖尿病、高脂血症、高血压及缺血性心脏病;W/H＜0.85 为下半身肥胖型,相当于皮下脂肪型肥胖。英国和荷兰的一项联合研究认为腰围比体重更能反映个体的肥胖程度。研究人员对年龄在 20～59 岁的 5 800 名男性和 7 000 名女性进行了调查。他们把这些志愿者分为 3 组:男性腰围＜94 cm 和女性腰围＜80 cm 的志愿者为小腰围组;男性腰围在 94～102 cm 和女性腰围在80～88 cm 的志愿者为中腰围组;男性腰围＞102 cm 和女性腰围＞88 cm 的志愿者为大腰围组。结果显示,小腰围和中腰围组一般健康状况良好,而大腰围组中高血脂和高血压病患者比例比中小腰围组高 2～4 倍,糖尿病患者的比例高 4.3 倍,心脏病患者高 3.5 倍。

2.肥胖的定义

所谓肥胖,系指构成身体成分中的脂肪组织比率(体脂肪率)超出正常范围者,男性占体重25％以上,女性占体重 30％以上。

标准体重男性的 BMI 为 22 kg/m²,女性为 20 kg/m²。BMI≤25 kg/m² 属正常,BMI 26～29 kg/m² 为超重,相当于体重超过标准体重 20％。BMI≥30 kg/m² 而体重尚未超过标准体重100％或 45 kg 者为肥胖,BMI＞40 kg/m²,体重超过标准体重 100％者,为病态肥胖。大部分病态肥胖患者的动脉 CO_2 分压($PaCO_2$)仍在正常范围,属单纯肥胖;但有 5％～10％患者可出现低通气量及高 CO_2 血症,即所谓肥胖性低通气量综合征(obesity-hypoventilation syndrome,OHS)或匹克-威克综合征。

亚洲人遗传基因、体型及生活方式不同于欧美国家人群,在 BMI 较低时,因肥胖所致继发疾病发病率并无减少,因此 2000 年 2 月亚太区专家委员会公布了一份题为"亚太展望:重新定义肥胖及其治疗"的文件,重新界定了亚太区人口肥胖标准。其定义为,BMI 23～25 kg/m² 者为过重,BMI≥25 kg/m² 者为肥胖。

按照超过标准体重百分比判定肥胖程度,把肥胖分成轻、中、重 3 个等级:实测体重超过标准体重,但＜20％者称为超重;实测体重超过标准体重 20％以上,脂肪百分率(F％)超过 30％者称为轻度肥胖;体重超过标准体重的 50％,脂肪百分率超过 45％者称中度肥胖;超过标准体重50％以上,脂肪百分率超过 45％以上者称为重度肥胖。

3.肥胖的分类

肥胖有多种不同的分类方式,通常可将其分为单纯性肥胖、继发性肥胖和药物性肥胖。①单纯性肥胖:单纯性肥胖是各类肥胖中最常见的一种,占肥胖人群的 95％左右。这类患者全身脂肪分布比较均匀,没有内分泌紊乱现象,也无代谢障碍性疾病,其家族往往有肥胖病史。主要与遗传和某些内分泌因素有关,亦与饮食习惯和生活习性有关。②继发性肥胖:是由内分泌紊乱或代谢障碍引起的一类疾病,占肥胖患者的 2％～5％。肥胖只是这类患者的主要表现之一,同时还伴有其他多种临床表现。常继发于某些疾病,如皮质醇增多症、甲状腺功能减退、胰岛 β 细胞瘤、性腺功能减退、多囊卵巢综合征及颅骨内板增生症等。③药物性肥胖:是因应用某些药物所致。如应用肾上腺皮质激素类药物治疗过敏性疾病、风湿病、类风湿病、哮喘病等,可导致肥胖。治疗精神病的吩噻嗪类药物,可使患者产生性功能障碍及肥胖。这类肥胖患者占肥胖病的 2％左右。

亦可将肥胖分为生理性肥胖和病理性肥胖。①生理性肥胖系指在正常生理情况下,由于人体自身的需要,使脂肪暂时蓄积过多的状态。这种肥胖对机体是有利的,如婴儿期通常要相应胖一些,因为出生后需要大量消耗脂肪。寒冷地区婴儿脂肪的增多可减少新生儿硬肿症的发生。妊娠期和哺乳期肥胖可为婴儿积蓄更多母乳。此种肥胖者仅极少数会出现胸闷、气短、出汗等症状,一般可自然恢复到正常体重水平。②病理性肥胖系指因某种疾病引起的肥胖,如库欣综合征、甲状腺功能减退性肥胖、肝炎后肥胖等。单纯性肥胖出现较严重的并发症,也属病理性肥胖。生理性肥胖与病理性肥胖是可以相互转化的,生理性肥胖进一步加重会产生病理性的改变,成为病理性肥胖;病理性肥胖经过治疗,也可转为生理性肥胖,逐渐恢复到正常的体质状态。

(二)肥胖对健康的影响

1.肥胖对病死率和并发症发生率的影响

体重超重产生机械性和物理性的应力,加重或导致某些疾病的发生,严重威胁健康。常见的并发疾病有非胰岛素依赖性糖尿病(2 型糖尿病)、高血压、冠心病、癌症及猝死。超重 60%以上者的并发率及病死率较非肥胖者增加一倍。体重超过 60%可作为临界阈值,即可开始出现无诱因的猝死、通气障碍、循环淤滞及日常生活功能受限等威胁健康的征象,所以体重超重 60%(阈值)以上危险体征的发生率呈指数上升。肥胖对青年的威胁更大,45 岁以下的超重成人并发高血压、2 型糖尿病及高胆固醇血症者较 45～75 岁者为多,病死率也较年老超重者为高。对 200 例平均体重 143.5 kg、年龄 42 岁的病理性肥胖男性患者,随访 7.6 年的结果是,25～34 岁的病死率较普通人群高 12 倍;35～44 岁的病死率较普通人群高 6 倍。这说明病理性肥胖可加速器官退行性疾病,加剧疾病的进展,并在早年出现致命性心功能障碍。

据统计,目前死于心血管、肿瘤和呼吸系统疾病的老年人占全部死亡人数的 75%。而无论是遗传性肥胖或后天营养过剩造成的肥胖,都与上述 3 种疾病,特别是与心血管疾病有密切关系。肥胖者冠心病发生率为正常体重的 5 倍;患肥胖症的人,在 45 岁以后,死于心功能不全者比正常体重者几乎高出 1 倍。据报道,仅单纯性肥胖者的平均寿命就比正常体重者明显缩短。研究发现,45 岁以上超过体重标准 10%的男子,每超过 0.45 kg 寿命缩短 29 天。另一项研究曾调查了 26.3 万人,发现超过正常体重 4.5 kg 的人,病死率平均增加 8%;体重超过 9 kg 者,病死率增加 18%;体重超过 13.5 kg 和 22.7 kg 者,病死率分别增加 28%和 56%。这说明随着肥胖程度的增加,病死率相应增高。北美 33%的人群属肥胖,其中 5%属病理性肥胖,病理性肥胖患者的病死率是非肥胖患者的 3.9 倍。

2.肥胖自身的并发症

肥胖本身常并存临床疾病,主要有冠状动脉疾病、高血压、脑血管病、卒中、糖尿病、血脂蛋白异常症、胆石症及肝功能障碍等。还有较少被注意的并存症如肝脂肪变性、肺功能损害、内分泌及肾功能异常。超重还可引起关节创伤、痛风、皮肤病、蛋白尿、血红蛋白浓度增高,并可能损害免疫机制。美国癌症学会的统计报告指出,超重与癌症及其他疾病的病死率有关,如超重男性的结肠、直肠及前列腺癌,超重女性的子宫内膜、胆囊、卵巢、乳腺及宫颈癌的病死率均显著升高。肥胖并存的高胰岛素血症、低糖耐量、高甘油三酯血症及高血压均已确认是心血管病的危险因素。这类危险因素已证实好发于腹型肥胖患者,而与肥胖的绝对程度关系不大。

(三)肥胖对生理的影响

1.呼吸系统

肥胖者腹部膨满,导致胸椎后凸、腰椎前凸,从而限制肋骨运动而致胸廓相对固定。胸部大量脂肪堆积,致使胸廓顺应性降低,同时肺顺应性也因肺血容量增加及小气道关闭而降低。膈肌升高,限制了呼吸动作。随着肺-胸包括膈肌顺应性降低及肺泡通气量降低,加剧了呼吸做功。为降低呼吸做功,肥胖者常取较低肺容量呼吸,使补呼气量(ERV)、肺活量(VC)及肺总量(TLC)减少,功能余气量(FRC)也随之减少。FRC 减少主要是由于补呼气量(ERV)减少的结果,而余气量(RV)并未改变,这对功能余气量和闭合容量(CC)之间的关系产生不利的影响。闭合容量是小气道开始关闭时的肺容量,肥胖人的闭合容量并未发生改变。当远端无通气肺泡仍有灌注时,便产生通气/血流比值灌注($\dot{V}/\dot{Q}$)失调,静脉血掺杂增加,氧分压降低(PaO_2)。

脂肪组织代谢活跃,肥胖者的大量脂肪组织必然增加氧耗量及 CO_2 的产生。由于代谢与体重和体表面积呈线性相关,所以肥胖者基础代谢仍在正常范围。为了呼出增多的 CO_2 以维持体内正常的 CO_2 分压($PaCO_2$)、驱动厚重的胸腹部,肥胖者在静息时必须维持较大的分钟通气量。异常增多的胸壁和腹壁脂肪降低了胸廓动度,加之膈肌上抬,呼吸做功自然增加,呼吸氧耗量也随之增加,使呼吸系统始终在超负荷状态下工作。此种状况在应激状态下愈加严重。

肥胖者的体位变化对肺容量的影响非常明显。直立位时,补呼气量和功能余气量都减少,FRC 的降低,导致在正常潮气量通气时的肺容量低于闭合容量,随之产生肺通气/灌注异常,或明显的右向左分流,其至发生低氧血症。仰卧位时,肺顺应性进一步降低,功能余气量进一步减少,通气/血流灌注比值失衡更加严重,呼吸系统只有通过增大肺泡通气量及呼吸做功方可满足机体需求,因此,呼吸系统负荷愈重。麻醉后功能余气量进一步减少,故加大通气量、控制呼吸对肥胖患者围术期低氧血症的预防是很有必要的。

多数肥胖者的低氧血症通过增大通气量及增加心排血量可得以代偿。因此,如无肺内疾病、无肌肉脂肪浸润、呼吸中枢无药物影响,肥胖患者直立位时不会产生通气不足。但随着肥胖程度的增加,机体处于失代偿状态,呼吸储备不足以增加肺泡通气量,心脏储备不足以增加心排血量,则表现为肺淤血及低氧血症。继而引起中枢性呼吸控制机制反应性降低,而导致低通气量、高 CO_2 血症及呼吸性酸中毒。这些变化引起肺血管阻力增高,血管外肺水增加,肺顺应性降低及呼吸做功增加,并逐渐形成恶性循环。此种患者手术和麻醉的风险非常高,其至可因变动体位(仰卧位)而猝死。如果有坐位睡觉病史,更应引起高度重视。但这类患者经过哪怕轻度的减肥就会大大改善其生理状况,所以对于择期手术的肥胖患者应强调术前减肥。

如上所述,肥胖者动脉血氧分压(PaO_2)低下主要因低通气量(V)不能与肺血流灌注(VQ)相匹配所致。肥胖患者可通过增加心排血量及循环血量使肺灌注量上升,但肺泡通气量由于小气道闭合、ERV 显著下降反而减少,因此 $\dot{V}/\dot{Q}$ 分布更加不均,致使肺内分流增加或静脉血掺杂增多。脂肪代谢亢进,增加耗氧量也是 PaO_2 显著下降的原因之一。Buckley 报告,肥胖者坐位时 PaO_2 仅 10.7 kPa(80 mmHg)。Vaughan 报道吸空气时($FiO_2=0.2$)的 PaO_2 变化与年龄有关:①非肥胖者,PaO_2(mmHg)=107−0.43×年龄(岁)。②肥胖者,仰卧位 PaO_2(mmHg)=105.1−0.9×年龄(岁);坐位 PaO_2(mmHg)=83.7−0.29×年龄(岁)。

根据肥胖患者 $PaCO_2$ 的变化可分为 3 型:①$PaCO_2$ 为 4.7 kPa(35 mmHg),多见于轻度肥胖患者,因低氧致肺泡过度通气所致;②$PaCO_2$>5.3 kPa(40 mmHg),多见于老年或病态肥胖患者,为肺通气量减少所致;③$PaCO_2$ 白昼正常或稍低,夜间显著升高,多见于睡眠呼吸暂停综合征患者。

2.心血管系统

不同解剖部位的脂肪组织可以引起不同的生理和病理生理的改变。男性肥胖患者的脂肪主要分布于躯干部位,这种肥胖可增加氧的消耗和心血管疾病发生率。而女性肥胖患者的脂肪主要分布于臀部和两股,这些脂肪的代谢活性较低,与心血管疾病的关系不大。另有研究认为,分布于腹内的脂肪与心血管疾病和左心室功能不全的关系较密切。

因体重增加,机体代谢需求和氧耗量增加,肥胖者的循环血量、血浆容量和心排血量也随之增加,但体液相对较少,血容量占体重百分比是下降的,甚至可以低至 45 mL/kg。脑和肾血流与正常人相似,通常并无改变。内脏血流比正常体重的人增加 20%,所增加的心排血量主要供应脂肪组织。通常每千克脂肪含有血管近 300 m,静息状态下,脂肪的血流量为 20～30 mL/(kg·min),体重(脂肪组织)每增加 1 kg,心排血量增加 20～30 mL/min。由于氧耗量和心排血量平行增加,因此全身的动-静脉氧差能保持在正常范围或仅轻度增加。肥胖人氧耗量增加显著降低了心血管储备功能,增加围术期的风险。肥胖人运动时心排血量的增加比正常体重的人更明显,并伴有左室舒张末压(LVEDP)和肺毛细血管楔压(PCWP)的增加。肥胖患者运动时心功能的变化与在围术期所观察到的变化相似。因此,有心血管疾病的肥胖患者围术期的风险更大。

由于肥胖患者血容量和静脉回心血量的增加,心排血量的增加主要靠增加每搏量来实现,而心率多正常或稍低。每搏指数和每搏功指数与非肥胖患者并无明显差异,而每搏量和每搏功占体重的百分比明显增加。长期的前负荷增加,使左室心肌肥厚、扩大、室壁顺应性降低,收缩功能减退,左室舒张末压和肺毛细血管楔压增高。加之长期的心排血量和血容量增加,体血管阻力增加,最终导致左室功能不全。血压正常、没有冠状动脉疾病的肥胖患者,其心功能绝大多数是正常的。尽管有约 20%病态肥胖患者的心胸比值增大,但仍有相当一部分患者的左室功能保持正常。肺血容量增加、左室舒张末压增高、慢性低氧性肺血管收缩、肺容量减少及横膈抬高等因素可导致肺动脉压增高,进而引发右室功能不全,亦应引起重视。

肥胖患者患高血压的风险是正常体重人的 10 倍,系因体重超过理想体重后,血容量及心排血量相应增加所致。血压与体重多呈正相关,系心排血量相应增加之故。病理性肥胖患者多患有高血压,其中 50%为中等程度的高血压,5%～10%患有严重的高血压。中度肥胖不伴有冠心病的患者,即使左室功能正常,心脏前、后负荷亦均增加。血压正常的肥胖患者多有体血管阻力(SVR)降低,而 SVR 正常的肥胖患者多合并高血压。

肥胖无疑与心血管疾病的发生有着密切的联系,尤其是 50 岁以下的肥胖患者,并发冠心病、心肌梗死和猝死的概率明显增加。肥胖患者发生低氧血症时,可反射性兴奋交感神经使体血管阻力升高,重者可发生左心衰竭。慢性低氧血症和/或肺血容量增加,可致肺动脉高压甚至右心衰竭。肥胖患者需氧量的增加,降低了心血管储备并限制了对运动的耐力。另外,心肌肥厚、低氧血症、心脏传导系统脂肪组织浸润导致的传导阻滞、利尿药所致的低钾血症、冠心病发病率增加、儿茶酚胺增加、睡眠呼吸暂停综合征等,可使室性心律失常发生率增加,常常是猝死的诱发因素。研究表明,没有心脏疾病的单纯高血压肥胖患者的室性期前收缩发生率比对照组高 10 倍;伴左室离心性肥厚肥胖患者的室性期前收缩发生率是正常人的 30 倍。室性期前收缩包括无症状的三联律、四联律及室性心动过速,这些可能是肥胖患者猝死的先兆。

肥胖患者微循环有明显的异常,且随着肥胖程度增加而更加显著,突出表现在异形管襻比例增高,襻顶淤血,微循环流速减慢,血液流态呈粒流、泥流、停滞,导致微循环阻力增加,氧供减少,血管内皮损伤,血管通透性增加,血管周围组织水肿,血液浓缩,从而易发心脑血管并发症。肥胖合并高脂血症、高血压、糖尿病可进一步加重微循环的变化。微循环的变化是全身性的,可导致血管内膜增厚,管腔变窄,进而使重要生命器官功能受损。

45.2％的肥胖者全血黏度、血浆黏度、红细胞电泳、血沉、血小板聚集率、纤维蛋白原均明显升高,其中以全血黏度低切率值和血沉增高最为明显。伴有糖尿病的肥胖患者血沉、纤维蛋白原、红细胞电泳等变化更为明显。

3.内分泌和胃肠道系统

脂肪是很活跃的代谢组织,大量脂肪组织的增加必然增加绝对氧耗量及 CO_2 的产生。由于代谢与体重和体表面积呈直线相关,所以基础代谢率在肥胖患者仍在正常范围。随着脂肪的增加,肥胖者常对胰岛素反应有抵抗,可能是由于脂肪细胞产生的胰岛抵抗素所致。即使胰腺 β 细胞功能正常,亦需超负荷工作,方能分泌足够的胰岛素来抵消肥胖对胰岛素的抗性,因此,极易造成胰腺 β 细胞功能衰竭,致使 2 型糖尿病发生率成数倍增加。血脂代谢异常主要表现为甘油三酯和低密度脂蛋白-胆固醇增加,前者与胰腺疾病相关,后者与心血管疾病密切相关,而具有对心血管疾病保护作用的高密度脂蛋白-胆固醇则减少。当男性 BMI＞23 kg/m^2,女性 BMI＞24.1 kg/m^2 时,即可发生上述变化。

禁食状态下的肥胖患者仍有高容量和高酸性的胃液。有研究发现麻醉诱导期间 90％已禁食的过度肥胖患者,其胃液量＞25 mL,胃液 pH＜2.5。肥胖患者腹内压增高,所以食管裂孔疝、误吸及吸入性肺炎的发生率均高于非肥胖患者。胃液 pH 低,可能与促胃液素释放增多,壁细胞分泌大量的低 pH 胃液有关;至于胃液的容量大,是否与肥胖患者胃容积增大、排空减慢有关,尚无定论。

4.肝脏和肾脏

过度肥胖患者 90％有肝内脂肪浸润,但常规临床肝功能试验多无异常表现。细胞内甘油三酯聚集,使细胞裂解,释放肝转氨酶并可在血清中检出,进一步释出脂质堵塞胆道,可致血清碱性磷酸酶增加,最终导致肝叶裂解,并有炎性改变、局灶性坏死及肝纤维化。肝内脂肪浸润量与肥胖持续时间长短关系密切,而与肥胖程度的关系相对较小。肥胖者的肝甘油三酯浸润是肝硬化死亡的因素之一,病死率较非肥胖者高 1.5～2.5 倍。肥胖人肝转氨酶可能轻度升高,其原因可能是由于细胞内脂质聚集使肝细胞破裂,以及脂质溢出堵塞胆小管的结果。因此,严重肥胖者常并存黄疸史或胆囊疾病,并致肝功能障碍。

肥胖患者并发肾脏疾病时,多出现蛋白尿。没有临床症状的严重肥胖患者肾活体检查时,多数有局限性肾小球硬化和/或糖尿病性肾病。高血压、肾血流增多、糖耐量异常可能是引起这些病理组织学改变的因素。

二、麻醉前评估及准备要点

(一)麻醉前评估

对肥胖患者麻醉前除常规访视体检外,要着重检查呼吸系统和循环系统。

1.呼吸系统

呼吸系统的评估应常规进行呼吸道通畅程度的评估。询问与麻醉和手术有关的上呼吸道梗阻、气道暴露困难史及睡眠时有无气道阻塞的症状(经常性的夜间打鼾,有无呼吸暂停等),这些现象提示患者在意识模糊或麻醉诱导时,可能发生机械性气道梗阻或难以处理的气道暴露困难。访视患者体检时除应检查头后仰、枕寰活动、颞下颌关节活动度是否受限、张口度(正常＞3 横指)及甲颏距离(正常＞3 横指)外,还应仔细检查患者口内和咽部的软组织皱褶。此外,Mallampati 分类法可帮助医师判断会厌暴露的困难程度。

肥胖患者通常应行肺功能检查,但年轻过度肥胖患者的常规肺通气功能检查多无异常,如最大呼气 1 秒容量(FEV$_1$)、肺容量(Vc)等;而老年肥胖患者或吸烟者,肺部检查时可能有支气管痉挛。胸部 X 线摄片及血气分析为此类患者的常规检查。血气分析有助于评估患者是否有 PaCO$_2$ 增高,借此可初步对肥胖进行分类。病理性肥胖者还应分别行直立位和仰卧位血气分析,有助于排除肥胖性低通气量综合征(OHS)。对睡眠带鼾声者应了解有无阻塞性睡眠呼吸暂停综合征(OSAS)。

2.心血管系统

应详细了解患者的活动度及对体位改变的适应能力。ECG 检查有无左右室肥厚、心肌缺血、心律失常、P 波高尖等改变。有无高血压。胸部 X 线检查重点观察心脏大小和肺血管情况,以判断有无肺动脉高压。如果有异常发现,必要时应做进一步检查,如动态心电图、超声心动图或肺动脉导管检查等。若血红蛋白>165 g/L,术前可考虑放血及血液稀释。

3.其他

必须了解空腹血糖、糖耐量、甘油三酯及胆固醇等。如果发现有糖尿病或酮血症时,应该在手术前给予治疗。常规询问住院前 6 个月内及住院期间是否服用减肥药物及进行过减肥治疗(包括饮食治疗、运动治疗及手术治疗)。此外还应询问患者是否有食管反流症状。

(二)麻醉前准备要点

1.麻醉器材和监测仪器的准备

除准备常规器材外,应特别准备气管插管困难所需的用具,咽喉表面麻醉喷雾器、纤维喉镜、纤维支气管镜、不同型号的喉罩、口咽或鼻咽通气道等。估计静脉穿刺困难时,应备深静脉穿刺包、静脉切开包等。

肥胖患者一旦出现呼吸和心血管系统的紧急情况,处理极为困难,因此任何潜在的危险都必须尽可能早地被发现并进行有效的处理,所以,术中严密监测非常重要。监测无创血压时应选择大小合适的袖带,袖带长度应大于手臂周径的 20%;如袖带过短,则测值偏高。肥胖患者无创伤性测压的结果常不正确,除非手术非常短小,一般应采用有创动脉压监测,也便于术中采动脉血做血气分析。所有手术患者都应监测 V$_5$ 导联。对伴有心脏病、肺动脉高压、OHS 的患者可适当放宽肺动脉导管或经食管超声心动图等复杂心血管功能监测技术的应用指征。肥胖患者较非肥胖患者更易丧失热量,应常规监测体温,避免因寒战进一步加重低氧血症。

低氧血症是肥胖患者围术期的主要危险,因此术中必须监测脉搏血氧饱和度和动脉血气以了解患者的氧合情况;此外,呼气末 CO$_2$ 监测对机械通气患者也是非常重要的。

应用肌松药宜持续监测神经-肌肉阻滞程度,并尽量使用最低有效剂量,以免术后出现神经-肌肉阻滞的残余效应。采用外周神经刺激仪做肌松监测时,如果用皮肤电极,肥厚的脂肪组织使电极与有关神经隔离,达不到满意的监测效果,而用皮针电极则可避免此现象。

2.抑酸药的应用

肥胖患者易发生胃液反流,由于 88% 肥胖患者的胃液量在 25 mL 以上、pH<2.5。诱导期间的误吸率约 1.7%,因此麻醉前应给予抑酸药(H$_2$ 受体阻滞药)。由于此类药物吸收时间难以预计,应尽量避免肌内注射,可采用手术日晨给予甲氧氯普胺 10 mg 或雷尼替丁 300 mg 麻醉前1 小时口服,也可两药合用,以减少胃液量和提高胃液 pH。既往曾采用诱导前静脉注射西咪替丁 300 mg,但由于该药可能引起某些不良反应,对重患者注射过快可能出现心动过缓、低血压、

心律失常,甚至心搏骤停,因其 H_2 受体阻滞所致的缩支气管效应,可能增强组胺引起的支气管痉挛;且可出现激动、精神恍惚及昏迷等表现,现已少用。

3.麻醉前用药注意事项

病理性肥胖患者并存 OHS 者,多伴有气道解剖异常,麻醉前忌用阿片类药物,可用少量镇静药静脉注射或口服,不宜采用肌内注射。可选用小量苯二氮䓬类药物,但应严密监测呼吸。全麻或清醒插管前应给予阿托品,以减少气道分泌物。

三、肥胖患者麻醉的特殊问题

肥胖患者麻醉中可能遇到某些特殊问题,其中最困难的是气道管理。对肥胖患者选择麻醉药或麻醉方法无成规可循,全麻复合硬膜外麻醉可减少全麻药物的用量,采用平衡麻醉可减少每一种药物的总用量,有利于术后苏醒。应尽量选用短效药物,如丙泊酚、瑞芬太尼、阿芬太尼、阿曲库铵、顺阿曲库铵等,避免使用长效药物,如吗啡、泮库溴铵等。体位对肥胖患者心肺功能的影响不容忽视,肥胖患者对俯卧位的耐受性差,侧卧位则可避免体重对胸壁的过度压迫。

(一)区域阻滞

区域阻滞可能是某些部位手术的最佳选择,但肥胖患者因大量脂肪堆积和骨性标志不明显,使得区域阻滞技术的实施非常困难。近年来由于采用周围神经刺激仪辅助定位,提高了阻滞的成功率和麻醉效果。

(二)椎管内麻醉

对肥胖患者施行椎管内麻醉常遇到的问题有穿刺操作困难及仰卧位通气不足。通常仅适用于下腹部及下肢手术,麻醉平面过高会影响呼吸,导致通气困难和增加麻醉危险。

1.蛛网膜下腔阻滞

肥胖患者蛛网膜下腔阻滞比正常人困难得多,但肥胖患者腰部脊柱正中线棘突部位的脂肪要比两侧的相对少和薄一些,穿刺操作有时并不困难,若取坐位穿刺则更易成功。肥胖患者蛛网膜下腔用药量是正常人用量的 2/3,但阻滞平面不易调节,平卧后仍会继续上升,常出现平面过高。患者出现烦躁不安时,首先应考虑是否平面过广,应随时监测血压和呼吸。通常,阻滞平面低于 T_5 对呼吸功能影响不大,若超过 T_5 则可产生呼吸抑制,患有呼吸系统疾病的患者尤应避免。高平面阻滞时,自主神经的阻滞平面比躯体神经的阻滞平面更高,结果将导致心血管功能抑制,这种抑制可能在牵拉腹膜时突然加重,应引起足够的重视。也有学者主张采用持续蛛网膜下腔阻滞,可减少硬膜穿破后头痛的发生率。

2.硬膜外间隙阻滞

硬膜外间隙阻滞在肥胖患者的应用更广泛,但其穿刺操作比蛛网膜下腔更困难。某些肥胖患者椎间隙的定位有一定的困难,常规 10 cm 长的穿刺针有时过短,选择 15 cm 穿刺针较为适宜。肥胖者的腹内压较高,下腔静脉血易被驱向硬膜外间隙静脉系统,而致硬膜外静脉丛怒张,穿刺时易致硬膜外腔出血。同时,硬膜外间隙相应变窄,使脊麻阻滞平面显著升高,因此,局麻用药量同样只需 2/3 常用量即可。遇有阻滞不全或肌肉松弛不佳时,应避免辅用大量镇痛药或镇静药。椎管内麻醉易促使平卧位通气不足加重,因此,须持续监测 SpO_2,并用面罩吸氧。如选用高位硬膜外麻醉,则宜复合气管内全麻以加强通气,增加安全性,术后可保留硬膜外导管施行术后止痛。

(三)全身麻醉

1.麻醉诱导及气管插管

肥胖患者特别是病理性肥胖患者气道管理困难是围术期病死率高的原因之一。肥胖患者因颈短、胸骨上脂肪垫过厚及下颌和颈椎活动受限,常致气管插管前维持气道通畅困难。麻醉诱导可能会引起气管塌陷,导致上呼吸道梗阻。因此,诱导期至少应有 2 人协助托下颌、压紧面罩、挤压贮气囊及压迫环状软骨等操作,以保持呼吸道通畅及防止误吸。

据统计对病理性肥胖患者气管插管困难的发生率为 13%～24%,需清醒插管者约占 8%,主要困难在于喉镜不能显露声门。肥胖患者插管所需时间长,且功能余气量比正常人少,氧的贮备量也较少,而氧耗量又比正常人大,必须进行 3 分钟的吸氧去氮呼吸,以防低氧血症。研究表明,在 100% 吸氧去氮的前提下,施行全麻快速诱导插管时,置入喉镜及气管插管的不呼吸过程使 SpO_2 降至 90% 的时间,在正常人(BMI = 23.3 kg/m^2)为(526 ± 142)秒,肥胖者(BMI = 49.0 kg/m^2 ± 7.3 kg/m^2)则缩短至(196 ± 80)秒。插管不呼吸使 SpO_2<90% 所需时间随超重程度加重而缩短:超重 20% 以下者为 364 秒,超重 20%～45% 为 247 秒,超重 45.5 kg 以上者仅为 163 秒。据此,对肥胖患者施行快速诱导气管插管操作时应尽量在 2 分钟内完成。

若选择清醒插管,应随时做好紧急气管切开的准备。清醒插管还是诱导后插管主要取决于事先估计的困难气道程度。对超过理想体重 75% 的肥胖患者,张口不能看到腭垂,经表麻后放入咽喉镜看不到会厌,以及有 OSAS 的患者,应选择清醒气管插管。插管前应充分吸氧,静脉注射适量抗胆碱类药、镇静药或镇痛药,在完善表面麻醉下进行气管插管。少数困难气道病例可采用纤维支气管镜引导下插管。应用插管型喉罩行气管内插管是目前一项成熟的技术,为肥胖患者的气道管理提供了一种新的可选择方法,其成功率可达 96.3%。

肥胖患者气管插管操作时,易将导管误插入食管。如果采用听诊法作鉴别,有时因胸腹部脂肪过厚而难做到及早发现,可因此导致心搏骤停。如果采用 $ETCO_2$ 监测,则是早期发现导管误入食管最为灵敏的指标。

2.全麻药物的选择

肥胖患者分布容积增加,使药物消除半衰期延长;肾小球滤过率增加,使药物原形排泄增加;脂肪含量增加,使脂溶性药物的用量及消除时间增加。肥胖患者肝脏功能多有异常,影响经肝脏代谢药物的清除,但不影响药物的 I 相代谢(如氧化、还原及水解反应),而通过 II 相结合途径(葡萄糖醛酸及硫酸盐结合)清除的药物,肥胖患者则似乎较正常人更快。

卤素类吸入麻醉药在肥胖者体内的代谢高于正常人,从而可能引起血浆氟离子浓度增高。肥胖患者吸入氟烷,其生物转化显著增加;偶尔可出现血清氟离子浓度显著增高达 10.5 $\mu mol/L$,虽不致产生肾中毒,也不是"氟烷性肝炎"的主要因素,但仍有 38% 的肥胖患者在氟烷麻醉后出现不明原因的黄疸。氟烷麻醉后血浆氟离子浓度增高可能与其在肥胖患者体内的高代谢率有关。肥胖患者吸入恩氟烷 2.3 MAC/h 后,血清无机氟化物为 22.7 $\mu mol/L$,吸入 4 MAC/h 后,血浆氟离子浓度峰值可达 52 $\mu mol/L$,平均为 22 $\mu mol/L$。与正常人比较,即使吸入恩氟烷少于 2 MAC/h,肥胖患者血清无机氟化物升高速度更快、峰浓度更高、维持时间更长,虽然短时间麻醉后临床上未发现肾损害,但长时间吸入恩氟烷有可能造成肾损害(30 $\mu mol/L$)或严重的肾毒性反应(90 $\mu mol/L$)。肥胖患者吸入异氟烷 2.5 MAC/h 后血浆无机氟离子浓度仅为 6.5 $\mu mol/L$,故异氟烷始终为肥胖患者吸入麻醉药的首选药物之一。正常人吸入七氟烷(2.5 MAC/h)后,血清氟离子浓度远低于肾毒性水平(29 $\mu mol/L$)。有报道肥胖患者和非肥胖患者吸入七氟烷 1.4 MAC/h 后血浆氟离子峰浓度并无差异［分别为（30±2）μmol/L 和（28±2）μmol/L］。Torri 等研究证实，七氟烷用于病理性肥胖患者时，其洗入和洗出曲线快于异氟烷。但另有研究发现肥胖患者吸入 1.4 MAC/h 七氟烷后体内氟离子浓度较正常人升高更快，其峰浓度＞50 μmol/L（理论上的肾毒性阈值），且持续近 2 小时，而非肥胖患者的峰浓度仅为（40±2）μmol/L。提示七氟烷用于肥胖患者可能有潜在的危险。这种差异可能是实验设计的不同所致，也有可能是肥胖患者影响了七氟烷体内代谢的结果。

新型挥发性麻醉药七氟烷和地氟烷血中溶解度更低，加速了麻醉药的摄取、分布，以及停药后的消除，使其起效更快，恢复也更快。由于挥发性麻醉药很少在脂肪组织中分布，并在停药后迅速排出体内，故非常适合肥胖患者。

肥胖患者对挥发性吸入麻醉药生物转化率增高的确切机制目前尚不清楚。可能与肝内大量的脂肪组织浸润，增加了脂溶性麻醉药的摄取和微粒体酶的代谢作用；内脏血流增加，更多的吸入性麻醉药被带入肝脏；以及高于正常浓度的细胞色素 P450 酶作用等有关。脂肪组织过多可影响一些麻醉药的血浆半衰期，但并不影响脂溶性挥发性麻醉药的血浆半衰期。目前总体认为，挥发性吸入麻醉药及 N_2O 对肥胖患者的肝、肾功能影响尚轻，也不延长苏醒时间，即使用高脂溶性的恩氟烷或氟烷，清醒时间也不延长。研究表明，要使患者清醒延迟，脂溶性挥发性麻醉药给药时间应超过 24 小时。临床上极度肥胖患者常规手术时间一般为 2 小时左右，其清醒时间应与正常人无异。

药物血浆浓度受稳态分布容积和清除率的影响。肥胖患者脂溶性麻醉药的分布容积更大，一次给药剂量的血浆浓度低于正常人，最终消除半衰期延长。如脂溶性药物咪达唑仑的消除半衰期在肥胖患者明显长于非肥胖患者（分别是8.4 小时与 2.7 小时）。这是肥胖患者咪达唑仑的表观分布容积较大，而清除率与非肥胖患者相似的缘故。同理，某些阿片类及巴比妥类静脉麻醉药因可存积于脂肪而药效延长。如肥胖患者应用吗啡会延长通气支持时间，给予硫喷妥钠的消除半衰期较非肥胖者延长 5 倍。芬太尼分布容积、消除半衰期和清除率在肥胖患者与非肥胖患者之间并无差异，按标准体重给药时，和非肥胖患者的药代动力学参数相似，是肥胖患者可选择的理想麻醉性镇痛药之一。舒芬太尼在肥胖患者的分布容积增大，消除半衰期延长，但血浆清除率与非肥胖患者相似。阿芬太尼用于肥胖患者分布容积无明显变化，但消除半衰期延长，清除率降低。肥胖患者给予负荷剂量瑞芬太尼后，其血药浓度迅即升高，提示瑞芬太尼应以理想体重为给药原则。肥胖患者和非肥胖患者丙泊酚的初始分布容积没有差别，在稳态血药浓度下，全身清除率和分布容积与体重相关，由于分布容积和清除率同步增加，因此抵消了消除半衰期的延长，故没有证据表明丙泊酚在肥胖患者体内有蓄积现象。

水溶性药物在肥胖和非肥胖患者的分布容积、消除半衰期和清除时间相似。同正常人相比，极度肥胖患者的胆碱酯酶活性较高，故琥珀酰胆碱的剂量应增加至 1.5～2.5 mg/kg。按公斤体重给药时，米库氯铵在肥胖患者和正常人的药效学相似；病态肥胖患者维库溴铵（0.1 mg/kg）的肌松恢复时间比正常人慢，TOF75％恢复时间分别为（82±30）分钟与（50±9）分钟；产生同等程度的肌松时，病态肥胖患者所需维库溴铵的剂量比正常人大，但按体表面积计算时，两者所需剂量相似。罗库溴铵和顺阿曲库铵若以公斤体重指导用药会导致作用时间延长，但若以理想体重给药则可避免。阿曲库铵按公斤体重计算剂量用于肥胖患者时，其恢复速度与用于非肥胖患者几无差异，是用于肥胖患者的理想肌松药。尽管如此，为了避免作用时间延长，原则上非除极肌松药应以理想体重指导用药。

3.全麻下的通气维持

肥胖患者全麻后,特别在仰卧位时可进一步关闭小气道,使功能余气量降低,甚至低于闭合容量,从而增加了非通气肺泡的灌注,导致静脉血掺杂增加,通气/血流比异常,PaO_2剧降。全麻时 BMI 对患者肺容量、呼吸功能和氧合状况均具有决定性的作用。吸入麻醉药和静脉麻醉药,具有不同程度的扩张血管作用和负性变力性作用,可降低心排血量,使混合静脉血氧分压(PvO_2)进一步降低,其结果是动脉及静脉血氧分压均显著下降,即使吸入 40% 氧也不能维持满意的 PaO_2。75% 的肥胖患者 PaO_2 在 10.7 kPa(80 mmHg)以下。术中膈肌上抬和影响下腔静脉回流的因素均可导致 PaO_2 进一步下降。因此,对肥胖患者施行全麻手术,必须重视通气。为减少肥胖患者仰卧引起的呼吸做功及氧耗增加,可采用大潮气量人工通气,按理想体重计算,15~20 mL/kg。肥胖患者用呼气末正压通气(PEEP)并不能改善动脉血氧分压,相反,可使心排血量下降而引起氧释放低下。另外,在吸气时高气道压可能阻碍肺小血管血流流入上部肺叶,即阻碍肺血流灌注通气的肺泡而导致无效腔(VD/VT)增加及 $PaCO_2$ 增加,同时受阻的血流被分配至分流区,增加分流量(Qs/Qt)及静脉血掺杂,所以对肥胖患者不宜应用 PEEP。

肥胖患者取俯卧位及头低足高位时,胸壁顺应性及氧合可进一步降低。仰卧位自主呼吸时也可出现低氧血症,甚至心搏骤停。因此,围术期持续监测 SpO_2 或血气分析具有十分重要的意义。

(四)减肥药对麻醉的影响

常用减肥药有作用于食欲中枢的芬氟拉明、右芬氟拉明和抑制食欲的芬特明、安非拉酮等。当为服用这些药物的肥胖患者实施麻醉时应高度警惕这类药物的不良反应,以及与麻醉用药的相互作用。

服用减肥药的患者在麻醉诱导时可能发生持续或延迟性低血压,并且对麻黄碱无反应。芬氟拉明和右芬氟拉明均有儿茶酚胺耗竭作用,因此,血压下降时应选择直接作用的血管加压药,如去氧肾上腺素等。芬氟拉明对心脏有抑制作用,服用此药的患者若接受氟烷麻醉,麻醉危险性会明显增加。停用芬氟拉明后 6 天内尿中仍有其代谢产物和原形,因此麻醉前至少应停药一周。服用减肥药还可造成胃潴留。服用芬氟拉明后固体食物胃排空延迟约 15%,应注意反流、误吸的问题。减肥药对血糖和胰岛素有潜在的影响。芬氟拉明可增强外周摄取葡萄糖或降低肝糖原的产生,在 2 型糖尿病患者中可使禁食后的低血糖加重。该药还可增加胰岛素的敏感性,但不影响胰岛素的分泌。因此麻醉期间应监测血糖。服用芬氟拉明或右芬氟拉明可导致肺动脉高压,表现为进行性呼吸困难、坐立不安、气急、疲劳、胸痛、晕厥、心悸、水肿、体力活动下降等。此类药物所致的肺动脉高压是不可逆的,而且是致命性的。麻醉前访视患者时应注意与上述症状相关的问题。此外,减肥药可增加内源性致热源对中枢神经系统的刺激,使外周血管收缩影响热量的散发,因此有诱发高热的危险,所以麻醉期间应监测体温。

(五)肥胖的阻塞性睡眠呼吸暂停综合征患者麻醉的注意事项

低通气量综合征或匹克威克综合征主要见于严重肥胖患者在静止状态下出现低通气量及高 CO_2 血症,占严重肥胖者的 5%~10%。此综合征包括极度肥胖、嗜睡、肺泡低通气量、周期性呼吸、低氧血症、继发性红细胞增多症、肺动脉高压、右心衰竭及右心室肥厚。睡眠时有其特殊表现,即入睡后出现呼吸暂停。常见于睡眠开始后即出现舌后坠致上呼吸道梗阻,随后因缺氧及 CO_2 蓄积迫使患者苏醒而恢复呼吸,入睡后再现舌后坠。周期性发作呼吸暂停,促使患者不得安眠,以致白天嗜睡。若 7 小时的睡眠中发生 10 秒以上的呼吸暂停达 30 次以上即可诊断为阻塞性睡眠呼吸暂停综合征(OSAS)。60%～90%的 OSAS 患者都是肥胖者(BMI>29 kg·m^{-2})。中年人中 4%的男性和 2%的女性患有有临床症状的 OSAS。此类患者对缺氧及高碳酸血症刺激产生的呼吸切换反应迟钝,基础通气量减少而出现低氧血症及高碳酸血症。另外,由于机械原因可致通气-血流比例失调,促使红细胞增多、肺动脉高压、肺心病的发生。

大部分 OSAS 患者术前并未得到诊断,麻醉医师应高度警惕。术前要常规询问患者是否有夜间打鼾、呼吸暂停、觉醒和白天嗜睡的病史,是否有高血压病史或颈围>40 cm。如有夜间出汗、遗尿、夜尿增多、晨起头痛,以及心血管功能和神经心理功能异常等,亦高度提示肥胖患者患有 OSAS 的可能。如果确诊为 OSAS,应选择气管内插管全麻施行手术。如果患者能耐受手术体位和局部麻醉对呼吸的影响,并充分做好了控制气道的准备,手术时间短暂,局麻技术要求不高,也可考虑选择局部麻醉。但术中和术后应避免大量使用镇静和镇痛药物。必要时也可推迟手术,以进一步评估其 OSAS 的严重程度,同时让患者接受相应的治疗。

肥胖的 OSAS 患者通常比一般的肥胖患者插管更加困难,OSAS 患者气管插管失败的发生率约为 5%,为正常人的 100 倍。对高度怀疑插管困难的患者采用清醒插管还是在全麻下插管应取决于术前对气道的充分评估。对术前认为面罩通气和气管插管都有困难的患者,根据 ASA 困难气道的处理原则,插管和拔管都需在患者清醒的情况下施行。

对需清醒插管的患者术前应进行适当准备,术前可以给予镇静和镇痛药,但务必谨慎,防止发生完全性气道梗阻。充分的上呼吸道表面麻醉和神经阻滞麻醉是麻醉前准备的必要措施。经口咽通气道采用纤支镜插管技术或喉罩通气均为减少插管意外的可靠方法。

如果插管在患者睡眠状态下施行,应充分供氧,最大限度地全身预氧合,使氧气充满肺泡、动脉、静脉和组织间隙。要求患者在面罩密闭状态下吸入 100%的氧气不少于 3 分钟。在喉镜插管期间,经细的鼻咽通气道吹入氧可延迟低氧血症发生的时间。开始麻醉诱导前使患者处于最易吸入气体的体位,通常为从肩胛部至头部成斜坡位,并且在第 1 次试插时,如发现显露不佳,应在外部以手法帮助插管。面罩通气时也应获得最佳的通气效果,即由两人协助帮助托下颌并封闭面罩,以口咽或鼻咽通气道辅助通气,保持麻醉机的 APL 阀在一定的水平使气道内产生 0.5～1.5 kPa 的 CPAP。

肥胖的 OSAS 患者拔管后发生气道阻塞的危险性非常高。一项回顾性的研究报道,135 名手术治疗 OSAS 患者术后手术室内拔管发生致命性气道梗阻的发生率为 5%。鼻部手术后局部包扎的患者亦易发生呼吸道梗阻,应在拔管前放置鼻咽通气道后再进行包扎。气道阻塞除了可引起患者死亡外,由于梗阻气道使自主呼吸的患者产生明显的气道内负压,负压性肺水肿的发生率也显著增加。这种负压性肺水肿的患者通常需要重新插管。对腭咽成形术(UPPP)和鼻部手术的患者,较为安全的方法是让患者完全清醒后再拔管。对行其他手术后的 OSAS 患者,通常应清醒拔管或带管进行一段时间的机械通气。决定患者术后是否需要进行机械通气的因素有:插管时面罩通气和气管插管的难易程度、手术时间长短和手术种类、患者 BMI 及 OSAS 的严重程度等。拔管时务必确保患者处于完全清醒的状态。肌松作用的完全恢复应由肌松监测仪来判定或患者抬头试验>5 秒、有足够的肺活量和最大吸气峰压。是否有麻醉性镇痛药的残余作用,可根据带管时呼吸频率判定,通常应>12 次/分。拔管时应用局部麻醉是有益的。采用头高足低位或半卧位拔管,则可减轻由腹腔内容物引起的膈肌压迫。拔管时应放置口咽或长的鼻咽通气道,并做好有助手辅助的面罩通气准备。如果不能确定患者拔管后是否能良好地通气,而且对重新插管没有绝对把握,应通过气道交换导管或纤支镜拔除气管导管。如拔管早期患者自主呼吸良好,可考虑采用 N-CPAP 以保持口咽部气道开放,开始时选用氧气,逐步过渡到空气进行支持。除了早期使用 N-CPAP 外,只有在 SpO_2 下降时才应考虑增加 FiO_2。

肥胖的 OSAS 患者术后应用阿片类药镇痛引起上气道阻塞的危险性很大,要密切监测呼吸频率、镇静水平和打鼾等。危险性的大小取决于患者的 BMI 和 OSAS 的严重程度,以及合并的心肺疾病及术后对镇痛药的需求量等因素。根据上述因素综合评定结果,决定患者术后进入 ICU、PACU 或普通病房。

(六)产科肥胖患者麻醉的注意事项

肥胖者妊娠可诱发高血压(先兆子痫)和糖尿病,糖尿病的发病率是正常人的 2～8 倍。难产的概率、剖宫产的比例明显增加。麻醉相关的并发症发生率和病死率,以及新生儿的发病率和病死率亦均有所增加。椎管内麻醉所致的肋间肌功能抑制对呼吸的影响更为明显,脊麻平面更易向头侧扩散。仰卧位和头低足高位会进一步减少功能余气量,增加低氧血症的可能。若采用 PEEP 增加氧合,会显著减少心排血量,甚至可减少子宫血供。新生儿更易出现呼吸窘迫的危险。因此,在选择麻醉方法时应考虑到手术时间可能会较长,用药量应适当减少等问题。目前剖宫产手术仍以硬膜外麻醉为首选,其优点是麻醉起效较慢,可分次给药,低血压发生率较低,麻醉效果较确切,对运动阻滞较轻,便于术后镇痛。若选择气管内插管全麻,要充分评估插管条件,尽量避免快诱导,并做好插管困难的准备,包括短臂喉镜或纤支镜的准备。一旦出现插管困难,应首先考虑母亲的安全,必要时可行气管切开,紧急通气。产科肥胖患者术后低氧血症的发生率较高,纵切口可能性更大,可采用氧疗和半卧位方法预防。

四、术后并发症及处理

(一)术后并发症

肥胖患者的一些慢性生理异常在手术期间可能进一步受损,术中或术后早期可发生不明原因死亡。肥胖患者腹部手术后的病死率是非肥胖患者的2.5倍,部分原因可能与肥胖患者脆弱的心肺功能有关。因此,应高度重视术后并发症的防治。

1.低氧血症

肥胖患者功能余气量减少,取仰卧位后则更减少,全麻后功能余气量进一步下降。术后肠胀气、气腹、因疼痛引起的腹肌痉挛、横膈抬高等加重术后肺功能不全,所以肥胖患者术后易发生低氧血症。肥胖患者术后的低氧血症加重,往往是术后死亡的重要原因。通常术后 2～3 天内,PaO_2 可降至 8.0 kPa(60 mmHg)以下,或 SpO_2 降至 91% 以下。腹部手术后低氧血症可持续 3～4 天,肺容量的下降可持续至术后 5 天,有 OSAS 的患者易发生急性呼吸道梗阻。因此,术后 4～5 天内应坚持氧治疗,并监测 PaO_2 或 SpO_2,如循环稳定,协助患者取半卧位或坐位可改善肺功能,减轻低氧血症。肥胖患者手术后呼吸功能恢复到术前水平往往需 2～3 周。有 OSAS 者,夜间应经鼻给予 CPAP 1.0～1.5 kPa。

2.肺部并发症

肥胖患者急症手术时,常因呕吐或反流、误吸而导致术后肺炎,发生率最高可达 10%。肥胖患者术后并发肺不张者高达 10%～20%,较非肥胖者为高。以前有呼吸系统疾病的肥胖患者、伴 OHS 或匹克威克综合征的患者,以及施行上腹部或胸部手术的肥胖患者和术后更容易发生呼吸系统并发症。对这些患者术后最好是有选择地送入 ICU,以便早期发现病情变化,积极进行预防及治疗,如吸入湿化气体、尽早进行胸部理疗、合理供氧及在护理人员帮助下早期活动等。

3.深静脉血栓形成及肺梗死

肥胖患者术后肺梗死发生率比常人高 2 倍,约为 4.8％。这可能与肥胖患者多患有红细胞增多症、下腔静脉受腹部脂肪压迫及活动量减少致使术后深静脉血栓发生率增加有关。应主动采取预防深静脉血栓形成的措施,术后 4 天内,每天静脉滴注右旋糖酐-40 或羟乙基淀粉500 mL。必要时于下地活动前,每天 2 次静脉注射肝素 5 000 U 或早期腿部理疗。另外,在手术中即可开始用弹力绷带包扎双下肢 1 周,术后应早期离床活动。

4.切口感染

切口感染是肥胖患者术后常见并发症,这可能与肥胖患者并存糖尿病、机体免疫力降低、皮下厚积脂肪抗感染能力弱、再加上术中用力牵拉致机械损伤等因素有关。故应严格无菌操作,并采取创口皮下彻底冲洗等预防措施。术前半小时静脉注射抗生素有一定的预防作用。

5.减肥手术后并发症

减肥手术包括胃空肠旁路术及胃整形术两种,前者可使体重显著减轻,但并发症较多,如严重腹泻、腹胀及肝功能衰竭,也可能并发关节炎或结肠癌。胃整形术后并发症较少,腹泻及腹胀很少见,偶尔有恶心、呕吐,但减肥效果较差。

(二)术后处理要点

肥胖患者术后处理除按常规外,更应强调以下几点。

1.气管拔管指征

肥胖患者即使无 OSAS,术后也应严格掌握气管拔管指征,拔管时应做好紧急气管切开的准备。

(1)患者完全清醒。

(2)肌松药及阿片类药残余作用已完全消失。

(3)吸入 40％氧时,血 pH 为 7.35～7.45,PaO_2＞10.7 kPa(80 mmHg)或 SpO_2＞96％,$PaCO_2$＜6.7 kPa(50 mmHg)。

(4)最大吸气力至少达 2.5 kPa,潮气量＞5 mL/kg。

(5)循环功能稳定。拔管后仍应继续鼻导管吸氧,并监测 SpO_2 1～3 天。

2.术后体位对呼吸的影响

肥胖患者剖腹手术后,功能性余气量可下降 25％,如取仰卧位,则下降更甚,同时气道关闭增加,静脉血掺杂增加及 PaO_2 降低。因此,术后肥胖患者,只要循环稳定,应尽早采用半卧位(30°～45°),功能性余气量可增加 30％,低氧血症可得到改善。如能早期离床、结合胸部理疗及鼓励咳嗽、深呼吸,有防止肺不张及深静脉血栓形成的效果。

3.术后镇痛

术后镇痛有利于患者咳嗽及深呼吸,并可有效地纠正低氧血症,预防肺部并发症,这对肥胖患者尤为重要。如果用阿片类药物,宜采用 PCA 经静脉给药,这对极度肥胖患者,通常情况下是安全、有效的,但对伴有 OHS 的患者有较大的危险。如果手术前已放置硬膜外导管,可经硬膜外导管给局部麻醉药或含阿片类药物的局部麻醉药镇痛。肥胖患者硬膜外镇痛所需的局部麻醉药或阿片类药物的剂量与正常体重患者所需用量相似。由于肥胖患者呼吸道管理困难,而硬膜外阿片类药物镇痛可能出现延迟性呼吸抑制,故更需要在严密监护下进行。

(向志雄)

第二节　糖尿病患者的麻醉

　　糖尿病是由于胰岛素相对或绝对缺乏,以及不同程度的胰岛素抵抗,引起碳水化合物、脂肪及蛋白质代谢紊乱的综合征,以血糖增高和/或糖尿为特征的慢性全身性疾病。糖尿病后期可出现广泛的微循环及大血管病变,导致失明、肾功能损害、肢端坏死、心脑血管病变等。糖尿病患者在接受手术时,麻醉和手术可加重病情,病情严重或术前控制不满意的患者可能发生酮症酸中毒、循环衰竭甚至死亡等严重问题。目前糖尿病的发生率占总人口的 $2\% \sim 5\%$,其中大约 50% 的患者同时合并外科疾病需要手术和麻醉。因此,熟悉糖尿病的病理生理改变、了解病情特点及患者用药治疗情况,对糖尿病患者手术的麻醉及围术期管理十分必要。

一、主要病理生理

(一)代谢紊乱

　　糖尿病由胰岛素绝对或相对不足引起,胰岛素缺乏导致机体失去促合成和抗分解作用。糖尿病代谢紊乱主要包括糖、脂肪、蛋白质代谢紊乱。

　　1.糖代谢紊乱

　　高血糖是糖尿病患者最常见的表现。糖尿病患者糖利用障碍导致高血糖、糖尿、组织脱水、血浆渗透压增高。由于应激反应时儿茶酚胺、皮质醇、胰高血糖素均可明显升高,进一步对抗和抑制胰岛素的释放和作用,所以围术期血糖控制更加困难。血糖严重升高及机体脱水可导致高渗性非酮症昏迷,多见于非胰岛素依赖性糖尿病患者,尤其是老年患者,其口渴反应差,容易发生脱水。高渗性非酮症昏迷患者有严重高血糖、血浆高渗透压,可表现为癫痫、昏迷,由于血液浓缩静脉血栓发生率增高,常无酮症酸中毒的表现。

　　低血糖也是糖尿病患者常见的并发症。糖尿病患者体内糖原储备差,术前禁食、术中应用胰岛素而补糖不足是低血糖的常见原因。糖尿病手术患者若肾功能减退,胰岛素和口服降糖药的代谢和排泄受到影响,作用时间延长,也容易诱发术中低血糖。患者术中低血糖引起的交感神经兴奋表现常被误认为麻醉过浅,低血糖引起的神经症状容易被麻醉药物的作用掩盖,贻误治疗。

　　2.脂肪代谢紊乱

　　没有足够的胰岛素阻止脂肪酸代谢,脂肪大量分解而氧化不全,会引起丙酮酸、乙酰醋酸、β羟丁酸聚积,严重者发生酮症酸中毒。表现为代谢性酸中毒、高血糖、脱水、低钾、骨骼肌无力等。脱水多由于渗透性利尿和呕吐所致,低钾常发生于酸中毒纠正后,骨骼肌无力系纠正酸中毒后的低磷血症所致。

　　3.蛋白质代谢障碍

　　分解代谢增强,表现为负氮平衡,尿氮排出增加,同时加重脱水。

(二)继发性改变

　　长期高血糖可造成组织细胞损害,产生一系列并发症,但并发症的原因尚不完全清楚,可能与高血糖引起的山梨醇产生过多和蛋白、胶原糖化有关。常见的并发症如下。

1.血管病变

动脉硬化和微血管病变,引起高血压、冠心病、脑血管病、下肢坏疽等。糖尿病患者血糖增高使肝脏合成巨球蛋白增多,增加血液的黏稠度,并生成一些有害的大分子如山梨醇,导致细胞肿胀而阻碍微循环血流。血管病变和血液黏稠度增高均可损害重要器官的血流自身调节功能。

2.肾小球病变

可出现肾功能不全,最终导致肾衰竭。

3.自主神经病变

糖尿病并发高血压的患者 50%有糖尿病自主神经病变。限制心脏对血管内容量变化的代偿功能,可导致静息心动过速、心率变异性减小,还可发生无痛性心肌缺血,并使患者处于心血管系统不稳定状态(如诱导后低血压),甚至心源性猝死。胃肠道自主神经病变可引起胃轻瘫,胃排空减慢和胃内容物潴留,麻醉期间反流误吸危险增加。

4.感染

糖尿病患者白细胞趋化作用减弱、粒细胞吞噬活性受损,容易发生继发感染。糖尿病患者中有 2/3 会出现围术期感染,感染是术后死亡的常见原因之一。

二、诊断标准与分类

(一)诊断标准

2010 年美国糖尿病学会糖尿病诊断标准如下。

(1)糖化血红蛋白 AIC≥6.5%。

(2)空腹血糖 FPG≥7.0 mmol/L。空腹定义为至少 8 小时内无热量摄入。

(3)口服糖耐量试验,2 小时血糖≥11.1 mmol/L。

(4)在有典型的高血糖或高血糖危象症状的患者,随机血糖≥11.1 mmol/L,无明确高血糖症状的患者,检验结果应重复确认。

(二)分类

糖尿病可分为原发性和继发性糖尿病。

1.原发性糖尿病

原发性糖尿病通常由于遗传基因等异常,引起胰岛素分泌相对或绝对减少,或胰岛素受体敏感性下降,组织利用葡萄糖障碍。临床分型如下。

(1)1 型:胰岛素依赖性糖尿病,发病机制有自身免疫机制参与,常有抗胰岛细胞抗体存在,胰岛 β 细胞不能正常分泌胰岛素,导致机体胰岛素绝对缺乏。胰岛素依赖性糖尿病通常在儿童期发病,患者消瘦,有酮症酸中毒倾向,需要补充外源性胰岛素进行治疗。

(2)2 型:非胰岛素依赖性糖尿病,一般认为发病非免疫机制介导,非胰岛素依赖性糖尿病患者的胰岛 β 细胞能够分泌胰岛素,多数患者由于高血糖的刺激作用,血浆胰岛素水平高于正常人,但此类患者细胞的胰岛素受体敏感性降低,组织不能有效利用葡萄糖。非胰岛素依赖性糖尿病通常成人起病,患者多数肥胖,不易发生酮症酸中毒,容易发生高血糖性高渗性非酮症昏迷。体育锻炼、饮食控制及口服降糖药治疗有效。

2.继发性糖尿病

糖尿病是其他系统性疾病或综合征的表现之一,包括胰腺疾病、内分泌激素异常、药物或化学试剂诱发、遗传综合征、胰岛素受体异常、妊娠合并糖尿病等。

三、临床表现及治疗

(一)临床表现

糖尿病的发病高峰年龄为 40～60 岁,女性多于男性。典型糖尿病的临床表现为三多一少,即多尿、多饮、多食及体重下降。

(1)1 型糖尿病"三多一少"症状显著,发病期确切,易出现糖尿病酮症酸中毒。

(2)2 型糖尿病起病隐匿缓慢,各种临床表现不一定都出现,偶于体检时发现,据估计,大多数患者被诊断为 2 型糖尿病前 4～7 年就已经患病,更有在糖尿病并发症出现后才发现。首发症状多种多样,如多饮多尿、糖尿病视网膜病变所致视物模糊、糖尿病肾病所致浮肿、贫血、外阴瘙痒及非酮症高渗性昏迷。

(二)治疗

治疗目标是纠正代谢紊乱,控制血糖,使血糖、尿糖及电解质等恢复正常或接近正常,防治并发症,改善全身状况,提高患者对手术及麻醉的耐受性。目标血糖浓度应为空腹 8.3 mmol/L 以下,餐后血糖不超过 10.0 mmol/L。

1.一般性治疗

综合疗法,如避免紧张刺激、适当的体力活动,防止感染等。

2.饮食控制

根据病情适当控制饮食,维持理想体重,控制血糖,避免或延缓并发症的发生。

3.口服降糖药

常用的降血糖药物有磺脲类和双胍类。

4.胰岛素治疗

胰岛素是治疗糖尿病的特效药物,其适应证如下:①胰岛素依赖性糖尿病;②非胰岛素依赖性糖尿病非酮症高渗性昏迷、酮症酸中毒,合并感染、创伤、脑血管意外等应激状态;③口服降糖药治疗失效;④消瘦营养不良及消耗性疾病患者;⑤高钾血症。术前停用口服降糖后,改用胰岛素控制血糖。胰岛素的初始剂量为 0.6 U/(kg·d),分 3～4 次皮下注射,数天后根据空腹及餐后血糖、尿糖情况调整胰岛素剂量。使用胰岛素应注意防止出现低血糖反应、变态反应,少数患者可能对胰岛素产生抵抗。

四、相关慢性并发症

糖尿病患者长期的高血糖状态导致多脏器功能改变,糖尿病的慢性并发症成为围术期糖尿病患者死亡的主要原因。

(一)关节强直综合征

Rosenbloom 等首次报道了 3 例 1 型糖尿病患者发生关节挛缩和非家族性侏儒症,通常以第五掌指关节和近端指间关节为首发,逐渐累及指关节、腕关节、踝关节、膝关节,甚至脊柱关节。当颈椎关节受累时,颈椎活动受限,称为关节强直综合征。糖尿病患者发生关节强直综合征的机制尚不清楚,可能与长期的高血糖诱发非酶性的糖基化作用使结缔组织胶原蛋白连接结构异常有关。

(二)心血管系统疾病

糖尿病患者围术期各种心血管疾病的发生率和死亡率是非糖尿病患者的 2～3 倍,包括高血压、冠心病、外周动脉疾病、心脏收缩和舒张障碍、心力衰竭等。心血管并发症所致的死亡占糖尿病患者死亡的80%以上。糖尿病患者无痛性心肌缺血或心肌梗死的发生率远大于非糖尿病患者,故更容易延误治疗。高血压在糖尿病患者中比非糖尿病患者更加常见,可能与进行性的糖尿病肾病有关,围术期适度的血压控制在一定程度上比血糖控制还要重要。糖尿病患者冠状动脉疾病的预防,包括积极处理高血脂、高血糖、高血压,以及给予阿司匹林抗凝治疗。

(三)自主神经病变

糖尿病自主神经病变是一种常见的严重并发症,可以累及许多器官造成功能障碍,如消化系统、生殖泌尿系统、心血管系统等。临床表现为静息状态下的心动过速、直立性低血压、便秘、胃轻瘫、无汗症、神经血管功能障碍等。

心血管自主神经病变可通过以下几方面表现出来,包括测试心血管反射和测量患者的静息心率、心率变异性、Valsalva动作的反应、直立时心率和收缩压的改变、舒张压对持续运动的反应及QT间期。除了心血管的影响,自主神经病变患者可能表现出呼吸反射受损,对缺氧和高碳酸血症的反应减弱。

胃轻瘫也是糖尿病常见的并发症,同时也是自主神经病变的一种,约25%的糖尿病患者发生糖尿病性胃轻瘫。主要临床表现为伏食、胃胀气、上腹不适、恶心、呕吐。可能的原因为糖尿病患者的迷走神经受损造成胃排空减慢。胃轻瘫的治疗包括严格的血糖控制,少食多餐,减少食物中的脂肪含量,给予促胃动力剂,如甲氧氯普胺。糖尿病患者腹泻和便秘也是常见的,并可能与自主神经病变相关。

(四)肾病

30%～40%的1型糖尿病患者和5%～10%的2型糖尿病发展为终末期肾病。肾脏表现为肾小球硬化伴随肾小球基底膜增厚、动脉硬化、肾小球硬化和肾小管间质疾病。临床特点为高血压、蛋白尿、周围性水肿、肾小球滤过率进行性降低。蛋白尿是糖尿病肾病最早出现的实验室阳性结果。高血压是导致糖尿病肾病进展最重要的因素,控制高血压可以显著缓解肾病进展。

(五)视网膜病

糖尿病视网膜病变源于微血管的各种改变(包括闭塞、扩张、通透性增加及小动脉瘤)导致的出血,渗出和异常血管和纤维组织增长。视觉障碍的范围可以从色觉细微的变化到完全失明。严格控制血糖和血压可以减少视网膜病变风险及其进展。

(六)感染及伤口愈合不良

糖尿病患者由于巨噬细胞功能下降,趋化/吞噬功能受损,毛细血管数量减少,伤口弹性降低,成纤维细胞和胶原合成减少、水肿增加等原因常并发各种感染,而脓毒症是围术期的主要死亡原因之一。糖尿病控制不满意的患者,由于伤口组织强度不足及感染等原因,常导致术后伤口愈合不良。

五、麻醉前准备

(一)术前血糖控制

1.围术期控制血糖的必要性

(1)血糖控制不佳,胰岛素依赖型糖尿病患者易导致酮症酸中毒。

(2)血糖控制不佳,非胰岛素依赖型糖尿病患者高血糖使血浆渗透压升高,可造成脱水、血容量减少、细胞内脱水,出现神经精神症状,甚至高渗性昏迷。

（3）围术期有发生低血糖的可能，而且全麻状态下，低血糖症状会被麻醉作用掩盖，围术期严重低血糖可造成生命危险。

（4）血糖大于 11.1 mmol/L 会促进糖基化反应，产生异常蛋白，从而降低组织的弹性和延缓伤口的愈合。组织弹性降低可导致关节强直，寰枕关节固定造成插管困难。

（5）高血糖破坏了白细胞的吞噬性、调理性、趋化性，另外高血糖环境利于细菌生长，因此，糖尿病患者围术期感染发生率增高。

（6）血糖水平对广泛性颅内缺血后神经系统的恢复有重要影响，发生卒中时高血糖患者神经系统的短期和长期预后较差，但局灶性脑缺血时的情况可能不完全相似。

（7）有研究发现，体外循环心脏手术患者心肺转流期间低体温和应激反应会使胰岛素作用降低，血糖明显升高，复温以前给予胰岛素降血糖的作用有限，此时正性肌力药物无法维持有效的心室搏动，造成脱机困难和心肌缺血的危险性增加。体外循环心脏手术患者如心脏复跳后，大剂量正性肌力药物无法维持循环，但心脏的充盈压、节律、血气和电解质正常时，需考虑高血糖可能，静脉给予胰岛素后，心肌收缩力可明显恢复，有助于迅速脱离体外循环。

2.糖尿病患者术前血糖控制目标和药物准备

择期手术前应尽量使血糖达到良好控制，如术前检查发现糖化血红蛋白 AIC＞9％，或空腹血糖＞10.0 mmol/L，糖耐量试验 2 小时血糖＞13.0 mmol/L，择期手术应推迟。

由于担心围术期低血糖的风险和危害，麻醉医师通常希望将患者的血糖控制在轻度升高状态。但有研究认为严格的血糖控制可明显延缓微血管病变，对合并妊娠糖尿病的妊娠妇女更有好处，也能改善体外循环心脏手术患者和中枢神经系统缺血患者的预后。

单纯饮食控制或口服降糖药控制血糖的糖尿病患者，行小手术可维持原来的治疗，不需要特殊处理，但行中、大手术或有感染等明显应激时，应考虑改用胰岛素治疗。二甲双胍应在术前停用。服用磺脲类降糖药者，术前 3 天应停用长效磺脲类药物（格列本脲、氯磺丙脲），改用短效磺脲类药物。值得注意的是，短效磺脲类药物在老年患者中也会引起低血糖反应。何时停用口服降糖药尚有争议，一般主张在术日晨停用药物。

术前已经常规使用胰岛素的糖尿病患者，行小手术可维持原治疗。但行中、大型手术或有感染等明显应激时，因长效胰岛素可能导致延迟性低血糖，故应在术前几天停用，改用胰岛素或中效胰岛素代替。有研究认为术前晚中效胰岛素应停用，以防止空腹低血糖，但应激可引起胰岛素不敏感，手术前一天晚上停用胰岛素可能导致术日晨高血糖，酮体增加。

（二）术前评估

轻型糖尿病或控制良好的糖尿病患者，无糖尿病并发症，这类患者对手术和麻醉的耐受性较好，围术期死亡率与常人无异。但病情较重或已出现糖尿病并发症的患者，如合并了心血管疾病时死亡率可达常人 5 倍，手术和麻醉的风险性增加。所以，麻醉医师通过术前访视患者，要充分了解病情。术前评估的重点在于对心血管系统、肾脏系统、神经系统和肌肉骨骼系统功能及并存疾病的了解。

（1）术前应详细了解患者的糖尿病类型，是否有低血糖、酮症酸中毒和高渗性非酮症昏迷等病史；了解病程的长短、血糖最高水平、现在控制血糖的方法（饮食、口服降糖药、胰岛素）及所用药物剂量。应注意药物作用高峰及其降低血糖的效应，如应用胰岛素后常常出现低血糖反应者，提示患者糖原储备较低，需特别注意血糖变化。

（2）判断有无糖尿病的并发症及对全身脏器的影响，有无水电解质紊乱及酸碱失衡。对伴有器官(如心、肾)功能损害者,应进一步了解其功能受损情况,了解心电图有无异常、血尿素氮检查结果,必要时应检查肌酐清除率及心脏运动负荷试验。一般来讲,具有全身或重要脏器功能受损的并发症,如心肌受累、肾脏病变、严重感染等,可加重糖尿病病情和代谢紊乱,增加麻醉处理困难。

(3)合并有高血压的糖尿病患者,常使用血管紧张素转化酶抑制剂和/或β受体阻滞剂,应将血压控制在 17.3/10.7 kPa(130/80 mmHg)以内。需注意患者出现低血糖时可能导致严重的心动过缓,麻醉药物可能增强β受体阻滞剂的作用。使用利尿剂特别是排钾利尿药时,应密切监测血钾。

(4)合并有冠心病、缺血性心脏病和外周动脉粥样硬化的患者,手术和麻醉期间血流动力学波动较大,危险性增加。如果患者具有两个或更多的心脏风险因素并且要经历大手术时应考虑做负荷试验。如果已发生自主神经病变,则应警惕无症状性心肌缺血的出现。在一项 1 123 例 2 型糖尿病患者的研究中发现,心脏自主功能障碍是反应心肌缺血的重要指标,故术前心血管系统自主功能的检测是合并冠心病的糖尿病患者围术期风险评估的重要组成部分。如果冠状动脉疾病存在,应用 β_1 受体阻滞剂可降低围术期发病率和死亡率。

(5)合并自主神经病变患者易出现围术期心律失常和低血压、胃轻瘫,以及无症状低血糖。代偿性交感神经反应的丧失干扰了血流动力学异常的察觉和治疗。有自主神经病变的患者,心脏对应激反应能力降低,麻醉和手术的风险性增加。心电图 RR 变异性检测、Valsalva 试验(堵鼻鼓气法)、体位血压测量试验可用来进行心血管自主神经功能的评估。对乙酰氨基酚试验(口服 1 500 mg 对乙酰氨基酚后,测定其吸收率)是一种简单、有效、无创的测定糖尿病患者胃排空情况的方法,可以用来评估糖尿病患者胃轻瘫状况。对已有外周神经病变者,应了解感觉神经麻木的程度和范围,以及运动神经障碍的程度。如运动神经病变严重,对肌肉松弛药反应可能异常。骨骼肌肉系统的术前评价应侧重于颈部关节活动受限,此受限源于蛋白的非酶糖基化和胶原蛋白的异常交联。后颈部和上背部(糖尿病硬肿症)僵硬、木质感、非凹陷性水肿加上关节灵活性受损限制颈部的活动,并可能使气管插管困难。

(6)合并有关节强直综合征的患者在实施全身麻醉前,应仔细评估颈部活动情况及气道分级,发现可疑困难气道,及早准备困难气道设备。

(7)肾功能不良的糖尿病患者,其代谢胰岛素的能力减低,需减少胰岛素的用量。

(8)术后伤口感染及愈合不良是重要的术后并发症,有统计表明目前有 17% 的糖尿病患者发生隐匿性感染。

(9)手术种类对麻醉处理影响不同。手术应激反应导致的高血糖、交感神经系统的激活和儿茶酚胺、皮质醇、生长激素的释放可能使控制良好的糖尿病变成显著的高血糖,甚至酮症酸中毒。此外,手术可降低机体对胰岛素的敏感性。手术和麻醉对控制不佳的糖尿病患者的代谢有着深远的影响。甲状腺或腹腔手术、大的骨折创伤、脓肿切开引流等手术应激反应大,应增加胰岛素用量。合并酮症酸中毒及高渗性昏迷者应禁止行择期手术。

(三)术前用药

患者在手术和麻醉前精神过度紧张,可导致血浆儿茶酚胺升高,引起反应性血糖升高,术前给予镇静药可减轻应激反应。老年人或心功能差的患者应减量使用地西泮、苯巴比妥钠,吗啡易致血糖升高并有致吐作用应避免使用,使用阿托品或东莨菪碱可降低迷走神经张力,但不宜用于并发青光眼的患者。

六、麻醉管理

糖尿病患者的麻醉选择和实施非常重要,血糖浓度的监测和糖尿病慢性并发症的诊断治疗也同样重要。术中必须要有快速血糖浓度监测,尿糖监测不够精确,但导尿标本可做酮体测定。

(一)麻醉方式的选择

手术刺激可引起机体应激反应使血糖增高,而精神紧张、疼痛、出血、缺氧及二氧化碳蓄积等可加重患者的应激反应,从而加重患者高血糖反应。理想的麻醉应有效地减少应激反应,避免影响机体代谢。麻醉方式的选择应根据病情、有无并发症,以及并发症的严重程度、手术部位、大小和手术要求等而定。

一般来说,局麻、神经阻滞、椎管内阻滞麻醉对机体代谢影响小,椎管内阻滞时由于患者缺乏有效的压力反射调节功能,患者在椎管内阻滞时易出现明显的血压下降,应注意麻醉平面不宜过广,防止术中血压波动。患者局麻药需要量低,神经损伤的危险性增高,局麻药中加入肾上腺素也增加了缺血和水肿性神经损伤的危险。另外应注意患者是否存在周围神经病变,以便与某些神经并发症相鉴别。

糖尿病患者可出现喉镜显露声门困难,可能是由于关节僵硬,寰-枕关节活动度减小所致。此类患者对气管插管的心血管反应较强,麻醉诱导期应维持适宜的麻醉深度。术中应加强麻醉管理,避免加重已存在的代谢紊乱。

(二)麻醉药物的选择

麻醉药物可以通过直接影响胰岛素的分泌或间接影响其他代谢激素的分泌而影响体内糖代谢,故了解药物对糖代谢的影响对于维持围术期糖代谢平衡至关重要。

1.静脉麻醉药

苯二氮䓬类药物如咪达唑仑可以减少皮质醇和胰岛素的分泌,增加生长激素的产生。虽然常规的镇静剂量下此种作用微乎其微,但对重症监护室中长期应用咪达唑仑的患者来说,其引起的糖代谢的变化应引起重视。依托咪酯抑制肾上腺皮质激素的分泌,从而减弱机体围术期的血糖调节。丙泊酚对胰岛素分泌的影响目前尚未可知,诱导剂量的丙泊酚对糖尿病患者无不良反应,但有动物实验表明,丙泊酚可以影响糖尿病动物的左室舒张末容量,从而产生更显著的负性肌力作用。

2.吸入麻醉药

吸入麻醉药物如恩氟烷、异氟烷等可抑制机体对胰岛素的敏感性,且这种抑制作用呈剂量依赖性。在一项临床观察中,Diltoer 等报道异氟烷可以使患者糖耐量受损。另外一项研究报道,氟烷和七氟烷对糖尿病患者的心肌抑制作用比非糖尿病患者明显。

3.阿片类药物

阿片类药物不仅可以影响术中循环状态,对体内激素和代谢状态也有一定影响。阿片类药物可以有效抑制交感神经系统和下丘脑-垂体轴功能,抑制围术期代谢激素的分泌,有利于糖尿病患者术中的血糖控制。

4.其他

α_2 受体激动剂可以降低交感神经张力,抑制神经末梢释放去甲肾上腺素。虽然可乐定对垂体肾上腺功能的影响目前尚有争议,但是,Belhoula 等报道 2 型糖尿病患者术前 90 分钟应用可乐定有助于术中血糖控制,减少术中胰岛素的用量。Venn 等也报道另一种高选择性强效 α_2 受体激动剂右旋美托咪啶也可以减少大手术后胰岛素的分泌而不干扰体内糖代谢,可能的机制与其减低交感神经活性有关。

(三)术中胰岛素的应用

胰岛素的主要作用是预防高血糖和抑制脂肪分解代谢,避免酮体大量生成。

胰岛素依赖性糖尿病和非胰岛素依赖性糖尿病在病因和病理生理学有很大不同。胰岛素依赖性糖尿病患者因胰岛素的绝对缺乏,术中必需应用胰岛素。非胰岛素依赖性糖尿病患者血糖控制较好的,施行小手术术中可不用胰岛素治疗,但要严密监测血糖变化,如果行中、大型手术术中仍需使用胰岛素。非胰岛素依赖性糖尿病患者常伴胰岛素抵抗,手术应激会增加胰岛素抵抗,多数患者虽然本身有高胰岛素血症,术中仍需大剂量胰岛素来防止高血糖,应用胰岛素的效果不如胰岛素依赖性糖尿病患者。

1.胰岛素皮下注射

胰岛素的吸收受许多因素的影响,研究发现手术对皮下注射胰岛素的吸收没有影响。

2.胰岛素间断静脉注射

方法简单且不需要特殊装置。有报道认为用这一方法控制血糖的效果比皮下注射胰岛素好,但胰岛素间歇静脉注射不符合生理要求,会使血糖不稳定,高血糖或低血糖的发生率增加,酮症的发生率也会升高。

3.GIK液

GIK液是葡萄糖、胰岛素和氯化钾按一定的比例配制而成,无论输液速度的快慢,液体中胰岛素和葡萄糖的比例是不变的,可避免单一胰岛素或葡萄糖过多输入而造成的严重低血糖或高血糖,使用较方便,适用于大多数患者。缺点是手术应激强度、持续时间、麻醉类型、药物种类和体温等会影响每单位胰岛素代谢葡萄糖的量,术中血糖有波动,因此,GIK液中胰岛素和葡萄糖配制比例应在术中不断按血糖监测结果而调整。配制GIK液一般每克葡萄糖需胰岛素0.32 U,手术开始时常用的GIK液配制方法是在10%葡萄糖500 mL中加胰岛素16 U和氯化钾10 mmol/L。术中监测患者血糖维持在5～10 mmol/L时,不需要增减胰岛素用量,监测血糖大于10 mmol/L,应增加胰岛素4 U,监测血糖小于5 mmol/L,则应减少胰岛素4 U。

4.可变速的胰岛素滴注

为了避免GIK液的缺点,胰岛素和葡萄糖分两路静脉输入。可根据患者血糖监测结果,随时调整胰岛素的剂量,这一方法设备要求较高,需开放两路静脉,有两个输液泵,而且要求持续血糖监测,一旦一路静脉输液被阻断,就会发生可危及生命的严重高血糖或低血糖风险。

(1)糖尿病患者术中胰岛素的需要量:1 g葡萄糖,在正常体重的患者需胰岛素0.25～0.40 U;肥胖、肝病、激素治疗或脓毒症的患者需胰岛素0.4～0.8 U;体外循环心脏手术的患者需0.8～1.2 U。另外,胰岛素的需要量随手术创伤增大而增加,胰岛素的效能随年龄增加而减小,老年人的胰岛素需要量较大,因此胰岛素的剂量应个体化。

(2)围术期胰岛素的连续静脉输注方案:①将10 U胰岛素加入100 mL生理盐水中(0.1 U/mL);②最初静脉内注入0.5～1 U,然后维持输注率0.5～1 U/h;③测定血糖浓度(每30分钟)和调节胰岛素输注速率;④血糖低于4.5 mmol/L(80 mg/dL)停止30分钟,使用50%葡萄糖20 mL,30分钟内重复测定血糖浓度;⑤血糖4.5～6.7 mmol/L(80～120 mg/dL)减少胰岛素0.3 U/h;⑥血糖6.7～10.0 mmol/L(120～180 mg/dL)胰岛素输注速率不变;⑦血糖10.0～12.2 mmol/L(180～220 mg/dL)增加胰岛素0.3 U/h;⑧血糖大于12.2 mmol/L(220 mg/dL)增加胰岛素 0.5 U/h。

(四)术中补充葡萄糖

以往认为,糖尿病患者术中应补充足够的葡萄糖以提供基础能量,防止低血糖,术中如不补充葡萄糖,机体就会分解脂肪、蛋白质。脂肪分解易发生酮症,手术患者游离脂肪酸水平升高会增加心肌氧耗。但最近的研究表明,非糖尿病患者即使行中、小手术,围术期血糖也会有所增高,糖尿病患者血糖增高更加明显,术中给予含糖液体,血糖会进一步增高。糖尿病患者存在胰岛素绝对缺乏或者胰岛素抵抗,所以要让机体能够利用血糖,并且防治蛋白质和脂肪的分解,应给予胰岛素治疗,根据血糖监测的结果,判断是否给予葡萄糖,避免发生低血糖,而不是常规给予含糖液体。

(五)术中补钾

体内仅 2% 的钾离子在细胞外,血钾正常并不表明体内钾平衡。一些代谢因素会影响血钾,如酸中毒会导致钾离子从细胞内转移至胞外,一个发生酸中毒的糖尿病患者可能血钾正常甚至偏高,但补充液体和胰岛素后会发生严重的低钾血症,故治疗时应同时补钾。肾功能正常的糖尿病患者血钾正常时,补液中氯化钾浓度可为 10 mmol/L,治疗过程中应复查血糖和电解质。

(六)术中补液

乳酸林格液用于糖尿病患者有争议。有研究发现,非胰岛素依赖性糖尿病患者术中不补液,平均血糖升高 2.2 mmol/L,而输入乳酸林格液平均血糖升高 3.5 mmol/L。围术期用乳酸林格液的糖尿病患者脂肪分解和酮体形成增加,术中需更多的胰岛素治疗。故糖尿病患者手术中是否使用乳酸林格液还有待进一步研究。

(七)术中和围术期监测

术中严密监测血糖,目前手术室中常用微量法葡萄糖测定,可以很方便及时迅速得到监测结果,毛细血管血糖值略高于静脉血糖值。应注意监测方法准确性,床边血糖监测和实验室血糖监测要进行比较,FDA 规定二者差值应±20%。贫血、低温或组织灌注不足可能会影响指端毛细血管测定血糖的准确性。

糖尿病患者术中可突然发生心动过缓和低血压,严重时可致心脏停搏,可能与心脏自主神经病变有关,因此术前有直立性低血压、静息心动过速的患者更应加强循环功能监测。

(向志雄)

第三节　烧伤患者的麻醉

一、病理生理变化

烧伤是热力因素如热液、热金属、蒸汽、火焰等对皮肤及其他组织器官的损伤,损伤的严重性取决于烧伤面积、烧伤深度,以及有无复合伤或严重并发症。

(一)烧伤对局部组织的损伤与烧伤深度分级

各种原因引起的烧伤均可由于组织损伤、疼痛,大量体液丢失,烧伤毒素,全身感染等影响,引起广泛而持久的生理功能紊乱,给麻醉和手术带来极大的风险。按热力损伤组织的层次,国际上惯用三度四分法,即一度、浅二度、深二度和三度。一度和浅二度烧伤一般称浅度烧伤,深二度和三度烧伤则属深度烧伤。

1.一度烧伤

一度烧伤为表皮角质层、透明层、颗粒层的损伤。病变轻,仅伤及表皮浅层,生发层健在,增殖再生能力强,表皮红斑状、干燥、疼痛、皮温稍增高,3～5天后局部由红转为淡褐色,表皮皱缩脱落后愈合。可有短时间色素沉着,不留瘢痕。

2.浅二度烧伤

伤及整个表皮和部分真皮乳头层,部分生发层健在。局部红肿,有大小不一的水疱,内含黄色或淡红色血浆样液体或蛋白凝固的胶冻物。水疱破裂后,创面潮红、湿润、疼痛明显,若无感染等并发症,2周左右可以愈合。愈后短期内可有色素沉着,不留瘢痕,皮肤功能良好。

3.深二度烧伤

伤及真皮乳头层以下,但仍残留部分网状层。由于真皮厚度不一,烧伤的深浅也不一,可有水疱,去除疱皮后创面湿润,红白相间,痛觉较迟钝。由于残存真皮内毛囊、汗腺等皮肤附件,仍可再生上皮,如无感染,一般3～4周可自行愈合。愈合后可有瘢痕和瘢痕收缩引起的局部功能障碍。

4.三度烧伤

全层皮肤烧伤,可深达皮下、肌肉、骨骼、内脏器官等。创面干燥无水疱,呈蜡白或焦黄色甚至炭化,发凉,痛觉缺失,焦痂形成,必须靠植皮愈合。愈合后多形成瘢痕,正常皮肤功能丧失,且常造成畸形。

(二)烧伤对全身的损害

1.呼吸系统

烧伤后呼吸功能损害程度与烧伤部位、面积、深度有关,体表烧伤合并吸入性损伤会加重病情变化,故麻醉中维持正常的呼吸功能是降低病死率的重要环节。如果急性热烧伤累及上呼吸道,造成气道黏膜肿胀,管腔狭窄,会逐渐出现气道梗阻,而晚期黏膜脱落、结痂可加重梗阻的发生。

除非吸入大量特殊物质如高温蒸汽,下呼吸道很少发生烧伤,但一旦烟雾吸入损伤下呼吸道,则可导致炎症、黏膜糜烂,以及气道激惹和全身炎性反应综合征,炎症介质可造成肺血管的损伤,使通气与换气功能严重受损。气道损伤和低氧血症的严重程度与吸入烟雾的成分有关,如含有聚氯乙烯、聚四氟乙烯或聚亚胺酯燃烧时,烟雾中含有的氯化氢、光气、氰化氢等剧毒化学物质可影响细胞呼吸链,加重低氧血症并导致气道反应性持续增高数月,严重热吸入损伤可在较短的时间内导致大量肺渗出、支气管痉挛和急性呼吸窘迫综合征。

胸壁烧伤形成的焦痂可引起限制性通气障碍,使潮气量减少,呼吸频率增加。低蛋白血症造成的液体外渗,使肺间质水分增加。这些变化使得肺内分流量增加,动脉血氧分压下降,并且随着肺损害的加重动脉血氧分压上升,呼吸阻力增加,肺顺应性下降。

2.循环系统

烧伤不仅直接破坏创面血管的完整性,同时对毛细血管的通透性和血流有着明显影响。热损伤的直接效应使局部组织毛细血管通透性立即增加,内皮细胞之间出现裂隙,造成大量蛋白质、电解质与水分丢失,血浆胶体渗透压下降,使血管内液体渗到组织间隙,血管收缩和血栓形成致使毛细血管静脉端压力增加,外加皮肤屏障的破坏,烧伤后从创面蒸发丢失大量水分,造成血容量急剧下降与全身水肿,各器官组织处于低灌流和缺氧状态。

严重烧伤后心排血量迅速降低,大量血浆渗出、血容量减少,微循环中大量血液淤滞,回心血量减少是诱发心功能不全的主要原因。随着心排血量的不断下降,动脉血压降低,使冠脉血流量减少,同时血压下降反射性地引起心率增快,心舒张期缩短,进一步减少冠脉血流量。当平均动脉压低于 8.0 kPa(60 mmHg)时,冠脉血流量下降,心肌发生缺血缺氧。烧伤后可能存在的酸中毒和高钾血症,也均对心肌具有直接抑制作用。此外,心肌抑制因子也是造成心功能不全的另一重要原因。

严重烧伤、休克、感染后 15 分钟可观察到大量的炎性细胞在微循环中聚集;血清补体,以及中性粒细胞、单核-巨噬细胞、淋巴细胞等免疫细胞处于激活状态,可释放大量炎性介质(如肿瘤坏死因子、白介素-1、白介素-6),引起全身炎症反应。随着病情进展,炎性反应将呈"瀑布"样放大,并由"有序"转向"失控",大量的炎性细胞在血循环中包括多个器官循环中极度活化,释放具有直接细胞毒性或强生物活性的物质,如弹性蛋白酶、胶原酶和氧自由基等,可损伤内皮细胞和多种组织细胞,甚至发生多器官功能障碍或衰竭。

3.肌肉

任何烧伤都会损害肌肉,导致肌红蛋白释放,后者沉积于肾小管可损害肾功能。随着病情进展,肌肉组织出现更为广泛的结构改变,其中与麻醉管理最为相关的是乙酰胆碱受体密度增加,导致神经肌肉接头功能发生改变,这对于烧伤患者肌松药的选择和使用有着重要意义。神经肌肉接头后膜的烟碱样乙酰胆碱受体(nAChR)有 ε-nAChR 和 γ-nAChR 两种亚型。受运动神经末梢和肌细胞分泌的各种因子调控,正常成人神经肌肉接头后膜只表达 ε-nAChR,烧伤可引起乙酰胆碱受体在种类、数量和分布上的变化,表现为 ε-nAChR 合成减少,γ-nAChR 重新合成,即由单一的 ε-nAChR 变为同 γ-nAChR 混合存在、受体数量增加、受体分布由集中神经肌肉接头处变为散在于肌细胞膜上,使得烧伤患者对非去极化肌松药产生抵抗,去极化肌松药琥珀胆碱可通过去极化作用使 K+由肌纤维膜内向膜外转移而致高钾血症,并发严重室性心律失常及心搏骤停,特别在烧伤后 1 周至 2 个月内琥珀胆碱引起高钾血症的发生率最高。

烧伤后心肌抑制的确切机制尚不清楚。自由基清除剂超氧化物歧化酶能增加烧伤患者的心肌收缩力,提示氧自由基对于烧伤后心肌抑制可能具有一定作用。此外,循环中的一些因子对离体心肌标本也具有直接的负性变力性。电烧伤可能直接损害心肌,因此,更容易导致心肌功能障碍和心律失常。

4.药效学及药代动力学

烧伤的休克阶段一般在伤后 48 小时结束。在此期内,由于循环血量减少,心肌受抑制,血液浓缩,造成组织灌注不良。经肌肉或皮下给药,药物停留在注射部位,剂量不易控制。由于休克阶段血容量减少,药物分布容量受限,虽用常规剂量,血药浓度可能偏高。休克阶段在 48 小时结束后,即转入高代谢期。此时心排血量增加,血液循环时间缩短,静脉给药可因肾血流增多,排泄加快而半衰期缩短,此时用药量宜偏大,才能达到有效浓度。

肝脏在烧伤后功能受损害,表现为谷丙转氨酶、谷草转氨酶、血胆红素升高,以肝脏为主要代谢途径的药物半衰期可能延长。肾脏在烧伤休克期血流减少,肾小球滤过率下降。休克恢复后进入高代谢期,肾小球滤过率升高,药物清除率加速,通过肾脏排泄的药物排泄半衰期缩短,必须增加用药次数,才能维持有效血药浓度。

(三)烧伤的病理分期

1.休克期

组织烧伤后的立即反应是体液渗出,一般持续36～48小时。小面积烧伤可自身代偿,大面积烧伤后48小时以内,除早期因疼痛发生休克外,主要是因大量血浆样体液从血管渗出,丢失于创面及细胞间隙(形成水肿)所致的低血容量性休克。伤后2～3小时最为急剧,6～8小时达高峰,至48小时渐趋恢复,所以补液应掌握先快后慢的原则。因为患者伤后48小时威胁生命的主要是休克,此期度过是否平稳至关重要。此期临床表现为烧伤局部或全身反应性水肿、创面上有大量的体液渗出、尿少、心率快、血压降低、手足发凉、口渴、烦躁不安等,可出现血红蛋白尿。

液体疗法是防治烧伤休克的主要措施。成人烧伤面积在15%以上或儿童烧伤面积在10%以上均需进行液体复苏治疗。

(1)成人。①输液量:成人伤后第1个24小时补液量为烧伤面积(%)×体重(kg)×1.5＋生理需要量,伤后第2个24小时补液量为[烧伤面积(%)×体重(kg)×1.5]/2＋生理需要量,生理需要量约2 000 mL。②输液种类及比例:烧伤患者输液种类包括晶体液、胶体液和水分,水分(生理需要量)即5%葡萄糖注射液。创面丢失液体的晶体液和胶体液的比例:浅度烧伤时晶体液与胶体液之比为1:0.5,深度烧伤时晶体液与胶体液之比为0.75:0.75。③补液的速度:伤后前4小时补第1个24小时创面丢失量的1/3;伤后前8小时补第1个24小时创面丢失量的1/2;伤后第9～24小时补第1个24小时创面丢失量的1/2;生理需要量于24小时内均匀输完。④补液原则:先快后慢,先晶后胶,先盐后糖。晶体液首选平衡盐液,因可避免高氯血症和纠正部分酸中毒;其次选用等渗盐水等。胶体液首选血浆,以补充渗出丢失的血浆蛋白;但血浆不易得,可用右旋糖酐、羟乙基淀粉等暂时代替;全血因含红细胞,在烧伤后血浓缩时不相宜,但深度烧伤损害多量红细胞时则适用。

(2)小儿:2岁以下第1个24小时液体量为烧伤面积(%)×体重(kg)×2.0 mL＋生理需要量100～150 mL/(kg·d);第2个24小时液体量为第1个24小时胶体和电解质量的一半,而生理需要量不变。2岁以上第1个24小时液体量为烧伤面积(%)×体重(kg)×1.75 mL＋生理需要量50～100 mL/(kg·d)。总量的1/2应于伤后8小时内输入,后两个8小时各输入总量的1/4。第二个24小时,胶体溶液和晶体溶液为第一个24小时的一半,生理需要量不变。

2.感染期

烧伤后细菌容易在创面繁殖而引起严重感染,故称创面脓毒症,为烧伤未愈之前始终存在的问题。当烧伤经过48小时后,体液渗出开始转为吸收,烧伤水肿回吸收期一开始,感染就升为主要矛盾,浅度创面如早期处理不当,可出现创周炎症;严重烧伤由于休克打击,全身免疫功能低下,对病原菌的易感性很高,早期暴发全身性感染的概率很高,且预后也最严重。伤后3～7天,水肿逐渐消退,尿量增多。此阶段细菌、毒素和其他有害物质往往也被吸收,称为回吸收脓毒症。临床表现为高热、烦躁不安、谵妄等中毒症状,甚至发生感染性休克。

感染的防治:①及时积极地纠正休克,维护机体的防御功能,保护肠黏膜的组织屏障,对防止感染有重要意义。②正确处理创面,烧伤创面是主要感染源,对深度创面宜早期切痂(削痂)植皮。③抗生素的应用与选择,头孢类＋氨基糖苷类,注意二重感染。④营养支持,水、电解质紊乱的纠正,脏器功能的维护等综合措施。⑤全身炎症的治疗。

3.修复期

伤后5～8天开始,直到痊愈。修复的过程与烧伤的深度、伤员的全身情况及创面感染的控制有密切关系。不同深度烧伤愈合时间不同。①浅二度烧伤如无感染,于2周左右愈合,不留瘢痕;②深二度经3~4周,先结薄痂,脱痂后由残留上皮增生或创缘上皮爬行而愈合,留有瘢痕;③三度烧伤,3~5周后焦痂脱落,基底肉芽组织逐渐生长,愈合时遗留瘢痕,造成畸形和功能障碍。烧伤时大量蛋白质损耗、创面处理不当、反复感染,以及全身情况较差者,都会延迟创面的修复。

(四)烧伤面积与烧伤严重程度的估计

了解烧伤的致伤原因、伤者状况能为后续治疗提供有利帮助。伤情判断最基本的要求是烧伤面积和深度,还应兼顾呼吸道损伤的程度。

1.烧伤面积估算

(1)中国九分法:将全身体表面积分为11个9%的等份,另加1%,构成100%的体表面积。成人头颈部=1×9%,躯干前后(各占13%)及会阴部(占1%)=3×9%,双上肢=2×9%,臀部及双下肢=5×9%+1%。儿童头大下肢小,头颈部=9%+(12-年龄)%,双下肢=46%-(12-年龄)%。

(2)手掌法:无论成人或小儿,其五指并拢后的手掌面积大约等于体表面积的1%。

2.烧伤严重程度分类

(1)成人烧伤严重程度分类:①轻度烧伤,总面积在9%以下的Ⅱ度烧伤。②中度烧伤,总面积在10%~29%或Ⅲ度烧伤面积在10%以下的烧伤。③重度烧伤,总面积在30%~49%或Ⅲ度烧伤面积在10%~19%,或总面积不超过30%,但有下列情况之一者,全身情况严重或有休克者,有复合伤或合并伤(如严重创伤、化学中毒等),有中、重度吸入性损伤者。④特重烧伤,总面积在50%以上或Ⅲ度烧伤面积在20%以上,或已有严重并发症。

(2)小儿烧伤严重程度和成人不同,分类如下。①轻度烧伤:总面积在5%以下的Ⅱ度烧伤。②中度烧伤:总面积在5%~15%的Ⅱ度烧伤或Ⅲ度烧伤面积在5%以下的烧伤。③重度烧伤:总面积在15%~25%或Ⅲ度烧伤面积在5%~10%的烧伤。④特重度烧伤:总面积在25%以上或Ⅲ度烧伤面积在10%以上者。

(3)由于上述分类标准既不能反映救治大面积烧伤的水平,又不能反映烧伤的真正严重程度,故目前临床上多采用"小面积""中面积""大面积"和"特大面积"来表示烧伤的严重程度。①小面积烧伤:Ⅱ度烧伤面积在10%以内或Ⅲ度烧伤面积在1%以内者,相当于轻度烧伤。②中面积烧伤:Ⅱ度烧伤总面积在11%~30%或Ⅲ度烧伤面积在10%~19%的烧伤,相当于中、重度烧伤。③大面积烧伤:总面积在31%~79%或Ⅲ度烧伤面积在21%~49%。④特大面积烧伤:总面积在80%以上或Ⅲ度烧伤面积在50%以上。

二、烧伤患者的麻醉特点和围术期处理

(一)烧伤患者的麻醉特点

1.术前需建立静脉通道

严重烧伤可累及全身各器官组织,急性期常伴有低血容量、严重贫血、低蛋白血症、水电解质与酸碱失衡,而大面积烧伤后,浅表静脉穿刺难以成功,患者切痂手术创面暴露大、渗血多、止血困难、失血量较大,要求在短时间内大量补充血容量,常常需要做静脉切开或中心静脉穿刺,为保持静脉通道畅通应妥善固定穿刺针。

2.监测困难

烧伤面积越大,病情越重,麻醉中越应该有很多监测指标,但在大面积烧伤患者却不能得到,甚至于血压、脉搏都无法进行监测。过去对于侵入性监测,为了避免并发全身性感染,采取比较慎重的态度。目前由于抗生素的应用进展及监测条件与技术的改进,有条件应积极进行。因此,在麻醉前应充分注意到这些特点,并准备相应的治疗措施,保证麻醉、手术安全进行。麻醉中常以尿量、心率改变作为判断循环状况的参考,一般情况下,每小时尿量>0.5 mL/kg则表示组织的血流灌注满意,但是在麻醉中常应用影响周围血管阻力的药物,应用该类药物时尿量每小时应保持在1 mL/kg以上。多普勒超声血流仪可利用动脉搏动进行测压,对测压困难者有一定价值。

3.手术麻醉次数多、时间长

大面积烧伤的患者需经多次清创、切痂、植皮手术以消除创面,烧伤面积越大所需手术次数越多,多次麻醉则需考虑患者的耐受性、耐药性、变态反应性和患者是否愿意接受多次麻醉等问题,再者除烧伤引起的直接损伤外,尚因各种并发症而使患者体质衰弱,呼吸和循环代偿能力下降,极易出现麻醉意外。麻醉危险性和麻醉中或麻醉后并发症的发生率与麻醉时间成正比,麻醉时间越长,麻醉剂的代谢和分布的改变越大。脂溶性的麻醉剂在反复静脉滴注后容易造成蓄积、过量,长时间麻醉使体液酸化,患者的低蛋白血症均明显影响药物的代谢,给药时需酌情减少剂量,降低药物浓度,特别是静脉内输注药物时必须缓慢递增。术中还需加强麻醉观察,及时判断患者对麻醉手术的耐受能力,尽早发现病情的变化趋向,以便及时采取预防和治疗措施。

4.术中体位多变

大面积烧伤患者的植皮手术,多需在不同部位进行,因此,手术过程往往要改变体位。麻醉中体位的突然改变常常是导致麻醉并发症的重要原因之一。虽然烧伤患者在麻醉中都以矢状位180°转身(仰卧位-俯卧位),对循环动力的影响比较小,不过仍是一个不容忽视的问题,特别是对体质极为衰弱的患者更需提高警惕。

5.避免深麻醉

烧伤患者麻醉处理对肌松的要求不高,关键在于充分镇静、镇痛,而又不抑制呼吸循环功能,同时术后能快速完全清醒。烧伤患者的切痂、取皮等手术,麻醉一般不需太深,但这些手术的浅表刺激却很大,镇痛要求较高,绝大部分可采用自主呼吸下的静脉全身麻醉,目的之一就是为了避免气管内插管的诱导和麻醉维持中的深麻醉要求。

6.应用抗生素的影响

每个烧伤患者的治疗过程中都需应用许多抗生素,大部分在手术中仍需按时静脉滴注抗生素,麻醉者需警惕某些抗生素对神经肌肉接头的阻滞作用。凡属氨基苷类抗生素都可抑制乙酰胆碱酯酶释放和稳定终板电位,从而影响神经肌肉接头的正常功能,如同时应用肌肉松弛剂,则这种抑制作用更为明显。一旦出现呼吸抑制,除给予辅助呼吸或控制呼吸外,尚可用钙剂对抗。临床上可选用$CaCl_2$ 0.25 g静脉注射,有时可获得一定的效果。

7.体温下降

大面积烧伤患者由于皮肤功能的丧失,体温受环境温度的影响较明显。加之麻醉后血管扩张,体温大量散发,以及术中、术后输入大量库存血均可使体温下降,小儿患者更加明显,体温过低易导致心律失常,术中一定要注意保温。

8.并发症防治

大面积烧伤常伴发多系统并发症,如休克、心功能不全、急性左心衰竭、呼吸道梗阻、急性肺水肿和急性呼吸窘迫综合征、肾功能损害等,这些并发症危及生命,因此,应强调并发症的同期治疗。对于头面部、颈部烧伤和吸入性损伤患者,术中必须保持呼吸道通畅和肺换气功能,必要时,麻醉前行清醒气管插管或气管切开。尽量选择管径较大的气管导管,以方便分泌物吸引和纤维支气管镜检查。

(二)术前评估和准备

对烧伤创面早期实施手术已经成为临床共识。大面积烧伤导致患者皮肤屏障作用消失、坏死组织毒素吸收、血管活性物质释放、毛细血管通透性增高、红细胞及血小板大量消耗,术中又可能面对低温、凝血障碍、电解质紊乱等难题,这就要求麻醉医师做好充分的术前准备,及时补充血容量,纠正低蛋白血症和贫血,纠正水、电解质紊乱,并且对气道、气管插管、血管通路建立、液体复苏、镇痛及重症监护等方面进行充分的评估。

1.循环系统

(1)既往病史:有无心脏疾病、高血压、贫血及低蛋白血症。

(2)血压、脉搏、心电监测:这是对循环代偿功能最简便的观察。但大面积烧伤的患者因肢体肿胀不易观察,只要肾功能正常,尿量可以作为观察指标。由于广泛面积的烧伤,静脉输液通道难以建立,术前应进行中心静脉穿刺置管并行中心静脉压监测,没有条件穿刺的要进行静脉切开以保证输液的通畅。

(3)血容量监测:血容量是保持内环境稳定的最基本、最重要的条件,临床经验证明严重烧伤麻醉中所出现的并发症绝大多数与血容量不足有关。血容量不足是引起低血压的主要原因,麻醉前应详细了解补液情况。

2.呼吸功能

对烧伤患者,除一般性询问病史及了解各项检查外,要注意了解烧伤后呼吸道是否通畅,全面了解患者呼吸功能状况,对麻醉选择和实施十分重要,保证呼吸道通畅和良好的气体交换,是烧伤患者麻醉安全的首要条件。了解伤前有无肺疾病,有无吸入性损伤及吸入性损伤的程度,准确估计烧伤面积大小及烧伤程度。观察呼吸运动、呼吸频率及节律,肺部听诊了解呼吸道的通畅程度。如有些患者存在颜面部烧伤或气道烧伤,呼吸困难,则应考虑气管插管或气管切开。合并吸入性损伤的患者术中可能需要具备复杂通气模式的呼吸机来提供合适的通气模式和参数。

术中针对导致缺氧的原因加以分析和处理。例如,术前有低血容量、贫血者,术中应尽可能多输血和血浆;颈部或口咽部肿胀时往往影响通气,应根据患者情况给予吸氧,置入口、鼻咽通气道,或行气管插管、切开,进行辅助或控制呼吸。合并呼吸道烧伤者,气管内分泌物增多,声带水肿、支气管痉挛、气道黏膜坏死脱落等可造成呼吸道梗阻,应加强吸引,保证呼吸道通畅,充分给氧。对于非吸入性损伤,头面部显著水肿,估计气管插管有一定困难的患者,是否在术前做气管切开的意见不一。有些学者因顾虑气管切开后易并发肺部感染,主张力求避免切开;另一些则认为这些患者的鼻黏膜水肿,失去了过滤、湿化等保护功能,所以气管切开利多于弊。实际上正确的手术操作和护理,可以减少或避免气管切开的并发症,相反,由于气管切开后减少了解剖无效腔、降低气道阻力、利于分泌物吸引,使患者的通气功能改善,保证了气道通畅,能量消耗降低,麻醉安全性大大提高。

3.全身情况

患者病程较长,在合并有严重感染时,常有水、电解质和酸碱失衡,如有低钠、低钾血症和酸中毒。烧伤后常伴有低血容量、低蛋白血症、贫血等,术前应积极纠正,以提高机体的耐受力。低蛋白状况可引起组织水肿,影响创面愈合;营养不良的患者机体抵抗力低下,容易并发感染。血浆清蛋白在 30~35 g/L,应该补充富含蛋白质饮食予以纠正;如果低于 30 g/L,则需要通过输入血浆、人体清蛋白制剂,以便在较短时间内纠正低蛋白血症。肾功能不全或肾衰竭者,应注意有无高钾、肺水肿;肝功能不全麻醉药量和种类关系密切。

4.心理准备

绝大多数烧伤患者经过突发烧伤的打击,在经历漫长疼痛刺激后,还要接受毁容、功能障碍等严峻的现实问题,都承受着巨大的精神压力,难免有恐惧、紧张、焦虑等情绪,对手术及预后有多种顾虑。医护人员应从关怀、鼓励出发,就病情、手术的必要性及可能取得的效果,手术的危险性及并发症,术后的恢复过程和预后等,用关心爱护的语言、良好的服务态度取得患者的信任,消除患者的恐慌情绪,使患者以积极的心态配合手术和术后治疗,顺利度过手术期,必要时在手术前一晚给予镇静治疗。

(三)常用麻醉药物与方法

根据病情、手术范围及要求,麻醉设备和麻醉者的熟练程度综合考虑,选择最适宜的麻醉药物和方法。评价麻醉选择的基本标准是术中安全、无痛,能够满足手术要求,术后恢复快,简便易行。

1.麻醉前用药

麻醉前用药的种类有镇静催眠药、胆碱受体阻断药、麻醉性镇痛药等,视麻醉方法而异。体质较差的患者,为防搬运途中可能发生的呼吸、循环抑制,可在患者进手术室后给予麻醉前用药。阿托品或东莨菪碱常作为麻醉前用药,以减少气管、支气管黏液的分泌,降低迷走神经的反应性。根据患者术前精神状态,大面积烧伤患者通常十分焦虑,可酌情在手术前一天晚上给予必要的镇静催眠治疗,消除患者紧张、焦虑及恐惧的心情,使患者在麻醉前能够情绪安定,充分合作。全麻患者以镇静药和抗胆碱药为主,椎管内麻醉患者以镇静药为主。对体质较弱者或有严重的吸入性损伤患者,应慎用麻醉镇痛药。

2.部位麻醉

(1)局部浸润:多用于小面积取皮和植皮,病情危重者也可用作全麻的辅助。常用 2%~4% 利多卡因或 1%~2%丁卡因,通常加用肾上腺素以减少出血,但对高血压者应注意血压的变化。

(2)神经阻滞和椎管内麻醉:上肢手术除非存在禁忌,原则上都可采用神经阻滞麻醉。中小面积和单纯肢体烧伤的切痂植皮,以及晚期整形手术,选用各种神经阻滞和椎管内麻醉,效果最确切。椎管内麻醉多选用 0.3%丁卡因和 2%利多卡因等量混合液或 1.5%利多卡因,但当背部穿刺点或其附近的皮肤存在烧伤或感染时忌用椎管内麻醉。

3.静脉全麻

静脉全麻对烧伤手术有一定优点,具有诱导平稳、对呼吸道无刺激、方法简单、可供选择药物多等优点。但个体差异大,都有不同程度的呼吸抑制,特别是剂量较大、注药过快或浓度过高时尤为明显。常用的静脉麻醉药如下。

(1)氯胺酮:氯胺酮是非巴比妥类静脉麻醉药,是烧伤患者常用的麻醉药物,尤以小儿应用最多。氯胺酮具有明显的镇痛作用,可使动脉压升高,心率加快,心排血量增加,对循环功能不全的患者很适用,但对有高血压、冠状血管供应不全者应用要谨慎。氯胺酮不使咽喉部保护性反射消失,因此,易于保持呼吸道通畅,对呼吸抑制轻微,可以松弛支气管平滑肌,增加肺顺应性,减少气道阻力,潮气量和呼吸频率均无明显改变,适用于头面部和呼吸道烧伤患者。但如剂量增加或速度过快,则有不同程度的呼吸抑制,可致呼吸停止,应给氧或用面罩辅助呼吸。通常首次静脉注射氯胺酮 $1\sim2$ mg/kg,之后以 0.1%氯胺酮静脉滴注维持麻醉,用量为 $2\sim5$ mg/(kg·h)。小儿也可肌内注射氯胺酮进行麻醉诱导,剂量通常为 $6\sim8$ mg/kg。为减轻单独应用氯胺酮引起的精神症状,可复合应用依诺伐、地西泮、咪达唑仑、异丙酚或依托咪酯以减少用量,但容易造成呼吸抑制,必须严格控制追加剂量和注药速度。

(2)阿片类药物:烧伤患者疼痛剧烈,需要充分的镇痛,阿片类药物仍是目前疼痛管理的主要手段。但应强调通过静脉滴注给药,而不应从皮下或肌内注射,因为烧伤患者创面损伤较重,难以预测后两种途径下药物的吸收剂量。

(3)异丙酚:异丙酚镇静及催眠作用迅速、平稳且恢复快,体内无蓄积,毒性小,具有钙通道阻滞剂作用,可抑制钙离子内流和释放,对缺血性器官具有保护作用,但镇痛作用较弱,剂量偏大或注射过快易抑制呼吸和循环系统。临床上常与阿片类镇痛药或者小剂量氯胺酮复合使用,异丙酚-氯胺酮复合能有效地减轻或逆转氯胺酮的心血管不良反应,采用微量泵控制给药,能保持稳定的血药浓度,且对呼吸影响小,易于调节麻醉深度,麻醉过程平稳。

4.静吸复合麻醉

静脉全麻诱导,气管插管后采用吸入麻醉药恩氟烷、异氟烷及七氟烷等维持是目前普遍采用的全麻方法之一。术中行机械通气,确保了呼吸道通畅、保证机体充分的氧供、避免了二氧化碳的蓄积。术中可间断静脉注射阿片类镇痛药,必要时静脉注射肌松药。

5.肌松药

烧伤后 1 周机体开始表现出对非去极化肌松药耐药,且可持续到烧伤愈合后 18 个月;其药效学研究认为烧伤使局部和其他部位肌肉的乙酰胆碱受体上调,从而使之对非去极化肌松剂耐药,而对去极化肌松剂敏感性增加,所以在严重烧伤后两天至一年内避免使用琥珀胆碱以防止造成高钾血症。

(四)围术期处理

1.早期急救处理

烧伤后急救的原则是首先迅速脱离致伤源,终止烧伤,灭火的同时立即用清水(水温在 $5\sim20$ ℃)冲洗 $20\sim30$ 分钟。其次避免再损伤局部和减少沾染,伤处的衣裤袜之类应剪开取下,不可剥脱,转运时,伤处向上以免受压。适度镇静止痛,对重伤可能已有休克者须注意避免抑制呼吸中枢。已昏迷的烧伤者也须注意保持呼吸道通畅。对疑有热力、烟雾(一氧化碳、氰化物等)引起呼吸道甚至肺实质损伤者应注意保持呼吸道通畅,必要时行气管插管或气管切开。对已发生休克者须首先输液抗休克治疗。对大出血、开放性气胸、窒息、骨折等危及生命的合并伤应先施行相应的急救处理。现场急救可以有效地减轻损伤程度,减轻患者痛苦,降低并发症和死亡率,是烧伤治疗的基础。

烧伤患者合并其他创伤存在时,如果情况允许,应行相应的实验室检查。大面积烧伤患者常规要求放置胃管,以便能及时发现应激性溃疡和进行营养支持。如仅为单纯性烧伤,且无创伤性休克发生,可静脉注射小剂量阿片类麻醉药镇痛。

2.保持呼吸道通畅

呼吸道烧伤,尤其是肺烧伤是烧伤患者死亡的主要原因。烧伤现场可能存在有许多有毒的气体及其氧化物,如水溶性的氯化氢、氨气、二氧化碳等,这些气体对气道的烧伤包括直接的化学刺激和神经反射刺激引起的支气管痉挛,导致肺充血和肺不张,气体与黏膜表面亲水部分结合并形成强酸和强碱,引起气道化学性烧伤,造成黏膜溃疡和水肿的形成。所有这些气体都能损害呼吸道纤毛功能,使其丧失正常的清洁黏液和碎屑作用,导致小气道梗阻,加重呼吸功能不全,加速细菌繁殖。基于上述各种原因,累及气道热烧伤的患者必须加强气道管理和呼吸治疗。

头颈部、面部烧伤和吸入性损伤患者,张口和颈部活动受限,气道受累,气管插管和呼吸管理存在困难,可采用逆行气管插管或在纤维支气管镜引导下插管,必要时在麻醉前施行气管切开。胸背部焦痂常影响胸廓活动,在麻醉前先做焦痂切开减张,解除对胸廓活动的限制。烧伤休克期后,即转入较长时期的高代谢状态,表现为心排血量显著高于正常、心动过速、呼吸增快、氧耗增加、负氮平衡、体重下降。麻醉时应提高吸入氧浓度和每分通气量,促使二氧化碳排出。大面积烧伤后,气道损伤和随后出现的急性呼吸窘迫综合征可能使患者十分依赖呼气末正压通气。如果存在大量的血液丢失和置换,术后可能需要延迟拔除气管导管。

3.维持循环稳定

由于患者伤情和个体的差异,以及伤后入院时间不同,抗休克期更应强调严密观察,避免补液量过少或过多。过少往往使休克难以控制,且可导致急性肾衰竭;过多则可引起循环负担过重及脑、肺水肿,并促使烧伤局部渗出增加,有利于细菌的繁殖和感染。可根据以下几项观察指标随时调整输液速度和成分:①成人尿量不低于 0.5 mL/(kg·h),小儿不低于 1 mL/(kg·h);②收缩压维持在 12.0 kPa(90 mmHg)、脉压在 2.7 kPa(20 mmHg)以上;③无烦躁不安,无明显口渴;④呼吸平稳;⑤脉搏、心跳有力,心率在 120 次/分以下;⑥维持中心静脉压于正常水平。如出现尿量少、血压低、心率快、烦躁口渴等现象,应加快输液速度。

切痂植皮手术不可避免会有大量血液丢失,术中应备足够的红细胞和凝血因子。据估计每 1%烧伤面积切开,所丢失的循环血液占总量的 3%～4%。术前急性超容量血液稀释(按照 15 mL/kg,以 50 mL/min 的速度静脉滴注 6%羟乙基淀粉),可安全地用于重度烧伤患者切痂植皮手术,并可明显减少患者的异体血输入量。同时,有利于保持患者体液大量丢失时的循环稳定。如果术中患者血压无明显降低,一般应在切痂后输血为佳;如果患者术中失血较多,血压不稳定,应随时补液。及时监测血流动力学参数及尿量作为输血、输液的参考。

广泛深度烧伤者常伴有较严重的酸中毒和血红蛋白尿,可在输液成分中增配 1.25%碳酸氢钠纠正酸中毒、避免血红蛋白降解产物在肾小管的沉积。

4.加强患者体位管理

为防止体位改变造成的并发症,尤其是循环系统,应注意以下几点:①避免深麻醉以防抑制心脏和削弱其保护性反射,使血容量尽可能接近正常。②变换体位前注意把静脉通道、监护仪导线理顺,防止脱落。变换体位的动作应力求迅速又要轻柔。③密切观察患者的生命体征,翻身之前尽可能将血压和心率维持在比较稳定的状态。俯卧位时支撑物不能压迫腹部以防影响呼吸,俯卧位更换为仰卧位时,应观察有无喉头水肿及舌后坠,对于通气功能较差者应选用气管内麻醉,便于术中呼吸管理,以改善通气功能和减少术后肺部并发症。

5.适度术中保温

烧伤患者由于机体代谢率增高及皮肤保护层的丧失,特别是手术过程中机体大面积裸露,环境温度低,麻醉状态下机体体温调节功能丧失,手术过程大量输入冷的或室温状态下的血液或晶体液,使得机体因蒸发和对流所丧失的热量增加,因而常面临低温危险。低体温可致吸入麻醉药肺泡有效浓度降低,镇痛药物如吗啡、芬太尼,肌肉松弛药物如维库溴胺等半衰期明显延长,使患者出血时间延长,患者对低温的正常反应是寒战,导致机体耗氧量增加,烧伤患者处于高代谢状态,无法满足这种代谢应激的需要,因此,术中应采取升高室温、输液加温、使用变温毯等保温措施预防不必要的热量丧失,包括保持室温 26~30 ℃,净化和加温各种吸入气体,加温所有静脉输液,尽可能多盖被褥等。湿化吸入气体是预防因肺内(呼吸)蒸发散热的重要措施,也有助于保护肺部免遭热损害。

6.积极镇痛治疗

手术植皮可能使某些供皮区十分疼痛,由于担心麻醉性镇痛药的毒性作用及中枢抑制作用而延迟给药,可使这种疼痛更难以控制。保留气管导管并已给予机械辅助呼吸的患者,可给予适量麻醉性镇痛药;自主呼吸患者给药后应对呼吸功能进行监测和支持。患者苏醒前给予少量地西泮或氟哌利多有利于减轻氯胺酮产生幻觉的程度。

(五)术中监测

严重烧伤患者病情危重,常伴有多器官功能衰竭,对麻醉手术耐受力差,因此,围术期严密监测神志、血压、心率、心电图、脉搏氧饱和度、中心静脉压、血气分析、血电解质和尿量等生命体征是保证患者安全度过手术期和防止麻醉并发症的重要条件。常规监测可能面临许多困难,需要根据实际情况加以解决(表 12-1)。

表 12-1 烧伤患者常规监测中所遇到的困难和解决方法

项目	困难	解决方法
心电图	普通凝胶电极不能通过受损皮肤来获取心电图	应用皮针电板
动脉血氧饱和度	导线干扰手术部位	避开清创或取皮部位
脉搏氧饱和度	末梢烧伤或血管收缩导致信号不佳 COHb 升高导致错误结果	应用替代部位,如口唇或舌体,必要时测定 COHb
血压	监测无创压还是有创压	有创血压监测的危险与普通患者相同,但动脉置管可能有困难。压力波形可提供额外的信息,并且动脉置管有利于动脉血标本的抽取
EtCO₂	损伤引起呼吸无效腔增加,EtCO₂不能良好反映动脉二氧化碳分压	应用动脉血血气分析结果调整通气参数
中心静脉压	置管部位难以选择	考虑长导管,如经外周进行中心静脉置管

1.心电图、血压、体温

心电图是烧伤麻醉中最基本的监测手段之一。常因烧伤创面广泛,使电极无法放置。早期切痂植皮术多在伤后 2~3 天施行,此时休克期刚过,多数患者存在低血容量,加之术中的失血和失液,极易出现低血压或休克。初期表现为脉压缩小,继而出现收缩压下降。当出现收缩压下降时,表明休克失代偿,因此,监测血压尤为重要。无创血压监测是估计心血管功能的最基本的方法,优点是简单、方便、自动、可靠。对四肢烧伤患者而言袖带充气时间过长或频率太快时,可能导致组织缺血或神经损伤,故四肢烧伤时常无法常规测血压。可选择桡动脉、尺动脉、足背动脉穿刺测压,避免使用无吻合支的肱动脉、股动脉,一旦栓塞,后果严重。

烧伤及手术创面蒸发散热,全身麻醉使机体代谢降低,产热减少,术中输入大量液体和库存血液常引起体温降低,术后清醒延长,小儿尤其明显。低体温易致低血压、凝血功能障碍、氧离曲线左移、酸中毒、术后苏醒延迟、创面感染等并发症,因而监测体温和术中保温显得尤为重要。

2.有创血流动力学监测

病情危重的烧伤患者,通过锁骨下静脉、颈内静脉放置 Swan-Ganz 漂浮导管或中心静脉导管,进行有创血流动力学监测,以便更准确全面地了解血流动力学变化的性质和程度。特殊情况下,可通过烧伤创面进行穿刺置管,导管保留 72 小时,防止造成气胸、血胸和空气栓塞等并发症。

3.尿量

在除外肾功能不全的情况下,充足的尿量是烧伤患者围术期血容量和重要脏器血供满意的简便而有价值的指标,因此应常规留置导尿,监测尿量变化,间接反映全身灌注情况。术中维持尿量在 $0.5\sim1$ mL/(kg·h),低于此值灌注不足,应加快输液速度,少用利尿药物。后者使尿量增加,但不表明灌注改善。

4.其他

胃肠道是烧伤后发生缺血最早而恢复最迟的脏器,胃肠 pH 监测可及时发现"隐匿性代偿性休克"。

(六)烧伤常见手术的麻醉

1.早期清创

大面积烧伤后,清创应在休克控制后进行,麻醉要求是镇痛不加重休克。一般简单清创多不需麻醉,对不合作者可用度非、依诺伐。小儿可用氯胺酮肌内注射。

2.早期切痂

切痂的手术时机依烧伤程度而定。轻度或中度可在烧伤后立即进行,重度需在 48 小时后休克控制以后,不过因休克导致的生理功能紊乱并未完全恢复,一次切痂面积过大,超过 20% 时,较易发生意外。多以氯胺酮静脉全麻或静吸复合全麻为主。无吸入性损伤,呼吸道通畅且为躯干者可不用气管插管,但应备好麻醉机、面罩、氧气等急救设备。如病情较重、俯卧位、已行气管切开者,仍以静脉全麻为主。

3.肉芽创面游离植皮术

多在烧伤后期进行肉芽创面游离植皮术,主要为取皮、刮除肉芽组织和游离植皮。麻醉可用氯胺酮或静吸复合麻醉。

4.烧伤后期整形患者的麻醉

患者对疼痛较敏感,所以镇痛要完善。麻醉的重点特别是颜面和颈部手术过程一定要保持呼吸道通畅。

(向志雄)

第十三章

手术室麻醉护理

第一节　麻醉前护理

麻醉前的准备是保障患者围术期安全的重要环节。通过麻醉前评估和准备工作,对患者的全身情况和重要器官生理功能做出充分的评估,有利于消除或减轻患者的恐惧紧张心理,建立良好的医患关系,减少并发症和加速患者的康复。

一、心理准备

手术前绝大多数患者处于恐惧、焦虑状态。术前访视应正确评估患者的心理状态,并针对其实际情况进行解释、说明和安慰,服务态度应和蔼可亲,以取得患者的信任。并将麻醉和手术中需要注意的问题及可能遇到的不适适当交代,使患者了解麻醉方法及麻醉后的可能反应,以取得合作,消除对麻醉的恐惧与不安心理,必要时可以使用药物解除焦虑,并要耐心回答患者所提出的问题。

二、麻醉前评估内容

通过病史复习和体格检查,评估患者的麻醉及手术耐受性,以采取有效措施积极预防术后可能的并发症。

(一)病史复习
详细复习全部住院记录,着重了解以下方面。

1.个人史

包括患者的劳动能力,能否胜任较重的体力劳动或剧烈活动,是否有心慌气短的症状;有无长期饮酒吸烟史;有无吸服麻醉毒品成瘾史;有无长期服用安眠药史。

2.过去史

了解既往疾病史;如抽搐、癫痫、冠心病、高血压及相应的治疗情况;既往手术麻醉史,做过何手术,麻醉方式,有无不良反应;以往长期用药史,了解药名、药量。

3.现病史

查看近日化验结果、用药情况及治疗效果。

(二)体格检查

1.全身状况

观察有无发育不良、营养障碍、贫血、脱水、浮肿、发热及意识障碍等,了解近期体重变化。

2.器官功能

(1)呼吸系统:询问有无咳嗽、咳痰,每天痰量及痰的性状,是否咯血及咯血量。观察呼吸频率,呼吸深度及呼吸形式,评估呼吸道的通畅程度,听诊双肺呼吸音是否对称,有无干湿啰音。参阅胸部 X 片和 CT 检查结果。必要时应有肺功能检查结果。

(2)心血管系统:检查血压、脉搏、皮肤黏膜颜色及温度,叩诊心界,听诊心音,有无心脏长大、心律失常及心力衰竭发作。术前应常规检查心电图。

(3)其他:明确脊柱有无畸形、病变或变形,需作麻醉的局部有无感染;检查四肢浅表静脉,选定输血输液穿刺点,估计有无静脉穿刺困难。

(三)麻醉危险分级

根据麻醉前访视结果,进行综合分析,可对患者全身情况和麻醉耐受力做出评估。美国麻醉医师协会(American Society of Anesthesiologists,ASA)将患者的身体状况进行分级。具体如下:第一级,正常健康患者;第二级,有轻度系统性疾病的患者,但无功能性障碍;第三级,有重度系统性疾病的患者,日常活动受限,但未丧失工作能力;第四级,有重度系统性疾病的患者,威胁生命;第五级,无论是否实施手术,不期望 24 小时内能存活的患者。第1、2级麻醉耐受力一般均良好,麻醉经过平稳。第 3 级对接受麻醉存在一定风险,麻醉前尽可能做好充分准备,对麻醉中和麻醉后可能发生的并发症采取有效措施,积极预防。第 4、5 级患者的麻醉风险极大,随时有生命危险。急诊手术患者在评级注明"急"(emergency,E),常用 E 表示。

三、一般准备

(一)适应手术后需要的训练

大多数患者不习惯床上大小便,术前需进行锻炼。同时还进行膈肌呼吸、有效咳嗽及深呼吸等胸部体疗训练及术后功能锻炼。

(二)胃肠道准备

麻醉前应常规禁食 6~12 个小时,禁饮 4~6 小时,以减少术中术后呕吐物误吸的危险。即使是局部麻醉,除门诊小手术外,以防止可能由于麻醉效果差而在术中将局麻方式改为全身麻醉的方式,也应术前禁食、禁饮。

(三)输液输血准备

所有手术患者,术前需检查血型。尤其是危重及大型手术,术前应配备适量的血液。选定四肢浅表静脉输血输液穿刺点,通常多选在上肢部位,有利于麻醉医师管理和患者早期下床活动。

(四)其他

嘱患者入手术室前排空膀胱。危重或长时间手术,麻醉后需留置尿管。嘱患者早晚刷牙,入手术室前将活动假牙取下,并将随身物品保管好。

四、麻醉前用药

麻醉前用药主要目的在于解除焦虑,镇静、减少气道分泌物、预防自主神经反射及降低误吸胃内容物的危险。主要使用的药物有抗胆碱药,镇静、镇痛药,以及调节胃肠功能的药物。

(一)抗胆碱药

目的在于抑制呼吸道腺体分泌,减少气道分泌物。常用药有东莨菪碱 0.3 mg 或阿托品 0.5 mg术前 30 分钟肌内注射或皮下注射。长托宁 0.5 mg 皮下注射,其作用时间长,减少呼吸道分泌物效果好,特别适用于手术时间长和心血管手术患者。

(二)镇静药

通过使用镇静药解除患者的焦虑状态,使患者充分的安静和顺性遗忘。常用药有地西泮5~10 mg,术前 1~2 小时口服,或咪唑安定 1~3 mg 术前 30 分钟静脉注射或肌内注射。

(三)镇痛药

使用镇痛药有利于减轻麻醉前各种有创操作所致的疼痛,控制应激反应。吗啡是主要应用的麻醉性镇痛药,既能镇静又能镇痛,常在进入手术室前 60~90 分钟给予肌内注射 5~10 mg。

(四)H_2 受体拮抗剂

常用于饱胃、孕妇及其他有呕吐误吸危险的人,目的在于减少胃酸分泌,提高胃液 pH,以预防误吸及减轻误吸后危害。常用药有雷尼替丁 50~100 mg 术前静脉注射或肌内注射。

五、麻醉方法的选择

麻醉方法及麻醉药物多种多样,应在综合分析患者的、手术的需要、麻醉医师自身的能力及设备条件后做出选择。同时还需要尽可能考虑到手术者对麻醉选择的意见及患者的意愿,做到安全、无痛、肌松、镇静、遗忘,为手术提供方便。

(曹起云)

第二节　常用麻醉方法的护理配合

麻醉科分为全身麻醉、局部麻醉和椎管内麻醉。椎管内麻醉属于局部麻醉的范畴。不同的麻醉方式,各有其优劣,目前依据患者的情况及手术方式,将多种麻醉药物和麻醉方法合并使用,相互配合,取长补短,称为复合麻醉。

一、全身麻醉期间的护理配合

随着我国医疗条件的改善,人民生活水平的提高,全麻的比例逐渐增加,在大型医院可达70%~90%。手术室护理人员在全麻期间的护理配合成为其工作的重要内容之一。

(一)麻醉前准备期

1.物品准备

麻醉机,心电监护仪,吸引设备,麻醉药物和抢救药物。全套急救设备及全套插管用具,如各种型号气管导管、管芯、牙垫、开口器、插管钳、麻醉喉镜、吸痰管等。

2.患者准备

核对患者,取下患者随身佩戴物品,协助患者移至手术台,摆放体位,确保患者姿势的安全与舒适,防止身体受压,同时固定四肢,做到完全制动。

3.静脉通道

建立静脉通道,常选用留置针,保证静脉通道通畅。

(二)全麻诱导期

(1)关上手术室门,保持室内安静,避免大声喧哗及器械碰撞声。

(2)留在患者身边,提供患者心理支持,协助麻醉医师行全麻诱导及气管插管。

(3)保证患者体位安全、固定、防止患者入睡后坠落损伤。

(4)出现意外情况时积极协助抢救,如:准备抢救药物、提供抢救设备、寻求其他医务人员的帮助及开放多条静脉通道等。

(5)麻醉诱导结束后完成最后的准备,如安置保留导尿、胃管、准备患者的皮肤、摆放手术所需的患者体位。

(三)全麻维持期

全身麻醉维持期间,主要由麻醉医师负责管理患者。麻醉巡回护士应配合麻醉医师完成麻醉患者生命体征、麻醉深度的监控。

(1)密切观察监护仪患者呼吸、血压、心率、心律及病情的改变,有需要时及时报告。

(2)对危重的手术患者,配合输血、输液、临时用药,及时计算出血量、尿量、冲洗量。刷手护士需关注手术进展,及时发现术中意外情况,如出血、脏器损伤、神经牵拉等,给麻醉医师提供信息。

(四)全麻苏醒期

(1)守护在患者旁边,准备好吸引器。

(2)密切观察患者的病情变化,若出现并发症时及时通知医师并协助处理。①防止恶心、呕吐及反流误吸:若患者出现呕吐先兆(频繁吞咽),应立即将其头偏向一侧、降低床头,使呕吐物容易排出,并用干纱布或吸引器清除口鼻腔内食物残渣,必要时行气管插管,反复吸引清除吸入气管内的异物,直至呼吸音恢复正常。②防止舌后坠:当出现鼾声时,用手托起下颌,使下颌切牙收合于上颌切牙之前,鼾声即消失,呼吸道梗阻因之解除。必要时置入口咽或鼻咽通气道。③约束患者:对患者制动,防止躁动患者坠落、撕抓引流管、输液管道、伤口敷料等。④保持引流通畅:检查各类导管的情况,包括胃管、引流管、尿管,检查引流瓶的引流情况。⑤维持体温正常:多数全麻大手术后患者体温过低,应注意保暖,宜给予 50 ℃以下的热水袋,热水袋外用布袋套好,以防烫伤。少数患者,尤其是小儿,全麻后可有高热甚至惊厥,给予吸氧、物理降温。

(3)协助将患者移至推床或病床,与麻醉医师一起护送患者至麻醉后恢复室,并与麻醉后恢复室护理人员进行交接。

二、局部麻醉期间的护理配合

局部麻醉指应用局部麻醉药物后,身体某一区域的神经传导被暂时阻滞的麻醉方法。患者表现为局部的痛觉及感觉的抑制或消失,肌肉运动减弱或完全松弛,意识保持清醒。这种阻滞是暂时的、完全可逆的。其优点在于简便易行、安全性大、并发症少,对患者生理功能干扰小。不仅能有效地阻断痛觉,而且可阻断各种不良神经反射,对预防手术创伤所引起的应激反应有一定的作用。

局部麻醉可单独应用于各种小型手术,以及全身情况差或伴有其他严重病变而不宜采用其他麻醉方法的患者。也可作为全身麻醉的辅助手段,增强麻醉效果,减少全麻药物的使用量,从而减轻麻醉对机体生理功能的干扰。

(一)局部麻醉药

局部麻醉药(简称局麻药)指可逆性地阻滞兴奋或冲动在组织中产生和传播的药物。自1860年从南美洲古柯树叶中分离出可卡因,1884年将可卡因应用于临床以来,人们合成了多种局麻药并应用于临床。

1.分类

局麻药依其分子结构的不同分为酯类局麻药和酰胺类局麻药。

(1)酯类局麻药:包括普鲁卡因、氯普鲁卡因、丁卡因、可卡因。可卡因毒性大,有中枢神经兴奋作用,故目前仅用于表面麻醉。普鲁卡因毒性小,但弥散性差,多用于局部浸润麻醉,不用于表面麻醉,其水溶液不稳定,不宜长期贮存。丁卡因毒性强,很少做局部浸润用,多用于表面麻醉、神经干阻滞、硬膜外麻醉和蛛网膜下腔麻醉。

(2)酰胺类局麻药:包括利多卡因、丁哌卡因、罗哌卡因。利多卡因弥散性能好,性质稳定,毒性小,变态反应少见,可用于各种局麻。丁哌卡因为长效局麻药,无表面麻醉作用,对运动神经阻滞差,起效慢,维持时间长,心脏毒性大。罗哌卡因是近年来合成的一种新的、长效酰胺类局麻药,同丁哌卡因相比具有心血管毒性小的优点。

2.局麻药的不良反应

(1)高敏反应:当用小剂量的局麻药时,患者即发生毒性反应。一旦发生,立即停止给药,进行抢救。

(2)变态反应:其发生率仅占局麻药不良反应的2%,多见于酯类局麻药。临床表现为气道水肿、支气管痉挛、呼吸困难、低血压及荨麻疹、并伴有瘙痒。

(3)毒性反应:主要包括中枢神经毒性反应和心脏毒性反应。

中枢神经毒性反应:多因药物直接注入静脉或过量使用。临床表现按其轻重程度排序为:舌或唇麻木、头痛头晕、耳鸣、视力模糊、注视困难或眼球震颤、言语不清、肌肉颤搐、语无伦次、意识不清、惊厥、昏迷、呼吸停止等。一旦出现上述表现,应立即停药、给氧。给予地西泮或咪唑安定抗惊厥治疗。必要时行气管插管应用呼吸机支持呼吸。

心脏毒性反应:心血管系统对局麻药的耐受性较强,多见于使用丁哌卡因过量时。①临床表现为心肌收缩力降低、传导减慢、外周血管张力降低,从而循环虚脱。②处理:给氧,补液,给予血管收缩药支持循环。室性心律失常需进行复律。溴苄胺可用于治疗丁哌卡因引起的室性心律失常。③预防:实施麻醉前用巴比妥类药物、抗组胺类药物、地西泮,可预防或减轻毒性反应。给予局麻药前反复回抽,确认刺入血管内再推药,以防止药物直接进入静脉。局麻药中加入肾上腺素。小量分次给予局麻药完成阻滞。

血管收缩药反应:局麻药中加入肾上腺素可收缩局部血管,缓解局麻药吸收,延长阻滞时间,减少局麻药的毒性反应,消除局麻药引起的血管扩张作用,减少创面渗血。除可卡因本身具有缩血管作用外,其他局麻药中加入肾上腺素,配成1:(200 000~400 000)的浓度。肾上腺素一次用量限于0.25 mg。如加入过多误入动脉可引起面色苍白、心动过速、高血压,称为血管收缩药反应。必须与变态反应、毒性反应区分开来。值得注意的是在末梢动脉部位,气管内表面麻醉时,老年患者、高血压、甲状腺功能亢进、糖尿病及周围血管痉挛性疾病的患者,氟烷全麻时,局麻药液中不应加入肾上腺素。

(二)局部麻醉方法分类

1.表面麻醉

(1)定义:将渗透作用强的局麻与局部皮肤、黏膜接触,使其透过皮肤、黏膜阻滞浅表神经末梢而产生无痛称为表面麻醉。适用于眼、鼻、气道及尿道等部位的浅手术或内镜检查术。

(2)分类:依使用部位不同,可分为眼部、鼻腔、气道及尿道表面麻醉。依方法不同分为滴入法、填敷法、喷雾法。常用的表面麻醉药有可卡因、利多卡因和丁卡因。

2.局部浸润麻醉

(1)定义:沿手术切口线分层注射局麻药,阻滞组织中的神经末梢,称为局部浸润麻醉。

(2)常用局麻药:0.25%～0.5%的利多卡因溶液,作用时间120分钟(加入肾上腺素),一次用量不超过500 mg。

(3)操作方法:取24～25 G皮内注射针,斜形刺入皮内后推注局麻药,局部皮肤出现白色的橘皮样皮丘,然后取22 G长10 cm穿刺针经皮丘刺入,分层注射,若需浸润远方组织,应由上次已经浸润过的部位进针以减少疼痛。注射局麻药时应适当用力加压。

3.神经阻滞

(1)定义:神经阻滞是将局麻药注射到神经干或神经丛旁,暂时阻断神经传导,达到手术无痛。由于外周神经干是混合性神经,不仅感觉神经纤维被阻断,运动神经和交感、副交感神经纤维也同时被不同程度地阻断,所以能产生无痛、肌肉松弛和外周血管扩张,若阻滞成功,其效果优于局部浸润麻醉。随着神经丛刺激器在麻醉领域的应用,神经干及神经丛的阻滞方法在临床麻醉中应用有所上升。

(2)适应证与禁忌证:神经阻滞的适应证主要取决于手术范围、手术时间,以及患者的精神状态、合作程度。只要阻滞的区域和时间能满足手术的要求,神经阻滞可单独应用或作为其他麻醉方法的辅助手段。穿刺部位有感染、肿瘤、严重畸形者,以及对局麻药过敏者应作为神经阻滞的禁忌证。

(3)神经阻滞方法:常用方法有颈神经丛阻滞、臂丛神经阻滞、上肢正中神经阻滞、尺神经阻滞和桡神经阻滞、腕部阻滞、下肢腰神经丛阻滞、坐骨神经阻滞、骶神经丛阻滞、股神经阻滞。其他如颅神经阻滞、肋间神经阻滞、星状神经节阻滞等,在临床麻醉中用的很少,而在慢性疼痛治疗中则较为广泛的应用。

4.静脉局部麻醉

(1)定义:静脉局部麻醉是指在肢体上结扎止血带后,经静脉注入局麻药,使止血带远端肢体得到麻醉。该法操作简单,肌肉松弛良好,可减少手术出血,单作用时间较短,有发生局麻药中毒的危险,且术后无镇痛作用。

(2)适应证:适用于肘关节或膝关节以下部位的手术。手术时间上不可超过90分钟,下肢不可超过2小时。

(3)操作步骤:①在尽量远离手术部位的肢体远端行静脉穿刺,妥善固定。②将患肢抬高数分钟后,在肢体近端、手术部位以上束扎充气止血带。通常上肢充气压力为26.7～33.4 kPa(200～250 mmHg),下肢为53.4～66.7 kPa(400～500 mmHg)。③经静脉穿刺处注入局麻药,成人上肢用利多卡因0.5%溶液40 mL,下肢用量为上肢的1.5～2.0倍,3～10分钟后即可产生麻醉作用。④手术结束,缓慢放松止血带,2～15分钟痛觉即可恢复。

(4)注意事项:为防止出现止血带疼痛,可在肢体上缚两套止血带,先给近端止血带充气,待麻醉作用建立后,再充远端止血带(位于麻醉区),然后放松近端止血带。禁忌骤然放松止血带,否则大量局麻药涌入全身循环,有药物中毒的危险,尤其避免在注射局麻药15分钟内放松止血带,放松止血带时应采用间歇放气法。

(三)局部麻醉的并发症

局部麻醉小的暂时的并发症很常见,严重的并发症虽不常见,一旦发生,后果很严重。

1.局部并发症

包括局部水肿、发炎、脓肿、坏死及坏疽、神经损伤等。通常由于无菌操作不严格,不适当的使用血管收缩药,针头机械性损伤引起。预防措施包括严格无菌操作,注药速度也缓慢,末梢部位禁忌使用血管收缩药,针头避免触碰神经等。

2.全身并发症

包括局部麻醉药物不良反应,神经阻滞时操作不当引起的气胸、血胸、喉返神经阻滞、脊髓损伤等。

(四)局部麻醉的护理配合

(1)由于绝大多数的局部麻醉由护理人员或手术医师完成,护理人员在整个过程中负有相当的责任,故应具有相关知识、技术,并会使用监护仪和急救设备。

(2)准备麻醉药品、抢救药品及急救设备且保证功能良好。重复审阅药物标签,对标签已脱落或字迹不清楚者、药物已变色或呈混浊者,必须丢弃不用。皮肤消毒剂不要放在注射盘内,以免混淆为麻醉剂而注射入患者体内。

(3)手术前核对患者,向患者解释手术前及手术中的注意事项。鼓励患者提出问题、说出不舒服、陪伴患者给予心理安慰。

(4)术中持续监测及评估患者,及早确认患者对局麻药的不正常反应,提供护理措施预防并发症的发生。

(5)术中注意保持手术室安静,保护患者隐私。

(6)术中正确摆放患者体位,以保证安全、舒适,避免局部受压为原则,适当约束患者手臂。术中注意患者的保暖。

(7)门诊患者,术后至少每隔30分钟观察一次患者直至其离开医院。告知患者可能的不良反应及正确的处理方法。提供患者及家属手术医师和急诊室的电话号码,可以使患者及时反映术后情况,以及时给予指导处理。

三、椎管内麻醉

椎管内麻醉指将药物注射至椎管内不同腔隙,暂时阻滞相应部位的脊神经,使其支配的区域产生无痛和运动阻滞称为椎管内麻醉,分为蛛网膜下腔阻滞麻醉(含鞍区麻醉)和硬脊膜外腔麻醉(含骶管阻滞麻醉)。该法所需要设备少,对患者生理功能干扰小,麻醉恢复期短,同时由于患者能保持清醒,保护性反射存在,保证了呼吸道通畅,避免了全麻的并发症,故适合于门诊患者、需要保持清醒的外科手术及有全麻禁忌的患者。

(一)分类

1.蛛网膜下腔阻滞麻醉

(1)定义:蛛网膜下腔阻滞麻醉是将局麻药注入脊髓腰段蛛网膜下腔,使脊神经根、背神经根及脊髓表面部分产生不同程度的阻滞,简称脊麻。若仅骶尾神经被阻滞,称为鞍区麻醉。随着患者自主神经的阻断,其依序消失的感觉及运动神经为:触觉、痛觉、运动觉、压力觉、体位觉;感觉消失的部位从脚趾开始,然后依序为小腿、大腿及腹部。该法肌肉松弛及镇痛效果佳。

(2)适应证及禁忌证:几乎可用于任何横隔以下的各种手术。下肢、会阴、肛门直肠及泌尿道的手术最为合适。老年人、休克患者、穿刺部位感染及凝血功能障碍为其禁忌证。

(3)并发症:血压下降、呼吸抑制、恶心呕吐、头痛、背痛、尿潴留、下肢麻痹或肌肉无力。

2.硬脊膜外腔阻滞麻醉

(1)定义:将局麻药注入硬脊膜外间隙,阻滞脊神经根,使其支配区域产生麻醉,即硬脊膜外腔阻滞麻醉,简称硬膜外阻滞或硬膜外麻醉。

(2)适应证:应用范围广,腰段硬膜外阻滞可用于横隔以下任何部位的手术,包括肛门直肠、阴道、会阴、产科及腹部和下肢的手术。胸段硬膜外阻滞可复合应用于胸部手术及术后镇痛。由于颈段硬膜外阻滞在穿刺技术、穿刺风险及麻醉管理上难度大已较少采用。禁忌证同蛛网膜下腔阻滞。

(3)并发症:①全脊髓麻醉是最严重的麻醉意外事件,因大量局麻药误入到蛛网膜下腔所致。表现为呼吸困难,甚至呼吸停止,血压剧降甚至心跳停止。必须争分夺秒地进行有效人工呼吸,维持循环,大量输液,给予适量升压药,如抢救及时多能缓解。②血压下降:最常见,多发生于老年、体弱、血容量不足等患者行阻滞胸段脊神经根时。处理方法:控制药量,合理使用升压药、给氧和辅助呼吸等。③呼吸抑制:常发生于颈段和上胸段神经根阻滞麻醉。预防措施为严密观察呼吸做好辅助呼吸的准备。

(二)椎管内麻醉的护理配合

(1)术前核对患者,用酯类局麻药前,询问患者有无过敏史,有药物过敏史的患者应在皮试阴性后方能使用。

(2)用药前严格执行差点制度,仔细核对药物名称、剂量、浓度,以防用错或过量。严格掌握局麻药的一次限量,防止局麻药中毒。

(3)准备所需要物质和药品,如消毒的硬膜外包或腰麻包,急救设备及所需要的局麻药和抢救药。

(4)建立静脉输液通道后可开始进行麻醉操作。

(5)协助麻醉师摆好麻醉所需要体位,给予良好的灯光照明。穿刺成功后,密切观察监护仪与患者变化,一旦出现不良反应,立即停药,及时汇报,做好急救准备,护士不得随意离开患者。

(6)麻醉成功后妥善摆放患者手术体位,给予患者安全与舒适的护理。

(7)手术过程中满足患者的需要,陪伴患者给予心理护理。

(8)手术结束后,电话通知麻醉后恢复室护士,患者将要到达及患者的特别情况与所需要准备的设备。协助将患者移至推床或病床,护送入麻醉后恢复室。

(曹起云)

第三节 麻醉安全的护理管理

良好的麻醉不但可消除患者疼痛感、保持安静利于术者顺利操作,还可降低术中应激反应,减轻或消除不良心理体验,提高围术期安全性。随着近代新麻醉药、新型麻醉机的临床应用及电子监护仪的不断更新和完善,临床麻醉进入了一个更安全的境地;但由于医师应用麻醉技术的熟练程度、应急状态判断和处理的方法、患者对麻醉药及手术耐受的个体差异,使既有的"手术风险"依然存在;同时随着手术适应证扩大,高龄、幼儿、复杂、危重和急诊手术的患者日趋增多等因素,新的"手术风险"不断产生。手术室护士与麻醉医师是一个工作整体,手术过程需要相互密切配合。因此,加强手术室护理技术、质量管理,尤其是提高对麻醉实施、病情监护、意外情况救治过程中的护理技术水平,落实麻醉安全所必需的具体护理措施是麻醉安全不可或缺的重要环节。

一、护理技术管理

"质量就是生命"。手术室是外科治疗、抢救的重要场所,人员复杂、工作节奏快,各种意外情况多。其中,麻醉意外常突然发生、病情变化快,抢救不当或不及时将导致严重后果,要求医务人员应急能力强,医护配合好,因此,加强麻醉护理技术的质量管理必不可少。

(一)规范护理工作行为

制度是工作的法规,是处理各项工作的准则,是评价工作的依据,是消灭事故、差错的重要措施。因此,要把建章立制作为确保安全的关键环节来抓。

1.依法从事

临床工作是事关患者健康甚至生命的行为,为保障患者的切身利益和医护人员合法权益,需运用现有法律、法规对医疗过程加以防范。因此,医护人员在执行各项医疗护理技术操作过程中,必须遵守国家制定的各种法律、法规,严格按国家卫生部或军队总后卫生部制定医疗护理技术操作常规执行(以下简称"常规")。各省、市卫生部门及各医院制定的相关补充规定,也作为其工作依据。科室在制定管理规定、操作标准时必须遵循常规要求,对个别操作项目暂时不能够按照规范要求执行时,必须报告医院职能部门,征求他们的意见和建议,获得技术指导和支持,有利于保护医护人员合法权益。任何人或科室不要私自更改操作方法或标准,以免造成医疗问题。麻醉过程更是高风险、易出意外的医护行为,更需遵守各种医疗法律、法规,严格按麻醉医疗护理技术操作常规进行,并以此制定各种麻醉医疗护理技术操作规范和质量管理措施。

2.制度先行

确保安全的良方在于事前预防,而不是事后检讨。认真执行查对制度、交接班制度和各种操作规程,建立健全各项管理制度。经常将科室的具体工作与医护技术操作常规、各项管理规定、标准流程等进行对照检查,及时纠正存在的问题,以适应情况的不断变化。在不断健全制度的基础上,做到学制度、用制度,以制度或规定规范各项护理行为;此外,定期召开安全分析会,查找工作问题,制定改进措施;利用"质量园地",定期张贴标准流程、隐患告示、防护措施等警示,起到常提醒的作用。对于麻醉过程中的护理、护理配合内容和程序可辅以"麻醉护理安全防护预案",协助进行。

3.有章可循

对各专科具体基础操作、难点环节、质量重点等,制定标准流程、质量标准和检查细则,做到各项管理有章可循,质量评价有量化指标。对一些高危操作、急救技术,在制定标准操作流程、应急处理流程的基础上,应将其置放在机器旁或玻璃下,使每位医护人员都能遵从执行。尤其是对各专科在麻醉、手术过程中所出现常见麻醉和专科意外的应急处理、护理配合更应有明确的标准流程。

（二）强化理论技能培训

手术工作是一项科学性、实践性很强的工作，要高度重视麻醉手术的风险性，严防麻醉意外的发生，要不断进行理论和技能培训，以具备娴熟的技术和丰富的临床经验，治病救人。

1.加强作风养成，确保手术麻醉的质量控制

手术配合与麻醉工作是一个不可分割的整体，而医师实施麻醉与护理配合也是密不可分的。麻醉医师与护士定期开展业务培训、安全质量分析、危重病例讨论等，不断提高诊治能力和救治水平；培养护士能胜任各种手术麻醉配合、熟知药物反应判断和急救器材操作、充分评估术中出血，以及在意外情况发生时护士的应急准备和护理配合；严格麻醉期间的医护管理，密切观察患者病情变化，适时调整麻醉用药，确保各项治疗操作及时、正确、有效。在麻醉或手术操作中发现问题，要及时报告，确保手术麻醉安全或将负面影响降至最低。通过以上医护的互动，养成麻醉过程中医、护间的默契配合的良好作风。

2.拓宽知识结构，注重临床能力的培养

随着医学的发展和技术的不断创新，新医药、新设备不断在临床上的应用，在强化专业理论知识学习和技能培训的同时，加强临床麻醉学、危重医学、现代药理学及法律知识的学习和运用，尤其是监护设备的应用和技术参数的分析等，不断培养护士对手术病情的观察力、判断力和处理问题的能力，做好麻醉医师的参谋和助手，确保手术安全。

（三）提高患者手术麻醉耐受力

1.实施术前访视

手术和麻醉均为有创性治疗，术前常导致患者出现生理和心理的应激反应，表现为对手术和麻醉怀有紧张、恐惧、焦虑等负性心理，并对麻醉用药的药物效应造成直接影响。因此，术前1天应访视患者。术前1天，医护人员应深入病房向患者简单介绍手术环境、麻醉手术经过，耐心解答患者的提问，让其对手术有一个大概了解，尤其是非全麻状态下可能听到电刀切割、心电监护、手术器械操作等发出的各种声音，应做必要的说明，消除恐惧心理，使其处于良好的心理状态接受麻醉和手术；配合护士查看手术病历、明确诊断、手术方式、手术部位、生化检验结果（尤其是生化阳性结果）及药物过敏情况等，以便做好术前各项物品准备；同时，与患者接触时，医护人员应仪表端庄、态度和蔼、举止稳重，以增加亲近感和信任感，起到安定患者情绪的作用。

2.完善手术工作内容

保持手术间安静，关闭门户，既保障患者隐私，又排除使患者兴奋的因素。患者进入手术间实施麻醉前，护士立即给予问候和自我介绍，利用有限的时间与患者进行简单交流，稳定情绪，安抚其进入陌生环境后的恐惧感；通过术前核对手术资料，了解患者前日的饮食、睡眠、术前医嘱执行等情况；对药物高敏者，应及时报告麻醉医师；对患者提出的某些合理要求，应及时予以帮助、解决，使其体会到医护人员的关心、爱护。

术中非全麻患者，多数意识存在或未完全丧失。因此，手术人员应做到说话、走步和拿放物品轻；各种监护仪器的报警声应调低音量，尽量减少噪声；避免大声谈笑，不谈与手术无关的事情，更不能拿患者的隐私或病情开玩笑。护理操作及配合过程中，动作要轻巧、利索，给患者安全感。遇病情变化或紧急抢救时，应有条不紊，积极配合医师采取有效抢救措施，以免增加患者的恐惧和焦虑。

术后护送患者返回病房，应摆好麻醉后体位，说明麻醉注意事项，主动告知患者或亲属手术顺利，使其放心，并适当给予术后指导。

二、麻醉安全的护理措施

(一)麻醉前配合

麻醉前准备的目的在于消除或减轻患者对麻醉与手术产生的恐惧与紧张心理,以减少麻醉的并发症,利于麻醉的诱导与维持,减少麻醉意外。

1.核对记录手术资料

患者入手术室后,将手术患者与手术通知单、病理进行资料核对,核对患者姓名、性别、住院号、手术名称(何侧)、手术时间,以及术前禁食、禁饮、术前用药等情况,并将相关资料记录于"手术护理记录登记本",防止开错刀。

若患者进食后实施急诊手术,可能会发生呕吐和误吸。巡回护士应将其去枕、头偏向一侧或垂头仰卧,有助于呕吐物排出,防止误吸。

2.建立静脉通道

通常在下肢建立静脉通道,以免影响手术者操作;手术历时短、术后下地活动早的手术患者,可选择上肢静脉穿刺。全麻、大手术,宜选择大号套管针(如18号、20号),连接输液专用三通接头,方便术中加药;输液连接头一定要解除紧密,必要时用胶布加固,防止肢体移动或摆体位时松脱;小儿输液,应选择小儿输液装置,每次液体量100~150 mL,方便麻醉医师临时调整用药。选择近关节部位的静脉穿刺后,应用小夹板或空纸盒跨关节固定,既保证输液通畅,又防止套管针拖出。

静脉穿刺前,应脱下患者衣服,以便手术消毒和麻醉医师观察呼吸、测量血压。

3.麻醉用药护理

严格执行查对制度:术中用药多为口头遗嘱(无医嘱单),护士在给药过程中必须严格执行给药前的二人查对制度及大声重复药名、浓度、剂量、用法,无误后方可执行;若为大制剂(如哈特曼500 mL换瓶),也应先征得医师同意后方可悬挂使用,严防用错药。用药毕,及时提醒麻醉医师将用药情况记录在麻醉记录单上,以便核查。克服习惯性思维方式,以免用错药。抽吸药液的注射器,必须贴药品标签纸或用油笔标记,套上原药空安瓿,定位放置;所有使用后的液体瓶或空袋、空安瓿,必须保留,待患者离室后方可处理。

严格执行无菌操作技术:操作前应着装整齐,洗手;抽取麻药前,瓶口应消毒,尤其是腰麻的操作配合,避免污染。

掌握正确用药方法:不同部位黏膜吸收麻药的速度不同,在大片黏膜上应用高浓度及大剂量麻药时,易出现毒性反应。因此,局部浸润麻醉时,应按组织解剖逐层注射、反复抽吸,以免误入血管;感染及癌肿部位不宜做局部浸润麻醉,以防扩散及转移。若麻醉剂量使用较大时,宜采用低浓度麻醉药;采用气管及支气管喷雾法时,局麻药吸收最快,应严格控制剂量。

常用局麻药中加用肾上腺素时,要注意浓度及适应证;浸渍局麻药的棉片,填敷于黏膜表面之前,应先挤去多余的药液,以防黏膜吸入过多药液而引起中毒反应;易引起变态反应的药物,使用前注意应查对药物过敏试验结果,并及时转告医师。

准备急救药品和器材;巡回护士连接吸引器、吸引管,并处于备用状态;协助麻醉医师备好麻醉机、氧气、气管插管、急救药品及复苏器材。

(二)麻醉配合护理要点

1.气管插管全麻的护理配合

气管插管全麻成功的关键在于物品准备充分、体位摆放合适、选择用药合理及医护人员默契配合。

协助医师准备麻醉用品,如吸引器、心电监护仪、抢救药品及宽胶布等;去枕,协助患者头向后仰,肩部抬高。

全麻诱导时,由于患者最后丧失的知觉是听觉,应关闭手术间的门,维持正压,停止谈话,室内保持安静;行气管插管时,患者可能会有咳嗽和"强烈反抗",护士应床旁看护,给予适当约束和精神支持,避免发生意外伤;外科麻醉期,护士应再次检查患者卧位,注意遮挡和保护患者身体暴露部位。

急诊手术患者可能在急性发病前或事故发生前刚进食、进饮,应仔细询问,以供麻醉方式的选择;若必须立即行全麻手术,应先插管将胃内容物排空,此时巡回护士应备好插管用物,协助麻醉医师插管。

若只有一位医师实施全麻操作,巡回护士应协助医师工作,面罩给氧、患者口咽部局麻药喷雾,快速插管时静脉推注肌松剂,插管时协助显露声门、固定导管等。

插管过程中要注意:①保证喉镜片明亮,特别是在快速诱导致呼吸肌松弛,需迅速插入气管导管接通氧气。②固定气管插管时,应先安置牙垫再退出喉镜,防止患者咬瘪导管致通气障碍。③正确判断气管插管位置,护士可在患者胸前按压1~2下,辅助麻醉医师用面部感触气流或用听诊器试听双肺呼吸音,确保在气管中,避免导管插入过深进入支气管妨碍肺通气。④注入气管导管套囊内空气5~8 mL。气压过大,可压迫气管导管使管腔通气变小,也可压迫气管黏膜致坏死。

气管拔管时,麻醉变浅,气管导管机械性刺激,切口疼痛、吸痰操作等,使患者肾上腺素能神经过度兴奋、血管紧张素－醛固酮系统失衡致血浆肾上腺素浓度明显升高。因此,拔管过程中要注意监测血氧饱和度、血压、心率变化,给予相应的拮抗药物;吸痰动作要轻柔,减少刺激,保持患者略带俯倾的侧卧位,易使分泌物排出,防止误吸;苏醒期患者烦躁不安,护士要守在床旁,上好约束带,将患者卧位固定稳妥,防止因烦躁而坠床、输液管道脱出、引流管拔出等意外情况发生。如患者未能彻底清醒,应在复苏室观察,待生命体征平稳后方可送回病房。

护送患者回病房时,仍应交代护士监测呼吸、血压情况,防止由于麻醉药和肌松药的残余作用,熟睡后下颌松弛造成的上呼吸道梗阻或由于腹部手术后切口疼痛、腹部膨胀、腹带过紧造成的呼吸困难或呼吸停止。

若为浅麻醉复合硬膜外阻滞麻醉时,体位变动多,应向患者做必要解释,以取得配合;同时,加强体位护理,防止摔伤。

2.椎管内麻醉的护理配合

(1)协助麻醉医师摆放穿刺体位,即患者背部靠近手术边缘,头下垫枕,尽量前屈;肩部与臀部水平内收,双手或单手抱屈膝,显露脊柱。可利用术前访视的机会指导患者体位摆放要点,说明意义,以便能较好配合。

(2)穿刺前应备好穿刺包及药品,核查患者有无局麻药过敏史,协助麻醉医师抽药;穿刺操作时,护士站在患者腹侧,保持患者身体姿势平稳,不宜摇摆身体或旋转头部,防止躯体移动造成邻近椎体移位致穿透硬膜甚至损伤脊髓神经或导致穿刺针折断等意外发生。

(3)穿刺过程中,护士应注意观察患者面部表情、呼吸、脉搏情况,发现异常及时报告麻醉医师;同时,不时与患者交谈,分散其注意力,减轻紧张心理。

(4)实施腰麻的患者,宜在穿刺前建立静脉通路,以便及时扩容;根据麻醉需要,调节手术床的倾斜度。

（5）固定硬膜外导管时，应先用胶布压住穿刺点，再顺势平推黏附两端，防止导管误拔；在翻身摆放体位和移动患者时，应用手托扶穿刺点进行移位，防止导管脱出。

（6）护送患者返回病房时，向病房护士交代患者术中的情况及注意事项；鼓励患者消除术后切口疼痛心理，指导术后康复锻炼。

3.小儿麻醉的护理配合

（1）一般护理：由于患者对就医持有本能的害怕、恐惧，拒绝接受治疗操作。因此，进入手术间前，可让亲属在等候厅陪护，协助安抚患者情绪，必要时准备玩具，减轻患者焦虑和哭闹，减少胃肠胀气和呼吸道分泌物的增加；一般情况下，术前禁食 2 岁以上为 8 小时、1～2 岁为 6 小时、6 个月左右为 4 小时；由于婴幼儿耐受饥饿的能力差，患儿择期手术宜安排在上午第一台为宜。

提前准备好麻醉后体位所需物品，长条形软垫一个置于患者肩背部、四头带 4 个固定四肢腕踝部、小夹板 1 块固定静脉穿刺部位。

手术铺巾前，室温宜相对调高（尤其是冬天），防止受凉；选择小号套管针（如 24 号）、小包装液体，控制滴速；备好吸引器、氧气、4 mm 吸氧导管（可用头皮针上的导管代替）、气管插管等急救物品。

连续监测氧分压、呼吸、心率变化，＞2 岁则应监测无创血压，严密观察患者辅助呼吸参与的强弱及呼吸节律，皮肤、指甲、口唇色泽，如患者分压下降或呼吸抑制（口唇发绀），应立即托起下颌，面罩吸氧 2～3 分钟，一般情况下症状可缓解；如患者有痰鸣音，呼吸短促，口中有涎液流出时，应予吸痰，吸痰不超过 10 秒，动作轻柔，边吸边向上旋转。

（2）全面恢复期护理：苏醒前期，患儿意识尚未恢复，出现幻觉、呼吸不规则、躁动、哭闹，四肢不随意运动，往往容易发生窒息和意外伤。因此，应注意观察患儿意识，年长儿尤应注意其神志变化；加强床旁看护和制动，防止坠床；保持呼吸道通畅，防止窒息。躁动也可由于尿潴留、疼痛引起，应观察膀胱充盈情况，及时对症处理。同时，患者躁动时可能将被子踢开，应随时盖好，注意保暖。及时处理并发症：①呼吸不规则，多由于全麻后分泌物积聚于咽喉及呼吸道、麻醉本身对呼吸抑制，以及口腔手术后出血、舌根后坠等引起。应立即吸出呼吸道分泌物；口腔手术的患者取肩部垫高头偏向一侧仰卧位；呼吸有鼾声屏气等症状的患者，应立即托住下颌，双手将下颌向前向上托起至听到呼吸音通畅为止，若效果不佳，可用舌钳拉出舌头或置通气导管。②喉头水肿，可由于插管时动作粗暴或管径较粗、插管时间过长引起。积极协助医师用药处理。③呕吐物误吸造成窒息、肺不张或吸入性肺炎。

（3）用药护理：小儿施行手术和麻醉多不能合作，常选择氯胺酮作为基础麻醉药。患者进入手术间前，应准确测量体重，保证用药剂量的准确；氯胺酮作用快、维持时间短，麻醉诱导后应尽早开始手术，节省手术过程时间，减少氯胺酮用量。

氯胺酮用药后分泌物明显增加，当麻醉浅、手术刺激、缺氧等情况时，均可诱发喉痉挛。因此，术中应将患者头偏向一侧，及时吸出口腔分泌物，给予吸氧，保证呼吸道通畅，备好气管插管用物及抢救药物。

采取深部肌内注射，促进药物洗手、减少麻醉药及组织刺激。由于小儿自制能力差，多不能很好配合肌内注射或静脉穿刺；肌内注射时应固定好针头，防止断针。

防止液体外渗，穿刺部位在足背与手背的患者，穿刺好后常规用一小药盒或夹板，在穿刺部位上下方各用一长胶布固定，注意松紧度以不影响血液回流为宜。穿刺部位在关节处的患者，术后常规用小夹板固定,尽可能使用套管针进行静脉穿刺输液,可避免因患者躁动穿刺针损伤血管而造成液体外渗。

(4)椎管阻滞麻醉的体位配合:小儿腹部、会阴部、下肢手术采用基础麻醉加复合骶管阻滞麻醉,可有效减轻内脏牵拉和神经刺激反应、减少麻醉药使用剂量、术后患者苏醒快的麻醉效果。但临床上常见骶管阻滞不全或出现单侧阻滞现象,若单纯追加麻药用量将使药物中毒概率增加。因此,穿刺时协助麻醉医师让患者取倾侧卧位,暴露骶裂孔,此时应显露患者面部,观察呼吸情况,防止患者口鼻被被褥堵塞;穿刺成功后缓慢注入麻药,并保持手术侧在下5分钟,然后再摆放手术体位。同时,基础麻复合骶麻是在患者无知觉下变动体位,容易导致缺氧,故术中应严密监护。

4.局麻的护理配合

(1)局麻下手术的患者更易出现精神紧张、恐惧,手术时肌肉紧张甚至颤抖,严重者出现面色苍白、心悸、出冷汗、恶心、眩晕、脉搏加快、血压升高等。适时与患者进行交流,分散注意力,解释术中可能出现的感觉,必要时为患者按摩一下受压部位,有助于提高麻醉效果,使手术顺利完成。

(2)熟悉所用局麻药的性质、用法及剂量,严格落实用药查对制度。

正确识别局麻后各种不良反应:①中毒反应。轻者出现精神紧张、面部肌肉抽搐、多语不安、判断力一时减退、心悸脉快、呼吸急促、血压升高,重者出现谵妄、肌肉抽动、皮肤发绀、血压稍下降、脉率减慢、周围循环迟滞、出冷汗、昏睡及深度昏迷,处理不及时呼吸抑制或停止、循环衰竭及心跳停止。②防治。掌握局麻药的一次性剂量,采用小剂量分次注射的方法;局麻药中加用肾上腺素,减慢吸收;麻醉注药前必须回抽,防止误入血管。出现中毒反应,立即停止局麻药,报告麻醉医师;早期吸氧、补液严密观察病情变化,积极配合麻醉医师,维持呼吸循环稳定。

(3)巡回护士在手术过程中应坚守岗位,不可离开手术间。

(三)合理摆放手术体位

不同体位对椎管内麻醉效果有影响,根据需要调节有利于麻醉药的扩散、增加麻醉平面。因此,正确摆放体位,可充分显露手术野、让患者舒适、防止意外伤,又可减少药物用量,避免麻药中毒。

1.麻醉侧卧位

侧卧位穿刺插管麻醉时,协助患者摆放体位,尽量显露椎间隙;穿刺过程,护士站在患者腹侧进行床旁照顾,并协助固定穿刺部位,嘱患者若有不适可立即说明但不要移动身体,防止断针;穿刺中,注意观察患者面部表情,必要时与患者交谈,分散其注意力。

2.升腰桥(或折床)侧卧位

据报道,患者行硬膜外阻滞麻醉后丧失知觉,肌肉处于松弛状态,机体的保护性反射及自身调节能力下降,此时给予侧卧位升腰桥,可导致回心血量减少,心排血量下降。体位摆放不适,随着手术时间延长,患者耐受能力下降,出现躁动、不配合等。因此,摆放体位时,动作轻柔,准确迅速,一次到位,减少重复移动。侧卧前,应准备好体位垫、托手板、床沿挡板、肢体约束带等物品;翻身侧卧时,注意头部、肩部、髋部的着力点均匀受力,平移患者身体,避免压迫神经和血管;肾及肾区手术升高腰桥(或折床),应正对肋缘下3 cm,使患侧腰部皮肤有轻微的张力,髂峰抬高,腰部平展;腋下、髂峰前后、双腿之间放置体位垫固定,必要时上骨盆挡板,四肢上约束带,防止术中因患者烦躁发生身体移位,造成意外损伤和增加出血机会。

3.剖宫产仰卧位

硬膜外阻滞麻醉下剖宫产术,由于产妇巨大的子宫压迫下腔静脉,可造成一时性回心血量减少、心排血量下降,出现血压下降;同时,硬膜外阻滞麻醉给药后,阻滞了腰以下的感觉运动及交感神经,腹部及下腔静脉扩张,血管容量增加,血液存留于腹部及下肢,造成血容量相对不足,出现血压下降,常常发生低血压。因此,麻醉后取水平位仰卧时,应将手术床左倾 15°~30°,将产妇子宫推向左侧,减少下腔静脉的压迫。同时,选择左上肢静脉穿刺,左侧卧位麻醉穿刺,麻醉后仰卧,适当加快输液速度,积极配合医师进行补液,预防低血压。

(四)注意保暖

手术创面越大、麻醉范围越广、手术时间越长、输液量越多,患者体温降低的可能性和降温幅度也就越大。环境温度在 23 ℃时,冷感受器受到刺激,经体温调节中枢发生肌肉寒战产热,以维持体温;冷的消毒液直接刺激皮肤,引起患者寒战;冷的生理盐水冲洗体腔,吸收机体热量,额外增加机体能量消耗,使体温下降。对手术紧张、害怕引起情绪波动,使周围血管痉挛收缩。硬膜外阻滞麻醉阻断了交感神经,使阻滞区皮肤血管扩张,骨骼肌已丧失收缩产热能力,为保持体温恒定则通过非阻滞区的骨骼肌收缩,即发生寒战。同时,硬膜外阻滞麻药初量用足后,阻滞区血管扩张,有效循环减少,血量下降。此时麻醉医师往往用加快输液速度来纠正,造成单位时间内大量冷液体进入血液,直接刺激体温调节中枢出现寒战。因此,加强术中保暖,对小儿、老人的术后恢复尤为重要(如预热输入的液体、切口冲洗,体弱或手术历时长的手术患者使用变温毯等)。

1.控制手术间温度

接患者前 30 分钟,将手术间空调调至 24~26 ℃,冬季应适当调高至26~27 ℃;等待麻醉期间,应盖好小棉被,注意双肩、双足保暖,在对皮肤进行消毒时,患者穿衣少或不穿衣,注意覆盖非消毒区域躯体部位,必要时暂停冷气输入,待手术铺巾盖好后在降室温;手术过程中,台上应加强术野以外部位的敷料覆盖,台下应注意肢体暴露部位的遮盖保暖,避免不必要的暴露;手术结束前将室温及时调高;对于婴幼儿、老年人、低温麻醉患者,最好使用变温毯,必要时提前预热被褥或暖箱。如果使用热水袋,温度不得超过 50 ℃,以免烫伤。

2.加温输液

为防止体温下降过多,术中静脉输注的液体及血液应加温输注为宜。可将液体加温至 37 ℃左右、库存血加温至 34 ℃左右,必要时使用液体加温器控制;及时处理输液引起的热源反应,此类反应除寒战外,伴有皮疹等临床表现,应认真细致观察并加以区别,及时给予抗过敏处理。

3.温水冲洗体腔

提醒医师尽量缩短皮肤消毒时间,减少体热丢失;术中使用盐水纱布拭血;进行体腔冲洗时,应使用 37 ℃左右热盐水冲洗,以免引起体热散失。

4.严格麻醉药品及用量

低体温可引起麻醉加深,出现苏醒延迟,增加呼吸系统的并发症等,如区域麻醉时,阻滞区域的血管不能代偿性收缩,削弱了机体对寒冷的血管收缩防御反应,体热由深部向外传导,使体温下降,甚至刺激机体的温度感受器引起寒战反应;全麻药可抑制体温调节中枢,导致全身皮肤血管扩张,散热增加;肌松药使全身骨骼肌处于松弛状态,消除肌紧张及肌肉运动产热的来源。因此,必须科学、正确、合理地使用麻醉药。

(五)紧急抢救原则

(1)迅速解除呼吸道梗阻,保持呼吸道通畅,给氧、吸痰。

（2）迅速建立静脉输液通道,若穿刺困难,立即协助医师做深静脉穿刺或静脉切开,需要动脉输血者,立即准备输血器材。迅速备齐急救药品和器材,包括盐酸肾上腺素、阿托品、多巴胺、地塞米松、利多卡因、氯化钙、盐酸异丙嗪、肾上腺素、呋塞米、5%碳酸氢钠,以及除颤器、心电图机、心脏监护仪、血液加温仪及心脏按压包等,除颤器应处于备用状态,并置于手术间便于取用的中心位置上。

（3）严格按医嘱用药,严格执行三查七对制度,及时记录用药、治疗、复苏的全过程;使用中的注射器、液体袋,必须贴有药名、浓度、剂量标志;使用后的药袋或瓶、安瓿,全部保留至抢救结束止。

（4）固定患者,上好约束带,防止坠床,并注意保暖。

（5）保持良好照明,协助安装人工呼吸机、除颤器等。

（6）密切观察体温、脉搏、呼吸及血液变化,并详细记录。

（7）严格执行无菌技术操作规程,及时、准确留取各种标本,随时配合手术、麻醉医师工作。

（8）具有防受伤观念,一切操作应轻、稳,防止粗暴,避免在抢救中并发其他损伤。

（9）抢救完毕,及时清洁、整理、补允急救药品和器材,保持基数齐备,器材性能良。

三、局部麻醉

（一）麻醉药液的配置和用药

采用复方局部浸润麻醉剂,其中包括盐酸普鲁卡因 3 g,盐酸利多卡因 400 mg,盐酸丁哌卡因200 mg,哌替啶 100 mg,盐酸肾上腺素(1:1 000)0.5 mL,生理盐水加到 1 000 mL。要求一次性将 1 000 mL 药液配置好备用,不允许随用随配以免在药量比例上发生问题,影响麻醉效果或出现中毒现象。局部浸润麻醉时分次进行皮内、皮下、肌肉或神经根周围注射。成人量500～1 000 mL,8 岁以内的小儿用量减半(250～500 mL)。

（二）术中用药

术中患者如果有难以忍受的疼痛时,还可以在 3～5 小时内再给予二次哌替啶肌内注射,每次 50 mg,8 岁以内的小儿减半量,加上局部麻药液中的哌替啶 100 mg,共计不超过 200 mg。

四、术前护理配合

（一）术前访视

手术患者难免存在种种思想顾虑、恐惧、紧张和焦虑心情。情绪激动和失眠均可导致中枢神经系统和交感神经系统过度活动。这些反应过于强烈,不仅对神经、内分泌及循环系统产生影响,并且会直接干扰麻醉和手术,因而削弱对麻醉和手术的耐受力,引发术中术后的并发症,通过术前访视患者,护士能够全面了解每个患者在身心方面的需求,从关怀、安慰、解释和鼓励着手,酌情将手术目的、麻醉方式、手术体位及麻醉和术中可能出现的不适情况,用通俗、恰当的语言向患者做具体的解释,针对存在的顾虑疑问进行交谈,取得患者的信任和配合,顺利地完成麻醉和手术。

（二）麻醉前用药护理

麻醉前给患者注射苯巴比妥、阿托品、哌替啶等药物,以达到镇定、止痛、降低基础代谢及神经反射的应激性,减少麻醉药用量,减少术中发生反射性低血压症,预防和对抗某些麻醉药物的不良反应。因此,麻醉前用药后注意观察患者的血压、脉搏和呼吸,并且应用推车将患者送到手术室,以避免因其步行引起的直立性低血压而发生意外。

(三)严格执行查对制度

患者入手术室后,仔细核对患者姓名、性别、床号、住院号、麻醉方式、手术名称、手术部位等,检查麻醉前用药情况,各种皮试反应结果,是否禁饮食等。

(四)建立静脉通道

建立和保持静脉通路通畅,使麻醉及术中给药、补液、输血和患者出现危症时极为重要的一项抢救措施。静脉通路首选上肢静脉,由于循环时间短,药效发生快,便于麻醉管理,较大手术或紧急情况可做锁骨下静脉穿刺,监测中心静脉压,以指导输液。

五、术后护理配合

手术完毕,手术室护士应与麻醉师一同护送患者回病房,并与病房护士详细交换所施手术麻醉方法,手术中用药及术中和麻醉过程中患者的基本情况,麻醉后注意事项等。

(曹起云)

第四节　围麻醉期并发症的护理

围麻醉期导致并发症的 3 个方面:患者的疾病情况;麻醉医师素质;麻醉药、麻醉器械及相关设备的影响和故障。麻醉期间常见的并发症包括:呼吸道梗阻、呼吸抑制、低血压和高血压、心肌缺血、体温升高或降低、术中知晓和苏醒延迟、咳嗽、呃逆、术后呕吐、术后肺感染、恶性高热等,下面将与患者疾病情况、麻醉操作与不当、麻醉药影响及麻醉器械故障有关的并发症介绍如下。

一、围麻醉期环境

良好的麻醉不但可消除患者痛感、保持安静利于术者顺利操作,还可以降低术中应激反应,减轻或消除不良心理体验,提高围术期安全性。随着近代新麻醉药、新型麻醉机的临床应用及电子监护仪的不断更新和完善,临床麻醉进入了一个更安全的境地;但由于医师应用麻醉技术的熟练程度、应急状态判断和处理方法、患者对麻醉及手术耐受的个体差异,使既有的"手术风险"依然存在;同时随着手术适应证扩大、高龄、幼儿、复杂、危重和急诊手术的患者日趋增多等因素,新的"手术风险"不断产生。手术室护士与麻醉医师是一个工作整体,手术过程需要相互密切配合。因此,加强手术室护理技术、质量管理,尤其是提高对麻醉实施、病情监护、意外情况救治过程中的护理技术水平,落实麻醉安全、具体护理措施是麻醉安全不可或缺的重要环节。

(一)护理技术管理

"质量就是生命"。手术室是外科治疗、抢救的重要场所,人员复杂、工作节奏快,各种意外情况多。其中,麻醉意外常突然发生、病情变化快,抢救不当或不及时将导致严重后果,要求医务人员应急能力强,医护配合好,因此,加强麻醉护理技术的质量管理必不可少。

1.规范护理工作行为

制度是工作的法规,是处理各项工作的准则,是评价工作的依据,是消灭事故、差错的重要措施。因此,要把建章立制作为确保安全的关键环节来抓。

(1)依法从事:临床工作是事关患者健康甚至生命的行为,为保障患者的切身利益和医护人员合法权益,需运用现有法律、法规对医疗过程加以规范。

(2)制度先行:确保安全的方法在于事前预防,而不是事后检讨。认真执行查对制度、交接班制度和各种操作规程,建立健全各项管理制度。

(3)有章可循:对各专科具体基础操作、难点环节、质量重点等,制订标准流程、质量标准和检查细则,做到各项管理有章可循,质量评价有量化指标。

2.强化理论技能培训

手术工作是一项科学性、实践性很强的工作,要高度重视麻醉手术的风险性,严防麻醉意外的发生,要不断进行理论和技能培训,以具备娴熟的技术和丰富的临床经验,治病救人。

(1)加强作风养成,确保手术麻醉的质量控制。

(2)拓宽知识结构,注重临床能力的培养。

3.提高患者手术麻醉耐受力

(1)提高患者手术麻醉耐受力就要实施手术前访视。

(2)提高患者手术麻醉耐受力需要完善手术内容。

(二)麻醉安全的护理措施

1.麻醉前配合

麻醉前准备的目的在于消除或减轻患者对麻醉手术产生的恐惧与紧张心理,以减少麻醉的并发症,利于麻醉的诱导与维持,减少麻醉意外。

(1)核对记录手术资料。

(2)建立静脉通道。

(3)麻醉用药护理:①严格执行查对制度。②严格执行无菌操作技术。③掌握正确用药方法。④准备急救药品和器材。

2.麻醉配合护理要点

(1)气管插管全麻的护理配合:气管插管全麻成功的关键在于物品准备充分、体位摆放合适、选择用药合理,以及医护人员默契配合。①协助医师准备麻醉用品,如吸引器、心电监护仪、抢救药品及宽胶布等;去枕,协助患者头向后仰,肩部抬高。②全麻诱导时,由于患者最后丧失的知觉是听觉,所以当开始施行麻醉时,应关闭手术间的门,维持正压,停止谈话,室内保持安静;行气管插管时,患者可能会有咳嗽和"强烈反抗",护士应床旁看护,给予适当约束和精神支持,避免发生意外伤;外科麻醉期,护士应再次检查患者卧位,注意遮挡和保护患者身体暴露部位。③急诊手术患者可能在急性发病前或事故发生前刚进食、进饮,应仔细询问,以供麻醉方式的选择;若必须立即全麻手术,应先插胃管将胃内容物排空,此时巡回护士应备好插管用物,协助麻醉医师插管。④若只有一位医师实施全麻操作,巡回护士应协助医师工作,插管时协助显露声门、固定导管等。⑤插管过程中要注意:保证喉镜片明亮;固定气管插管;正确判断气管插管位置;注入气管导管套囊内空气5~8 mL。⑥气管拔管时,麻醉变浅,气管导管机械性刺激,切口疼痛、吸痰操作等,使患者肾上腺素神经过度兴奋、血管紧张素失衡致血浆肾上腺素浓度明显升高。因此拔管过程中要注意检测氧饱和度、血压、心率变化,给予相应的抵抗药物;吸痰动作要轻柔,减少刺激,苏醒期患者烦躁不安,护士要守在床旁,上好约束带,将患者卧位固定稳妥,防止因烦躁而坠床、输液管道脱出、引流管拔出等意外情况发生。如有患者未能彻底清醒,应在苏醒室观察,待生命体征平稳后方可送回病房。⑦护送患者回病房时,仍应交代护士检测呼吸、血压情况,防止由于麻醉药和肌松药的残余作用,复醒后下颌松弛造成的上呼吸道梗阻或由于腹部手术后切口疼痛、腹部膨胀、腹带过紧造成的呼吸困难致呼吸停止。⑧若为浅全麻复合硬膜外阻滞麻醉时,体位变动多,应向患者做必要解释,以取得配合;同时,加强体位护理,防止摔伤。

(2)椎管内麻醉的护理配合:①协助麻醉医师摆放穿刺体位,即患者背部靠近手术床边缘,头下垫枕,尽量前屈;肩部与臀部水平内收,双手或单手抱屈膝,显露脊柱。②穿刺前应备好穿刺物品及药品,核查患者有无局麻药过敏史,协助麻醉医师抽药;穿刺操作时,护士站在患者腹侧,保持患者身体姿势平稳,不宜摇摆身体或旋转头部,防止躯体移动造成邻近椎体移位致穿透硬膜甚至损伤脊髓神经或导致穿刺针折断等意外发生。③穿刺过程中,护士应注意观察患者面部表情、呼吸、脉搏情况,发现异常及时报告麻醉医师;同时,不时与患者交谈,分散其注意力,减轻紧张心理。④实施腰麻的患者,宜在穿刺前建立静脉通路,以便及时扩容;根据麻醉需要,调节手术床的倾斜度。⑤固定硬膜外导管时,应先用胶布压住穿刺点,再顺势平推黏附两端,防止导管误拔;在翻身摆放体位和移动患者时,应用手托扶穿刺点进行移位,防止导管脱出。⑥护送患者返回病房时,向病房护士交代患者术中的情况及注意事项;鼓励患者消除术后切口疼痛心理,指导术后康复锻炼。

3.合理摆放手术体位

不同体位对椎管内麻醉效果有影响,根据需要调节体位有利于麻醉的扩散、增加麻醉平面。因此,正确摆放体位,可充分显露手术野、让患者舒适、防止意外伤,又可减少药物用量,避免麻药中毒。

4.注意保暖

手术创面越大、麻醉范围越广、手术时间越长、输液量越多,患者体温降低的可能性和降温幅度也就越大。环境温度在23℃时,冷感受器受到刺激,经体温调节中枢发生肌肉寒战产热,以维持体温;冷的消毒液直接刺激皮肤,引起患者寒战;冷的生理盐水冲洗体腔,吸收机体热量,额外增加机体能量消耗,使体温下降。对手术紧张、害怕引起情绪波动,使周围血管痉挛收缩。硬膜外阻滞麻醉阻断了交感神经,使阻滞区皮肤血管扩张,骨骼肌已丧失收缩产热能力,为保持体温恒定则通过非阻滞区的骨骼肌收缩,即发生寒战。同时,硬膜外阻滞麻药初量用足后,阻滞区血管扩张,有效循环减少,血压下降。此时,麻醉医师往往用加快输液速度来纠正,造成单位时间内大量冷液体进入血液,直接刺激体温调节中枢出现寒战。因此,加强术中保暖,对小儿、老人的术后恢复尤为重要(如预热输入的液体、切口冲洗液,体弱或手术历时长的手术患者使用变温毯等)。

(1)控制手术间温度:接患者前30分钟,将手术间空调调至24～26℃,冬季适当调高至26～27℃;等待麻醉期间,应盖好小棉被,注意双肩、双足保暖;在对皮肤进行消毒时,患者穿衣少或不穿衣,注意覆盖非消毒区域躯体部位。

(2)加温输液:为防止体温下降过多,术中静脉输注的液体及血液应加温输注为宜。可将液体加温至37℃左右、库存血加温至34℃左右,必要时使用液体加温器控制。

(3)温水冲洗体腔:提醒医师尽量缩短皮肤消毒时间,减少体热丢失;术中使用温盐水纱布拭血;进行体腔冲洗时。应使用37℃左右热盐水冲洗,以免引起体热散失。

(4)严格麻醉药品及用量:低体温可引起麻醉加深,出现苏醒延迟,增加呼吸系统的并发症等,因此,必须科学、正确、合理地使用麻醉药。

5.紧急抢救原则

(1)迅速解除呼吸道梗阻,保持呼吸通畅,给氧、吸痰。

（2）迅速建立静脉输液通道，若穿刺困难，立即协助医师做深静脉穿刺或静脉切开，迅速备齐急救药品和器材，并置于手术间便于取用的中心位置上。

（3）严格按医嘱用药，严格执行三查七对制度，及时记录用药、治疗、苏醒的全过程；使用中的注射器、液体袋，必须贴有药名、浓度、剂量标志；使用后的药袋或瓶、全部保留至抢救结束止。

（4）固定患者，上好约束带，防止坠床，并注意保暖。

（5）保持良好照明，协助安装人工呼吸机、除颤器等。

（6）密切观察体温、脉搏、呼吸及血压变化，并详细记录。

（7）严格执行无菌技术操作规程，及时、准确留取各种标本，随时配合手术、麻醉医师工作。

（8）具有防受伤观念，一切操作应轻、稳，防止粗暴，避免在抢救中并发其他损伤。

（9）抢救完毕。及时清洁、整理、补充急救药品和器材，保持基数齐备，器材性能良好。

二、术后麻醉评估

由于麻醉药物的影响、手术的直接创伤、神经反射的亢进及患者原有的病理生理的特殊性等，均可导致某些并发症的发生。手术结束后，麻醉作用并未结束。即使患者已经清醒，药效却未必完全消除，保护性反射也未必恢复正常，如意识不清醒，难免发生"意外"。麻醉时如果对发生并发症的可能不予考虑，或是缺乏经验或认识，如此则对并发症毫无防范措施，并发症不仅易于发生，甚至可以酿成事故。

（一）全麻术后护理常规

（1）对于麻醉清醒的患者，去枕仰卧位6小时，头偏向一侧，以防唾液或呕吐物吸入呼吸道，引起呼吸道感染或误吸。去枕平卧6小时后可改为半卧位。

（2）保持呼吸道通畅，及时清除呼吸道内分泌物，防止舌根下坠或呕吐物堵塞呼吸道。

（3）给予吸氧，一般用低流量吸氧（一般呼吸功能恢复良好的30%左右，呼吸差的需要面罩浓度就高了）。

（4）密切观察病情变化，每30～60分钟监测血压、脉搏、呼吸1次并做好记录。

（5）妥善固定好各类引流管，防止扭曲、折叠和脱落。

（6）一般术后禁食6小时，根据医嘱给予饮食。

（二）蛛网膜下腔阻滞麻醉后护理常规

（1）术后去枕平卧或头低位6～8小时。麻醉后头痛者平卧24小时，必要时取头高足低位。

（2）保持呼吸道通畅，及时清理呼吸道分泌物。术后有呼吸抑制或呼吸困难者，给予吸氧或使用人工呼吸器辅助呼吸。

（3）严密观察病情变化，每60分钟监测呼吸、血压、脉搏1次至血压平稳，并做好记录。

（4）观察患者有无恶心、呕吐、头痛、尿潴留及神经系统症状，对症处理。避免突然改变体位，引起血压下降。

（5）评估患者下肢活动情况，注意有无局部麻木、刺痛、麻痹、瘫痪等，并及时报告医师处理。

（6）术后6小时遵医嘱给予饮食。

（三）硬脊膜外腔阻滞麻醉后护理常规

（1）术后平卧6小时，血压平稳后酌情取适当卧位。避免突然改变体位，引起血压下降。

（2）监测患者生命体征变化，做好记录。

（3）麻醉后出现恶心、呕吐、穿刺处疼痛及尿潴留等现象，及时报告医师，查明原因，对症处理。

(4)术后禁食 4～6 小时后,遵医嘱给予饮食。

三、气道完整性

(一)支气管痉挛

在麻醉过程和手术后均可发生急性支气管痉挛,表现为支气管平滑肌痉挛性收缩,气道变窄,气道阻力骤然增加,呼气性呼吸困难,引起严重缺氧和 CO_2 蓄积。若不及时予以解除,患者因不能进行有效通气,不仅发生血流动力学的变化,甚至发生心律失常和心搏骤停。

1.病因

(1)气道高反应性:患有呼吸道疾病的患者如支气管哮喘或慢性炎症,使气道对各种刺激反应较正常人更为敏感。此与兴奋性神经和受体活性增强,而抑制性神经和受体活性的减弱有关。还有炎症细胞致敏、气道上皮损伤及气道表面液体分子渗透浓度改变等,也都是不容忽视的诱发因素。

(2)与麻醉手术有关的神经反射:如牵拉反射、疼痛反射,乃至咳嗽反射和肺牵张反射都可成为诱发气道收缩的因素。

(3)气管插管等局部刺激是麻醉诱导期间发生气道痉挛最常见的原因。由于气道上皮下富含迷走神经传入纤维,尤其是隆嵴部位。气管插管过深直接刺激隆嵴,或浅麻醉下行气管插管、吸痰也都可引起反射性支气管痉挛。一般认为,其反射途径除了经迷走神经中枢反射外,还有轴反射和释放的神经递质如 P 物质、神经激肽 A 和降钙素基因相关肽受体、色胺受体的参与。

(4)应用了具有兴奋性迷走神经、增加气道分泌物促使组胺释放的麻醉药、肌松药或其他药物。如支气管哮喘患者应避免应用兴奋性迷走神经药物如硫喷妥钠、γ-羟丁酸钠,或促进组胺释放的肌松药(筒箭毒碱)。手术后早期的支气管痉挛,多非哮喘所致,常见的原因是由于气管内导管移位或受阻,以致气管发生部分梗阻或受到刺激而引起支气管痉挛。应该指出的是,支气管痉挛可能是急性肺水肿早期唯一的症状,远比啰音或泡沫痰出现得更早。

2.预防

(1)对既往有呼吸道慢性炎症或支气管哮喘史的患者应仔细了解其过去发病的情况,分析可能存在的诱发因素。术前应禁吸烟 2 周以上。若近期有炎症急性发作,则应延缓择期手术 2～3 周。术前患者应行呼吸功能的检查,可请呼吸专科医师会诊,必要时应用激素、支气管扩张药、抗生素等作为手术前准备。

(2)避免应用可诱发支气管痉挛的药物如可用哌替啶或芬太尼来取代吗啡,因前几种药对支气管平滑肌张力影响较弱。若异喹啉类肌松药要比甾类肌松药易引起组胺释放,如泮库溴铵、维库溴铵、哌库溴铵在临床剂量下不至于引起明显的组胺释放。肌松药引起组胺释放是与药量、注药速度有关,减少用药量和注药速度可减少组胺释放量。琥珀胆碱仍可引起少量组胺释放,故文献上既有用来治疗支气管痉挛,也有数例患者引起支气管痉挛的报道。吸入性麻醉药则可选用氟烷、恩氟烷、异氟烷等,氯胺酮可明显减低支气管痉挛的气道阻力,这与拟交感效应,促进内源性儿茶酚胺释放有关。此外,还能抑制肥大细胞释放组胺,故对气道高反应患者,可选用氯胺酮麻醉诱导。

(3)阻断气道的反射,选用局麻药进行完善的咽喉部和气管表面的麻醉,可防止因刺激气道而诱发支气管痉挛。

3.处理

(1)明确诱因、消除刺激因素,若与药物有关应立即停用并更换。

(2)如因麻醉过浅所致,则应加深麻醉。

(3)面罩吸氧,必要时施行辅助或控制呼吸。

(4)静脉输注皮质类固醇类药(如氢化可的松和地塞米松)、氨茶碱等,两药同时应用可能吸收效更好。若无心血管方面的禁忌,可用β受体激动药如异丙肾上腺素稀释后静脉点滴或雾化吸入。目前,还可采用选择性β$_2$受体激动药如吸入特布他林,尤其适用于心脏病患者。

呼吸系统的并发症仍是全身麻醉后能威胁患者生命安危的主要原因之一,以及拖延术后的康复。除了误吸之外还包括气道阻塞、低氧血症和通气不足(高碳酸血症)等。据报告在接受全身麻醉后转入 PACU 的 24 057 例患者中,发生呼吸系统紧急问题的有1.3%,其中低氧血症发生率为 0.9%,通气不足发生率为 0.2%,气道阻塞发生率为 0.2%。需要置入口咽或鼻咽气道的为59.7%,需手法处理气道者占47.6%。只有 2 例患者(占 0.1%)需要行气管内插管,80 例需行人工通气。

(二)气道阻塞

全麻后气道阻塞最常见的原因是中枢未完全恢复舌后坠而发生咽部的阻塞;喉阻塞则可因喉痉挛或气道直接损伤所致。对舌后坠采用最有效的手法是患者头后仰的同时,前提下颌骨,下门齿反咬于上门齿。根据患者不同的体位进行适当的调整,以达到气道完全畅通。如果上述手法处理未能解除阻塞,则应置入鼻咽或口咽气道。但在置入口咽气道时,有可能诱发患者恶心、呕吐甚至喉痉挛,故需密切观察。极少数患者才需重行气管内插管。

(三)低氧血症

低氧血症不仅是全身麻醉后常见的并发症,而且可导致严重的后果。据丹麦文献报道,术后发生一次或一次以上低氧血症(SaO$_2$<90%)的患者占 55%,并指出其发生是与全麻时间、麻醉药应用及吸烟史有关。自采用脉搏血氧饱和度(SpO$_2$)的监测方法后,能及时地发现低氧血症,且有了较准确的评估标准。

1.易于引起麻醉后低氧血症的因素

(1)患者的年龄>65 岁。

(2)体重超重的患者,如>100 kg。

(3)施行全身麻醉的患者要比区域性麻醉更易于发生。

(4)麻醉时间>4 小时。

(5)施行腹部手术者对呼吸的影响显著于胸部,以肢体手术的影响较为轻微。

(6)麻醉用药:如苯二氮䓬类与阿片类药物并用,用硫喷妥钠诱导麻醉对呼吸的影响要显著于异丙酚。术前应用芬太尼>2.0 μg/(kg·h)或并用其他阿片类药物则影响更为显著。尤其非去极化肌松药的应用剂量、时效和肌松是否已完全反转都是极其重要的因素,例如,术中应用阿曲库铵>0.25 mg/(kg·h),则将增加发生低氧血症的危险。至于术前患者一般情况(ASA 分级)对此的影响无明显的差异。

2.发生低氧血症是主要原因

在全麻后发生低氧血症的原因是多因素的,也较为复杂,主要有以下几点。

(1)由于供氧浓度的低下或因设备的故障引起吸入氧浓度<0.21。尽管发生此意外并不多见,但发生误接电源或混合气体装置的失灵可能性仍然存在,是不能大意的。

353

(2)通气不足。

(3)术后肺内右至左的分流增加,如术后发生肺不张、急性气胸或急性肺梗死等,使经肺的静脉血得不到充分的氧合,提高了动脉内静脉血的掺杂,造成动脉低氧血症是必然的结果。

(4)肺通气/灌流(V/Q)的失衡,如因麻醉药的影响损害了低氧下肺血管收缩的补偿,V/Q的失衡加重。同时,术后患者的心排血量低下也促进了这种失衡。

(5)采用不正确的吸痰方法,易被忽视的原因。应用过高的吸引负压、过粗的吸痰管和超时限的吸引,可以引起患者 SaO_2 的显著下降,尤其是危重和大手术后患者。

(6)其他:术后患者的寒战可使氧耗量增高 500%,对存在肺内分流患者,通过混合静脉血氧张力,使 PaO_2 下降。

(四)通气不足

通气不足系指因肺泡通气的降低引起 $PaCO_2$ 的增高。手术后通气不足的原因如下。

(1)中枢性呼吸驱动的削弱。

(2)呼吸肌功能恢复的不足。

(3)体内产生 CO_2 增多。

(4)由于呼吸系统急性或慢性疾病所影响。

(五)处理方法

(1)削弱中枢性呼吸驱动:事实上,应用任何麻醉药对呼吸中枢都具有抑制的效应,尤其是麻醉性镇痛药。这种呼吸的抑制,可以通过对 CO_2 曲线的向下、向右的移位来加以证实。又如芬太尼或芬太尼—氟哌利多混合剂的应用,可呈双相性呼吸抑制,在手术终末可用较小剂量的拮抗剂来消除其呼吸抑制。

(2)呼吸肌功能的障碍:包括手术切口部位、疼痛均影响到深呼吸的进行。如上腹部手术后,患者是以胸式呼吸为主,呼吸浅快,肺活量(Vc)和功能余气量(FRC)均呈降低,直至术后第 $2\sim3$ 天才开始逐渐恢复。Vc 在手术当天可降至术前的 $40\%\sim50\%$,术后第 $5\sim7$ 天才恢复至术前 $60\%\sim70\%$。Vc 的下降使术后患者有效的咳嗽能力受限,为肺部并发症发生提供有利条件。FRC 的下降,使 FRC 与闭合容量(CC)的比率发生了改变,CC/FRC 相对升高具有重要的临床意义。即小气道易于闭合,局部通气/血灌流比率失调,导致肺泡气体交换障碍,则发生低氧血症和通气不足是必然的结果。

目前认为膈肌功能障碍是造成术后肺功能异常的一个重要原因。用麻醉药、镇静药或疼痛等对膈肌功能虽有一定的影响。但对膈肌功能障碍的原因不能全面加以说明。如今较能为人们所接受的观点:由于手术创伤通过多渠道传入神经途径减弱了中枢神经系统的驱动,对膈神经传出冲动减少,而引起术后膈肌功能障碍。

应用非去极化肌松药的残留效应。长效肌松药应用、拮抗肌松的效应不足和肾功能障碍等均可使肌松药的作用残留,而影响了术后呼吸肌功能的恢复,也是造成术后患者通气不足的常见原因。有报告指出,在术后发生呼吸系统问题的患者中,有 25% 是与肌松药的应用有关,其中 8.3% 的患者需要进一步反转肌松药的残留效应。

(3)肥胖患者、胃胀气、胸腹部的敷料包扎过紧也会影响到呼吸肌功能。

(六)监护与预防

临床上不能忽视肉眼的观察,如呼吸的深度、呼吸肌的协调和呼吸模式等,监测方面包括脉搏血氧饱和度的持续、$PETCO_2$ 和 $PaCO_2$ 的监测。

一般认为对如下患者应加强术后的呼吸功能监测和氧的支持:①胸腹部手术后;②显著超重的患者,如 BMI>27~35 kg/m²;③用过大剂量阿片类药物;④存在急性或慢性呼吸系统疾病。

以下患者即使其 PaO_2 处于正常范围,但仍有发生组织低氧或缺氧的可能:①低血容量(低CVP,少尿);②低血压;③贫血,血红蛋白<70 g/L;④心血管或脑血管缺血患者;⑤氧耗增高,如发热的患者。

一般要求这些患者可以增强氧的支持,至于呼吸空气时的 SpO_2>90%或恢复至手术前的水平。对有气道慢性阻塞的患者,其呼吸功能有赖于 CO_2 或低氧的驱动,所以谨慎调节供氧的浓度,经常进行动脉血气分析是必要的措施。

四、心血管系统稳定性

(一)低血压

以往血压正常者以麻醉中血压<10.7/6.7 kPa(80/50 mmHg)、有高血压史者以血压下降超过术前血压的30%为低血压的标准。麻醉中引起低血压的原因,包括麻醉药引起的血管扩张、术中脏器牵拉所致的迷走反射、大血管破裂引起的大失血,以及术中长时间容量补充不足或不及时等。

(二)高血压

高血压是全身麻醉中最常见的并发症。除原发性高血压外,多与麻醉浅、镇痛药用量不足、未能及时控制手术刺激引起的强烈应激反应有关。故术中应加强观察、记录,当患者血压>18.7/12.0 kPa(140/90 mmHg)时,即应处理;包括加深麻醉,应用降压药和其他心血管药物。

1.原因

(1)疼痛:除了手术切口刺激外,其他造成不适之感还来自胃肠减压管、手术引流和输液的静脉通路等,同时还伴有恐惧、焦虑等精神因素的影响。疼痛的刺激是与麻醉前后和麻醉维持过程处理有关。

(2)低氧血症与高碳酸血症:轻度低氧血症所引起循环系统反应是心率增快与血压升高,以高动力的血流动力学来补偿血氧含量的不足。血内 CO_2 分压的升高,可直接刺激颈动脉和主动脉化学感受器,以及交感-肾上腺系统反应,则呈现心动过速和血压的升高。

(3)术中补充液体超负荷和升压药用量不当。

(4)吸痰的刺激,吸痰管对口咽、气管隆嵴的刺激,尤其操作粗暴或超时限吸引更易引起患者的呛咳和躁动、挣扎,则使循环系统更趋显著。

(5)其他:如术后寒战,尿潴留膀胱高度膨胀也会引起血压的升高。

对术后持续重度高血压,若不能及时消除其发生原因和必要的处理,则可因心肌氧耗量的增高,而导致左室心力衰竭、心肌梗死或心律失常,高血压危象则可发生急性肺水肿或脑卒中。

2.预防和处理

(1)首先要发现和了解引起高血压的原因,并给予相应的处理,如施行镇痛术,呼吸支持以纠正低氧血症,以及计算液体的出入量以减缓输液的速率或输入量。

(2)减少不必要的刺激,使患者处于安静姿态。当患者呼吸功能恢复和血流动力学稳定时,应尽早拔除导管,为了减少拔管时的刺激和心血管不良反应,可在操作前3~5分钟给予地西泮0.1 mg/kg 或美达唑仑 1~2 mg 和1%利多卡因(1 mg/kg)。有报告在拔管前20分钟用0.02%硝酸甘油 4 μg/kg。经鼻孔给药,可防止拔管刺激引起高血压。

（3）药物治疗：由于多数患者并无高血压病史，且在术后4小时内高血压能缓解，故不必应用长效抗高血压药物。值得选用的药物有：①硝普钠的优点在于发挥药效迅速，且停止用药即可反转。对动脉、静脉壁均有直接的扩张效应。一般多采用持续静脉点滴给药，开始可以 $0.5\sim1.0\ \mu g/(kg \cdot min)$ 给药达到可以接受的血压水平。但应密切监测动脉的动态，适时调整给药速率。②压宁定若在拔管时给予 $0.5\ mg/kg$，可有效预防当时高血压反应和维持循环功能的稳定。③β受体阻滞剂如拉贝洛尔和艾司洛尔，前者兼有α和β受体阻滞的作用，常用来治疗术后高血压。但对β受体阻滞更为突出，由于负性变力效应使血压降低。艾司洛尔为超短效β受体阻滞药，对处理术后高血压和心动过速有效。但因半衰期短应予持续静脉点滴给药，依据血压的反应调节给药速率，相当于 $25\sim300\ mg/(kg \cdot min)$。④对高龄、体弱或心脏功能差的患者，则可采用硝酸甘油降压。它对心脏无抑制作用，可扩张冠脉血管，改善心肌供血和提高心排血量。停药后血压恢复较缓，且较少发生反跳性血压升高。

（三）急性心肌梗死

麻醉期间和手术后发生急性心肌梗死，多与术前有冠心病，或潜在有冠脉供血不足有关。同时又遭受疾病、疼痛和精神紧张的刺激，以及手术和麻醉等的应激反应，都将进一步累及心肌耗氧和供氧间的平衡，任何导致耗氧量增加或心肌缺氧都可使心肌功能受损，特别是心内膜下区。有资料表明，非心脏手术的手术患者围术期心肌缺血的发生率可高达24%～39%，冠心病患者中可高达40%。如果发生心肌梗死的范围较广，势必影响到心肌功能，排血量锐减，终因心泵衰竭而死亡。尤其是新近（6个月以内）发生过心肌梗死的患者，更易于出现再次心肌梗死。

1.病因

（1）诱发心肌梗死的危险因素：①冠心病患者；②高龄；③有外周血管疾病，如存在外周血管狭窄或粥样硬化，则提示冠脉也有相同的病变；④高血压（收缩压≥21.3 kPa（160 mmHg），舒张压≥12.4 kPa（95 mmHg）患者，其心肌梗死发生率为正常人的2倍；⑤手术期间有较长时间的低血压；⑥据文献报道，手术时间1小时的发生率为1.6%，6小时以上则可达16.7%；⑦手术的大小，心血管手术的发生率为16%，胸部手术的发生率为13%，上腹部手术的发生率为8%；⑧手术后贫血。

（2）麻醉期间易于引起心肌氧耗量增加或缺氧的因素：①患者精神紧张、焦虑和疼痛、失眠，均可致体内儿茶酚胺释放和血内水平升高，周围血管阻力增加，从而提高心脏后负荷、心率增速和心肌氧耗量增加。②血压过低或过高均可影响到心肌的供血、供氧。若在麻醉过程中发生低血压，比基础水平低30%并持续10分钟以上者，其心肌梗死发生率，特别是透壁性心肌梗死明显增加。另外，高血压动脉硬化的患者，多伴有心肌肥厚，其发生心内膜下（非Q波型）心梗的机会较多，即使未出现过低血压，也可发生心肌缺血性损伤。③麻醉药物对心肌收缩力均有抑制的效应，如氟烷、甲氧氟烷、恩氟烷、异氟烷，且抑制程度随吸入浓度而递增。曾报告当恩氟烷的呼末浓度为1.4%时，使动脉压降低50%，11例中有4例呈心肌缺血。同时，还应该注意药物对整个心血管和机体代偿机制的影响。④麻醉期间供氧不足或缺氧，势必使原冠状动脉供血不全的心肌供氧进一步恶化。⑤因麻醉过浅或其他用药引起了心率增快或心律失常。

2.诊断

在全身麻醉药物作用下，掩盖了临床上急性心梗的症状和体征。在全麻期间，如发生心律失常尤其是室性期外收缩，左心室功能衰竭（如急性肺水肿），或不能以低血容量或麻醉来解释的持续性低血压时，都应及时地追查原因。直至排除急性心梗的可能。

心电图的记录仍然是诊断急性心梗的主要依据,尤其是用 12 导联心电图检查,诊断心梗的依据是 Q 波的出现(即所谓透壁性心梗),以及 ST 段和 T 波的异常,非透壁性则可不伴有 Q 波的出现。同时应进行血清酶的检查,如谷草转氨酶(GOT)、乳酸脱氢酶(LDH)和磷酸肌酸激酶(CPK),尤其是 CPK-MM;但酶水平的升高多出现在前 24 小时,对即时的诊断仍帮助不大。近年提出的测定血内心肌肌钙蛋白 T,肌钙蛋白包括三个亚单位,即肌钙蛋白 C(TnC)肌钙蛋白 I(TnI)和肌钙蛋白 T(TnT)。当心肌细胞缺血时,细胞内 pH 下降,激活蛋白溶解酶使心肌肌钙蛋白透过细胞膜进入循环。测定 TnT 的优点在于:在心肌梗死 3 小时左右开始升高,12～24 小时呈峰值,可持续 5 天以上;对诊断急性心肌梗死的敏感度高达 98%～100%。

3.预防

对手术患者,特别是有高血压或冠状动脉供血不足的患者,要力求心肌氧供求的平衡,在降低氧耗的同时,还要提高供氧,如减轻心脏做功(高血压的治疗),改善和保持满意的血流动力学效应(如麻醉方法选择,纠正心律失常,洋地黄等);提高供氧(如纠正贫血)以提高携氧能力,保持满意的冠状动脉灌注压和心舒间期。术前对患有心肌供血不足患者应给予必要药物治疗和镇静药。对心肌梗死患者的择期手术,尽量延迟到 4～6 个月以后再施行,如此可把再梗死的发生率降至 15%,两者相距的时间越短,则再发率越高。再发心肌梗死患者的病死率可高达50%～70%。

4.处理

(1)麻醉期间或手术后心肌梗死的临床表现很不典型,主要依据心电图的提示和血流动力学的改变,宜及时请心血管专科医师会诊和协同处理。

(2)必不可少的血流动力学监测如平均动脉压、中心静脉压、体温、尿量,以及漂浮导管置入,以便进一步了解肺动脉压(PAP)、肺毛细血管楔压(PCWP)和左室舒张末压(LVEDP)等。

(3)充分供氧,必要时行机械性辅助呼吸。

(4)暂停手术,或尽快结束手术操作。

(5)应用变力性药物,如多巴胺、去甲肾上腺素以保持冠状动脉血液灌注。近年有推荐用多巴酚丁胺具有较强的变力性效应,对变时性和诱发心律失常要比异丙肾上腺素少见。变力性药物可使心肌氧耗量增加,如并用血管扩张药硝酸甘油或硝普钠,不仅可降低心肌氧供量,且将提高心脏指数和降低已升高的 LVEDP。

(6)应用辅助循环装置——主动脉内囊辅助即反搏系统,通过降低收缩压,减少左室做功,使心肌氧耗量随之下降,同时还增加舒张压,有利于冠状动脉血流和心肌供氧。

(7)其他对症治疗,如应用镇静和镇痛药(罂粟碱或吗啡)。

五、胃肠反应

(一)反流、误吸

1.原因

麻醉过程中,易于引起呕吐或胃内容物反流的情况包括以下几种。

(1)麻醉诱导时发生气道梗阻,在用力吸气时使胸膜腔内压明显下降;同时受头低位的重力影响。

(2)胃膨胀除了与术前进食有关外,麻醉前用药,麻醉和手术也将削弱胃肠道蠕动,胃内存积大量的空气和胃液或内容物,胃肠道张力下降。

（3）用肌松药后，在气管插管前用面罩正压吹氧，不适当的高压气流不仅使环咽括约肌开放，使胃迅速胀气而促其发生反流；同时喉镜对咽部组织的牵扯，又进一步使环咽括约肌功能丧失。

（4）患者咳嗽或用力挣扎；以及晚期妊娠的孕妇，由于血内高水平的黄体酮也影响到括约肌的功能。

（5）胃食管交界处解剖缺陷而影响正常的生理功能，如膈疝患者，置有胃管的患者也易于发生呕吐或反流；带有套囊的气管导管，在套囊的上部蓄积着大量的分泌物也易于引起误吸。

（6）药物对食管括约肌功能的影响，如抗胆碱能药物阿托品、东莨菪碱和格隆溴铵对括约肌的松弛作用，吗啡、哌替啶和地西泮则可降低括约肌的张力。琥珀胆碱因肌颤，使胃内压增高，引起胃内容物反流。易致反流与误吸的危险因素：①胃内容物增多，增加反流的倾向，喉功能不全；②胃排空延迟，食管下端括约肌，全身麻醉；③张力低下，急症手术；④无经验麻醉医师；⑤胃液分泌增多，胃—食管反流，夜间手术；⑥头部创伤；⑦脑梗死/出血；⑧神经肌肉疾病；⑨过饱，食管狭窄/食管癌，多发性硬化；⑩没有禁食，食管内压性，帕金森病；⑪食管内压性失弛症；⑫肌肉营养不良；⑬大脑性麻痹；⑭高龄患者，颅脑神经病；⑮创伤、灼伤；⑯糖尿病性自主神经病。

口咽部或胃内大量出血，胃食管反流或衰竭的患者都易于发生误吸。临产的孕妇因麻醉发生误吸窒息而致死者，国外报告的较多。国内对孕妇施行剖宫产术或其他手术采用硬膜外阻滞麻醉，保持神志清醒和吞咽、咳嗽反射，是减少误吸发生的重要原因。当然，当孕妇具有施行全身麻醉的适应证，或手术过程中改行全麻，此时更应谨慎保护气道，严密防止误吸的发生。

2.误吸胃内容物的性质

麻醉过程中发生误吸会使患者发生急性肺损伤，而急性肺损伤的严重程度与误吸入胃内容物的理化性质（如 pH、含脂碎块及其大小）、误吸量及细菌污染程度直接相关。来自 Robert 和 Shirley 的动物实验结果显示，误吸引起急性肺损伤的胃内容物 pH 临界值为 2.5，而误吸量临界值约为 0.4 mL/kg（相当于 25 mL）。Schwartz 等进行的动物实验（实验对象为狗）结果显示，当误吸的内容物 pH 为 5.9、误吸量达到 2 mL/kg 时可引起严重肺内分流和低氧血症，若伴有食物残渣的吸入则可导致高二氧化碳血症、酸中毒及肺炎的发生，但是在 42 小时内并未引起实验动物死亡。另有实验表明，当对猴子进行气管盐酸滴入时，盐酸容量达到 0.4～0.6 mL/kg 时，仅仅会产生轻度 X 线改变和轻微临床表现，其 LD 50 为 1.0 mL/kg。若以此参数推算成人误吸量的临界值，结果约为 50 mL。

（1）高酸性（pH<2.5）胃液：误吸后，即时（约 3～5 分钟）出现斑状乃至广泛肺不张，肺泡毛细血管破裂，肺泡壁显著充血，还可见到间质水肿和肺泡内积水，但肺组织结构仍比较完整，未见坏死。患者迅速出现低氧血症，这可能与继发的反射机制，肺表面活性物质失活或缺失，以及肺泡水肿、肺不张有关。由于缺氧性血管收缩而出现肺高压症。

（2）低酸性（pH≥2.5）胃液：肺损伤较轻，偶见广泛斑状炎症灶，为多型核白细胞和巨噬细胞所浸润。迅速出现 PaO_2 下降和 Qs/Qt 的增加；除非吸入量较多，此改变一般在 24 小时内可恢复，且对 $PaCO_2$ 和 pH 影响较小。

酸性胃内容物吸入肺内，低 pH 可被迅速中和，但却因导致促炎症细胞因子如 TNF、IL-8 的释放，并将激活中性粒细胞趋集于受损的肺内。隐匿于肺微循环内的中性粒细胞，则与广泛的肺毛细血管内皮和肺泡上皮细胞黏附和移行，引起肺毛细血管壁和上皮细胞通透性改变和损害，以致出现含蛋白质的肺间质水肿。在此过程中，将涉及一系列黏附分子（如选择素、整合素）及细胞间黏附分子（如 IACM-1）的活化与参与。有理由认为，误吸引起的急性肺损伤过程中，中性粒细胞的趋化、激活和黏附是发挥着重要作用的环节。

（3）非酸性食物碎块：炎症主要反映在细支气管和肺泡管的周围，可呈斑状或融合成片，还可见到肺泡水肿和出血。炎症特点是对异物的反应，以淋巴细胞和巨噬细胞浸润为主，在食物碎屑周围可呈肉芽肿。实际上小气道梗阻，而低氧血症远比酸性胃液的误吸更为严重，且呈升高 $PaCO_2$ 和 pH 下降。多存在肺高压症。

（4）酸性实物碎块：此类食物的误吸，患者的病死率不但高，且早期就可发生死亡。引起肺组织的严重损害，呈广泛的出血性肺水肿和肺泡隔坏死，肺组织结构完全被破坏。患者呈严重的低氧血症、高碳酸血症和酸中毒，多伴有低血压和肺高压症。晚期肺组织仍以异物反应为主，或有肉芽肿和纤维化。

总之，误吸胃内容物引起的肺生理学紊乱、病理生理学改变，早期除了与反射的机制有关外，细胞因子和递质的释放是引起肺急性损伤不可忽视的重要环节。晚期肺组织仍以异物反应为主，出现肉芽肿和纤维化。

3.误吸的临床表现

（1）急性呼吸道梗阻：无论固体或液体的胃内容物，均可引起气道机械性梗阻而造成缺氧和高碳酸血症。如果当时患者的肌肉没有麻痹，则可见到用力地呼吸，尤以呼气时更为明显，随之出现窒息。同时血压骤升、脉速；若仍未能解除梗阻，则两者均呈下降。由于缺氧使心肌收缩减弱、心室扩张，终致室颤。有的患者因吸入物对喉或气管的刺激而出现反射性心脏停搏。

（2）哮喘样综合征：在误吸发生不久或 2～4 小时后出现，患者呈发绀、心动过速、支气管痉挛和呼吸困难。在受累的肺野可听到哮鸣音或啰音。肺组织损害的程度与胃内容物的 pH 直接相关外，还与消化酶活性有关。胸部 X 射线的特点是受累的肺野呈不规则、边缘模糊的斑状阴影，一般多在误吸发生后 24 小时才出现。

（3）吸入性肺不张：大量吸入物可使气道在瞬间出现堵塞，而完全无法进行通气，则后果严重。若只堵塞支气管，又由于支气管分泌物的增多，可使不完全性梗阻成为完全性梗阻，远侧肺泡气被吸收后发生肺不张。肺受累面积的大小和部位，取决于发生误吸时患者的体位和吸入物容量，平卧位时最易受累的部位是右下叶的尖段。

（4）吸入性肺炎：气道梗阻和肺不张导致肺内感染。有的气道内异物是可以排出的，但由于全身麻醉导致咳嗽反射的抑制和纤毛运动的障碍，使气道梗阻不能尽快地解除，随着致病菌的感染，势必引起肺炎，甚至发生肺脓肿。

4.预防

主要是针对构成误吸和肺损害的原因采取以下措施。

（1）禁食和胃的排空。对刚进食不久的患者，若病情许可，理应推迟其手术时间。其所需延迟的时间，可依据食物性质、数量、病情、患者情绪和给药的情况等因素综合加以考虑。过去临床上多以手术前天晚餐后开始禁食禁饮或"NPO after midnight"。事实上如此长时间禁食，特别是禁饮会增加患者的水和电解质紊乱。有的患者由于饥饿或口渴难忍而伴装已禁食禁饮，反而增加医疗上困难。对饱胃患者尽可能采用局部麻醉或椎管内阻滞麻醉。若是全身麻醉适应证，又不允许推迟手术时间，则可采取的措施有：①置入硬质的粗胃管（直径为 7 mm），通过吸引以排空胃内容物，细而软的胃管是难以吸出固体食物的碎块。要检查吸引的效果，切不可置而不顾。②采用机械性堵塞呕吐的通道，如带有套囊的 Macintoch 管或 Miller-Abbott 管等，但因食管壁有高度的可扩张性，故对其确切的效果尚有疑问。③过去在临床上曾用不同的药物以求达到如下的目的:抗恶心呕吐、抗酸和抑制胃液量和减少误吸的危险。事实上用药未必都能达到预期的效果,不同药物各有其适应证,而不作为常规的应用。依据 ASA 专家小组提出的建议,可作为参考。用药提高 pH 和减少胃液的分泌,如口服 0.3 M 枸橼酸钠 30 mL 于手术前 15~20 分钟,作用可持续 1~3 小时。近年来主张用组胺 H_2 受体拮抗药,如西咪替丁 300 mg 于术前 1 小时口服或肌内注射,儿童的剂量为 7.5 mg/kg,提高 pH>2.5 的有效率可达 90%,但对胃液容量影响较差。西咪替丁的峰效应在给药后 60~90 分钟,持续 4 小时。雷尼替丁在术前 1 小时静脉注射,不仅可提高 pH,且能降低胃液容量,作用可持续 8 小时左右。若为降低误吸的危险为目的,不推荐应用抗胆碱能药物如阿托品和东莨菪碱,因这两种药物可使下食管括约肌能力降低,有利于胃内容物反流至食管。

(2)麻醉的诱导。麻醉诱导过程更易于发生呕吐和反流,对饱胃患者可采用的方法有:①清醒气管内插管,可用 1%~2%丁卡因或 2%~4%利多卡因溶液进行表面麻醉和经环甲膜气管内注射,一旦气管插管成功,即将气管导管的套囊充气,此法较为有效。②处平卧位的患者,在诱导时可把环状软骨向后施压于颈椎体上,为了闭合食管来防止误吸。③采用头高足低进行诱导,当足较平卧位低于 40°时,此时咽的位置较食管贲门交界处高 19 cm。一般认为,即使在胃膨胀情况下,胃内压的增高也不超过 18 cmH$_2$O,因此可以防止反流。但在此体位下一旦发生胃内容物反流,则发生误吸是难以避免的,特别是心血管功能差的患者,不宜采用此体位。另一体位,是轻度头低足高位。虽然由于胃内压增高而易致反流,但头低位使反流的胃内容物大部滞留于咽部,迅速予以吸引可避免误吸入气管,故临床上可采用此体位。④恰当选用诱导药物,如应用氧化亚氮—氧—氟烷诱导,让患者保持自主呼吸和咽反射,直至麻醉深度足以插管,则发生呕吐和反流的机会较少。至于硫喷妥钠—琥珀胆碱快速诱导插管,因大剂量可迅速抑制呕吐中枢,同时琥珀胆碱对膈肌和腹肌麻痹作用,故在短暂时间内不至于发生呕吐,但要求具有很熟练的插管技巧。无论采用何种方法进行麻醉诱导,都应准备好有效的吸引器具。⑤应完全清醒时才能拔气管内导管。患者作呕、吞咽或咳嗽并非神志完全清醒的标志,所以拔管时患者不仅能睁眼,应具有定向能力、能作出相应表情的应答。否则仍有误吸之可能。

(3)采用附有低压、高容量套囊的气管导管,通过染料进行误吸实验表明,用普通高压低容量套囊的导管,其误吸率可达 56%;若改用前一种导管,则其发生率可降至 20%。

5.处理

处理的关键在于及时发现和采取有效的措施,以免发生气道梗阻窒息和减轻急性肺损伤。

(1)重建通气道:①使患者处于头低足高位,并转为右侧卧位,因受累的多为右侧肺叶,如此则可保持左侧肺有效的通气和引流。②迅速用喉镜检查口腔,以便在明视下进行吸收清除胃内容物。如为固体物可用手法直接清除,咽部异物则宜用 Magil 钳夹取。若气道仅呈部分梗阻,当患者牙关紧闭时,可通过面罩给氧,经鼻腔反复进行吸引,清除反流物。亦可采用开口器打开口腔,或纤维光导支气管镜经鼻腔导入进行吸引。此时不宜应用肌松药,因喉反射的消失有进一步扩大误吸的危险。

(2)支气管冲洗:适用于气管内有黏稠性分泌物,或为特殊物质所堵塞。在气管内插管后用生理盐水 5~10 mL 注入气管内,边注边吸和反复冲洗,或用双腔导管分别冲洗两侧支气管。

(3)纠正低氧血症:大量酸性胃液吸入肺泡,不仅造成肺泡表面活性物质的破坏,而且导致肺泡 II 型细胞的广泛损害和透明膜形成,使肺泡萎陷,并增加肺内分流和静脉血掺杂。用一般方式吸氧,不足以纠正低氧血症和肺泡—动脉血氧分压差的增大,需应用机械性通气以呼气末正压通气 0.5~1.0 kPa（5~10 cmH₂O），或 CPAP 以恢复 FRC 和肺内分流接近生理学水平，避免或减轻肺损害的严重性。

（4）激素：至今为止，对误吸后患者应用类固醇类药物的认识不一，仍有争议。早期应用激素有可能减轻炎症反应，改善毛细血管通透性和缓解支气管痉挛的作用；虽不能改变其病程，也难以确切的说明激素对预后的最终影响，但在临床上仍多有应用。一般要早期应用并早期停药，如静脉内给予氢化可的松或地塞米松。

（5）气管镜检查：可待病情许可后进行，其目的在于检查并清除支气管内残留的异物，以减少和预防肺不张和感染的发生。

（6）其他支持疗法：如保持水和电解质的平衡，纠正酸中毒。进行血流动力学、呼末 CO₂、SpO₂ 和动脉血气分析，及心电图的监测，必要时给予变力性药物和利尿药。

（7）抗生素的应用：以治疗肺部继发性感染。

（二）术后恶心与呕吐

术后的恶心与呕吐（postoperation nausea and vomiting，PONV）是全麻后很常见的问题，尽管不是严重的并发症，但仍造成患者的不安不适而影响休息，甚至延迟出院的时间，尤其是非住院患者的手术。PONV 发生率为 20%~30%。

1.易于发生 PONV 的危险因素

（1）倾向性因素：包括年轻患者，妇女，早期妊娠，月经周期的天数（与排卵和血内黄体酮的水平有关），以及糖尿病和焦虑的患者。

（2）胃容量增加：如肥胖、过度焦虑等。

（3）麻醉用药与方法：全麻远比区域性麻醉或局部麻醉多见；用药以氧化亚氮、乙醚酯和氯胺酮，以及新斯的明为多见。

（4）手术部位与方式：如手术时间、牵拉卵巢和宫颈扩张术，以及腹腔镜手术，斜视纠正术，中耳的手术等为多见。

（5）手术后的因素：如疼痛，应用阿片类药、运动、低血压和大量饮水等。胃肠减压导管刺激也常引起呕吐。

对术前有明显发生 PONV 倾向的患者，才考虑采用药物预防，一般不需预防性用药。

2.治疗

用来预防和治疗恶心、呕吐的药物主要有以下几类。

（1）丁酰苯类：常用的药物为氟哌利多是强效神经安定药。通过对中枢多巴胺受体的拮抗而发挥镇吐效应，又不影响非住院患者的出现时间，当 >20 μg/kg 时将呈明显的镇静作用可延长出院时间。有报告指出，小剂量氟哌利多与甲氧氯普胺并用时，对腹腔镜胆囊切除术的镇吐作用要比恩丹西酮效果好。如剂量过大时则可出现不良反应，包括运动障碍、好动和烦躁不安的反应。

（2）吩噻嗪类：此类药物抗呕吐的作用，可能是通过阻断中枢化学触发带多巴胺受体所致。如多年来应用氯丙嗪和异丙嗪来拮抗阿片类药物引起的恶心、呕吐。但有可能发生低血压、强度镇静而影响出院时间，特别是可能发生椎体系统的症状如烦躁不安和眼球旋动等。

（3）胃动力性药：甲氧氯普胺和多潘立酮均为胃动力性药。以促进胃和小肠运动和提高食管下括约肌的张力。甲氧氯普胺（20 mg 静脉注射或 0.2 mg/kg 静脉注射）可以预防 PONV，由于半衰期短应在即将结束手术前给药，以保证术后早期的药效。

(4)抗胆碱能药:传统的抗胆碱能药物有阿托品、格隆溴铵和东莨菪碱,因它们具有止涎和解迷走神经效应。但由于这些药物不良反应较为突出,如口干、谵妄、瞳孔扩大和眩晕等而限制了应用。

(5)抗组胺药:茶苯醇胺和羟嗪主要作用于呕吐中枢和前庭通路,可用于预防 PONV 的发生。尤其用于治疗运动病和中耳手术后的患者。

(6)5-羟色胺拮抗剂:由于发现 5-羟色胺(5-HT)在细胞毒药物引起呕吐中所发生的病理生理作用,因此启发人们用 5-HT 拮抗剂如恩丹西酮、granisetron、dolasetron 等对 5-HT 受体有高度选择性,能有效预防和治疗 PONV,且无多巴胺受体拮抗剂、毒蕈碱或组胺拮抗剂的不良反应。但偶尔可出现镇静、焦虑、肌张力失常,视力紊乱和尿潴留等不良反应,对呼吸和血流动力学无明显的影响。静脉输注时,可发生无症状性 QRS、PR 间期的延长。预防性用量为 $0.05\sim0.20$ mg/kg静脉注射或口服。由于目前此类药物的耗费高昂,所以影响其广泛常规的应用。

六、神经系统问题

近来,全身麻醉逐渐增加,老年患者手术也越来越多,全麻后并发症防治受到重视,以往认为全麻后中枢神经系统的并发症并不常见,但随着临床研究深入和监测技术的发展,麻醉医师知识面的扩展,以及患者对医疗要求的提高,对全麻后中枢神经系统并发症更加关注。全麻后中枢神经系统损伤的范畴包括行为和认知功能的变化,也可有严重的甚至是致命的脑损伤,如脑出血和脑梗死。

(一)脑梗死与脑出血

脑梗死与脑出血可由很多原因引起,包括:①患者本身存在的心脑血管疾病。②手术麻醉方法或药物引起的血栓或气栓造成的脑梗死。③围术期血压异常升高而导致脑出血。④长时间低血压引起脑血栓形成,导致脑梗死。在手术结束停止麻醉后,患者苏醒延迟或有异常神经系统表现,如偏瘫、截瘫、单瘫、偏身感觉障碍、偏盲、象限盲、皮质盲等时,应按神经系统体格检查纲要进行检查,同时应及时与神经专科医师联系会诊。

(二)术后谵妄和认知功能障碍

术后谵妄指在术后数天内发生的一种可逆的,波动性的急性精神紊乱综合征,包括注意、定向、感知、精神、运动行为及睡眠等方面的紊乱。根据临床表现,术后精神障碍可分为 3 种类型。①躁狂型:表现为交感神经过度兴奋,对刺激的警觉性增高,以及精神运动极度增强。②抑郁型:表现为对刺激的反应下降和退却行为。③混合型,在躁狂和抑郁状态间摆动。

术后认知功能障碍按照北美精神障碍诊断和统计手册对认知障碍的分类,术后认知功能障碍属于轻度神经认知障碍,其特征是由一般的医疗处理引起而又不属于谵妄、痴呆、遗忘等临床类型,最重要的是其诊断需神经心理学测试。认知功能障碍在临床上较常见,表现为患者在麻醉、手术后出现记忆力,集中力等智力功能的损害,在老年患者易被误诊为痴呆恶化,它可能是某些严重基础疾病(如急性心肌梗死、肺梗死、肺炎、感染等)的最初或唯一表现。

七、体温调节

体温是监测患者状态的重要生命体征之一,麻醉可以打破机体产热散热的平衡,继而会引起体温上升或降低,这种体温变化常可以导致极为有害的后果。

(一)低体温

当中心体温低于36 ℃时,即为低体温,低体温是麻醉和手术中常见的体温失调。

1.原因

(1)低室温:当室温低于21 ℃时,皮肤和呼吸道散热明显增多,患者体温易下降,体温下降幅度和手术时间长短、患者体表面积大小与体重有关。经研究证实,手术室温度低于21 ℃时,一般患者均有体温降低,室温在21~24 ℃,70%的患者可保持体温正常,若室温在24~26 ℃,患者均能维持体温稳定。故手术室温度应该控制在24~26 ℃,相对湿度维持在40%~50%。

(2)室内通风:对流散热是在空气流动情况下实现的,手术室内使用层流通气设备,可以使对流散热由正常的12%上升到61%,而使蒸发散热由正常的25%下降到19%。

(3)术中大量输注较冷液体,特别是输入4 ℃的冷藏库血,可使体温下降0.5~1 ℃,输血量越大,体温下降明显。为防止体温下降过多,宜将输入的液体或库血用40 ℃温水加温或输血、输液加温器加温后再输入。

(4)术中内脏暴露时间长及用冷溶液冲洗腹腔或胸腔,可使体温明显降低。

(5)全身麻醉药有抑制体温调节中枢的作用,此种情况下如使用肌松剂,使体热产生减少(肌肉活动是体热产生的来源),致使体温降低。

2.低体温的影响

(1)使麻醉药及辅助麻醉药作用时间延长。

(2)出血时间延长。

(3)使血流黏稠性增高,影响组织灌流。

(4)如有寒战反应,可使组织耗氧量明显增多。

(二)体温升高

当中心体温高于37.5 ℃即为体温升高,体温升高也称为发热。临床常按发热程度将发热分为:低热、高热、超高热。

1.诱发原因

(1)室温超过28 ℃,湿度过高。

(2)无菌单覆盖过于严密妨碍散热。

(3)开颅手术在下视丘附近操作。

(4)麻醉前用药给阿托品量大,抑制出汗。

(5)输血输液反应。

(6)采用循环紧闭法麻醉,钠石灰可以产热,通过呼吸道使体温升高。

(7)恶性高热。

2.体温升高的影响

(1)体温升高1 ℃,基础代谢增加10%,需氧量也随之增加。

(2)高热时常伴有代谢性酸中毒、高血钾及高血糖。

(3)体温升高40 ℃以上时,常导致惊厥。

(曹起云)

疼痛篇

第十四章

神经阻滞技术

第一节　脑神经阻滞

一、三叉神经阻滞

三叉神经阻滞是诊断和治疗三叉神经分布区域内疼痛的常用和有效方法。三叉神经阻滞包括三叉神经节(半月神经节)阻滞、上颌神经阻滞、下颌神经阻滞和额神经、眶下神经及颏神经阻滞。三叉神经在面部的分支与分布区域见图14-1、图14-2,三叉神经末梢支出颅的眶上孔、眶下孔与颏孔的位置见图14-3。除末梢支阻滞外,三叉神经节、神经干应在X线或CT引导下进行阻滞,最好再有神经刺激器定位。

(一)三叉神经节阻滞

1.阻滞用具

(1)25G,长2.5 cm、21G和22G,长10 cm阻滞针,5 mL和1 mL注射器。

(2)局部麻醉药:1%和2%利多卡因。

(3)神经破坏药:无水乙醇,甘油,阿霉素。

(4)高频热凝治疗仪,如果应用此方法阻滞。

(5)其他:消毒液体,造影剂等。

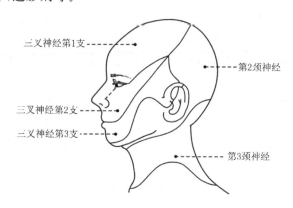

图 14-1　三叉神经在面部的分布区域

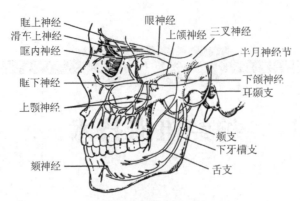

图 14-2 三叉神经的分支与分布

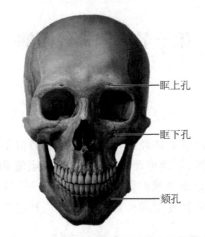

图 14-3 眶上孔、眶下孔与颏孔的位置

2.C 型臂下介入阻滞方法

治疗前,可口服或肌内注射安定类药物,高血压患者可首先口服降压药物。一般患者需要住院至少 1 天。

(1)患者先仰卧位,头下垫枕。

(2)穿刺点定位:眼眶外缘向下与正中线平行作垂线,再自嘴角向外侧引延长线,两线的交叉处即为穿刺点。

(3)X 线定位:在斜位和轴位像下,调整枕头的高度。将 X 线球管向患者的足侧倾斜 30°。把患者的面部转向健侧 15°～20°,抬起下颌。调整头的位置使斜位像能够看到卵圆孔。再在轴位像上确认卵圆孔。穿刺时,利用斜位像确认阻滞针是否进入卵圆孔,以轴位像确认阻滞针的方向和深度。

(4)穿刺方法:局部皮肤消毒,穿刺点和穿刺针经过的途径局部麻醉。以 22G 或 21G 阻滞针自穿刺点进针,进针方向与角度见图 14-4。在斜位像透视下,向卵圆孔后壁穿刺。接近卵圆孔时,从轴位像观察阻滞针的方向和深度,使阻滞针在卵圆孔的内侧进入卵圆孔。阻滞针通过卵圆孔时可刺中下颌神经,出现放射痛。针尖在进入卵圆孔时,在斜位和轴位像下确认针尖的角度和深度,针尖进入卵圆孔时,应当紧靠后壁的内侧部分。在此位置暂时固定针头。

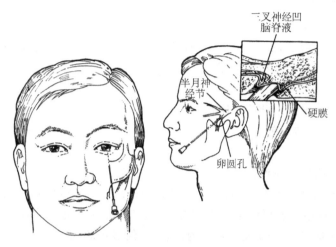

图 14-4　穿刺方法与进针方向和角度

(5)注入无水乙醇:连接 1 mL 含有局部麻醉药的注射器,缓慢进针,针尖到达三叉神经压迹入口时,阻力消失,如果无脑脊液和血液流出,此部位即是注入无水乙醇的位置。先注入 2% 利多卡因 0.2 mL,确认患支所支配的皮肤感觉减弱或缺失、面部发热,则是阻滞部位准确的标志。20 分钟后,无其他分支阻滞及其他并发症后,可注入等量的无水乙醇。阻滞后静卧休息 2 小时。

(6)注入甘油:适于操作时有脑脊液流出或担心面部感觉迟钝患者。操作方法同上述(5)。在穿刺出脑脊液后,患者由仰卧位改为坐位。注入 0.2 mL 造影剂,观察三叉神经压迹。位置准确,可再吸出造影剂,然后再缓慢注入 0.2 mL 甘油。拔出阻滞针后,保持坐位 1 小时。

3.CT 下介入阻滞

(1)患者仰位,双眼视前方,肩部略垫高,使患者头部后仰,将患者头部固定,连接心电图、血压及血氧监测。

(2)在阻滞侧口角旁 1 cm、2 cm、3 cm 处作金属标记物,将 CT 机机架调成 10°~20°,以前床突上 10 mm 为起始平面,扫至床前突下 25 mm,在可见到卵圆孔的平面标记线与口角旁最为恰当的金属标记物的交点为穿刺点,同时测出穿刺点与卵圆孔的距离及进针角度。

(3)常规消毒铺单,以 1% 利多卡因作局部麻醉,用长 10 cm 的神经刺激针进行穿刺,将刺激针与神经刺激定位器连接,打开神经刺激,电流的强度调制 1 mA,频率为 1Hz,进针接近测得距离时,如患者出现相应部位异常感觉,则提示针尖接近卵圆孔,根据 CT 指示调节针尖位置,直至到达卵圆孔。

(4)注入造影剂,确认造影剂未进入颅内,可给予神经毁损药物或局部麻醉药。

4.适应证

三叉神经痛,头痛、面部疼痛、带状疱疹、带状疱疹后三叉神经痛,恶性肿瘤引起的三叉神经分布范围的疼痛。

5.并发症

蛛网膜炎,主要是穿刺过程中引起的感染;脑神经损伤,神经破坏药扩散引起动眼神经、展神经及滑车神经的损伤;角膜溃疡、角膜炎,主要是三叉神经第 1 支阻滞引起的并发症;高血压,主要是患者过度紧张,操作时引起的疼痛所致;射频治疗后,有时出现头痛,呈烧灼感,可应用消炎止痛药物对症治疗;单纯疱疹,阻滞后,有时在口唇上出现。

(二)上颌神经阻滞

1.阻滞用具

(1)25G,长 2.5 cm 针头,22G,长 7 cm 阻滞针,1 mL 和 5 mL 注射器。

(2)局部麻醉药:1%～2%利多卡因。

(3)神经破坏药:无水乙醇。

(4)射频治疗仪:如果应用此方法阻滞。

(5)其他:消毒用品,造影剂。

2.阻滞方法

(1)患者仰卧位,头转向对侧。

(2)穿刺点:确定颧弓中点和下颌切迹("乙"状切迹)中点,在两中点之间作一连线,取连线下 1/3 确定为穿刺点。自穿刺点再向眼外眦方向引一条线,为穿刺进针的方向。

(3)X 线定位:调整 X 线角度及患者头的位置,以便显示圆孔。

(4)穿刺方法:局部皮肤消毒(包括外耳郭),穿刺点及进针径路局部麻醉。自穿刺点进针,向眼外眦方向进针,阻滞针与皮肤约成直角。进针约 4 cm 后,在 X 线诱导下,观察圆孔与眶下孔,此两孔之间即为阻滞的部位。阻滞针到达预定部位后,上唇、鼻翼等上颌神经分布区出现放射痛,一般距离皮肤的深度为 4.5～5.0 cm。

(5)注入局部麻醉药:位置确定后,注入局部麻醉药 0.5 mL,观察阻滞效果。主要是口唇和鼻翼部位的感觉缺失。需要造影时,先注入 0.3 mL 的局部麻醉药,然后注入 0.2 mL 的造影剂,最后再用 0.2 mL 的局部麻醉药将残留在针头内的造影剂冲洗出去。

(6)注入神经破坏药:局部麻醉药注入 20 分钟后,无并发症及其他异常,注入无水乙醇 0.5 mL。

3.适应证

(1)三叉神经第 2 支疼痛,对于眶下孔阻滞效果不佳者,可用此方法阻滞。

(2)头、面部疼痛:通常方法不能控制的疼痛,可考虑进行上颌神经阻滞。

(3)带状疱疹、带状疱疹后神经痛:主要是上颌神经范围内疼痛。

(4)恶性肿瘤引起的上颌神经区域内的疼痛。

4.并发症

(1)出血、血肿:穿刺过程中穿破血管。一般停止操作,压迫止血即可。

(2)视力障碍:阻滞针向眶上裂方向刺入可伤及外展神经、动眼神经。

(3)乙醇性神经炎:乙醇阻滞后出现烧灼痛,可能发生了乙醇性神经炎。

(4)面神经麻痹:穿刺点正是面神经支阻滞的部位,局部麻醉时有时可阻滞该神经。

(三)下颌神经阻滞

1.阻滞用具

同上颌神经阻滞。

2.阻滞方法

(1)仰卧位,头转向对侧。

(2)穿刺点:颧弓中点与下颌切迹中点连线上 1/3 处。

(3)X 线定位:与三叉神经节阻滞相同,包括斜位和轴位像,显示卵圆孔。

(4)阻滞方法:局部皮肤消毒,自穿刺点垂直进针,直达蝶骨大翼的外侧板,距离皮肤 4～5 cm。在 X 线的引导下向卵圆孔的外、后方向进针。触及下颌神经后,下颌和舌前端可出现放射痛。并在 X 线的斜位和轴位像确认针尖的位置。

(5)注入局部麻醉药:针尖位置准确,可注入局部麻醉药和造影剂,方法同上颌神经阻滞。

(6)注入神经破坏药:注入局部麻醉药 20 分钟后,无并发症和其他不良反应,注入无水乙醇 0.5 mL。

3.适应证

(1)三叉神经下颌支范围的疼痛。

(2)头、面部疼痛,常规方法不能控制的疼痛,尤其是耳颞部的疼痛。

(3)带状疱疹和带状疱疹后神经痛,主要是发生在下颌支范围内的疼痛。

(4)恶性肿瘤引起的疼痛,局部麻醉药阻滞效果确切者,可行神经破坏药阻滞。

(四)额神经阻滞

1.解剖学要点

三叉神经第 1 支眼支的末梢支,在眼眶的前方分为眶上神经和滑车神经,眶上神经又分为内侧支和外侧支。内侧支通过额切迹,外侧支通过眶上切迹分布于额部和上眼睑部位的皮肤。滑车上神经则沿着卜斜肌的滑车上面到达皮下,分布于额下部、上眼睑和鼻根部、内眦部位。眶上切迹位于眉毛上缘,正中线旁开 2.5 cm 处。

2.阻滞用具

(1)25G 普通针头,1 mL 注射器。

(2)局部麻醉药:1%和 2%利多卡因,0.5%丁哌卡因。

(3)神经破坏药:7%酚溶液,50.0%~99.5%乙醇。

(4)其他用具:消毒液,纱布,手套等。

3.阻滞方法

(1)仰卧位,仰头。

(2)穿刺点在眉毛上缘,距离正中线旁开 2.5 cm,眶上切迹。

(3)穿刺方法:局部皮肤消毒,自穿刺点垂直进针,直达眶上切迹上的骨质,不必将针尖刺入眶上切迹或寻找放射痛。回吸无血,可注入局部麻醉药 0.3~0.5 mL。拔针后用手指推捻注射部位,使药液向左右扩散。

(4)注入神经破坏药:注入局部麻醉药 15~20 分钟后,无不良反应及其他并发症,可神经破坏药 0.3 mL。注入前,注意保护眼睛,避免药液飞溅到眼睛。

4.适应证

主要适用于面部疼痛,尤其是眼部和前额部的疼痛。

5.并发症

(1)眼睑水肿或血肿,尤其应用神经破坏药阻滞后,有时很明显,一般不需要特殊处理,数天后可消失。

(2)眼睑下垂,主要是药液侵入动眼神经所致,一般数天可恢复。

(五)眶下神经阻滞

1.解剖学要点

三叉神经第 2 支的末梢支,眶下神经在眶下孔穿出后,分为数支分布于下眼睑、前颊部、上唇及鼻翼。眶下孔位于正中线旁开 2~3 cm、下眼睑下方 2 cm 处,眶下孔开口向前、内、下方,长度 1.5~2.0 cm,眶下孔偶有数个者。

2.阻滞用具

21G针头,用于穿刺皮肤,圆头或钝头25G阻滞针;其他阻滞用具和局部麻醉药,以及神经破坏药与额神经阻滞相同。

3.阻滞方法

(1)仰卧位,仰头。

(2)穿刺点在眶下缘正中,向下1 cm,眶下孔。

(3)穿刺方法:局部皮肤消毒,自穿刺点垂直进针直达眶下孔部位的骨质,确认无回血,注入局部麻醉药1 mL。局部麻醉药阻滞不必将针尖刺入眶下孔或寻找放射痛。

(4)注入神经破坏药:穿刺点可选择在鼻翼上端最外侧,向鼻侧0.5～1.0 cm,与眶下缘正中向下的垂线交点处。首先自穿刺点垂直进针,进行局部麻醉。然后,用圆头或钝头的阻滞针刺入眶下孔,深入0.2～0.5cm。针尖进入眶下孔后,大部分患者有神经刺激症状。回吸无血及其他并发症,可注入局部麻醉药0.5 mL。15～20分钟后,效果确切,无并发症和不良反应,可注入0.5 mL以下剂量的神经破坏药。拔针后,局部压迫30分钟。

4.适应证

三叉神经第2支末梢范围的疼痛,包括带状疱疹及带状疱疹后神经痛,恶性肿瘤引起的疼痛。

5.并发症

(1)面部水肿、肿胀,主要是神经破坏药刺激所致,一般数天可消失。

(2)皮下出血、水肿,数天可消失。

(3)视力障碍,药液扩散进入眼眶或穿破眶下管内的血管所致。

(4)穿刺误入上颌窦。

(5)误伤眼球,多因针尖进入眶下孔过深。

(六)颏神经阻滞

1.解剖学要点

三叉神经第3支的末梢支,下牙槽神经从颏孔穿出后分为颏神经、颏支和下唇支。颏孔位于下颌骨外侧中央部位,距离正中线2.5 cm,下唇下方约1 cm;相当于第1前磨牙和第2前磨牙之间的下方。

2.阻滞用具

与眶下神经阻滞相同。

3.阻滞方法

(1)患者取仰卧位,眼前视。

(2)穿刺点为颏孔上的皮肤,局部皮肤消毒。

(3)局部麻醉药阻滞:触摸颏孔,在其上方皮肤垂直进针,当针尖触及下颌骨,改变穿刺针角度与皮肤呈45°向颏联合方向进针,寻找颏孔。刺入颏孔后,注入局麻药2～3 mL。拔针后局部压迫数分钟。

(4)神经破坏药阻滞:先在穿刺点局部麻醉,然后用圆头或钝头阻滞针刺入颏孔内,刺入的角度与下颌骨骨面呈40°～60°,进入颏孔后,患者有异样感或放射痛。注入0.5 mL的局部麻醉药,15分钟后无不良反应和其他并发症,可注入神经破坏药0.5 mL以下。拔针后,局部压迫30分钟。

4.适应证

主要适用于三叉神经下颌支末梢分布范围的疼痛,带状疱疹、带状疱疹后神经痛及恶性肿瘤引起的疼痛。

5.并发症

偶有局部出血和血肿,多因误伤颏动脉所致。

二、面神经阻滞

(一)解剖学要点

面神经主要支配颜面部表情肌的运动,仅含有少量的感觉纤维,感觉神经细胞位于膝神经节内,作为传入纤维的中间神经元,与面神经运动纤维有明确的界限。面神经经面神经管孔进入面神经管内,走行约 3 cm,从茎乳孔穿出颅骨,面神经主干经过茎突后颈外动脉的外侧,在正对其前上方的腮腺内形成神经干后,再分支分布于面部所有的表情肌,面神经的分布范围见图 14-5。茎乳孔在茎突基底部的后内方、乳突的前方。乳突是阻滞的明显解剖标志。

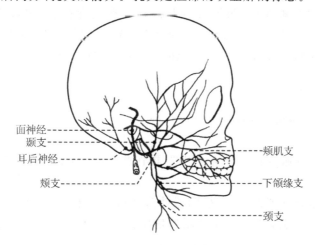

图 14-5　面神经分布范围

(二)阻滞前准备

阻滞前,应当向患者解释阻滞过程,阻滞后产生的面部表情肌的麻痹及可能发生的并发症,取得患者的理解与合作。

(三)阻滞用具

(1)25～26G 长 5 cm 阻滞针(可用腰麻针代替),1 mL 和 5 mL 注射器。

(2)局部麻醉药 0.5%～2.0%利多卡因。

(3)神经破坏药无水乙醇。

(四)神经干阻滞

阻滞方法分为神经干阻滞和末梢支阻滞,神经干阻滞又分为压迫法和微量乙醇注入法。

1.压迫法

(1)患者仰卧位,头尽量转向健侧,可在头下垫枕,充分暴露乳突是关键。

(2)穿刺点:在乳突尖端下,鼻侧 0.5 cm 处为穿刺点,局部皮肤消毒。

(3)阻滞方法:首先用左示指触摸到乳突,并用指腹固定乳突的尖端直到阻滞操作完成,乳突尖端不是点而是面,移动手指尖触摸其全貌。自穿刺点进针,沿阻滞针的径路局部麻醉(0.5%利多卡因)。穿刺针的进针方向为:从正面看与正中线约呈 30°,从侧面看与前额中央和人中连续平行,向茎乳孔方向进针。关键是穿刺针沿着乳突前壁(鼻侧)进针,如果过分靠近前壁,容易穿破骨质引起疼痛;如果角度太小有可能穿破外耳道引起出血。如果方向准确,阻滞针在乳突孔附近可触及面神经,并引起瞬间刺痛,其后引起面神经麻痹。一般阻滞针刺入的深度为 2.5~5.0 cm。在阻滞过程中,要注意观察患者的面部表情,尤其是眼睑的运动,一旦出现麻痹,即停止进针。以眼睑勉强能够闭合为最好,在此位置保留阻滞针 1 小时。如果麻痹程度没有变化,可拔针结束阻滞。如果麻痹恢复,又出现痉挛,可轻轻按压阻滞针,再次产生麻痹;或稍拔针,改变方向再次阻滞。

(4)注意事项:阻滞针不要过度靠近乳突的前壁,以免穿破骨质引起疼痛;另外阻滞针与正中线的角度可以根据患者的胖瘦等调整,但是角度过小会穿透外耳道,引起外耳道出血,角度过大,则可能穿入颈静脉孔而损伤血管和神经。

2.微量乙醇注入法

阻滞方法与压迫法基本相同,阻滞针触及面神经产生麻痹后,注入 2%利多卡因 0.01~0.03 mL,一般阻滞的容量约为 0.07 mL。20 分钟后,无不良反应和其他并发症,可注入等量无水乙醇。此方法阻滞时间长,但是会引起一定的不良反应,如头晕、呕吐,而且麻痹很明显,一般少用。

(五)末梢支阻滞

末梢支阻滞分为 O'Bnen 法和颧弓下法。

1.O'Bnen 法

(1)穿刺点:自耳屏向眼外角和口角作引线,再作此两线形成的夹角平分线,此平分线向鼻侧 1~2 cm 处为穿刺点。

(2)阻滞方法:皮肤常规消毒,用 26G 阻滞针自穿刺点垂直进针,0.5~1.5 cm,注入局部麻醉药 0.3~0.5mL,数分钟后,患者出现不能闭眼的现象。

2.颧弓下法

穿刺点在颧弓正下方,与三叉神经下颌支阻滞的穿刺点基本相同。穿刺深度在 0.5~1.5 cm(根据患者的情况和阻滞的效果调整),注药方法与上述 O'Bnen 法相同。

(六)适应证

主要适用于面肌痉挛,尤其是顽固性痉挛。

(七)并发症

1.听力障碍

听力障碍是最严重的并发症,多是注入的药液侵入内耳所致。面神经压迫法阻滞很少出现此种并发症。

2.眼震、头晕

也多发生在注药阻滞,一般数小时内可以恢复。

3.恶心、呕吐

多与眼震和头晕伴发。

4.外耳道出血

穿刺误入外耳道所致,清除血块即可,一般不需特殊处理。

5.其他

多发生在药物阻滞方法,阻滞后泪腺分泌亢进、颜面部压痛等。

三、舌咽神经阻滞

舌咽神经阻滞分为口腔内喷雾和涂抹阻滞、口腔内注射阻滞和侧颈部阻滞。

(一)口腔内局部喷雾和涂抹阻滞

1.阻滞用具

局部麻醉药喷雾器,棉签和 4% 利多卡因。

2.患者坐位

最好坐在耳鼻喉科诊疗椅上。

3.阻滞方法

用压舌板推压舌头,向咽腭弓和舌腭弓喷雾局部麻醉药,再向扁桃体和舌根部喷雾局部麻醉药,总量 2 mL。也可以用棉签将局部麻醉药涂抹到上述部位。

4.注意事项

避免两侧同时阻滞,以免引起吞咽困难。

(二)口腔内注射阻滞

(1)25G 长 6 cm 阻滞针和 1 mL 注射器。

(2)局部麻醉药:2% 利多卡因,神经破坏药:无水乙醇,5% 酚甘油。

(3)患者体位:坐在耳鼻喉科诊疗椅子上。

(4)穿刺点。穿刺点有两个:软腭弓的下端、向外 0.5 cm 处为一个穿刺点;舌的外侧缘与软腭弓的交叉点为另一个穿刺点。

(5)注入局部麻醉药:首先用压舌板将舌头推压向一侧,自第一个穿刺点进针,朝向扁桃体下极的后外侧壁方向进针 1 cm。充分回吸无血后,注入局部麻醉药 0.5 mL。自第二个穿刺点再进针,向舌根部进针 1.5 cm,反复回吸无血后,注入局部麻醉药 0.5 mL。

(6)注入神经破坏药:注入局部麻醉药后 20 分钟,阻滞效果确切(腭部、扁桃体部和舌根部感觉缺失和疼痛消失),无其他并发症,可注入等量神经破坏药。

(三)侧颈部阻滞

(1)25G 长 3.2 cm 阻滞针,5 mL 注射器,2% 利多卡因。

(2)患者仰卧位,颈部垫枕,充分暴露耳周围的解剖标记。

(3)穿刺点:嘱咐患者将头尽量转向健侧,以便触及茎突,穿刺点在乳突与下颌角连线的中点。

(4)阻滞方法:穿刺前,双手的拇指再次触摸乳突和下颌角。局部皮肤常规消毒,自穿刺点进针,左手示指触及茎突,阻滞针向茎突方向进针。茎突有时位置很浅,虽然示指可以触及,但是阻滞针却很难触及,此时,避免进针过深,不应超过 2 cm,以免损伤血管和神经。针尖触及茎突后稍微拔针,再向茎突的前上方进针 0.5 cm,充分回吸无血后,可注入局部麻醉药 1 mL,如针头位置准确,可获得阻滞效果。

(5)注入神经破坏药:应当在 X 线下进行,以免损伤神经和血管。

(四)适应证

主要用于咽喉及舌根部等舌咽神经分布范围内疼痛的诊断和诊疗。

(五)并发症

侧颈部阻滞时,如果同时阻滞了附近的其他神经可引起血压升高、心率增快、声音嘶哑、吞咽困难、Horner 综合征、颜面麻痹及舌功能异常等并发症,局部麻醉药阻滞一般 2 小时后可恢复;情况严重者应当积极治疗,以免出现意外。阻滞针误刺入喉头,注入局部麻醉药时患者会诉有局部麻醉药味道,一般无须特殊处理。

(六)注意事项

舌咽神经出颅部位有迷走神经、副神经、舌下神经、面神经和交感神经伴行,附近有颈内动脉和颈内静脉通过。穿刺过深可损伤血管和神经,注入药物过多会引起上述神经的阻滞,造成危险,尤其是注入神经破坏药更应当慎重。

(刘 娟)

第二节 脊神经阻滞

一、肋间神经阻滞

(一)解剖学要点

胸神经的前支有 12 对,包含有运动、感觉纤维;其中上 11 对在肋间行走,第 12 对肋间神经在最下位的下面行走,又称肋下神经。第 3~6 肋间神经系典型的走行,即神经自椎间孔发出后,分出通往交感神经节的白交通支。肋间神经后支分出后,行走于肋间内肌与肋间外肌之间、肋骨的神经沟内,伴行有肋间动脉和静脉。

(二)阻滞用具

(1)24G~27G,长 1.2 cm~3.2 cm 的钝角阻滞针,2 mL 和 5 mL 注射器。

(2)阻滞药物:0.5%、1%~2%利多卡因,0.25%~0.50%丁哌卡因。

(3)神经破坏药:5%和 10%酚溶液,无水乙醇。

(三)阻滞方法

1.患者体位

有 3 种体位。①俯卧位:腹下垫枕,脊柱与操作台平行,适于肋骨角阻滞。②侧卧位:适于肋骨角阻滞和腋后线部位阻滞。③仰卧位:适于腋前线与锁骨中线部位的阻滞。

2.穿刺点

根据阻滞范围,可选择在肋骨角、腋后线、腋前线或锁骨中线进行阻滞。

3.阻滞方法

局部皮肤常规消毒,首先触摸被阻滞神经通过的相应肋骨下缘,阻滞针垂直刺向肋骨下缘,然后针尖沿肋骨下缘向下滑动,滑过肋骨下缘后,再向内穿刺 0.3~0.5 cm,可穿入神经血管鞘,进入神经沟。针尖触及肋骨后,最好在阻滞针上做一个标记,再进针不超过 0.5 cm,如图 14-6(A,B)。

4.注入局部麻醉药

充分回吸无血及空气后,每个肋间神经注入局部麻醉药 3 mL。

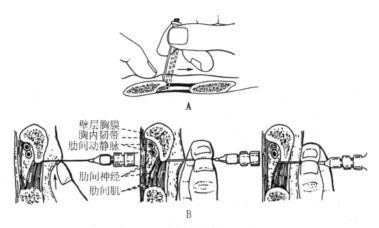

图 14-6 肋间神经阻滞方法

5.注入神经破坏药

如果需要注入神经破坏药,一定要局部麻醉药阻滞效果满意,20 分钟后再注入 0.1~0.2 mL 的神经破坏药。

(四)适应证

主要适用于胸、腹和背部疼痛的诊断与治疗,包括鉴别躯体神经痛与交感神经痛、胸腹部手术后疼痛、瘢痕疼痛、肋骨和胸骨骨折、外伤性疼痛、变形性脊柱病累及肋间神经、肋骨癌转移、带状疱疹及带状疱疹后神经痛、胸膜炎导致的疼痛,以及其他原因引起的胸、腹和背部疼痛。

(五)并发症

1.气胸

主要表现有呼吸困难,应当拍摄胸片进行诊断,并进行相应的治疗。

2.局部麻醉药中毒

主要发生在多个肋间神经阻滞,一次用药量过多所致。

3.全脊髓阻滞

局部麻醉药误入蛛网膜下腔,主要发生在靠近脊柱部位的阻滞。

4.乙醇性神经炎

通常不使用神经破坏药阻滞。对于恶性肿瘤引起的疼痛、带状疱疹后神经痛可应用神经破坏药阻滞。如果发生乙醇性神经炎,早期可应用局部麻醉药加类固醇局部阻滞治疗。

二、颈神经根阻滞

(一)解剖学要点

共有 8 对颈神经,C_1 神经在颅骨与寰椎之间通过,C_2 神经在寰椎(C_1)和枢椎(C_2)椎间孔通过,C_7 神经在 C_6、C_7 之间的椎间孔通过,C_8 神经则在 C_7 和 T_1 椎间孔通过。C_1 脊神经节在椎动脉的稍内侧走行,C_2 脊神经节在寰椎关节的后面中央的稍内侧走行。$C_3 \sim C_6$ 横突前面有前结节,后面有后结节;横突有横突孔,椎动脉由此孔向头侧走行,相应的神经根在椎动脉的背侧走行。C_7 没有横突孔,椎动脉与脊神经在横突的腹侧走行。

(二)阻滞前准备

一般来说,单纯颈神经根阻滞对全身影响很小,但是技术不熟练者,或患者过度紧张时,应开放静脉通路和心电图监测。另外神经根阻滞可引起短暂的剧烈疼痛,可不应用术前药,但应当向患者说明。

(三)阻滞用具

(1)21G,长 7 cm 和 21G,长 9 cm 阻滞针。

(2)低渗透压、非离子性造影剂(碘海醇,iohexol)以减轻对神经根的刺激。

(3)局部麻醉药:1%或 0.5%利多卡因。

(4)高频热凝治疗仪:破坏性神经根阻滞时可应用高频热凝固方法。

(四)阻滞方法

(1)患者仰卧在 X 线透视台上,肩下垫一浴巾。颈椎轻度后仰,术者站在阻滞侧。

(2)定位:预先自体表确认将阻滞的神经根。

(3)头尾侧穿刺点:位于神经根头侧颈椎的横突,这样针尖在脊神经沟以上,容易触到神经根。但 C_3 与 C_4 神经根阻滞时,下颌可能妨碍进针,可嘱咐患者头转向对侧。

(4)背腹侧穿刺点:在胸锁乳突肌肌腹的背侧。

(5)穿刺方法:局部皮肤常规消毒,自穿刺点进针后,首先将针尖触到同序数椎体的头侧横突结节,然后再向内、尾侧进针,达到目的神经根后,可引发放射痛。注入 1~2 mL 造影剂,观察神经根的现状和走向,并确认无误入血管。

(6)注入药物:注入 1~2 mL 局部麻醉药和类固醇水溶性混合液,拔针后局部压迫 5 分钟,然后用弹性胶布固定。术后安静休息 1 小时,密切观察有无异常情况。

(五)适应证

(1)颈椎病神经根痛。

(2)颈椎间盘突出引起的神经根疼痛。

(3)Pancoast's 综合征。

(4)颈性头痛。

(5)带状疱疹后神经痛。

(六)并发症

穿刺椎动脉或静脉,误入蛛网膜下腔,误入硬膜外腔。

(七)注意事项

颈神经根阻滞的技术难度较大,能够确切阻滞者少。因此,要选择适当的患者,在有经验的医师指导下进行。

三、胸神经根阻滞

(一)解剖学要点

胸神经有 12 对,自相应的椎间孔穿出,胸神经根占据了椎间孔的上部,向椎弓根方向走行。上胸部的胸神经稍向上穿出相应的椎间孔,中胸部胸神经则与椎间孔平行穿出,而下胸神经稍向下穿出相应的椎间孔。

(二)阻滞用具

(1)22G,长 8~10 cm 局部麻醉针,23G,长 6 cm 和 21G,长 9 cm 阻滞针,2 mL 和 5 mL 注射器。

(2)局部麻醉药:1%~2%利多卡因,类固醇。

(3)神经破坏药:无水乙醇,5％～10％酚溶液。

(4)其他:造影剂,消毒用具,标记笔,尺子等。

(三)阻滞方法

阻滞应当在 X 线下进行,首先观察椎弓根、椎板、椎体、横突及肋骨的相互关系。阻滞方法分为俯卧位和侧卧位,侧卧位下,可显示椎间孔,并且不受肩胛骨等组织,以及生理弯曲的影响,较常用。

(1)患者侧卧在 X 线透视台,患侧在上,同时前倾 30°～45°。前胸背垫支撑物。头垫枕,患侧上肢肘部屈曲,健侧靠近躯体下方,健侧下肢伸直,患侧下肢屈膝,处于舒适和稳定的体位。

(2)穿刺点:穿刺点在患侧椎旁 4～5 cm 与肋间或椎体之间的交叉点。T_2 神经支配上臂内侧(腋窝到肘关节),T_1 神经支配前臂内侧(肘关节到手腕)。

(3)穿刺方法:局部皮肤常规消毒,用 21G 长 9 cm 阻滞针自穿刺点进针,在 X 线的透视下向椎弓根下缘稍前方进针,然后刺入椎间孔的出口处。如果触到椎体,可调整方向。触及神经根后相应的部位有放射痛。

(4)注入造影剂:注入 1～2 mL 造影剂,观察扩散和神经根的显影情况。

(5)注入药物:无异常后,注入 1％～2％局部麻醉药 1～3 mL 和地塞米松 2～4 mg。注射过程中,如有放射痛,则效果确切。

(6)注药后,安静休息 1 小时。

(7)对癌痛患者,可考虑神经毁损。

(四)适应证

主要适用于带状疱疹与带状疱疹后神经痛、椎间盘突出症、胸椎病神经根疼痛、椎间关节疼痛、压缩性骨折引起的胸背疼痛、外伤后胸背疼痛、肋间神经痛、痛性非化脓性软骨肿大、癌痛及其他胸背疼痛。

(五)并发症

(1)气胸:穿刺针太向外侧穿刺肺脏引起,穿刺点不要向外超过 5 cm。

(2)穿刺血管:椎体中央有血管,穿刺中回吸有血则不要注药。

(3)神经损伤与反射性交感神经营养不良:可因反复穿刺引起。若发生,尽早应用硬膜外阻滞治疗。

(六)注意事项

胸椎有生理弯曲,老年人更明显,俯卧位定位时应考虑这些特点。斜位穿刺时,这些因素影响较小。

四、腰神经根阻滞

(一)解剖学要点

腰神经有 5 对,L_1 或 L_2 以下为马尾神经,腰神经离开马尾神经后,出相应的椎间孔,沿椎板下缘、上位关节突的前面走行,然后绕到椎板后外侧传入腰肌的起始部位。腰神经在椎管内走行有变异,反复阻滞效果不佳者,应当考虑变异情况。

(二)阻滞用具

(1)23G,长 6 cm 和 21G,长 9 cm 阻滞针。5 mL 注射器数支。

(2)阻滞药物:1％利多卡因,地塞米松 2～4 mg。

（3）造影剂。

（三）阻滞方法

腰椎引起的疼痛多发生在 $L_{4\sim5}$、$L_5\sim S_1$，L_5 及 S_1 神经根阻滞最常用，阻滞方法分为俯卧位和斜位阻滞。

（四）L_5 神经根阻滞

（1）俯卧位方法：①俯卧位，下腹垫枕。调整 X 线球管以显示 L_5 椎体的上下终板。②穿刺点：L_5 椎弓根下缘，正中旁开 4 cm（横突远端）的体表投影处。③阻滞方法：局部皮肤常规消毒，在 X 线透视和局部麻醉下，自穿刺点进针，首先针尖刺入横突基底部。再向横突尾侧方向进针，横突后面到神经根的距离约 2 cm。穿刺到神经根后，患者会发生体动和剧烈的放射痛。此时可注入造影剂，确认针尖部位和造影剂扩散情况。④注入阻滞药物：无异常情况后，注入含有类固醇的局部麻醉药 2 mL。⑤阻滞后休息 1 小时，无异常后，可行走。

（2）斜位方法：患侧稍抬高，呈斜位，穿刺点定位同俯卧位方法。局部皮肤常规消毒，穿刺针向椎体的侧面进针，然后向椎体下缘。触到神经根后有放射痛。注入造影剂和注药方法同俯卧位方法。

（3）经椎间孔法：俯卧法和斜位法均以诱发放射痛为定位方法，不利于多次穿刺治疗。经椎间孔法是将药物注射到椎间孔的神经周围（安全三角），不必诱发放射痛。

俯卧位，腹部垫枕，减少腰椎的弯曲度。穿刺点在斜位法的穿刺点的稍前和头侧。转动 X 线球管，显示椎间孔。自穿刺点朝向椎间孔缓慢进针，侧位 X 线观察针尖的深度，并确认针尖在椎间孔的外侧。注入造影剂 0.5 mL，如果造影剂流入硬膜外腔，则说明针尖在神经根周围，在正位和侧位 X 线下确认针尖位置，注射阻滞药物，基本不出现放射痛。注射后患者休息 1 小时，无并发症可离开。

（五）S_1 神经根阻滞

（1）俯卧位法：①体位：同 L_5 神经根阻滞的俯卧位法。②穿刺点：L_4，$L_5\sim S_1$ 神经根阻滞的穿刺点均为相应椎体棘突下缘、正中旁开 4 cm。③阻滞方法：局部皮肤常规消毒，穿刺点局部麻醉后，将穿刺针向骶后孔方向刺入，针尖通过骶后孔时，有刺入的感觉。再继续进针，则出现大腿后面到腓肠肌腹有放射痛。④注入造影剂和注药方法同 L_5 神经根阻滞。

（2）斜位法：按照俯卧位的方法确定穿刺点，患侧稍抬高，呈斜位。穿刺方向也是向骶后孔，刺入骶后孔后有放射痛。注入造影剂和注药方法同上。

（六）适应证

椎间盘突出症；腰椎管狭窄症；腰椎周围病变引起的神经根疼痛；带状疱疹后神经痛；手术后疼痛；复杂性区域疼痛综合征。

（七）并发症

（1）刺入蛛网膜下腔、硬膜下腔、硬膜外腔，引起不同范围的阻滞，多在注药 5～15 分钟出现血压降低和呼吸困难。

（2）神经损伤：多次穿刺某一神经，可引起神经损伤；因此，神经根穿刺，最多 2 次。

（八）注意事项

在 X 线透视下操作，一般不会引起刺入大血管和内脏的并发症。神经根穿刺以产生放射痛为标志，但作为治疗目的，针尖不一定要在神经干内，造影剂在神经干周围扩散即可达到很好的镇痛效果。

五、坐骨神经阻滞

(一)解剖学要点

坐骨神经是体内最大和最长的神经,由 $L_{4\sim5}$ 神经与 $S_{1\sim3}$ 骶神经组成。坐骨神经经梨状肌与骨盆骨壁之间穿出骨盆,行走于大腿的后面,在大腿的中下 1/3 处分为胫神经和腓总神经。坐骨神经的走行与支配范围见图 14-7 和图 14-8。

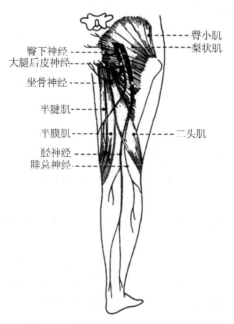

图 14-7　坐骨神经的走行与毗邻关系

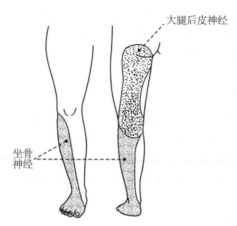

图 14-8　坐骨神经在腿部皮肤的分布范围

(二)阻滞用具

(1)23G,长 6 cm 一次性穿刺针和22G,长 8~10 cm 阻滞针,10 mL 注射器。

(2)局部麻醉药 1%利多卡因,水溶性类固醇激素。

（三）阻滞方法

坐骨神经阻滞有后入路方法和前入路方法,后入路方法又分为髂后上棘与股骨大转子连线阻滞法、骶尾关节与股骨大转子连线阻滞方法、坐骨结节股骨大转子连线阻滞法和梨状肌阻滞法。

1.髂后上棘与股骨大转子连线阻滞方法

(1)患者侧卧位,患侧在上,健侧下肢伸直。患侧的髋关节与膝关节屈曲,膝关节内侧垫枕。

(2)穿刺点:在髂后上棘与股骨大转子的连线的中点,垂直向下 3 cm 处为穿刺点。

(3)阻滞方法:局部皮肤常规消毒,自穿刺点垂直进针,5～8 cm 左右,患者可出现下肢的放射痛,可在此深度寻找坐骨神经。引发放射痛后,停止进针,并稍拔针数毫米,固定针头。

(4)注入局部麻醉药:先注入局部麻醉药 5～10 mL,可追加到 10～20 mL。

2.骶尾关节与股骨大转子连线方法

此方法定位简单、准确,较常用。

(1)俯卧位,双下肢伸直,可腹下垫枕。

(2)穿刺点在骶尾关节与股骨大转子连线的中点,多为压痛点,也是穿刺点。

(3)阻滞方法:局部皮肤常规消毒,自穿刺点垂直进针,直到患者出现放射痛,稍拔针数毫米,固定针头。

(4)注入局部麻醉药:方法同髂后上棘与股骨大转子连线阻滞方法。

3.坐骨结节与股骨大转子连线方法

(1)患者侧卧位,患侧在上。髋关节屈曲 90°,膝关节屈曲,使坐骨神经接近皮肤。

(2)穿刺点:首先确认坐骨节结与大转子,两点连线中点既是压痛点也是穿刺点。

(3)阻滞方法与注药方法同骶尾关节与股骨大转子连线方法。

4.梨状肌阻滞

(1)俯卧位,两腿和两脚伸直,腹下垫枕。

(2)在髂后上棘与股骨大转子连线上,中外 1/3 处,垂直向下 1 cm 处为穿刺点。

(3)阻滞方法:自穿刺点垂直进针,直达髋骨,然后拔针 1～2 cm(相当于梨状肌部位),注入局部麻醉药 10～15 mL,可加入类固醇药物。

5.前入路阻滞方法

(1)患者仰卧位,双下肢伸展。

(2)穿刺点:髂前上棘与耻骨结节的连线上,内侧 1/3 处,作垂线;自股骨大转子与腹股沟韧带作平行线,与上述垂线的交点为穿刺点。

(3)阻滞方法 局部皮肤常规消毒,自穿刺点垂直进针,然后稍微偏向外侧,指向股骨(股骨小转子),遇到股骨后,拔针到皮下,再向内侧穿刺,绕过股骨后,继续进针 5 cm 左右,可引发患者的放射痛。

(4)注药方法同梨状肌阻滞。

（四）适应证

主要适用于坐骨神经痛的诊断与治疗。

（五）并发症

1.神经损伤

出现一过性麻痹和疼痛,数天可恢复。

2.出血

梨状肌与骨盆壁周围有丰富的静脉,反复穿刺可损伤静脉,引起出血。如果出血量大,还可引起梨状肌综合征。

3.局部麻醉药中毒

局部麻醉药注入血管引起。一定要反复回吸,确认无回血,再注入药物。

(刘泽民)

第三节 自主神经阻滞

自主神经广泛分布于全身各个脏器,与多种疼痛和疼痛性疾病有关。交感神经系统来自脊髓侧柱细胞的传出纤维,然后组成交感干、节和丛,节后纤维分布到各个组织和器官。

一、星状神经节阻滞

星状神经节属交感神经系统,广泛分布于头、颜面、颈、上肢和上胸部;此外还支配大脑、心脏等主要器官。因此,星状神经节阻滞在疼痛治疗领域应用最广泛,不仅用于所支配区域内的各种疾病,对中枢神经系统、内分泌系统和免疫系统也有明显的作用。

(一)解剖学基础

星状神经节长 1.5～2.5 cm,国人平均为 1.68 cm,宽 0.5～0.75 cm,多数人（75％～80％）由 C_7、C_8 神经合成的颈下神经节与 T_1 神经节合并而成。星状神经节的形态不规则,有时中间缩窄,具有许多反射状分支,形似星状而得名。有些人不形成星状神经节,国人资料表明,星状神经节形成率为 60％,其中 86％ 为颈下神经节与 T_1 神经节合并而成,4％ 为颈下神经节与 T_1、T_2 神经节合并而成。

星状神经节位于椎动脉三角内,其内侧界为颈长肌外侧缘,外侧界为前斜角肌内侧缘,下界为锁骨下动脉第一段,后壁为 C_7 颈椎横突、第 1 肋骨颈和 C_8 颈神经前支。星状神经节的内侧有椎动脉、椎静脉和胸膜顶。肺尖在星状神经节的前外侧,有胸膜顶相隔。此外,肋颈干、胸廓内动脉、甲状腺下动脉、颈总动脉、颈内静脉、迷走神经、膈神经、头臂静脉、右淋巴导管或胸导管等也都在星状神经节的附近。星状神经节阻滞时,应当避开这些结构。

星状神经节多接受 T_1 神经的白交通支,有时也接受 T_2 神经的白交通支,其节前纤维主要来自 T_2、T_3 神经节。星状神经节的分支有:①灰交通支,连接 C_7、C_8 神经和 T_1 神经;②锁骨下动脉支,多数分支至锁骨下动脉周围构成锁骨下动脉丛,并随该动脉到达腋动脉第一段;③椎动脉神经,围绕椎动脉形成椎动脉丛,随椎动脉上升达颅内,沿基底动脉及其分支分布,直到大脑后动脉,在此与颈内动脉的交感丛汇合;④心下神经,自颈下神经节或 T_1 神经节发出,或此两个神经节各发细支共同组成。在锁骨下动脉后方,气管前方下行加入心深丛,行程中与喉返神经及心中神经有交通支,左心中、下神经共干至心深丛。

(二)生理学基础

星状神经节是支配头、颈、上肢、心脏和肺的主要交感神经节。临床上,星状神经节阻滞所涉及的范围有头、颈部皮肤、上肢、大血管、心脏、肺、气管、泪腺、腮腺、颌下腺、耳、眼、鼻、舌、咽喉以及大脑等。机体的多数器官由交感神经和副交感神经双重支配,两者在中枢神经等因素的控制下调节各器官的功能,使机体的内环境保持相对稳定。自律神经末梢兴奋时,通过释放化学递质产生生理效应。交感神经节前纤维释放的递质为乙酰胆碱,节后纤维释放去甲肾上腺素,不同递质与其相应的受体结合产生兴奋或抑制效应。交感神经的主要机能有心率加快、内脏和皮肤血管收缩、瞳孔扩大、睫状肌松弛、汗腺分泌、竖毛肌收缩等。星状神经节阻滞即阻断了交感神经节前纤维及节后神经元的兴奋传导,使头、颈、上肢、心脏等部位的血管扩张;出现 Horner 综合征,表现有眼球内陷、瞳孔缩小、眼睑下垂,并伴有被阻滞侧无汗、皮肤温度上升、面部潮红、结膜充血等征象。同时还阻断了交感神经性内脏传入纤维,减轻心脏疼痛,以及大动脉所致的疼痛。此外,星状神经节阻滞后,脑血流的增加、中枢神经系统功能状态的改变会产生间接的作用。

(三)阻滞前准备

1.患者的准备

星状神经节阻滞前应当常规检查心电图,测量血压,需要时检查血常规和出凝血时间。抗凝治疗患者要慎用星状神经节阻滞。鉴于星状神经节阻滞后出现 Horner 综合征,事先要检查患者的相关部位和体征。此外,应当检查穿刺部位有无解剖异常或变异。

2.阻滞器具

包括 23～25G 阻滞针,注射器,局部麻醉药,消毒液,以及无菌手套,治疗巾,纱布等,最好将其包成治疗包。准备好急救用具和药品,以防意外。

(四)阻滞方法

1.气管旁阻滞方法

(1)患者仰卧位,头居中,枕骨与背部同高。嘱咐患者轻张口,头后仰,尽量暴露阻滞部位。患者过度咬合牙齿会增加颈部肌肉张力,造成穿刺困难。适当调整头位的高低,使颈部充分伸展,胸锁乳突肌张力最低,以利于手指分离气管旁组织。

(2)局部消毒,常规碘酒、乙醇消毒。术者戴无菌手套,右手持注射器,不要将注射器在患者眼前晃动,以免引起患者紧张;也可以嘱咐患者闭眼,以减少不良刺激。

(3)术者的位置,一般来说,术者左手中、示指分离颈部软组织,触摸 C_6 颈椎横突的前结节;右手持注射器较为便利。行右侧阻滞时,术者可站在患者的右肩头处;阻滞左侧时,术者可站在患者的左肩头处。左侧阻滞时,术者也可站在患者的头前,两上肢呈搂抱患者头部的姿势;这样便于操作,可看到注射器的角度,并能同时观察患者的反应,尤其是患者面部的表情。

(4)星状神经节阻滞成功与否,关键是能否准确触及 C_6 颈椎横突前结节。患者头位固定后,首先触摸锁骨和环状软骨;在胸锁关节上 3 cm 处,用左手的中指和示指沿胸锁乳突肌内侧缘与患者矢状面平行,将此肌向外与气管分开。与此同时,将其深面的颈总动脉、颈内静脉及其他软组织一并充分向外分开,使皮肤到横突基部的距离最短。为此,手指尖需充分向深部分离和探查;但是不可强行,以免引起疼痛,使肌肉紧张,反而增加探查和分离的困难。为了减少患者的疼痛和不适,在分离气管旁的软组织和触及 C_6 颈椎横突的前结节时,手指尖的动作很重要。指尖要尽量弯曲,并与患者矢状面平行分离组织。手指尖向深部分离时,中指和示指一前一后交替,边分离、边深入。到达一定深度后,两手指再沿纵轴方向移动,寻找一黄豆大小的突出硬物,此为 C_6 颈椎横突的前结节。靠头侧的手指压住此结节,靠尾侧的手指在患者呼气时向尾侧深面寻找第 7 颈椎横突。因为呼气时,胸膜顶向尾侧移动,此时手指向深面潜入,患者再吸气时就可推住胸膜顶,以减少气胸的发生。

（5）穿刺点为第7颈椎横突基部上面的皮肤,如果触摸不到 C_7 颈椎的横突,可以 C_6 颈椎横突的前结节为基准,向尾侧 1.3 cm 左右处为穿刺点。穿刺进针时,穿刺针稍向内侧与矢状面呈 10° 左右,穿刺进针直达骨面,穿刺进入皮肤后不要再调整角度。 C_7 颈椎横突基部较狭窄,应当将针尖准确地刺入如图 14-9 所示的部位。如针尖触不到 C_7 颈椎横突,不应当将针全部刺入或反复穿刺,而应当重新定位,或改向 C_6 颈椎横突穿刺,以减少并发症和意外。

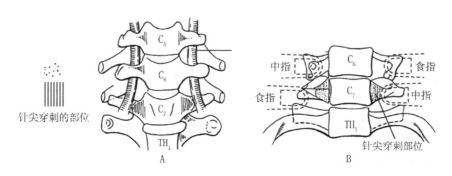

图 14-9　针尖穿刺的部位(A)与手指的关系(B)

（6）针尖触及横突基部后,顶住骨质,并保持此位置。左手中指和示指松开分离的软组织,并用左手的拇指、示指和中指固定住注射器和针头的连接处。由于软组织回位,注意保持针头固定不动;并且保持此位置至注药完毕和拔针。也可顺势用左手示指和中指夹住针头,向下稍用力使针头顶住骨质,以固定针头。针头顶住骨质注药可减少不良反应,并且容易阻滞成功。穿刺针经椎动脉内侧刺入 C_7 颈椎横突基部,针尖固定在骨面上,注药后易浸润星状神经节,而且针头也容易固定。药物误入血管的最主要原因是针头浮起,针尖浮起后,被分开的椎动脉回位,因此在注药过程中针尖很容易穿入椎动脉。针尖固定在骨面上,即使是针尖已经穿过椎动脉,也不会将药物注入血管内。

（7）左手固定注射器和针头,右手回吸注射器,确认无血和脑脊液后,注入局部麻醉药 1～2 mL,再次回吸无异常情况后,将其余的 6～8 mL 局部麻醉药分 2～3 次注入。注药过程中,一定要固定针头,如果患者有吞咽或头部移动,应当立即停止注射;重新固定后,再次回吸确认无异常,再继续注射。针尖位置准确,注药阻力不大;如果注药阻力过大,患者上肢有反射性疼痛或回吸有血等异常情况,应当拔针,重新定位后,再行阻滞。反复星状神经节阻滞的患者,注射部位纤维化,注药时可能出现阻力和疼痛,但是一般不严重。

（8）注射药物后,轻轻拔针,用无菌纱布压迫穿刺部位 10 分钟。初次阻滞的患者,由护士给予正确的压迫,让患者体会压迫的强度。患者可以恢复正常舒适的头位,休息 30～60 分钟。阻滞成功后,患者无不适感,很快出现 Horner 综合征。如果无外界刺激,多数患者可入睡。

2. C_6 颈椎横突前结节阻滞方法

星状神经节阻滞经典方法是以 C_6 颈椎横突的前结节为标记,针尖刺向 C_7 颈椎横突的基部,称为 C_7 星状神经节阻滞。将针尖触及 C_6 颈椎横突的前结节或横突基部,并在此注药,可称为 C_6 星状神经节阻滞。 C_6 星状神经节阻滞仅出现颈上和颈中交感神经节阻滞的效果,阻断了交感神经干,故此也称为交感神经干阻滞。 C_6 星状神经节阻滞方法简单、安全,不良反应少。其优点有:解剖标志明确,操作简单,注药量少;需要分离的软组织少,患者舒适;头面部效果明显;不易损伤椎动脉、臂丛、胸膜等。但上肢和胸部的效果欠佳,有人主张增大注药量至 8～10 mL,以获得良好效果。

C₆ 星状神经节阻滞也属于气管旁阻滞方法,患者的头位,分离气管旁软组织,触摸 C₆ 颈椎横突前结节的方法与经典 C₇ 颈椎阻滞方法相同。局部皮肤常规消毒,以左手中指和示指指尖夹住前结节,针尖与患者的矢状面平行,垂直进针,直达前结节内侧的骨面(颈长肌内),穿刺深度一般不到 1 cm。左手固定注射器和针头,回吸无血和脑脊液后,注入局部麻醉药 5 mL,拔针,局部压迫。

C₆ 星状神经节阻滞的注意事项:针尖应在前结节的前面,因前结节的前面呈凸形,针尖可在其顶端附近顶住顶骨质,并保持该位置不动,充分回吸后,再注药。针尖偏离,局部麻醉药会注射到颈长肌或斜角肌内,阻滞失败。针尖位置正确,注药时最好无阻力;如误入肌肉,随着注药量增加,会出现阻力增加。

3.斜角肌前沟阻滞颈交感神经阻滞

(1)仰卧位,头转向健侧。

(2)穿刺点:首先确定斜角肌前缘与胸锁乳突肌后缘之间的肌沟,穿刺点在胸锁乳突肌后缘与颈外静脉交叉处,相当于环状软骨水平(C₆ 颈椎横突水平)。

(3)阻滞方法:局部皮肤常规消毒,在穿刺点部位,左手中、示指指尖分离前斜角肌与胸锁乳突肌,并向上触摸 C₆ 颈椎横突前结节,手指沿 C₆ 颈椎前结节向内上推顶颈内动脉鞘,手指指腹部位为前斜角肌、膈神经和 C₆ 颈椎前结节,此时,指尖与交感干仅以皮肤和皮下浅筋膜相隔。中、示指指尖分离 3 mm,从此手指缝隙、与冠状面呈 45°向后内进针,约 1 cm 可触及 C₆ 颈椎横突骨质,针尖在颈长肌内,回吸无血,可试注药物,此时有一定阻力;边退针、边注药,当阻力突然消失,说明针尖恰在颈交感干所在的筋膜间隙,再次回吸,即可注入 1%利多卡因 1.5～3 mL。

4.其他阻滞方法

(1)高侧位方法 患者仰卧,头稍偏向非阻滞侧。在胸锁乳突肌后缘与颈外静脉交叉处,相当于环状软骨水平,即 C₆ 颈椎横突水平,用手触及横突后,做标记,为穿刺点。与皮肤呈直角进针,针尖触及 C₆ 颈椎横突后,将针尾向背侧和头端倾斜 45°,使针尖沿 C₆ 颈椎横突前面通过,向 C₇ 颈椎横突方向穿刺,进针0.5～1.0cm 即可到达星状神经节。保持注射器和针头的位置,充分回吸,无异常后,注药 10 mL,注药期间每注入 2～4 mL,应回吸,观察有无异常。注意事项:如果进针过深或穿刺部位过低,会损伤胸膜和肺组织。

(2)改良阻滞法 在高侧位阻滞方法上,触摸 C₆ 颈椎横突,穿刺针达前结节附近,注药。此方法比高侧位阻滞方法的进针点高,可减少损伤胸膜和肺组织的概率。

(五)阻滞用药

星状神经节阻滞常用药物为局部麻醉药。近年来,阿片类药物、生理盐水和局部低能量激光照射等方法也用于星状神经节阻滞。

1.局部麻醉药

局部麻醉药是经典的阻滞药物,它可逆性地阻滞神经传导,使神经元及其节前和节后纤维暂时性失去功能。

(1)利多卡因:常用浓度为 1%～1.5%,起效时间 1～3 分钟,作用时间 1～3 小时。

(2)丁哌卡因:常用浓度 0.25%～0.5%,起效时间 5～10 分钟,作用时间 3～6 小时。

(3)甲哌卡因:常用浓度,起效时间和作用时间与利多卡因相同。

2.阿片类药物

近年来发现不仅大脑和脊髓内有阿片受体,星状神经节内也有阿片受体。应用阿片类药物也可以达到星状神经节阻滞的效果,最常用药物是芬太尼。其阻滞星状神经节的作用时间比局部麻醉药长,阻滞效果的判断相同,主要不良反应有呕吐。目前芬太尼阻滞的用药方法为:①双侧阻滞:每侧注入芬太尼 1 mL(50 μg)+生理盐水 5 mL,共 6 mL;②单侧阻滞:芬太尼 2 mL(100 μg)+生理盐水 4 mL,共 6 mL。一般每周阻滞 1～2 次,期间可配合局部麻醉药阻滞。

3.其他药物与方法

(1)生理盐水:将生理盐水 6～10 mL 注入星状神经节周围,也可以产生一定的阻滞效果。可能与局部刺激、压迫星状神经节有关。作用时间短,不良反应少。

(2)激光:应用低能量激光经皮肤照射星状神经节的部位,也能阻滞星状神经节。此方法为无创性,目前正在临床试用。

(六)阻滞效果判断

星状神经节阻滞后可以出现两大类症状和体征:①阻断了颈上和颈中交感神经节的节前纤维后产生的症状和体征,以 Horner 综合征为代表;②阻断星状神经节本身,以及节前和节后纤维引起的症状,表现有椎动脉系统支配的头面部和上肢的症状和体征。因此,Horner 综合征不一定只有星状神经节阻滞后才出现,而是阻滞了颈上神经节节前纤维就可以出现。

1.临床判断

星状神经节阻滞后,首先出现 Horner 综合征,表现有同侧瞳孔缩小、眼睑下垂和眼球内陷;其次出现结膜充血、颜面潮红、颜面肿胀感、鼻塞、星状神经节支配区域皮肤温度上升、出汗停止等。手掌皮肤温度上升与发汗停止是星状神经节阻滞最重要的症状和体征。

2.仪器判断

常用仪器有脉搏描记仪、超声波仪、多普勒仪等。主要测定星状神经节支配区域的血流量,血流速度的变化。应用淀粉碘化实验监测发汗情况。应用温度记录仪测量相应部位的皮肤温度变化。借以判断星状神经节阻滞的效果。

(七)适应证

适应证非常广泛,包括以下疾病。

1.头颈和颜面部疾病

头痛(偏头痛、肌紧张性头痛、丛集性头痛、颞动脉炎等),脑血管痉挛、脑血栓、脑梗死、脱发症等,末梢性面神经麻痹(贝尔麻痹、外伤性面神经麻痹),颜面头痛(非典型性颜面头痛、咀嚼肌综合征、下颌关节综合征)等。

2.眼及口腔疾病

视网膜血管闭塞、视网膜色素变性、视神经炎、角膜溃疡、青光眼、过敏性结膜炎、眼疲劳等,舌痛症、溃疡性口腔炎。

3.耳鼻喉科疾病

过敏性鼻炎、慢性鼻旁窦炎、突发性耳聋、美尼尔氏病、扁桃体炎、耳鸣、嗅觉障碍。

4.上肢疾病

上肢血循环障碍(雷诺氏病、急性动脉闭塞症)、颈肩臂综合征、外伤性颈部综合征、胸廓出口综合征、肩周炎、手术后水肿(乳腺癌术后综合征)、肱骨外上髁炎、颈椎病、臂丛综合征、硬皮病、多汗症、冻伤。

5.心脏及呼吸系统疾病

心肌梗死、心绞痛引起的胸痛、窦性心动过速、慢性支气管炎、肺水肿。

6.整个支配区域的疾病及其他疾病

整个支配区域的疾病:带状疱疹、复杂性局部疼痛综合征、灼痛、残肢痛、幻肢痛;甲状腺功能亢进、失眠、自律神经失调、便秘、痔、月经困难。随着基础研究和临床实践的进展,星状神经节阻滞的适应证会更广泛。

二、蝶腭神经节阻滞

(一)解剖学要点

蝶腭神经节(翼腭神经节)是颈部最大的副交感神经节,由运动根(副交感神经纤维)、感觉根(感觉神经纤维)和交感根(交感神经纤维)组成。蝶腭神经节呈三角形,位于翼腭窝上部深处上颌神经内下方2~3 cm处,前有翼管,上有翼腭管,内侧 3~4 cm 处有蝶腭孔与鼻腔相通。运动根节前纤维由面神经的岩(浅)大神经通过翼管从后方加入蝶腭神经节,然后转变为节后纤维;交感根来自颈内动脉丛组成岩深神经,经破裂孔进入翼管与岩浅神经合成为翼管神经,然后加入蝶腭神经节,再发出节后纤维;感觉根来自上颌神经干的蝶腭神经加入蝶腭神经节后,一部分终止在该神经节,一部分变为节后纤维,感觉根的节后分支有眶支,鼻后支,腭神经,咽支,均包含有感觉纤维、副交感和交感神经纤维。腭神经和咽支的分布范围与舌神经等咽峡支、舌神经相邻或重叠交错。

(二)颧弓上侧入法

1.阻滞用具

(1)25G,长 2.5 cm 针用于局部麻醉,23G,长 4.5 cm 针用于神经节阻滞;5 mL 和 2 mL 注射器,分别用于局部麻醉和神经节阻滞。

(2)阻滞药物:0.25%~0.5%丁哌卡因,1%利多卡因。

2.阻滞方法

(1)患者仰卧位,头转向健侧。

(2)穿刺点在上颌骨的额突与颧突之间夹角处。

(3)局部皮肤常规消毒,穿刺点周围局部浸润麻醉,自穿刺点垂直进针,直达蝶骨大翼的额面;然后拔针至皮下,再与额面平行向下 15°的方向刺入约 45 mm,针尖可到达翼腭窝,不必找异感,如果有异感更好。回吸无血,缓慢注入 0.25%丁哌卡因 2 mL。

3.并发症

鼻出血,血肿,直立性低血压。

(三)经鼻腔法

1.阻滞用具

(1)22G,长 10 cm 阻滞针,5 mL 和 2 mL 注射器。

(2)0.25%~0.5%丁哌卡因。

(3)2%~4%利多卡因+1:(10~20)万肾上腺素,棉签。

2.阻滞方法

(1)仰卧位,颈项伸直,张口。

(2)鼻腔充分消毒,利多卡因局麻。

(3)22G,长 10 cm 阻滞针直接穿破中鼻甲后缘,在后上方触及骨质,再穿破骨质后,进入翼腭窝。注入 0.25%～0.5%丁哌卡因 1 mL,注药时,患者可能诉眼球、耳、乳突、枕部及肩部放射性疼痛。

(4)也可应用局部麻醉药鼻黏膜涂抹,通过渗透阻滞蝶颚神经节。将蘸有 2%～4%利多卡因＋1:(10～20)万肾上腺素的棉签在外鼻腔、中鼻甲及覆盖蝶颚神经节部位的皮肤上涂抹;然后再将 2%～4%利多卡因＋1:(10～20)万肾上腺素 1～2 mL 沿棉签滴入鼻腔,保留 20 分钟。

(四)腭大孔阻滞

1.阻滞用具

(1)23G,长 10 cm 口腔科用弯针或自制弯针(距针尖 1.5 cm 处弯成 150°)。

(2)1%利多卡因或 0.25%丁哌卡因。

2.阻滞方法

(1)仰卧位,颈部伸展,张口。

(2)口腔黏膜充分消毒,腭大孔周围局部麻醉。

(3)穿刺点在第 2、3 磨牙之间,穿刺目标是腭大孔。腭大孔位于第 3 磨牙内侧,与上颌骨齿槽突与腭骨水平板之间,距腭骨水平板正中缝 1.5～1.8 cm。在腭大孔处进针,稍向内侧进针约 2.5 cm 可到达蝶颚神经节。

(4)回吸无血,缓慢注入 2%利多卡因或 0.25%丁哌卡因 1～2 mL。

3.适应证

颜面部及周围的疼痛,以及伴有流泪、闭塞、耳鸣、流涕、结膜充血、恶心、眩晕等自主神经症状的头痛。还可试用于颜面部其他疼痛性疾病的治疗,包括翼腭神经痛、三叉神经痛、丛集性头痛、癌性疼痛、偏头痛等。

三、胸交感神经节阻滞

(一)解剖学要点

胸交感神经节的形状不一,每侧大约有 10～12 对神经节。这些神经节位于肋骨头的前面。T_1 神经节独立存在时,形状较大;大部分系与颈下神经节融合成星状神经节。T_3 和 T_9 胸椎部位横断面见图 14-10 和图 14-11。

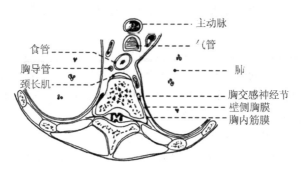

图 14-10　第 3 胸椎部位横断面

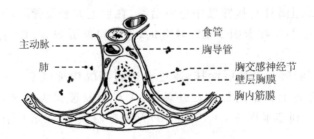

图 14-11　第 9 胸椎部位横断面

(二)阻滞前准备

术前 2 小时口服地西泮 10 mg,术前 30 分钟肌内注射曲马多 50 mg。

(三)阻滞用具

1.阻滞针

21G,长 10～12 cm(后入路法)和 21G,长 8 cm(前入路法)。

2.注射针

23G,长 6 cm 和 25G,长 2.5 cm 针头,5 mL 和 1 mL 注射器数支。

3.局部麻醉药

1%～2%利多卡因。

4.神经破坏药

无水乙醇,5%～10%酚溶液。

5.其他

造影剂,消毒用品等。

(四)阻滞方法

阻滞方法分为后路椎旁法、前路气管旁法。

1.后路椎旁法

(1)患者体位有三种:侧卧位、斜位和俯卧位,各种体位各有优缺点。侧卧位时,患侧在上,自然侧卧位,X 线下可清楚显示椎体与针尖的关系。斜位时,患侧在上,使椎体前侧缘与棘突外侧3～4 cm 处的穿刺点成一线,容易穿刺。俯卧位时,平卧在操作台上,胸腹部垫枕。X 线下可清楚显示肺,椎体侧面,以及肋骨与针尖之间的关系。以下主要介绍俯卧位穿刺方法。

(2)穿刺点:在 X 线下,使脊椎板呈一线,棘突位于椎体中央,穿刺点为棘突旁开 3～4 cm 的肋间处。

(3)阻滞方法:用 23G,长 6 cm 注射针自穿刺点进针进行局部麻醉,直至椎弓根。然后用21G 长10～12 cm阻滞针自穿刺点进针,先触及椎弓根,自向下关节突的外端进针。针尖在外关节突外端滑入,慢慢触及椎体侧面。记录进针的深度,并拍摄 X 线片。在 X 线引导下再超过椎体侧面的韧带,直至到达预定位置。此时针与皮肤约为80°。角度小于70°,穿刺会遇到阻力。穿刺过程中触及脊神经会引发前胸部的放射痛,也应退针,改变穿刺方向。

(4)确定针尖位置:在 X 线片上,将椎体分为前后三份,则针尖的正确位置在上胸部为后1/3,中胸部为中 1/3,下胸部为前 1/3。针尖达到预定位置后,注入 1%利多卡因与造影剂(1∶4)3 mL,观察造影剂扩散情况,并拍摄正侧位片。

(5)确认效果:在混合液注入 5 分钟后,观察效果。上胸部阻滞后,可根据上肢皮肤的温度是否升高,是否停止发汗来判断;中胸部和下胸部则根据疼痛是否减轻来判断。

(6)注入神经破坏药:效果确切,无并发症,20分钟后可注入神经破坏药,根据情况每个穿刺针注入1~3 mL,注药过程中,如果患者出现剧烈疼痛,应当停止注药。

2.前路气管旁法

此方法是在锁骨上、经气管旁对 T_2、T3胸交感神经节进行阻滞。

(1)体位与星状神经节阻滞相同,颈短者可在肩胛背部垫枕,使颈胸部向前突出。

(2)穿刺点:首先确认颈动脉与胸锁乳突肌的内外缘的走行,在透视下确定 C_7 和 T_1。

(3)阻滞方法:以阻滞针自颈动脉内侧或外侧刺入不同又分为内侧法和外侧法。内侧法与星状神经节阻滞相同,将颈动脉和胸锁乳突肌向外挤压,阻滞针由颈动脉内侧 T_1 胸椎刺入。外侧法是把颈动脉和胸锁乳突肌用示指和中指分开,阻滞针由颈动脉外侧 T_1 胸椎附近刺入。在透视下,将阻滞针向 T_2 胸椎(T_2 胸椎阻滞)或向 T_3 胸椎(T_2、T_3 胸椎阻滞)进针。阻滞针向尾部方向沿着椎体外侧缘进针,针尖触到 T_2 胸椎的肋骨小头后,可能已经达到了反射状肋椎韧带内,将针尖固定。

(4)注入造影剂:注入造影剂,拍照正侧位 X 片,确认针尖的位置,针尖在椎体后端附近最好。注入造影剂前,用 1 mL 注射器回吸,确认无回血,再缓慢让入造影剂与局部麻醉药的混合液 3 mL,观察造影剂扩散情况和正侧位 X 线片。

(5)注入神经破坏药:注入造影剂混合液后 20 分钟,无并发症等异常情况,可注入神经破坏药2~3mL。

(6)注药后,患者仰卧,安静休息,此期间密切观察有无并发症,以及其效果。

(五)适应证

(1)带状疱疹与带状疱疹后神经痛。

(2)中下部胸椎反射性交感神经营养不良症。

(3)术后灼痛。

(4)原因不明的胸背疼痛。

(5)肺癌及肿瘤转移引起的胸痛。

(6)外伤性急性骨萎缩。

(7)胸廓出口综合征。

(8)外伤性颈部综合征。

(9)末梢神经障碍,类风湿关节炎。

(10)相对适应证包括多汗症、末梢血行障碍。

(六)并发症

1.气胸

侧卧位阻滞,气胸的发生率较高,俯卧位较低。发生气胸后,应拍摄胸片,并密切观察患者的情况,及时处理。

2.霍纳征

如果造影剂向头侧扩散,沿颈阔筋膜很容易引起霍纳征。一旦出现霍纳征,禁止注入神经破坏药。

3.神经损伤与神经炎

穿刺过程中伤及脊神经。穿刺过程中应当缓慢进针,缓慢注入神经破坏药。

4.其他

损伤脊髓营养血管。

(七)注意事项

由于胸腔镜下交感神经切除术的临床应用,胸交感神经药物破坏性治疗的适应证逐渐减少,但仍有适宜的病例。

四、上腹下神经丛阻滞

(一)解剖学要点

上腹下神经丛是盆腔三支神经丛之一,包含许多交感神经纤维。由肠系膜下动脉起始部下端至腹主动脉分叉范围内的腹主动脉神经丛左右内脏神经汇合而成。神经丛呈 5 mm 宽,42.4 mm长的神经束,位于 L_5 腰椎及 S_1 骶椎上部的前方。

(二)阻滞用具

(1)22G,长 12~15 cm 阻滞针,5 mL 和 10 mL 注射器数支,用于测试负压,注入药物和造影剂等。

(2)局部麻醉药——2%利多卡因;神经破坏药——无水乙醇或苯酚甘油。

(3)造影剂:水溶性造影剂。

(4)其他:生理盐水,金属尺等。

(三)阻滞方法

常用方法有双侧法和经椎间盘的单侧法。

1.双侧方法(椎体外侧阻滞法)

(1)俯卧位,下腹部垫枕使椎间隙展开。

(2)穿刺点在 $L_{4\sim5}$ 腰椎水平正中旁开 5~7 cm 为穿刺点,局部皮肤常规消毒,充分局部麻醉。

(3)阻滞方法:在 X 线透视下标记 $L_{4\sim5}$ 腰椎、骶椎及双侧髂嵴。自穿刺点进针,针尖斜面向中线,进针方向朝向 L_5 椎体侧面,与皮肤呈 45°,针尾向尾侧倾斜 30°。针尖到达 L_5 椎体侧面后,连接 5 mL 玻璃注射器,继续缓慢进针。针尖距椎体约 1 cm 处阻力明显减弱或消失,此时位于腰肌前筋膜、腹膜后间隙内。

(4)注入药物:先注入 3~4 mL 造影剂,从正、侧位观察其扩散情况;扩散满意,可注入 2%利多卡因 6~8 mL。20 分钟后,止痛效果满意,无并发症,可酌情注入等量的无水乙醇。

2.经椎间盘法(单侧方法)

(1)体位同双侧法,不能采取此体位者,可取侧卧位。

(2)穿刺点:L_5 腰椎与 S_1 骶椎间,L_5 腰椎下端最外侧为 A 点;S_1 骶椎前侧上缘正中为B点;AB 两点连线外延,一般正中旁开 5~6 cm,且不触及横突和髂骨的部位即为穿刺点。

(3)阻滞方法:局部皮肤常规消毒。在 X 线透视下,自穿刺点进针,向 L_5 腰椎与 S_1 骶椎之间的椎间盘最外侧穿刺,针尾稍向内、尾侧。之间抵达椎间盘后,接好盛有生理盐水的注射器,应用阻力消失法缓慢进针。针尖通过椎间盘后,阻力明显消失,此时针尖位于骶骨前方,并确认在正中,针尖位于正中是关键。

(4)注入药物:先注入造影剂 5 mL,正位像造影剂覆盖 L_5 腰椎和 S_1 骶椎前方,侧位像造影剂沿椎体前从第 5 腰椎向骶岬角扩散。注入 2%利多卡因 10 mL。20 分钟后,止痛效果满意,无并发症,可酌情注入等量的无水乙醇。

(四)适应证

(1)盆腔脏器所致的疼痛,包括乙状结肠、直肠、膀胱、前列腺、子宫、卵巢等。

(2)直肠癌局部复发所致的疼痛。

(3)也可用于子宫内膜异位症所致的顽固性疼痛。

(4)鉴别内脏痛与躯体痛。

(五)并发症

(1)穿刺血管:双侧方法常见。

(2)神经损伤:针尖刺伤 L_5 神经根,引起放射痛。

(3)功能障碍:少见。

(4)其他:感染、脏器损伤等。

(六)注意事项

应用神经破坏药阻滞前,必须先进行局部麻醉药阻滞,数天后确认效果及有无并发症,酌情再应用神经破坏药阻滞。局部麻醉药的浓度应当不低于 2%利多卡因,以确认有无功能障碍的发生。

五、腰交感神经阻滞

(一)解剖学要点

腰交感神经阻滞是将药液注入含有交感神经的组织内,而非直接穿刺神经。腰交感神经分布在腰大肌与椎体之间的沟回内,上下分布范围在腰大肌的腹侧。腰交感链和交感神经节位于椎体前外侧,在腰肌和腰肌腱膜弓的前内侧。腰交感神经干在左右侧不同部位与大血管关系不同,左侧在血管外侧缘外4~10 mm,不被主动脉遮盖,但被腰淋巴结和腹膜掩盖。右侧多数在腔静脉外缘后面,腔静脉完全遮盖交感干。阻滞腰交感神经干或神经节任何部位都可产生阻滞效果。

(二)适应证

各种疼痛与疼痛综合征,包括盆腔、下肢后外周血管疾病的诊断与治疗;对难治性下肢溃疡、慢性炎症、多汗症及关节强直等也有治疗作用。

(三)阻滞用具

(1)21G,长 12 cm 和 10 cm,23G,长 6 cm 和18G,长 3.2 cm 穿刺针,针体上带有刻度,5 mL注射器 4 支。

(2)1%利多卡因;神经破坏药无水乙醇,5%~10%酚溶液。

(3)其他:造影剂,画线用具等。

(四)阻滞方法

阻滞方法主要为 L_2、L_4 交感神经阻滞。

(1)患者健侧卧位,在 X 线下确认腰椎及其椎体。

(2)穿刺点定位在 L_2、L_4 穿刺,棘突中线旁开 6~7 cm,肥胖患者可旁开 10~12 cm。

(3)局部皮肤常规消毒,自穿刺点进针,与皮肤成 75°~80°,缓慢刺入直达椎体侧面,一般进针深度为 6~8 cm,肥胖患者可达 10 cm。将深度标志固定在距离皮肤 2 cm 处。在 X 线下调整进针的角度,继续进针至椎体前缘。

(4)诊断性腰交感阻滞,可分别注入局部麻醉药 5 mL;治疗性阻滞可注入 10 mL。注入神经破坏药 6%酚溶液或乙醇 3～4 mL,或 7.5%酚甘油 5～7.5 mL。

(五)适应证

(1)下肢血管疾病,血栓闭塞性脉管炎,雷诺病,下肢动脉损伤等。

(2)下肢疼痛性疾病,复杂性局部疼痛综合征,灼痛,残肢痛,幻肢痛。

(3)其他,促进下肢难治性溃疡的愈合。

(六)不良反应

双侧腰交感神经阻滞可引起膀胱功能受损,逼尿肌功能障碍,男性性功能减退。

(七)并发症

右侧入路误入腔静脉,左侧入路损伤主动脉,损伤腰血管,伤及躯体神经导致相应区域的感觉和运动异常。神经毁损可导致背部轻度灼痛,神经破坏药物还可引起生殖股神经炎,误入蛛网膜下腔可导致严重并发症甚至截瘫。

六、腹腔神经丛阻滞

(一)解剖学要点

腹腔神经丛位于第 1 腰椎腹主动脉上段的前方,围绕主动脉,主要由左、右两个腹腔神经节组成,呈三角形,左侧距离腹主动脉 0.9 cm,右侧距离腹主动脉 0.6 cm,但变异很大,尤其是周围有病变时。腹腔神经丛系腹膜后结构,左腹腔神经丛位置比右腹腔丛低约 1 cm;其后方有腹腔动脉、肠系膜上动脉、主动脉和膈角。腹腔神经丛起自内脏大神经和内脏小神经等交感神经节前纤维($T_{5\sim12}$);与内脏大、小神经、内脏最小神经、迷走神经和膈神经,以及主动脉肾节和肠系膜上节有联系。磁共振图像上,腹腔神经丛的前面为胰腺,外侧为肾脏,正后方为主动脉,前外侧为腹腔动脉,右侧前外方为腔静脉。

(二)阻滞前准备

做好充分的手术前准备,包括补充体液,纠正电解质紊乱,纠正贫血或凝血功能紊乱。手术前检查出凝血时间和凝血酶功能。手术前,可给予地西泮,开放静脉液路,备好各种监护仪、急救设备和药物。

(三)阻滞用具

(1)23G,长 12 cm、15 cm 带刻度的阻滞针,5 mL、10 mL、20 mL 注射器。

(2)1%利多卡因,无水乙醇,造影剂。

(3)标尺,定位铅条,其他用具。

(四)阻滞方法

(1)阻滞应当在 X 线或 CT 定位和引导下进行。

(2)患者取健侧卧位或俯卧位,连接心电图、血压及血氧监测。

(3)穿刺点:腹侧法阻滞(膈角外侧法)在 L_1 腰椎棘突旁开 4～5 cm,背侧法阻滞(膈角内侧法)在 L_1 腰椎棘突旁开 5～6 cm。

(4)分别于患侧脊柱 T_{12} 及 L_1 旁 4 cm、5 cm、6 cm、7 cm、8 cm 处作金属标记物,以 T_{12} 位起始平面,扫至 L_1 腰椎,选取患侧肾与椎体间间隙及腹主动脉周围间隙清晰的平面为穿刺平面,该平面标记线与椎旁恰当标记物的交点为穿刺点,同时测得穿刺点与腹主动脉后缘或侧缘的距离及进针角度。

（5）常规消毒铺单，1％利多卡因作局部麻醉，用 20～22G,长 20 cm 穿刺针按照测得角度进行穿刺，并在 CT 引导下，调整进针角度，到达预定位置后轻轻回吸，如无血液流出，CT 确认针尖以达腹主动脉后壁或侧壁即可注入造影剂，观察扩散情况。

（6）注入造影剂 5 cm,如造影剂扩散良好，给予局部麻醉药物 10 mL,20 分钟后如患者疼痛减轻并无其他不适，可注入无水乙醇 15～20 mL。

（7）密切观察血压变化，及其他异常情况，双下肢弹力绷带包扎，需要时给予升压药物和补充液体。

（五）适应证

主要适用于上腹部脏器引起等内脏疼痛，包括癌性疼痛，尤其是胰腺肿瘤的疼痛、腹膜后肿瘤和转移瘤导致的疼痛。

（六）并发症

最常见的并发症有内脏痛、腹泻和低血压；少见的并发症包括神经功能失调、括约肌功能丧失、截瘫、肾脏损伤和腹膜后血肿。

（刘泽民）

第四节 躯体神经阻滞

一、肩背部及上肢神经阻滞

（一）腋神经阻滞

1.解剖学要点

腋神经系臂丛神经后束的分支，来自 C_5、C_6 颈神经。腋神经的走行与分布范围见图 14-12。

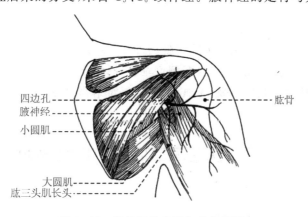

图 14-12 腋神经的走行与分布范围

2.阻滞用具

（1）25G,长 2.5 cm 阻滞针，5 mL 注射器。

（2）局部麻醉药 1％利多卡因，水溶性类固醇。

3.阻滞方法

(1)坐位,上肢自然下垂,放松。

(2)穿刺点在肱骨颈部与肱三头肌长头之间的大圆肌上缘的交点处。

(3)阻滞方法:局部皮肤常规消毒,自穿刺点垂直进针,前臂外侧出现放射痛后,固定针头。

(4)注入药物:充分回吸无血后,注入局部麻醉药 3~5 mL。如果没有放射痛,可在三角肌深部浸润阻滞。

4.适应证

主要适应于肩周炎四角腔部位压痛的治疗。

5.并发症

神经损伤,出血。

(二)肌皮神经阻滞

1.解剖学要点

臂丛后外侧束在胸小肌下缘的分支,由 C_5、C_6、C_7 颈神经的纤维组成,在腋窝的神经血管鞘内走行,此神经血管鞘包括正中神经、尺神经、桡神经和腋动脉及腋静脉。

2.阻滞用具

同腋神经阻滞。

3.腋窝部位阻滞

(1)仰卧位,头转向对侧,上臂外旋 90°,前臂屈曲外旋。

(2)穿刺点:在胸大肌与背阔肌附着部位的中点触摸腋动脉和神经血管鞘,穿刺点在喙突肌肌腹、腋动脉的内侧。

(3)阻滞方法:自穿刺点垂直进针,刺入喙突肌肌腹内,注入局部麻醉药 5~7 mL。也可以在其周围浸润阻滞。不必寻找放射痛。

4.肘窝部位阻滞

(1)患者体位同上。

(2)穿刺点在肘窝皮纹高度、肱二头肌肌腱的外侧 1 cm 处。

(3)阻滞方法:局部皮肤常规消毒,自穿刺点垂直进针,出现放射痛后,固定针头。

(4)注入局部麻醉药物:充分回吸,无血后,注入局部麻醉药 3~5 mL。如果没有放射痛,可在皮下局部浸润阻滞。

5.适应证

肩周炎伴有肱二头肌长头肌腱炎疼痛,肱二头肌痉挛,以及辅助肩胛上神经阻滞和星状神经节阻滞。

6.并发症

反复穿刺和特意寻找放射痛可能损伤神经。

(三)正中神经阻滞

1.解剖学要点

正中神经由 $C_{5\sim8}$ 神经和 T_1 神经组成,自臂丛的外侧神经束延续而成。正中神经位于二头肌腱和肱动脉的内侧,其走行与支配手指的皮肤范围见图 14-13 和图 14-14。

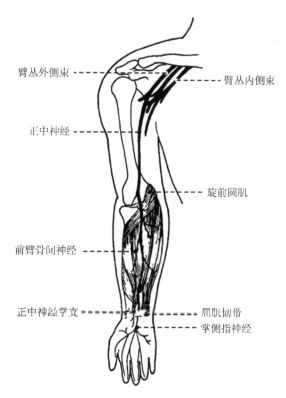

图 14-13　正中神经的走行

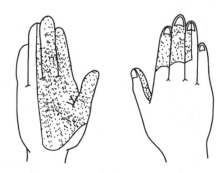

图 14-14　正中神经支配手指的皮肤范围

2.阻滞用具

(1)25G 长 2.5 cm 一次性注射针,5 mL 注射器。

(2)阻滞药物:1%利多卡因或甲哌卡因,水溶性类固醇。

3.肘关节部位阻滞方法

肘关节部位正中神经阻滞是阻断了正中神经的全部分布范围。

(1)患者仰卧位,肘关节伸展,腕关节轻度外旋。

(2)穿刺点在肱骨内、外上髁之间划一连线,与肱动脉交叉处,肱动脉的内侧为穿刺点。

(3)阻滞方法:局部皮肤常规消毒,将含有局部麻醉药的注射器与阻滞针连接,自穿刺点垂直进针,0.3~0.5 cm 患者可出现放射痛,在此注入药液 5 mL。如果患者伴有回旋肌综合征,可再注入药液5~10mL。

4.腕部阻滞

(1)仰卧或坐位,患者握拳,掌指关节屈曲,使掌长肌肌腱和桡侧指屈肌肌腱突出。

(2)穿刺点:在上述两肌腱形成的沟内与第1腕横纹的交点处。

(3)阻滞方法:局部皮肤常规消毒,将含有局部麻醉药的注射器与阻滞针连接,自穿刺点垂直进针,0.2～0.4 cm,患者出现放射痛,在此注入药液 3 mL。

5.适应证

肘关节阻滞适用于正中神经支配范围内的疼痛性疾病的诊断和治疗。腕部阻滞适用于腕管综合征。

6.并发症

穿破血管,神经干损伤。

7.注意事项

腕管综合征如需多次阻滞者,有可能造成神经和血管的损伤,应建议手术治疗。

(四)桡神经阻滞

1.解剖学要点

桡神经是臂丛的最大分支,由 $C_{5\sim8}$ 颈神经和 T_1 胸神经纤维组成。桡神经的走行与皮肤的分布范围见图 14-15。

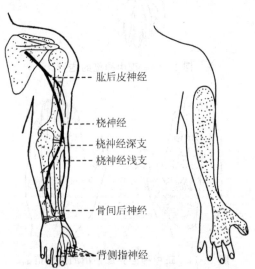

图 14-15　桡神经的走行与皮肤的分布范围

2.阻滞用具

(1)25G,长 2.5 cm 和 27G,长 1.9 cm 阻滞针,5 mL 注射器。

(2)局部麻醉药 1% 利多卡因,水溶性类固醇。

3.上臂部位阻滞

(1)仰卧位,肘关节伸展,腕部轻度外旋、内收位。侧卧位时,肘关节伸展,腕部及前臂放在身体一侧。

(2)穿刺点在肱骨外上髁向上 10 cm,稍微偏外侧处,可触及桡神经,压迫时可引起拇指背部放射痛,此处即为穿刺点。

(3)阻滞方法:局部皮肤常规消毒,自穿刺点垂直进针,直至肱骨骨膜。在此进针过程中,如果患者出现放射痛,则停止进针,并注入局部麻醉药 2~5 mL。如果不能引起放射痛,可沿着肱骨的长轴方向寻找或用浸润方法阻滞。

4.肘部阻滞

(1)患者体位同上,腕关节轻度外旋,肘关节伸展,前臂内旋。

(2)穿刺点在肱二头肌肌腱外侧 1.0~1.5 cm 处,压痛点即为穿刺点。

(3)阻滞方法:自穿刺点垂直进针,直至肱骨骨膜,进针过程中出现放射痛(约 2 cm),即停止进针,注入局部麻醉药 2~5 mL。如果没有放射痛,可在周围浸润阻滞。

5.桡神经深支阻滞

肘关节伸展,肱骨外上髁背面,向末梢侧 2 cm 寻找压痛点,此处即为穿刺点。局部皮肤常规消毒,垂直进针,出现示指、中指和无名指背侧的放射痛后,可注入局部麻醉药 2~5 mL。如果没有放射痛,可浸润阻滞。

6.桡神经浅支阻滞

桡神经浅支由腕部桡骨肌的深部的背面穿出,至桡骨茎突的 10 cm 部位的皮下。穿刺点在腕桡肌肌腱与拇长展肌之间,桡骨茎突背外侧 7~10 cm 处,此处的压痛明显。垂直进针,出现放射痛后注入局部麻醉药 2~5 mL。桡骨没有放射痛,可浸润阻滞。也可在"鼻烟窝"部位进行浸润阻滞。

7.适应证

主要适用于桡神经分布范围内的疼痛诊断与治疗,包括肱骨外上髁炎、腱鞘炎、外伤后疼痛、手术后疼痛及末梢血循环障碍等的治疗。

8.并发症

主要有药物误入血管,神经损伤。

(五)尺神经阻滞

1.解剖学要点

尺神经由 C_8 神经和 T_1 胸神经组成,但是 50% 的尺神经含有 C_7 神经的分支。尺神经位于尺神经沟的致密筋膜鞘内,走行在尺骨鹰嘴和肱骨内上髁之间。尺神经走行与支配皮肤、肌肉及手指的范围见图 14-16 和图 14-17。

2.阻滞用具

(1)23~25G,长 2.5~3.2 cm 阻滞针,5 mL 注射器。

(2)局部麻醉药 1%~2% 利多卡因,水溶性类固醇。

3.上臂部位阻滞

(1)患者仰卧位,最好有专用操作台。

(2)穿刺点在上臂内侧、腋窝与肘的中点。此部位尺神经与正中神经非常接近,阻滞尺神经的同时有可能也阻滞了正中神经。

(3)阻滞方法:首先触摸上臂的肱二头肌与肱三头肌,在此两肌之间触摸肱动脉。向外侧挤压,可引发患者的放射痛。局部皮肤常规消毒,手指触摸搏动的肱动脉,垂直进针,穿刺到肱动脉的后面,患者可出现尺侧尤其是小手指部位放射痛。

(4)注入局部麻醉药:定位准确后,注入局部麻醉药 3~5 mL。

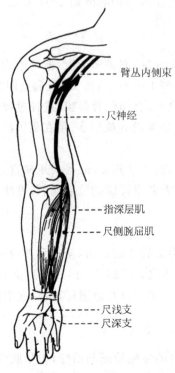

图 14-16　尺神经走行与分布

- 臂丛内侧束
- 尺神经
- 指深层肌
- 尺侧腕屈肌
- 尺浅支
- 尺深支

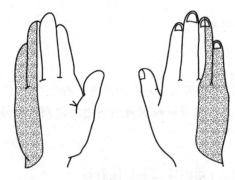

图 14-17　尺神经支配手指的范围

4.肘部阻滞

(1)患者坐位,前臂屈曲,确认桡骨头和肱骨内上髁之间的尺神经沟。压迫此部位的尺神经可引发麻胀感。

(2)穿刺点在尺神经沟处。

(3)阻滞方法:用左手的拇指和示指固定尺神经,将连接有注射器的阻滞针与尺神经走行平行,在其内侧刺入。患者出现放射痛后,注入局部麻醉药 3~5 mL。

5.腕部阻滞

(1)患者坐位。

(2)穿刺点:在桡骨与尺骨茎突之间连线,在此连线上的尺侧屈肌肌腱与尺动脉之间为穿刺点。患者握拳,腕关节屈曲,确认尺侧腕屈肌,在此肌的桡侧触摸尺动脉。

（3）阻滞方法：局部皮肤常规消毒，自穿刺点垂直进针，患者出现放射痛后，注入局部麻醉药 3～5 mL。

6.适应证

主要适用于尺神经支配区域疼痛治疗和诊断。可多与星状神经节阻滞及硬膜外阻滞配合治疗末梢神经、肌肉、韧带的压迫、慢性刺激引起的疼痛和麻痹等病症。

7.并发症

主要有神经损伤、血肿。

（六）指神经阻滞

1.解剖学要点

手指背面由桡神经浅支和尺神经的手背支形成一对固有的背侧指神经，直达手指尖。手掌则由正中神经和尺神经的掌侧指神经形成一对固有的掌侧指神经。指神经和趾神经行走于指和趾的两侧，每一个指神经末梢有两个掌侧末梢神经和两个背侧末梢神经。

2.阻滞用具

（1）25G,长 2.5 cm 和27G,长 1.9 cm 阻滞针,1 mL 和 5 mL 注射器。

（2）局部麻醉药 1%利多卡因,水溶性类固醇。

3.手指根部阻滞

（1）患者仰卧位或坐位,手张开,手指伸直。

（2）穿刺点：自手指的掌指关节向末梢约 0.5 cm、手指骨的两侧为穿刺点。

（3）阻滞方法：自穿刺点以 45°刺入皮肤,注入局部麻醉药 1 mL,再进针触及指骨骨膜,然后稍微抬起,注入局部麻醉药 1 mL。对侧阻滞方法相同。

4.手指骨部位阻滞

（1）患者体位同手指根部阻滞。

（2）穿刺点：手掌背侧掌指关节向中枢侧约 1.0 cm 为穿刺点。

（3）阻滞方法：局部皮肤常规消毒,自穿刺点垂直进针,皮下注入局部麻醉药 1 mL,针尖向掌侧面穿刺,然后边退针,边注入局部麻醉药 3 mL。

5.适应证

主要用于手指末梢的疼痛,包括卡压性疼痛。

6.并发症

血肿形成和神经损伤,因此,阻滞时尽量应用细阻滞针,避免反复穿刺。

二、腰、骶、臀部神经阻滞

（一）股外侧皮神经阻滞

1.解剖学要点

股外侧皮神经由 $L_{2~3}$ 神经前支后部分的纯感觉纤维组成。在髂前上棘的下方分为前支和后支,自腹股沟韧带下方经肌裂孔穿出,前支分布到腹股沟韧带下方 10 cm 处大腿皮下组织。股外侧皮神经的走行与分布范围见图 14-18。

2.阻滞用具

（1）24G,长 3.2 cm 和25G,长 2.5 cm,以及 27G,长 1.9 cm 的注射针头,5 mL 注射器。

（2）局部麻醉药 0.5%～1%利多卡因,水溶性类固醇。

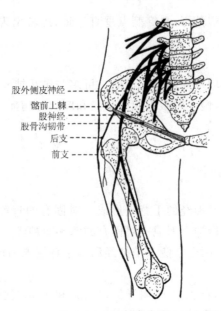

股外侧皮神经 ----
髂前上棘 ----
股神经 ----
股骨沟韧带 ----
后支 ----
前支 ----

图 14-18　股外侧皮神经的走行与分布范围

3.阻滞方法

(1)患者仰卧位。

(2)穿刺点:首先确认髂前上棘和腹股沟韧带,自髂前上棘前端向内 2.5～3.0 cm、腹股沟韧带下方为穿刺点,此部位也是压痛最明显的部位。

(3)阻滞方法:局部皮肤常规消毒,自穿刺点垂直进针,穿过大腿阔筋膜时有突破感。此时,患者可出现放射痛。如果没有放射痛,也不必特意寻找放射痛,浸润阻滞效果也非常好。

(4)注入局部麻醉药:在大腿阔筋膜下,注入 1～2 mL 局部麻醉药,然后边拔针边注射,在大腿阔筋膜上面也注射 1～2 mL 局部麻醉药。

4.适应证

适用于腹股沟和大腿外侧部位的疼痛诊断和治疗,包括手术后疼痛、髋关节手术后疼痛,外伤性瘢痕疼痛、带状疱疹及带状疱疹后神经痛、大腿阔筋膜疼痛性萎缩、高位椎间盘突出及椎间关节病引起的神经反射性疼痛等。

5.并发症

较少见,可出现药物误入血管、神经损伤等并发症,尤其是反复穿刺、且穿刺针过粗时发生。

(二)闭孔神经阻滞

1.解剖学要点

闭孔神经包括小部分的感觉神经纤维和大部分的运动纤维,由 $L_{1\sim3}$ 神经和 L_4 神经的一部分组成。闭孔神经走行与分布范围见图 14-19。

2.阻滞用具

(1)22G,长 8～10 cm 和 23G,长 6 cm 阻滞针头,10 mL 注射器。

(2)局部麻醉药 1% 利多卡因。

(3)如果进行神经刺激治疗,需要配备相应治疗仪。

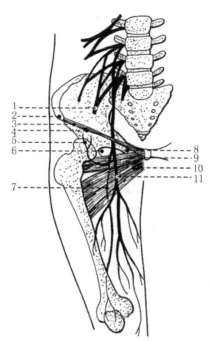

1.股神经;2.髂前上棘;3.腹股沟韧带;4.闭孔神经;5.关节支;6.闭孔管;7.闭孔神经后支;8.耻骨上支;9.闭孔外肌;10.内旋短肌;11.闭孔神经前支

图 14-19 闭孔神经的走行与分布范围

3.阻滞方法

分为两种方法。第一种方法系在大腿动静脉内侧向头端注入局部麻醉药 20～30 mL,局部麻醉药沿着大腿神经鞘扩散,并阻滞腰神经丛,达到阻滞闭孔神经的目的。第二种方法系在闭孔管处进行阻滞的方法,是常用的方法。

(1)患者仰卧位,阻滞侧的下肢轻度外旋。

(2)穿刺点:如果自闭孔管向中枢侧阻滞,穿刺点在耻骨棘下方 1～2 cm 处。如果自闭孔管向末梢方向阻滞,则穿刺点为压痛最明显的部位。

(3)阻滞方法:局部皮肤常规消毒,自穿刺点垂直进针,边进针,边浸润阻滞耻骨下支。然后,拔针至皮下,再向外、后上方穿刺,与耻骨上支平行,通过耻骨下支的外侧缘,进入闭孔。自此,再进针 2 cm,一般距离皮肤约 6 cm。患者可出现放射痛,固定阻滞针。

(4)注入药物:充分回吸无血后,注入局部麻醉药 10 mL。

4.适应证

主要适应于大腿内侧疼痛的诊断与治疗,包括髋关节疼痛和脑麻痹引起的肌肉挛缩。

5.并发症

主要是局部麻醉药中毒或误入血管,应当控制局部麻醉药总量,注药前充分回吸。

(三)腰大肌间沟阻滞

腰大肌间沟阻滞是治疗一侧腰和下肢疼痛的方法,可以依据临床经验进行阻滞,在 X 线透视下阻滞操作更容易和更准确。

1.解剖学要点

下肢主要由腰神经丛和骶神经丛的分支所支配。腰大肌间沟前面是腰大肌及其筋膜,内侧为腰椎,后面由腰椎横突、韧带及腰方肌所构成。在此肌间沟内有股外侧皮神经、股神经、阴部股神经、闭孔神经和腰骶神经干通过。

2.阻滞用具

(1)23G,长 6 cm 和 22G,长 7～10 cm 阻滞针,5 mL 和 10 mL 注射器数支。

(2)连续阻滞时,可选用硬膜外穿刺针和导管。

(3)阻滞药物:0.5%～1.0%利多卡因,地塞米松或泼尼松龙。

3.阻滞方法

(1)穿刺体位:可采用腹卧位或健侧卧位。腹卧位时,腹下垫一枕头,使解剖标记棘突更为突出,便于确认。侧卧位时,阻滞侧在上,轻度屈膝。

(2)穿刺点:自 $L_{3,4,5}$ 棘突旁开 5 cm 为穿刺点,可以选择任意一点穿刺。

(3)盲目穿刺:局部皮肤常规消毒,自穿刺点垂直进针,直达横突的上缘,然后将针尖向头侧移动进针,到达腰大肌间沟后,有突破感,注入生理盐水时阻力也明显减少或消失。此部位即为腰大肌间沟。一般来说,从皮肤到腰大肌间沟的平均深度男性为 6 cm,女性 5 cm。

(4)X 线下穿刺:穿刺方法与盲目穿刺基本相同,穿刺针针尖到达腰大肌间沟后,注入 2 mL 造影剂,以显示腰大肌间沟和观察造影剂的扩散情况。

(5)应用连续阻滞方法,可向头侧置管保留。

(6)阻滞药物:门诊患者常用 0.5%～1.0%利多卡因 5～10 mL。住院患者可以应用 1%～2%利多卡因 7～10 mL。注药后,嘱咐患者患侧在上,静卧 20 分钟,然后再俯卧。阻滞后,嘱咐患者安静休息至少2小时,证实行走稳健后,方可离开。

4.适应证

(1)同侧髋关节疼痛。

(2)同侧腹股沟部位疼痛。

(3)同侧大腿疼痛。

(4)腰椎间盘突出和变形性椎关节强硬所致的一侧腰下肢疼痛。

(5)腰神经范围的带状疱疹。

(6)腰交感神经节阻滞后的神经炎。

(7)其他:有出血倾向、硬膜外脓肿等感染的患者也可应用此阻滞方法。

5.并发症

药物注入血管;误入硬膜外腔或蛛网膜下腔;误入腹腔;损伤脊神经;穿刺部位血肿;穿刺部位感染;安静休息时间短,下肢无力出现意外。

6.注意事项

确切的腰大肌间沟阻滞对循环和呼吸几无影响,但是,阻滞后注意让患者充分的休息。同时密切观察有无并发症。

(四)髂腹股沟神经和髂腹下神经阻滞

1.解剖学要点

髂腹股沟神经和髂腹下神经源自 L_1 脊神经前支,部分来自 T_{12} 神经根,这些神经沿腹壁向髂嵴走行,并穿过腹横肌。髂腹下神经比髂腹股沟神经略靠近头侧,发出皮支支配下腹壁和腹股沟处皮肤,髂腹股沟神经还进入腹股沟管。

2.阻滞方法

可在髂前上棘处阻滞髂腹股沟神经和髂腹下神经。仰卧位,髂前上棘与脐连线,在髂前上棘内侧3 cm处做标记,此标记下面是髂腹下神经走行;在上述标记的尾侧 3 cm 处,为髂腹股沟神经走行。局部皮肤常规消毒,自穿刺点垂直进针,局部麻醉药 5～10 mL 扇形阻滞。

3.适应证

主要适用于腹股沟区域疼痛诊断和治疗。

(五)生殖股神经阻滞

1.解剖学要点

生殖股神经源自 $L_{1～2}$ 脊神经前支,通过腰大肌分为两个终末支,股支支配大腿内侧的小片区域,生殖支支配男性阴囊上部皮肤或女性阴唇附近皮肤。

2.阻滞方法

仰卧位,局部皮肤常规消毒,在耻骨结节外侧皮肤进针,经过腹股沟韧带注入局部麻醉药 5 mL。生殖股神经生殖支离开腹股沟管时,可在精索周围浸润阻滞该神经。

3.适应证

腹股沟区域和会阴区域的疼痛诊断与治疗。

三、下肢神经阻滞

(一)胫神经阻滞

1.解剖学要点

胫神经 $L_{4～5}$ 神经和 $S_{2～3}$ 神经组成,在大腿的下 1/3 处分出腓总神经。胫神经主干继续下行至踝关节,末梢支分布到外侧足底。胫神经的走行与分布范围见图 14-20。

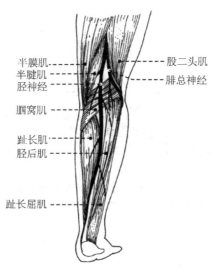

半膜肌
半腱肌
胫神经
腘窝肌
趾长肌
胫后肌
趾长屈肌

股二头肌
腓总神经

图 14-20 胫神经的走行与分布范围

2.阻滞用具

(1)27G,长 1.9 cm 和 25G,长 2.5 cm 注射针,5 mL 注射器。

(2)局部麻醉药 0.5%～1%利多卡因,水溶性类固醇。

3.大腿下 1/3 部位阻滞

(1)患者俯卧位,下肢伸直。

(2)穿刺点:大腿后面中 1/3 的中央,半腱肌外侧缘与股二头肌缘形成夹角的平分线处,此处的压痛也最明显。

(3)阻滞方法:局部皮肤常规消毒,自穿刺点垂直进针,穿过深部筋膜后,患者可出现小腿后面、足底部位放射痛。

(4)获得放射痛后,可注入局部麻醉药 2～5 mL。如果没有放射痛,可行扇形浸润阻滞。

4.腘窝部位阻滞

(1)俯卧位,下肢伸直。

(2)穿刺点:首先触摸腘动脉,该动脉外侧为穿刺点,也是压痛最明显的部位。

(3)阻滞方法:自穿刺点垂直进针,1.5～2.0 cm 深度,患者可出现放射痛,固定阻滞针。

(4)充分回吸无血后,注入局部麻醉药 2～5 mL。如果没有放射痛,可行扇形浸润阻滞。

5.适应证

主要适用于小腿后面及大腿下 1/3 与腘窝部位胫神经分布区域的疼痛治疗,包括末梢血循环障碍、反射性交感神经营养不良、变形性膝关节病等。

6.并发症

可发生神经损伤和误伤血管,引起出血和血肿。

(二)胫后神经阻滞

1.解剖学要点

胫后神经系胫神经本干的延续,与胫后动脉一起通过内踝后方的踇长屈肌肌腱,上有屈肌覆盖,此部位也称足根管。胫后神经继续向下至内踝部位,转向足底,末梢支分布于足底。胫后神经的走行与分布范围见图 14-21。

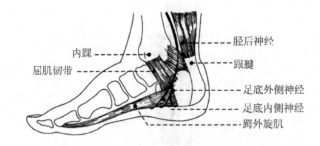

图 14-21　胫后神经的走行与分布范围

2.阻滞用具

(1)25G,长 2.5 cm 和 27G,长 1.9 cm 阻滞针,5 mL 注射器。

(2)局部麻醉药 1%利多卡因,水溶性类固醇。

3.足根管部位阻滞

(1)患者俯卧位或仰卧位。

(2)穿刺点在内踝上方 1 cm 处为穿刺点。

(3)阻滞方法:局部皮肤常规消毒,在胫后动脉的外侧进针,穿过筋膜时,有突破感,继续进针,患者可出血放射痛,固定阻滞针。

（4）回吸无血后,注入局部麻醉药 3～5 mL。如果没有放射痛,可在足根管部位行浸润阻滞。

4.小腿后面下部阻滞

（1）患者俯卧位。

（2）穿刺点在 akilis 腱前方。

（3）阻滞方法:自穿刺点进针,2～3 cm 深度,患者可出现放射痛,固定阻滞针。

（4）注入药物:回吸无血后,注入局部麻醉药 5 mL。如果无放射痛,可行浸润阻滞。

5.适应证

主要适用于足根管为中心的疼痛和足底疼痛,包括足根管综合征、痛风、外伤性疼痛、足底骨刺、变形性踝关节病、溃疡等。

6.并发症

穿刺部位靠近胫后动脉,可能误穿此动脉。反复穿刺也可损伤神经。

（三）腓总神经阻滞

1.解剖学要点

腓总神经由 $L_{4～5}$ 腰神经和 $S_{1～2}$ 神经组成。腓总神经出股二头肌内侧缘向腘窝外侧缘斜行,由腓骨头处穿出,并环绕腓骨头,然后再向下分为腓深神经和腓浅神经,末梢支分布到足背及脚趾背面。腓总神经的走行与分布范围见图 14-22。

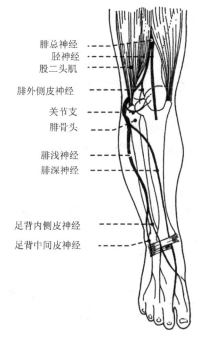

图 14-22　腓总神经的走行与分布范围

2.阻滞用具

（1）27G,长 1.9 cm 和 25G,长 2.5 cm 注射针,5 mL 注射器。

（2）局部麻醉药 0.5％利多卡因,水溶性类固醇。

3.腘窝部位阻滞

（1）患者俯卧位,下肢伸直。

(2)穿刺点:自腘窝折线向头侧 3 cm,与大腿股二头肌肌腱内侧缘交点处为穿刺点,也是压痛最明显的点。

(3)阻滞方法:局部皮肤常规消毒,自穿刺点进针,沿股二头肌内侧缘垂直穿刺,患者可出血小腿前外侧、足背外侧部位的放射痛,固定阻滞针。

(4)回吸无血后,注入局部麻醉药 2~5 mL。如果没有放射痛,可进行扇形浸润阻滞。

4.腓骨头部位阻滞

(1)患者俯卧位。

(2)穿刺点:首先确认腓骨头与腓骨茎,腓总神经在两者之间的皮下走行。触摸和压迫腓总神经可引发疼痛。

(3)阻滞方法:局部皮肤常规消毒,用手指固定腓总神经,阻滞针向腓骨方向穿刺进针,接近腓骨头部位时,患者可出血放射痛。

(4)回吸无血后,注入局部麻醉药 2~5 mL。如没有放射痛,可做腓骨附近行扇形浸润阻滞。

5.适应证

主要适用于腓总神经分布区域疼痛的诊断和治疗,包括手术后疼痛、变形性膝关节病、下肢末梢血循环障碍、椎间盘突出引起的小腿疼痛等。

6.并发症

可发生神经损伤或误伤血管。

(四)腓深神经和腓浅神经阻滞

1.解剖学要点

腓深神经系腓总神经在腓骨与腓骨长肌之间的分支,沿胫骨的前面下行,在小腿的上 1/3 处与胫骨前动脉伴行至踝关节,在踝关节与足背动脉伴行,然后分支到足背和脚趾。

2.阻滞用具

(1)25G,长 2.5 cm 和 27G,长 1.9 cm 阻滞针,5 mL 注射器。

(2)局部麻醉药 1%利多卡因,水溶性类固醇。

3.腓深神经阻滞

(1)患者仰卧位,膝关节轻度屈曲。

(2)穿刺点:首先确认足背动脉和踇长伸肌腱。在胫骨前肌外侧缘与踇长伸肌腱内侧缘之间寻找压痛点,此点也是穿刺点。

(3)阻滞方法:局部皮肤常规消毒,自穿刺点垂直进针,朝向胫骨方向,进针过程中可出现第 1、2 脚趾尖的放射痛。

(4)注入药物:在上述部位注入局部麻醉药 2~5 mL。如果没有放射痛,可再向外侧穿刺,触及胫骨后,拔针 0.2 cm,扇形注入局部麻醉药 3~5 mL。

4.腓浅神经阻滞

腓浅神经阻滞依据阻滞部位不同分为小腿前面 1/3 部位阻滞、内侧足背皮神经阻滞、中间足背皮神经阻滞、踝关节部位阻滞、小腿前面 1/3 部位阻滞。

(1)穿刺点:自踝关节向上 10 cm 触及胫骨前缘,再触及腓骨的外侧缘,两者中间的压痛点即为穿刺点。

(2)阻滞方法:局部皮肤常规消毒,自穿刺点进针,穿刺针在腓骨的前缘朝向到足部的肌肉群的筋膜穿刺,在此注入局部麻醉药 2~5 mL。

5.足背内侧皮神经阻滞

(1)穿刺点在第2、3脚趾之间向踝关节方向划延长线,自踝关节横纹向上8 cm 处的压痛点,即为穿刺点。此点也是足背皮神经自筋膜穿出的部位。

(2)阻滞方法:局部皮肤常规消毒,自穿刺点进针,在皮下注入局部麻醉药2~5 mL。

6.足背中间皮神经阻滞

(1)穿刺点在第4、5脚趾向小腿作延长线,自腓骨外髁向上6 cm 处的压痛部位即为穿刺点。此点也是该神经穿出筋膜至皮下的部位。

(2)阻滞方法:自穿刺点进针,在皮下注入局部麻醉药 2~5 mL。

7.踝关节部位阻滞

系在踝关节部位阻滞内侧和中间足背皮神经。

(1)穿刺点:第2、3脚趾向小腿方向的延长线至踝关节处,和第4、5脚趾向小腿延长线至踝关节处为穿刺点。

(2)阻滞方法:自穿刺点进针,在皮下分别注入局部麻醉药 2~5 mL。

8.腓腹神经阻滞

腓腹神经阻滞分为小腿中央部位阻滞和足背外侧皮神经阻滞。

(1)小腿中央部位阻滞:①患者俯卧位。②穿刺点在小腿中央稍微向下,压痛点即为穿刺点。③阻滞方法:局部皮肤常规消毒,自穿刺点进针,在皮下注入局部麻醉药 2~5 mL。

(2)足背外侧皮神经阻滞:①患者仰卧位,下肢屈曲、内旋。②穿刺点在腓骨外髁与 aklis 腱之间的外上髁后沟中央处,压痛点即为穿刺点。③阻滞方法:局部皮肤常规消毒,自穿刺点进针,至皮下可出现放射痛。④在放射痛部位注入局部麻醉药 2~5 mL。如果没有放射痛,可行浸润阻滞。

9.适应证

主要适用于踝关节的足背部,以及外侧部位腓深和腓浅神经分布范围内的疼痛治疗,包括外伤后疼痛、手术后疼痛等。

10.并发症

可出现血肿和出血,有时也可引起神经损伤。

(五)脚趾阻滞

1.解剖学要点

脚趾的背面主要由腓浅和腓深神经形成足背趾神经。脚底面,由胫神经的各足底支组成足底趾神经。

2.阻滞用具

与手指阻滞相同。

3.阻滞方法

(1)仰卧位或坐位。

(2)穿刺点在掌趾关节向末梢约1 cm,脚趾两侧处为穿刺点。

(3)阻滞方法与手指的根部阻滞相同。

4.适应证

主要适用于脚趾末梢的各种疼痛治疗。

5.并发症

主要有形成血肿和神经损伤,应当应用细阻滞针,并避免反复穿刺。

（刘泽民）

第十五章

慢性非癌痛的治疗

第一节 颈椎病的疼痛治疗

颈椎病的定义为颈椎间盘退变性改变及其继发病理改变累及其周围组织结构,如神经根、脊髓、椎动脉、交感神经等,出现相应的临床表现者称之为颈椎病。它是一种常见病和多发病,严重地影响了患者的身体健康和生活质量。流行病学调查显示,40~50岁的成年人颈椎病发病率为50%,60岁以上人群中发病率为25%,近年临床观察颈椎病有年轻化的趋势。

一、病因

颈椎病的发生与多种因素有关,目前发现与颈椎病发病有关的因素有退变、创伤、劳损、颈椎发育性椎管狭窄、炎症、受寒及先天性畸形等,现将以上因素分别加以讨论。

(一)颈椎的退行性改变

颈椎退行性改变是颈椎病发病的主要原因,从椎间盘退变开始演变出一系列病理解剖和病理生理改变。椎间盘发生退变之后,椎间隙逐渐变窄,椎周软组织相对松弛。在一定诱因作用下,发生椎体滑移、椎间关节错位、骨赘形成、椎间孔狭窄,从而对神经根、椎间血管、交感神经或脊髓造成压迫和刺激而致病。

(二)发育性颈椎管狭窄

颈椎病与颈椎椎管狭窄症二者实质上是一对孪生兄弟。临床上大量材料表明,颈椎椎管的矢状径对颈椎病的发生与发展、诊断与治疗及预后的判定均有十分密切的关系。

常见的头部外伤,包括在高速公路行驶中的急刹车,对于一个大椎管的人来说影响不大,即使发病症状大多也很轻。但同样的外力对于一个小椎管的人来说,不仅可以引起颈椎软组织受损,更容易使椎管内的脊髓神经受到挤压,甚至引起完全性瘫痪,此类不幸事情并非鲜见。

(三)慢性劳损

慢性劳损是指超过正常生理活动范围最大限度或局部所能耐受时值的各种超限活动。能引起颈部软组织慢性劳损的常见原因有长期不当的工作姿势,不良的睡眠体位,不适当的体育锻炼等。

(四)头颈部外伤

全身各种外伤对颈椎均有影响,但头颈部的直接外伤对颈椎影响最大。严重的损伤甚至引起四肢瘫痪,可分急性椎间盘脱出、突出、前后纵韧带损伤、椎节不稳等。

(五)颈椎先天性畸形

与颈椎病发病相关性较大的畸形有:①先天性椎体融合、寰椎枕骨化;②颅底凹陷症;③棘突畸形;④颈肋与第七颈椎横突肥大;⑤第二颈椎齿状突发育畸形。

(六)咽喉部炎症

过去没有重视咽喉部炎症与颈椎病的关系,近年发现当咽喉部及颈部有急、慢性感染时,可诱发颈椎病症状出现,或使病情加重,尤其对上位颈椎影响较大,儿童自发性 C_2 椎脱位,都与咽喉部炎症有关。炎症通过淋巴系统的扩散,造成颈椎局部特别是咽喉后方的 C_2 椎处肌张力降低,并引起韧带松弛和椎节内外平衡失调,从而破坏了局部的完整性和稳定性。

(七)局部受寒

当脊柱退变及失稳后,由于局部受寒,肌肉收缩不协调,易诱发致病。

综上所述,颈椎病主要源于椎间盘的退变,但是否发病还取决于椎管是否狭窄。而其后的发病过程主要取决于各种致病因素的演变。如头颈部长期不良姿势、局部受寒和慢性劳损及反复发作的咽喉炎,则可以诱发一系列症状的出现。

二、发病机制

颈椎病的发病机制很复杂,是一个连续的过程,根据临床表现和病理过程,可将其分为三期。

(一)椎间盘变性期

早期病理改变的实质是髓核及其周边组织的失水、变性、移位、突出或脱出,其主要病理特点是椎间盘变性与椎节的松动和失稳。纤维环变性所造成的椎节不稳是引起与加速髓核退变的主要因素。与此同时相应颈椎节段的各主要韧带,如前纵韧带和后纵韧带等也随之发生退行性改变,以致整个椎体间关节处于松动状态。在此种不稳定状态下,出现椎间盘应力分布不均,而促进了椎间盘的变性和损伤,髓核的变性可产生大量的炎性介质,纤维环发生撕裂和裂隙形成,进而产生炎症肉芽带。在前纵韧带强大而后纵韧带薄弱的前提下,椎间盘的退变达到一定的阈值,髓核最易突向后方形成髓核突出,一旦突出的髓核穿过破裂的后纵韧带,使髓核组织进入椎管内,则形成髓核脱出。无论是髓核突出或脱出,首先是刺激分布于纤维环后缘的脊神经脊膜支,进而引起脊神经根的刺激或压迫,严重时也可出现脊髓压迫。受累的程度和临床表现,取决于髓核突出的方位和大小及有无椎管狭窄。椎节的松动和失稳,髓核突出或脱出均可使韧带和骨膜撕裂而形成韧带-椎间盘间隙及局部的创伤性反应(包括血肿形成)。从而构成向下一期病理变化发展的基础。此期病变的促发因素是进一步造成椎间盘变性与椎体不稳的各种原因,如慢性劳损、外伤及炎症反复发作等。先天发育性椎管狭窄程度与是否发病及发病程度呈正相关性。

(二)骨赘形成期

此期是椎间盘变性期的延续,实质上可以将其视为突(脱)出的髓核及骨膜下血肿骨化、形成骨赘(骨刺),并将其持续化的阶段。骨赘来源于韧带-椎间盘间隙血肿的机化、骨化或钙化。

突向椎管内的骨刺是否引起症状,正如髓核突出一样,是由椎管有无狭窄等多种因素决定的。侧方的骨刺主要刺激神经根袖出现根性症状,而引起椎动脉受压者则相对少见。突向后方的骨刺除了对脊神经脊膜支刺激引起颈部症状外,主要是对脊髓本身及其伴行血管造成威胁,而对于一个椎管宽大者,即便是较大的骨刺,只要其长度未超过椎管内有效间隙的临界点,一般不易发病。当骨刺突向前方,由于食管后间隙较宽难以引起症状,只有当其十分巨大,或是食管本身有炎症的情况下,才会造成食道痉挛或机械性阻塞。

骨赘形成期的病理变化是椎间盘退变到一定程度的必然结果,表明颈椎的退变已到了难以逆转的阶段。出现此期临床表现的患者必须尽早采取措施,干预病变的继续发展,并给予积极治疗以改善症状,恢复颈椎局部力学功能并建立新的平衡关系。但是通过治疗仍不能彻底改变患节退变所造成的所有病理改变,有时临床效果并不乐观,有待于今后深入研究予以解决。

(三)周围重要组织的继发性改变

在前两种病理改变基础上对周围组织所引起的继发性改变,常是产生临床表现的重要因素,临床诊疗中必须高度重视这些病理改变及其临床特点。

1.脊神经根

由于椎体后缘骨刺或椎节不稳或突(脱)出之髓核等直接对神经根的刺激或压迫,早期表现神经根炎的症状,晚期可继发粘连性蛛网膜炎。

2.脊髓

除了突出的髓核和骨赘直接对其形成压迫外,加之椎体不稳,尤其伴有椎管狭窄和黄韧带肥厚时,所造成的嵌压更易引起脊髓的病理改变。脊髓病理改变的程度取决于压力的强度和持续时间,更取决于脊髓的供血。

3.椎动脉

此型脑部症状多于四肢的症状,多表现为颅内供血减少引发的一系列症状,严重者可发生猝倒,这是由于椎体交叉处骤然缺血所致。症状的出现与颈椎活动有密切关系,而且临床症状变化多样,所以此型也是颈椎病中病理变化最复杂的一个类型,临床鉴别诊断常需除外脑血管病变。

三、解剖特点

(一)颈椎间盘

第一颈椎与第二颈椎之间为关节,无椎间盘。从第二颈椎到第一胸椎,共有六个椎间盘,纤维环前部厚,后部较薄。其上下纤维均由软骨细胞与软骨板相连接,组成一个封闭的球样体,不论外力从上下来,还是从左右来,它的体积均不变,压力平均地分配到各个方面,它的营养来自渗透过软骨板及纤维环的淋巴液,它无神经及血管,故一经损害就无修复能力。

(二)颈椎关节突关节

颈椎关节突关节与胸腰椎不一样,其上关节面朝上而偏向后方,枢椎上关节面近于水平,而下部颈椎上关节面逐渐加大其倾斜度,到第七颈椎则与水平面呈 45°。因此,下部颈椎关节突承担压力较上部的小,发生骨关节炎改变也较少。关节突关节构成椎间孔的后壁,其前方与椎动脉相毗邻。

(三)颈椎钩椎关节

颈椎钩椎关节又称 luschka 关节。从第二颈椎起在椎体两侧稍后有嵴状突起,称钩突,与相邻椎体下面侧方的斜坡构成关节,称钩椎关节。钩突并非来自椎体,而是由椎弓的骨化中心所形成,再与椎体融合。钩突互相对着的两面有软骨,劳损后钩突关节周围可发生骨刺,此关节构成椎间孔的前壁,而其侧方与椎动脉相毗邻,故椎间盘突出加上钩椎关节增生可挤压神经根或椎动脉而产生相应的临床症状。

(四)颈椎椎管

颈椎椎管的长度是可变的,颈椎前屈时,椎管拉长,前缘可达 1.5 cm,后缘可拉长达 5 cm,其内的脊髓也随之拉长变细而紧张。颈椎后伸时，椎管变短，脊髓如手风琴样折叠而变粗，当颈椎椎管呈先天性狭窄或椎管内有后纵韧带骨化时，尤其在 $C_{5、6}$ 颈膨大处，脊髓更容易受到挤压。

(五)颈脊髓

因椎体束排列的特殊性，下肢先受损害而出现感觉及运动障碍，病程长了，逐渐发展到上肢功能障碍。

(六)颈脊神经根

颈脊神经根的感觉根较运动根为大，位于椎间孔的上半占据较大空间，而运动根在感觉根的前下方，位于椎间孔的下半，不同部位的唇样骨质增生引起的症状常不同，如上一椎体后下缘增生，感觉根最先受累，如下一椎体的上缘增生，则运动根受累，但相邻椎体的后缘常同时增生。因此，感觉根及运动根可同时累及。运动根对缺血更为敏感，遭受压迫时，更易引起症状，$C_{5\sim6}$、$C_{6\sim7}$ 最易累及。神经根可有充血水肿，也可以出现萎缩。在硬膜囊内尚可出现扭曲，引起神经根型颈椎病的致病解剖因素有：①椎间孔狭窄；②椎间盘向后外方突出；③钩突增生；④上关节突增生，向前倾斜。

(七)颈部动脉

颈部动脉为锁骨下动脉的最大分支，于前斜角肌和颈长肌之间上行，一般经上位六个颈椎横突孔，至寰椎侧块上关节面后方转向后内，通过椎动脉沟，穿过寰枕后膜和硬脊膜，经枕骨大孔入颅腔，于脑桥下端左右两侧的椎动脉汇合成一条基底动脉而形成 willis 环。根据椎动脉解剖位置及走行，可把它分为四段：①颈部椎动脉；②椎骨部椎动脉；③枕部椎动脉；④颅内部椎动脉。其中，枕部椎动脉在临床发病最多，椎骨部次之，而颈部椎动脉及颅内椎动脉最少。

四、临床表现与分型

(一)颈型

临床上反复发作的落枕，绝大多数属颈型颈椎病，或为其他型颈椎病的前驱表现。

1.临床特点

(1)患者以青壮年居多。

(2)常见于长时间低头工作或学习后出现症状，或次日起床颈部不能转动，颈椎活动明显受限。

(3)以颈部的酸胀疼痛不适感为主，伴有颈部弹响。

(4)体征：颈部活动受限，棘突间及棘突旁可有压痛。

(5)影像学检查：颈椎曲度变直和颈椎曲度反弓，颈椎侧弯及 C_2 旋转错位为主，动力性侧位片上，患病椎体松动，表现为轻度梯形变或屈伸活动度较大。

2.诊断依据

(1)颈肩部及枕部疼痛并伴有相应节段的压痛点。

(2)X 线片上显示颈椎曲度变直或反弓，颈椎侧弯与棘突移位，椎体不稳与松动。

(3)除外颈部扭伤、肩周炎、风湿性颈椎病、肌筋膜炎等。

3.治疗原则

(1)非手术治疗：如口服抗炎止痛药、牵引、理疗、按摩、中药外敷。如果颈部肌肉僵硬劳损严重，可考虑针刀松解治疗。C_2 颈椎旋转移位，要手法复位。但要注意安全，避免并发症的发生。

(2)避免诱发因素：避免长时间屈颈及各种不良姿势、头部外伤，劳损及寒冷刺激。经保守治疗1个疗程,症状很快缓解,但要避免各种诱发因素,防止病情反复发作,发展到下一个阶段。

(二)神经根型

神经根型在临床较多见,主要表现与神经根分布区相一致的感觉运动障碍,及反射异常。

1.临床特点

(1)颈部症状:颈部疼痛主要是髓核突出,或由于局部脊神经脊膜支直接遭受刺激而引起,椎旁肌肉压痛,棘突或棘间隙压痛,在急性期叩击痛明显。

(2)根性痛:疼痛范围与受累椎节的脊神经分布区相一致,不仅有颈肩背疼痛,还有明显的沿颈神经根走行的上肢烧灼样、刀割样的疼痛或麻木,其中以手指麻木、指尖过敏及皮肤感觉减退等多见。

(3)根性肌力和感觉障碍:由于脊神经前后根在硬膜囊内呈前后排列,所以以前根先受压者为明显,早期肌张力增高,但很快减弱出现肌萎缩,表现手部大小鱼际肌及骨间肌萎缩。当后根也受累时,则可出现该神经根分布区的感觉障碍,当颈神经根受到刺激时,痛觉常过敏,当压迫较重或时间较长时,则表现为痛觉减退。

(4)腱反射异常:即该脊神经根所参与的反射弧出现异常,早期呈现活跃,而中后期则减退或消失,检查时应与对侧相比较。单纯根性受累不应有病理反射,如伴有病理反射则表明脊髓同时受累。

(5)特殊检查:臂丛牵拉试验和椎间孔压缩试验阳性者多见髓核突出、髓核脱出及椎节不稳为主的病例,而因钩椎增生所致者大多较轻。

(6)影像学检查:病因不同X线所见也各异,一般表现椎节不稳,生理曲度消失或反弓,椎间隙变窄,前后缘骨刺形成,椎间孔狭窄及钩椎增生等现象中的一种或数种。CT可见椎间盘突出或脱出压迫神经根,或突出物钙化导致椎间孔狭窄。MRI可显示椎间盘变性,髓核后突,压迫神经根及硬膜囊。

2.诊断依据

(1)与病变节段相一致的根性症状和体征。

(2)压颈试验与上肢牵拉试验多为阳性。

(3)影像学与临床表现一致。

(4)除外颈椎骨骼实质性病变(结核、肿瘤等)及颈椎外病变(胸廓出口综合征,网球肘,腕管综合征,肩周炎)。

3.定位诊断

(1)$C_{2\sim3}$节段病变:表现头部以上的症状。

(2)$C_{3\sim4}$节段病变:皮节分布在颈肩部。

(3)$C_{4\sim5}$节段病变:皮节分布在三角肌。

(4)$C_{5\sim6}$节段病变:皮节分布在上肢外侧和前臂桡侧,以肱二头肌受累明显,肱二头肌反射障碍。

(5)$C_{6\sim7}$节段病变:皮节分布在上臂内侧、食指和中指,肱三头肌受累明显。

(6)$C_7\sim T_1$节段病变:受累的肌肉分布特点是集中在手和前臂内侧,即尺侧和前胸,肱二、三头肌反射都不明显。

4.治疗原则

(1)非手术疗法(保守治疗):在医师指导下可用抗炎镇痛药,肌松类药物,神经营养药及脱水药等,颈椎牵引加制动有明显的疗效,手法按摩在急性期过后有一定的疗效,但应轻柔,切忌操作粗暴而引起意外。

(2)微创介入治疗:根据突出物的形态、突出物的大小可选择臭氧溶核术、激光消融术、射频热凝术、等离子髓核成形术及胶原酶盘外溶解术等。

(3)手术治疗:经过以上治疗无效,临床表现、影像学所见及神经学定位体征改善不明显者,可以考虑外科手术。

5.愈后评估

单纯因椎间盘突出或脱出导致的根性症状,通过脱水、制动、牵引、营养神经,急性期症状很快得到改善,症状再次复发时可考虑微创介入治疗。此期疗效最好,如能避免诱发因素可有满意的疗效。

因钩椎关节增生、上关节突增生使椎间孔狭窄、突出物钙化伴有椎间孔狭窄者,如发病早期通过保守治疗,症状能得到改善,如病程长,反复发作,根管处已形成粘连,疗效多不满意,一部分患者需要手术治疗。

(三)椎动脉型颈椎病

1.发病机制

研究表明,本型颈椎病是多种因素引起的,其发病机制分述如下。

(1)动力因素(颈椎不稳):寰枢椎半脱位与寰枢关节紊乱是上颈椎不稳的主要因素。由于退变,椎体不稳,轻微外力,即会引起 $C_{1\sim2}$ 旋转错位,导致两侧上下横突孔错位,刺激压迫椎动脉,并引起痉挛,出现椎动脉供血不足。临床常见的颈源性眩晕,多见于 $C_{1\sim2}$ 旋转错位引起。颈椎中下段不稳,导致椎动脉第二段受到不稳定椎节的刺激,激惹了交感神经引起了椎-基底动脉缺血。

(2)机械压迫因素。①钩椎关节增生:椎动脉的第二段在横突孔内走行,其内侧是钩椎关节,该关节发生增生退变时,向外侧可直接压迫椎动脉,C_5 横突孔距离椎体较近,故此处有增生极易压迫椎动脉,这与 $C_{5\sim6}$ 活动多有关。②$C_{3\sim4}$ 突出或髓核脱出:当椎间盘突出物突破后纵韧带进入椎管时,则可达到椎间孔处,压迫神经根的同时也压迫了椎动脉。③上关节突的增生:该关节单纯向前移位,使椎间孔缩小,椎动脉受压,其特点为头后仰症状加重,多伴有神经根受压的表现。

(3)退变因素:椎间盘发生退变,颈椎的高度下降,椎间隙狭窄,椎动脉相对延长,随着年龄的增加,动脉弹性发生变性,因此形成椎动脉的长度超过颈椎的长度,使椎动脉扭曲狭窄,甚至出现血流中断。

(4)血管因素。①动脉硬化:全身动脉发生不同程度的血管硬化时,如果椎动脉血管壁上有斑块形成,导致椎动脉狭窄可引起椎-基底动脉供血不足。②血管的变异:发育性椎动脉两侧不对称,加上动脉硬化,对侧失代偿,可引起椎-基底动脉流速下降。

(5)发育因素:寰椎枕骨化、椎动脉沟环、短颈畸形、齿状突缺如等先天发育畸形,使寰枢椎代偿活动加大,积累性劳损使寰枢椎之间的韧带和关节囊松弛,从而发生局部不稳,在轻微的外力作用下,即可引起椎-基底动脉流速下降。

(6)软组织因素:临床多见,颈肩背的急慢性损伤,局部组织肌筋膜发生瘢痕粘连,气候的改变及精神紧张的刺激,使局部组织痉挛收缩,反射性激惹了交感神经引起血管痉挛。临床观察寰枕筋膜挛缩的患者,并没有直接压迫椎动脉,而是由于软组织的痉挛收缩刺激了交感神经,引起了椎-基底动脉流速下降。

（7）咽喉部及中耳炎症：咽喉部及中耳的炎症通过淋巴系统的扩散，出现上颈段小关节周围的炎症。关节囊肿胀充血渗出等炎症反应，使该处肌力下降，继之出现关节囊松动不稳，刺激椎动脉引起痉挛。

2.临床特点

（1）椎-基底动脉供血不足引起的症状。①偏侧头痛：占70%，以颞、枕部为重，呈跳痛。②眩晕：头颅旋转引发眩晕是颈椎病的特点，正常情况下，当头转向一侧时，另一侧血流可以代偿，当颈椎骨质增生或其他致压物使椎动脉受压，使一侧椎动脉已处于低血流量状态时，头再转向健侧使健侧椎动脉瞬间血流量减少，而对侧又无代偿能力时，即引起大脑缺血而出现眩晕。③耳鸣、耳聋：此症状十分常见，约占80%，是由于内耳动脉供血不足引起。④视力障碍：眼睛酸胀干涩，视物模糊，复视等，主要由于椎-基底动脉血流量减低，使大脑皮质视觉投影中枢血流量减少所致。⑤神经症状：失眠、健忘、注意力不集中等现象。⑥发音障碍：嘶哑，口唇麻木，主要是延髓缺血及颅神经受累所致。⑦猝倒：是椎动脉痉挛引起锥体交叉处突然缺血所致，多表现为头颅突然回头或在某一体位头颈转动时出现。

（2）神经症状：椎动脉上有交感神经节后纤维围绕形成椎动脉丛，其上有交感神经干，当椎动脉受累时，必然波及此处的交感神经而引起自主神经系统的平衡失调，临床上就出现胃肠、呼吸、心血管紊乱症状，个别患者出现 Horner 征。

3.影像检查

（1）X线改变：斜位片观察上关节突、钩椎关节增生情况及椎间孔的狭窄程度。正位张口片很重要，观察寰枢有否移位，寰齿间隙左右是否对称，C_2 棘突有无偏斜，临床发现许多椎动脉型颈椎患者有 C_2 棘突偏移，齿状突左右移位，寰齿间隙左右不对称。功能位片可以观察到寰枕间隙狭窄与椎体的不稳。

（2）MR 成像技术（MRA）：对椎动脉判断既安全又有诊断价值。

（3）DSA 技术：通过股动脉穿刺注入少量造影剂，以数字减影成像技术获得清晰的椎动脉图像，不仅对诊断，而且对手术部位的确定也至关重要。

4.诊断依据

（1）有椎-基底动脉缺血的症状，经颅多普勒显示椎-基底动脉供血不足。

（2）旋颈试验阳性。

（3）X线显示寰枕间隙狭窄、C_2 棘突旋转、上关节突或钩椎关节增生、椎体不稳及 CT 或 MRI 显示椎间盘突出。本病确诊应依据 MRA、DSA 或椎动脉造影结果。

（4）除外眼源性、耳源性眩晕及颅内肿瘤等。

5.治疗原则

（1）保守治疗：是本型的基本治疗方法，大多数病例均可获得满意的疗效，尤其是 $C_{1\sim2}$ 旋转错位，通过手法复位，症状很快得到改善。对于退变椎间隙狭窄导致的颈椎不稳者，可以采取颈椎牵引。

（2）微创介入治疗：经保守治疗无效，椎间盘突出无钙化不伴有椎管狭窄者，可考虑微创介入治疗。

（3）手术治疗：经保守治疗和微创介入治疗效果不佳，且病情反复发作，影响正常生活及工作者。

6.愈后评估

大多数患者经综合治疗后症状都得以改善,但多节段椎间隙狭窄伴椎体不稳者,往往会反复发作。

(四)交感神经型颈椎病

原有自主神经功能不稳者,以及更年期妇女,易患本病。不同患者症状差别很大,有的以交感神经受刺激为主,有的以交感神经麻痹为主,也有的先由刺激症状后转为麻痹症状。

1.临床特点

(1)五官症状:视物模糊、眼球酸胀、流泪、眼干涩、眼睑下垂、咽喉不适或有异物感、鼻炎或咽炎、耳鸣、听力减退、牙痛也多见。

(2)头部症状:头痛或偏头痛,头晕头胀,头部麻木感,局部按摩可以改善症状。

(3)心脏症状:胸前不适、胸闷、心前区疼痛,心跳过速或心动过缓,心电图正常者称假性心绞痛。

(4)交感神经性血管症状:肢体发凉,发麻,遇冷时有刺痒感或麻木疼痛感,有神经血管性浮肿表现。

(5)出汗障碍:多汗或少汗,此种现象可只限于头、颈、双手、双足或一个肢体,也可半身,常伴有半身酸痛、胀麻,以手胀为主,且多在夜间或晨起时较重。

(6)血压异常:根据临床观察发现,此症状在临床并不少见,表现为高血压、降压药无效,经颈椎手法复位后可使血压恢复正常,有的为低血压,血压不稳较常见,忽高忽低;24小时内自然变化甚大,同时多伴有睡眠障碍,情绪不稳定。

(7)对气候适应能力差:表现为怕冷或怕热。尤其在季节交替时,感到周身不适,有人认为这是脑干内的网状结构受累所引起。

(8)雷诺综合征:其原因很多,如颈肋、前斜角痉挛、脊髓空洞症、周围血管疾病,本综合征主要表现阵发性手指发凉发白、发绀、局部疼痛或麻木,遇冷发作,遇热可缓解或反应性充血。

2.诊断依据

(1)自主神经功能紊乱的症状。

(2)一般不伴有颈神经根或脊髓受累的表现。

(3)颈椎X线表现为椎体不稳。

(4)星状神经节阻滞症状立即得到改善。

3.治疗原则与预后

同椎动脉型颈椎病。

(五)脊髓型

脊髓型颈椎病较前几种少,但因其症状严重,在临床上表现为损害平面以下的感觉减退及上运动神经元损伤症状,出现感觉、运动、反射与排便功能障碍,故在各型颈椎病中占重要地位。

1.发病机制

(1)先天性因素:主要指颈椎椎管发育性狭窄,国内外学者们均证实颈椎椎管矢状径狭窄是构成脊髓型颈椎病早发及发展的重要因素。大椎管者发病率明显比小椎管发病率低。

(2)动力性因素:椎间盘的退变导致椎节不稳与松动,后纵韧带的膨隆与内陷,髓核的后突,黄韧带的前凸及其他有可能突向椎管的因素,都可能会对脊髓产生压迫。而随着体位的改变而加重或减轻。

(3)机械性因素:椎体后缘骨质增生,髓核脱出,钙化,尤其已形成粘连无法还纳者,这些因素对脊髓造成持续性的压迫。

(4)血管因素:脊髓血管遭受压迫刺激时,可使其痉挛狭窄,甚至血栓形成,减少或中断对脊髓的血供,脊髓前中央动脉受压引起下肢重于上肢的四肢瘫;沟动脉受压引起的脊髓中央管前方缺血而出现上肢瘫;软脊膜缺血时主要引起脊髓的刺激症状;脊髓后动脉闭塞主要引起感觉障碍;颈段大动脉受阻则可引起脊髓的严重受损。此种在临床上难以察觉的因素,对脊髓的病理生理改变起着重要作用。因此,在临床上应充分估计脊髓血管的供血作用,尤其是对手术时机的选择、预后和判断具有重要意义。

2.临床特点

(1)锥体束征:是脊髓型颈椎病的主要特点,由于致压物对锥体束的直接压迫或局部血供减少与中断之故。临床上表现为开始下肢无力,双腿发软无力感,逐渐出现踩棉花感与跌倒,步态拙笨及束带感等症状。

临床检查时,四肢多为不完全性瘫,下肢表现为上运动神经元瘫痪,即腱反射亢进,病理反射阳性。上肢或为上运动神经元瘫痪,或为下运动神经元瘫痪。感觉障碍平面低于病变部位,且不整齐。屈颈、伸颈试验阳性,患者直立,若屈颈或伸颈片刻即出现上肢过电样麻木并沿躯干向下肢放射到小腿及足部,即称为 Lhermi 征,为颈脊髓受压的重要指征。

根据椎体束在髓内的排列顺序,从内向外依次为颈、上肢、胸、腰、下肢及骶部的神经纤维、视该束纤维受累的部位,以及临床最先出现的症状不同可分为以下三种类型。①上肢型:是锥体束深部先被累及,因症状先从上肢开始,以后延及下肢,主要是由于沟动脉受压或遭受刺激所致,如一侧受压,表现为一侧症状,双侧受压,则出现双侧症状。②下肢型:指压力先作用于锥体束表面而下肢先出现症状,当压力持续增加波及深部纤维时,则症状延及上肢,但其程度仍以下肢为主。③四肢型:主要由于脊髓前中央动脉受累所致,通过该血管支配区造成脊髓前部缺血而产生症状,该型特点是患病快,经治疗痊愈亦快,保守治疗有效。

(2)反射障碍:①生理反射异常,四肢深反射亢进或活跃,腹壁反射,提睾反射和肛门反射减弱或消失。②病理反射,Hoffmann 征及掌颏反射,出现阳性率高,病程后期踝阵挛,髌阵挛及 Babinski 征均为阳性。

(3)排尿功能障碍:多在后期出现尿急及便秘,逐渐引起尿潴留或大小便失禁。

3.影像学检查

(1)X 线平片及动力性侧位片:①椎管矢状径小,椎体与椎管矢状径比值大多小于 1∶0.75,绝对值也多小于 14 mm;②骨刺形成,80%以上病例于病变节段椎体后缘有明显的骨刺;③椎体后缘台阶形成,由于椎间不稳所致,使椎体后缘的弧形连线中断出现台阶变;④其他改变,某些病例可伴有后纵韧带骨化,先天性椎体融合等。

(2)CT 和 MRI 检查:对本型颈椎病十分重要,尤其是 MRI 问世之后,几乎可替代了所有创伤性检查。CT 主要阳性所见有椎体后缘骨赘、椎管狭窄、椎间盘突出或后纵韧带钙化、骨化或椎间盘突出合并黄韧带肥厚等。MRI 检查阳性所见有椎管矢状径狭小,硬膜囊、脊髓受压及脊髓异常信号等。

4.诊断依据

(1)具有脊髓受压的表现。

(2)影像学检查阳性所见。

（3）排除其他疾病。

5.治疗原则

（1）保守治疗：早期通过口服药物和理疗等保守治疗可缓解症状，切忌粗暴手法复位，造成病情加重或意外情况发生。一旦病情加重应尽快采取微创介入治疗或手术治疗，以防脊髓变性，发生肢体瘫痪。

（2）微创介入治疗：经正规保守治疗1～2个疗程无效，无突出物钙化和脊髓变性者可以考虑微创介入治疗。

（3）手术治疗：病程长，症状持续加重而经以上两种方法治疗无效者，应尽早手术治疗。

6.预后评估

因椎间盘突出或脱出致病者，预后较佳。椎管明显狭窄伴有较大骨刺或后纵韧带钙化者，愈后较差。病程长且病情严重者，尤其出现脊髓变性者，预后更差。

(六)混合型

混合型指前面所述五型中有两型以上合并存在时，称之混合型颈椎病，临床上此型最多见。

（1）神经根、椎动脉、交感神经等组织在解剖上密切相关，椎间盘向后侧突出，可同时压迫两种或两种以上组织，如同时压迫颈神经根和交感神经，即为神经根交感型颈椎病，同时压迫颈脊髓和神经根，即为脊髓神经根型颈椎病。有时颈椎椎体后缘骨赘横贯于椎管的前方，中间可压迫脊髓，两端可压迫神经根或椎动脉，临床上即出现截瘫和四肢瘫，以及病变水平的神经根受累症状，合并有椎动脉缺血表现。

（2）小的骨赘只压迫一种组织，临床出现症状也少，大的骨赘可以压迫两种或两种以上的组织，所以临床表现复杂，如初期为颈肩臂疼痛等神经根症状，数年后出现头晕，耳鸣等椎动脉或交感神经受累症状。虽然神经根疼痛症状后期缓解，但因受损的组织增多且较固定，故其他症状随之增多，可由神经根型又并发为脊髓型颈椎病。有时由于脊髓压迫时间较长，可发生脊髓变性反应，此时即使脊髓压迫解除，其症状也不能完全消失。

五、特殊试验

(一)颈椎活动度

颈椎活动度正常左右旋转达90°，侧屈45°，前屈时下颌可触及胸部，后伸约45°。如颈椎有病，则活动度减小，并出现其他体征。但应注意，颈脊柱活动度与脊椎骨质病变不成正比。

(二)击顶试验

击顶试验又称椎间孔压缩试验，患者头部稍向患侧倾斜，术者左手放在患者头顶，右手握拳轻叩左手背，或术者双手重叠放在患者头顶部加压，压力向下传递致椎间孔缩小，使神经根受压，出现颈肩臂放射疼痛或麻木，即为阳性。神经根型颈椎病、椎间盘脱出等急性发作期多为阳性，椎动脉型颈椎病出现头昏或头晕，也为阳性。

(三)颈前屈旋转头试验

先嘱患者颈前屈，继而左右旋转，出现颈部疼痛为阳性，提示神经根型颈椎病、椎间盘病变、后关节紊乱。

(四)椎动脉扭曲试验

患者颈后伸，继而分别向左右旋颈，如出现头晕、耳鸣即为阳性，提示椎动脉综合征、椎动脉型颈椎病，但阴性不能排除椎动脉病变。此试验应注意根据患者年龄和病情施行，对年龄大、头晕较重者,不要用力过猛,以防昏厥。

(五)颈神经根牵拉试验

颈神经根分颈丛($C_1 \sim C_4$)及臂丛($C_5 \sim T_1$),我们观察下列两个试验方法不同,临床意义也不同,二者相互对照,对定位诊断有价值。

1.臂丛神经牵拉试验

经典颈神经根牵拉试验:患者稍低头,术者一手扶患侧头部,一手握患侧腕部(或握手),然后两手向相反方向拉,若出现放射性疼痛及麻木,即为阳性。该试验对诊断上中下三段神经根型颈椎病均有肯定意义,即颈丛与臂丛病变均可表现阳性,其中以臂丛神经受累的中下段颈椎病最易出现阳性,故称臂丛神经牵拉试验。

2.推头压肩试验

术者一手扶患侧肩部,两手向相反方向用力,作推头压肩,出现疼痛及麻木即为阳性。该试验主要用以诊断中上段神经根型颈椎病或颈型颈椎病,C_5 以下的颈椎病此试验多不明显。

(六)压痛点检查

对定位诊断、手法治疗、神经阻滞及针刀松解治疗等,均有重要指导意义,医师应细心检查。较常见的部位如下。

1.颈椎棘突

自上而下逐个检查,棘突的触压、叩痛多不明显,一旦出现即有定位意义。颈椎病时以 C_5、C_6、C_7 棘突压痛常见,椎管内肿瘤尤其硬膜外肿瘤,有时可出现棘突叩、压痛,并沿脊椎向下传递,乃至下肢出现传导性麻木与蚁行感。

2.颈椎棘突旁

与腰椎不同,此处受压者是肌肉而不是神经根,故定位意义远不如腰椎,但有时可发现阳性反应物及软组织痉挛。

3.颈椎横突及横突尖

二者均有重要意义,患者取坐位或卧位,头转向健侧,由锁骨上窝沿胸锁乳突肌外缘触压横突尖前侧及后侧,同时触压横突尖,二者结合定位意义更大。如为后关节突移位(棘突必伴随移位),则压痛点多在横突尖及横突尖后侧,临床表现为脊神经后支分配区-颈项疼痛;如为椎体后外缘增生,椎间盘后突出,则以前侧压痛明显,多发生 C_6、C_7 并多向肩臂腋部乃至手部放射。

4.枕大神经压痛点

枕大神经位于乳突与枢椎棘突之连线中点凹陷处,枕小神经则在乳突后下方的胸锁乳突肌后缘处。高位颈椎病特别是寰枢病变最易出现枕神经压痛。临床观察 C_2 旋转移位者,均有枕大、小神经的压痛点。

(七)感觉平面的检查

感觉障碍检查时,常用针头,或锐器轻刺皮肤来判断,仔细检查皮肤受损区的分布,可判断出病变的部位。各阶段在上肢分布区情况:肩部为 C_4;臂外侧为 C_5;拇指、食指为 C_6;中指为 C_7;环小指为 C_8;前臂尺侧为 T_1;腋部为 T_2;乳头处为 $T_{4\sim5}$。脊髓型颈椎病感觉障碍有如下特点:感觉平面往往低于实际病变的脊髓节段,故应特别注意过敏带的位置,它常是实际病变的部位,对定位诊断价值很大。脊髓型颈椎病易出现脊髓半切综合征,但多不典型。

(八)反射功能检查

颈椎病出现反射异常极为普遍,常见的有:①神经根型颈椎病,上肢的肱二、三肌反射多减弱或消失;②脊髓型颈椎病,下肢腱反射多亢进,并出现 Babinski 征等阳性。上肢腱反射因部位而异,C_4 以上病变表现为腱反射亢进,并出现 Hoffmann 征阳性。C_6、C_7 部位病变表现为腱反射减弱,C_5、C_6 病变,从理论上对上肢应为周围型表现,但实际上可出现中枢型表现,即腱反射亢进,病理反射阳性,可能与硬膜外弥漫性压迫有关。脊髓型颈椎病反射改变有一个特殊表现:先出现下肢瘫,但下肢的病理反射出现迟,上肢的病理反射可在早期即出现。在脊髓型颈椎病,多有浅反射改变,早期即有,表现为腹壁反射减弱,但下肢瘫表现不明显。椎动脉型颈椎病早期反射改变多不明显,轻者异常改变多在后期出现,较脊髓型复杂,病理反射常为阴性,而 Babinski-Nageotte 综合征腱反射亢进,并多有病理征阳性。少数合并小脑缺血者,腱反射及病理反射往往都不典型。

六、影像学检查

(一)临床意义

(1)常规检查,为确诊颈椎病及排除其他疾病。

(2)为选择治疗手段提供依据,例如在颈椎手法复位前要证明无骨质疏松及破坏性改变时方可施行。

(3)为治疗前后对比的依据,包括各种治疗的对比观察。

(4)有助于判断其预后。

(二)平片的观察

常规拍颈椎正侧位,双斜位,及功能位片。

1.正位片(包括张口位,主要观察寰枢关节)

正位片显示寰枢关节间隙两侧等宽,正常时齿突轴线应与寰椎轴线相重叠。如齿突有侧移位时两轴线分离,并注意观察齿状突有无骨折、缺口、移位。各椎体有无融合或半椎体畸形,椎间隙有无狭窄,双侧钩突有无增生及其他异常,棘突是否居中,排列有无异常或侧弯,小关节是否绞锁,第七颈椎横突是否过长,有无颈肋形成。

2.自然侧位片

观察项目:①颈椎曲度的改变;②颅底及寰枢椎区测量;③有无先天发育畸形;④椎间隙的改变及骨赘形成;⑤测量椎体与椎管矢状径。

3.斜位片

斜位片分左右两个方向拍摄,一方面用以观察椎间孔的大小,当钩椎关节增生时此孔变窄,另一方面观察椎体不稳定时,上关节突移位也可使椎间孔变窄。

4.功能片

(1)对颈椎活动度的判定:由于局部肌肉痉挛,颈椎前屈后伸位活动度明显降低。

(2)对颈椎椎节不稳定的判定:当颈椎向前屈曲时,可使上一椎体的前下缘超过下一椎体的前上缘,而仰伸时则出现相反的结果,这种现象被称为"梯形变"或假性脱位。因此,椎体间关节的梯形变主要用于对颈椎病早中期退变的判定。

(3)对上颈椎不稳定的判定:传统的 X 线摄影可清楚地显示寰枕、寰枢之解剖关系,寰椎前结节与齿状突之间的距离在 3 mm 以下,当寰枢椎不稳定时,功能位 X 光片可以显示寰椎前结节与齿状突之间隙呈"∨"形或"∧"形。

(三)CT 检查必须结合临床

CT 扫描是临床上一种辅助性检查,CT 对骨赘、韧带钙化和骨化,突出物钙化及真空现象分辨率要高于 MRI,CT 上的真空现象可提示椎间盘变性和异常活动。

(四)MRI 成像

常规 X 线、CT 检查不能确定是否有病变或难以确定病变性质时,特别在疑有脊髓病变、软组织病变(包括关节软骨、椎间盘或肌肉、韧带)时,应选用 MRI 检查。如疑有椎动脉、颈动脉、静脉病变时,可选择 MRI,必要时加强扫描。

MRI 对椎间盘内水分的减少及外形变薄,对椎间盘突出的程度和分型优于其他检查。尤其可以直接观察脊髓神经根受压情况。

七、鉴别诊断

颈椎病的症状弥漫分布于头颈、胸背、四肢,很容易与其他病症相混淆而造成误诊。这种情况现在虽已引起医学界的重视,但在临床上仍然相当多见,故应熟悉掌握与颈椎病症状相同疾病的鉴别诊断。

(一)颈型颈椎病

1.落枕(颈部肌肉因扭伤所致)

其多发于晨起,疼痛伴活动受限,强迫体位,多因睡眠时颈部体位不良,以致局部肌肉扭伤之故。颈型颈椎病以牵引治疗为主,而落枕牵引不仅无效反而加剧,为此两者应加以鉴别。

2.落枕与颈型颈椎病的鉴别要点

(1)压痛点:颈型颈椎病多见病变之间隙压痛及椎旁压痛阳性,而落枕多见于胸锁乳突肌和肩胛提肌压痛明显。

(2)肌肉痉挛:颈型颈椎病一般不伴有颈肌痉挛,而落枕者可触及明显压痛之条索状肌束。

3.其他疾病

凡是引起颈部疼痛不适感的疾病均应进行除外诊断,如纤维织炎、结核、先天畸形、肿瘤、强直性脊柱炎等。

(二)根型颈椎病

1.臂丛神经炎

本病多发于青壮年,以男性多见,病因不太明确,部分患者可发生于受寒或上呼吸道感染、带状疱疹、免疫接种和手术之后,于一侧锁骨上窝和肩部出现疼痛,疼痛可为火烙样或针刺样,有的为持续性,可阵发性加剧,疼痛可传布整个上肢,臂丛干可有压痛,肌力减弱,腱反射减低,可伴有自主神经紊乱,故与根型颈椎病相误诊,可根据以下两点与颈椎病相鉴别:①臂丛神经炎虽有上肢疼痛,但与颈椎活动无关;②无颈神经后支受累表现,颈椎 X 线,CT,MRI 检查均正常。

2.胸廓出口综合征

本综合征是锁骨与第一肋骨间隙狭窄,引起臂丛和锁骨下动脉受压迫,出现第 8 颈神经第 1 胸神经受损和血管功能障碍的两类表现,起病多以患侧颈部、腋下,前臂内侧及手放射。患侧手高举而不耸肩时,由于锁骨下动脉受压,可见手部皮肤变冷,苍白出现典型雷诺现象。

本综合征与颈椎病的鉴别要点如下。

(1)本综合征为下臂丛受压,即以上肢尺神经障碍为主,而颈椎病受累范围较广。

(2)本综合征锁骨下动脉受压表现显著,压肩试验可使症状加重,但压顶试验为阴性。

（3）本综合征主要表现为臂丛神经受压，无脊神经后支受累，根型颈椎病后支受累十分明显。

3.脊髓空洞症

脊髓空洞症主要特点是在颈胸神经分布区出现痛、温觉障碍，而触觉正常。即感觉分离现象，由于颈椎病的神经根型、脊髓型也可出现不典型痛温觉障碍，故二者易于误诊。

（1）神经根型颈椎病出现痛温觉障碍多为不完全性，典型的脊髓空洞症的温度障碍则多为完全性缺失。

（2）根型颈椎病发生痛觉障碍，主要表现在皮肤浅层，深层痛觉受损轻微，用针刺皮肤痛觉明显障碍，脊髓空洞症则为深浅痛觉平行缺失。

（3）神经根型颈椎病虽也呈半"马褂式"感觉障碍，但胸背部障碍程度不一致。

（4）肌电图检查对鉴别颈椎病与脊髓空洞症有重要价值。

4.腕管综合征

腕管综合征主要是正中神经通过腕管时受压所致，本征多发生于右手，与掌腕过度背屈有关，如洗衣服，揉面等，故常见于女性。

与颈椎病的鉴别要点如下。

（1）手腕中部加压试验阳性：即用手压迫或叩击手腕掌侧中部，即相当于腕横韧带的近侧端处，如出现1～3指麻木或刺痛时，即属阳性，具有诊断意义。

（2）腕背屈试验阳性：即让患者将患侧腕关节向背侧屈曲持续0.5～1分钟，如出现上述症状为阳性。

（3）诊断性治疗：用1%利多卡因1～2 mL腕部痛点注射，如有效则为阳性。

5.肩周炎

（1）肩周炎因疼痛活动明显受限。

（2）本病不具有脊神经根症状。

（3）肩关节局部注射有效。

6.其他

如椎管及根管处肿瘤，风湿症，网球肘，肱二头肌腱鞘炎，以及尺神经麻痹，桡神经麻痹，正中神经麻痹，腋神经麻痹都易与根型颈椎病相混淆，临床上也应加以鉴别。

（三）椎动脉型颈椎病的鉴别

1.内耳疾病（梅尼埃综合征）

梅尼埃综合征是由于内耳淋巴回流受阻引起局部水肿所致。本病在临床上具有以下三大特点：发作性眩晕，波动性、进行性和感音性听力减退，耳鸣。由于椎动脉型颈椎病亦可出现上述症状，因此，需要二者加以区别，事实上只要到专科检查，排除内耳前庭功能障碍，就能除外耳源性眩晕。此外 MRI,DSA 等均有助于两者鉴别。

2.眼源性眩晕

大多因眼肌麻痹及屈光不正所致，青少年发病率高，应加以鉴别。与颈椎病的鉴别要点如下。

（1）闭目难立征：阴性。

（2）眼源性眼震试验：多呈异常反应。

（3）眼科检查：有屈光不正，其中以散光为多见。

（4）闭目转颈试验：阴性。

3.锁骨下动脉盗血综合征

本病又称臂基底动脉供血不足综合征,锁骨下动脉或无名动脉的椎动脉起始处近心端,因动脉硬化、感染、先天性发育异常、外伤等,造成其不完全或完全性闭塞性损害,借虹吸作用引起患侧椎动脉血液逆行,使正常情况下应流向脑干的血液倒流入锁骨下动脉的远心端,临床上表现为椎-基底动脉供血不足出现眩晕、头昏、复视、肢体轻瘫等,多呈间歇性出现。还可以导致患侧上肢缺血表现,如出现麻木、乏力等,易与椎动脉型颈椎病误诊。

与颈椎病的鉴别要点如下。

(1)本征患肢乏力,间歇性运动失灵等明显,甚至还有极少数引起手指发绀或坏死,患侧桡动脉搏动减弱或消失。

(2)患侧血压降低,两侧上肢收缩压相差常在 2.67~9.33 kPa。

(3)患侧肢体活动后使椎-基底动脉缺血症状加重,或诱发出现椎-基底动脉供血不足症状。

(4)锁骨上区可听到杂音,可行主动脉血管造影,观察颈部血管循环表现进行确诊。

4.脑动脉硬化

脑动脉是人体易发生硬化的三大部位之一。脑动脉硬化是中老年人的常见病,颈椎病可合并有脑动脉硬化,二者均可出现头晕上肢麻木及病理症,易误诊。

与颈椎病的鉴别要点如下。

(1)本病多见 40 岁以上人群,逐步出现大脑皮层功能减退症状,如头晕、记忆力减退、睡眠障碍等,其症状与颈椎活动无明显关系。

(2)脑动脉硬化往往是全身性动脉硬化的组成部分,故可能伴有眼底动脉、主动脉、冠状动脉或肾动脉硬化的征象。

(3)血压偏高或偏低,其特点是舒张压高,脉压小。

(4)脑血流图检查,有较恒定的缺血性改变,对本病诊断有价值。

5.神经官能症

颈椎病引起的头晕、头痛最易被误诊为神经官能症,但神经官能症无任何神经系统体征,精神因素可能为其病因,颈椎 X 线片显示正常。

(四)脊髓型颈椎病的鉴别

1.肌萎缩侧索硬化症

本病属于运动神经元疾病中的一种类型,其病因至今不清,在临床上主要以上肢为主或四肢性瘫痪,因此易与脊髓型颈椎病相混淆。

与颈椎病的鉴别要点如下。

(1)年龄特点:脊髓型颈椎病多为 45~50 岁,而本病发病年龄较早,常在 40 岁前后发病。

(2)感觉障碍:本病一般均无感觉障碍,而脊髓型颈椎病则均伴有感觉障碍症状与体征。

(3)起病速度:颈椎病发病缓慢,且多有诱因,而本病多无任何诱因突然发病,且病情发展快。

(4)肌萎缩情况:本病虽可发生于身体任何部位,但以上肢先发者为多,尤以手部小肌肉明显,迅速向前臂肩部发展,故对此类病例应常规检查胸锁乳突肌、提肩胛肌及颈部肌群以判定有无萎缩症。

(5)发音障碍:当侧索硬化波及延髓时,则出现发音含糊,渐而影响嚼肌及吞咽动作,而脊髓型颈椎病则无此症状。

2.原发性侧索硬化症

本症与前者相似,较前者少见主要表现为进行性、强直性截瘫或四肢瘫、无感觉及膀胱症状,如病变波及皮质延髓束时则可出假性延髓性麻痹征象,鉴别与前者一致。

3.进行性脊肌萎缩症

进行性脊肌萎缩症是指神经元变性限于脊髓前角细胞而不波及上运动神经元者,肌萎缩症先局限于一部分肌肉,渐而累及全身,表现为肌无力,肌萎缩及肌束颤动,强直征不明显,鉴别诊断与肌萎缩型者相似。

八、治疗

颈椎病的治疗目前大致分为保守治疗、微创介入治疗、手术治疗三大类。

(一)保守治疗

用于颈椎的保守治疗方法有多种,常用的方法有药物治疗、按摩牵引、物理治疗、神经阻滞等对症治疗。

1.牵引

其目的是恢复颈椎列线及椎间隙宽度。但如果适应证选择不当,或是操作失误,则有可能发生意外。主要适用于以下类型的颈椎病。

(1)根型颈椎病:因椎节不稳造成神经根刺激症状者或因椎间盘突出使神经根受压者均适合牵引。

(2)脊髓型颈椎病:由于椎节不稳或突出物造成脊髓前方沟动脉受压所致的中央型病例疗效较佳,但此类病例一定要有经验的医师操作。

(3)椎动脉型颈椎病:由于椎节不稳而造成椎动脉供血不足者疗效较佳。

(4)颈型颈椎病:由于颈椎变直或反张所引起颈部症状,采用成角度牵引疗效更佳。

2.按摩

通过对患者颈、肩、背肌肉作较大幅度的推拿按摩治疗,达到松弛肌肉,改善血运的目的。主要适用于以下类型的颈椎病。

(1)颈型颈椎病:除外急性期,疗效佳。

(2)根型颈椎病:突出物压迫神经根及椎节不稳,引起椎动脉供血不足者疗效较突出。

(3)脊髓型颈椎病:可以采取放松手法,禁止斜扳。

3.药物治疗

应用抗炎镇痛药、肌松药、神经营养药联合使用,为保守治疗的基本方法。

4.物理疗法

物理治疗如同颈椎牵引按摩治疗一样,都是临床上应用最多的一种治疗颈椎病的非损伤性治疗。治疗时无痛苦,患者易于接受,对颈椎病的治疗起到了很好的辅助作用。常用的如下。

(1)电疗:如离子导入、低频脉冲、中频、高频等都有很好的效果。

(2)光疗:包括红外偏振光及半导体激光等,可有消炎、消肿、改善血运和降低神经末梢兴奋性的作用。

(3)超声治疗法与温热疗法、中药熏蒸疗法等都是目前较为广泛应用的方法。

通过物理治疗,能改善局部血液循环,放松痉挛的肌肉,消除炎症水肿和局部硬结,达到缓解症状的目的。

5.神经阻滞

选用糖皮质激素加局麻药利多卡因等进行神经根或硬膜外隙阻滞,起到消炎镇痛及解痉作用。神经阻滞不仅可以缓解无菌性炎症引起的疼痛,而且还可以用于诊断性治疗,帮助临床诊断。对颈源性眩晕进行星状神经节阻滞疗效颇佳。

(二)微创介入治疗

(1)射频椎间盘热凝术。

(2)经皮激光椎间盘消融术。

(3)经皮椎间盘髓核旋切术。

(4)椎间盘髓核化学溶解术。

（刘　娟）

第二节　腰椎间盘突出症的疼痛治疗

腰椎间盘突出症常见于30~55岁的青壮年,多数患者既往有腰痛史。特殊职业,如长期坐位工作、驾驶员等有易患该病倾向。其典型症状是腰痛伴单侧或双侧下肢痛。中央型腰椎间盘突出症患者在腹压急增时(如打喷嚏、咳嗽、解大便、搬重物等),可能发生马尾神经损伤症状。

一、发病机制

(一)椎间盘突出引起无菌性炎症

1.髓核组织的致炎症作用

动物实验将犬自体髓核组织匀浆注入硬膜外隙引起邻近组织明显的炎症反应。

(1)硬膜及硬膜外隙脂肪水肿。

(2)纤维蛋白沉积。

(3)多核细胞、组织细胞、淋巴细胞及浆细胞浸润。

髓核组织的致炎症作用表明自体髓核组织可引起硬膜及神经根化学性无菌性炎症。

2.髓核组织漏出与临床表现

一组椎间盘造影结果显示,当腰椎间盘只有退行性改变,无造影剂漏出时,患者多无下肢放射性疼痛。反之,当椎间盘造影显示有造影剂漏出时,患者多有明显的下肢放射性疼痛症状和体征,表明漏出的髓核物质可引起无菌性炎症。临床观察也发现髓核组织的致炎性物质释放时,经影像学检查和手术探查未发现椎间盘机械性压迫神经根,却有明显神经根性疼痛。进一步证实纤维环破裂漏出的髓核物质中含有内源性炎症介质,刺激硬膜和神经根引起无菌性神经根炎,产生疼痛。炎症刺激产生神经根炎是临床上出现下肢放射性疼痛、麻木等症状的主要原因之一。

3.突出间盘组织中的炎症物质

神经生理学的研究表明,椎间盘对机械刺激不敏感。Yamashita认为,椎间盘含有"静止伤害感受器",在正常情况下不易被激发兴奋,但在组织损伤或炎症时易被致痛化学物质所激发。这些致痛化学物质来源于椎间盘组织。

(1)磷脂酶 A_2 是炎症启动物:①Saal(1997)首先证实突出椎间盘组织中含有高活性水平磷

脂酶 A_2(PLA_2)。因切除的椎间盘提取液中 PLA_2 活性很高。高浓度 PLA_2 引起神经痛。PLA_2 注入鼠硬膜外,三天后局部神经根脱髓鞘,此时机械刺激可有神经根异位放电,21 天后髓鞘再生,仅有暂短异常放电。坐骨神经痛是由于高浓度 PLA_2 损伤神经根,使神经处于超敏状态,如同时存在椎间盘的机械压力,则引起持续坐骨神经痛。②PLA_2 对神经电生理影响,低剂量 PLA_2,无神经电生理反应;中剂量 PLA_2,神经处于致敏状态,各电位延长;高剂量 PLA_2,神经毒性反应,自发放电消失,对机械刺激无反应。高浓度 PLA_2 存在于突出椎间盘中,漏出到邻近组织,直接引起无菌性神经根炎。③PLA_2 引起小关节周围炎,Ozaktay 将 PLA_2 注射到兔小关节周围,发现广泛白细胞浸润和血浆渗出。此项研究提示突出的腰椎间盘组织中高浓度的 PLA_2,在损伤性外力作用下,可从退变后形成裂隙的纤维环或破裂的纤维环中漏出到邻近组织中,引起椎管内外的无菌性炎症。

(2)前列腺素:Willberger 首先在突出椎间盘中检测到前列腺素 E_2(PGE_2)。PGE_2 有以下临床特点:①有坐骨神经痛者椎间盘含量高;②直腿抬高试验阳性者高于阴性者;③游离型比突出型含量高;④突出型比膨出型高;⑤PGE_2 提高组织对组织胺、5-羟色胺、缓激肽等致痛因子的敏感性;⑥延长和增强致痛因子对感觉神经末梢的致痛作用。

(3)其他致痛物质:突出的髓核中乳酸增多,pH 降低。突出的髓核破裂导致神经根周围有大量糖蛋白,其含有密集负电荷,直接影响神经末梢的静息电位,导致动作电位发放。来自椎间盘的糖蛋白直接刺激神经根产生炎症水肿、引起疼痛。

4.神经源性炎性介质——神经肽

背根神经节是下腰痛的调节器,合成及释放神经源性多肽。P 物质参与介导炎症反应,诱导释放组胺,导致血管扩张、血浆渗出。降钙素基因相关肽在背根神经节中含量最多,扩张血管比 P 物质更强烈。血管活性肠肽亦参与炎症反应。神经肽与炎症反应关系描述为:突出的椎间盘细胞释放的炎症介质→纤维环外层伤害感受器致敏或激活→进一步促进神经肽释放→在感觉神经元和炎症细胞间形成正反馈回路→反复加重炎症。

5.细胞因子

(1)突出的椎间盘组织可自发产生 NO、IL-1(白介素-1)、IL-6(白介素-6)、MMP3(基质金属蛋白酶-3)。椎间盘突出后的神经根周围组织中的 IL-1、IL-6 明显增加。IL-1 又可显著促进 PGE_2 的产生。

(2)细胞因子与炎症的关系:退化椎间盘的生化改变产生细胞因子,MMP3 及各种细胞因子引发椎间盘突出,椎间盘突出后又刺激各种炎性细胞因子的产生,椎间盘细胞产生更多炎性介质和细胞因子,加重炎症反应形成恶性循环。

(二)免疫性炎症

突出的椎间盘物质作为生物化学或免疫学刺激物,引起化学和免疫性炎症反应。神经根受椎间盘机械压迫和自身免疫反应性炎症改变,可导致血神经屏障的破坏,神经根内的毛细血管通透性增加,血浆蛋白可渗入脑脊液;神经根损害引起的脱髓鞘变性物质和椎间盘抗原物质进入脑脊液可刺激中枢神经系统免疫活性细胞产生免疫球蛋白。

1.神经损伤后免疫反应

Schwartz 报道坐骨神经损伤后血液出现抗神经节苷脂抗体和抗髓鞘自身抗体。Ansselin 证实束膜和内膜屏障受损,神经性抗原漏出,进入血液,引发免疫反应。有研究认为局部神经损伤重,免疫球蛋白 IgG 沉积多,神经再生和功能恢复差,免疫反应抑制神经再生。Medinceli 指出损伤后免疫反应的强度与损伤程度和修复关系密切。

2.免疫性炎症产生机制

椎间盘中Ⅰ、Ⅱ型胶原,糖蛋白是潜在自身抗原,可激发机体产生迟发变态反应——T淋巴细胞和细胞毒性T细胞介导的细胞免疫反应,导致椎间盘的早期退变。在T、B淋巴细胞和椎间盘抗原的不断作用下,促进产生免疫反应,表现为血球免疫球蛋白升高,患者体液免疫和细胞免疫处于异常状态。实验研究有以下发现。

(1)IgG、IgM在突出的椎间盘中出现和增加,认为椎间盘组织发生自身免疫反应。

(2)随着腰椎间盘突出病理变化加重,脑脊液和血清免疫球蛋白也逐渐增高。

(3)突出型患者仅有脑脊液免疫球蛋白的增高。

(4)脱出型和游离型患者脑脊液和血清中免疫球蛋白都明显升高。

(三)腰椎间盘突出形成机械性压迫

1934年Mixter和Barr指出腰椎间盘组织突出进入椎管压迫和刺激神经根引起坐骨神经痛。这一概念被广泛接受形成腰椎间盘突出症的机械性压迫学说。机械性压迫学说是手术治疗的理论基础。当椎间孔的容积减小时,极易发生神经根卡压。椎间孔先天畸形易发生神经根受压。后侧方椎间盘突出可侵犯背根神经节。

1.慢性神经卡压损伤的分期

(1)发病初期:血-神经屏障紊乱→神经内膜和束膜下水肿→神经根内压升高。

(2)发病晚期:神经慢性缺血→神经外膜和束膜进行性增厚→局部神经纤维节段性脱髓鞘→轴索变性。

2.神经卡压损伤的病理变化

(1)神经根内压升高导致神经根慢性损伤:神经根动脉存在螺旋状结构可改善脊柱运动的血管被牵拉,防止缺血。神经根的全长存在大量的动脉与静脉吻合,可在压力变化时调节血液压力,保持相对平衡。

正常神经内膜间隙内毛细血管灌注压为7 kPa。当神经根受压迫,使神经根内压升高达0.6～1.3 kPa时,产生静脉淤血;神经根内压升高达6.7～9.6 kPa时,出现动脉缺血,导致毛细血管通透性增加,血浆外渗,神经根内纤维组织增生。神经根内压大于12 kPa时动脉灌流阻断,局部缺血,髓鞘代谢抑制,电镜可见雪旺氏细胞水肿、变性坏死、线粒体空化、坏死和崩解。神经根内压达27 kPa持续6小时,蛋白质经神经内膜间隙漏出,神经束间压力增加,神经内电解质浓度改变,内环境紊乱。神经根内压高达53 kPa,压迫2小时以上,神经发生不可逆损伤。

(2)神经根卡压发生代谢障碍:50%神经根的营养来自周围的脑脊液,而根鞘的薄膜结构保证营养物质渗透。Parke研究发现慢性压迫引起神经根内溶质流动速度降低,发生节段性代谢障碍。

综上所述,腰椎间盘突出症的发病机制如下:①椎间盘退行性改变——椎间盘突出症基本发病机制。②椎间盘退变及突出引发无菌性和免疫性炎症。③椎间盘突出机械性压迫或骨畸形压迫引起脊神经根慢性损伤。

二、临床表现

腰椎间盘突出症的主要症状为腰腿痛。据统计1/2～2/3的患者表现为先腰痛后腿痛,1/10～1/3的患者表现为腰痛和腿痛同时发生,另外一些患者先腿痛后腰痛。

在腰椎间盘突出症患者中,有一半以上的患者曾有不同程度的腰部损伤史,如从事重体力劳动,经常做弯腰工作,也有在过去曾经抬重物或腰部扭转等一类损伤。有时咳嗽、打喷嚏、便秘、冷天时在水中作业等,由于腹压增高和脊柱两侧肌肉收缩,可诱发腰椎间盘突出症。至于由高处坠落,腰部严重外伤可以引起腰椎骨折或脱位,却少有引起腰椎间盘突出。这表明腰部慢性损伤常导致腰椎间盘突出症,而此病症的出现是在原有椎间盘退变的基础上,而慢性损伤能促使椎间盘退变。临床上也有一部分患者否认或不能回忆起既往有外伤史。

(一)症状

1.腰痛

患者腰痛范围广泛,主要在下腰部或腰骶部,位置较深,可向一侧或两侧放射。发生腰痛的原因主要是因为椎间盘突出时,刺激了外层纤维环及后纵韧带中的脊神经脊膜支纤维。如果椎间盘突出较大,刺激硬膜产生硬膜痛。由于韧带、肌腱、骨膜和关节周围的组织,均属于中胚层结构组织,对疼痛极为敏感。但这类疼痛感觉部位较深,定位不准确,一般为钝痛、刺痛或放散痛。这种放散痛区域按原先胚胎时生骨节区域分布。这时的椎间盘病变多出现较小的后中央突出或旁中央突出,未严重压迫神经根。

临床所见的腰痛可分为三型。

(1)急性腰痛:这种急性腰痛的发作往往并不是由于做重体力劳动扭伤引起,而是做一些轻微的动作而诱发。如弯腰去拣东西或弯腰洗脸突然腰部剧痛而不敢活动,患者常认为自己是"闪了腰"或"扭了腰"。轻者还能勉强小心翼翼地行走,重者则可卧床不起。这种发作,经过卧床休息或服用止痛药物,甚至不经治疗而渐渐自愈。但若腰痛发病急骤,腰痛甚为严重,腰背部肌肉痉挛,可出现姿势性侧弯,因腰背部各种活动均受到限制,严重影响生活和工作。这种急性腰痛在发病初几天为重,以后可逐渐减轻。一般持续时间较长,要经过 3～4 周始能缓解。

(2)慢性持续性腰痛:腰背部广泛的钝痛,腰痛起病缓慢,每当活动加重,或者是较长时间取一种姿势时腰痛加重,但休息或卧床后疼痛可减轻。或者是一开始只有几年的反复发作的急性腰痛病史,而以后逐渐转成慢性持续性腰痛。患者在日常生活中一不注意或劳累就会引起腰痛加重,故而对每一种动作都需十分小心。

(3)腰痛的反复发作:大多数患者表现为腰痛间歇性发作,腰痛急性发病后症状缓解,但间隔不同时间又复发,其疼痛程度也有变化;每次发作持续几天至几个月,间歇期为几个月至几年,间歇期无腰痛。大多数是由于反复的关节突关节过伸扭伤而诱发。正常的关节突关节过伸动作时就容易发生关节的扭伤。腰痛在一天间也有变化,晨起时由于夜间睡眠不活动,脊柱不负荷时渗透压升高,纤维环扩张疼痛减轻。而白天站立时椎间盘压力增加,纤维环膨出疼痛加重,可出现姿势性侧弯。

这三类疼痛以后两者为多,前者较少。后两者多属椎间盘纤维环尚完整,而前者多为纤维环突然全部或大部破裂,髓核突出所致。

2.下肢放射痛

由于 95％的腰椎间盘突出症发生在 $L_{4\sim5}$ 或者 $L_5\sim S_1$ 椎间盘,故腰椎间盘突出症患者多伴有典型坐骨神经痛。典型坐骨神经痛的表现多为疼痛逐渐发生,开始疼痛为钝痛并逐渐加重,疼痛多呈放射性痛,常向腰骶部、臀后部、大腿后外侧、小腿后外侧直至足跟或足背部放射。在少数病例可出现由下往上的放射,先由足、小腿外侧、大腿后外侧至臀部。除中央型常引起双侧坐骨神经痛外,腰椎间盘突出症的坐骨神经痛多为单侧性。于弯腰、喷嚏、咳嗽、解大便时引起腹压增加,脑脊液压力升高使神经根扩张,刺激受压的神经根,疼痛症状加重。有的患者为了减轻疼痛采取腰部前屈、屈髋位,以达到松弛坐骨神经紧张度的目的,因而患者在行走时愿意取前倾位,休息卧床时愿取弯腰侧卧屈髋屈膝的"三屈位"。严重的患者则取胸膝卧位的姿势睡觉。

坐骨神经痛可在某种姿势下,因活动或腹压增加而加重或突发放射痛,由腰部向下肢放射。这种疼痛属于皮节源性疼痛,此种疼痛可分"快痛"和"慢痛"两型。"快痛"在一定的皮区产生锐痛或撕裂痛,刺激后即刻引起疼痛,刺激停止后,疼痛立即消失。"慢痛"部位较广泛,部位不甚明确,刺激反应慢,疼痛消失也不完全。因而患者常表现既有持续性痛,又有突发性加重。腿痛重于腰痛是腰椎间盘突出症患者的典型表现,因腰骶神经根受累为其主要病变。

3.下腹部、腹股沟区疼痛

在高位腰椎间盘突出症时,突出的椎间盘可压迫腰丛的 $L_{1\sim3}$ 神经根出现相应神经根支配的下腹部、腹股沟区或大腿内侧放射性疼痛。

另外,部分低位腰椎间盘突出,也可出现腹股沟区或下腹部疼痛。$L_{4\sim5}$ 和 $L_5\sim S_1$ 椎间盘突出可出现腹股沟区痛。一般认为,腹股沟区外侧痛为 $L_{4\sim5}$ 椎间盘突出,而腹股沟区内侧和会阴区痛为 $L_5\sim S_1$ 椎间盘突出。有报道由于脊神经脊膜支由 2/3 交感神经及 1/3 躯体神经组成,这种疼痛是由于刺激了交感神经纤维所致,此为牵涉痛,而非根性疼痛症状。

也有人认为当 $L_{4\sim5}$ 和 $L_5\sim S_1$ 腰椎间盘突出时,压迫或刺激腰骶丛出现坐骨神经痛。若此腰骶神经根与上位腰神经根有交通支或神经变异时,也可出现下腹部或腹股沟区疼痛。此类由腰椎病变引起的腹痛临床上称之为腰源性腹痛或脊源性腹痛,常需与内脏源性下腹痛相鉴别。

4.间歇性跛行

当患者行走时,随行走距离增多,因其腰痛或不适,同时感患肢出现疼痛麻木加重,当取蹲位或卧床后,症状逐渐消失。始能再次行走,行走距离从数十米至数百米不等,这种症状称为间歇性跛行。此症状多见于腰椎管狭窄合并椎间盘突出症患者,并且多出现于多节段病变。

发病原因是腰椎间盘突出压迫神经根,可造成神经根的充血、水肿、炎症反应和缺血。当行走时,椎管内受阻的椎静脉丛逐渐充血,加重了神经根的充血程度,影响血循环和氧含量,引起下肢疼痛加重和麻木。

5.下肢麻木、肌无力

腰椎间盘突出症有部分患者,不出现下肢疼痛而是肢体麻木感。此多为椎间盘组织压迫刺激了本体感觉和触觉纤维引起麻木。麻木感觉区域仍按神经根受累区域分布,麻木与神经根受压的严重无密切关系,但肌力下降者麻木较重。大腿外侧为常见麻木区域,此区域正常为 $L_{1\sim3}$ 支配,但也属于 L_4 和 L_5 皮节。当穿衣裤接触时可有烧灼感,长时站立可加重麻木。大腿外侧感觉障碍原因多为纤维环膨出或关节突关节退变,而并非由于椎间盘突出。此为神经根的感觉纤维受损或支配纤维环和关节突关节的脊神经脊膜支分支成逆向传导冲动所致。

腰椎间盘突出压迫神经根严重时,可出现神经麻痹、肌无力。较多见的是 $L_{4\sim5}$ 椎间盘突出,L_5 神经麻痹所致的胫前肌、腓骨长短肌、伸拇长肌和伸趾长肌麻痹,表现为足下垂。S_1 神经麻痹所致小腿三头肌无力,临床较少见,但是肌力减弱仍然常见。另外还有 $L_{3\sim4}$ 椎间盘突出导致股四头肌无力者。

6.下肢肌肉痉挛

腰椎间盘突出症引起下肢肌肉痉挛发生于神经根长期受压后,其原因可能为神经外膜或神经束间纤维化,使神经根的感觉纤维应激阈值升高。肌肉痉挛程度与椎间盘的类型、部位和大小无关。S_1神经根发生率最高,次之为L_5神经根。最常发生肌肉痉挛的为小腿三头肌、腘绳肌和趾肌。通常发生在夜间持续数秒至数分钟。在白天肌肉痉挛发生在肌肉收缩之后,发生频率不定,可一天数次,也可间隔数周后发生。有些患者用叩诊锤反复叩击小腿肌肉可出现肌肉神经纤颤,也可自发肌肉纤颤,但此情况较为少见。肌肉纤颤为脊髓前角退行性疾病的典型体征,也是运动元的某一部分异常应激性升高的表现。在椎间盘突出时,神经根机械性受压或化学性刺激可发生肌肉纤颤。当高位椎间盘突出引起脊髓积累刺激可导致单节段或多节段的脊髓反射向周围传导,出现阵挛性肌肉收缩。

7.马尾综合征

中央型腰椎间盘突出症,当突然发生巨大椎间盘突出时,常压迫突出平面以下的马尾神经,导致马尾综合征。马尾神经通常包括L_3到S_1的神经根,然而,马尾的病变通常不仅仅影响骶髓节段而且也同样影响到大量腰骶神经纤维,因此,使得运动和感觉功能障碍将会更广泛且达更高的水平。早期表现双侧严重坐骨神经痛,会阴部麻木,排便、排尿无力。有时坐骨神经痛可以交替出现。时左时右,随后坐骨神经痛消失,而表现双下肢不全瘫痪。如不能伸趾或足下垂,同时双下肢后外侧、会阴部痛觉消失,大小便功能障碍,多表现为急性尿潴留和肛门括约肌肌力降低,排便不能控制。在女性患者可有假性尿失禁,男性患者出现勃起功能障碍。

国内报道的病例多为重力推拿按摩后发生椎间盘巨大突出,出现马尾综合征。中央型腰椎间盘突出症并马尾综合征患者,因膀胱麻痹、肛门括约肌无力常表现明显的膀胱、直肠功能障碍。此时测定直肠压力、膀胱压力和尿流量测定,表现为压力较低,残余尿量较多。

8.脊髓圆锥综合征

发生高位腰椎间盘突出症时,骶部脊髓$S_{3\sim5}$节段和尾髓1节段的病损可出现典型的脊髓圆锥综合征。临床表现包括会阴部及肛门周围的皮肤感觉缺失,膀胱平滑肌的松弛性瘫痪(无膀胱充盈感觉,无憋胀感)和不能自动排空的征象。由于横纹肌系统对外肛门括约肌控制的相应丧失,腹压增大时出现大便失禁或不能自主排便,勃起和射精能力完全丧失。

9.颈、腰综合征

当出现颈、腰椎间盘一并退变同时引起颈部和腰部脊神经和/或脊髓症状时,称为颈腰综合征。出现颈腰综合征时患者常主述全身痛,因颈部痛可放射到头枕部、肩胛间区、双肩且可向上肢放射,有时还可放射到胸部和腋下。腰部痛常伴有双下肢疼痛。这种情况常使临床医师感到非常困惑,无从考虑,往往会不得要领而造成漏诊或误诊。

所以遇到此情况需仔细询问病史和细致查体,结合颈椎和腰椎的影像学检查,必要时应做电生理检查。然后结合病史、查体,以及影像学和电生理检查结果,分析患者的症状和体征,明确当前以颈椎病表现为主抑或以腰椎间盘突出症表现为主,或两者并重。临床上见到这种病例在诊断和治疗上都将造成较大困难,需从以下两个方面认真考虑。

(1)高位颈椎间盘突出症的临床表现常掩盖腰椎间盘突出症的表现:患者多出现四肢或双下肢症状,表现为四肢无力、步态不稳、大小便功能障碍,而无明显的腰痛和下肢痛,查体可见高平面的感觉运动障碍及锥体束征。影像学CT和MRI检查难以证实哪一节段椎间盘病变是致病因素。此时有必要做电生理检查明确定位诊断。患者应做体感诱发电位或运动诱发电位以确定颈髓或高位胸髓受压损害的程度,肌电图检查确定腰骶神经根受压部位,是单侧或双侧,以及受压的严重程度,并与临床症状和体征相对照。最后明确引起临床症状和体征的责任椎间盘。避免单凭经验或影像学结果做出诊断而导致临床误诊、误治的错误。

(2)以腰椎间盘突出症表现为主的病例要关注有无合并脊柱骨性结构病变:因为此类患者多发于中老年,除椎间盘突出病变以外,常合并有脊柱骨性结构较重的退变,表现为关节突关节增生,黄韧带肥厚,椎管容积减小,在颈椎可并有后纵韧带及黄韧带骨化。所以患者常并未出现或仅表现为较轻的颈神经根和颈髓受压症状,而主要表现的是腰椎间盘突出症为主的症状。此时应仔细阅读 CT 或 MRI 影像学检查,以确定除腰椎间盘突出外,有无并发腰椎管狭窄等脊柱骨性结构的病变,防止因漏诊造成治疗失败。

10.其他症状

(1)双侧下肢症状:腰椎间盘突出症通常为一侧下肢症状,在少数患者可出现双下肢症状。出现双下肢症状有如下情况。①双下肢同时出现症状:严重度可两侧一样,但多为一侧重,一侧轻。此为同节段中央型椎间盘突出较大。有时因巨大突出压迫马尾神经,出现马尾综合征。②双下肢不同节段症状:表现为疼痛部位不同和疼痛严重程度不同,此为不同节段不同侧别的椎间盘突出。③先为一侧症状,后出现对侧相似症状:此为同节段椎间盘突出,先压迫一侧,后又移位压迫另一侧出现症状。

(2)患肢发凉:几乎所有腰椎间盘突出症患者自感患肢发凉。此系腰椎间盘突出时,刺激了椎旁的交感神经纤维,反射性引起下肢血管壁的收缩而致,同时也与受压的神经根严重程度有关。热成像及血液流速图检查,表现为患者温度低,以足趾的远端为著。检查时足背动脉仍正常。

(3)小腿及足踝部水肿:腰椎间盘突出症腰骶神经根严重受压时,可出现小腿及足踝部的水肿。可能是神经根在受到机械性及局部无菌炎症的化学性刺激时粘连水肿,影响交感神经的传导功能;或是脊神经脊膜支发生异常短路,而使下肢相应的血管神经功能障碍。但发生机制仍然不明。

(4)骶、尾部痛:有报道腰椎间盘突出症的临床症状可表现为骶、尾部痛,其主要原因是突出的椎间盘组织移入骶管,也可因为腰椎或腰骶神经丛的解剖变异刺激神经所致。

(二)体征

1.压痛点

在病变间隙的患侧有深压痛。疼痛可沿坐骨神经分布区向下肢放散。这是由于深压痛刺激了骶棘肌中受累神经的背根神经纤维产生感应痛所致。

2.腰椎活动度受限

腰椎在各个方向上均有不同程度的活动受限。由于腰椎间盘突出的类型不同,腰椎侧弯的程度不同,活动受限的程度也不同。一般来讲:前屈后伸运动受限明显;有脊柱侧弯的患者,向凸侧弯曲的活动受限明显。

3.肌肉萎缩和肌力减弱

受累的神经所支配的肌肉,如胫前肌、腓骨长短肌、伸趾长肌等,均可有不同程度的肌肉萎缩和肌力减弱。$L_{4\sim5}$ 椎间盘突出时,肌力明显减弱。

4.感觉减退

受累神经根支配区,皮肤针刺痛觉明显减退,其中以固有神经支配区尤为明显。

5.腱反射改变

$L_{3\sim4}$ 椎间盘突出时,出现膝反射减弱或消失。$L_5 \sim S_1$ 椎间盘突出时,出现跟腱反射减弱或消失。

(三)特殊检查

1.胸腹垫枕试验

检查方法:患者全身放松,两上肢伸直置于身旁,检查者在病侧 $L_3 \sim S_1$ 各节椎间隙的深层肌上用手指深压,寻找深层压痛点。若在腹部垫枕腰椎过度前屈位上测定,使原有在超伸展位上(胸部垫枕)引出的深压痛、放射痛或下肢酸麻感完全消失或明显减轻者,则可判定为腰椎管内发病因素。

2.直腿抬高试验

由于椎间盘突出时神经根袖受到卡压,限制了其在椎管内的移动。因此,在做患侧直腿抬高试验时,因牵拉了受压的神经根而产生了放射痛症状。

3.直腿抬高加强试验

将患肢抬高到一定程度而出现坐骨神经痛。然后降低患肢使疼痛症状消失,此时被动背伸踝关节,当又出现坐骨神经痛时为阳性。

4.健肢抬高试验

当直腿抬高健侧肢休时,如果出现患侧坐骨神经痛的症状,即为阳性。此种情况多表明椎间盘突出为"腋下型"突出。

5.股神经牵拉试验

对高位椎间盘突出症(如 $L_{2 \sim 3}$ 和 $L_{3 \sim 4}$)的患者,股神经牵拉试验阳性。但临床上较多见的 $L_{4 \sim 5}$、$L_5 \sim S_1$ 椎间盘突出时,该试验为阴性。

6.屈颈试验

患者取坐位或半坐位,双下肢伸直。当被动向前屈曲颈椎时,如出现患侧下肢的放射性疼痛者为阳性。

三、影像学检查

(一)X 线检查

X 线检查为所有腰痛患者必需的最基本检查。有些患者的 X 线片在侧位片上可见病变的椎间隙狭窄,正位片可见轻度侧弯。X 线片的意义不在于诊断,而在于了解脊柱形态,排除其他疾病。

(二)腰椎管造影术

腰椎椎管造影术是诊断腰椎间盘突出症的一项重要检查方法。目前常用的非离子碘造影剂可以很好地充盈于蛛网膜下腔,通过正、侧、斜位 X 线片,直观地了解到任何对硬膜和神经根的压迫。

(三)腰椎间盘造影术

此项检查适合于鉴别腰椎间盘源性疼痛的患者。在破裂和退变的椎间盘内注入造影剂,即可以看到椎间盘撕裂及造影剂外溢的影像,又可以在注射的过程中观察诱发痛试验。若注射造影剂可诱发出疼痛或与患者以往相同的疼痛,即为诱发痛或复制痛试验阳性。以此结合临床表现可诊断为腰椎间盘源性疼痛,可与本病鉴别。

(四)CT 检查

CT 检查可清楚地显示椎间盘突出的部位、大小、形态和神经根、硬膜囊受压的情况。同时可显示黄韧带肥厚、关节内聚、后纵韧带钙化、椎管狭窄等情况。

(五)CTM 检查

腰椎管造影后再做 CT 断层扫描,能提高诊断的准确性,尤其对侧隐窝和神经根袖受压情况的了解,具有单纯 CT 检查无法替代的优势。

(六)MRI 检查

该项检查可更好地对脊髓内病变和椎间盘退变、脱水情况进行显影。MRI 对椎间盘突出的诊断有重要意义,尤其同腰椎间盘源性疼痛的鉴别诊断很有价值。

四、诊断

(一)诊断标准

依据以下临床病史、体征和影像学检查要点作出腰椎间盘突出症的诊断。

(1)腰痛、下肢痛呈典型的腰骶神经根分布区域的疼痛,常表现为下肢痛重于腰痛。

(2)按神经分布区域表现肌肉萎缩、肌力减弱、感觉异常和反射改变四种神经障碍体征中的两种征象。

(3)神经根张力试验:直腿抬高试验或股神经牵拉试验为阳性。

(4)影像学检查:包括 X 线片、CT、MRI 或特殊造影等异常征象与临床表现一致。

(二)定位诊断

1.$T_{12} \sim L_1$ 椎间盘突出

L_1 神经根受压,出现腹股沟区或大腿前外侧区疼痛。在此区域可以出现麻木、疼痛减退,下腹壁反射减弱或者消失。

2.$L_{1 \sim 2}$ 椎间盘突出

L_2 神经根受压,出现大腿外侧前外侧疼痛。也可感大腿前内侧近端疼痛,在同一区域感觉减退。当神经根严重受累时出现麻木或感觉消失。屈髋肌力有不同程度的减弱,内收肌反射减弱。

3.$L_{2 \sim 3}$ 椎间盘突出

L_3 神经根受压,出现大腿前内侧疼痛,少数病例感腹股沟区或膝痛,可感膝内侧麻木,当神经受累严重时,可感大腿前内侧麻木。内收肌或股四头肌有不同程度的减弱,内收肌反射减弱或消失。

4.$L_{3 \sim 4}$ 椎间盘突出

L_4 神经根受压,出现腰背痛,髋痛、大腿外侧痛及小腿前侧痛。小腿前内侧麻木,股四头肌无力,膝反射减弱或消失。

5.$L_{4 \sim 5}$ 椎间盘突出

L_5 神经根受压,出现腰背痛,骶髂部痛、髋痛,向下放射至大腿和小腿后外侧疼痛。小腿外侧或包括拇指、足背的麻木,偶有足下垂。膝反射和踝反射一般无改变。

6.$L_5 \sim S_1$ 椎间盘突出

S_1 神经根受压,出现腰痛、骶髂部痛,髋痛,向下放射至大腿、小腿后外侧及足跟痛。小腿后外侧及包括外侧 3 个足趾的足背麻木。肌力减弱不多见,若有肌力改变,则表现为足的跖屈及屈拇无力。踝反射一般减弱或消失。

7.中央型腰椎间盘突出症

此症一般在 $L_{4 \sim 5}$ 或 $L_5 \sim S_1$。也可以为高位腰椎间盘突出压迫马尾神经,出现腰痛、双侧大腿及小腿后侧疼痛、双侧大腿、小腿后侧、足底及会阴区麻木。膀胱、直肠括约肌无力或麻痹。踝反射和肛门反射消失。

五、治疗

治疗目前分为：保守治疗、微创介入治疗、手术治疗三大类。

保守治疗方法有多种，且不同专业医师的经验不同，在治疗措施上可能会使用不同的方法。常见的方法有口服药物及静脉输液等对症治疗，针灸、推拿治疗，牵引、理疗、神经阻滞治疗等。

（一）药物治疗

1.口服药物

（1）抗炎镇痛药：常用有氨酚羟考酮片、氨酚曲马多片、草乌甲素片等，非甾体类抗炎镇痛药因近年报道有心血管、肾脏不良反应的发生，目前临床慎用或禁用。

（2）肌肉松弛药：盐酸乙哌立松片和抗炎镇痛药合用于肌肉痉挛性疼痛效果良好。

（3）神经营养药：甲钴胺、腺苷钴胺。

（4）伴有神经功能障碍者：服用神经妥乐平片。

2.静脉输液

神经根症状严重者：七叶皂苷钠 20 mg 或甘露醇 250 mL，每天一次，静脉滴注 1 周。肾功不良者慎用甘露醇。

（二）物理治疗

物理治疗是临床上应用最多的一种非损伤性治疗。治疗时无痛苦，患者易于接受，对腰椎间盘突出症的治疗起到了很好的辅助作用。

常用的物理治疗：①电疗如离子导入、低频脉冲、中频、高频治疗仪等都有很好的效果；②光疗包括红外偏振光及半导体激光等，可有消炎镇痛、改善血液循环和降低神经末梢兴奋性等功效；③超声治疗；④温热疗法；⑤磁疗等都是目前较为广泛应用的方法。

通过物理治疗，能改善局部血液循环，松弛痉挛的肌肉，消除组织炎症水肿和局部硬结，达到缓解症状的目的。

（三）神经阻滞

用利多卡因复合糖皮质激素进行周围神经、神经根或硬膜外隙阻滞，起到消炎镇痛、改善局部血液循环及解痉作用。神经阻滞不仅可以解除无菌性炎症引起的疼痛，而且诊断性神经阻滞还可以用于鉴别诊断。糖尿病患者可改用利多卡因复合赖氨酸阿司匹林配方。

（刘　娟）

第三节　带状疱疹后神经痛的疼痛治疗

一、概念

带状疱疹感染部位皮损愈合后，皮肤受累区发生疼痛或原有疼痛持续超过 3 个月，称为带状疱疹后神经痛（post herpetic neuralgia，PHN）。PHN 是困扰中老年人的顽固性病症之一，持续时间短则 1～2 年,长者甚至超过 10 年,如无有效的疼痛控制方法,病痛通常长达 3～5 年,与急性带状疱疹不同的是,带状疱疹后神经痛患者常合并心理异常。

二、发生机制

PHN 的发病机制目前尚不清楚,可能与神经纤维变性及数量改变、中枢神经系统病理学改变、中枢及外周敏化等因素有关。受损皮肤组织活检证实,早期可有粗神经纤维变性,到后期细神经纤维也可发生变性,受损局部的神经纤维总数减少,而且以粗神经纤维的减少最为明显。这种改变与带状疱疹的交感神经异常紧张,使其分布区域的血管收缩,出现神经缺血、缺氧状态有关。因为粗神经纤维对缺氧的耐受力低、易受损害且再生过程中需更多的氧,因此再生较困难。粗神经纤维的数量减少导致其中枢抑制作用丧失,二级感觉神经元兴奋性增高呈癫痫样放电。

Rowbotham 等人发现患带状疱疹痛的神经系统受到 VZV 广泛损害后,可出现后根神经节的脱水、Wallerian 退变、明显的囊性变和神经节细胞数量显著减少,有髓鞘的粗神经纤维轴突减少及胶原化,后根神经节内也可以发现慢性炎性细胞浸润,这些均可能是引起 PHN 的原因。此外,许多研究还认为,除外周神经纤维数量和比例的改变之外,PHN 还涉及中枢性机制(异常整合和中枢敏感化)及下行抑制机制的改变等。

三、临床表现

带状疱疹临床治愈后局部仍存在剧烈的持续或发作性疼痛。疼痛的性质有如锐器刺入、烧灼、电击、重压、勒紧等。这些疼痛部位受风吹或轻轻接触时,也可产生剧烈疼痛。疼痛部位同时还合并感觉过敏、感觉超敏、感觉迟钝、感觉减退。疼痛的程度剧烈,一般难以忍受,常影响睡眠和饮食。由于对剧烈疼痛的恐惧,患者的心理负担沉重,情绪抑郁,甚至对生活失去信心产生自杀倾向。除剧烈疼痛外,还常有皮疹遗留下来的瘢痕伴色素沉着,呈黑褐色。也可表现为部分神经支配区的运动麻痹。

四、诊断要点

(1)带状疱疹临床治愈后,疼痛持续时间超过 3 个月或既往有带状疱疹病史。

(2)存在明显按神经支配区域分布的感觉、痛觉、触觉异常,局部可有色素改变。

(3)疼痛性质为自发性刀割样或闪电样发作性痛或持续性烧灼痛、紧束样疼痛。

(4)患区内有明显的神经损伤后遗症状,如瘙痒、紧束感、蚁行感、抽动或其他不适感。

(5)患者心理负担沉重,情绪抑郁,甚至对生活失去信心,有自杀倾向。

五、临床分型

根据患者疼痛的性质和临床表现可进行临床亚型的诊断。

(一)激惹触痛型

临床表现以痛觉超敏为特征,轻轻触摸即可产生难以忍受的剧烈疼痛。

(二)痹痛型

临床表现以浅感觉减退和痛觉敏感为特征,伴有触痛。

(三)中枢整合型

临床上可兼有以上两型的部分或主要表现,以继发性中枢敏感化异常改变为主要特征。

六、治疗

PHN 的治疗方法是复杂而多变的。迄今为止,仍然没有任何一种方法能够完全解除疼痛,只有采取合理的综合治疗方法,才能在临床上有效缓解患者剧烈的疼痛。

(一)药物治疗

PHN 对药物的反应性与急性带状疱疹(acute herpes zoster,AHZ)不同,所以许多常用的镇痛药物疗效不佳。常用的麻醉性镇痛药、抗抑郁药、抗惊厥药、激素类和部分 NSAIDs 药物对部分患者有效果。

1.镇痛药

可按三阶梯方案用药,轻度疼痛推荐使用非甾体抗炎药,严重者可用阿片类药物。虽然以前的观点认为,阿片类药物对神经病源性疼痛无效。但目前的观点有所改变,越来越多的证据表明,阿片类药物对某些神经性疼痛是有效的。如芬太尼经皮贴剂能有效缓解 PHN。曲马多也可用于 PHN,用法为每次 50~200 mg,每 12 小时 1 次,每天最大剂量不能超过 0.4 g,长期使用很少产生耐受和依赖。

2.抗惊厥药

常用普瑞巴林和加巴喷丁,通过抑制突触后背角神经元依赖电压钙通道起作用。对治疗 PHN 有效,且无明显的不良反应。

3.抗抑郁药

带状疱疹后神经痛患者多有烦躁、焦虑、抑郁症状,应用抗抑郁药常能减轻疼痛,但其治疗作用与抗抑郁作用无关。目前常用三环类抗抑郁药,治疗机制是阻断中枢神经系统内神经递质 5-羟色胺的再摄取,提高去甲肾上腺素能和 5-羟色胺能神经的传导,加强对后角上行性损伤刺激的抑制,同时其催眠作用也可增强镇痛效果。如阿米替林 25~100 mg/d。此类药物的不良反应有嗜睡、口干、便秘、体重增加、尿路不畅、记忆力减退、直立性低血压和心脏传导阻滞。使用时应注意从小剂量开始逐步增加剂量,长期使用应注意其不良反应。禁忌证为青光眼、良性前列腺肥大和急性心肌梗死。

4.膜稳定剂

利多卡因 5 mg/kg 静脉注射可明显减轻疼痛。

5.神经妥乐平

神经妥乐平是一种新近用于治疗带状疱疹后遗神经痛的药物,疗效较好。它是痘疫苗接种于家兔皮肤组织后的提纯精制液,不仅对神经系统和免疫系统细胞功能的修复具有促进作用,而且还具有止痛作用。静脉应用:3.75 U,2 次/天,连用 14 天;口服应用:8 U,2 次/天,疼痛消失后停用。

6.吩噻嗪类药物

具有轻度镇痛作用,其镇痛作用可能与其降低网状结构的上行激活作用、镇静、抗组胺和降低肌张力等有关。如氯丙嗪 100~150 mg/d。

7.局部用药

局部用药适用于激惹触痛型及不能耐受全身疗法的老年 PHN 患者。5%利多卡因凝胶对减轻疼痛有明显的效果,而且不良反应小。非甾体抗炎药(如阿司匹林、吲哚美辛)局部应用有一定疗效。辣椒素制剂从刺激性的红辣椒中提取,可耗竭神经末梢 P 物质,而 P 物质是引起疼痛的主要递质。有报道辣椒素制剂治疗 6 周后,大约 50% 的患者感觉疼痛减轻 40%。

(二)神经介入技术

主要包括神经阻滞、选择性神经毁损和鞘内药物输注治疗。

1.神经阻滞

在相应神经根、干、节及硬膜外注入局麻药或以局麻药为主的药物以短暂阻断神经传导功能,既能达到治疗作用,又对神经无损伤。目前得到广泛认可的神经阻滞用药主要包括局部麻醉药和糖皮质激素等。

2.选择性神经毁损

以手术切断或部分切断,或用化学方法(乙醇和多柔比星)或物理方法(射频热凝和冷冻等)阻断脑、脊神经、交感神经及各类神经节等的神经传导功能。神经毁损为不可逆的治疗,可能产生其所支配区域的感觉麻木甚至肌力下降等并发症,应严格掌握适应证,并取得患者的知情同意。

3.鞘内药物输注治疗

通过埋藏在患者体内的药物输注泵,将泵内的药物输注到患者的蛛网膜下腔,直接作用于脊髓或中枢,达到控制疼痛的目的。常见的药物包括阿片类药物、局麻药等,其中吗啡的临床应用最广。吗啡的起始剂量为口服剂量的 1/300,根据镇痛效果与不良反应逐渐调整(滴定),以达到最好的镇痛效果和最小的不良反应。另外,硬膜外腔置管连续输注也是控制严重疼痛患者的一种治疗方法。

(三)神经调控技术

临床用于治疗 PHN 的主要包括脉冲射频治疗和神经电刺激技术。

1.脉冲射频治疗

脉冲射频是一种神经调节治疗,通常使用频率 2 Hz、电压 45 V,电流持续时间 20 毫秒,间歇期 480 毫秒的脉冲式射频电流进行治疗。由于带状疱疹潜伏在 1%～7% 的感觉神经节的神经元内,临床上常造成单一神经根病变,邻近神经节同时受累罕见,因此,通常只需做单一神经节(根)治疗即可。脉冲射频对神经纤维结构无破坏作用,能改善疼痛,提高生活质量。治疗后也较少发生感觉减退、酸痛、灼痛及运动神经损伤,较多的应用于带状疱疹后遗神经痛的治疗。

2.神经电刺激

目前临床上使用的神经电刺激方法包括脊髓电刺激,外周神经刺激和经皮神经电刺激等。脊髓电刺激是将电极置入硬膜外腔,影像证实位置确切后,由刺激电极产生的电流直接作用于脊髓后柱的传导束和背角感觉神经元,以及脊髓侧角的交感神经中枢,从而有效缓解疼痛,减少镇痛药物用量,促进病情好转。有临床研究表明脊髓电刺激是早期 PHN 的有效镇痛方法。外周神经刺激是将电极置入支配疼痛区域的皮下外周神经附近,从而抑制疼痛区域的感觉神经向上传导。经皮神经电刺激是经过皮肤施行电脉冲刺激,反馈性对传导疼痛信息有关的不同神经进行调整,减少疼痛信息的传导和增加镇痛物质的释放,从而缓解疼痛。

对于顽固性的 PHN 可以采用脊髓电刺激进行治疗。

(四)物理疗法

物理疗法在临床中也应用广泛,其中最常用、效果较好的是偏振红外光(超激光)。此类治疗方法具有降低神经兴奋性,降低肌张力,解除肌肉痉挛;促进镇痛物质的生成和致痛物质的代谢;扩张血管,改善局部微循环,促进损伤愈合;调节自主神经系统,促进淋巴循环,稳定机体内环境。

其优点为适应范围广,无创伤,无痛苦,费用低。缺点为疗效维持时间较短。故一般不单独应用,而与其他方法联合应用。

(五)心理治疗

具体方法有安慰剂疗法、行为疗法、生物反馈疗法、分散注意力疗法等。尤其对于任何治疗手段都不能缓解疼痛的顽固性病例,心理治疗是一项重要的手段并应长期坚持。

七、预防

带状疱疹的早期积极治疗有助于预防 PHN 的发生,消除由严重的后遗痛引起的身心障碍。目前主张应用抗病毒药,如阿昔洛韦、泛昔洛韦和伐昔洛韦,或合用短程皮质类固醇以减少带状疱疹疼痛的持续时间和发生 PHN 的危险性。研究显示,早期应用小剂量阿米替林可缩短带状疱疹疼痛的持续时间并降低 PHN 的长期发生率;抗病毒药与阿米替林同时应用疗效优于抗病毒剂加安慰剂;抗病毒药和加巴喷丁联合应用也可明显减少 PHN 的发生率,预防带状疱疹也是一种有效的预防 PHN 的措施。近年米,一种活的 Okastrain 疫苗被用于预防水痘和带状疱疹。

(刘　娟)

第四节　三叉神经痛的疼痛治疗

一、概述

三叉神经痛(trigeminal neuralgia,TN)又称 Fotergin 病,表现为颜面部三叉神经分布区域内,闪电式反复发作性的剧烈性疼痛,是神经系统疾病中常见的疾病之一。临床上将三叉神经痛分为原发性三叉神经痛和继发性(或称症状性)三叉神经痛两类:前者是指有临床症状,检查未发现明显的与发病有关的器质性或功能性病变;后者是指疼痛由器质性病变如肿瘤压迫、炎症侵犯或多发性硬化引起。三叉神经痛的年发病率为$(3\sim5)/10$ 万人,随年龄的增长而增加。患病率国内外报道不一,在$(48\sim182)/10$ 万。从青年人至老年人均可发病,但以 40 岁以上中老年人居多,占患者的 $70\%\sim80\%$。女性发病率略高于男性,多为单侧发病,右侧多于左侧。以三叉神经 2、3 支分布区域为多见,累及第 1 支较少。

二、病因与发病机制

(一)原发性三叉神经痛的病因与发病机制

原发性三叉神经痛的发病机制目前尚不十分明确,对其发病机制有多种理论,但至今仍没有一个理论可以完整解释它的临床特征。近年来研究发现本病是由多种因素导致的,且各因素并非孤立存在,而是相互影响、相互作用、共同致病。传统上有中枢病变学说和周围病变学说。近年随着研究技术和方法的不断改进,发现免疫和生化因素也与三叉神经痛密切相关。

1.中枢病变学说

1853 年,Trousseau 记述了癫痫样三叉神经疼痛的临床症状、发作特征、用抗癫痫药物治疗有效及在疼痛发作时可在中脑处记录到癫痫样放电,提出了在中枢神经病变假说。有人通过动物实验表明三叉神经痛的病理机制为三叉神经脊束核内的癫痫样放电。有学者提出闸门控制学说:所有来自皮肤的传入冲动,一方面抵达脊髓背角的第一级中枢传递细胞(简称T细胞),另一方面又与胶质细胞建立突触联系。这种闸门控制机制的胶质细胞起着在传入冲动前控制T细胞传入的作用。由于中枢的病变(三叉神经脊束核的损伤)造成胶质细胞控制T细胞的作用减弱,T细胞的活动加强,失去了对传入冲动的闸门作用,使得T细胞对传入的疼痛刺激的调节作用失代偿而引起疼痛发作。也有实验证明三叉神经痛与脑干中三叉神经核的兴奋性改变有直接关系。刺激扳机点引起的病理性刺激通常是由三叉神经周围支到达脑干,通过三叉神经感觉核和网状结构迅速总和起来,而引起三叉神经痛的发作。采用脑诱发电位和临床对卡马西平治疗癫痫的研究中发现,丘脑感觉中继核和扣带回等大脑皮质在三叉神经痛发病机制中亦起着重要作用。虽然上述的这些研究结果均支持三叉神经痛的中枢病变学说,但是仍不能用它完全解释三叉神经痛的临床症状。例如,为何三叉神经痛的发作范围并不是在整个三叉神经范围内而多数发生在单侧,甚至为单支。临床上也很少发现三叉神经痛患者脑干三叉神经核病变。而脑干内许多病变也不一定引起三叉神经痛,为何三叉神经痛患者无明显神经系统体征等。三叉神经痛的发作性疼痛应用某些抗癫痫药物治疗无效等,这些现象都难以用中枢神经系统病变学说来解释,这些还有待进一步研究。

2.周围病变学说

1967年,Kerr及Beave首先提出三叉神经痛主要病理改变是三叉神经的脱髓鞘改变,现已得到越来越多学者的认同。有学者依此提出短路理论,认为脱髓鞘的轴突与邻近的无髓鞘纤维发生"短路",轻微的触觉刺激即可通过短路传入中枢,而中枢的传出冲动亦可再通过短路而成为传入冲动,如此很快达到一定的总和而引起三叉神经痛的发作。目前,对三叉神经痛手术标本行病理学研究已经证明,三叉神经根受血管压迫部位发生脱髓鞘改变,经血管减压术后,三叉神经痛症状立即消失。对三叉神经痛患者的三叉神经超微结构的观察也支持周围病变学说,被广泛接受的引起三叉神经痛重要发病机制是持续(静态)的或搏动的微血管压迫使三叉神经根感觉神经轴突脱髓鞘。在三叉神经根受血管压迫部位,电镜显示神经根脱髓鞘和髓鞘再生,有时伴轴突消失等病理改变。血管压迫是造成神经纤维损伤原因的最有力学说。

1934年,Dandy首次提出血管压迫神经根是三叉神经痛的病因之一,但未提及减压问题。大量的研究发现,三叉神经根附近动脉的迂曲走行,压迫三叉神经,从而动脉的搏动造成对三叉神经的不断刺激。对正常人和三叉神经痛患者的三叉神经根周围血管观察也发现存在明显差异。但是部分三叉神经痛患者并无迂曲血管压迫三叉神经根,目前还无法用血管压迫理论来解释。其他结构的异常,如局部骨质压迫、蛛网膜粘连对三叉神经根的压迫同样有可能引起三叉神经痛。慢性炎症、缺血等病变可致神经的脱髓鞘改变,也可致三叉神经痛的发生。

3.免疫因素

近年来研究认为三叉神经痛脱髓鞘病变均是一种细胞免疫介导的疾病。神经内巨噬细胞、肥大细胞、T细胞和血管内皮细胞破坏和吞噬轴索,促进炎症的发展,加速和加重脱髓鞘的发生和发展。有人对50例三叉神经痛患者的三叉神经标本进行脱髓鞘染色和免疫组化观察分析后认为,巨噬细胞、肥大细胞、T细胞和血管内皮细胞对三叉神经脱髓鞘改变有作用。

4.神经肽的研究

近来发现多种神经介质类和神经肽类物质在三叉神经痛发作有密切关系。三叉神经系统内含有多种神经肽,与疼痛有关的包括P物质(SP)、谷氨酸(Glu)、降钙素基因相关肽(CGRP)、生长抑素(SOM)、血管活性肠多肽(VIP)等。SP 和 Glu 最可能是伤害性信息传递信使,也有人认为甘氨酸在伤害性信息调控过程中起着重要作用。但 SP 作为伤害性信息传递信使的理论更为经典。SP 在半月节内与 CGRP、SOM 共存。CGRP 促进初级感觉纤维释放 SP,促进痛觉传递。

临床研究结果显示,三叉神经痛患者 CSF 和血液中 SP 含量明显升高。三叉神经痛发作时,痛支神经可能快速过度释放 SP 导致阵发性剧烈疼痛,随着 SP 的耗竭而疼痛消失;在外周 SP 还可引起血管扩张,腺体分泌,刺激各种炎性介质的释放,导致致痛、致炎物质的积聚,进一步刺激传导伤害性信息的传入纤维,待神经元内 SP 合成到一定程度时再次暴发新一轮的疼痛。

CGRP 是 1983 年人类首次用分子生物学方法发现的一种由降钙素基因表达的新神经肽。广泛分布于神经、心血管、消化、呼吸、内分泌等系统,参与机体许多功能的调节。三叉神经痛发作时,患者血液中 CGRP 含量显著升高,并伴有 SP 升高。胡世辉等以原发性三叉神经痛患者为研究对象,用放射免疫法检测患者疼痛发作时患侧颈外静脉血中 CGRP 的含量,并与外周血、术后颈外静脉血、健康者颈外静脉血中的 CGRP 含量相比较,用免疫组织化学法标记患者痛支与非痛支神经切片中 CGRP 免疫反应阳性颗粒,用高清晰度彩色病理图文分析系统定量分析 CGRP 免疫反应阳性颗粒的数量、面积、平均光密度和平均面积。结果发现疼痛发作时患侧颈外静脉血中 CGRP 含量显著升高,与肘静脉血、术后患侧颈外静脉血及健康对照组颈外静脉血中的 CGRP 含量相比,差异非常显著,后三者相比差异均不显著,痛支神经组织中 CGRP 免疫反应阳性颗粒的数量、面积均显著多于、大于非痛支神经组织中的 CGRP 免疫反应阳性颗粒。认为三叉神经痛发作时局部确有 CGRP 的参与,三叉神经痛的痛支神经过度合成和释放 GGRP 可能促进了局部 CGRP 浓度升高,导致痛阈下降,促进 SP 向中枢传递痛觉导致阵发性剧烈疼痛发作,并增强 SP 在外周的神经源性炎症作用,而长期的神经源性炎症使得痛阈降低,致使颌面部轻微的触觉刺激也能产生伤害性刺激信息。

通过实验证实,三叉神经痛发作时颈外静脉的 SP、CGRP 含量确实高于术后缓解期,认为三叉神经痛发作时痛支神经过度合成和释放 CGRP。尽管表明神经肽参与三叉神经痛,但有关神经肽与三叉神经痛的关系,神经肽之间的相互关系和调节还有待于进一步研究。

(二)继发性三叉神经痛的病因与发病机制

近年来,人们对继发性三叉神经痛的病因有了新的认识,对继发性三叉神经痛的诊断率也明显提高。继发性三叉神经痛常由其所属部位和邻近部位的各种病灶引起,如各种肿瘤、炎症、血管病变或血管压迫、蛛网膜粘连等引起。

1.脑干内部的病变

延髓及脑桥内部的病变,如脊髓空洞症、脑干肿瘤、血管病变、多发性硬化、炎症等。

2.颅后窝的病变

颅后窝的病变如脑桥小脑角的肿瘤(表皮样囊肿、神经鞘瘤、脑膜瘤等)、蛛网膜囊肿或粘连等,均可引起三叉神经痛的发作。

3.颅中窝病变

颅中窝底后部肿瘤以脑膜瘤、三叉神经节神经纤维瘤、表皮样囊肿和颅底转移瘤多见,肿瘤生长累及位于 Meckel 囊内的三叉神经节,出现三叉神经痛症状。颅中窝底前部肿瘤以脑膜瘤、表皮样囊肿和颅底转移瘤多见。肿瘤累及眶上裂、圆孔,出现相应症状。

4.三叉神经周围支病变

眶内的肿瘤、蝶骨小翼区的肿瘤、海绵窦的病变及眶上裂的病变,均可累及或侵犯三叉神经根,引起继发性三叉神经痛。鼻窦的病变及牙源性的病变也可引起三叉神经痛。

三、临床表现

(一)性别、年龄、病程与并发症

男女之比为 1∶1.18。从青年人至老年人均可发病,10 岁以下少见,84.4% 的患者发生在 40 岁以上,平均为 52 岁。病程为 2 个月至 40 年,平均为 6 年 4 个月。主要并发症有高血压、冠心病、肺心病、慢性支气管炎、结核病、糖尿病、癌症、脑血管病等其他慢性疾病。

(二)发病部位

疼痛发作仅线于三叉神经分布区(图 15-1)。

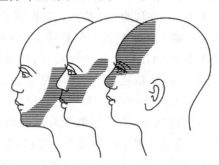

图 15-1　三叉神经各支分布区

(三)原发性三叉神经痛的典型表现

约 65% 的患者具有典型的三叉神经痛表现,①三叉神经痛分布区域出现短暂的、剧烈的、闪电样疼痛,反复发作;②存在扳机点;③相应区域皮肤粗糙、着色或感觉下降。

1.疼痛的诱发因素与扳机点

疼痛发作绝大多数有明显的诱发因素,少数病例无诱发因素即可疼痛发作。常见的诱发因素包括咀嚼运动、刷牙、洗脸、剃须、说话、打呵欠、面部机械刺激、张嘴、笑、舌头活动、进食、饮水、风、声、光刺激等。64.5% 的病例中存在明显扳机点,扳机点多发生在上唇、下唇、鼻翼、鼻唇沟、牙龈、颊部、口角、舌、眉、胡须等处。

2.疼痛的性质

患者描述疼痛的性质常为难以忍受的电击样、刀割样、撕裂样、火烧样疼痛,并伴有面部特有的极其痛苦的情感表情。疼痛常达到如此剧烈,以至于患者要停止谈话、饮食、行走,以双手掩住面部,严重者咬牙,用力揉搓面部,并且躲避开谈话的人,颜面发红,咀嚼肌和面肌抽搐,故称单面肌痛性肌痉挛现象或称痛性抽搐。疼痛可骤然消失,在两次发作期间完全无痛,如同正常人。在患者发病初期,疼痛发作次数较少,常在受凉感冒后出现,间歇期长达数月或几年。自行停止而自愈的病例很少。以后发作逐渐频繁,疼痛加重,病程可达几年或数十年不一。严重者发作日夜不分,每天可达几十次,甚至数百次,不能进食、喝水,体质消瘦,患者终日处于疼痛难耐状态,表情沮丧痛苦,乃至失去生活信心而轻生。有些患者早期,呈季节性发作,疼痛在每年的春天或秋天的一定时间,呈周期性发作,而且每次发作持续时间 1～3 个月不等,然后无任何原因的自然消失,直到下一年的同一季节开始发作。

3.疼痛持续的时间

绝大多数疼痛持续数秒至数分钟,一般为 1～5 分钟,个别病例疼痛可持续半小时以上。发作间歇期,疼痛可消失,间歇期随病情的进展而缩短,一般为数十分钟至数小时不等。重者可每分钟内都有发作。白天发作多,晚上发作少,亦可日夜不停发作。

4.其他症状

由于疼痛使面部肌肉痉挛性抽搐,口角可向患侧歪侧。发病初期,患者面部、眼结合膜充血发红、流泪、流涕等。发病后期,患者可有结膜炎、口腔炎等。有的患者在疼痛发作时,用手掌握住面颊并用力地搓揉,以期缓解疼痛。久而久之使患侧面部皮肤变粗糙、增厚,眉毛稀少甚至脱落。

5.神经系统体征

神经系统查体,原发性三叉神经痛,除有部分患者角膜反射减弱或消失之外,均无阳性体征发现。少数患者,发病后期,多因采用过乙醇阻滞及射频治疗后,患侧疼痛区域内感觉减退,以至部分麻木。对于这种情况应作详细神经系统查体,以排除继发性三叉神经痛。

(四)继发性三叉神经痛的表现

继发性三叉神经痛因其病因不同,临床表现不完全相同。

1.脑桥旁区及桥小脑角肿瘤

此区肿瘤多见于胆脂瘤,其次为听神经瘤、脑膜瘤及三叉神经鞘瘤,因肿瘤发生部位与三叉神经的关系不同其临床表现不同。三叉神经鞘瘤和胆脂瘤的面部疼痛多为首发症状,而听神经瘤和脑膜瘤首发症状多为耳鸣、头痛,而肿瘤后期多表现为脑桥小脑角综合征,做 CT、MRI 等辅助检查,可明确诊断。

2.蛛网膜炎

蛛网膜炎多见于颅底部蛛网膜,面部疼痛特点多为持续性钝痛,无间歇期,查体可有面部疼痛区域感觉减退或消失。同时炎症可累及相邻的脑神经出现相应受损害体征。

3.颅底恶性肿瘤

颅底恶性肿瘤常见于鼻咽癌,少见于转移瘤、肉瘤等。表现多为同侧发作性或持续性面部疼痛,伴有原发肿瘤和广泛脑神经损害的体征。

4.多发性硬化症

大约 1% 患者出现三叉神经痛。患者多较年轻,多呈双侧性的,疼痛特点也多不典型,神经系统查体、CT、MRI 可查到多发性病灶。

5.带状疱疹

由于患颜面带状疱疹后引起的神经痛,多为老年人,患三叉神经第 1 支痛后发生,呈持续性的灼痛,无触发点,患病区域有疱疹,或者疱疹消退后持续数月乃至数年,最终多可自然缓解。

四、诊断与鉴别诊断

(一)诊断

(1)采集病史:询问颜面部疼痛性质、部位及伴随的症状等。

(2)因患者惧怕疼痛发作,不敢洗脸、刷牙、进食等而致面部及口腔卫生很差,全身营养状况差,消瘦,精神抑郁,有悲观消极情绪。

(3)有些慢性患者,因经常疼痛发作时,用手揉搓、摩擦面部皮肤,致使患侧面部皮肤粗糙呈褐色,眉毛稀少或缺如。

(4)由于多数患者患三叉神经 2、3 支痛,触发点在牙龈,疑为牙痛,不少患者曾有拔牙史,患侧常牙齿缺如。

(5)原发性三叉神经痛神经系统查体可无阳性体征,继发性三叉神经痛大都有阳性体征,主要表现为脑桥小脑角综合征。

(6)特殊检查:原发性三叉神经痛患者多无明显的神经系统阳性体征,也要特别注意继发性三叉神经痛的可能,尤以遇到面部感觉减退者,要详细检查有无其他神经系统体征,并进行必要的特殊检查,如头颅 X 线内听道摄片、电测听、前庭功能试验、脑神经的诱发电位、脑脊液化验、CT、MRI、MRA、DSA 等检查,以明确诊断。

(二)鉴别诊断

除继发性三叉神经痛外,应注意与以下几种疾病相鉴别。

1.牙痛

牙痛也是一种非常疼的一种疾病,有时特别是发病的初期,常常到口腔就诊,被误诊为牙痛,许多患者将牙齿拔掉,甚至将患侧的牙齿全部拔除,但疼痛仍不能缓解。一般牙痛特点为持续性钝痛或跳痛,局限在齿龈部,不放射到其他部位,无颜面部皮肤过敏区,不因外来的因素加剧,但患者不敢用牙齿咀嚼,应用 X 线检查或 CT 检查可明确牙痛。

2.三叉神经炎

三叉神经炎可因急性上颌窦炎、流感、额窦炎、下颌骨骨髓炎、糖尿病、梅毒、伤寒、乙醇中毒、铅中毒及食物中毒等疾病引起。多有炎性感染的病史,病史短,疼痛为持续性的,压迫感染的分支的局部时可使疼痛加剧,检查时有患侧三叉神经分布区感觉减退或过敏。可伴有运动障碍。

3.中间神经痛

中间神经痛患者表现特点如下:①疼痛性质为发作性烧灼痛,持续时间长,可达数小时,短者也可数分钟。②疼痛部位主要位于一侧外耳道、耳郭及乳突等部位,严重者可向同侧面部、舌外侧、咽部及枕部放射。③局部常伴有带状疱疹,还可有周围性面瘫,味觉和听觉改变。

4.蝶腭神经痛

本症病因不明,多数人认为副鼻窦炎侵及蝶腭神经节引起。

(1)疼痛部位:蝶腭神经节分支分布区域的鼻腔、蝶窦、筛窦、硬腭、齿龈及眼眶等颜面深部位。疼痛范围较广泛。

(2)疼痛性质:疼痛为烧灼或钻样痛,比较剧烈,呈持续性或阵发性的加重或周期性反复性发作,发作时一般持续数分钟到几小时。伴有患侧鼻黏膜肿胀,出现鼻塞、鼻腔分泌物增加,多呈浆液性或黏液性。可伴有耳鸣、耳聋、流泪、畏光及下颌皮肤灼热感和刺痛。疼痛可由牙部、鼻根、眼眶、眼球发生,尔后扩展至齿龈、额、耳及乳突部,均为一侧性。严重者向同侧颈部、肩部及手部等处放射,眼眶部可有压痛。

(3)发病年龄:常在 40~60 岁,女性较多。

(4)本病可以用 1% 普鲁卡因做蝶腭神经阻滞或用 2%~4% 丁卡因经鼻腔对蝶腭神经节做表面麻醉,可使疼痛缓解。

5.偏头痛

偏头痛也称丛集性头痛,它是一种以头部血管舒缩功能障碍为主要特征的临床综合征。病因较为复杂,至今尚未完全阐明。但与家族、内分泌、变态反应及精神因素等有关。临床表现特点:①青春期女性多见,多有家族史。②诱发原因多在疲劳、月经、情绪激动不安时诱发,每次发作前有先兆,如视物模糊、闪光、暗点、眼胀、幻视及偏盲等。先兆症状可持续数分钟至半小时之久。③疼痛性质为剧烈性头痛,呈搏动性痛、刺痛及撕裂痛或胀痛,反复发作,每天或数周、数月甚至数年发作一次。伴随有恶心、呕吐、大便感、流泪、面色苍白或潮红。发作过后疲乏嗜睡。④查体时颞浅动脉搏动明显增强,压迫时可使疼痛减轻。在先兆发作时应用抗组胺药物可缓解症状。⑤偏头痛还有普通型、特殊型(眼肌麻痹、腹型、基底动脉型)偏头痛,均需要加以鉴别。

6.舌咽神经痛

本病分为原发性和继发性两大类。它是一种发生在舌咽神经分布区域内的阵发性剧痛,发病年龄多在40岁以上,疼痛性质与三叉神经痛相似。临床表现有以下特点:①病因方面,可能为小脑后下动脉、椎动脉压迫神经进入区有关,除此之外,可见于脑桥小脑角处肿瘤、炎症、囊肿、鼻咽部肿瘤或茎突过长等原因引起。②疼痛部位在患侧舌根、咽喉、扁桃体、耳深部及下颌后部,有时以耳深部疼痛为主要表现。③疼痛性质为突然发作、骤然停止,每次发作持续为数秒或数十秒,很少超过两分钟。亦似针刺样、刀割样、烧灼样、撕裂样及电击样的剧烈性疼痛。若为继发性的疼痛则发作时间长或呈持续性,诱因和扳机点可不明显,且夜间较重。④诱因因素,常为吞咽、咀嚼、说话、咳嗽、打哈欠时诱发疼痛。⑤扳机点,50%以上有扳机点,部位多在咽后壁、扁桃体舌根等处,少数在外耳道。若为继发性的,扳机点可不明显,同时可有舌咽神经损害症状,如软腭麻痹、软腭及咽部感觉减退或消失等。⑥其他症状,吞咽时常常引起疼痛发作,虽然发作间歇期无疼痛,但因惧怕诱发疼痛而不敢进食或小心进些流汁。患者因进食进水少,而变得消瘦,甚至脱水。患者还可有咽部不适感、心律失常及低血压性昏厥等。⑦神经系统查体,无阳性体征。若为继发性的,可有咽、腭、舌后1/3感觉减退,味觉减退或消失,腮腺分泌功能紊乱。也可有邻近脑神经受损症状,如Ⅸ、Ⅹ及Ⅺ对脑神经损害,以及 Horner 征表现。

7.其他面部神经痛

如青光眼、屈光不正及眼肌平衡失调等眼部疾病;如颞颌关节疾病、颞下颌关节紊乱综合征(Costen 综合征)及颞颌关节炎和茎突过长等。因其病因和表现不同可以与三叉神经痛鉴别。

五、治疗

三叉神经痛的治疗方法有多种,大致可归纳为药物治疗、周围支阻滞与撕脱治疗、半月神经节射频治疗、微血管减压术治疗、γ-刀与 χ-刀治疗等。

(一)药物治疗

目前应用最广泛,最有效的药物有卡马西平、苯妥英钠等药物。

(1)卡马西平:本药属于抗惊厥药。卡马西平可使70%以上的患者完全止痛,20%患者疼痛缓解。可长期使用此药止痛,为对症治疗药,不能根治三叉神经痛,复发者再服仍有效。约1/3患者可因出现恶心、头晕等症状而停药。用法:开始剂量0.1 g,每天2~3次,以后逐日增加0.1 g,每天最大剂量不超过1.6 g,取得疗效后,可逐日逐次的减量,维持在最小有效量。本药不良反应有眩晕、嗜睡、药物疹、恶心、胃食欲缺乏、复视、共济失调、骨髓抑制及肝功能障碍等。服药初期应检查白细胞、肝功等,服用期间对以上不良反应要注意观察。

(2)苯妥英钠:苯妥英钠为一种抗癫痫药,有的学者认为三叉神经痛为癫痫样放电,使用抗癫痫剂有一定疗效。长期以来,被列为治疗三叉神经痛的首选药物。初期服0.1 g,每天2~3次,以后逐日增加0.1 g,取得疗效后再减量,亦以最小剂量维持。最大剂量不超过每天0.8 g。本药疗效不如卡马西平,止痛效果不完全,长期使用止痛效果减小或减弱,因此,目前已列为第二位选用药物。不良反应有共济失调、视力障碍、牙龈增生及白细胞减少等其他不良反应,应注意观察。

(3)七叶莲:有片剂和针剂,应用片剂每次 3 片,每天 3～4 次;应用针剂,每次 4 mL,每天 2～3 次,肌内注射。一般用药 4～10 天见效。与其他药物合用可提高疗效。本药治疗有效率可达 60% 以上。

(4)其他药物:①氯硝西泮,1 mg,每天 2～3 次;②维生素 B_{12},500 μg,每天 1 次,肌内注射;③野木瓜注射液,2 mL,每天 1～2 次,肌内注射;④654-2(山莨菪碱),5～10 mg,每天 3 次,口服;注射剂,10 mg,每天 1 次,肌内注射。

(5)中医中药治疗:①毛冬青(毛披树),注射剂,每天 2 mL,每天 1～2 次,肌内注射;片剂,每次 2～6 片,每天 3 次,口服;冲剂,每次 1 包,每天 2～3 次,口服。②颅痛宁,由川芎和荜茇提取的灭菌制剂,每次 4 mL,每天 3 次,肌内注射,疼痛缓解后可半量维持。③白芷 4.5 g,丹参 5 g,陈皮 4.5 g,全蝎粉 3 g,僵蚕 10 g,炒蔓荆子 10 g,生石膏 20 g,炒延胡索 15 g。每天 1 次,水煎分早晚服。

(二)三叉神经周围支阻滞术

神经阻滞治疗的原理是将药物直接注射于三叉神经周围支或半月神经节内,使其神经纤维组织凝固、变性以致坏死,从而造成神经传导中断,神经分布区内痛觉及其他感觉均消失,以麻木代替疼痛。而半月节阻滞是药物破坏节内的感觉细胞,由于节细胞再生困难,并有一定的并发症,如神经性角膜炎或因药物注入蛛网膜下腔而损害脑神经及其他症状。常用注射药物有利多卡因、糖皮质激素或无水乙醇。阻滞部位临床上采用主要是选择三叉神经各分支通过的骨孔处(图 15-2),即眶上孔、眶下孔、颏孔、翼腭窝、卵圆孔等处。由于出圆孔的上颌支、出卵圆孔的下颌支及出眶上裂的眼支的阻滞方法简单安全,容易操作,疗效可达 3～8 个月之久,复发后可以重复注射。可用于全身情况差、年老体弱者,也可对诊断不明的病例,做阻滞术以帮助明确诊断。本项技术以往是治疗三叉神经痛的常用方法之一。

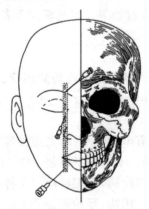

图 15-2　三叉神经各支阻滞穿刺点

(三)三叉神经射频热凝术

尽管 Kirschner 早在 1931 年就介绍了半月神经节电凝术治疗三叉神经痛,但射频热凝治疗三叉神经痛真正为世界各地医师所广泛采用是在 1974 年 Sweet 和 Wepsic 对射频热凝术在设备和技术进行了一系列改进之后。经改进后的射频热凝术疗效较以前明显提高,并发症显著降低,成为目前治疗三叉神经痛的主要手段之一。Sweet 和 Wepsic 对射频热凝的改良主要包括:①射频发生器的应用,提供了精确的可控制的热源;②微型热敏电阻的应用,可监测毁损区温度的改变,以便调整电流;③神经安定镇痛剂的应用,能减轻患者的紧张、焦虑情绪;④短时麻醉剂的应用,在电凝时使患者暂时意识丧失,避免电凝时引起的剧痛,热凝后患者又能立即清醒及时行感觉检查;⑤置入电极后用电刺激来确定电极位置,以便有选择地破坏痛觉束,保留其他束支。

1.热凝治疗仪的基本结构

热凝治疗仪一般包括振荡器、温控仪、刺激器和毁损针四部分。其工作原理是热凝治疗仪产生的射频电流由电极针经神经组织构成回路产生热量,通过毁损病灶和靶点达到治疗目的。电极针内装有热传感器,可测出被毁损区组织的温度,同时将温度传递给自动控制系统,当温度和时间达到预定参数时,电流即自动断开。射频仪还可以产生刺激方波,用来定位,确定电极的位置。

2.射频治疗三叉神经痛的理论依据

三叉神经纤维的粗细与其传导速度密切相关。感觉神经纤维分为有髓鞘的 A 纤维与无髓鞘的 C 纤维两种。A 纤维按粗细又分为 α、β、γ 和 δ 四种。它们的传导速度、刺激阈值等各不相同。在外周神经纤维中,只有传入与传出的有髓鞘的 A 纤维和传入的无髓鞘的 C 纤维。一般认为传导痛觉传入冲动的是 A_δ 和 C 类纤维,传导触、温感觉冲动的是直径较大的 A_α 和 A_β 纤维。现在证实较细的 A_δ 和 C 类纤维对射频电流和热的刺激比直径粗的 A_α 和 A_β 纤维敏感。在射频电流的影响下,传导痛觉的纤维一般在 70～75 ℃发生变性,停止传导痛觉冲动,而粗的有髓纤维在这一温度下不会被破坏。因此,利用射频和逐渐加热的方法,可以选择性破坏感觉神经的痛觉传导纤维而相对保留粗触觉传导纤维,达到既可以解除疼痛,又可部分或全部保留触觉的目的。

3.手术适应证、禁忌证及优点

(1)射频治疗三叉神经痛适应证:①经严格、正规药物治疗无效或不能耐受药物不良反应的三叉神经痛患者;②乙醇阻滞、甘油注射或其他小手术治疗无效的三叉神经痛患者;③各种手术后复发的三叉神经痛患者;④射频热凝治疗后复发的三叉神经痛患者,可以重复治疗;⑤年龄大不能耐受或不愿接受开颅手术治疗的三叉神经痛患者。

(2)禁忌证:①面部感染者;②肿瘤压迫性三叉神经痛患者;③严重高血压、冠心病、肝肾功能损害者;④凝血机制障碍,有出血倾向者。

(3)优点:①手术比较安全,严重并发症发生率和死亡率较低;②年老体弱多病者有时也可施行治疗;③操作简便,疗效可靠;④消除疼痛,触觉大部分存在;⑤初次手术不成功,还可重复进行。复发后也可再次治疗,仍然有效;⑥手术费用低廉,治疗成功后可停止药物治疗。

4.手术方法

(1)患者取仰卧位,卵圆孔半月神经节定位穿刺时一般采用 Hartel 前入路穿刺法,即在患者患侧口角外下 3 cm(A)点,患侧外耳孔(B)点及同侧瞳孔(C)点三点作 AB 及 AC 连线。

(2)常规消毒、铺巾,用 1%普鲁卡因行局部浸润麻醉(过敏者改用利多卡因)。

(3)取 A 点为进针穿刺点,使用前端裸露0.5 cm 的 8 号绝缘电极针,针尖对准同侧卵圆孔,针身保持通过 AB、AC 两线与面部垂直的两个平面上,缓慢进针,直到卵圆孔。

(4)当针头接近或进入卵圆孔时,患者可出现剧痛,穿刺针有一种穿透筋膜的突破感。再进针0.5～1 cm,即可达三叉神经半月神经节,如果针尖抵达卵圆孔边缘而进针受阻,可将针尖左右或上下稍加移动,即可滑过骨缘而进入卵圆孔,一般进针深度为 6～7 cm。

(5)在针尖确实进入卵圆孔后,拔出针芯大多数可见有脑脊液流出,也可拍 X 线平片或行

CT 扫描证实。此时拍侧位片,可见针尖位于斜坡突出处最高处。有条件者,全部过程最好在 X 线荧光屏监视下进行。

(6)根据疼痛分布区的不同调整针尖的位置。

(7)先给予每秒 50 次的方波,延时 1 毫秒,电压 0.1～0.5 V 进行脉冲电流刺激。如相应的三叉神经分布区出现感觉异常或疼痛,证实电极已达到相应的靶点,否则应重新调整。若需要超过 2 V 的电压刺激才能引起疼痛,提示针尖位置不理想,术后可能效果不佳。在刺激过程中如发现有咬肌或眼球颤动,提示电极接近三叉神经运动根或其他脑神经,也需重新调整电极,直至满意为止。

(8)在电极位置确定准确后,以温控射频热凝对靶点进行毁损,逐渐加温,温度控制在 60～75 ℃,分 2～3 次毁损,持续时间每次 0.5～1 分钟。对同时多支疼痛者可以多靶点热凝。

(9)若患者仅患有单纯性三叉神经第 1、第 2、第 3 支疼痛,也可以实行疼痛发作区域的眶上神经、眶下神经或侧入路三叉神经第 3 支的射频热凝治疗。

5.定位方法

选择性射频热凝治疗三叉神经痛的操作关键是靶点定位要准确。能否准确地穿刺到半月神经节内是 Hartel 前入路治疗成功的首要环节。但徒手卵圆孔定位存在着一定的困难,Melker Lindquist 认为,大约 10% 的病例在徒手卵圆孔定位时存在困难。而且射频温控热凝术穿刺过程中可能有一定的危险性,也有导致患者死亡的报道。定位方法可概括为以下四种。

(1)临床症状、体征定位:当针头接近或进入卵圆孔时,患者三叉神经分布区可出现类似疼痛发作样剧痛;在射频热凝时,可在三叉神经的相应皮肤支配区出现红斑。据此有助于确定三叉神经的位置。

(2)电生理定位:将热敏电极针插入套管,连接射频热凝治疗仪。

(3)X 线及三维 CT 定位半月神经节射频术手术步骤同上,即在认为穿刺针穿入卵圆孔后进行 X 线摄片或颅底 CT 薄层扫描。CT 扫描时层厚 2 mm,扫描平面经过卵圆孔,然后进行三维 CT 重建,对卵圆孔进行精确定位,根据三维 CT 图像及疼痛分布区调整穿刺针的位置和进针深度,一般不超过 1 cm。

(4)卵圆孔定位装置的应用:为了精确定位,可利用卵圆孔定向装置,该装置对于初学者来说,对卵圆孔定向定位都有很大帮助。为了解决卵圆孔定位技术存在的困难,Kirschner 于 1931 年设计了世界上第一个卵圆孔定位设备,并将其应用于三叉神经半月神经节的电凝治疗。该学者于 1936 年和 1942 年分别报告了 250 例和 1113 例治疗经验。此后,国内外学者们设计了多种卵圆孔定位设备。虽然这些设备的形状各异,但原理大致相同。大部分设备均由头部固定装置和定位测量装置两部分组成。根据解剖学和几何学原理,按测量结果固定游标,凭借游标上面的定向浅槽,对穿刺深度和方位角进行定位,而不会随患者的体位的变化而变化。

6.手术注意事项

(1)术中严格操作规程,慎重掌握穿刺方向和深度。在前入路行半月神经节射频热凝治疗时,穿刺深度一定要控制在 6～7.5 cm,不得过深,否则可能伤及颈内动脉、静脉或眶上裂,引起严重的并发症。

(2)对三叉神经第 2 支疼痛者,从卵圆孔外侧进针较好;对三叉神经第 3 支疼痛者,从卵圆孔中间进针较好。

(3)对三叉神经第 1 支疼痛者进行射频热凝治疗时,加热要缓慢,注意保护角膜反射。

（4）射频热凝加热后,应仔细进行面部感觉检查。

（5）在射频热凝时,可在三叉神经的相应皮肤支配区出现红斑。系神经根受热损伤,痛觉丧失的表现。一般情况下,红斑通常在低于产生热凝损伤的温度时即出现。红斑的出现可以作为观察射频治疗是否成功地限于受累三叉神经分布区的客观标志之一。

（6）热凝毁损后,如果疼痛消失,说明手术成功,否则应增加温度,延长时间30秒,直至出现满意的感觉减退为止。

（7）如果电凝温度达到80℃,持续时间不应超过30秒。

（8）患者出现感觉减退后,应观察15分钟,以便确定破坏是否稳定。

7.手术效果

国外有人统计多家医院6 205例射频温控热凝术、1 217例甘油注射术、759例球囊压迫术、1 417例微血管减压术、250例部分三叉神经根切断术的三叉神经痛患者,并比较其治疗效果后认为,射频温控热凝术和微血管减压术的初期疼痛缓解率和远期满意率均最高。

一般认为,射频热凝治疗三叉神经痛的疼痛即刻缓解率在91%～99%。由于电极针不能穿入卵圆孔,或反复穿刺伸患者不能耐受或由于其他原因迫使于术停止者占6%,很少有死亡发生。

8.手术并发症

射频治疗三叉神经痛的术后并发症发生率为17%。主要并发症有以下几种。

（1）面部感觉障碍:发生率为94%,大多数患者表现为触觉减退或麻木。这也证明,疼痛消失也仅能在三叉神经分布支配区的感觉明显减退或消失时才能得到。

（2）眼部损害:以角膜反射减退为主,其发生率为3%～27%,而明显的神经麻痹占1%～5%。角膜反射一旦消失,应立即戴眼罩或缝合眼睑。复视的发生率为0.3%～3%。

（3）三叉神经运动支损害:主要表现为咬肌或翼肌无力,咀嚼障碍。这种情况一般在6～9周后恢复。

（4）带状疱疹:一般经面部涂用龙胆紫术后可痊愈。

（5）颈内动脉损伤:少见,但十分危重,一旦发生,应立即停止手术,密切观察,出血严重者应手术治疗。

（6）脑脊液漏:很少见。多在腮部形成皮下积液,经穿刺抽吸、加压包扎一般可治愈。

（7）其他:包括脑神经麻痹、动静脉瘘、脑膜炎、唾液分泌异常等。

并发症发生的原因之一是穿刺方向错误。在进入卵圆孔之前,如穿刺方向过于朝前极易刺入眶下裂,造成视神经和相关脑神经损伤,方向过于朝后,可刺伤颅外段颈内动脉,甚至可刺至颈静脉孔,致后组脑神经损伤。如刺入卵圆孔过深或太靠内侧,可损伤颈内动脉和海绵窦及其侧壁有关脑神经。尽管这类并发症发生率很低,但仍应高度警惕。

总之,射频热凝术的并发症有的是难以避免的,严重的并发症少见。并发症出现的原因是多方面的,穿刺不准和穿刺过深、反复穿刺是其主要原因。在射频治疗研究过程中对部分难治性三叉神经痛患者采用X线、三维CT和导航进行卵圆孔定位,可提高穿刺成功率及疗效,降低并发症发生率。

9.复发率

由于各位学者的复发标准和随访时间长短不一,因而所报道的复发率也不一样。一般来讲,随访的时间越长,复发率越高。非典型三叉神经痛较典型三叉神经痛复发率高。文献中报道术后复发率在4.3%~80%,平均28%,一般在18%~25%。大部分病例在射频热凝治疗术后1~2年后复发。一般认为,复发与半月神经节或后根纤维的破坏程度有关。另外,三叉神经后根中30~40条神经束间有丰富的迷走支,当某一束支被破坏时,可通过迷走支得到补充。另外,三叉神经运动支中含有感觉纤维,其中15%~20%为无髓鞘纤维,这些可解释三叉神经痛术后复发率高的问题。

10.其他手术方法

(1)侧入路三叉神经射频热凝治疗:适用于三叉神经第3支疼痛。患者取侧卧位,患侧在上,常规消毒、铺巾,局部浸润麻醉。进针点在外耳屏前2~3 cm,颧弓中点下方约1 cm,其进针方向斜行向后下,于矢状面呈110°~115°,与冠状面保持80°~90°,斜行穿刺,进针4~5 cm,于翼外板后方触及的颅底即为卵圆孔附近,刺中下颌神经后即出现神经分布区的放射性疼痛,然后行温控射频热凝治疗(图15-3)。穿刺时严格掌握针尖的方向和深度,以求准确刺中目标,否则有刺伤耳咽管、脑膜中动脉、颈内动脉之危险。

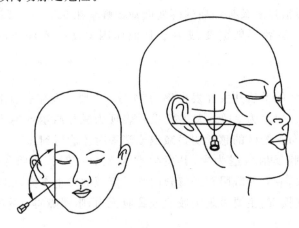

图 15-3 半月神经节阻滞侧方穿刺点及穿刺方向

(2)眶上神经射频热凝治疗:适用于三叉神经第1支疼痛。患者取仰卧位,于眶上缘中、内1/3交界处,扪及眶上孔(或眶上切迹),无菌操作下用1%~2%利多卡因做皮肤浸润麻醉。用左手固定眶上孔周围的皮肤,右手将电极针刺入眶上孔,刺中神经后可产生额部的放射性疼痛。然后行温控射频热凝治疗。

(3)眶下神经射频热凝治疗:适用于三叉神经第2支疼痛。眶下孔位于眶下缘中点下方1 cm,稍偏鼻翼外侧处,其管腔向上后外侧倾斜,故皮肤进针点稍低于1 cm稍内侧。患者取仰卧位,常规消毒、铺巾,局部浸润麻醉后,左手摸到眶下孔,右手持针,于鼻翼稍偏外侧处进针,刺入眶下孔0.2~0.5 cm,然后行温控射频热凝治疗。有时在寻找眶下孔时,因上颌骨较薄可误刺入上颌窦内,应予注意。

(四)经皮半月神经节球囊压迫术

Hartel前方入路法,在侧位X线透视、荧光屏指引下穿刺进入卵圆孔,针尖抵达卵圆孔时撤出针芯,通过导管针将球囊导管推送至Meckel囊处,注入少量造影剂(常用Omnipaqne),观察球囊导管尖端的位置,如正确,继续注入0.5~1 mL以充盈球囊直至凸向后颅窝。根据周围的骨性标志(斜坡、蝶鞍、颞骨岩部)来判断球囊的形状及位置;必要时排空球囊并重新调整导管位置。如出现乳头凸向后颅窝的梨形最为理想。球囊呈梨形提示Meckel囊与球囊体积相匹配,三叉神经节及三叉神经在其入口处部分受压。球囊压力为 106.7～266.6 kPa(800～2 000 mmHg)，维持时间 3～10 分钟，然后排空球囊，拔出导管及穿刺针，穿刺点压迫 5 分钟。

(五)三叉神经周围支撕脱术

三叉神经周围支撕脱术是可以解除三叉神经相应部位分布区疼痛的一种手术方法，尤适用于第 1 支痛患者。分眶上神经撕脱术、眶下神经撕脱术和下齿槽神经撕脱术。手术较简捷，可在基层医院实施，且比较安全，年老体弱者或其他不能耐受较大手术的患者均可接受。术后易复发，止痛效果可达半年左右，但可反复实施以缓解疼痛。

(六)三叉神经痛的开颅手术

三叉神经痛的常用的开颅术有以下几种。

1.三叉神经后根切断术

三叉神经后根切断术的作用原理是根据华韧神经退变定律，即切断神经的节后纤维则其中枢段发生退变，神经不会再生，是治疗三叉神经病的有效手术方法之一。1901 年 Spiller 首先提出，同年 Frazier 经颞部入路首先获得成功，称为 Spiller-Frazier 手术，开始时将后根(感觉根)全切断，后逐渐改进为选择性部分切断。1925 年，Dandy 改用经枕下入路行三叉神经后根切断术，因其暴露简便，且能发现局部病变，并有利于保存面部的触觉，称为 Dandy 手术。此两种手术方法各有其优缺点，至今仍被广泛应用，尤其 Dandy 手术，由于切口部位的入路改进，减少了并发症的发生，疗效有明显提高。

(1)经颞入路三叉神经后根切断术(Spiller-Frazier 手术)：适用三叉神经疼痛限于第 2、3 支；第 2、3 支痛为主，并伴有第 1 支痛者。经颞部入路三叉神经感觉根切断术，术后疗效较好，本手术方法较经颅后窝三叉神经感觉根切断术(Dandy 手术)或三叉神经脊髓束切断术(Sjöquist 手术)较简便，安全性高，术后反应亦较小。对高龄患者或伴有动脉硬化者亦可采用此种手术方法。但该手术的复发和并发症发生率较高。

(2)经枕下入路三叉神经后根切断术(Dandy 手术)：Dandy(1925)首次经枕下入路在三叉神经感觉根进入脑桥前不远处切断，取得了良好治疗效果。本手术方法长期以来未被广泛采用的原因是手术野深，危险性大，有一定死亡率。而近几年来由于神经外科技术的不断发展，尤其显微外科的应用和各学者们对本术式切口入路的改进，从而本手术方法又被重视和采用。本手术方法适用于年龄较轻的三叉神经痛患者，三叉神经所有分支的疼痛，尤其疑有脑桥小脑角的继发性病变，如肿瘤等。手术注意事项：①在显露三叉神经感觉根的全过程中，要轻柔牵拉小脑半球组织，以免损伤和压迫脑干。②应特别注意处理好岩静脉，因为一旦发生出血，若处理不当，不但影响手术的继续进行，且可增加并发症的发生，甚至能危及患者的生命。③注意勿要损伤运动根，在切断感觉根时，一定要靠近脑桥处(一般认为在感觉根出脑桥0.5～1 cm)，在感觉根后外侧行部分切断，一般不会损伤运动根。注意保护第Ⅶ、Ⅷ、Ⅸ、Ⅹ对脑神经，因 Dandy 手术切口较向下，且切口较大，易显露此组脑神经，为避免损伤，应用棉片加以保护。

经枕下入路在接近脑桥处行感觉根部分切断术(Dandy 手术)，疗效较其他术式理想，效果较好早已被公认。经颅后窝入路手术，已证明发现继发性病因的机会多(肿瘤)。本手术方法是在靠近脑桥的地方行三叉神经感觉根部分切断术，此部位疼痛纤维已大部分分离出来，故在此部位切断能较可靠的避免或减少运动根的损伤。由于三叉神经的痛觉纤维主要位于感觉根的后下 2/3，故可保留部分触觉的存在。

(3)耳后小切口三叉神经感觉根切断术：Dandy 经颅后窝入路作三叉神经感觉根切断术，其主要缺点是手术野较深,手术中易损伤岩静脉而引起出血,故发生并发症的机会和危险性大。采用耳后小切口入路(乳突后),可缩短探查感觉根和Ⅶ、Ⅷ脑神经的距离,因改变了手术角度,一般不易损伤岩静脉,故不需处理岩静脉,从而缩短了手术时间,减少了并发症的发生。手术适应证与步骤同 Dandy 手术。

(4)迷路后入路三叉神经感觉根切断术(Hitselberger 手术):适应证同 Dandy 手术。

2.三叉神经脊髓束切断术(Sjŏquist 手术)

本术经延髓三叉神经脊髓束切断术治疗三叉神经痛,为 Sjŏquist(1936)首创。其解剖生理基础是三叉神经三个分支的痛、温及部分触觉纤维,均通过三叉神经脊髓束,终止于三叉神经脊束核的尾侧核,当三叉神经脊髓束下行经过延髓下段时,位于延髓脊束外侧的表浅部位。在此切断三叉神经脊髓束(即感觉传导束),即能解除疼痛,又能保留面部触觉,从而防止角膜溃疡,避免口腔内食物残留或咬破颊黏膜。但三叉神经脊髓束同时也接受来自中间、舌咽和迷走神经的痛、温觉纤维,如将此束切断,将造成上述神经分布区域的痛、温觉丧失,包括同侧面部皮肤、口、舌、鼻、咽喉和眼球黏膜,同侧耳郭、外耳道、鼓膜和耳后乳突表面范围。手术适用于:①三叉神经分布区域均痛者。②曾经非手术和其他手术方法未能治愈的顽固性三叉神经痛的患者。③年龄较轻或健侧眼已失明,如采用其他手术方法有可能发生角膜营养变性、角膜溃疡的患者。④三叉神经痛同时合并舌咽神经痛的患者,此手术方法可消除三叉神经痛,同时又可解除舌咽神经痛。

本手术方法的疗效问题,各学者报告不一,White 与 Sweet 报告 12 例完全成功,无复发,无死亡,止痛持续到 5~6 年;Mckenizie 报告术后疼痛完全消失者约占 75%。Guidett 报告124 例,复发者占 37.1%。孟广远等报告 46 例,其中 40 例术后疼痛完全消除,2 例疼痛减轻。本手术能保存患者面部及角膜的触觉,避免角膜炎和面部的麻木。一次手术可治疗双侧性三叉神经痛,但可引起中间、舌咽和迷走神经分布区域的痛、温觉丧失。

3.三叉神经微血管减压术(MicrovascularDe compression,MVD)

20 世纪 60 年代,Gardner 提出血管对三叉神经节的压迫是引起疼痛的主要原因之一,并采用了血管减压的方法进行治疗。1970 年,Jannetta 进一步发展了脑神经微血管减压术,并作为治疗一些脑神经痛的根治性外科治疗方法,并逐步得到了承认。理想的减压材料包括乙烯基海绵(Vinyl,Sponge)、聚四氟乙烯、特氟隆(Teflon)等。此外,国产的涤纶片(Polyester fiber)、尼龙棉、尼龙布(用于作人造血管较厚的尼龙布)、吸收性明胶海绵也具有较好的减压效果。本手术方法根据各学者报告总有效率在 90% 以上,疼痛复发率为 15%。

适应证:①保守治疗或其他手术方法治疗无效的原发性三叉神经痛患者;②三叉神经第 1 支痛或第 1、2、3 支痛,或双侧性三叉神经痛的患者;③三叉神经痛伴有面肌抽搐(痉挛)者;④不愿切断感觉根遗留面部麻木者;⑤年龄在 65 岁以下,全身重要脏器无严重疾病者,全身情况良好。

4.神经内镜下三叉神经后根切断术或血管减压术

(1)手术疗效:由于神经内镜技术治疗原发性三叉神经痛能够发现显微镜不能观察到的死角处的异常,可以发现更多的病变,因此,神经内镜血管减压术或三叉神经后根部分切断术治疗原发性三叉神经痛,其疗效等于或优于显微镜下微血管减压术或三叉神经后根部分切断术。神经内镜血管减压术治疗原发性三叉神经痛总有效率在 82%~100%。部分患者无效的原因可能是术中未发现责任血管,因为有3%~12%的原发性三叉神经痛患者在行微血管减压术时术中未发现有血管压迫;而在首次未发现有责任血管的病例中,在第二次手术时 10%~65.5% 发现有血管压迫;9.4％的责任血管靠近 Meckel 囊,而这类患者由于颞骨岩部的遮挡使显微镜下难以发现。多角度的内镜辅助显微手术可提高术中责任血管的发现率。

(2)并发症:微血管减压术术后并发症包括小脑梗死、肿胀、听力丧失(2％～10％)、脑脊液漏(9％)等。听力丧失的原因多为术中牵拉小脑所致。神经内镜技术避免了术中牵拉小脑,可更好地观察内听道和乳突小房,以及随后的乳突小房封闭,使神经内镜血管减压术的术后并发症更少,几乎不发生脑神经损伤。在术后康复时间、住院天数及手术费用等方面均优于常规显微手术。

(刘　娟)

第十六章

癌痛的治疗

第一节　癌痛的诊断评估

一、概述

癌性疼痛,是癌症患者的主要痛苦之一,约 80％的晚期癌症患者有剧烈疼痛,全世界每天有 1 500 万人经受着癌痛的煎熬。癌痛不仅使患者本人遭受巨大痛苦,而且给家庭和社会造成很大影响。延长生命,减轻症状,提高生活质量,是癌痛治疗的目的。

癌痛的诊断评估是治疗癌痛的基础,包括癌痛的发生机制,癌痛的性质和特点,癌痛的诊断步骤,癌痛的分布与强度的评估,癌痛综合征,癌痛患者生活质量评分及疗效的评价。

二、癌痛的性质

癌痛的性质可供诊断肿瘤部位参考。躯体伤害感受性疼痛能精确定位,主诉为尖锐、持久、跳动性或紧压性痛;内脏伤害感受性疼痛一般为弥漫性,中空脏器梗阻时呈痉挛性或口咬样疼痛,癌侵及器官被膜或肠系膜时则疼痛性质变为尖锐、持久或跳动性。周围神经主干或其分支受累所形成的神经病变性疼痛呈烧灼性、针刺样、向一定方向放射或出现类似电击样痛。

根据患者的主观感受,癌痛的性质大致有锐痛、钝痛、酸胀痛、持续性痛、间歇性痛、电击样痛、烧灼样痛、穿透样痛、疲劳性痛、烦恼性痛、麻木样痛、痛觉过敏等。

三、癌痛的特点

癌痛的表现个体间有较大差异,与癌的种类、发病部位、发展程度、对重要脏器的影响、全身状况、心理素质及经济因素等均有关。

(一)全方位疼痛

晚期癌痛是多方面因素的结果,包括躯体、心理、社会和精神等因素。如果疼痛传达消极信息,疼痛强度就增加。因之,只是一种用可待因治疗有效的"背部痛",但当发现其原因是转移癌时就需要用吗啡了。进而,疼痛持续了几个月的患者是焦急的,因为他们考虑的未来和预期只是持续和日益增加的疼痛。新发生的或恶化的疼痛暗示着疾病的进一步恶化,即更接近死亡的阶段。

(二)势不可挡的疼痛

在经历数周或数月疼痛之后,特别是伴有失眠时,很多癌症患者被疼痛所制服,疼痛笼罩着他们整个精神视野,这样的患者经常感到很难精确地描绘出疼痛的部位和性质。在所有势不可挡的疼痛病例中,存在"失眠→疲乏→疼痛→失眠"这样的恶性循环。

(三)伴有强烈的自主神经和心理学异常

在大多数患者中,对持续疼痛的反应是自主神经性的,患者精神和体力都减退。有些患者焦虑占优势,或焦虑与忧郁同时存在。可能既有明显焦虑又有疼痛。当疼痛缓解时,中等程度的焦虑通常也会减轻。

(四)伴有躯体化症状

情绪和信心对所有症状都有影响,然而有些患者通过躯体症状来表达消极情绪,将自己封闭在复发的极大痛苦中,事实上,是具有未解决的惧怕、未表达的愤怒和情感冲突的患者所共有的问题。功能性腹痛(肠激惹综合征)可能是患者表达消极情绪的方式。

(五)痛苦与疼痛同时存在

疼痛和痛苦并不完全等同,因此,痛苦必须与疼痛及可能与之相关联的其他症状相区别。患者可以耐受严重的疼痛而不考虑其遭受的痛苦,疼痛有一个确定的原因,是可以对付和比较短暂的。另一方面,如果患者知道自己已患绝症,即使比较轻微的一些症状也可引起痛苦,这些症状具有威胁生命的原因,它们是难治的和无希望的预后。

癌症对患者的影响通常是破坏性的,痛苦既可由疾病也可由其治疗引起,痛苦不仅局限于躯体症状。为了确定痛苦的根源,需要从心理学上评价患者并提问未解决的问题,痛苦扩展到对社会及私生活各方面的威胁,患者经受着疾病和治疗对其外貌及各种能力影响两方面的痛苦,以及对未来理解的痛苦。

(六)社会性疼痛

社会性疼痛的意思是与预期或实际的分离,或丢失有关的痛苦。癌症患者意识到他们将要因死亡而和家人离别。因此,采取一些措施避免使癌症晚期重患者与他们的亲友分离。允许其儿孙及亲友们探视,比增加阿片药的剂量能更有效地缓解疼痛。

(七)精神性疼痛

持续的癌痛及死亡的前景给患者造成了巨大的忧虑及不安,在姑息治疗中,任何一个人或一种治疗作用一般都不那么激动人心。然而基本要旨仍未改变,也就是说癌痛是一种躯体和精神的感受,非躯体的各个方面必须提出来。

四、癌痛的强度

评价癌痛患者的疼痛强度对决定治疗方案至关重要。镇痛药物、给药途径和用药剂量都需要据此做出选择。

根据患者的主诉、镇痛药服用情况、睡眠状况及某些客观体征,将疼痛分为 4 级三度。

0 级:无痛。1 级:轻度疼痛,虽有疼痛但可忍受,要求服用镇痛药物,睡眠不受干扰。2 级:中度疼痛,疼痛明显,不能忍受,要求服用镇痛药物,睡眠受干扰。3 级:重度疼痛,疼痛剧烈,不能忍受,需用镇痛药物治疗,睡眠受到严重干扰,可伴有自主神经功能紊乱表现或被动体位。

五、癌痛的分布

疼痛区域的分布可为诊断与治疗提供线索。区别局部性、多发性与普遍性疼痛对选择治疗方法,包括神经阻滞、放射治疗或外科手术,有重要意义。局部性疼痛是指仅出现在某个部位的疼痛,一般是在基本病变区。牵涉痛的定义是远离病变区的疼痛,此种类型的疼痛具有躯体和内脏伤害感受性及神经病变性的特点,可作为评价器质性病因的参考。如颈、臂疼痛可能由心脏疾病所引起,肩部疼痛可能是横膈受刺激的缘故,而膝关节疼痛则可能因髋部病变所造成。对这种牵涉痛的规律应给予足够的重视,以提高疼痛病因的诊断水平。

六、诊断要点

(一)主诉

相信患者关于疼痛的主诉,并请患者对疼痛的性质和强度进行详细的描述。

(1)用视觉模拟评分法(VAS)表示疼痛的强度。

(2)用不同符号或颜色标出疼痛的性质及疼痛部位的深浅程度。

(3)请患者对疼痛的强度进行描述,如"轻度疼痛""中度疼痛"或"重度疼痛"。

(4)对目前的疼痛程度和以前的进行比较,如"加重"或"减轻"。

(二)病史

详细询问病史,除肿瘤的有关情况外,还应包括疼痛开始和持续的时间;疼痛的部位;疼痛对身体活动的限制程度;疼痛对睡眠的影响程度;曾经用过哪些止痛药或采用过哪些治疗措施,以及这些药物或治疗措施的疗效如何;除肿瘤以外的其他疾病。

(三)体检

进行详细的体格检查,包括神经系统检查,对确定导致患者疼痛的原因和选择合适的治疗措施是必要的。

(四)特殊检查

选择有限的特殊检查,对于确定癌的播散范围和疼痛的器质性原因是必不可少的,包括疼痛部位的 X 线、CT、ECT、B 超、MRI 等。

(五)心理状态的评估

了解患者过去患病情况及目前疾病的发展对其心理的影响;对疾病和治疗的态度;是否存在焦虑和抑郁症状。

(六)其他情况

请患者家属回忆并协助记录癌痛患者的身体和活动情况,说明疼痛是否影响患者的工作、活动和日常生活,以及食欲、睡眠、性功能、情绪及与同事、亲属间的关系等。

七、癌痛的原因

癌症患者的疼痛较一般患者更为复杂,因为在癌症确诊前,往往会被遗漏而误诊,而在癌症确诊后,又往往只考虑癌症而疏忽其他疼痛原因的诊断。疼痛原因主要有以下几种。

(一)由癌症直接引起

实质性器官内肿瘤生长迅速,造成包膜紧张牵拉;肿瘤浸润和堵塞血管,造成局部缺血;肿瘤转移至骨骼,刺激骨膜或引起骨折;肿瘤压迫空腔脏器,造成梗阻、黏膜炎症、坏死等;若肿瘤侵犯到脑、椎体或其他神经组织,更易引起疼痛。

(二)与癌症相关

癌症引起的带状疱疹及带状疱疹后神经痛,癌症骨关节病的剧烈疼痛等。

(三)与癌症治疗有关

手术后、化学治疗(简称化疗)后及放射治疗(简称放疗)后的各种疼痛综合征。

(四)与癌症无关

癌症伴发腰椎间盘突出症引起腰腿痛,伴发肺部感染引起胸痛等。

八、分类

癌症相关性疼痛可分为急性与慢性两种。急性疼痛的特点是近期发作,病史短暂,有明确的发生时间,并能确认原因,如化学治疗引起的胃炎、腰椎穿刺造成的头痛。这种疼痛可伴有或不伴有明显的疼痛行为,如呻吟、痛苦表情或因挣动而需固定,以及心情焦虑或全身交感神经功能亢进的体征,包括出汗、血压升高和心动过速。慢性疼痛是指疼痛持续一个月或更长时间,超过急性疾病或损伤的一般病程,或合并慢性病变,在数月或数年内间断复发的其他慢性疼痛性疾病。

(一)急性癌痛

可因病情突然变化而发生,也可由于诊断治疗措施所引起。

1.化学治疗引起的急性疼痛

由抗癌药物引起的疼痛,除注射化学治疗药物时静脉痉挛与化学性静脉炎引起的疼痛外,腹腔内注射化学治疗药物时有些患者诉腹痛,是化学性浆膜炎或感染的缘故。肝动脉输入抗癌药物时常伴有弥漫性腹痛。若不是由于胃溃疡和胆管炎的原因,则停药后疼痛可缓解。减小剂量后再输入便能耐受,提示疼痛与剂量有关。

2.放射治疗引起的急性疼痛

放射治疗区的感染与黏膜溃疡可造成疼痛,如头颈部照射后的口腔炎和咽炎,胸部与食管照射后的食管炎,盆腔照射后的直肠炎、膀胱尿道炎或阴道溃疡。腹部或盆腔放射治疗可引起50%的患者发生急性放射性肠炎,出现痉挛性腹痛、恶心和腹泻等症状,停止治疗后 $2\sim6$ 个月消失。乳腺癌照射胸壁与邻近的淋巴结后可引发短暂的臂丛病,发病率在 $1.04\%\sim20\%$,感觉异常、疼痛与上肢无力是其主要症状,多能自愈。此外,头颈部癌和霍奇金病放射治疗后尚可并发脊髓病,屈颈时颈部疼痛,或呈休克样剧痛,沿脊柱向下或向肢体放射。

3.免疫治疗引起的急性疼痛

用干扰素治疗的患者几乎都会出现发热、寒战、肌痛、关节痛与头痛综合征。用药后很快出现,重复给药后则渐轻。严重程度与剂量有关, $(1\sim9)\times10^6$ U 的干扰素均能耐受, 18×10^6 U 以上便能出现毒性反应。事先给对乙酰氨基酚可减轻症状。

4.感染引起的急性疼痛

癌症患者,尤其是血液病或淋巴细胞增生性恶性肿瘤及曾接受免疫抑制剂治疗者,易患急性疱疹性神经痛。皮肤结节性红斑出现前数天就有疼痛或瘙痒症状,有时并没有疱疹。疼痛呈连续性或撕裂样,持续约 2 周后消退,若超过此时间则称为疱疹后神经痛。患病区一般与肿瘤部位有关,如妇科与泌尿生殖系肿瘤疱疹多在腰骶部,乳腺癌与肺癌疱疹在胸部,血液病疱疹好发在颈部。

5.硬膜外注药时疼痛

发生率约 20%，注药时出现后背、盆腔或大腿疼痛，是因注入的药液压迫神经根的缘故，停注后逐渐消失。

6.创伤性操作引起的疼痛

手术后疼痛很普遍，若其持续时间与严重程度超出了合理范围，应考虑有感染或其他合并症。

7.激素治疗引起的急性疼痛

前列腺癌采用黄体化激素释放因子(LHRF)治疗的初期有 5%～25% 的患者肿瘤症状短暂突发，疼痛加重、尿潴留、脊髓压迫，甚至突然死亡。此症状一般出现在治疗的第 1 周，若不进行雄激素对抗治疗，症状能持续 1～3 周。

8.药物引起的痛性痉挛

甲羟孕酮、泼尼松龙、倍氯美松、β_2-肾上腺素能受体激动剂(沙丁胺醇、特布他林)、利尿剂、西咪替丁、氯贝丁酯等药物可引起痛性痉挛，特别是大剂量的甲羟孕酮。

(二)肌筋膜痛

肌筋膜痛是颈部、肩带区和腰部最常见的骨骼肌疾病。衰弱的癌症患者比普通人群患肌筋膜痛的要高出几倍。

(三)癌性内脏痛

内脏痛并非全由内脏引起，内脏痛并非与内伤有联系，内脏痛常牵涉其他部位，疼痛呈弥漫性，不易定位，内脏痛可以是强烈运动和自主神经反射的伴随症状。所有形式的内脏痛均定位模糊，大多数患者感受到的疼痛面积明显比原有的内脏面积大。而且，当疼痛强烈时，感受到疼痛的躯体面积会更大。这表明中枢神经系统中内脏器官的代表区不很精确。

食管扩张也会发生腹痛，肠激惹综合征和便秘的患者中也会发生绞痛，这可能与肠肌对硬粪块产生过度收缩有关。腹泻患者发生绞痛，是因为粪便排出后肠肌层仍沿着原有的方向收缩。一些患者服泻药后感到肠绞痛，这可能与腹泻的机制一样；当粪便特别大而硬时，服泻药后的肠绞痛与便秘引起的绞痛更为相似。

(四)神经病理性疼痛

神经病理性疼痛是由周围神经系统或中枢神经系统的功能障碍或损伤所致，它亦可与交感神经系统的过度活动有关。神经病理性疼痛几乎都伴有感觉的改变。根据这种特性导出了现在的神经病性痛的定义，即感觉异常或缺失的部位发生的疼痛。

(五)神经压迫性痛

神经压迫性疼痛在癌症患者中很常见。它发生于神经丛病变的早期，是椎骨转移性病变的结果。如果一个患者存活时间足够长，可逆性神经压迫性病变会转变为不可逆的神经损伤。神经压迫性痛是按神经—皮区分布的，可能还有其他一些神经症状和体征，但这些改变是功能性的、可逆的。神经压迫性痛对阿片类药物的敏感性一般比神经损伤性痛更加敏感，糖皮质激素可以作为辅助镇痛药物应用。

(六)交感神经持续性痛

交感神经持续性痛是组织损伤或交感神经损伤后的一种不太常见的后遗症状，交感神经阻滞后疼痛缓解，感觉障碍逆转。有作者认为交感神经持续性痛产生于脊髓后角第 V 层内宽动态域神经元的敏感化，是机械性感受器(不是伤害性感受器)的传入纤维引起的疼痛。就像神经损伤性痛一样,交感神经持续性痛可能也有遗传易感性。

癌痛患者中,交感神经持续性痛在下肢更常见。典型的交感神经持续性痛可伴有主动脉旁淋巴结肿大,并经常与颈部或直肠肿瘤有关,除了寒冷可加重疼痛外,患者可能会提供肌肉疲劳和无力的病史。在癌症晚期,常常可以看到一条冰凉、疼痛的下肢,伴有交感神经过度活动的其他现象,这比交感神经切断术后所致的"热足"更为常见。如果怀疑为交感神经持续性痛,就应以局麻药进行交感神经阻滞,不仅能明确诊断,而且能缓解症状。

(七)阿片类药物引起的疼痛

阿片性头痛极个别患者使用阿片制剂后出现全头痛,重复给药时仍会发生,可能与阿片引起的组胺释放有关。

椎管内阿片痛觉过敏综合征鞘内或硬膜外注射大剂量阿片制剂偶有异常反应,其特点是疼痛、痛觉过敏、肌阵挛、立毛与阴茎异常勃起,疼痛主要在会阴、臀部与大腿。这是一种罕见现象,停药后上述症状很快缓解。

在大剂量髓鞘内注射吗啡或大剂量静脉注射吗啡后会出现痛觉倒错和肌阵挛。

九、癌痛综合征

癌痛综合征是癌症患者疾病发展过程中具有一定特点的各种疼痛症状与体征的暂时性聚合。这种综合征常提示特定的病因、病理、预后与应采取的治疗方案,故癌痛综合征的定义是:在癌症的基础上所出现的剧烈疼痛,而且具有明显体征与特殊并发症的一组相关症状。身体各部位疼痛综合征,绝大多数与癌相关的慢性疼痛是直接由肿瘤所造成,主要是骨骼与神经组织受压的缘故。

(一)骨转移癌痛综合征

恶性肿瘤晚期产生疼痛的最常见原因之一是癌侵蚀或转移至骨骼,约占癌痛的 85%。据统计产生骨转移骨痛综合征的原发性癌依次为乳腺癌、支气管癌、前列腺癌、膀胱癌、食管癌、颈部癌及其他癌。癌性骨痛的性质多为中度至重度胀痛、刺痛、撕裂,持续存在或阵发性加剧。癌转移至骨骼后,分泌前列腺素等物质促使癌周围骨质破坏吸收,致敏神经末梢而产生疼痛。因此,尽管发现骨浸润灶或转移灶尚很小,但临床上已产生剧烈疼痛。癌生长迅速牵张骨膜也是致痛原因。骨转移癌还可并发病理性骨折。颅骨、椎骨也是癌浸润和癌转移的常见部位,可产生相应的头痛、腰腿痛和根性脊神经痛。

(二)盆腔癌痛综合征

有一组癌痛报道盆腔癌痛占 11.4%,这种痛多起源于盆腔软组织。而最常见的原发肿瘤为结肠直肠癌,其次为妇科恶性肿瘤,少数来源于腹腔外肿瘤。即使直肠癌已手术切除,患者仍经常主诉直肠胀满痛或烧灼痛,偶尔感到会阴生殖器痛。多为持续性中度至重度疼痛,当盆腔继发感染、出血或梗阻时疼痛加重,坐位或便秘时疼痛加剧。物理学检查可发现盆腔内包块,甚至有瘘管形成;有些患者早期未能发现盆腔内包块,只有疼痛。

(三)癌性肝痛综合征

虽然癌症患者肝大可占 26%,但主诉肝区疼痛者仅占 10% 左右。一种主诉是季肋下持续性钝痛,向前弯腰或活动时加剧,平卧或轻轻抚摩肝区可略缓解。另一种主诉为突然刺痛持续几分钟,每天可发作 1~2 次,疼痛起始部位是右季肋部,向两侧有时向背部放散,此时患者有窒息感。厌食和消瘦也是常见症状,多数患者肝区有压痛,可伴有黄疸。

(四)癌性肠绞痛综合征

有时仅在便秘时出现,如腹腔或盆腔肿瘤压迫或粘连或侵蚀平滑肌、静脉、淋巴道或自主神经或引起肠梗阻时也可发生。通常是脐周围或上腹痛,当局部肠管有绞窄或坏死时,相应部位有疼痛。疼痛一般为间歇性,进食可加剧。腹部按压或热敷略有缓解。机械性梗阻时可发现肠鸣音亢进。

(五)癌性胸痛综合征

发生率约占 12%,原发癌多为支气管癌和乳腺癌。以下季肋部胸壁较严重的疼痛多见,有诉肋骨痛和胸膜痛者。胸腔脏器感觉神经来自上四对胸神经,因此这些脏器的疼痛反应在胸壁的相应神经支配部位。胸部 X 线或 CT 可确定癌的部位和大小,但不能确知疼痛部位。

(六)癌性臂丛神经痛综合征

硬脊膜或硬膜外癌侵犯,或椎体破坏,肺尖部肿瘤牵拉臂丛神经,以及颈部、锁骨上窝或腋窝淋巴结癌转移等均可造成此疼痛综合征,临床发病率约为 1.3%。最常见的原发癌仍为支气管癌和乳腺癌;患者上肢和手有日晒样痛感和钳夹样痛,比较严重,同时可见臂丛神经支配区的感觉丧失和运动障碍。

(七)脑瘤所致的头痛综合征

以原发性脑瘤多见,继发性脑瘤也可发生。脑实质对疼痛并不敏感,头痛可能来源于颅内血管扭曲或硬脑膜受压,以及颅内压升高。多数为全头痛,少数为局部性头痛,部分为间歇性头痛。

脑脊膜癌瘤为全身各处癌瘤种植于软脑膜,称脑脊膜癌病。以乳腺癌及淋巴瘤发生率较高,其次是肺癌和黑色素瘤,血行散布所致。可发生梗阻性脑积水,脑神经和脊神经根的损害,癌瘤浸润或缺血,以及继发性脑脊膜炎,这种情况多出现两侧性或弥漫性头痛。也可有颈背部的局灶性疼痛,也可出现意识状态变化和下段脊神经的病变表现。脑脊液细胞学检查可以确定诊断。

(八)颅底转移癌症疼痛综合征

从广义上讲,颅底是指鼻以下咽以上的区域。有几个综合征是颅底转移癌引起的,它们的共同特点是脑神经穿出颅底的癌症疼痛综合征;感觉障碍,感觉迟钝或疼痛;单个或多个脑神经功能障碍;颅底 X 线平片对诊断的帮助有限。

(九)颈髓或腰髓压迫癌痛综合征

颈髓或腰髓压迫的根性痛常是单侧的,而胸髓病变的根性痛一般是双侧的,特别是伴有硬脊膜外扩散时,有时患者平卧时更痛(夜间痛加剧),然而当伴有周围神经受压时,休息常能减轻疼痛的强度(夜间不被疼痛困扰)。几乎所有患胸髓压迫症的患者都有伸性足趾反射。

(十)脑脊膜癌痛综合征

是癌转移扩散到脑脊液所引起。为数众多的转移灶出现在脑膜和脊膜上。也可伴有中枢神经系统受累。大多数患者在做出诊断时已有一个部位以上的症状和体征。早期脑脊液细胞学检查,半数病例可做出诊断,而晚期则阳性率超过 90%。头痛和背痛是最常见的起始症状。头痛通常是严重的,而且可伴有脑膜刺激的症状和体征(即恶心、呕吐、畏光和颈强直)。

十、生活质量分级

按如下 12 项评分,满分为 60 分。按所得分数分为良好(51~60 分),较好(41~50 分),一般(31~40 分),差(21~30 分),极差(≤20 分)5 级。

(一)食欲

几乎不进食(1分),食量＜正常的 1/2(2分),食量为正常的 1/2(3分),食量略少(4分),食量正常(5分)。

(二)精神

很差(1分);较差(2分);有影响,时好时坏(3分);尚好(4分);正常(5分)。

(三)睡眠

难入睡(1分);睡眠很差(2分);睡眠差(3分);睡眠略差(4分);正常(5分)。

(四)疲乏

经常疲乏(1分);自觉无力(2分);轻度疲乏(3分);有时轻度疲乏(4分);无疲乏感(5分)。

(五)疼痛

剧烈疼痛伴被动体位或时间超过 8 个月(1分);重度疼痛(2分);中度疼痛(3分);轻度疼痛(4分);无痛(5分)。

(六)家庭理解与配合

完全不理解(1分);差(2分);一般(3分);家庭理解及照顾较好(4分);好(5分)。

(七)同事(包括单位领导)理解与配合

完全不理解,无人照顾(1分);差(2分);一般(3分);少数人理解关照(4分);多数人很理解关照(5分)。

(八)自身对癌症的认识

失望,完全不配合(1分);不安,能勉强配合(2分);不安,配合一般(3分);不安,但能较好配合(4分);乐观,有信心(5分)。

(九)对治疗的态度

不抱希望(1分);半信半疑,信心不足(2分);希望看到疗效,但又怕有不良反应(3分);希望看到疗效,尚能配合(4分);有信心,积极配合(5分)。

(十)日常生活状况

卧床(1分);能活动,多半时间需要卧床(2分);能活动,但有时需要卧床(3分);正常活动,但不能工作(4分);正常活动,能工作(5分)。

(十一)治疗的不良反应

严重影响日常生活(1分);影响日常生活(2分);经对症治疗后,可以不影响日常生活(3分);未用对症治疗,基本不影响日常生活(4分);不影响日常生活(5分)。

(十二)面部表情

特别适用于儿童及不能用语言表达的患者,记分见图 16-1。

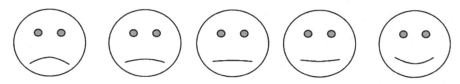

图 16-1 面部表情示意图

从左到右分别为 1～5 分

(王国华)

第二节　癌痛的药物治疗

一、概述

癌痛治疗的意义远远超出疼痛减轻的躯体感受,它还可以提高患者的生活质量、工作能力、享受娱乐,使其在家庭和社会发挥正常职能。而在我国的癌症患者中,还有相当多的患者难以得到有效的疼痛治疗。因而,在我国普及癌症疼痛的治疗技术是一项急迫的长期的任务。

(一)药物治疗是癌症疼痛最基本的治疗方法

药物治疗癌症疼痛的特点是方法简单、便于学习和掌握,便于普及和推广。在药物治疗癌症疼痛的过程中,如何才能获得良好的疗效呢?为每一位癌痛患者制定合理的个体化的治疗方案是癌痛药物治疗的关键。由于每一位癌痛患者的诊断、病情不同,对疼痛和治疗的反应不同,以及个人喜好不同,因此,在治疗上也必须因人而异。而在所有的治疗程序中,正确评估疼痛是治疗成功的关键。在治疗开始后不同时间段、出现新的疼痛时及进行治疗后适当的时间,都应该对疼痛进行评估。及时调整治疗方案。

(二)确定疼痛的原因对治疗非常必要

医师必须认清由于外周神经病变引起的普通癌痛综合病症。及时的诊断和治疗这些综合征能够减少疼痛相关病症的发生率。

(三)提高全体医师对治疗癌症疼痛的认识

用各种方法使医师重视癌症疼痛的治疗是非常重要的,这是开展药物治疗癌痛的基础。疼痛是并存于很多疾病或外伤的病态,人们确实未给予应有的重视。在新标准中,如乳腺癌患者,要求不仅治疗乳腺癌本身,而且应适当处理由此伴随的任何疼痛。新标准的项目如下。

(1)承认患者对疼痛有适当评估和接受处理的权利。

(2)对所有患者确认有无疼痛,如有疼痛应评估疼痛的性质和程度。

(3)用简单方法定期再评估和追踪疼痛,并记录评估结果。

(4)判定医护人员评估、控制疼痛的能力,保持熟练程度,对新参加工作人员应定向培训,传授评估、控制疼痛方面的知识。

(5)为容易开出有效止痛药的处方或医嘱,医院内必须建立措施和手续。

(6)向患者及其家属介绍有效管理疼痛的知识。

(7)对计划出院的患者,探讨控制患者症状的必要性。

(四)要求控制癌症疼痛是患者的权利

(1)获得有关疼痛和止痛手段的信息。

(2)由熟练医护人员预防和控制疼痛。

(3)对疼痛主诉,医护人员应迅速采取措施。

(4)相信患者的疼痛主诉。

(5)接受疼痛管理专家的治疗。

（五）癌痛患者在治疗中的义务

治疗癌症疼痛不仅是医师的责任,患者对于治疗也有一定的义务,使患者知道并履行自己的义务是癌痛治疗的新观点。可以说,如果没有患者的参与,任何镇痛方案都难以达到良好效果。疼痛患者有以下义务。

（1）向经治医师或护士说明希望了解疼痛和疼痛管理知识。

（2）同经治医师或护士详细交谈止痛方法。

（3）在确定疼痛管理计划时,配合经治医师和护士。

（4）出现疼痛应及时报告。

（5）协助经治医师和护士评估疼痛情况。

（6）疼痛不缓解时向经治医师或护士报告。

（7）同经治医师或护士交谈对止痛药的焦虑。

疼痛不缓解,从生理上、心理上均给患者造成不良影响。不能缓解的疼痛将延迟患者的恢复,增加患者及其家属的负担,加大医疗保险机构的费用。

（六）患者自我疼痛评估对药物治疗的重要性

医师都要记住,疼痛评估的主体是患者自己的报告。为了提高评估的准确性,医师应该教会家属在家中使用疼痛评估工具,还应帮助患者描述以下内容。

（1）疼痛仔细听取患者对疼痛的描述,简单的疼痛强度评分包括简单描述、数字和视觉模拟评分法。

（2）位置让患者在身体上或身体图形上指出确切的疼痛位置,以及疼痛放射到哪里。

（3）疼痛调查表可帮助确定位置和疼痛严重程度。

（4）疼痛强度让患者在以后随访或电话报告疼痛强度时保持同一个标准。

（5）疼痛加重和缓解因素询问患者何时疼痛最重和最轻,记录入反应表中。

（6）对疼痛的认知反应注意那些由于认知障碍或有与教育、语言、民族或文化相关交流困难的患者,用适当的疼痛评估工具。

（七）药物治疗过程中的疼痛分级（VRS）

在药物治疗过程中的疼痛分级可按以下评估。

（1）0级:无痛。

（2）1级（轻度疼痛）:虽有疼痛但可忍受,可不服用或仅临时少量服用镇痛药,并能正常生活,睡眠不受干扰。

（3）2级（中度疼痛）:疼痛明显不能忍受,要求服用止痛药物,睡眠受干扰。

（4）3级（重度疼痛）:疼痛剧烈不能忍受,需要镇痛药物,睡眠严重受到干扰,可伴有自主神经功能紊乱或被动体位。

（八）癌痛缓解程度分级

用药后观察患者主观疼痛感觉、面部表情、生活能力的变化以判断疗效。

1.完全缓解（CR）

治疗后完全无痛。

2.部分缓解（PR）

疼痛明显减轻,睡眠不受干扰,能正常生活。

3.轻度缓解（MR）

疼痛有所缓解，仍需加强止痛，睡眠仍受干扰。

4.无效（NR）

与治疗前比较无减轻。

(九)注意用药过程监护

对应用止痛药物的患者要加强监护，密切观察其反应，使患者获得最佳的疗效，而发生不良反应最少，对于出现的不良反应要如实告诉患者，以免加重其精神负担。同时要认识到鸦片类药物在反复使用后往往产生耐受性，即对药物的敏感度降低，因此，医护人员不能因此而断定患者对药物"成瘾"。对伴有抑郁症的患者，可加用抗抑郁药治疗，以提高止痛药物的治疗效果。

(十)提高癌痛患者的用药质量

按止痛方案，实施口服给药，按时给药，按阶梯给药和用药个体化。癌痛患者尽可能给予口服止痛药，避免创伤性给药途径，以利于长期用药。美施康定片为长效类口服吗啡类药物，没有短时间反复给药造成的刺激，即在峰值时欣快感和谷值时强烈觅药行为，使血药浓度维持在较稳定的水平，深受患者的欢迎。其次按时给药，根据药物半衰期和疼痛发作间隔确定给药时间，如每隔 8 小时给药一次，而不是按需给药，这样可保证疼痛的持续缓解，又不会断药而出现戒断症状。阶梯给药是防止药物滥用的关键，本组病例中，34 例均在门诊有不同程度的滥用现象，入院后我们在详细了解用药史后，根据疼痛程度及时调整用药措施，改善了用药疗效。在用药个体化过程中必须视用药时间、疼痛状况予以区别，对于确属剂量不足的增加剂量或者按方案中的下一阶梯药物予以治疗。

二、治疗原则

(1)药物治疗是癌痛治疗的基础。药物治疗有效、相对危险性低、价格便宜，而且通常作用迅速。即使在同一止痛药家族中，每一种药物的效果和不良反应也不尽相同。

(2)世界卫生组织设计的简单、有效、公认、合理的三阶梯药物治疗癌痛方案可以使 85% 的癌症患者疼痛得到有效缓解，75% 以上的晚期癌症患者疼痛得以解除。应用三阶梯药物方案治疗癌痛时应注意以下 5 点要求，即口服、按时、按阶梯、个体差异性用药和注意治疗药物的副反应。

(3)要先使用最简单的剂量表和侵害性最小的方法。对轻度至中度的疼痛，除非患者病情不允许使用，一般用阿司匹林、对乙酰氨基酚等非甾体抗炎药。当疼痛持续或加重时，加用阿片类药物。如果疼痛继续或变为中度至重度，应逐渐增加阿片类药物的强度或剂量。按规定时间给药，以维持药物浓度，可防止疼痛的反复。求得患者和家属的合作，以达到有效的治疗水平。

(4)对长期的癌痛用药进行全程的监督和管理，如果需要可额外给药。阿片类药物是治疗中度至重度疼痛的主要止痛药。它的效果好，有很好的性能价格比。

(5)长期使用阿片类药的后果(耐受和生理依赖性)常和药物滥用引起的精神依赖(成瘾)相混淆。这种误解常妨碍给癌痛患者的处方、服药和发放药物，结果是癌痛不能得到有效治疗。

(6)治疗癌痛有三大类药物：非甾体抗炎药，即一般镇痛药；阿片类镇痛药；辅助镇痛药、镇静药和营养神经药等。实施镇痛药物治疗前，应仔细估价疼痛的位置、性质、程度和患者的心理状况。然后有针对性地选择不同的镇痛药物。如对疼痛判断不细致，则难以获得满意的镇痛效果。

(7)疼痛患者带伴有多种其他症状，应用镇痛药的同时，可联合应用其他药物，如存在焦虑、恐惧甚至抑郁时,可适当加用精神药物。应用镇痛药时,有时需要与非药物疗法并用,例如,对由骨转移或肿瘤局部压迫引起的疼痛应考虑加用放射治疗。

（8）镇痛药并非对各种疼痛都有相同效果。神经或脊柱损伤引起的疼痛为传入神经阻滞痛,多表现为浅表性灼痛,用一般镇痛药治疗常无效,而抗抑郁药常可有较好效果。传入神经阻滞痛有时伴随着间断性针刺样痛或枪击样疼痛,使用抗癫痫药有效。有些疼痛则需要采用神经松解术或神经外科手术。

三、治疗方案

（一）第一阶梯药物镇痛方案

对于轻度疼痛的癌症患者应用非甾体抗炎药治疗,这些患者虽有疼痛但可忍受,可不服用或仅临时少量服用镇痛药,并能正常生活,睡眠不受干扰。持续使用非甾体抗炎药可延长止痛第一阶梯的时间,止痛其他阶梯的患者使用非甾体抗炎药可能改善止痛效果,避免增加阿片类药物的剂量。

轻度癌痛一般可以忍受,能正常生活、睡眠基本不受干扰,应按照第一阶梯治疗。第一阶梯治疗原则上是口服非甾体抗炎药,该类镇痛药作用于末梢,具有解热镇痛抗炎的效果,能抑制下丘脑前列腺素合成酶的生成,减少前列腺素 E 的合成与释放,对前列腺素含量较高的骨转移患者的疼痛非常有效。

非甾体抗炎药的用药方法。在充分注意到防止出现并发症的前提下,最大限度地合理使用之。要适时与其他药物伍用,扬长避短,各显其能。非甾体抗炎药药效发挥。一般均在口服 1 小时起效,5 小时药效最佳,是非甾体抗炎药具有器官选择性作用的缘故。即炎症组织血管的通透性增加,其与血浆蛋白结合后可漏出至血管外,加之非甾体抗炎药属弱酸性,它在炎症组织的酸性环境中,可以被转移至细胞内。当其血药浓度降低时,其作用部位仍保持着较高药物浓度所致。

1.阿司匹林

每次 0.3 g,每天 3～4 次口服。严重疼痛患者可加至 0.6 g,每天 3 次口服。

2.贝诺酯

为阿司匹林与扑热息痛的酯化产物。每片 0.5 g。每次口服 0.5～1.5 g,每天 3～4 次。注意此药服用剂量过大可致耳鸣、耳聋。肝肾功能障碍及对阿司匹林过敏者禁用。

3.保泰松

第一周可每天 0.3～0.6 g,分 3 次饭后服,一天总量不超过 0.8 g。一周后减为每天 0.1～0.2 g。

4.布洛芬

每天 0.2～0.4 g,分 3 次饭后服。

5.非普拉宗

每次口服 100～200 mg,每天 2 次。肝、肾功能不良者慎用。

6.萘丁美酮

成人每天 1 次,每次口服 4 粒。肾功能不良者可适当降低剂量,孕妇及哺乳期妇女和儿童慎用。活动性消化性溃疡及严重肝、肾功能障碍者慎用。

7.双氯芬酸

口服每天 3 次,每次 25 mg,栓剂每天 2 次,每次 50 mg,直肠纳入,也可使用注射制剂,每次

75 mg,1 天 4 次深部肌内注射。妊娠前 3 个月禁用,肝肾功能障碍及有溃疡病史者慎用。

8.萘普生

开始治疗时,每天分 2 次口服,每天 500～750 mg,疼痛减轻后,可每天口服 375～750 mg。一天总剂量不超过 1 250 mg。此药与阿司匹林等非甾体抗炎药有交叉过敏性,与苯磺舒合用可延长血浆半衰期。服用该药偶见胃肠道出血,有消化道溃疡者禁用。

(二)第二阶梯镇痛方案

癌症疼痛的第二阶梯镇痛药物为弱阿片类镇痛药。弱阿片类镇痛药处方方便,比吗啡等强阿片药物更容易被患者接受。首次使用阿片类药物的患者用弱阿片类镇痛药加非甾体抗炎药可以产生良好的止痛效果。疼痛程度加剧是弱阿片类镇痛药改为吗啡的原因。

中度的癌痛常为持续性疼痛,睡眠已受到干扰,食欲有所减退。此类疼痛患者需应用弱阿片类镇痛药物,但用药原则上应采取逐步向第二阶梯过渡的原则,即在给予非甾体抗炎药的同时,辅助给予镇痛药,如曲马多或弱效阿片类镇痛药,如可卡因、右旋丙氧芬等。晚间可服用安定药和催眠药等。痛力克(酮咯酸)是一种非甾体类强力止痛及中度抗炎解热新药,可与阿片受体结合,无成瘾性。

1.曲马多

临床使用的剂型有胶囊、滴剂、栓剂和注射针剂。曲马多胶囊,100 mg/次,每天 3 次,口服。静脉注射或肌内注射 50 mg/次。曲马多栓剂,50～100 mg/次,每天 3 次。

2.可待因

10～30 mg/次,每天 3 次,口服。

3.喷他佐辛

肌内注射喷他佐辛 10～20 mg/次。

(三)第三阶梯镇痛方案

世界卫生组织推荐对于重度的癌症疼痛患者应用强效阿片类镇痛药。

重度或难以忍受的剧烈癌症疼痛使患者的睡眠和饮食受到严重干扰,晚间入睡困难,疼痛加剧。此时用一般镇痛药已基本无效,用其他镇痛药或弱效阿片类镇痛药已起不到充分的镇痛作用。重度的剧烈疼痛迫使治疗用药方案应由第二阶梯向第三阶梯治疗过渡,需要正规使用强效阿片类镇痛药。

1.吗啡控释片

(即美施康定)每片含吗啡 30 mg,每次 30～60 mg,每 12 小时口服一次,若不能口服时,可经肛门给药。盐酸吗啡直肠栓剂 20 mg,每 12 小时一次。

最合适的剂量应该是在能够控制疼痛的同时不良反应最小。如果病情发展可增加剂量,以下几点需注意。

(1)剂量的确定:增加或降低的剂量应为当前用量的 1/4～1/2。

(2)服药方式的改变:当从口服改为直肠用药时,先用与口服相同的剂量,然后慢慢增加。胃肠外用药需降低剂量,皮下、肌内和静脉内途径的剂量相似。

(3)阿片类药物的停药:当患者经过其他治疗(如神经破坏性阻滞)而疼痛消失时,要逐渐减少阿片类药物的用量直至停药,防止停药反应的发生。

(4)应用吗啡的最佳途径是口服。最简单的剂量测定方法是每 4 小时给予同等剂量的速释吗啡 1 次,并在出现难忍的剧痛时加给一次相同剂量的吗啡,甚至多达每小时加 1 次。逐天记录每天的吗啡用量。根据应急追加吗啡的多少来调整吗啡的常规用量。

（5）如果疼痛总是在下次常规用药前出现，则应增加常规用药的剂量。一般来说，两次口服速释吗啡片的时间间隔不应短于 4 小时，两次口服控释吗啡片的时间间隔要短于 12 小时。对于每 4 小时接受 1 次速释吗啡片的患者来说，在睡觉前将剂量加倍是防止痛醒的简单有效的方法。8 小时应用控释吗啡片 1 次有时是必要或可取的。

（6）若患者不能口服药物，最好的替代途径是直肠和皮下给药。由直肠和口服给药，吗啡的生物利用度和止痛时间是相同的。口服吗啡与直肠应用吗啡的相对效能比是 1∶1。

（7）皮下应用吗啡既可以是每 4 小时 1 次的冲击式注射，也可以是持续的输注。

（8）口服吗啡与皮下应用吗啡的相对效能比是 1∶2；口服吗啡与静脉应用吗啡的相对效能经是 1∶3。

2.芬太尼透皮贴剂

每贴含芬太尼 2.5 或 5.0 mg，可连续作用 48～72 小时。

3.丁丙诺啡

舌下含化每次 0.4 mg 或 0.3 mg 注射。

（王国华）

第三节　癌痛的放射治疗

一、概述

癌痛的放射治疗（包括核素治疗）主要用于恶性肿瘤引起的疼痛。大约 30% 的恶性肿瘤患者有疼痛的症状，特别是晚期患者疼痛的发生率可达 70%～90%。恶性肿瘤引起疼痛的原理大致可归纳为侵犯或压迫神经、骨骼、空腔脏器等。放射线可引起 DNA 链的断裂，从而导致细胞死亡，达到治疗肿瘤或减轻症状的目的，它是治疗癌性疼痛很有效的方法之一，常用于骨转移、鼻咽癌、胰腺癌、颅内肿瘤、神经血管受压等引起的疼痛。值得注意的是，同时也可造成正常组织的放射反应和放射损伤。

二、临床表现

（一）骨转移

常见的症状是骨痛，以及自发性病理骨折和由于骨破坏塌陷或骨外广泛扩散而导致相应脊髓、脑神经或周围神经受压所引起的神经系统症状。

（二）肿瘤引起的头痛

当肿瘤侵犯颅底或脑神经时可引起头痛及脑神经麻痹的症状。例如，约有 57.2% 的鼻咽癌患者有头痛的症状。颅内肿瘤引起的头痛常伴有颅压增高的症状及定位体征。

（三）肿瘤引起的胸痛

肺癌等肿瘤累及纵隔、胸壁、胸膜时可伴有胸痛。

(四)肿瘤引起的腹痛

腹痛是胰头癌常见的症状,高达 61%,胰体胰尾癌发生腹痛的比率更高,由于病变可累及腹腔神经丛,疼痛可向两季肋部延伸至腰背部,疼痛往往持久严重。

(五)肿瘤引起的神经血管受压

有疼痛及静脉回流受阻的表现。如肺尖癌可引起颈静脉怒张、上肢疼痛、Horner 综合征等表现。

三、诊断要点

(一)骨转移

(1)局部疼痛与压痛,位于浅表的可有肿胀及肿块;有的患者可有病理性骨折的症状;转移到脊柱的患者可有脊髓受压的症状。

(2)X 线检查(包括 CT 和 MRI)有骨质破坏的表现。

(3)实验室检查可有贫血的表现,广泛骨破坏时可出现碱性磷酸酶升高。

(4)放射性核素检查有阳性发现,它的灵敏度高于 X 线检查,可发现较早发生的、多发的骨转移。

(5)有原发癌的病史,但个别患者原发灶不明。

(二)肿瘤引起的头痛

有鼻咽癌、脑肿瘤等原发肿瘤的明确诊断,详细内容请参考有关专业的章节。

(三)肿瘤引起的胸痛

有胸部肿瘤的明确诊断,详细内容请参考有关专业的章节。

(四)肿瘤引起的腹痛

有腹部肿瘤的明确诊断。详细内容请参考有关专业的章节。

(五)肿瘤引起的神经血管受压

有原发灶的诊断及神经血管受压的表现。

四、治疗方案及原则

(一)骨转移

放射治疗可缓解疼痛症状,延长生命,提高生活质量。

1.一般外照射

估计寿命较长的患者可整骨照射,常规分割,4 000~5 000 cGy/4~5 周/20~25 次。一般的止痛性放射治疗,给予转移灶 3 000 cGy/2 周/10 次。行动不方便的患者可用单次 800~1 000 cGy,但此照射方法维持的时间较短,需再次放射治疗的可能性大。

2.半身照射

当骨转移广泛发生在颅骨、肋骨、肩胛骨、颈胸椎等上半身的骨骼时,可采取上半身照射,下界达第四腰椎下缘水平。颅骨有转移照射头部时,应对眼及唾液腺挡铅,对肺应做校正。单次肿瘤吸收剂量 600~800 cGy,剂量率不超过 45 cGy/min。当骨转移广泛发生在腰椎、骨盆及下肢骨时,可行下半身照射,单次肿瘤吸收剂量 800~1 000 cGy。半身照射受照面积大,要注意骨髓抑制,并给予止吐、利尿、激素等支持疗法。

3.骨转移癌的核素治疗

静脉注入亲骨性放射性药物,其主要聚集在骨转移灶部位。利用放射性药物发射的 β 射线可对肿瘤进行照射,达到止痛和破坏肿瘤的目的。治疗适应证为白细胞高于 $3.5×10^9/L$ 和血小板高于 $90×10^9/L$ 的骨转移癌患者。治疗禁忌证为进行过细胞毒素治疗的患者、化疗和放疗出现严重骨髓功能障碍者、严重肝、肾功能障碍的患者。治疗方法:核素治疗前停用化疗或放疗至少 2~4 周,做必要的理化检查。用于治疗骨转移癌的放射性核素制剂很多,主要有^{153}Sm-EDTMP(^{153}钐-乙二铵四甲撑乙酸):一般用量为 0.5~1.0 mCi/kg,1 个月后可重复第二疗程治疗;^{89}Sr(^{89}锶):临床上用^{89}Sr 治疗骨转移癌的一般用量为 3~4 mCi,3~6 个月后可重复第二次治疗;^{186}Re-HEDP;^{186}Re(铼),一般用量为 25~35 mCi/次。2~3 个月后可重复第二次治疗。

(二)肿瘤引起的头痛

鼻咽癌引起的头痛,随着对原发病变的治疗,头痛症状可逐渐减轻以至消失。一些中枢神经系统肿瘤(包括脑转移)对放射线比较敏感,放射治疗能缩小肿瘤体积,减轻或消除颅压增高引起的头痛。

(三)肿瘤引起的胸痛

针对肺癌、纵隔肿瘤的放射治疗可减轻肿瘤引起的胸痛症状。胸膜间皮瘤常导致剧烈疼痛,尽管间皮瘤对放射线不敏感,但用 30 Gy/10 次照射后短期内疼痛还是可以部分缓解。

(四)肿瘤引起的腹痛

胰头癌患者腹痛的发生率很高,往往不能手术切除,放射治疗可起到减轻疼痛、抑制肿瘤生长、延长生命的作用。照射方法:射野边界应超过病变 1~3 cm,每次 180~200 cGy,根据患者情况总剂量可达 6 000~7 000 cGy/6~7 周。放射性粒子植入可提高肿瘤局部的照射剂量,降低周围正常组织的损伤,是一种有效的治疗方法。肝脏受侵常导致右季肋部疼痛,常伴有肩背部疼痛,经过肝区照射,约 50% 的患者腹痛症状得到改善,但剂量不应超过 30 Gy,以避免放射性肝炎的出现。

(王国华)

第四节 癌痛的化学治疗

一、概述

癌症疼痛的化学治疗(简称化疗),即应用抗癌药物治疗肿瘤,广义的化疗尚包括内分泌治疗、生物治疗及中药治疗,是一种抗癌止痛疗法。对于癌痛患者,经过有效的化学治疗,在肿瘤得到控制的同时,疼痛也得到缓解。

化疗的发展与抗癌药物的开发研制密切相关。目前临床上所使用的抗癌药物,大多是干扰或阻断细胞的增殖过程,一般称为细胞毒药物。根据其作用原理,化疗药物大致可分为以下几类。

(一)抑制 DNA 合成

通过阻碍脱氧嘌呤核苷或脱氧嘧啶核苷的合成、互换、还原而干扰 DNA 的合成。大部分的抗代谢类药如 5-FU、MTX、Ara-C 等属于此类。

(二)直接破坏 DNA 结构或与 DNA 结合

大多数烷化剂和抗癌抗生素属于此类。如 HN_2、CTX 等烷化剂,通过烷化剂作用与 DNA 交叉联结,从而破坏 DNA 结构和功能;ADM、MMC、BLM 等抗癌抗生素和 DDP 等亦有类似烷化剂的作用,可使 DNA 链断裂,直接破坏 DNA。

(三)抑制蛋白的合成

如门冬酰胺酶。

(四)抑制有丝分裂

如 VCR、NVB、VP-16 等植物类抗癌药与细胞的微管蛋白结合,促进微管解聚,抑制细胞分裂。紫杉类抗癌药物如紫杉醇、紫杉特尔均属于新型的有丝分裂抑制剂,其作用机制为促进微管聚合,抑制解聚。

二、治疗方案及原则

(一)化疗在临床的应用

化疗在临床上通常用于以下 4 个方面。

(1)晚期或播散性肿瘤的姑息性化疗。

(2)辅助化疗和新辅助化疗:辅助化疗作为综合治疗的重要组成部分,是指有效的局部治疗(手术或放疗)后,针对可能存在的微小转移灶,防止复发转移而进行的化疗。如有高危因素的乳腺癌患者,术后辅助化疗能明显改善生存率。新辅助化疗又称诱导化疗或初始化疗指在局部治疗前首先使用的化疗,其目的在于使肿瘤缩小,减少局部治疗的范围,并清除可能存在的微小转移灶(亚临床灶)。

(3)敏感肿瘤的根治性化疗:恶性淋巴瘤、睾丸肿瘤、绒毛膜上皮癌、急性白血病等恶性肿瘤,通过全身化疗可以治愈或完全控制。对于这些肿瘤引发的癌痛,化疗也常能获得满意效果。

(4)体腔置管局部化疗或肿瘤主要侵犯部位的定向灌注治疗。

(二)化疗禁忌证

无论哪一种方式的化疗,都应严格掌握化疗指征,对于有下列情况之一者禁忌或慎用化疗。

(1)骨髓造血功能差,白细胞总数低于 $4.0 \times 10^9 / L$,或血小板计数低于 $80 \times 10^9 / L$ 者。

(2)肝功能异常或肾功能异常者。

(3)有心功能异常者,不用或慎用蒽环类抗癌药。

(4)一般状况衰竭者。

(5)有严重感染的患者。

(6)有精神障碍不合作者。

(7)有消化道穿孔倾向者。

(8)妊娠妇女,可先做人工流产或引产,哺乳期妇女也不宜使用。

(9)过敏体质患者慎用,对所用抗癌药过敏者忌用。

(三)注意事项

(1)肿瘤化疗须在有经验的专科医师指导下进行,以免引起不良后果。治疗中还应根据病情变化和药物毒副反应随时调整用药及进行必要的处理。

(2)鉴于化疗药物广泛的细胞毒性,禁忌在诊断有疑问的情况下给予试验性的治疗。

（3）严重贫血者应先纠正贫血；全骨盆放疗后患者应注意观察血象，并根据情况掌握用药。

（4）对敏感肿瘤导致的骨髓受累、血象降低，在积极扶正、支持和密切观察下，仍可考虑酌情化疗。

（5）不提倡每年数个月、连用几年的化疗方法。对已治愈或有效控制后疗效未再提高的患者可巩固2周期化疗后停药。

（四）化疗疗效评价

目前均采用世界卫生组织（WHO）制定的标准。

1.完全缓解

所有可测病灶达到完全消失，并在至少4周后复测证实一直保持所有病灶完全消失。

2.部分缓解

双侧可测病灶，各病灶的最大直径及其最大垂直横径之乘积总和减少50%以上，维持此病灶缩小标准，并至少4周后复测证实。单侧可测病灶，各病灶最大径之和减少50%以上，并在至少4周后复测证实。在多病灶时，部分缓解的标准以上述"总和"的消退为标准，并不要求所有病灶均缩小50%。然而任何病灶不得增大，也不得出现新病灶，否则不能评为部分缓解。一系列测量所依据的影像学记录或照片，必须保留以备复核。

3.无变化或稳定

双径可测病灶，各病灶最大两垂直径之乘积总和减少<50%，或增多<25%，并在至少4周后复测证实，然而必须无新病灶出现，并至少经2周期（6周）治疗，才能评定为无变化或稳定。

4.进展

至少有1个病灶，双径乘积或在单径可测病灶时，单径或双径之和增大25%以上，或出现新病灶。新出现胸腔积液、腹水，且癌细胞阳性，也评定为进展。新出现病理性骨折或骨质压缩，不一定评为进展。必须经6周以上的治疗才能评为进展，如在6周内出现病情进展，则称为早期进展。脑转移的出现，如新出现脑转移，即使其他部位病灶有所消失，也应认为是肿瘤进展，但医师也可根据其他病灶有效而继续用药。

5.缓解期

自出现达部分缓解或完全缓解疗效之日起至肿瘤复发不足部分缓解或完全缓解标准时的日期为止为缓解期，一般以月计算，亦有以周或日计算的。将各个缓解病例的缓解时间（月）列出，由小到大排列，取其中间的数值（月）即为中位缓解期。

6.生存期

从化疗开始之日起至死亡或末次随诊时间之日止的时间为生存期或生存时间，一般以月或年计算，中位生存期的计算方法与中位缓解期的计算方法相同。

7.无病生存期

完全缓解患者从化疗开始之日起至肿瘤开始复发或死亡之日止的时间为无病生存期或无病生存时间。

8.有效率或缓解率

有效率或缓解率（RR）%＝有效病例数（完全缓解＋部分缓解）/可评价病例数。治疗后患者的生活质量如何亦是评价治疗（效果）的重要指标。生活质量一般以体能状态评分来表达，常用的评分方法和标准如下。

（1）卡氏评分（KPS评分）。

100分:能正常活动,无症状和体征。

90分:能进行正常活动,有轻微症状和体征。

80分:勉强可进行正常活动,有一些症状和体征。

70分:生活可自理,但不能维持正常生活或工作。

60分:有时需人扶助,但大多数时间可自理。

50分:常需人照料。

40分:生活不能自理,需特殊照顾。

30分:生活严重不能自理。

20分:病重,需住院积极支持治疗。

10分:病危,临近死亡。

0分:死亡。

(2)Zubrod-ECOG-WHO评分(ZPS评分,ECOG评分)。

0分:能正常活动。

1分:有症状,但几乎完全可正常活动。

2分:有时卧床,但白天卧床时间不超过50%。

3分:需要卧床,白天卧床时间不超过50%。

4分:卧床不起。

5分:死亡。

(五)癌痛化疗的不良反应及其处理

1.局部反应

(1)栓塞性静脉炎:NVB和HN_2最易产生静脉炎,其表现为用药局部疼痛、皮肤发红、皮肤色素沉着、脉管呈索条状变硬和导致静脉栓塞。

处理:为防止静脉炎的发生,避免直接推注药物,而通过输液器的小壶将药物分段冲入,并间断放开输液夹,使液体不断稀释化疗药,以减轻药物对静脉的刺激。如需多次用药,可采用锁骨下静脉穿刺法,将导管插入上腔静脉,则不会引起静脉炎,并可保留导管,使患者减少多次穿刺之苦,提高患者的生活质量。

(2)局部组织坏死:当刺激性强的化疗药漏入皮下,即可引起局部皮下组织的化学性炎症,表现为局部红肿、疼痛,可持续2~3周,如当时未做处理,可引起局部皮肤坏死、形成溃疡,需待数月才愈合。

处理:①患者可感到漏药局部明显疼痛,此时应立即停注药物,拔出针头。②用生理盐水做局部皮下注入,以稀释化疗药的浓度,并用2%普鲁卡因局部注射,然后予以冷敷。

2.胃肠道反应

(1)恶心呕吐:大多数抗癌药具有不同程度的恶心和呕吐,其中呕吐最严重的药物为顺铂(DDP),其次为HN_2、环磷酰胺(CTX)、ADM、达卡巴嗪、CBP、VP-16、氟尿嘧啶(5-FU)、长春新碱(VCR)等。

(2)食欲减退最常见的胃肠道反应。处理:①给合适的止吐药物,使恶心呕吐减少到最低程度;②必要时于化疗同时给予甲地孕酮或甲羟孕酮,可增进食欲,减少化疗反应;③给高蛋白、富含维生素、易消化的饮食,增加热量,改善营养状况;④调整电解质平衡;⑤检测血浆蛋白水平;⑥营养不良患者宜适当减少化疗药物剂量;⑦必要时给予经肠道内(口服或鼻饲全营养素)或肠道外(通过锁骨下静脉穿刺经静脉)补充营养。

(3)便秘:长春新碱类药物偶可发生麻痹性肠梗阻。因化疗药所致神经毒性使胃肠道平滑肌蠕动减慢,进而可出现肠麻痹。处理:①让患者进高纤维素食物,多饮水;②鼓励患者适当活动;③给缓泻剂以软化大便;④控制使用 5-HT$_3$ 拮抗剂的次数;⑤减少化疗药物剂量或停用引起便秘的化疗药物。

(4)腹泻:5-FU、大剂量 6-MP 和美法仑(MEL)常可出现腹泻。因化疗药使胃肠道上皮细胞损伤,增加肠道蠕动,影响水分和营养的吸收,而发生腹泻。伊立替(CPT-11)可引起迟发性腹泻。草酸铂(L-OHP)致腹泻为神经毒性所致。处理:①进低纤维素、高蛋白食物和补充足够液体;②避免对胃肠道有刺激性的食物;③给止泻药;④需要时静脉补充液体和电解质。

(5)腹痛:有 VLB、VCR、VM-26 等。发生腹痛时应在查明原因的基础上作对症治疗。

(6)黏膜炎:在使用较大剂量时可出现严重黏膜炎或黏膜溃疡。可作对症处理。

(7)口腔炎:因化疗药损伤口腔黏膜细胞,引起口腔和口腔内软组织炎症,形成口腔溃疡和感染。处理:①做好口腔护理;②对口腔溃疡给保护黏膜约物和局部止痛药;③维持营养、多饮水;④需要时应用抗炎、抗真菌药物;⑤常规每天盐水漱口。

3.骨髓抑制

大多数化疗药有不同程度的骨髓抑制,首先表现为中性粒细胞减少和白细胞总数的减少,继而血小板减少,严重者出现全血象减少。

(1)贫血:化疗引起严重的骨髓抑制。处理:①化疗中定期检查血常规;②贫血明显时输注红细胞成分血;③有出血倾向者予以处理;④必要时吸氧;⑤适时应用红细胞生成素(EPO)。

(2)白细胞/粒细胞减少的处理:①化疗前后检查血常规,每周 1～2 次,明显减少时隔天查 1次,直至恢复正常;②必要时给粒细胞集落刺激因子(G-CSF);③白细胞减少时应减少化疗药剂量或停药;④清除感染源,⑤必要时给予抗生素。

(3)血小板减少的处理:①化疗前后检查血小板计数,一般每周查 1 次,必要时每周查 2 次,直至恢复正常;②注意观察出血倾向;③避免皮肤、黏膜的破损;④避免服用阿司匹林和含阿司匹林的药物;⑤静脉穿刺拔针时,压迫局部 3～5 分钟;⑥妇女经期观察出血情况,必要时用药推迟经期;⑦给止血药;⑧必要时应用升血小板药物白介素-11(IL-11)等。

(4)骨髓抑制时常用化疗药剂量调整原则如下。

A 组抗癌药:烷化剂 HN$_2$、CTX、BCNU、CCNU、Me-CCNU、TSPA、DBD;抗代谢药 5-FU、MTX、FT-207;抗生素 ADM、EPI、ACTD、MMC、STZ;植物药 VLB、VDC、VP-16;杂类 HU、PCZ。剂量调整:①当 WBC≥$4.0×10^9$/L,PLT≥$120×10^9$/L 时,给推荐剂量的 100%。②当 WBC($3.9～2.5$)$×10^9$/L,PLT($119～75$)$×10^9$/L 时,给推荐剂量的 50%。③当 WBC<$2.5×10^9$/L,PLT<$75×10^9$/L 时,停化疗药,观察血象,待恢复正常时再用药。

B 组抗癌药:DDP、DTIC、HMM、VCR。剂量调整:①当 WBC≥$3.5×10^9$/L,PLT≥$100×10^9$/L 时:给推荐剂量的 100%;②当 WBC($3.4～2.0$)$×10^9$/L,PLT($99～60$)$×10^9$/L 时:给推荐剂量的 50%;③当 WBC<$2.0×10^9$/L,PLT<$60×10^9$/L 时:停化疗药,观察血象,待恢复正常时再用药。

4.肾脏毒性

引起氮质血症的药物有 MTX、DDP、亚硝脲类、STZ、MMC、MTH 等。引起肾小管损伤药物有 DDP、STZ 和 CTX 等。

(1)处理:①主要为预防肾损伤的发生,主要采用水化利尿和碱化尿液。亚硝脲类为限制药物剂量或停药。②尿素氮轻度增高时,可口服包醛氧淀粉(尿素氮吸附剂),每次 5～10 g,1 天 2～3 次。③重度尿毒症则需做肾透析。

(2)肾功能异常时抗癌药的剂量调整。①肾小球滤过率(GFR):≥50 mL/min,DDP、MTX、亚硝脲类、MTH、BLM 给常用剂量的 100%,GFR 10～50 mL/min 时,MTH、BLM 给常用剂量的 75%,DDP、MTX 给 50% 剂量,当 GFR<10 mL/min 时,MTH、BLM、CTX 给 50% 剂量;②当肌酐清除率>70 mL/min、血清肌酐<132.6 μmol/L、BUN<7.2 mmol/L 时,DDP、STZ、MTX 及其他药物(包括 BLM、VP-16、VM-26、MEL、CTX、PCZ、MMC、DTIC、HMM)均给常用剂量的 100%,当肌酐清除率为 70～50 mL/min、血清肌酐为 132.6～176.8 μmol/L、BUN 为 7.2～14.3 mmol/L 时,DDP、STZ、MTX 给 50% 剂量,其他药物(同上)给 75% 剂量,当肌酐清除率为<50 mL/min、血清肌酐为>176.8 μmol/L、BUN 为>14.3 mmol/L 时,MTX 给 20% 剂量,其他药物(同上)给 50% 剂量。

(3)需要注意的是:①上述剂量调整仅供参考,应结合患者情况区别对待肾功能异常应从严处理,及时减量或停药;②当血清肌酐是肾功能的唯一参考数据时,对老年患者的药物剂量应进一步减少;③当尿蛋白≥3 g/L 时亦应调整剂量。

5.肝脏毒性

多数药物是在少数患者中发生的轻度和一过性损伤。原肝功能较差或大剂量用药易产生肝损伤,治疗中应密切观察。

肝功能异常时抗癌药的剂量调整:当胆红素<25 μmol/L 或转氨酶<60 IU/L 时,5-FU、MTX、CTX、DNR、ADM、VLB、VCR、VP-16 可用剂量的 75%,ADM、VLB、VCR、VP-16 可用剂量的 50%;当 53～86 μmol/L 或>180 IU/L 时,5-FU 可用剂量的 100%,CTX、MTX 可用剂量的 75%,DNR 可用剂量的 50%,ADM 可用剂量的 25%,而 VLB、VCR、VP-16 应停药;当胆红素>86 μmol/L 时以上药物均应停用。肝功能明显异常,一般应减量或停药。

6.心脏毒性

有心毒性的药物有 DNR、ADM、THP、EPI、ACM、IDA、MIT、CMM、HRT,还有 PTX、AMSA、5'-DFUR,使用大剂量 CTX 亦可引起心肌炎。

蒽环类抗癌药可引起心肌病,严重者可发生心力衰竭。其发生率与药物总剂量有关,ADM 总量<550 mg/m² 时很少发生,>600 mg/m² 为 30%,>1 000 mg/m² 为 50% 左右,儿童心毒性更易发生。纵隔放疗患者可增加危险性,在累积剂量 450 mg/m² 时即可出现心毒性,但 EPI 和 MIT 的心毒性发生较少。使用大剂量 CTX 和 5-FU 的少数患者可发生心肌损伤。特异 ST-T 改变和 QRS 降低,心电图异常出现率为 14%。处理:主要以预防为主,限制 ADM 的累积剂量在 450～550 mg/m²。心肌病的治疗可给洋地黄、利尿剂、低盐饮食和卧床休息。

7.肺脏毒性

少数抗癌药可引起肺毒性,表现为间质性肺炎和肺纤维化。主要为 BLM、BUS、CTX、MTX 和亚硝脲类药等。但要与肺部感染、肿瘤肺转移(肺内淋巴管播散)、放射性肺炎和心血管病引起的肺充血等鉴别。

肺毒性是 BLM 的重要不良反应,其发生的有关因素:①BLM 的总剂量大于 300 mg,但低剂量也可发生;②高龄患者,70 岁以上发生率较高;③有慢性肺部疾病;④胸部放疗史;⑤有的抗癌药联合使用有协同的肺毒性。处理:当明确因抗癌药引起的肺毒性后,应立即停止使用该抗癌药,并给予积极对症治疗,吸氧、糖皮质激素和抗生素治疗。

8.神经毒性

长春碱类和鬼臼类药物常发生周围神经炎,表现为指(趾)端麻木、腱反射减弱或消失、感觉异常,少数可发生感觉消失、垂足、肌肉萎缩和麻痹、直立性低血压、膀胱张力减弱、便秘或麻痹性肠梗阻。一般指(趾)端麻木可不停药,如出现末梢感觉消失则为停药指征。老年或伴有肝损伤的患者具有高危险性。

(王国华)

第五节 癌痛的神经毁损治疗

一、概述

WHO 推广的癌痛治疗"三阶梯方案",使相当数量的癌痛患者得到了有效治疗。但有部分癌痛患者在严格应用"三阶梯方案"治疗后,仍有剧烈疼痛;也有部分患者因不能进食、有药物禁忌或不能耐受镇痛药等原因,无法充分接受"三阶梯方案"的治疗,因此,迫切需要缓解癌痛的其他方法。这类无法接受"三阶梯方案",或用"三阶梯方案"治疗无效的癌痛称为顽固性癌痛或难治性癌痛,占癌痛患者的 10%~20%。近年来,对顽固性疼痛治疗有了多方面的进展,如癌症疼痛的三阶梯治疗方案的推广,口服阿片类药物剂型的改进,椎管内止痛和脊髓止痛技术的应用等,现在需要神经破坏性治疗的病例已减少。对止痛药反应相当好的患者中,没有必要考虑应用神经破坏治疗技术。

交感神经持续性痛是组织损伤或交感神经损伤后的一种不太常见的后遗症状,交感神经阻滞后疼痛缓解,感觉障碍逆转。肿瘤患者中,交感神经持续性痛在下肢更常见。如果怀疑为交感神经持续性痛,就应以局麻药进行交感神经阻滞,这不仅能明确诊断,而且能缓解症状。如果症状重新出现,在 X 线监视下进行腰交感神经切断术是一种安全且不良反应较小的治疗方法。

癌症骨转移是骨痛的常见原因,骨转移性癌痛综合征是癌症患者疾病发展过程中具有一定特点的各种疼痛症状与体征的暂时性聚合。这种综合征主要是骨骼与神经组织受压的缘故。由于骨痛是阿片类反应性疼痛,需要神经毁损性治疗。

二、治疗方案及原则

治疗顽固性癌痛使用的神经毁损治疗方法主要有周围神经阻滞、神经根阻滞、蛛网膜下腔阻滞、交感神经阻滞和腹腔神经丛阻滞、垂体破坏术、神经外科手术控制癌痛等方法,基本上可满足顽固性癌症患者的镇痛需求。临床上要在准确评估的基础上,合理选择适应证和治疗方法。

(一)周围神经破坏性阻滞

癌症疼痛较局限,应用药物治疗效果不佳时,使用不同浓度的酚、乙醇、阿霉素和丝裂霉素溶液阻滞周围神经,主要用于疼痛较局限或用其他方法阻滞后残留局部疼痛者。常用的神经阻滞包括上颌神经、下颌神经、耳颞神经、枕大神经、肩胛上神经、股神经、闭孔神经、坐骨神经和腓神经等。在用局麻药试验性阻滞后,确定好部位及阻滞的范围,再给予神经破坏性药物,可获得长时间的周围神经毁损性阻滞。

（二）神经根破坏性阻滞

注射药物的部位主要在颈、胸、腰椎的椎间孔附近。多在 X 光透视引导下穿刺并造影，确认椎间孔位置时，进行局麻药试验性阻滞，确认无异常情况，再注入药液。在椎旁注射的造影剂，可经椎间孔进入硬膜外腔，有时一个点注药，可同时阻滞同侧 3～5 个神经根。如果能准确穿刺，注意调整药物剂量、浓度及注药速度，很少发生严重的运动神经功能障碍。部分患者在颈或腰神经根阻滞后出现肢体乏力、活动不灵及麻木。

（三）蛛网膜下腔神经破坏性阻滞

蛛网膜下腔酚或乙醇阻滞的镇痛效果和持续时间都优于局部神经阻滞和神经根阻滞。此种方法控制癌痛有效，但需要有经验的麻醉医师操作。酚甘油阻滞是目前比较常用。可作蛛网膜下腔注射，方法基本同无水乙醇，只是体位完全相异。阻滞后的并发症主要是非痛觉神经受损害所引起。治疗均应在手术室内进行。双侧阻滞的并发症包括尿潴留、直肠功能障碍和肌肉瘫痪，多在一周内减轻或消失。一过性头晕，头痛多在数天内消失。

双侧疼痛时一般是先施行一侧阻滞，待阻滞平面固定、病情稳定后再阻滞对侧。若需两侧同时阻滞，在穿刺成功后，可将患者置于俯卧位，使疼痛节段处于最高点，注入的乙醇便散布到两侧的后根。

（四）硬膜外腔神经破坏性阻滞

硬膜外腔阻滞是将神经破坏药注入硬膜外腔，阻滞脊神经传导，产生节段性镇痛的方法。与末梢神经阻滞相比，硬膜外腔阻滞可同时阻断躯体和自主神经，阻滞范围较大，且效果确切；与蛛网膜下腔阻滞相比，则可避免脑膜刺激与脊髓或脊神经损伤，且因神经破坏药不直接接触神经根，是在硬膜之外发挥作用，故膀胱与直肠括约肌受累的可能性较蛛网膜下腔阻滞少，但其效果也不如蛛网膜下腔阻滞。此外，还可经硬膜外导管分次注入神经破坏药。

此法适合双侧的广泛性疼痛。由于在硬膜外腔不容易控制药物的流向，难以准确控制阻滞范围，不适合局限性疼痛。脊神经的前、后根通过硬膜外腔时，在椎间孔处汇合，故硬膜外腔注药不能单纯破坏后根。但采用适宜浓度的神经破坏药，例如，5%～15%酚甘油，可阻滞感觉神经的传导，而运动神经功能不受或很少受影响。其临床应用较蛛网膜下腔阻滞少。

（五）腹腔神经丛乙醇阻滞

腹腔神经丛乙醇阻滞治疗腹部肿瘤引起的疼痛，特别是胰腺癌痛，60%～85%的患者可获得无痛。需在 X 光透视下进行。腹腔神经丛阻滞有 3 种径路，即后入路、前入路与开腹后在直视下注药。在 X 线下能精确判定针尖的位置。由于腹腔神经丛是双侧后腹壁的弥漫性组织，故应注射大体积神经破坏药阻滞双侧，以获得最佳效果。另一种方法是在开腹后直接在腹腔神经丛注药，即前入路法，较为准确，但无法重复注药。疼痛缓解时间长达 5 周至 4 个月。

腹腔内恶性肿瘤引起的疼痛，用其他方法治疗效果不佳，应考虑采用腹腔神经丛阻滞。使用此阻滞最多、效果最好的是胰腺癌疼痛。但是与内脏神经传入纤维无关的疼痛，如食管、胸壁、腹壁、腹膜、肠系膜根部、子宫颈部、膀胱等处病变产生的疼痛，用本阻滞效果不佳或无效。腹腔神经丛阻滞对结肠和直肠癌疼痛有效。凡是胸 5～10 节段硬膜外阻滞可消失的疼痛，均可采用腹腔神经丛阻滞。由于硬膜外阻滞对躯体神经传导的疼痛有效，注入局麻药后的镇痛过程对于决定是否使用腹腔神经丛阻滞显得很重要。硬膜外腔注入局麻药后，腹部产生温暖感时疼痛消失，是本法的最佳适应证。

此种阻滞适用于上腹部内脏癌痛、慢性胰腺炎原因不明的内脏神经痛。乙醇的效果好,且持久。对高龄、衰弱与晚期患者,神经破坏药的效果优于外科手术。与腰交感神经阻滞并用,可治疗腹腔或下肢因血管疾病引起的缺血性疼痛、幻肢痛与灼痛。

腹腔神经丛阻滞的严重并发症发生率非常低。但在治疗前必须严格检查患者的生命体征,术中和术后密切观察。医师应该掌握腹主动脉、肾脏及其他腹部器官之间的正常解剖关系,以及有关该阻滞的操作细节和经验。

(六)颈交感神经节阻滞

颈交感神经节阻滞的作用涉及自主神经系统、内分泌系统和免疫系统,对上述系统的功能有调解作用。该阻滞方法有助于维持机体内环境的稳定,使许多自主神经失调性疾病得到纠正。颈交感神经节阻滞的作用主要有中枢作用和周围作用两方面,其通过调理下丘脑的维护内环境稳定功能而使机体的自主神经功能、内分泌功能和免疫功能保持正常;其周围作用是由于阻滞部位的节前和节后纤维的功能受到抑制,分布区内的交感神经纤维支配的心血管运动、腺体分泌、肌肉紧张、支气管收缩及痛觉传导也受到抑制,此周围作用一直被用来治疗头颈部、上肢、肩部、心脏和肺部的癌症疼痛和非癌症疼痛。

(七)胸椎旁交感神经节阻滞

胸部交感神经阻滞若能避免刺破胸膜,危险性较小。神经破坏药与造影剂混合后注入有助于减少剂量。

(八)腰椎旁交感神经节阻滞术

盆腔及下肢肿瘤疼痛、血栓闭塞性脉管炎、下肢雷诺病、难治性下肢缺血性溃疡、下肢多汗症、灼性神经病、断肢痛、幻肢痛、损伤性神经炎、外伤及手术后肿胀及疼痛、冻伤、冻疮、伯格病、红斑性肢痛、肢端发绀症、网状青斑症、无脉症、静脉血栓形成、血栓性静脉炎等。

(九)神经外科手术控制癌痛

从神经松解术、经皮或开放脊髓前侧柱切断术及立体定向中枢神经的烧灼术等,也提供了癌痛止痛的一种办法。必须由有经验的神经外科专家实施。由于晚期患者多身体状况不佳,常难以接受手术。这类神经破坏性疗法应严格掌握适应证,主要用顽固性癌痛患者。

(十)三叉神经破坏性阻滞

三叉神经及其分支的破坏性阻滞对控制三叉神经痛很有效,下颌支与上颌支神经阻滞常用于治疗其分布区的癌痛。除酚甘油、乙醇外,单纯甘油亦有较好效果。半月神经节注射乙醇的方法曾广泛应用,近年亦有注射阿霉素、丝裂霉素等方法,在阻滞神经镇痛的同时也破坏局部的肿瘤组织。注射神经破坏药前应先注射局麻药 2 mL,以判定感觉丧失的范围。三叉神经节注射乙醇的效果优良者约占 70%,其余 30% 为差或无效,有效期数周至一年以上。注射甘油的疼痛缓解率为 86%,与乙醇相比,不良反应少。面部癌痛施行神经阻滞前应做 CT 排除颅底侵犯,若颅底受累则效果很不理想。

(十一)垂体破坏性阻滞

垂体破坏性阻滞法是在乳腺癌行垂体摘除术后,无论肿瘤是否消失均能使疼痛消除这一事实的启发下提出的。虽然此法的镇痛机制尚未明确,但已被各国医师采用。很多研究认为是乙醇激活了垂体的疼痛抑制系统,从而实现镇痛。垂体破坏术也称脑下垂体神经腺体溶解术或化学性垂体切除术。主要用于癌广泛转移与扩散的疼痛,尤其对乳癌与前列腺癌效果好。

临终前患者,近期内可能死亡者,蝶窦出血者,鼻腔、蝶窦内有感染的患者不能使用垂体破坏性阻滞。

需要注意的是,由于晚期癌症患者体质较差,阻滞前后又应用皮质激素,一旦操作中带入细菌易发生感染,故应严格无菌操作。如果垂体阻滞合并眼外肌麻痹,多在数天后好转。这是由穿刺针损伤动眼神经所致。在正中线穿刺可防止穿刺针引起的机械损伤。视交叉部受乙醇浸润而发生的视野不全约占 7.6%,一旦发生则难以治愈。

(王国华)

第六节　癌痛的心理治疗

一、概述

癌痛患者大多存在心理问题,随着疼痛时间的持续和疼痛程度的加强,患者的心理问题更为突出。严重的疼痛是导致患者自杀倾向的主要因素之一,而心理治疗可以调整患者的心理障碍,有助于缓解疼痛程度,改善患者的生命质量。因此在癌性疼痛治疗中,要重视患者的心理问题,尤其是严重疼痛的患者,在给予镇痛处理的同时进行心理治疗,会减轻心理问题对疼痛的影响,明显提高镇痛效果和患者的生命质量。

二、临床表现

晚期癌症患者,尤其是几经手术、几经治疗均告失败后依然疼痛难忍的患者,他们所承受的心理压力更是巨大的。他们一方面要承受疾病所带来的各种症状,另一方面还要承受在疼痛中一步一步走向死亡的威胁。从心理学角度讲,有两种形式的精神刺激是难于承受的,一种是急性的难以承受的刺激,另一种是慢性的长期承受的刺激。那么对于晚期癌痛患者来讲,他所承受的精神刺激既是难以承受的又是慢性存在的,有的患者说:"对于一个备受折磨的晚期癌症患者,能像心脏病患者一样猝然死去是太幸福了"。可见对心理状态较差的患者合并心理治疗尤为重要。

三、治疗方案及原则

(一)癌痛心理治疗的适应证

1.年老体弱的癌痛患者

在临床工作中,许多年老体弱的患者进行癌痛治疗是十分困难的,每天所需的最佳治疗剂量相当难以确定,今天给 10 mg 可能还痛,明天给 10 mg 就会出现过度镇静,昏睡不醒,还有的患者出现疼痛,在第一、二阶梯止痛无效以后进入吗啡治疗,但问题是注射吗啡后半小时,便出现心力衰竭症状和体征的加剧,难以实施药物治疗。这类患者以心理治疗为主辅以疼痛治疗,是相对好的方法。

2.镇痛药物不良反应严重的患者

有的患者平时既有消化道慢性炎症、慢性溃疡等疾病,或者由于长期的慢性消耗,长期卧床,反复手术、心情压抑等因素的影响使得每天的进食量很少,或者进食后不舒服,与此同时,三阶梯止痛治疗的任何一个阶段的药物都不同程度的有消化道的不良反应,再加上患者不可避免地大量服用中药汤丸制剂、西药化疗等使得我们经常面临一个癌痛患者时,他的胃肠状况已经不能再承受任何有胃肠道刺激作用的药物,尤其是吗啡所带来的剧烈呕吐反应。

3.严重的癌性疼痛患者

对于严重疼痛的癌症患者来讲,任何词汇都难以全面的表达和描述他们所承受的痛苦。有人认为"如果要把抽象的疼痛感觉能够具体的分级的话,癌症所产生的癌痛肯定被分在顶级"。事实上在晚期癌痛患者中,由于难以承受巨大的痛苦,许多患者伴有抑郁反应。有研究发现,癌性疼痛患者的自杀倾向与抑郁反应密切相关。所以在临床上对于剧烈癌痛患者,应当重视心理问题和注意有无自杀倾向,联合使用心理治疗有利于缓解疼痛和改善心理状态。

(二)癌痛心理治疗的作用

1.改善不良情绪

许多研究考察了心理治疗对改善患者不良情绪的作用,其中绝大部分都证明心理治疗对改善患者的不良情绪有较大的作用。

2.增加积极应对

反应研究发现,对癌症相关问题的应急反应与患者具有的应对策略有关,不同的应对策略又与患者的心理社会适应有关,如利用社会支持的应对策略可以降低情感困扰,而逃避-回避应对策略导致情绪困惑增加。积极的应对反应能明显地减少疼痛的发生。

3.积极寻求社会支持

社会支持作为心理应急的中间影响因素,它能对应急反应起到缓冲的作用。那些克服疾病带来的种种困难,战胜疾病的患者往往有较强的社会支持系统。实际上正常人在生活中若有强大的社会支持系统也特别有利于其事业的发展和心理健康。对于癌痛患者就显得更为重要,在整个社会支持系统中来自家庭成员的情感支持和必要的物质支持是非常必要的。

4.增进食欲

饮食是人体健康的基本要求,可以说不管患什么疾病,食欲良好是非常重要的。然而肿瘤患者受种种因素的影响,饮食往往成为影响其康复的重要障碍。消化道治疗的患者术前受症状的影响不能正常进食,术后受自我认知的影响不能正常进食。化疗患者受药物不良反应的影响不能正常进食,疼痛较重的患者疼的无法进食。总之在不同的患者身上,在癌痛的不同阶段,几乎总能看到影响正常进食的因素。除了采取针对性措施如止吐治疗,给予帮助消化的药物,镇痛治疗等方法外,良好的心理治疗是改善患者进食情况的重要手段。而改善进食又能够增强患者的体质,提高抵抗疼痛的能力。

5.减轻疼痛和治疗的不良反应

疼痛是心身综合反应的结果,疼痛体验与患者的心理社会因素有一定的关系,而癌症治疗引发的恶心、呕吐等不良反应也和患者的心理状况有关。良好的心理治疗技术,如松弛训练、催眠治疗、音乐治疗、生物反馈等,能不同程度地缓解患者疼痛,如能和正规的疼痛治疗同时进行会更好。实际上疼痛既是一个生理症状又是一个心理症状,如果不合并心理治疗,有的疼痛治疗是很难完成的。有一位患者在行破坏性治疗后,仍然感到患肢很疼,从病理、生理上去理解,他的确不应该再有疼的感觉了,可患者的确仍感觉疼得难以忍受,这就主要是心理症状没有解决的缘故,辅以心理治疗以后疼痛才得以控制。所以心理治疗已经成为癌痛患者必不可少的治疗方法之一,有时甚至是主要的治疗。

(三)癌痛心理治疗的方法

1.支持性心理治疗

我们把对患者的指导、劝解、疏导、鼓励、安慰、心理保证等均作为支持性精神治疗的内容,应用范围极广,当一个人遇到社会问题诸如工作、学习、生活或人际关系严重受挫;恋爱婚姻或家庭遭到破裂;或遇到精神和躯体疾病时所引起的精神紧张,情绪紊乱、剧烈心理矛盾,以至消极悲观,有自杀观念时,均需要给予支持疗法。即使疾病已到晚期阶段,或已成残疾也可通过支持疗法,引导他们面对现实,鼓励想些对人生有意义的事情而使情绪愉快起来。在患者临终时也用支持疗法,使他们平静地离去。

进行支持疗法时,治疗者必须热心对待患者,对他们的身心痛苦寄于高度同情,即使他们的想法和做法不对,也要尊重他们,以下几点是取得疗效的保证:

(1)倾听:治疗者不论在任何情况下都要善于倾听患者的叙说,不管讲的多么啰嗦,多么激动都要认真耐心地倾听,这不仅为了了解患者的病情,而且会使患者感到治疗者非常认真地关心他们的疾苦,从而产生一种信赖,感到自己不是孤立的,树立起勇气和信心。另外患者尽情倾吐也会感到轻松许多。

(2)解释:在与患者之间建立起信任关系和对患者的问题有了充分的了解后。才向患者提出切合实际的和真诚的解释与劝告,患者时常记不得那么多,治疗者要用通俗易懂的语言,对建议和劝告反复多次地讲,使他在会谈话后能够仔细领会。

(3)保证:在患者焦虑和苦恼时,尤其一时处于危机之中时,给予保证是十分有益的。但若对患者了解不够,保证不能实现时,患者会感到受欺骗,使治疗前功尽弃,因此治疗者提出的保证要有足够的依据。能使患者深信不疑,这样信任是取得疗效的主要保证,谈及疾病的预后时,治疗者应该给患者足够的信心,尽可能向好的方面回答,可以同时附上几条希望和建议,如戒烟、多进食等。

(4)建议:治疗者一旦在患者的心目中建立起权威地位,他所提出的建议才是强有力的,但治疗者的作用在于帮助患者分析问题,从中让患者了解到问题的焦点,一般由治疗者提出建议和劝告,而让患者自己找出解决问题的办法,并鼓励他们走出第一步。

(5)调整关系:治疗者过多地为患者提供支持时,患者容易产生依赖,什么问题都要治疗者做主。出现这种情况时要渐渐地引导他们把希望寄予一个更广泛的人群如亲人、单位等。

2.认知疗法

临床上常用的一种以认知疗法为原理的治疗方法叫 ABC 技术,其中的 A 代表刺激物,B 代表个人的观念,C 代表情绪和行为的结果,通常我们只注意到了 A 和 C 之间的关系,甚至认为 A 和 C 之间是必然的关系,忽视了 B 在其中的调节作用,在不同的个体身上 B 的差别是很大的,不恰当的 B 必然会导致不良的结果,治疗者的任务之一就是把患者所持的错误的观念调整成合理的,科学的,现实的,理智的,积极的,相对获益的和损失相对小的等观念,所以我们在治疗时要做到良好的医患关系→详细的患者资料→找出错误的认知观点→纠正错误的观点→产生相对良好的结果。

(四)癌痛的精神药物治疗

1.三环类抗抑郁药(TCA)

TCA 的治疗剂量范围因受镇静,抗胆碱能和心血管毒副作用限制,一般常用量为 50～100 mg/d。TCA 必须从小剂量起步,一般从 12.5 mg 开始,根据患者的耐受情况,症状改善状况,以后酌情每隔 2~3 天增加 12.5~25 mg。直至病情好转,一般最高不超过每天 100 mg。

镇静作用大的阿米替林、多塞平可在午、晚服用,适用于焦虑,激越、失眠明显的患者,多数 TCA 在体内半衰期长,故可每天 1 次服用,以睡前 2~3 小时为宜,可避免白天患者有过度镇静和抗胆碱能副反应。如剂量大可分为 2~3 次服。取得满意疗效后,治疗剂量应维持四周左右,然后逐渐减量,用最低维持量继续给药。

2.选择性 5-羟色胺再摄取抑制剂(SSRI)

(1)帕罗西汀:内源性抑郁、症状性抑郁,可以使用。

用法与用量:用量为 20~50 mg/d,大多数患者用 20 mg/d 即可取得满意疗效,由于该药半衰期长达 24 小时,每天可一次给药。

常见不良反应有恶心、呕吐,往往继续服用时会减轻。此外可见性功能障碍、荨麻疹等。

禁忌证:禁用于对帕罗西汀过敏者,禁止与单胺氧化酶抑制剂合用。

(2)舍曲林:可用于治疗各种原因所致的抑郁。

用法与用量:成人每天服药一次,与食物同服或不同服均可,早或晚均可。通常治疗抑郁的有效剂量为 50 mg/d。少数患者疗效不佳而对药物耐受性较好时,可在几周内根据疗效逐渐增加药物剂量、每次增加 50 mg,最大可增加 100 mg/d,每天一次。服药 7 天左右可见疗效,完全的疗效则在服药的第 2~4 周才显现。少数特别敏感的患者在每天 25 mg 时,也有一定的疗效。长期用药应根据疗效调整剂量,并维持在最低有效治疗剂量。老年患者用药量应控制在每天 50 mg 以内。

不良反应:治疗抑郁的多级药物剂量研究中,与安慰剂组相比,舍曲林可能引起的反应有恶心、腹泻、稀便、厌食、消化不良、震颤、头晕、失眠、瞌睡、多汗、口干及性功能障碍。

禁忌证:舍曲林禁用于对舍曲林过敏者,舍曲林禁止与单胺氧化酶抑制剂合用。

(3)万拉法新:适用于各种抑郁状态。

用法与用量:起始剂量为 25 mg/d,分 2 次或 3 次,进餐时服用。根据病情和耐受性可以逐渐增加剂量,一般情况最高剂量为 100 mg/d,分 3 次口服。

不良反应:通常在治疗早期发生,部分存在剂量相关性,常见不良反应有恶心、呕吐、头痛、虚弱、出汗、嗜睡、失眠、头晕、神经质、口干、焦虑、厌食、体重下降、皮疹、男性射精异常或阳痿。较少发生的不良反应有心动过速、血压升高及肾功能异常、血清胆固醇轻度升高、视力模糊、可逆性骨髓抑制。及性功能障碍。

禁忌证:对本品过敏者及正在服用单胺氧化酶抑制剂患者禁用。

3.抗焦虑药

(1)常用的药物有地西泮、硝西泮、氯硝西泮。地西泮 2.5~5 mg/d,硝西泮 5~10 mg/d,氯硝西泮 1~2 mg/d。

(2)丁螺环酮是近年发现的一种新药,其药理性质与 BZ 完全不同。有很多对照研究表明对焦虑症和 BZ 一样有效,优点是无耐受性,无滥用危险,抗焦虑作用的同时无明显镇静作用,因此一般不影响患者日常生活功能。

(王国华)

第七节　骨转移性癌痛的诊断和治疗

一、概述

癌症骨转移是晚期癌症患者骨痛的常见原因。肺癌、乳癌与前列腺癌易向骨转移。骨转移引起骨痛的原因有多种机制,包括机械性变形或化学介质释放所造成的骨内膜或骨膜伤害性刺激感受器的激活,以及肿瘤扩展至邻近的软组织或周围的神经。尽管骨转移后骨痛很常见,但约25％以上的患者骨转移并无疼痛,有时多处转移却仅1～2处有疼痛症状。

二、临床表现

(1)骨痛是骨转移癌引起人们注意的主要原因。大多数骨转移癌在一定时期内并不发生疼痛。随着病情的进展才逐渐出现疼痛,此时患者家属才开始到医院诊治。

(2)大多数的脊髓压迫症的首发症状常是疼痛,疼痛存在的时间变异很大,从短至一天到长达数年不等。

(3)骨转移性癌痛可以发生在全身各部位,80％的骨转移癌是发生在脊椎。

(4)骨转移癌性疼痛一般多很严重,呈间歇性疼痛或持续性疼痛,日渐加重。

(5)此类疼痛尤其以夜间较重为特征,使患者在临睡前产生恐惧,顾虑重重。

(6)骨转移癌局部疼痛的程度从钝痛到深部难以忍受的剧痛。

(7)在活动和负重时常常加重。

(8)有病理性肋骨骨折时,从坐位改为仰卧位或相反运动或躯干侧卧时疼痛最严重。

(9)局部压痛是常见的,许多患者还可以诱发出叩击痛。

(10)在长骨负重时可以由于肉眼看不出的变形引起附加的疼痛。

(11)骨转移癌痛包括骨局部疼痛、放射到周围组织、牵扯性痛、压迫神经、肌肉痉挛和有关联的肌筋膜痛。

(12)1％～2％的转移癌症患者发生脊髓或马尾压迫症。

(13)原发性癌瘤骨转移有一些好发部位,当这些部位受侵犯时,可表现出相似的临床症候群,被称为骨转移性癌痛综合征。这些经验性的总结为我们诊断癌症疼痛时提供了帮助。常见的骨转移性癌痛综合征包括海绵窦综合征、蝶窦综合征、斜坡综合征、颈静脉孔综合征、枕骨髁综合征、颈椎骨转移性癌痛综合征、颈齿转移癌痛综合征、癌性臂丛神经痛综合征、颈7胸1转移癌痛综合征、骨转移癌性胸痛综合征、脊椎转移癌痛综合征、腰椎转移癌痛综合征和骶骨转移癌痛综合征。

(14)颈髓或腰髓压迫症的根性痛常是单侧的,而胸髓病变的根性痛一般是双侧,特别是伴有硬膜外扩散时。

(15)有时脊髓压迫症患者平卧时更痛(所以夜间痛加剧),然而当伴有周围神经受压时,休息常能减轻疼痛的强度(所以夜间不被疼痛困扰)。

(16)几乎所有患胸髓压迫症的患者都有伸性足趾反射。

(17)X线片可正常而骨扫描不正常,特别是没有局部创伤或骨炎继发于感染或照射的骨炎史时,应高度怀疑为恶性疾病。

(18)另一方面,多发性骨髓瘤的骨损害,骨扫描不如X线平片可靠。在放射治疗后扫描也难以作出解释。

三、诊断要点

(1)骨转移性癌痛的临床表现根据其侵犯的部位和程度而不同。

(2)同一部位的骨转移,可有不同的疼痛。

(3)在很多患者中,用力、打喷嚏和咳嗽可使疼痛加剧是脊柱转移癌症的一个特征。

(4)疼痛的性质随压迫部位的不同而变化,需从神经解剖学去分析。要注意,在初诊时患者并不总是存在局部疼痛,疼痛可以被先前用的止痛剂掩盖,或因患者采取了保护性的体位暂时缓解了疼痛。

(5)需要积累经验,才能诊断准确。

(6)磁共振是诊断骨转移癌的较重要的手段。

(7)据统计产生骨转移性癌痛综合征的原发性癌瘤依次为乳癌、支气管癌、前列腺癌、膀胱癌、食管癌、颈部癌及其他癌。

(8)全脊柱的普通X线平片检查是必要的,其中80%的病例能显示出骨质破坏,一个部位或多个部位椎骨的椎弓根消失或椎体萎陷(通常不累及椎间盘)。也许还能显示出邻近椎骨的软组织肿块。然而明显萎陷的椎骨,也许不是脊髓受压的部位。脊髓造影能提供脊髓受压部位和范围的有价值的信息。脊髓造影常与CT联合使用。脊柱X片可显示骨折、骨质破坏。脊髓造影可显示脊髓受压的部位,病变与脊髓的关系(髓内、髓外、硬膜下或硬膜外),做到定位和定性诊断。

(9)脊髓CT及脊髓造影CT扫描可准确显示椎管管径,除外椎管狭窄,勾画病变的范围及毗邻关系,使诊断更可靠。

(10)脊柱MRI除骨性病变以外的病变显示清楚,三维方向了解病变的互相关系,其增强MRI对肿瘤的鉴别更为有利。

经过上述检查,大部分骨转移病变(包括肿瘤引起的压迫)能定位、定性诊断。

四、治疗方案及原则

(一)治疗原则

(1)骨转移性癌痛的治疗仍是临床医师所面临的一个难题,被列为难治性癌痛。

(2)治疗的原则应是因病情而异的全面的综合治疗,包括药物治疗、神经阻滞、神经毁损、放射治疗、核素治疗、化学治疗和手术治疗。

(3)在治疗的同时,要重视对患者的心理治疗,积极改善患者的生活质量。

(4)采用强效长效阿片类和非甾体抗炎药,如果使用恰当,相当部分的患者的疼痛可得到良好控制。

(5)尽管癌症还可以引起一般性疼痛综合征(如神经病理性疼痛、缺血性疼痛),但如果癌症是引起疼痛的原因,对这些综合征的治疗实际并不困难。

(6)姑息性放疗、化疗和手术治疗等在癌性疼痛的姑息性治疗中应用前景广泛。

(二)治疗方法

1.药物治疗

药物治疗乃是骨转移性癌痛治疗的主要方法。WHO 三阶梯癌痛治疗方案正是一个在国际上已被广泛接受的癌痛药物治疗方法。只要正确遵循该方案的基本原则,相当多的骨转移性癌痛患者都能得到很好的缓解。对骨转移性癌痛,要进行认真评估,分析确定疼痛的性质、程度,有针对性地给予药物。对于单纯的骨转移性癌痛,可给予大剂量的非甾体抗炎药,抑制骨组织内的前列腺素的合成,常能获得疗效。

2.核素治疗

放射性核素治疗,也称内放疗。放射性核素治疗骨转移性癌症及其疼痛,是一种效果明显、不良反应小、不成瘾并且对肿瘤有直接杀灭作用的治疗方法之一,其本质应是一种抗癌止痛疗法。自 20 世纪 40 年代应用放射性 89 锶(^{89}Sr)治疗骨肿瘤以来,相继出现的有放射性磷(^{32}P)、碘(^{131}I)、钇(^{90}Y)、铼(^{186}Re)、钐(^{153}Sm)等标记物。至 80 年代初期,众多学者筛选出的一批具有良好核物理性质,能发射 γ、β 粒子,具有较高生物杀伤力的放射性核素,并将这些核素与载体结合后使其能选择性地浓集在转移瘤处,由核素发出的(γ、β)射线杀伤肿瘤细胞以达到治疗的目的。

3.神经阻滞

(1)神经干破坏性阻滞。

(2)神经根破坏性阻滞。

(3)阿片类药物蛛网膜下腔阻滞。

(4)硬膜外腔连续阻滞。

(5)蛛网膜下腔酚或乙醇阻滞。

(6)硬膜外腔神经破坏性阻滞。

(7)颈交感神经节阻滞。

(8)胸椎旁交感神经节阻滞。

(9)腰椎旁交感神经节阻滞术。

(10)三叉神经半月节破坏性阻滞。

4.放射治疗

骨转移瘤的放疗可采用少次数、大分割剂量放疗及常规剂量放疗,二者各有利弊。前者一般采用 25～30 Gy/7～10 天,这种方法快速、方便、经济,适合于行动不便者,但疼痛缓解时间较短;后者一般采用 40～50 Gy/4～5 周,这种方法疗程较长,费用较高,但疼痛缓解期长,适应于行动方便者。目前多采用 30 Gy/2 周。骨转移瘤放疗并发症较少,但脊柱的转移性肿瘤放疗时应注意脊髓的放射性损伤,常规放射时应控制在 40 Gy/4 周以下,如行大分割放疗,应采用线性-平方模式(LQ)计算相应的生物效应剂量,使脊髓的剂量控制在安全范围内。另外,对肋骨转移性肿瘤的放疗,应选择合适的剂量,避免肺的放射性损伤。放疗 1～2 次后疼痛好转不明显或加剧者,可能与放疗后组织充血水肿有关,以后会逐渐缓解。

5.应用骨吸收抑制剂

双氯甲烷二磷酸二钠(骨磷)、帕米膦酸二钠、伊班磷酸钠和降钙素等在骨转移瘤的治疗中,通过竞争抑制破骨细胞的活性,阻断病理性骨溶解而起治疗作用,它可以对抗癌症引起的高钙血症,缓解骨转移引起的骨痛。

（1）帕米膦酸二钠治疗的用法用量。单次给药：为一次性给药，每次 60～120 mg，人均用量 85 mg。分次给药：均为每次 30 mg，每天一次，连用 3 天，人均总用量 90 mg。

所有病例在临用前将帕米磷酸二钠稀释于不含钙离子的氯化钠注射液或 5％葡萄糖注射液中，浓度不宜超过 0.12mg/mL，静脉缓慢滴注 4 小时以上。

（2）伊班磷酸钠每月用量 2～4 mg，3 个月为 1 个疗程。连用 3 个月以上效果最佳。用法与用量：将 1～4 mg 伊班磷酸钠用生理盐水或 5％葡萄糖溶液 500～750 mL 溶解，静脉内缓慢滴注，时间应大于 2 小时。

6.手术治疗

手术控制癌痛，这是一种不得已的破坏性手段。从神经松解术、经皮或开放脊髓前侧柱切断术及立体定向中枢神经的烧灼术等，提供了癌痛止痛的一种办法。但是，必须由有经验的神经外科或骨科专家实施。旨在减轻疼痛和不适症状的外科手术是癌痛治疗的一种。这些外科手术包括缩小肿瘤、阻断疼痛神经通路、切除其内分泌产物可促进原发肿瘤生长的组织，以及切除骨转移物或固定病理性骨折。骨科手术可以清除骨转移病灶，解除骨转移病灶对神经卡压而消除疼痛或减轻疼痛。骨性转移形成的病理性骨折可产生剧烈的疼痛，多数骨折病变需要外科固定和/或椎板切除减压术，以减轻症状。

（1）肢体骨转移癌痛的手术治疗：综合骨转移瘤的部位、疼痛的程度、破坏的性质及大小等情况，对濒临病理性骨折的骨转移瘤进行定量分析。对于骨折的可能性较大的患者，应该先做内固定，以防止病理性骨折的发生，然后再行放疗等非手术治疗。可根据不同的部位和病灶范围，选取相应的治疗方法。对于四肢骨干骨折，最适宜的方法是采用交锁髓内钉内固定，术后可早期下床活动。股骨颈骨折可采用长柄股骨头或全髋关节置换，股骨转子部骨折用 Gamma 钉、Ziekel 钉或重建针内固定，也可采用 Rechards 针内固定。上述手术过程中应将骨转移瘤病灶切除，骨缺损处可用骨水泥堵塞，骨水泥能协助内固定物固定骨折提高瘤骨的机械强度。骨水泥堵塞组抗压力和抗扭转力分别增加 50％和 70％。而骨水泥并不会影响术后的放疗疗效。

（2）骨盆转移瘤的手术治疗：当转移瘤累及到髋臼和骶髂关节，影响患者行走时，则需手术治疗。因骨盆手术时间长，出血多，危险性大，只有预计患者能存活 4 个月以上，才考虑进行手术治疗。对于髋内侧壁缺损，先用骨水泥金属网填充缺损区，再通过金属杯将应力引致髋臼缘，然后再安装髋臼假体。髋臼顶和内侧壁完好，髋臼下及前后方破坏缺损的患者，可采用全髋关节置换术治疗，肿瘤切除后的缺损可用骨水泥堵塞。而对髋臼外缘及髋臼顶缺损者，可用骨水泥填充缺损处，多枚斯氏针呈扇形自髋臼外缘打入正常骨质，将应力引到正常骨质。当实体转移瘤能被广泛切除，而肿瘤溶骨并不明显，对骨机械强度影响较小的患者还可选取瘤骨切除高温高压灭活再植重建。

（3）脊柱转移瘤的手术治疗：脊柱转移瘤在临床上最常见，其疼痛剧烈，常对一般药物治疗反应不佳，而且局部的神经毁损治疗又容易损伤脊髓或脊神经。脊柱转移瘤的并发症不同于其他部位的骨转移瘤，它可引起脊柱不稳、脊髓受压，导致完全截瘫，严重地威胁患者的生命和生存质量。

手术治疗脊柱转移瘤的目的：稳定脊柱，解除肿瘤或骨折块对脊髓的压迫；切除转移瘤，虽不能达到根治切除，但大块肿瘤的切除能增加转移瘤周围卫星灶对放疗的敏感性；缓解疼痛，提高生活质量，延长生命。

脊柱转移瘤的传统手术可分前路手术和后路手术。有些学者认为后路手术损伤小、安全，而前路手术因脊柱周围有大血管,手术要求高,并发症相对较多,且该手术大多数为姑息性治疗,手术应越小越好,因此以后路手术较合适。而持不同意见者认为,后路手术切除肿瘤困难,又破坏脊柱的中后柱结构,影响了脊柱的稳定性,因此以前路手术为好。应根据具体情况而定。但不管采取何种方法,在减压后应以坚强的内固定,特别是对估计生存期较长的病例更应注重这一问题。至于选取何种内固定则可根据具体情况而定,可以是人工椎体、内固定器械加骨水泥等。

(王国华)

参 考 文 献

[1] 孙君隽.新编麻醉技术与临床实践[M].开封:河南大学出版社,2021.

[2] 徐知菲.临床急重症与麻醉学[M].西安:陕西科学技术出版社,2021.

[3] 孙增勤,沈七襄.麻醉失误与防范[M].郑州:河南科学技术出版社,2020.

[4] 左云霞.小儿麻醉手册[M].北京:人民卫生出版社,2021.

[5] 左明章.麻醉科诊疗常规[M].北京:中国医药科技出版社,2020.

[6] 赫赤,宗晓菲,王昭安.现代麻醉与临床实践[M].北京:中国纺织出版社,2021.

[7] 时鹏飞.新编麻醉临床指南[M].昆明:云南科技出版社,2020.

[8] 邱德亮.实用临床麻醉学精粹[M].济南:山东大学出版社,2021.

[9] 林若萍.现代麻醉与临床应用[M].赤峰:内蒙古科学技术出版社,2020.

[10] 王春花.实用麻醉手术操作与护理[M].北京:科学技术文献出版社,2021.

[11] 种朋贵.现代临床麻醉学[M].昆明:云南科技出版社,2020.

[12] 孙德峰.实用临床麻醉理论与实践[M].沈阳:辽宁科学技术出版社,2020.

[13] 张飞娥.现代疼痛治疗与麻醉新进展[M].开封:河南大学出版社,2021.

[14] 黄宇光,薛张纲.腹腔镜手术麻醉管理[M].上海:上海科学技术出版社,2020.

[15] 申传坡.现代医学麻醉技术与临床实践[M].北京:科学技术文献出版社,2021.

[16] 徐铭军,刘志强,宋兴荣.妇产科麻醉典型病例分析[M].北京:科学技术文献出版社,2020.

[17] 李文志,杨万超.胸外科手术麻醉经典病例解析[M].北京:人民卫生出版社,2021.

[18] 麦振江.实用麻醉技术及并发症处置[M].开封:河南大学出版社有限责任公司,2020.

[19] 董学义.当代麻醉学[M].长春:吉林科学技术出版社,2020.

[20] 孙立尧.现代医学麻醉与疼痛治疗精要[M].福州:福建科学技术出版社,2020.

[21] 何绮月,方郁岚.现代麻醉护理实践新思维[M].长春:吉林科学技术出版社,2020.

[22] 吕海.现代临床麻醉与疼痛治疗学[M].天津:天津科学技术出版社,2020.

[23] 余奇劲,肖兴鹏.围术期麻醉相关生命质量调控策略[M].北京:中国科学技术出版社,2020.

[24] 魏福生.现代医学手术麻醉与临床实践[M].北京:科学技术文献出版社,2020.

[25] 胡凯.现代临床麻醉技术[M].北京:科学技术文献出版社,2020.

[26] 廖大为.临床常见疾病手术麻醉技术[M].哈尔滨:黑龙江科学技术出版社,2020.

[27] 刘迎春.麻醉复苏与疼痛治疗[M].南昌:江西科学技术出版社,2020.

[28] 李景花.麻醉学理论基础与临床应用[M].北京:科学技术文献出版社,2020.

[29] 王丽娟.实用临床麻醉技术[M].哈尔滨:黑龙江科学技术出版社,2020.

[30] 刘芹凤.临床麻醉理论基础与临床实践[M].北京:科学技术文献出版社,2020.

[31] 唐松江,李仕梅,李曦.麻醉学新进展[M].北京:中医古籍出版社,2020.

[32] 司海超.麻醉学技术与围术期处理[M].天津:天津科学技术出版社,2020.

[33] 胡玉翠.实用临床麻醉学[M].哈尔滨:黑龙江科学技术出版社,2020.

[34] 徐鹏.临床疼痛与麻醉治疗学[M].长春:吉林科学技术出版社,2020.

[35] 李圣平.实用麻醉技术及应用[M].天津:天津科学技术出版社,2020.

[36] 林红岩.全身麻醉与硬膜外麻醉对糖尿病患者围手术期血糖影响的效果观察[J].吉林医学,2021,42(8):1882-1883.

[37] 曾滔,朱培锋,郭海鹏.喉罩麻醉和气管插管麻醉在甲状腺手术麻醉中的效果观察[J].山西医药杂志,2020,49(12):1570-1572.

[38] 李波,吕改华,程艳.分娩镇痛中转剖宫产麻醉方式的选择与效果观察[J].中国药物与临床,2021,21(12):2079-2080.

[39] 周宇峰,梁进英.腰-硬联合麻醉在宫腔镜手术中的应用[J].中国当代医药,2021,28(22):158-161.

[40] 蒋燕,黄瀚.全身麻醉对剖宫产产妇与新生儿医疗结局影响的研究进展[J].局解手术学杂志,2021,30(3):267-270.